U0387158

肿瘤精准分子影像

Tumor Precise Molecular Imaging

主　编　孙夕林

副主编　王　凯　杨丽丽　吴丽娜

科学出版社

北京

内 容 简 介

本书着眼于应用分子成像技术，针对生物组织细胞或分子水平的生理和病理变化，通过直观的影像显示各种疾病过程中重要相关分子的异常，为肿瘤的精准诊疗及临床转化提供技术支撑。

本书指出分子影像技术作为连接肿瘤精准诊疗和临床应用转化的桥梁，着眼于生物组织细胞或分子水平的生理和病理变化，探查各种疾病，尤其是肿瘤精准诊疗过程中重要相关分子异常的影像学表现方式、方法，不仅有利于提高临床疾病的早期诊治水平，更有望在分子细胞水平揭示发病机制及关键靶点，为临床肿瘤精准诊疗及临床转化应用提供更为直接准确的评价手段。

本书可供影像科医师、影像专业研究生和相关科研人员阅读参考。

图书在版编目（CIP）数据

肿瘤精准分子影像/孙夕林主编. —北京：科学出版社，2022.8
ISBN 978-7-03-073305-4

Ⅰ.①肿… Ⅱ.①孙… Ⅲ.①肿瘤－影像诊断 Ⅳ.①R730.4

中国版本图书馆CIP数据核字（2022）第181869号

责任编辑：郭　颖 / 责任校对：郭瑞芝
责任印制：赵　博 / 封面设计：龙　岩

科学出版社 出版
北京东黄城根北街 16 号
邮政编码：100717
http://www.sciencep.com

三河市春园印刷有限公司 印刷
科学出版社发行　各地新华书店经销

*

2022 年 8 月第　一　版　开本：787×1092　1/16
2022 年 8 月第一次印刷　印张：23 1/4　插页：24
字数：658 000

定价：258.00 元
（如有印装质量问题，我社负责调换）

主编简介

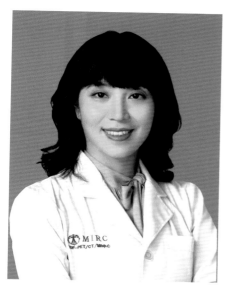

孙夕林，女，医学博士，教授，博士生导师。青年长江学者，中国肿瘤青年科学家奖获得者，龙江青年学者特聘教授，黑龙江省杰出青年基金获得者。在美国斯坦福大学及美国国立卫生研究院深造学习近4年，回国后任卫健委分子探针与靶向诊疗重点实验室副主任，黑龙江省分子影像重点实验室主任，黑龙江省分子医学工程技术研究中心主任，哈尔滨医科大学分子影像研究中心主任，哈尔滨医科大学附属第四医院核医学科及分子影像研究室主任。一直工作在影像医学与核医学的临床、教学和科研一线。自2005年开展肿瘤分子成像研究以来，立足肿瘤精准诊疗这一国家重大和临床迫切需求，紧紧围绕肿瘤分子成像中的关键问题，以"基础研究 - 临床应用 - 产品转化"全链条模式开展深入研究，取得了一系列具有自主知识产权的原创性成果。以第一作者/通讯作者共计发表SCI论文35篇（其中Q1区文章28篇，封面文章4篇），含分别发表在转化医学领域杂志 *Sci Transl Med*（Q1，TOP 2 官方三个亮点之一），*Nature Communications*（Q1，TOP 3）以及影像医学与核医学杂志 *J Nucl Med*（Q1，TOP 3）等高水平期刊上的代表性成果。主持国家自然科学基金国家重大科研仪器研制项目、科技部973计划项目，国自然面上项目及青年项目，黑龙江省自然科学基金及博士后青年英才计划等多项科研项目20项。获授权中国发明专利13项，获授权美国等国际发明专利4项，授权软件著作权14项，授权中国实用新型专利7项，授权中国外观专利1项。作为第一完成人/主要完成人获黑龙江省政府科技进步奖二等奖（列1）及国家科技进步奖二等奖（列5）等国家级、省部级地厅级奖励共10项。参编全国医学规划教材及我国首部分子影像学领域著作等共计9部。

副主编简介

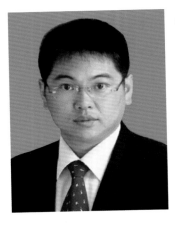

王　凯，医学博士、博士后，哈尔滨医科大学影像医学与核医学副研究员、硕士生导师。中华医学会核医学分会黑龙江省委员，中国医师协会黑龙江省分会委员，中国计算机协会应用委员会执行委员，中国医学装备协会器械创新委员会委员，中国医师协会医学装备委员会委员，黑龙江省中医药学会影像学分会委员。

从事分子影像学的成像技术和设备研发，申请中国发明专利18项，美国发明专利、荷兰发明专利等3项；参编《分子影像学》（第一版、第二版）、参译美国英文版教材《分子影像学：原理与实践》；在国际和国家级杂志发表论文30余篇，其中SCI收录论文21篇。作为负责人承担了国家自然科学基金、中国国家博士后基金等部委省厅项目6余项，参与国家973计划项目、国家重大科学研究计划等项目。作为主要完成人获得国家科技进步二等奖、黑龙江省一等奖等省部级奖励4项。

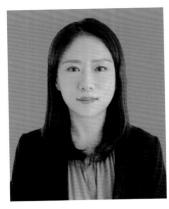

杨丽丽，哈尔滨医科大学附属第四医院核医学科，副研究员，影像医学与核医学博士，硕士生导师。2013—2015年在美国Emory大学医学院访问学习2年，在肿瘤离子通道及分子成像相关方向取得了一定的研究成果。共发表SCI收录论文12篇，其中第一作者3篇，参与翻译出版英文专著《分子影像学：原理与实践》1部。现主持国家自然科学基金青年基金、黑龙江省自然科学基金青年基金及黑龙江省博士后资助金一等资助等国家级及省市各级科研基金共6项。参与授权中国发明专利10项，授权实用新型专利4项，外观设计专利1项。作为参与人获得黑龙江省政府科学技术奖1项，黑龙江省医药卫生科学技术奖一等奖共2项。

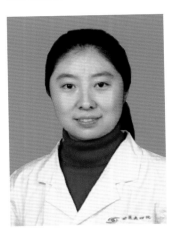

吴丽娜，哈尔滨医科大学附属第四医院影像医学与核医学研究员、博士生导师。中国核学会放射性药物分会理事，中国抗癌协会纳米肿瘤专业委员会委员，黑龙江省医师协会核医学专业委员会委员，黑龙江省医疗保健国际交流促进会数字医学专业委员会委员，黑龙江省中医药学会影像学分会委员。

从事医学影像、分子影像和纳米医学的基础和应用研究，参译美国英文版教材《分子影像学：原理与实践》，参编国际专著1部。在国际和国家级杂志发表论文40余篇，其中SCI收录论文35篇。作为负责人承担了国家自然科学基金、国家留学基金等部委省厅项目十余项，参与研究了国家重大科学研究计划等项目。获得中央支持地方高校改革发展资金优秀青年人才资助，获得黑龙江省青年科技奖、哈尔滨医科大学十大杰出青年专家等称号。

插　图

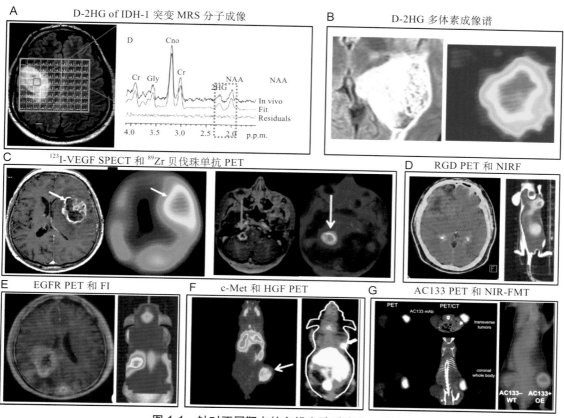

图 1-1　针对不同靶点的多模态胶质瘤分子成像

A. 胶质瘤中异柠檬酸脱氢酶 -1（isocitrate dehydrogenase 1，IDH-1）突变 MRS 分子成像；B. MRI 中的 T_2/FLAIR（磁共振成像液体衰减反转恢复序列，fluid attenuated inversion recovery）异常信号区与 MRS 中的 D-2HG 多体素成像谱重叠；C. 使用 ^{123}I-VEGF SPECT 分子成像探针（左）和 [89]Zr- 贝伐珠单抗 PET 分子成像探针（右）分别与钆增强 T_1 加权 MRI 在胶质瘤中的摄取情况对比；D. 使用 ^{68}Ga-PRGD$_2$ PET/CT 在胶质母细胞瘤患者中对整合素 $\alpha_v\beta_3$ 进行分子成像，RGD-Cy5.5 共轭近红外荧光（near-infrared fluorescence，NIRF）对带有皮下 U87MG 肿瘤的小鼠体内的整合素 $\alpha_v\beta_3$ 进行分子成像；E.[11]C-PD153035 分子成像探针用于人胶质母细胞瘤中 EGFR 的 PET/CT 分子成像（左），表皮生长因子受体变体 Ⅲ（EGFRvⅢ）的体内光学成像（右）；F.[89]Zr-PRS-110 PET 分子成像探针在 U87MG 皮下肿瘤模型中对阳性 c-Met 进行分子成像（左），[64]Cu 标记的重组人肝细胞生长因子 PET 分子成像检测荷瘤裸鼠中 c-Met 的表达（右）；G.[64]Cu-NOTA-AC133 mAb PET/CT 对皮下肿瘤模型中携带 AC133/CD133 过表达 U251 神经胶质瘤的小鼠进行分子成像（左）；IR700 偶联的 AC133 应用 NIRF 分子断层扫描（flouresence molecular tomography，FMT）识别肿瘤（右）

☆ ☆ ☆ ☆

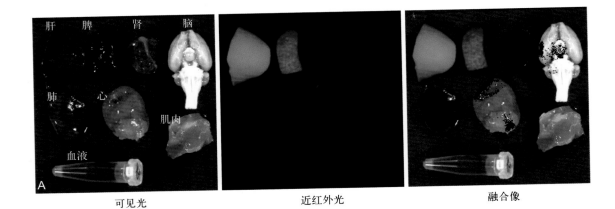

可见光　　　　　　　　　　近红外光　　　　　　　　　　融合像

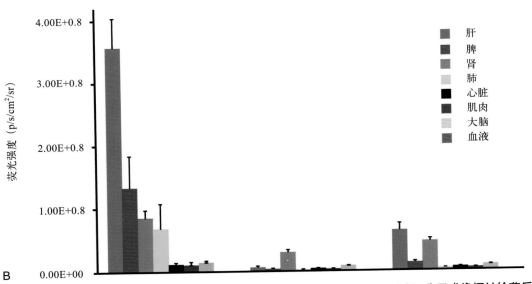

图 1-2 氧化铁 - 吲哚菁绿复合物（iron oxide nanoparticles-ICG，IONP-ICG）分子成像探针给药后 48h NIRF 信号的生物分布

A. IONP-ICG 给药后肝、脾、肾、肺、心脏、肌肉、大脑和血液的可见光、NIRF 和合并成像的代表性图像；

B. 给药 IONP-ICG、IONP-PEG 和 ICG 后各器官 NIRF 信号强度

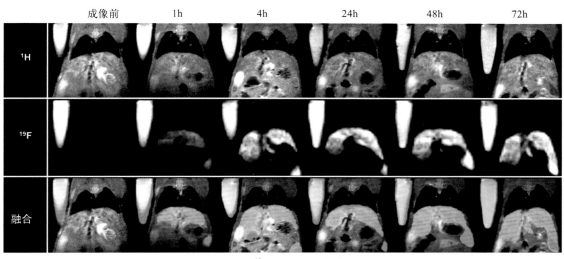

图 1-3　^{19}F-MR 分子成像图

正常小鼠经静脉引入纳米化全氟 -15- 冠 -5- 醚（perfluoro-15-crown-5-ether，PFCE）^{19}F-MR 分子成像探针前后不同时间点的 ^{1}H-MR 图像（上排）、^{19}F-MR 图像（中间排）及红色伪彩融合图像（下排）。^{19}F-MR 分子成像呈现出优越的无背景噪声优势，PFCE 在体内分布符合纳米颗粒易被肝脏摄取特点。图像左侧为 ^{19}F-MR 分子成像定量用的 PFCE 标样

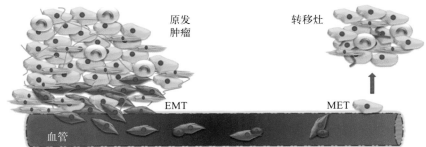

局部浸润 / 血行转移	血液循环 内存活	血管外浸润	种植性转移	转移器官
ANGPTL2, CDCP1, COX2,CXCL12, CXCR4, EREG,FSCN, IRAK1, MAFK, MLK3, NOS, NOTCH1/2, OPN, PKCλ/i, PML, PTK6, RAD51, RAGE,RANKL, SLUG, SNAIL, SPRY1, TGFB1, TWIST, WAVE3, WNT1, ΔNp63, FOXF2, LIFR, TP63, RAB1B, SSBP1, TXNIP	TRKB, VCAM1	ANGPTL2, ANGPTL4, CDCP1, COX2, CXCL12, CXCR4,EREG, FSCN, IRAK1, IL13Rα2, MAFK, MLK3, NOS, NOTCH1/2, PKCλ/i, PML, RAD51, RAGE, RANKL, ST6GALNAC5, TGFB1, WAVE3, WNT1, ΔNp63, FOXF2, LIFR, TP63, RAB1B, SHARP1, SSBP1, TIEG1, TXNIP	LDH, PCDH7, CX43, SERPINS	
			CDCP1, CXCL1/2, CYR61, FGFR, ID1, ID3, MYOF, POSTN, RAGE, S100A7, TGFB1, TNC, VCAM1, WNT1, LIFR, SDPR, TXNIP	
			ANGPTL2,CSF2, LPA, PTHrP, RANKL, TGFB1, VCAM, WNT1	

图 1-4　参与乳腺癌发生发展的主要信号通路及主要靶点的示意图

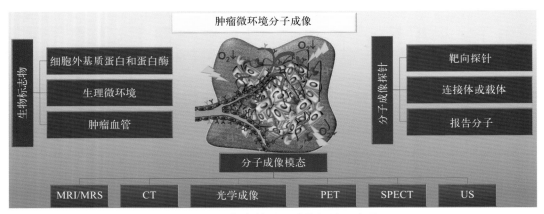

图 1-5　TME 靶向的分子成像探针设计原理

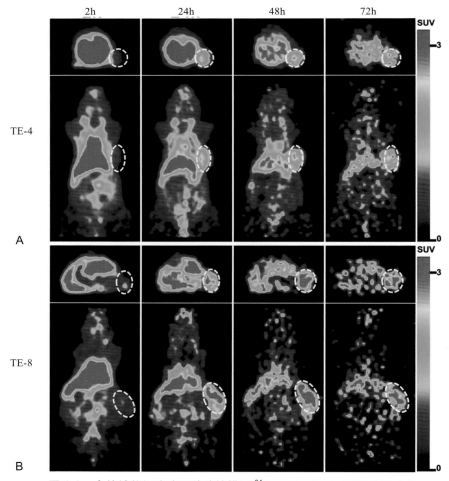

图 1-6　食管鳞状细胞癌异种移植模型 ^{64}Cu-cetuximab PET 分子成像

A. TE-4 食管鳞状细胞癌异种移植模型静脉注射 ^{64}Cu-cetuximab 后不同时间点 PET 分子成像。B. TE-8 食管鳞状细胞癌异种移植模型静脉注射 ^{64}Cu-cetuximab 后不同时间点 PET 分子成像。白色点环指示肿瘤。24h 后 PET 图像上 TE-4 和 TE8 肿瘤清晰可见。两种模型均观察到生理性肝脏摄取，但随时间见延长逐渐减少。TE-8 细胞株 EGFR 表达水平较高，TE-8 细胞株 EGFR 表达水平均为中等，^{64}Cu-cetuximab 在 TE-8 肿瘤中的标准摄取值（standard uptake value，SUV）比 TE-4 肿瘤高 1.4 倍

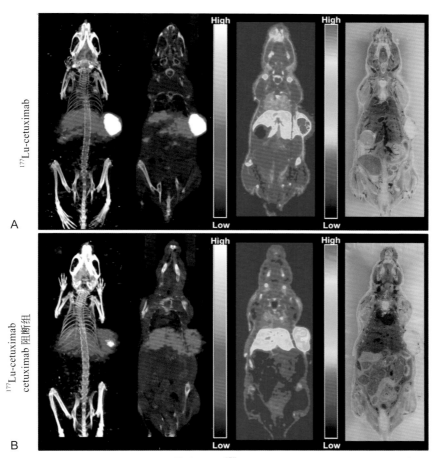

图 1-7　食管鳞状细胞癌 TE-8 荷瘤小鼠 ^{177}Lu-cetuximab SPECT/CT 分子成像

未阻断组（A）和 cetuximab（2mg/ 只）阻断组（B）^{177}Lu-cetuximab 注射 5d 后 SPECT/CT 分子成像容积图像（左一列）、冠状面图像（左二列）、数字全身放射性自显影图像（左三列）和冷冻解剖图像（左四列）。TE-8 肿瘤清晰可见，肝脏摄取较低。应用 cetuximab 抗阻断后肿瘤对 ^{177}Lu-cetuximab 的摄取显著降低，提示 ^{177}Lu-cetuximab 能够特异性靶向 EGFR

☆ ☆ ☆ ☆

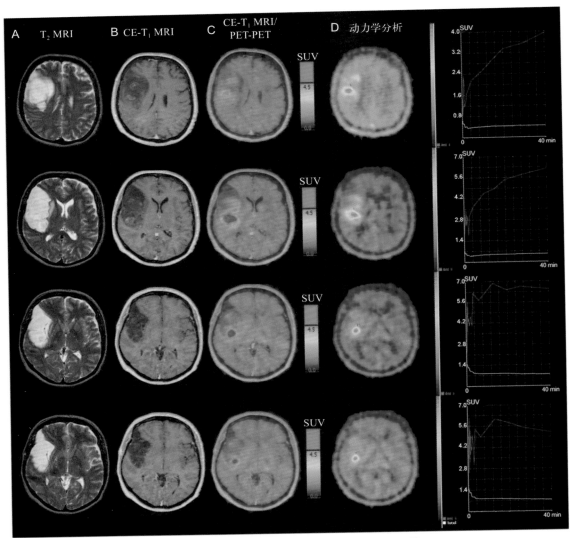

图 2-1 脑胶质瘤患者 ^{18}F-FET PET 分子成像[6]

A. MR T_2 加权图像；B. MR 对比增强 T_1 加权图像；C. 相应的 ^{18}F-FET PET 图像显示肿瘤 ^{18}F-FET 摄取面积大于磁共振对比增强显示面积；D. 病变区域 ^{18}F-FET 动力学分析。病理证实为低级别胶质瘤

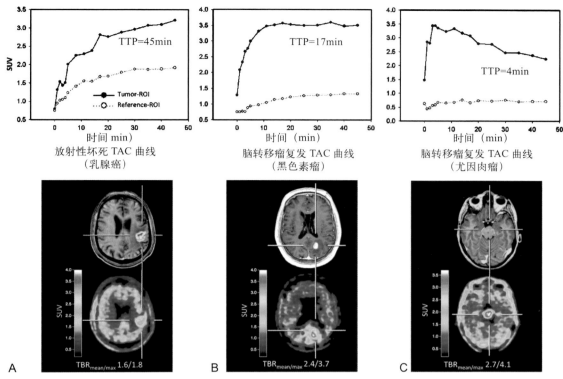

图 2-2　^{18}F-FET PET 分子成像应用于脑转移瘤复发患者[27]

A. 乳腺癌（导管癌）脑转移立体定向放射治疗后出现放射性坏死,对比增强 MRI 结果为可疑复发性脑转移,^{18}F-FET PET 动态成像结果显示成像早期未见病灶区域代谢活性显著增加，提示该病灶为放射治疗引起的损伤性改变；B. 恶性黑色素瘤脑转移患者立体定向放射治疗后复发，^{18}F-FET PET 动态成像结果显示病灶区域成像早期即出现 ^{18}F-FET 摄取高峰，随后稳定摄取至采集结束；C. 尤因肉瘤脑转移患者立体定向放射治疗后复发，^{18}F-FET PET 动态成像结果显示病灶区域极早期即出现 ^{18}F-FET 摄取高峰，随后摄取持续下降至采集结束。时间 - 活动曲线（time activity curve，TAC），达峰时间（time to peak，TTP）

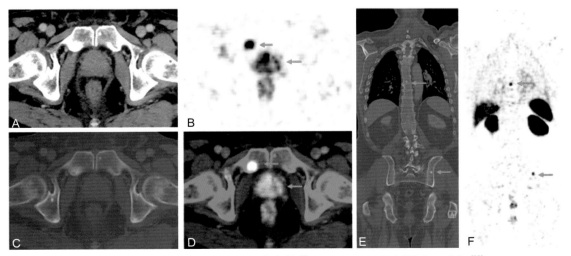

图 2-3　一名 78 岁原发性 PCa 患者的 ^{68}Ga-PSMA PET / CT 分子成像[88]

A. 患者前列腺 CT 软组织窗（轴位）；B. 患者 ^{68}Ga-PSMA PET 分子成像结果显示前列腺区域放射性核素高摄取；C. 患者前列腺 CT 骨窗（轴位），右侧耻骨联合处见轻微硬化的转移灶；D. 患者 ^{68}Ga-PSMA PET/CT 融合图像（轴位）；E. 患者 CT 图像（冠位），左侧髂骨及胸椎见成骨性病变；F. 患者 ^{68}Ga-PSMA PET 分子成像结果显示左侧髂骨及胸椎疑似转移灶病变放射性核素高摄取

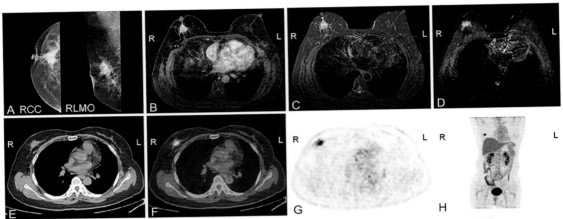

图 2-4　一例女性乳腺癌患者的 ^{18}F-FDG PET/CT、MRI 和乳房 X 射线图像 [107]

A. 患有右侧乳腺癌的 50 岁女性患者的钼靶 X 射线摄影；B. 增强 MRI；C.T$_2$WI/FS；D.DWI；E. 轴位 CT；F. 融合图像；G.^{18}F-FDG PET；H.MIP 图像

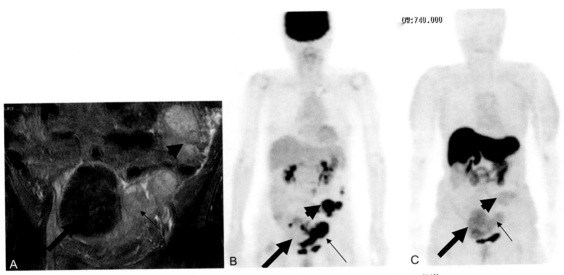

图 2-5　一例 66 岁卵巢癌患者 ^{18}F-FES PET 分子成像 [149]

A. 患者腹部 MRI 图像，盆腔内偏右侧见巨大子宫平滑肌瘤（粗长箭头）、左侧见卵巢癌（细长箭头）及其腹部转移灶（短箭头）；B.^{18}F-FDG PET 成像结果显示卵巢癌、腹部及骨盆多发性转移灶显著摄取 ^{18}F-FDG，而子宫平滑肌瘤未见摄取。^{18}F-FES PET 分子成像结果表明卵巢癌及其转移瘤、平滑肌瘤对 ^{18}F-FES 呈中度摄取

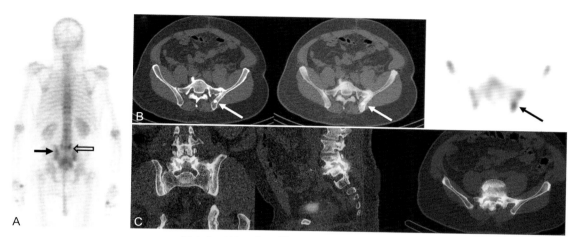

图 2-6　PCa 患者 ^{99m}Tc-MDP 骨扫描 [158]

A.^{99m}Tc-MDP 骨扫描；B. 从左至右：CT、SPECT/CT、PET 横断面扫描；C. 下腰椎冠状位、矢状位和横断面融合 SPECT/CT图像

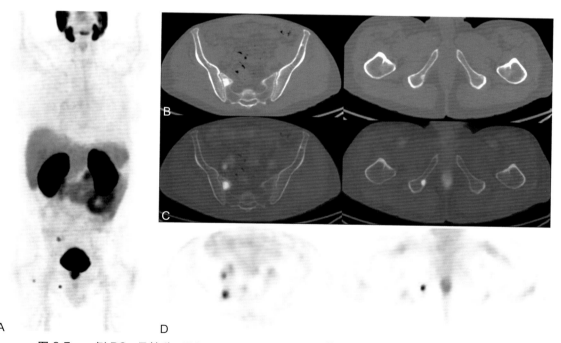

图 2-7　一例 PCa 骨转移（PSA=20.8 ng/ml）患者的 ^{68}Ga-PSMA PET/CT 分子成像 [158]

A. 最大密度投影图像；B. 横断面骨盆 CT 成像；C.PET/CT 融合图像；D. 横断面骨盆 PET 成像

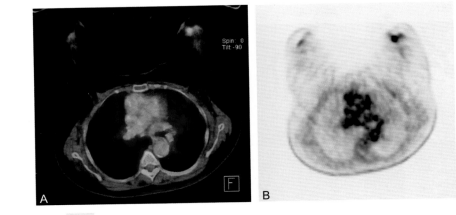

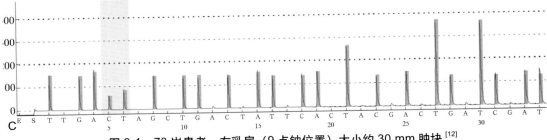

图 3-1　78 岁患者，左乳房（9 点钟位置）大小约 30 mm 肿块 [12]

A. 轴位 ^{18}F-FDG PET/CT 图像，左乳腺肿块病灶呈 ^{18}F-FDG 高摄取；B. 相应的衰减校正的轴位 ^{18}F-FDG PET 图像（SUV$_{max}$ 为 6.5）。组织病理学：IDC Ⅱ级；C. 焦磷酸测序显示 20 外显子 PIK3CA 突（41.45%c.3140A > G,p.H1047R）

CT　　　　　　　　　^{18}F-FDG PET　　　　　　　　^{11}C-erlotinib PET

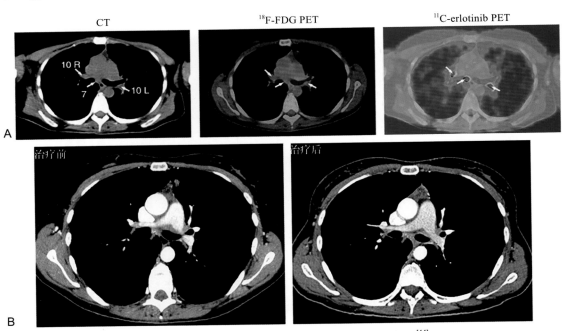

图 3-2　一例 42 岁患者 ^{11}C-erlotinib PET 分子成像 [44]

A. 增强 CT 轴位图像（左）；同层面 ^{18}F-FDG PET/ CT 图像（中）；同层面 ^{11}C-erlotinib PET/ CT 图像。CT 显示 7 号位肿大淋巴结（410 mm）（箭头，左图），10R 和 10L 位非肿大淋巴结（小于 10 mm）（箭头）；^{18}F-FDG PET/CT 均未见肿大淋巴结（箭头，中间图），而 ^{11}C-erlotinib PET/CT 均见肿大淋巴结和非肿大淋巴结(箭头，右图)。^{11}C-erlotinib 在淋巴结内的平均放射性浓度与周围肺组织的放射性浓度之比为 2；B. 治疗前和治疗后 1 年 CT 成像显示，这些淋巴结的大小没有显著变化

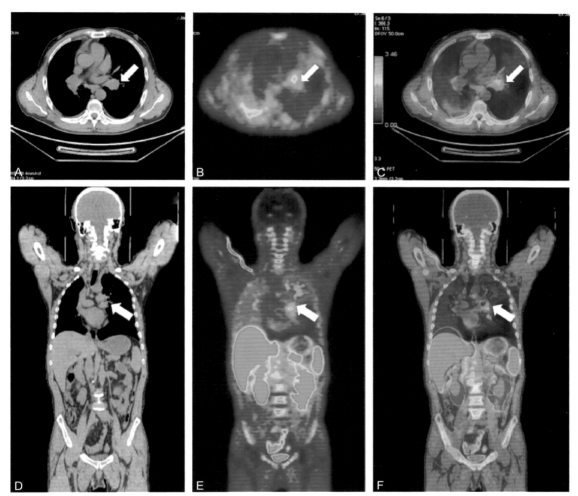

图 3-3　左肺 NSCLC 患者的 ^{18}F-IRS PET/CT 扫描图像，白色箭头表示肿瘤区域 [50]
A. 轴位 CT 图像；B. 轴位 PET 图像；C. 轴位 PET/CT 图像；D. 冠状位 CT 图像；E. 冠状位 PET 图像；F. 冠状位 PET/CT 图像

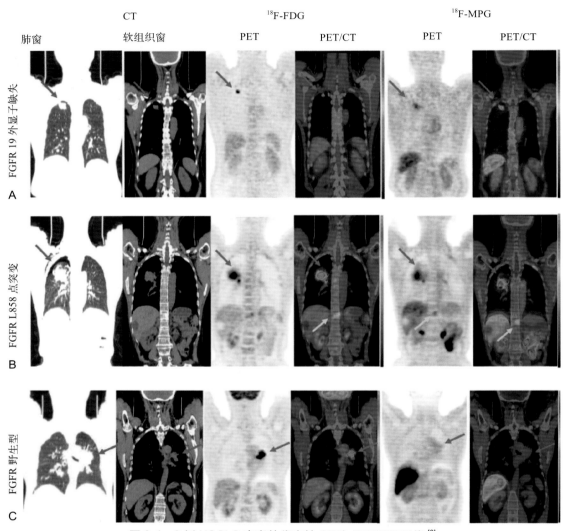

图 3-4 3 例 NSCLC 患者的代表性 CT 和 PET/CT 图像[3]

A. EGFR 19 外显子 E746-A750 缺失且未接受 EGFR-TKI 治疗的右肺上叶肺癌患者（红色箭头；^{18}F-MPG SUV$_{max}$ 为 3.93）；B. 在 gefitinib 治疗后 15 d 出现 EGFR 21 外显子 L858R 点突变的患者；在 ^{18}F-MPG 和 ^{18}F-FDG 图像上均观察到右肺上叶肿瘤（红色箭头；^{18}F-MPG SUVmax 为 3.60）和脊柱转移瘤（黄色箭头；^{18}F-MPG SUVmax 为 2.11）；C. 未接受 EGFR-TKI 治疗的野生型 EGFR 患者。在 ^{18}F-MPG 图像上观察到左肺门处肿瘤（红色箭头；^{18}F-MPG SUV$_{max}$ 为 1.38）

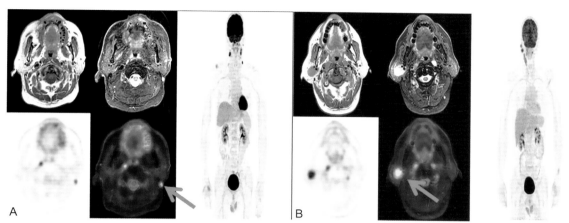

图 4-1　PET/MRI 对鉴别转移性咽后淋巴结和咽隐窝深部肿瘤转移具有较高的准确性[10]

A. 一名 62 岁男性患者的 PET/MRI 显示左侧 Xa 淋巴结转移；B. 一名 47 岁男性患者的 PET/MRI 显示右侧Ⅷ级淋巴结转移

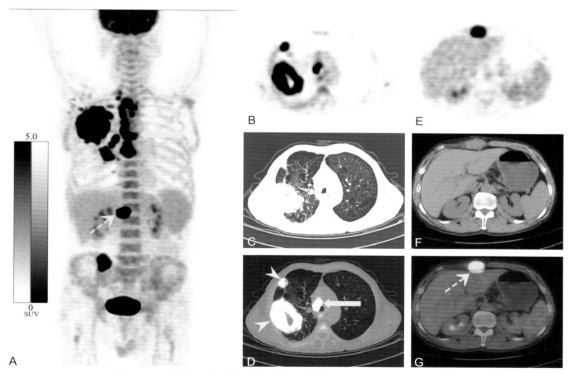

图 4-2　一例 64 岁男性肺腺癌患者的 ^{18}F-FDG PET/CT 图像[15]

A. PET/CT 的最大强度投影（MIP）；B ～ D. 胸部轴位图像；E ～ G. 腹部轴位图像显示右肺上叶、右腹直肌（点箭头）、多个淋巴结（长箭头）和右髂骨（短箭头）有病变。肺活检证实右肺腺癌，伴淋巴结、骨和右腹直肌转移

☆ ☆ ☆ ☆

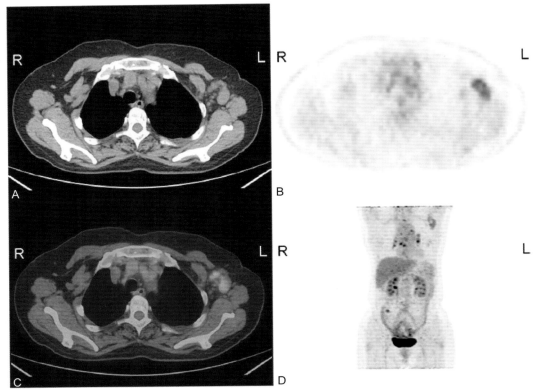

图 4-3　一例 66 岁女性乳腺癌患者，左乳腺有淋巴结转移[30]

A. 轴位 CT；B.^{18}F-FDG PET；C. 融合图像；D.MIP 图像显示左侧腋窝淋巴结肿大并有强烈的摄取。SUV$_{max}$ 为 3.4。R：右；L：左

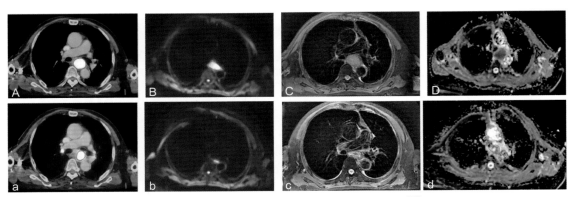

图 4-4　^{18}F-FDG PET/CT 用于术前食管癌分期[37]

A. a.T$_2$ 加权成像（C，c）上的相应肿瘤；扩散加权磁共振成像（b=600s/mm^2）上的高信号（B，b）和相应的 ADC 图（D，d）；放疗前（A～D）和放疗期间（a～d）肿瘤部位的扩散受限

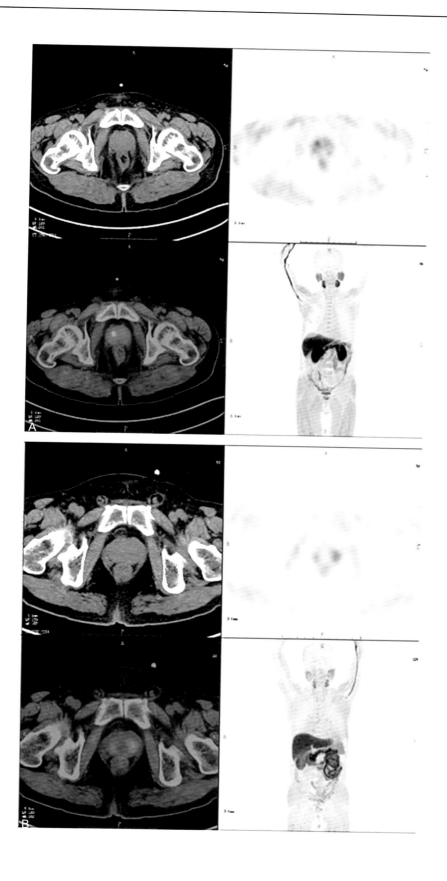

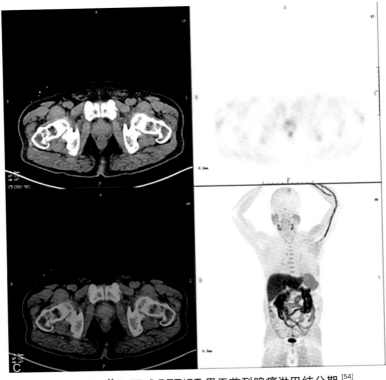

图 4-5　^{11}C- 胆碱 PET/CT 用于前列腺癌淋巴结分期[54]

A. 前列腺癌患者的 SUV$_{max}$ 为 5.28，SUV$_{mean}$ 为 3.24，前列腺肌肉比（prostate-to-muscle，P/M）比为 8.07，PET/CT 图像显示右侧髂外区域强烈的病理性淋巴结摄取，可进行肿瘤分期；B. 良性前列腺增生患者的 SUV$_{max}$ 为 3.04，SUV$_{mean}$ 为 2.64，P/M 比为 3.50；C. 慢性前列腺炎患者的 SUV$_{max}$ 为 2.36，SUV$_{mean}$ 为 1.67，P/M 比为 2.49

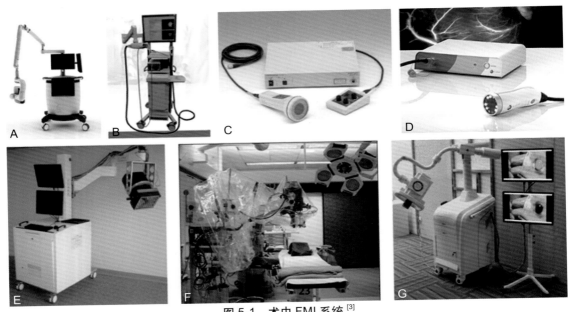

图 5-1　术中 FMI 系统[3]

A. Novadaq 公司的 SPY^{TM} 系统；B.Artemis^{TM} 系统；C.Hamamatsu 公司的 Photodynamic Eye（PDE^{TM}）成像系统；D.Fluoptics 的 Fluobeam$^®$ 系统；E.FLARE^{TM} 系统；F. 多光谱 FMI 系统；G. 光学分子影像手术导航系统

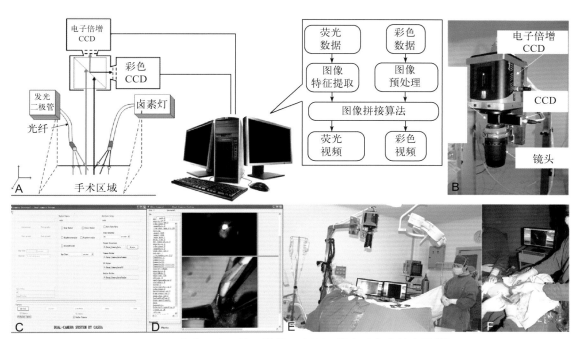

图 5-2　荧光手术导航系统的示意图及其在手术中的应用[26]

A. 手术导航系统的原理图形。当 LED 灯照亮手术区域时，ICG 染料发出 NIRF 光。卤素光的发射和反射通过透镜到达棱镜。然后，光被棱镜平均分成两束光束。一束光束通过滤光器进入 CCD 相机，另一束进入电子倍增 CCD 相机（electron-multiplying CCD，EMCCD）。所有从 CCD 相机收集的数据都转移到计算机上。B. 外科手术导航系统的硬件。C. 该软件的用户界面提供曝光时间和自动捕获间隔时间的参数设置。D. 图像采集界面以采集模式结果为例。E. 在手术室进行的术前准备工作。F. 在手术期间使用手术导航系统进行术中诊断

☆☆☆☆

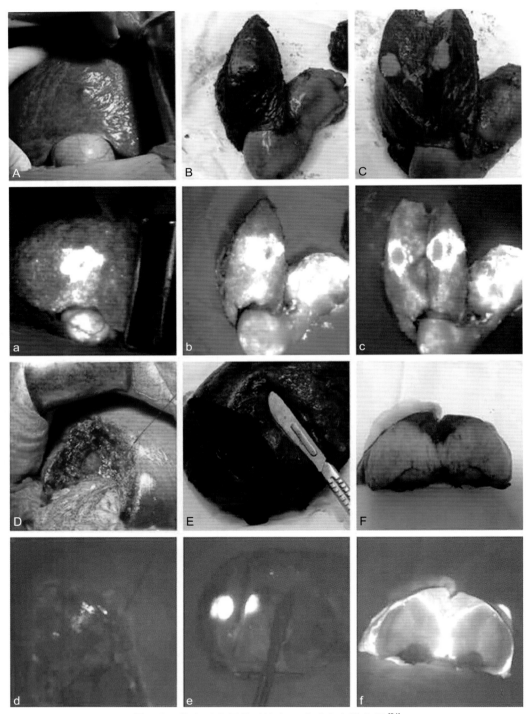

图 5-3　荧光手术导航系统在肝脏肿瘤中的应用 [34]

A/a. 肝脏直观图像和荧光成像图像；B/b、C/c. 分离标本的直观图像和荧光成像图像，其中在胆囊中检测到 ICG 残留物；D/d. 在一位 61 岁的女性患者中，肿瘤位于右肝。经常规手术切除肿瘤后，采用荧光成像技术检测肝脏切除边缘的可疑病变；E/e. 一例 51 岁男性患者，肿瘤位于肝包膜下，大小约为 2.0 cm×1.5cm×0.9cm，病理结果为高分化肝细胞癌，荧光成像以肿瘤组织成像为特征；F/f. 患者，72 岁男性，S8 段肿瘤，大小 6.0cm×5.0cm×3.5cm，中低分化胆管癌，外周成像的荧光成像特征

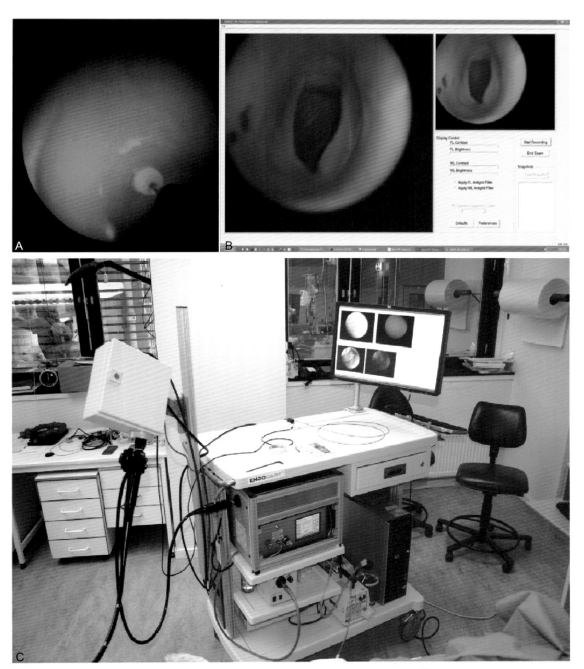

图 5-4　联合白光和 NIRF 结肠镜的术中导航系统 [46]

A. 荧光图像显示了评估结肠壁背景荧光的方法。通过内镜工作通道标准插入的荧光探针（箭头指示位置）显示为接近结肠壁；B. 在内镜检查期间，在监视器上看到的同时进行白光和荧光成像的屏幕截图；C. 定制的荧光结肠镜检查系统。纤维结肠镜通过目镜连接到由可调节臂支撑的大型成像头上

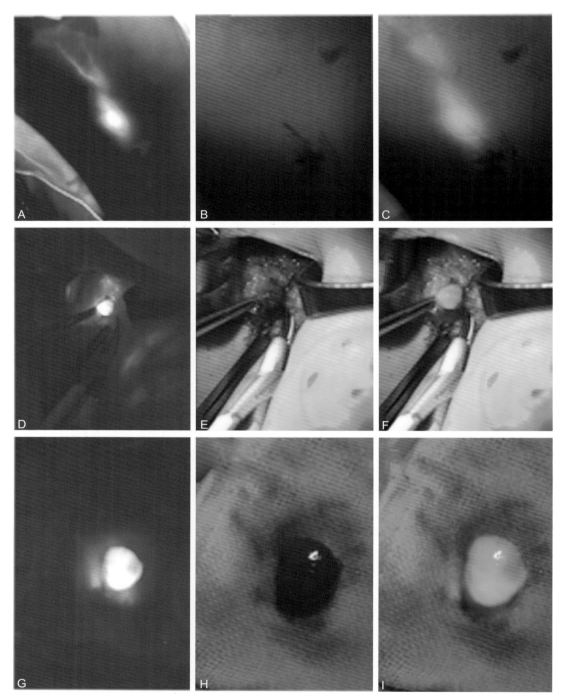

图 5-5　ICG 光学成像引导的人乳腺癌腋窝 SLN 术中示踪及切除[26]

首先，将 ICG 溶液注入光晕区。约 3 min 后，监护仪上清晰显示淋巴引流和 SLN，如图所示：A. 在体内的荧光图像。由于 NIRF 不可见，因此没有光信号。B. 体内彩色图像。通过手术导航系统的软件，显示 SLN 的位置。C. 其中可以准确地区分体内的覆盖图像。根据荧光图像的指南，手术可以快速找到 SLN 的位置。D. 在解剖前采集荧光图像。从 E. 彩色图像和 F. 覆盖图像中，可以用镊子定位 SLN。取出 SLN 并放在纱布上。在 NIRF 照射下，SLN 非常明亮。G. 解剖过程中的荧光图像所示。H. 解剖过程中的彩色图像。I. 绿色荧光图像和彩色图像的合并图像。所有样本均送病理检查，结果为 SLN

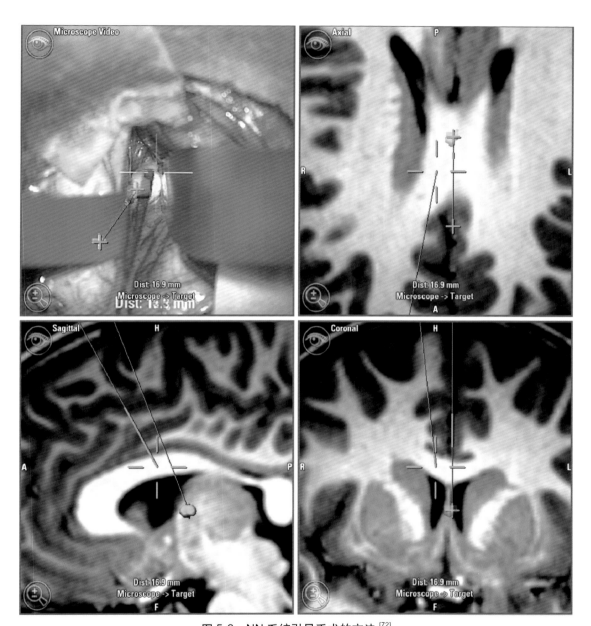

图 5-6　NN 系统引导手术的方法 [72]

左上图：显微镜下的视图与导航叠加。右上图（轴向），左下图（矢状面），右下图（冠状面）：目标病变的视图与计划的轨迹（绿色）和显微镜的视线（蓝色）

☆ ☆ ☆ ☆

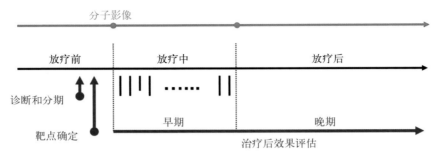

图 6-1 利用分子影像指导肿瘤放射治疗遵循的一般步骤[3]
（放疗过程中垂直的黑线代表个体化治疗部分）

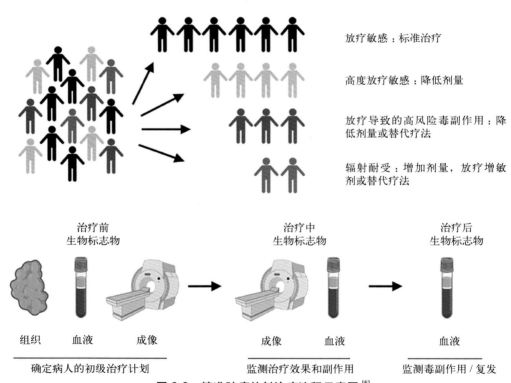

图 6-2 精准肿瘤放射治疗流程示意图[5]

根据放疗前预测的固有放射敏感性和毒性风险，患者可被分为不同的队列。通过对治疗过程监测，获得治疗反应的信息，医师可在必要时对患者的治疗做出适应性改变。治疗后的生物标志物可用于评估放疗毒性、肿瘤复发或疾病转移

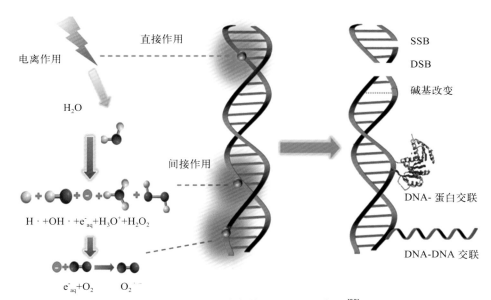

图 6-3　IR 在放疗中的作用机理示意图 [33]

IR 可直接损伤 DNA（直接效应）以及通过间接效应损伤 DNA，即 IR 裂解水分子产生 ROS，ROS 再损伤 DNA。DNA 损伤有多种类型，如 SSB、DSB、碱基损伤、DNA 与蛋白质或其他 DNA 分子交联等

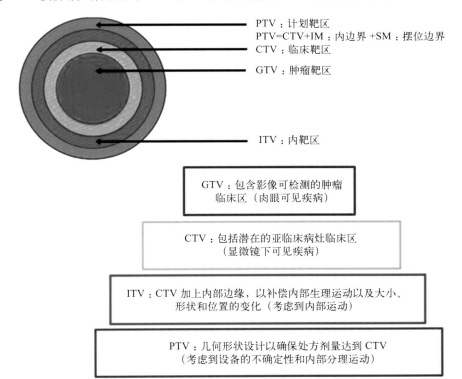

图 6-4　放射肿瘤学中靶区勾画的原则 [58]

肿瘤区（gross target volume，GTV）：包含影像可检测的肿瘤临床靶区（肉眼可见 / 宏观疾病）；临床靶区（clinical target volume，CTV）：包括肿瘤临床灶、亚临床灶以及根据肿瘤生物学特性评估可能侵犯的范围（微观疾病）；内靶区（internal target volume，ITV）：在临床靶区上加上内部边缘，以补偿内部生理运动以及大小、形状和位置的变化；计划靶区（planning target volume，PTV）：即几何区，以确保处方剂量递送到临床靶区（应考虑设置的不确定性和内部运动）

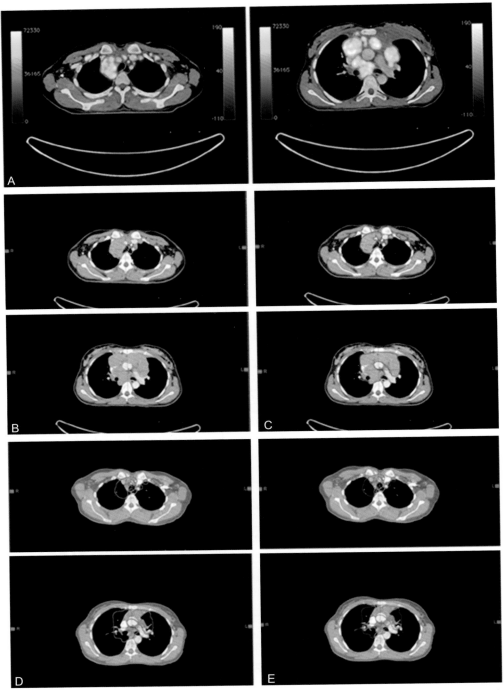

图 6-5　联合模式下肿瘤部位放疗计划轮廓及 ¹⁸F-FDG PET/CT 分子影像引导下的肿瘤局部放射治疗 [65]

A. 纵隔淋巴瘤患者化疗前 ¹⁸F-FDG PET/CT 扫描的轴位图像；B.PET/CT 扫描的 CT 部分，PET 阳性淋巴瘤靶区呈浅蓝色轮廓；C. 最初受累淋巴瘤靶区，包括淋巴瘤的 PET 阳性和 PET 阴性部分，呈红色轮廓；D. 患者在化疗前 PET/CT 扫描相同的位置进行化疗后 CT 扫描放疗计划；融合化疗前后图像，将最初受累的淋巴瘤靶区（红色）转移至化疗后 CT 扫描放疗计划；E. 考虑到全身治疗后解剖结构的改变，对淋巴瘤靶区进行修改，形成 RT 计划的临床靶区（CTV），轮廓为粉红色。它包含最初受累淋巴瘤组织靶区，对正常组织边界进行修改，并扩大以适应化疗前靶区确定的不确定性

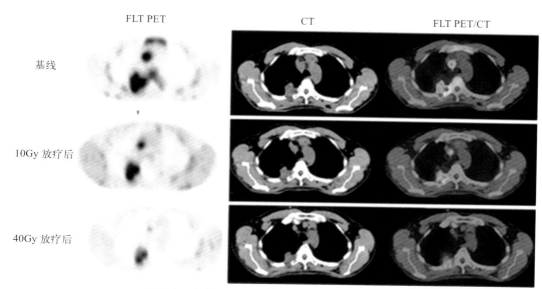

图 6-6　患者放疗前后 ^{18}F-FLT PET/CT 成像 [89]。

图像分别为 ^{18}F-FLT（左）、CT（中）和 ^{18}F-FLT PET/CT（右），基线（上排）、10 Gy 放疗后第 8 天（中排）和 40 Gy 放疗后第 29 天（下排）。患者轴位图像显示，与原发肿瘤相比，淋巴结对治疗同时有解剖和分子水平响应，而原发肿瘤显示有限的解剖结构响应，同时 ^{18}F-FLT 摄取却明显减少

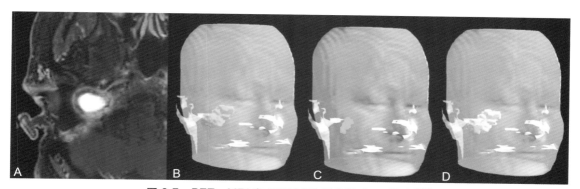

图 6-7　PET、MRI 和 PET/MRI 图像的 GTV 描绘 [123]

A. ^{18}F-FDOPA PET/MRI 成像：43 岁女性患者，曾接受手术治疗后的复发性 40mm 明显散发的右侧颈鼓室副神经节瘤；分别在磁共振成像（B，蓝色靶区）、^{18}F-FDOPA PET/CT（C，绿色靶区），以及 ^{18}F-FDOPA PET/MRI 联合成像（D，绿灰靶区）上显示的靶区绘制

☆ ☆ ☆ ☆

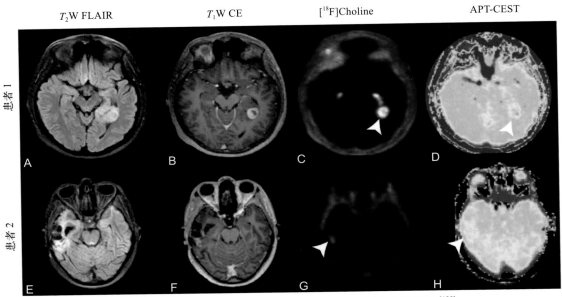

图 6-8　使用 ^{18}F-choline 和 APT-CEST 检测 2 例患者的复发 [128]

患者 1（A-D）WHO Ⅰ级毛细胞星形细胞瘤，最初采用放射治疗。4 年后，当患者再次出现癫痫发作时，进行了影像学检查。患者 2（E-H）WHO Ⅳ级多形性胶质母细胞瘤，接受手术和放化疗。首次治疗完成后 18 个月进行影像学监测。白色箭头表示肿瘤（T_2-weighted fluid-attenuated inversion recovery，T_2W FLAIR，T_2 加权液体衰减反转恢复；T_1-weighted contrast enhanced，T_1W CE，T_1 加权对比度增强）

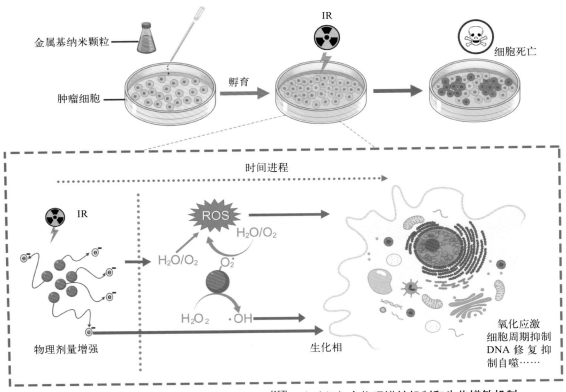

图 6-9　金属基纳米材料的放疗增敏机制 [157]，该过程包含物理增敏机制和生化增敏机制

9 号患者 TKI 治疗后 6 个月 ^{18}F-MPG PET/CT

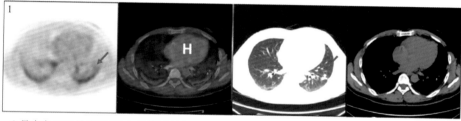

9 号患者 TKI 治疗后 20 个月 ^{18}F-MPG PET/CT

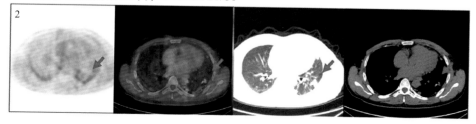

9 号患者 TKI 治疗后 20 个月 ^{18}F-MPG PET/CT

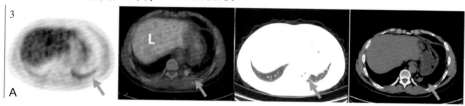

22 号患者

基线 ^{18}F-MPG PET/CT　　　　　　　gefitinib 治疗后 50d
　　　　　　　　　　　　　　　　　^{18}F-MPG PET/CT

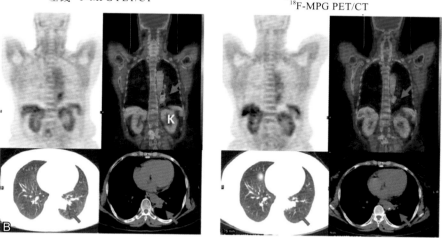

图 7-1　^{18}F-MPG PET/CT 分子成像监测 NSCLC 患者 EGFR 突变状态和 EGFR-TKI 治疗反应变化[79]
A. 有吸烟史的 47 岁亚洲男性肺腺癌患者（9 号），肿瘤由 EGFR 激活突变转变为 EGFR 野生型的 NSCLC
患者；第 1 行：^{18}F-MPG SUV$_{max}$ 为 2.31（红色箭头），gefitinib 治疗后 6 个月，EGFR 基因检测显示
EGFR 19 外显子 E746-A750 缺失；第 2 行：^{18}F-MPG SUV$_{max}$ 降至 2.01（红色箭头），gefitinib 治疗 20 个
月后，穿刺活检 EGFR 为野生型；第 3 行：TKI 治疗后 20 个月疾病进展，^{18}F-MPG PET/CT 分子成像
显示左肺下叶新肿瘤（橙色箭头）；B. 不吸烟的 60 岁亚洲女性肺腺癌患者（22 号），EGFR 突变状态不
明，^{18}F-MPG 响应的典型例子。基线 ^{18}F-MPG SUV$_{max}$ 为 3.04，肿瘤大小为 3.1cm×2.6cm^2（红色箭头）。
gefitinib 治疗 50 天后，^{18}F-MPG SUV$_{max}$ 降至 2.61，肿瘤大小约 2.3cm×1.3cm^2。H. 心；L. 肝；K. 肾

☆☆☆☆

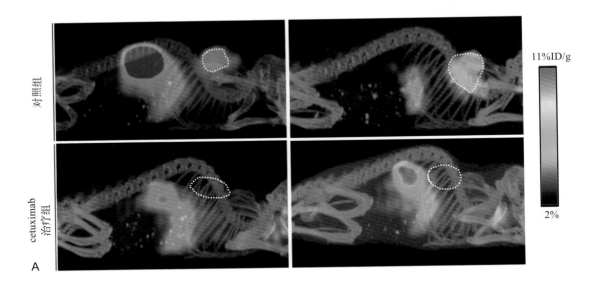

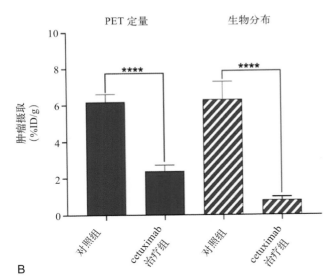

图 7-2 ^{18}F-AlF-NOTA-Z$_{EGFR:03115}$ 监测 cetuximab 干预介导的 EGFR 下调[84]

A. ^{18}F-AlF-NOTA-Z$_{EGFR:03115}$ 注射后 1h 后,cetuximab 治疗组和对照组 HN5 荷瘤鼠矢状位全身 PET/CT 图像,证实 ^{18}F-AlF-NOTA-Z$_{EGFR:03115}$ 对 EGFR 的高亲和力和特异性;B. 对照组和 cetuximab 治疗的 HN5 荷瘤鼠肿瘤 ^{18}F-AlF-NOTA-Z$_{EGFR:03115}$ 摄取的定量($n \geqslant 6$,****$P < 0.000\ 1$)

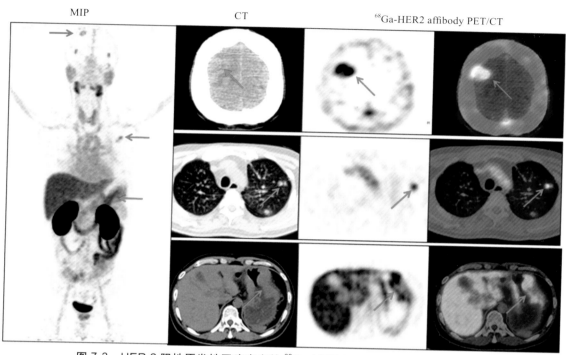

图 7-3　HER 2 阴性原发性胃癌患者的 ^{68}Ga-HER 2 affibody PET/CT 图像 [98]

红色箭头分别指示的胃癌原发灶、肺转移灶、脑转移灶均表现为 ^{68}Ga-HER 2 affibody 高摄取，胃癌原发灶摄取具有异质性

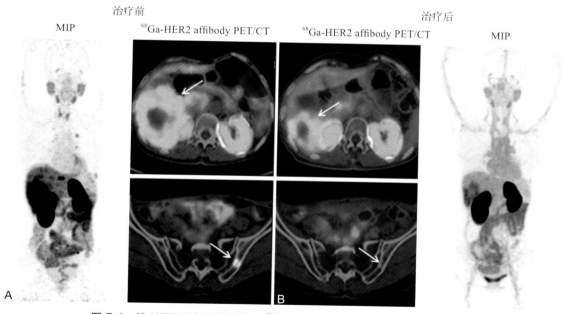

图 7-4　抗 HER 2 治疗前后患者 ^{68}Ga-HER 2 affibody PET/CT 图像 [98]

60 岁女性患者胃体低分化腺癌切除 6 个月后，肺、肝、骨多发转移。抗 HER 2 治疗 2 个周期后，肿瘤病灶数量和大小均减少，病灶对 ^{68}Ga-HER 2 affibody 摄取明显减少，左侧髂骨转移灶消失

☆ ☆ ☆ ☆

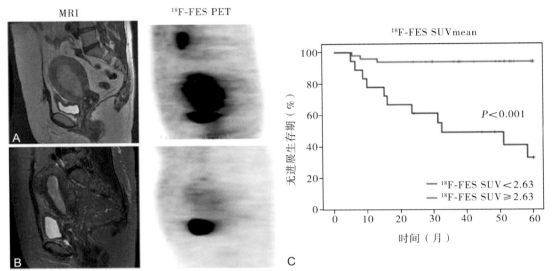

图 7-5 ^{18}F-FES PET 分子成像评估子宫内膜癌患者预后[112]

Ⅱ 期（A）和 Ⅰ 期（B）子宫内膜腺癌患者的 MR 图像和 ^{18}F-FES PET 图像；C. 子宫内膜癌患者 ^{18}F-FES SUV 无进展生存 Kaplan-Meier 曲线

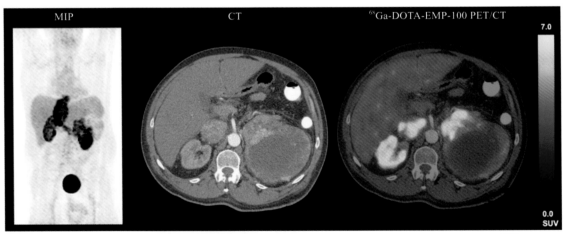

图 7-6 新确诊的 mRCC 伴下腔静脉浸润患者的 CT 和 ^{68}Ga-EMP-100 PET/CT 图像[118]

左肾原发肿瘤对 ^{68}Ga-EMP-100 摄取分布不均一，提示肿瘤 c-Met 表达的异质性

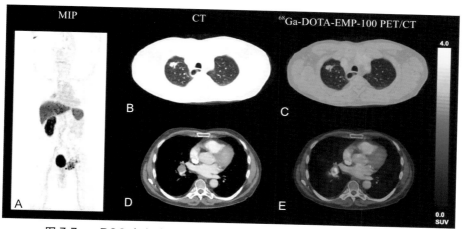

图 7-7　mRCC 患者肺转移灶 CT 和 ⁶⁸Ga-EMP-100 PET/CT 图像[118]

A. 最大密度投影可见右肺和右肺门淋巴结的转移灶；B.CT 图像和 C.⁶⁸Ga-EMP-100 PET/CT 图像所示肺转移灶未见 ⁶⁸Ga-EMP-100 摄取；D.CT 图像和 E.⁶⁸Ga-EMP-100 PET/CT 图像所示右肺门淋巴结转移显示 ⁶⁸Ga-EMP-100 中度程度摄取

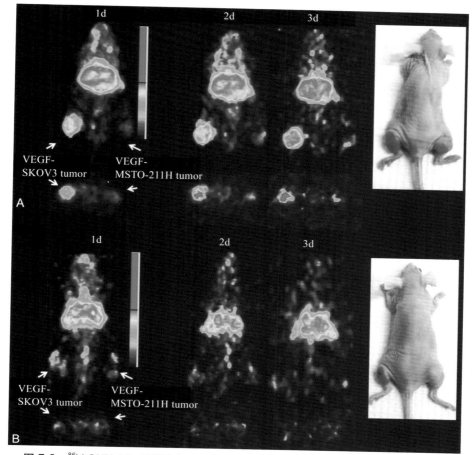

图 7-8　⁸⁶Y-CHX-A"-DTPA-bevacizumab 在体非侵入性评估 VEGF-A 表达[122]

A. VEGF 阳性表达的人卵巢癌 SKOV3 和 VEGF 阴性表达的人间皮瘤 MSTO-211H 异种移植瘤动物模型，经尾静脉注射 ⁸⁶Y-CHX-A"-DTPA-bevacizumab，在不同时间进行 PET 分子成像；B.VEGF 阳性表达的人卵巢癌 SKOV3 和 VEGF 阴性表达的人间皮瘤 MSTO-211H 异种移植瘤动物模型应用 bevacizumab 阻断 VEGF-A 后，不同时间点的 ⁸⁶Y-CHX-A"-DTPA-bevacizumab PET 分子成像。图中白色箭头所示为肿瘤

☆☆☆☆

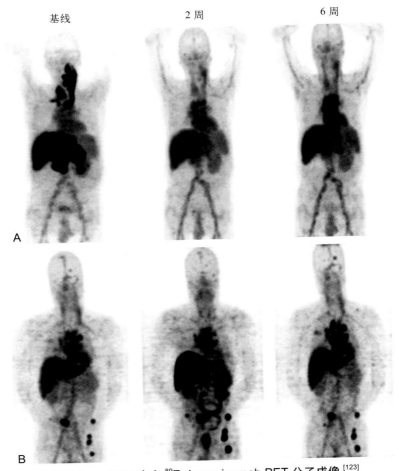

基线　　　　2 周　　　　6 周

图 7-9　mRCC 患者 [89]Zr-bevacizumab PET 分子成像[123]

A. RCC 患者伴胰腺、肝脏和甲状腺转移，伴有颈静脉和门静脉血栓形成。在接受 bevacizumab/interferon-α 治疗基线、2 周、6 周进行 [89]Zr-bevacizumab PET 分子成像，肿瘤 [89]Zr-bevacizumab 摄取下降，正常器官摄取稳定；B. RCC 患者伴有肺、纵隔淋巴结、骨和脑转移，使用 sunitinib 治疗基线、2 周和 6 周 [89]Zr-bevacizumab PET 分子成像。在治疗期间 [89]Zr-bevacizumab 在肺和脑转移瘤中摄取减少，但在正常肝和骨转移瘤中摄取增加，在停药 2 周后出现逆转

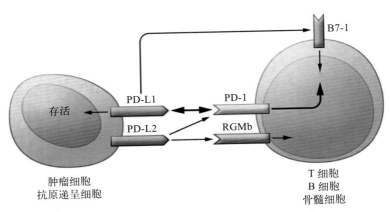

图 8-1　程序性死亡信号通路免疫逃逸机制[7]

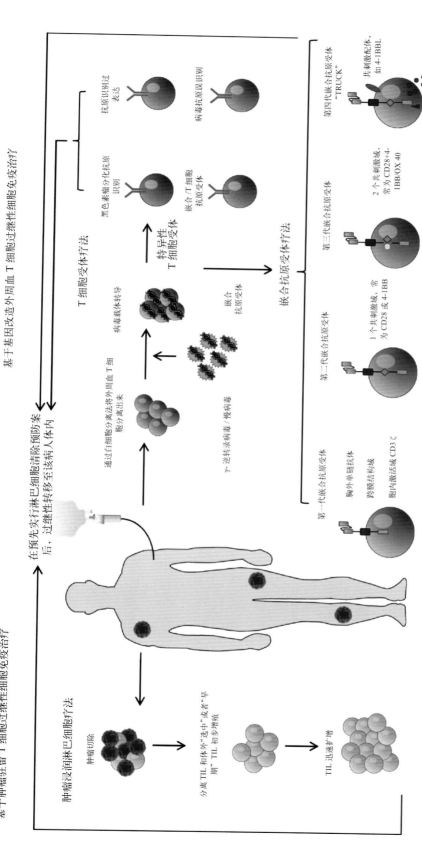

图 8-2　基于 TIL 的 ACT、TCR 基因治疗以及基于 CAR-T 细胞的 ACT 过程概述[58]

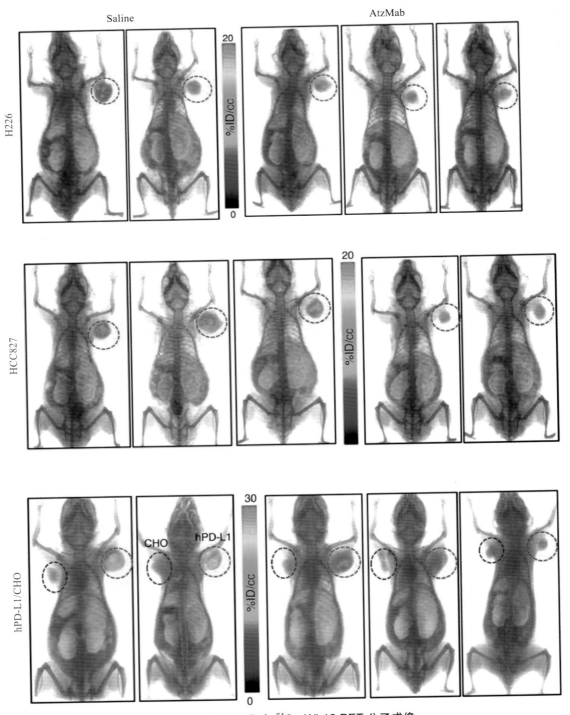

图 8-3　PD-L1 靶向 ^{64}Cu-WL12 PET 分子成像

与生理盐水处理的对照组相比，经 Atezolizumab 阻断处理后 H226（A）、HCC827（D）以及双侧阳性 / 阴性 PD-L1 （hPD-L1/CHO）（G）肿瘤中 ^{64}Cu-WL12 摄取减少 [94]

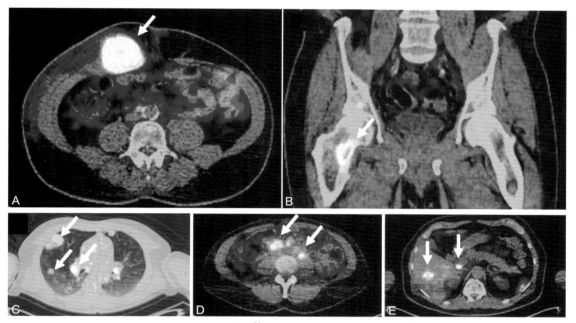

图 8-4　PD-L1 靶向 ^{89}Zr-Atezolizumab PET 分子成像

患者的 PET/CT 图像显示 ^{89}Zr-atezolizumab 注射后第 7 天在 5 个不同部位的 PD-L1 阳性肿瘤摄取（白色箭头），图像（A）和（B）来自同一患者，而图像（C）、（D）和（E）分别来自不同的患者[96]

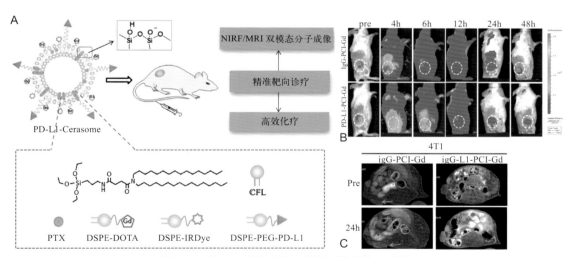

图 8-5　PD-L1 靶向 MRI/ 光学双模态分子成像

A. PD-L1 靶向分子成像探针 PD-L1-PCI-Gd 和阴性对照分子成像探针 IgG-PCI-Gd 的结构和功能示意图；B 和 C 分别为 4T1 荷瘤小鼠静脉注射分子成像探针 PD-L1-PCI-Gd 和 IgG-PCI-Gd 后荧光分子成像和 MR 分子成像（T$_1$WI）[104]

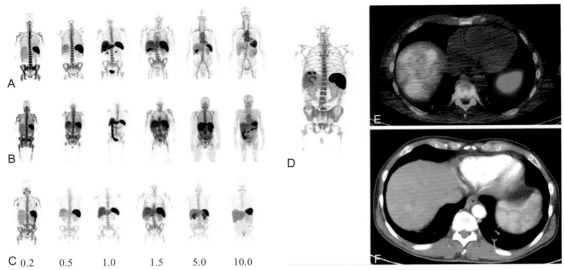

图 8-6　CD8⁺ T 细胞靶向分子成像

A、B、C 分别为 6 例患者在注射 ⁸⁹Zr-IAB22M2C（0.2～10.0mg）后 2～4h、24h 和 92～148h 的生物分布和正常器官摄取图像；D 为肝细胞癌患者全身（最大强度投影）图像；E、F 分别为 PET/CT 融合图像和 CT 增强扫描图像，肝区内 2 枚阳性病灶（SUV_{max}：14.6 vs. 22.85）[117]

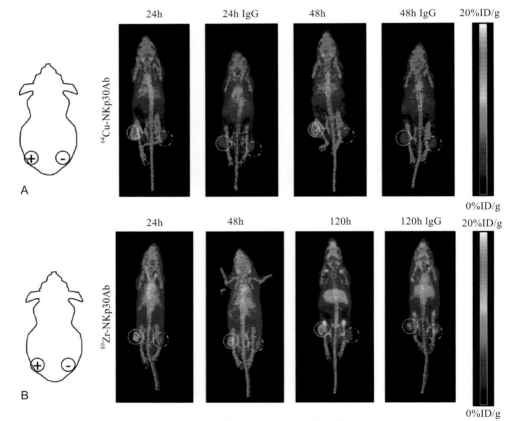

图 8-7　双侧 NKp30⁺/NKp30⁻ 荷瘤 NSG 小鼠 PET 分子成像

A. 注射 ⁶⁴Cu-NKp30Ab 和 ⁶⁴Cu-IgG（同型对照）后 24h 和 48h 的 PET 分子成像（+，白色虚线圈；-，橙色虚线圈）；B. 注射 ⁸⁹Zr-NKp30Ab 后 24h、48h、120h 的 PET 分子成像和注射 ⁸⁹Zr-IgG 后 120 h 的 PET 分子成像（+，白色虚线圈；-，橙色虚线圈）[130]

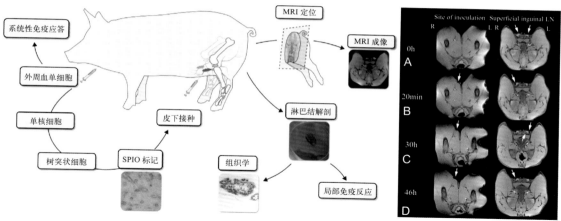

图 8-8　在体 SPIO MR 分子成像

左图为利用 SPIO 示踪家猪 DC 的分子成像试验流程示意图；右图为疫苗接种部位和腹股沟浅表淋巴结
MRI 横轴位成像（白色箭头）[146]

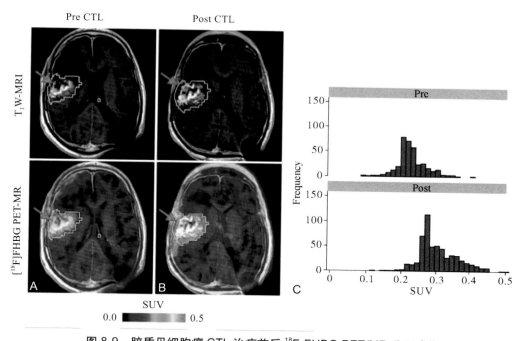

图 8-9　胶质母细胞瘤 CTL 治疗前后 ^{18}F-FHBG PET/MR 分子成像

66 岁右侧额顶叶胶质母细胞瘤男性患者在注射 CTL 前（A）和注射 CTL 后 1 周（B）进行 ^{18}F-FHBG PET
分子成像；在 CTL 灌注前和后扫描，[18]F-FHBG SUV 的体素级分析（C）[157]

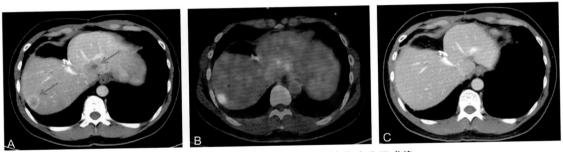

图 9-1　肝内多发神经内分泌肿瘤转移瘤分子成像

A. 胃神经内分泌肿瘤患者增强 CT 扫描显示肝内多发转移瘤；B. 肝内多发转移瘤 ^{68}Ga-DOTA-JR11 PET 分子成像呈高摄取；C. ^{177}Lu-DOTA-JR11（6.6GBq）治疗一个周期后，增强 CT 扫描检出的转移瘤数量明显减少 [37]

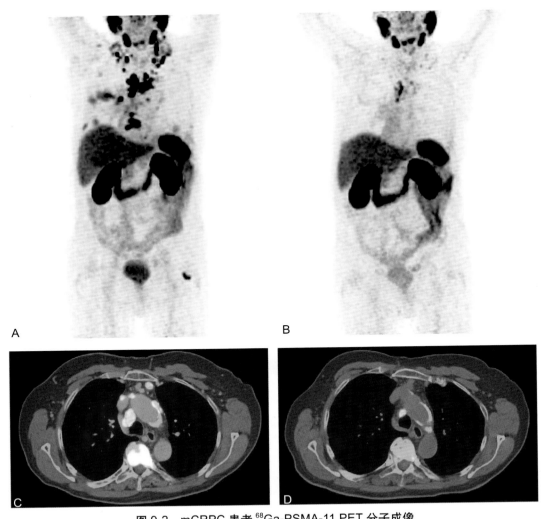

图 9-2　mCRPC 患者 ^{68}Ga-PSMA-11 PET 分子成像

2 个周期 ^{177}Lu-PSMA-617 治疗前后全身 ^{68}Ga-PSMA-11 PET 最大密度投影（A 和 B）和横轴位 PET/CT 融合图像（C 和 D）。治疗前纵隔和胸椎见大量 PSMA 异常摄取灶（A 和 C），治疗后病灶明显减少，摄取降低（B 和 D），血清 PSA 水平由亦从 11.5 ng/ml 降至 1.2ng/ml [62]

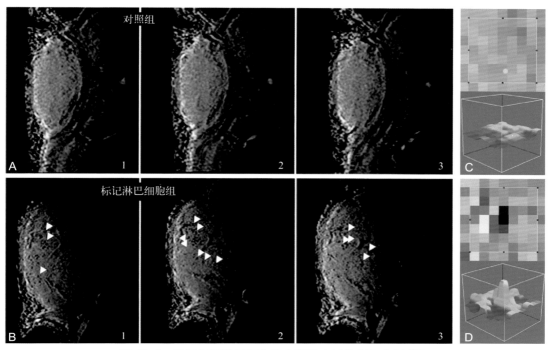

图 10-1　基于标记淋巴细胞的小鼠肿瘤活体 MR 分子成像

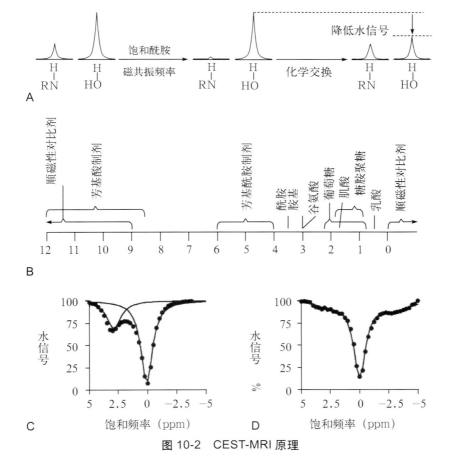

图 10-2　CEST-MRI 原理

☆ ☆ ☆ ☆

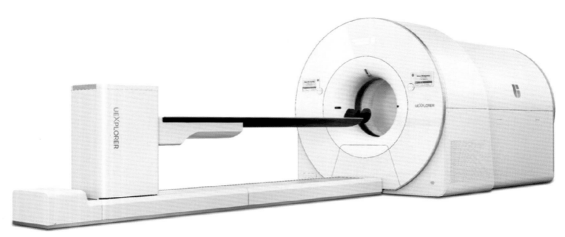

图 10-3　上海联影 uEXPLORER 全身 TOF-PET/MR

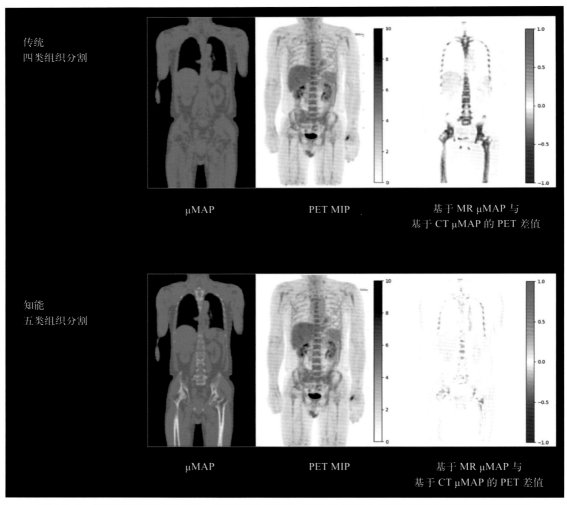

图 10-4　相对于四类组织分割，五类组织分割的 MRAC 得到的 PET 图像与 PET/CT 更接近

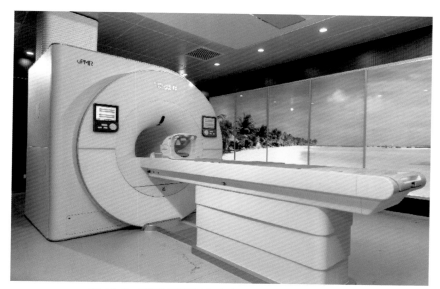

图 10-5　联影 PET/MR 在复旦大学附属医院装机

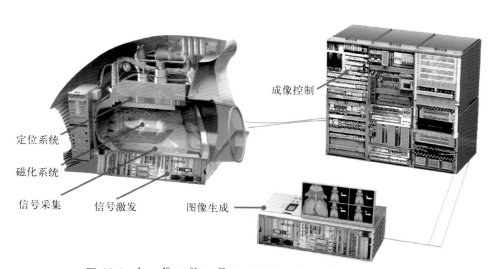

图 10-6　^{1}H、^{19}F、^{31}P、^{23}Na 多核素同步分子成像系统

☆ ☆ ☆ ☆

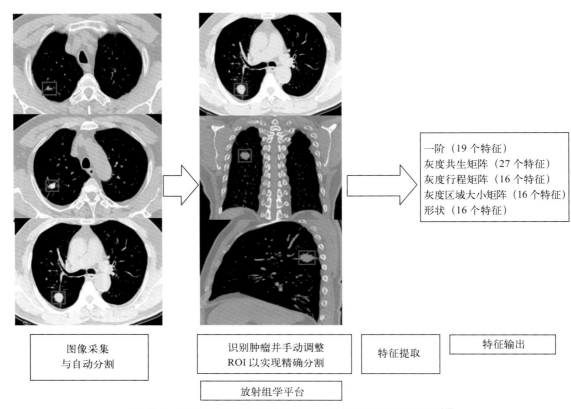

图 11-1 基于 CT 影像组学肺癌 EGFR 突变分子分型研究[17]

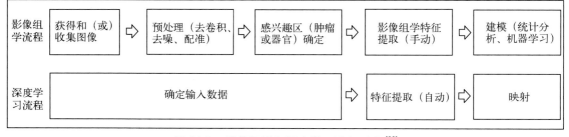

图 11-2 影像组学和深度学习流程对比[60]

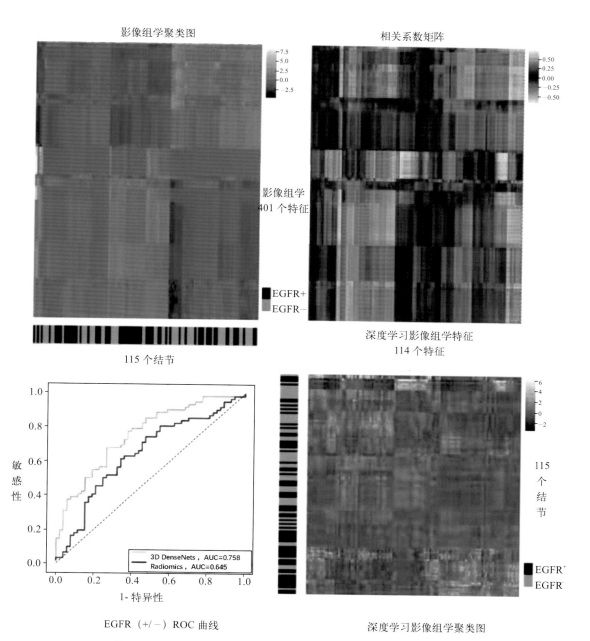

影像组学聚类图　　　　　　　　　　　　相关系数矩阵

影像组学
401 个特征

EGFR+
EGFR−

115 个结节

深度学习影像组学特征
114 个特征

115
个
结
节

EGFR⁺
EGFR⁻

3D DenseNets，AUC=0.758
Radiomics，AUC=0.645

EGFR（+/−）ROC 曲线　　　　　　　　　　深度学习影像组学聚类图

图 11-3　影像组学与深度学习在 EGFR 突变分子分型中的价值[78]

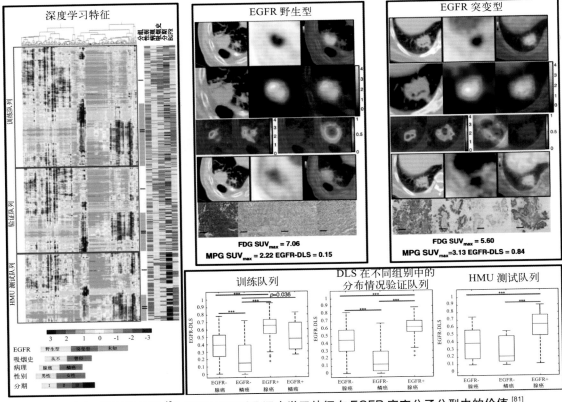

图 11-4 ^{18}F-FDG 和 ^{18}F-MPG PET/CT 深度学习特征在 EGFR 突变分子分型中的价值[81]

编委名单

主　　编　孙夕林

副 主 编　王　凯　杨丽丽　吴丽娜

编　　委

☆ ☆ ☆　前　言

　　现代医学的飞速发展为肿瘤的诊疗模式带来了前所未有的变革。在众多新技术、新方法和新理念的共同推动下,肿瘤的诊疗进入了精准的全新时代。而作为医学技术前沿的分子影像学,其发展也是日新月异,应用领域不断拓展,在肿瘤精准诊断及精准治疗中扮演越来越重要的角色,发挥着不可或缺的巨大作用。再加之学科之间交叉、融合及运用的不断深化,越来越多的基础科研及临床工作人员希望对分子影像学在肿瘤精准诊疗应用中相关专业知识、技术手段及运用方式等方面进行全面了解,且这一需求日渐迫切。基于此,本书站在分子影像学技术视角,以"分子影像技术解决基础及临床肿瘤精准诊疗研究中的关键科学问题"作为切入点,系统地介绍靶向分子成像在肿瘤精准识别、在体分子分型、分子靶向治疗及免疫治疗、分子成像引导下的肿瘤手术治疗以及肿瘤诊疗一体化等方面的重要应用。

　　全书共分四篇11章,分别从分子成像和精准医疗的基本概念范畴、肿瘤精准分子成像在各种类型肿瘤诊断、治疗中的应用,以及分子成像技术新进展四个方面进行阐述,具体内容包括多种模态靶向分子成像的原理;肺癌、乳腺癌及消化系统等恶性肿瘤的诊疗关键靶点如EGFR及c-Met等的分子成像,PET在体分子分型、分期,以及分子靶向治疗;基于分子影像的肿瘤CAR-T免疫治疗、术中导航手术切除以及放疗靶区勾画;新兴的肿瘤诊疗一体化放射性药物等;在分子成像设备进展方面,总结了高温超导、人工智能辅助诊断技术以及多核素同步肿瘤分子成像设备等技术亮点。

　　本书是对分子影像学和肿瘤精准医学融合发展的系统梳理,还对分子影像在肿瘤精准诊断的前景、局限性和未来发展方向方面进行汇总及尝试性的探讨;书中更加聚焦分子影像在临床实践中的转化,并通过具体分子成像实例进行分析,力求更直观、更全面地向广大读者展示肿瘤精准分子影像技术进步与应用创新,也希望它能够成为肿瘤精准诊疗领域中的一部具有参考价值的工具书。

孙夕林

于哈尔滨

目　　录

☆ ☆ ☆ ☆

第一篇

概　　述

第 1 章
肿瘤精准分子影像概述

　　肿瘤精准分子影像，是分子影像学的理念、技术、方法，与肿瘤精准诊断和精准治疗实践相结合应用，以分子水平信息可视化为前提，以实现肿瘤精准诊疗为目标的肿瘤诊疗新模式。在肿瘤精准诊断和精准治疗过程中，利用分子影像学的基因、蛋白、细胞等各种可视化技术，整合分子检验、生物信息与大数据科学等多元化信息，从而制定精准的、满足不同肿瘤患者实际需求的诊断及治疗策略，包括精准诊断（早期发现与诊断，关键分子事件及作用机制可视化，分子分型）、精准治疗（免疫治疗，术中导航，疗效监测，分子靶向疗法）及诊疗一体化。基于分子影像学的肿瘤精准诊疗，能够指导临床实施更为科学合理、安全有效的诊断治疗，大大降低患者的医疗风险和治疗成本及经济毒性。本章将介绍分子影像的范畴和基本概念，其在肿瘤学领域的应用，常用的分子成像技术应用和分子成像探针设计，概述肿瘤精准医学的内容和目标，以及目前基于分子影像的肿瘤精准诊断治疗现状；同时，本章重点介绍了肿瘤精准诊疗中，与分子成像密切相关的一系列分子靶点及其靶向分子成像探针研发进展，以便于读者对目前分子成像领域有总体认识和把握，以及更便于理解后面诊断篇和治疗篇中的分子成像相关内容。

第一节　分子影像学概述

一、分子影像学概念

　　分子影像学（molecular imaging）是指在活体状态下，应用影像学方法对人或动物体内的分子水平和细胞生物学过程进行成像、定性和定量研究的一门学科。1999 年，以哈佛大学 Ralph Weissleder 为首的研究者们提出了分子成像这一理念，并在 2002 年第一届世界分子影像学大会对分子影像学的概念进行初步定义。2007 年美国核医学学会年会对分子影像学作了进一步解释和定义，明确指出分子影像学是医学研究的前沿领域，并在定义里有目的性地加入"人"这一关键词，表明分子成像已经进入了临床转化及应用的全新时代。分子成像探针（molecular imaging probe）是分子影像学的核心内容以及成功开展应用的前提，借助不同的分子成像探针，应用不同的成像方法就能实现体内特定分子靶点的精准成像。其中应用于分子成像领域的成像方法包括：磁共振成像（magnetic resonance imaging，MRI）、磁共振波谱成像（MR spectroscopy，MRS）、放射性核素成像（radionuclide imaging）、超声成像（ultrasound imaging，US）、光学成像（optical imaging，OI）、光声成像（photoacoustic imaging，PAI）及多模态融合成像（integration of multi-mode imaging）等。

凭借上述不同的技术手段，分子影像使生命系统内某些特定的生理或者病理过程得以直观、定性及定量的可视化，如基因和蛋白功能及表达、蛋白质之间相互作用、细胞示踪、细胞代谢及细胞与细胞之间信号传导等。

生命科学和医学研究的进步为分子影像学的产生和形成奠定了基础，其中分子生物和现代医学影像等技术的提升又使其快速发展成为必然。与其他学科相比，分子影像学具有如下特征：①将复杂的分子事件（如生物信号传递及基因表达等）转换成直观可定的量图像；②同时评估多个分子生物学变化过程；③监测疾病（如肿瘤）分子水平病理生理学变化；④在分子水平实施靶向干预；⑤在体、连续及可重复性地观察干预效果等。与提供解剖信息，单纯显示疾病形态学改变的传统医学影像学相比，分子影像学则更加侧重于对病变的基因、分子及蛋白等变化的揭示。换言之，分子影像学致力于可视化能够从本质上揭示疾病在发生发展初始阶段的变化，而非发展到终末阶段所表现出来的形态和结构改变，具有"早"（即分子水平）的特点；此外，分子影像学针对生命体内的病理生理学特征性的标志物进行分子成像，依据分子靶点的特性对疾病做出评断，具有"精准"的特点；再次，分子影像学还能够实时、动态、连续性地监测疾病进展，从基因、分子及蛋白质水平的动态变化过程中揭示疾病的发生发展及治疗疗效，因而对疾病的可视及干预具有"动态可持续"的特点。

二、分子成像技术

（一）放射性核素成像技术

放射性核素成像技术是最早应用于分子影像的研究领域，并且也是少数的能够在临床发挥巨大应用价值的分子成像技术之一。主要包括正电子发射断层成像（positron emission tomography，PET）和单光子发射计算机断层成像（single photon emission computed tomography，SPECT）。它们借助放射性核素标记的化合物（放射性药物／分子成像探针），通过病灶对其摄取程度在功能和分子水平对病灶进行评估。原理主要是基于对放射性核素标记化合物的摄取特性和能力的差异，其敏感度可达皮摩尔水平，分辨率为毫米水平。因而，放射性核素成像具有高灵敏度和可定量分析等优点，可以在基因、蛋白质、小分子、细胞及肿瘤微环境等层面实现靶向分子成像。随着放射化学和分子生物学的进步，具有高度亲和力、特异性和靶向性的新型放射性核素分子成像探针和先进的图像处理技术层出不穷，大大推动了放射性核素分子成像技术在疾病诊断和治疗中的应用。另外，随着多模态融合设备的出现，将 PET 或 SPECT 与多排螺旋 CT 整合在同一机架内，形成 PET/CT 或者 SPECT/CT，它们实现了核医学分子成像和 CT 的结构图像采集，以及两种成像方式获得的图像融合，进而实现了将精细的解剖结构与精准的分子及功能水平信息有机的结合。PET/CT 和 SPECT/CT 解决了单独应用成像技术的各种局限性，同时也克服了 PET 和 SPECT 的图像缺乏解剖学结构信息、空间分辨率差及无法实现精准定位等难题，最大程度地发挥放射性核素分子成像和放射学解剖成像的优势。为了满足小动物水平的分子成像研究需求，micro-PET/CT 及 micro-SPECT/CT 也被研发并广泛应用，显著提高了分辨率和灵敏度，成为分子影像临床前研究的强有力工具。

（二）磁共振成像技术

磁共振成像（magnetic resonance imaging，MRI）也被称为核磁共振成像（nuclear magnetic resonance imaging，NMRI），是通过利用原子核在强磁场内发生共振后，将其所产生的信号使用图像重建的一种成像技术。MRI 是继 PET/SPECT 成像之后，最具有进入临床应用潜力的分子成像技术，其利用磁共振成像技术对体内特定生物分子进行成像，以实现对病变早期发现、特异性诊断、精准分期与疗效监测等目的。与传统 MR 的最大区别在于，它是在传统 MR 技术的基础上，以特殊分子、蛋白或细胞作为成像对象（分子靶点），把非特异性的器官、组织水平的物理成像转为特异性的基因、分子水平的分子成像。MRI 具有极高的软组织分辨力、多序列、多参数成像及安全无辐射等优点，目前分辨率已达到微米级，可同时获得解剖及分子生理信息，弥补了核医学、光学、超声成像等成像技术的不足。

尤其是随着纳米技术的发展和其与分子生物学结合，纳米级的磁共振分子成像探针成为研发的焦点。例如，通过使用超灵敏反铁磁纳米粒子探针超高频 MR 分子成像技术，能够在小鼠模型上灵敏且精准检测到小于 0.60mm 的肿瘤原发灶和小于 0.20mm 的微小肿瘤转移[1]。将纳米颗粒与仿生细胞膜相结合，利用癌细胞膜修饰纳米材料，构建的纳米分子成像探针具有超高的灵敏性，可用于三阴性乳腺癌（triple negative breast cancer，TNBC）的多模态 MR 分子成像，尤其对乳腺癌的早期诊断和在体分子分型方面具有重要意义[2]。此外，pH 敏感的 MRI 纳米探针，能够可视化抗酸治疗过程中实体肿瘤的酸碱动态变化，使 MR 分子成像在精确监测 pH 波动方面展现巨大潜力。近年来，化学交换饱和转移（chemical exchange saturation transfer，CEST）分子成像技术迅速发展，已在谷氨酸、葡萄糖、糖胺聚糖及蛋白质等分子的在体检测中获得了较为理想的研究成果，并实现了临床应用相关研究，而多种新型的增强 CEST MR 分子成像的分子成像探针也进一步推动着 CEST 技术的临床研究及转化应用。MR 还有一个独特的优势，就是实现多种原子核的成像。MR 是利用原子核在强磁场内发生共振所产生的信号经过图像重建的一种成像技术，理论上含奇数质子的原子核在自旋过程中都能产生磁矩或磁场用于 MR 成像，因此，MR 分子成像不仅限于 ^{1}H-MR 分子成像，还能够实现碳 -13（^{13}C）、氟 -19（^{19}F）、钠 -23（^{23}Na）、磷 -31（^{31}P）及氙 -129（^{129}Xe）MR 等多种核素的分子成像。尤其是 ^{19}F-MR 分子成像，人体内几乎不存在内源性的氟，可被直接检测，具有低背景噪声、高对比度及可绝对定量等优势。另外，含氟类化合物种类繁多，尤其是纳米化的氟类化合物，更有利于作为多功能载体平台用于靶向性及载药类 ^{19}F 分子成像探针的设计研发，已经成为 MR 分子成像研究的前沿和热点。

目前 MR 分子成像技术已被广泛应用并实现了多种分子靶点及受体基因等的靶向分子成像、疗效监测及细胞示踪等。小动物 micro-MR 分子成像设备具有更高的磁场强度及更快的梯度切换率，显著提升了 MR 分子成像的信噪比和空间分辨率。当然，与放射性核素分子成像技术相比较，MR 分子成像的时间分辨率有一定的局限性，并且灵敏度较差，因此通常需要利用放大技术来实现适宜的敏感度。

（三）光学成像技术

OI 是以荧光、吸收、反射或生物发光为成像基础来实现分子成像的技术，其突出的优势为：非离子低能量辐射，灵敏度高，可进行连续、实时监测，研究成本相对较低。目前光学成像技术种类繁多，以生物发光成像（bioluminescence imaging，BLI）、荧光成像及近红外（near-infrared，NIR）荧光成像应用较多，已经广泛用于疾病发生发展、分子水平作用机制、肿瘤恶性生物学行为机制、新药筛选研究以及术中导航等领域。BLI 以绿色荧光蛋白或虫荧光素酶等为报告基因进而实现活体光学分子成像；OI 以多种荧光染料（如Cy5.5 等）的应用，研发靶向光学分子成像探针进而实现活体光学分子成像。然而，穿透深度不足是光学成像技术临床转化的一个巨大障碍，难以实现深在疾病的光学分子成像。

近年来，以光声层析成像（photoacoustic tomography，PAT）技术为代表，光学成像领域还相继出现多种新兴的光声成像和分子成像技术。PAT 克服了生物组织中光学粒子的高度散射问题，成像的深度理论上可以达 7cm。PAT 技术除了在自身设备体积、重量及研发成本方面呈现出卓越的优势之外，较早前的光学成像技术相比，其时间分辨力和空间分辨力方面也有了大幅度提升，被应用于类风湿关节炎、内分泌疾病、心脑血管疾病和肿瘤等疾病的成像研究及临床诊疗。

（四）CT 成像技术

虽然 CT 成像在一定程度上很难实现对分子事件的揭示，但其具备可提供良好的空间分辨率和时间分辨率的优势。近年来随着可用于 CT 成像纳米材料的研发，也使 CT 分子成像成为可能。例如，硫化铋纳米颗粒（Bi_2S_3 nanoparticle）具有五倍于传统碘对比剂的 X 线吸收率和更长的体内循环时间，实验研究结果显示其对小鼠血管、肝脏及淋巴结有良好的增强效果。因此，应用硫化铋纳米颗粒制备的靶向分子成像探针有潜力在 CT 分子成像领域中发挥重要作用。此外，由于金纳米颗粒对肿瘤等疾病兼具诊断和治疗（如放疗增敏）功能，也成为 CT 分子成像研究的热点。

（五）超声成像技术

随着超声技术的发展，超声分子成像成为当前分子影像学领域的热门技术之一。其之所以受到医学界广泛关注是因为超声应用更普及、更安全，并且具有实时、便捷等优点。目前超声分子成像主要应用于炎症、血栓形成及肿瘤血管生成监测等方面的研究。同样，超声分子成像探针的设计制备为该技术研发的重点。借助以微泡和声学活性物质为载体研发的超声分子成像探针，不仅可用于评价血流动力学改变，实现靶向诊断，还能够开展靶向治疗。超声靶向治疗是通过靶向超声微泡携带或包裹药物，当其与疾病分子靶点结合后，在超声波作用下使微泡破裂并释放药物，从而达到定点给药的目的。超声成像设备、超声微泡触发装置和超声分子成像探针的有机结合，使超声分子成像在药物体内定位、定量释控和疗效评价方面发挥了巨大的作用。超声靶向分子成像探针与传统超声成像系统，尤其是血管内超声（intravascular ultrasound，IVUS）技术相结合，大大提升了超声分子成像临床转化的潜力。

（六）光声成像技术

光声成像（photoacoustic imaging，PAI）是近些年新兴的一种基于光声效应（光激发而产生超声信号）的生物医学成像技术，生物组织产生的光声信号同时携带光吸收特性信息，探测光声信号可获得光吸收分布图像。对活体生物组织的光声分子成像，经过"光吸收—诱导光声信号—超声波检测—图像重建"流程最终实现成像。光声成像结合了光学和超声成像技术优点，可获得对比度和分辨率都较高的重建图像。更重要的是光声成像能突破光学成像穿透深度的限制，定量分析组织一系列生理参数变化，从而为活体生物组织的无创检测提供一种重要的技术手段，目前已成为分子成像领域的研究热点。其凭借丰富的成像方式、卓越的成像能力及良好的生物安全性，受到了越来越多的关注。

（七）多模态成像技术

随着分子成像技术的快速发展，多种成像技术融合设备纷纷出现。多模态分子成像，使不同成像技术相互结合，提供优于任何单独模态的协同优势，如 PET/CT、SPECT/CT、荧光分子断层成像（fluorescence molecular tomography，FMT）/CT、FMT/MRI、PET/ 光学分子成像、PET/MRI 等，在检测灵敏度、空间分辨率、图像重建技术及定量分析等方面

☆☆☆☆

均有很大程度的提升（图 1-1）[3]。当然，多模态成像技术在共配准图像的精度、额外产生的电离辐射、多种分子成像探针剂量及其多重毒性等方面的问题亦需通过深入研发，不断克服。同时，研发有效且安全的多模态分子成像探针，开展基于分子成像技术的多模态诊断和治疗模式是当今和未来的重点探索和研究方向。

三、分子成像探针

分子影像学是多领域交叉的一门学科，通常需要利用细胞生物学和分子生物学技术筛选、确定和鉴定可用于分子成像的分子靶点以及与分子靶点特异性结合（如多肽、抗体及小分子等）的亲和组件（affinity component）；选择、构建并合成可供影像学设备探测的信号组件（signaling component），如放射性核素、纳米颗粒、荧光染料、超声微泡等；利用放射化学（radiochemistry）或生物连接化学技术（bioconjugation chemistry）将信号组件与亲和组件连接，合成分子成像探针。分子成像探针合成后，仍需不断优化结构及合成条件等以提高其可应用性；从药理及毒理学角度出发，利用分子成像技术及离体验证方法对分子成像探针的靶向性和在体药代动力学等特征进行评估，以确定其可转化性。

（一）概念

在分子生物学中概念，分子探针是指能够应用于检测互补核酸序列的标记 RNA 或 DNA。而在分子影像学中的概念，分子成像探针是指能够与某一目标分子（如蛋白质、DNA、RNA 等分子靶点）或者细胞结构等靶向特异性结合，并可供影像学示踪的标记化合物，其能够在活体和（或）离体反映目标分子（分子靶点）的量和（或）功能。分子成像探针必须具备以下两个重要特征：①可利用医学影像学设备在活体内、体外进行成像示踪；②对特定的分子靶点具有高度的靶向特异性和亲和力。由于分子成像探针主要用于活体研究，因此，还需具备高灵敏度和高生物相容性等特点。

（二）基本结构及作用原理

分子成像探针可大致按其与分子靶点结合的功能原理划分为两大类别：非靶向性分子成像探针和靶向性分子成像探针。非靶向性分子成像探针，顾名思义其不具备"主动"寻靶特性，不具备特异性结合能力。一般情况下不含亲和组件部分，只含有信号组件。靶向性分子成像探针至少必有信号组件和亲和组件两个部分，存在或不存在连接组件（linker）部分。再具体按照构成等可划分为：

1. **房室型探针**　主要用于评估生理学参数如血流或灌注等功能指标。严格来讲，房室型探针属于非靶向性分子成像探针，基于该类分子成像探针所获得的图像不是直接定性定量地体现分子变化，因此被视为替代物成像手段。

2. **"智慧型"探针**　具有响应性，只有当特定的靶物质存在的情况下才被激活产生信号。因而，"智慧型"探针具有极低的组织背景噪声，在该方面较其他类型分子成像探针更具有优势。

3. **基于特异蛋白之间分子识别的探针**　在某些病理情况下或报告基因表达后，机体会产生一些特异性或高表达的蛋白质。可将这些蛋白质作为分子成像靶点，利用特异蛋白质 - 蛋白质相互作用的分子识别，通过信号组件标记蛋白质来实现对分子靶点的在体检测。基于特异蛋白之间分子识别的探针属于靶向分子成像探针这一大类。

4. **基于核苷酸链之间分子识别的探针**　包括标记单链反义核糖核酸（与细胞质内的 mRNA 完全互补）和标记反义脱氧核糖核酸（与靶基因 DNA 双链中的有义链互补结合）

等设计构建的分子成像探针。其中，核苷酸链之间的分子识别是基因表达分子成像中反义成像的基础。基于核苷酸链之间分子识别的探针也可属于靶向分子成像探针这一大类。

5. 基于蛋白质与核酸分子识别的探针　某些激素可进入细胞并与细胞核内的受体结合，形成激素 - 受体复合物，导致受体构象发生变化而形成复合物二聚体。复合物二聚体可以特异性地与特定的 DNA 片段结合，调控基因的表达水平，达到调控转录的目的。因此，通过标记激素分子就能够实现相关基因调控及转录等生物学过程的分子成像可视化。

（三）常见的分子成像探针

1. 放射性核素分子成像探针　是目前最具临床转化优势的分子成像探针。放射性核素具有高灵敏度，检测下限可达 $10^{-18} \sim 10^{-14}$ g，在最佳检测条件下可以识别少于 1000 个特定的分子。常用的放射性核素分子成像探针又可以按照功能分为：代谢分子成像探针、乏氧分子成像探针、细胞增殖分子成像探针、凋亡分子成像探针、血管生成分子成像探针、受体分子成像探针（标记相应配体）以及报告基因分子成像探针等。近年来，除单纯分子成像外，许多兼具诊断与治疗的核素被研发、标记，合成了既具有分子成像诊断功能，又具备近距离照射治疗的多功能诊疗一体化放射性核素分子成像探针。

2. 光学分子成像探针　目前常用的光学分子成像探针可分为荧光染料标记的分子成像探针、量子点标记的分子成像探针、可激活分子成像探针、拉曼分子成像探针和光声分子成像探针等。

（1）荧光染料标记的分子成像探针：目前已有多种荧光染料被研发出来，用于合成荧光分子成像探针，包括花青染料 5.5（Cyanine 5.5，Cy5.5）、羰花青染料吲哚菁绿（indocyanine green，ICG）、近红外花青染料（cyanine）、异硫氰酸荧光素（fluorescein isothiocyanate，FITC）、焦脱镁叶绿酸（pyropheophorbide）、罗丹明染料（rhodamine）和 Alexa Fluor 染料等。然而，荧光染料的毒性问题限制了临床转化。其中，ICG 具有较高的安全性，已实现临床转化应用于临床（图 1-2）[4]。

（2）量子点标记的分子成像探针：半导体量子点（quantum dots，QD）又称量子点或半导体纳米微晶体，主要由 Ⅱ～Ⅵ族或 Ⅲ～Ⅴ族元素组成，是能够接受激光激发而产生荧光信号的一类半导体纳米颗粒（直径为 2～8nm），其独特的光学分子成像特性源于本身的特殊结构。相较于有机染料的荧光信号往往会随照射时间延长而很快降低（光褪色），而量子点的荧光寿命可达有机染料分子的 100 倍以上，耐光漂白的稳定性也是后者的近 1000 倍。因此，其荧光信号可以持续很长时间保持不变，这些特性非常有利于研究活细胞中生物分子之间长期的相互作用以及观察耗时较长的细胞过程。另外，不同材料及大小的量子点纳米颗粒发射峰范围为 0.4～2μm，发射光谱之间不出现或很少出现重叠，因而利用这一特性，区分和识别其所标记的生物分子就变得更为容易，从而能够实现同时对多分子事件进行分子成像。近年来，作为新一代荧光分子成像探针的量子点已成为生命科学、医学等领域的研究热点，研究人员研发了多种具有靶向功能的量子点分子成像探针。如靶向肿瘤新生血管的量子点分子成像探针 QD-RGD，量子点直径约 705nm，表面修饰有精氨酸 - 甘氨酸 - 天冬氨酸（Arg-Gly-Asp，RGD），可实现小鼠皮下移植瘤肿瘤血管的近红外光学分子成像。然而，量子点标记的分子成像探针也存在其局限性，如稳定性差、易发生非特异性吸附、毒性问题等，严重制约了其临床应用，目前主要应用于基础研究。

（3）可激活分子成像探针：一般用于酶激活的功能成像。它们往往含有两个以上的等同或不同的荧光团，两个荧光团通过酶特异性多肽接头彼此紧密相连。此时，该类分子成像探针不发射或者很少发射荧光,主要是由非常相近(等同荧光团)或者共振能的转移(不同荧光团)所造成的淬灭效应所致。多肽接头的切除,使它们的荧光团释放出来,荧光发射得以恢复。可激活分子成像探针的背景信号通常很低,但分子成像和检测的灵敏度却很高,主要用于蛋白酶,包括组织蛋白酶、半胱氨酸天冬氨酸特异蛋白酶、基质金属蛋白酶、凝血酶、HIV 和 HSV 蛋白酶及尿激酶类血纤维蛋白溶酶原激活相关的分子成像研究。

(4)拉曼分子成像探针:拉曼光谱(Raman spectrum)是一种散射光谱。当光照射到物质上时,会发生弹性散射和非弹性散射。其中弹性散射的散射光是与激发光波长相同的成分,而非弹性散射的散射光含有比激发光的波长更长或更短的成分,这被称为拉曼效应。由于拉曼光谱是一种基于物质内部拉曼散射信号而建立的分析方法,其可提供丰富的分子结构等信息,广泛应用于探测纳米颗粒表面及界面等研究领域。拉曼光谱分子成像技术已发展为拉曼光谱分析的最新技术,借助于现代共焦显微拉曼光谱仪器以及新型信号探测装置,它把简单的单点分析方式拓展到对一定范围内样品进行综合分析,用图像的方式显示出样品的化学成分、空间分布以及表面物理化学性质等更多信息。例如,有研究人员合成了一种新的可被拉曼分子成像设备检测的碳纳米管(single walled nanotubes,SWNT,利用 PEG 包裹 SWNT,改善其生物相容性和血流动力学特征,进行了 RGD 修饰,同时又利用放射性核素 ^{64}Cu 标记,合成了 PET 和拉曼双模态分子成像探针 ^{64}Cu-DOTA-PEG-SWNT-RGD,并对该分子成像探针的有效性和生物学分布特征进行评价)[5]。

3. 超声分子成像探针　按成分可以分为:①脂类微泡,如含磷脂类微泡,具有造影效果好、易于靶向修饰、使用安全、稳定性好和可用载体等优势,但有效增强显影时间较短;用磷脂体单分子膜制成的微泡比用白蛋白或多聚物制成的微泡所产生的超声反馈信号更强、更灵敏。例如,医用诊断超声仪能够测出单个磷脂微泡在血管内的流动。②高分子聚合物微泡,其外壳是可降解的聚合物,可以根据需要进行设计,改变聚合物降解的速度和持续的时间;上述两种微泡平均直径为 2 ~ 3μm。由于尺寸限制,这类微泡分子成像探针只能在血管和血池内循环,用作血池分子成像。修饰的靶向微泡也只能是靶向血管内皮细胞相关的分子靶点。③液态氟碳纳米颗粒,纳米尺度的超声分子成像探针,与前两种超声分子成像探针相比具有独特的优势,如能够通过内皮细胞间隙进入病变内部,可胞吞进入细胞内等,从而实现血管外分子成像;稳定性好,其可在体内具有更长的半衰期,便于延迟显像或多次检查。由于超声微泡造影剂与声场之间有动态的相互作用(具有定向和爆破的功能),因此可在超声分子影像探针上携带药物及脱氧核糖核酸等,利用超声场击破产生局部的空化效应从而辅助药物定点释放、基因转染、加速血栓溶解或其他生物效应(空化和热效应),实现治疗功能。

4. 磁共振分子成像探针　常用的磁共振分子成像探针主要包括以下几类:T_1 加权的分子成像探针、T_2 加权的分子成像探针、基于 CEST 的分子成像探针以及 MR 报告基因等磁共振分子成像探针。超顺磁性氧化铁纳米粒子(ultra-small superparamagnetic iron oxide,USPIO)是广泛用于构建磁共振分子成像探针的纳米材料之一,目前已有多种类型的多功能超顺磁性氧化铁类分子成像探针被研发应用。如基于 USPIO 的 PET/MRI/ 近红外多模态分子成像探针 HSA-IONP,应用于荷瘤小鼠的多模态分子成像。在 ^{19}F-MR 分子成像领域,全氟化碳类化合物(perfluorocarbons,PFC)是一种有机化合物,它的氢原子全部或者大部分都被氟原子所取代,因而可用于 ^{19}F-MR 分子成像。纳米化的 PFC 微粒和由表面活性剂稳定的纳米颗粒可被靶向修饰或作为药物载体,研发成 ^{19}F-MR 分子成像探针,在疾病的分子水平机制研究、诊断治疗中发挥独特优势，是分子影像研究的又一热点（图 1-3）。更重要的是，PFC 因其极好的生物安全性，已被医学领域所研发并应用于临床，如作为血液代用品等，因而其实现临床转化的潜力巨大。

第二节　肿瘤精准诊疗

一、肿瘤精准医学概述

2011 年，美国科学院、美国工程院、美国国立卫生研究院及美国科学委员会共同提出了"迈向精准医学"的倡议[6]。2015 年，美国总统巴拉克·奥巴马在国情咨文演讲中提出了"精准医学"计划[7]。所谓精准医学，是以患者的个人基因组信息为基础决定治疗方针，即考虑到不同患者遗传性和生活环境等个体化差异，应用生物信息技术、分子影像技术及现代遗传技术，再结合患者的生活环境和临床特征，实现精准的疾病诊断和分类，制订具有个性化的疾病诊断、治疗和预防方案。

精准医学的核心内容包括精确分析、精确诊断和精确治疗。其主要通过基因组学、蛋白质组学及大数据等前沿技术获取患者体内分子生物学信息以及临床症状和体征等数据，并进行精确分析；通过识别疾病发生发展关键分子靶点，并以这些分子靶点进行精确分类和分子分型，实现精确诊断；对患者实施兼顾整体和分子水平特征的个性化治疗，实现精确治疗。精准医学理念是基于个体化医疗理念发展而来，但又不同于个体化医疗。个体化医疗强调为每个患者制订独一无二的诊疗方案，而精准医学将个人、环境因素与生活习惯差异都考虑在内，并对大样本人群与特定的疾病类型进行生物标志物的验证和应用、鉴定和分析，更强调在分子水平区分疾病中具有不同特性的亚型，把不同的患者个体进行分类，从而精确寻找出疾病的原因和治疗方法，再给予标准化的干预治疗。虽然精准医学的理念适用于所有医学领域，但肿瘤学在应用这一策略实施诊断和治疗方面走在前列。

二、肿瘤分子靶点

（一）肿瘤分子靶点的概念

肿瘤分子靶点（molecular targets）是指在肿瘤发生、发展过程中，在细胞分子生物学上表达有差异的，且与肿瘤发生、发展及恶性生物学行为密切相关的蛋白质、核酸、酶、受体等生物分子。它们分别参与肿瘤的增殖、侵袭和转移等，决定了恶性肿瘤的多种生物学特性，且定量检测或针对性干预它们能够达到诊断或者治疗的目的（图 1-4）[8]。基于分子影像的肿瘤关键分子靶点在体可视化，可用于肿瘤早期精准诊断及分级分期、筛选靶向治疗 / 免疫治疗优势人群、指导 / 实施肿瘤靶向治疗、实时监测治疗疗效及肿瘤预后判断。因此，本部分将着重介绍与分子成像相关的肿瘤分子靶点。

（二）肿瘤分子靶点分类简述

1. 增殖相关分子靶点　近年来，肿瘤生物学及与其相关的学科得到了迅猛发展，研究者们逐渐发现细胞癌变的本质是细胞信号转导通路发生失调，因而导致细胞的无限增殖。而基于分子调控机制的分子靶点异常（通常为突变）会激活下游一系列信号通路，导致细胞分裂、生长、代谢及血管异常等，最终促进肿瘤的发生、发展。分子影像为细胞增殖分子靶点突变状态的在体、实时、准确检测提供了全新的技术方法。酪氨酸激酶

(tyrosine kinase，TK）是能催化三磷酸腺苷（adenosine triphosphate，ATP）的磷酸基团转移至蛋白质酪氨酸残基上的一类激酶，参与多个种类底物的蛋白酪氨酸残基磷酸化，调控细胞分化、增殖、生长、基因转录、代谢调节等一系列生理活动。TK 的异常表达通常导致细胞增殖调节发生紊乱，肿瘤发生。此外，TK 的异常表达还与肿瘤的侵袭、转移、肿瘤新生血管生成以及肿瘤的化疗耐药等密切相关。因此，以 TK 为靶点的分子成像和新药研发是肿瘤精准诊疗最重要的领域，尤其是基于血小板衍生生长因子受体（platelet-derived growth factor receptor，PDGFR）、间变性淋巴瘤激酶（anaplastic lymphoma kinase，ALK）、FMS 样酪氨酸激酶 3（FMS-like tyrosine kinase-3，FLT-3）、表皮生长因子受体（epithelial growth factor receptor，EGFR）等，都是目前可用于肿瘤增殖分子成像的关键分子靶点。如 EGFR，在许多上皮来源的肿瘤细胞，如乳腺癌、头颈癌、非小细胞肺癌（non-small cell lung cancer，NSCLC）、肾癌、卵巢癌、结肠癌、膀胱癌、肝癌及脑胶质瘤中都存在 EGFR 异常表达，靶向 EGFR 的分子成像诊疗，在分子影像领域研究的非常广泛和深入。

2. 凋亡相关分子靶点 细胞凋亡是一种在基因调控下的程序性细胞死亡，在肿瘤发生、发展过程中起着十分重要的作用。肿瘤的发生与细胞凋亡相关蛋白抑制或调控异常密切相关，是一个多基因参与的多步骤复杂过程。细胞凋亡的信号转导通路包括内源性通路、外源性通路和内质网应激通路这三大通路，共同的终末通路是含半胱氨酸的天冬氨酸蛋白水解酶（cysteinyl aspartate specific proteinase，Caspase）激活启动细胞凋亡进程。内源性通路又称为线粒体途径，外源性通路又称死亡受体途径，包括 Fas/FasL 途径、TNF 途径和TRAIL 途径。细胞凋亡受到生物体自身的严格控制，目前重要的凋亡调控蛋白包括 B 淋巴细胞瘤 -2（B-cell lymphoma-2，Bcl-2）家族蛋白、P53 蛋白和凋亡抑制因子（inhibitor of apoptosis proteins，IAP）家族蛋白等。在细胞凋亡信号转导通路上的凋亡相关蛋白如果发生甲基化、磷酸化、突变等异常，会导致凋亡相关蛋白的失活，从而抑制细胞的凋亡。Caspase 是一类存在于胞质中的半胱氨酸天冬氨酸特异性蛋白酶，在细胞凋亡过程中起着极其关键的作用。因此，开展 Caspase 等靶向的凋亡分子成像是目前实现在体、动态、无创检测抗肿瘤治疗相关细胞凋亡的主要策略。

3. 血管新生相关分子靶点 新生血管形成是恶性肿瘤发生、发展的必要条件。肿瘤新生血管生成的活跃程度对组织病理分级、肿瘤治疗及预后判断意义重大。因此，分子水平对肿瘤新生血管生成过程进行分子成像具有重要的临床应用价值。肿瘤血管生成受多种血管生成因子和血管生成抑制因子的调控，目前应用于肿瘤新生血管分子成像较多的分子靶点包括血管内皮细胞生长因子（vascular endothelial growth factor，VEGF）、成纤维细胞生长因子（fibroblast growth factor，FGF）、血小板衍生生长因子（platelet-derived growth factor，PDGF）、转化生长因子（transforming growth factor，TGF）、整合素 $\alpha_v\beta_3$、基质金属蛋白酶（matrix metalloproteinase，MMP）、胰岛素样生长因子（insulin like growth factor，IGF）、血小板反应蛋白 -1（thrombospodin-1，TSP-1）等。其中，最为重要且研究最为广泛和深入的是 VEGF 家族。新生血管分子成像在深入研究肿瘤新生血管生成机制、早期分子水平诊断、制订肿瘤治疗策略及预后精准评估方面都发挥了重要作用，有利于从本质上对肿瘤血管生成分子机制探索，为临床靶向药物研发应用、药物疗效评价、预测预后方面提供可靠的理论依据及实践指导。

4. 侵袭转移相关分子靶点 近年来，恶性肿瘤的死亡率一直居高不下，确切证据表明，90% 以上的恶性肿瘤患者最终死于肿瘤转移或复发。侵袭性生长和转移潜能是恶性肿瘤的重要生物学特性，也是导致肿瘤预后不良的重要因素。深入研究恶性肿瘤侵袭转移发生的关键分子作用机制，筛选及确定肿瘤侵袭、转移相关关键分子靶点，以及从相关基因、功能蛋白及活化因子等方面建立相应的治疗方案显得尤为关键。肝细胞生长因子（hepatocyte growth factor，HGF）是一种能诱导多种细胞形态发生、增殖及血管发生的细胞因子，与其特异性受体间质表皮转化因子（c-mesenchymal epithelial transition factor，c-Met）结合发挥生物学作用。除参与正常的生物过程外，HGF/c-Met 信号通路在肿瘤的发生、发展中具有重要作用，HGF 和 c-Met 过表达、c-Met 突变与扩增造成的异常活化参与了肿瘤的侵袭和转移。c-Met 靶向分子成像可在体实时揭示 c-Met 的表达水平、活化状态，早期检出 c-Met 高表达肿瘤，筛选 c-Met 靶向治疗药物优势人群，更精准地开展抗肿瘤药物治疗、疗效监测与预后评估等。

5. 肿瘤免疫相关分子靶点　随着肿瘤学、免疫学、分子生物学及分子影像学研究的发展，免疫治疗已成为继肿瘤传统治疗方法（化学治疗、手术治疗及放射治疗）后的又一种突破性的肿瘤治疗方法。免疫检查点是在免疫系统中发挥抑制受体和信号通路作用的关键分子靶点。机体在正常情况下，其发挥抑制 T 细胞功能，但在肿瘤组织中常被肿瘤细胞利用，造成了肿瘤的免疫逃逸，最终促进肿瘤的发生、发展及侵袭、转移。目前研究最为深入的免疫检查点包括程序性细胞死亡蛋白 1（programmed cell death protein 1，PD-1）/ 程序性细胞死亡蛋白配体 1（programmed cell death ligand 1，PD-L1）及细胞毒性 T 淋巴细胞相关抗原 4（cytotoxic T lymphocyte-associated antigen-4，CTLA-4）等。PD-1/ PD-L1 和 CTLA-4 靶向的免疫检查点抑制剂药物能够特异性作用于 T 细胞，增强机体活化 T 细胞的免疫杀伤功能，已经在包括黑色素瘤、NSCLC、肾细胞癌和膀胱癌在内的多种癌症表现出显著的临床疗效，取得了"突破性"的进展。然而，免疫治疗中并不是所有的患者都有疗效响应，靶向免疫治疗相关分子靶点的分子成像，可实现免疫检查点的在体、实时、动态检测，为免疫治疗人群优势筛选、免疫治疗疗效监测、治疗方案优化、预后评估提供了全新的策略及方法。如 [89]Zr-atezolizumab PET 分子成像被用于 NSCLC、膀胱癌及乳腺癌患者临床试验中，来预测 PD-L1 阻断治疗的可行性。基于标记 PD-L1 抗体片段的 ^{18}F-BMS-986192 PET 分子成像也被用于临床转化，选择性筛选可能对免疫治疗有应答的患者。此外，国际上研究的 T 细胞相关免疫检查点还包括吲哚胺 2，3- 双加氧酶（indoleamine2，3-dioxygenase，IDO）、肿瘤坏死因子受体超家族成员 9（tumor necrosis factor receptor superfamily member 9，TNFRSF9/4-1BB）、肿瘤坏死因子受体超家族成员 4（tumor necrosis factor receptor superfamily member 4，TNFRSF4/OX40）、淋巴细胞活化基因 3（lymphocyte activation gene 3，LAG-3）、T 淋巴细胞免疫球蛋白黏蛋白 -3（T cell immunoglobulin mucin receptor 3，TIM-3）、T 细胞免疫球蛋白和 ITIM 结构域蛋白（T cell immunoreceptor with Ig and ITIM domains protein，TIGIT）及诱导性协同共刺激分子（inducible synergistic co-stimulation molecules，ICOS）等。组织表面或抗原呈递细胞相关免疫检查点有 B7-H3、B7-H4、B7-H6 及程序性细胞死亡蛋白配体 2（programmed cell death ligand 2，PD-L2）等。

6. 炎症相关分子靶点　炎症被称为恶性肿瘤的第八大生物学特征，其在肿瘤发生、发展及侵袭转移过程中发挥重要作用。肿瘤微环境（tumor microenvironment，TME）中存在大量的炎症细胞因子，如肿瘤坏死因子 -α（tumor necrosis factor-α，TNF-α）和转化生长因子 -β（transforming growth factor-β，TGF-β）、白细胞介素 -1（interleukin-1，IL-1）、

白细胞介素 -6（interleukin-6，IL-6）、白细胞介素 -12（interleukin-12，IL-12）、白细胞介素 -17（interleukin-17，IL-17）等。它们不仅可以募集炎症细胞到肿瘤部位、放大炎症效应，还可促进肿瘤细胞生长和转移，促进肿瘤血管、淋巴管生成。以 PET 和 MR 为主导的分子影像技术可对炎症相关分子靶点进行在体可视化。在所有 TME 相关炎性细胞中，肿瘤相关巨噬细胞（tumor-associated macrophage，TAM）是诱导肿瘤发展的一类关键细胞。在 TME 中，M2 型 TAM 最多，可占肿瘤细胞量的 50%，而免疫保护性 M1 型 TAM 则非常稀疏。M2 型 TAM 通过释放的细胞因子、趋化因子、蛋白酶和活性氧来促进肿瘤细胞增殖。此外，M2 型 TAM 通过调节 VEGF 和抑制保护性免疫反应来增强血管生成，M2 型 TAM 与肿瘤的不良预后密切相关。分子成像可实现 TAM 的在体示踪及检测，且多种 TAM 靶向的放射性分子成像探针已被研发并应用于临床，包括以巨噬细胞甘露糖受体 CD206 及集落刺激因子 1 受体（colony-stimulating factor-1 receptor，CSF-1R）为靶点的新型分子成像探针。

7. 代谢相关分子靶点　与正常细胞相比，肿瘤细胞的能量代谢主要表现为无氧糖酵解。无论外界环境氧浓度如何，这一特点普遍存在于肿瘤组织，被称为 Warbrug 效应。此外，近年来人们研究发现肿瘤细胞在基础代谢方面会伴随一系列的异常，包括糖酵解、三羧酸循环、线粒体呼吸、氨基酸代谢及脂肪代谢等，这些不同的代谢通路为肿瘤的诊疗提供了关键分子靶点。一系列反映肿瘤生化代谢异常的分子成像方法被研发并用于肿瘤诊疗之中，包括葡萄糖代谢分子成像、氨基酸代谢分子成像、胆碱代谢分子成像等。^{18}F- 氟代脱氧葡萄糖（^{18}F-FDG）是 PET 分子成像中使用最广泛的一类核医学分子成像探针，可用于肿瘤、心脏及脑中的葡萄糖代谢的无创揭示。通常情况下，肿瘤恶性程度与糖酵解活跃度呈正比，代谢活跃的肿瘤组织葡萄糖摄取更高。^{18}F-FDG 通过葡萄糖转运蛋白 Glut1 和 Glut2 转运到细胞内，肿瘤组织表现为 PET/CT 图像的 ^{18}F-FDG 高摄取。

8. 肿瘤微环境相关分子靶点　TME 是肿瘤细胞赖以生存和发展的基础，TME 和肿瘤细胞是一个相互依存、相互促进的整体。TME 具有乏氧、低 pH、高间质液压等生理特点，其中存在着多种基质细胞、调控因子和蛋白酶等，为肿瘤的发生、发展、侵袭及转移等提供必要的物质基础（图 1-5）[9]。因此靶向 TME 的诊疗策略成为肿瘤领域的新思路，基于 TME 相关分子靶点和生理特性，研发相应的靶向分子成像探针和靶向药物，能够更好地聚集在肿瘤部位，实现肿瘤精准诊疗。基质细胞是 TME 最重要的成员之一，其中成纤维细胞是最主要的基质细胞。成纤维细胞可分泌生长因子，如成纤维细胞生长因子（fibroblast growth factor，FGF）、肝细胞生长因子（hepatocyte growth factor，HGF）和趋化因子受体 4（chemokine receptor 4，CXCR4）等，它们不仅能促进恶性细胞的生长和存活，还能起到化学引诱剂的作用，刺激其他细胞迁移到 TME。因此，目前已研发出了多种靶向 HGF、FGF、CXCR4 等的分子成像技术用于 TME 在体可视化。

第三节　基于分子影像的肿瘤精准诊疗

在精准医疗领域，分子影像需先借助肿瘤关键分子靶点特异性的分子成像探针，进而实现在体精准分子分型，筛选分子靶向治疗及免疫治疗等优势人群，完成肿瘤的精准诊断；同时，借助多功能分子成像探针平台携载治疗药物或诊疗一体化核素标记的靶向分子成像探针，分子影像既能够实现精准靶向治疗，又能够从分子水平进行疗效监测及精准预后判断。由此可见，关键分子靶点及其靶向分子成像才是肿瘤精准分子影像的重要前提和必要基础。

一、肿瘤靶向分子成像

（一）EGFR 分子靶点及其靶向分子成像

研究表明 EGFR 在许多实体肿瘤中存在高表达，如肺癌、胶质细胞瘤、肾癌、前列腺癌、胰腺癌、乳腺癌等多种恶性肿瘤。EGFR 过表达与肿瘤细胞的血管生成、肿瘤侵袭、增殖、转移及细胞凋亡的抑制有关。研究发现 EGFR 高表达主要与其基因扩增有关，并且 EGFR 上调与肿瘤患者预后不良有关[10]。另外，许多肿瘤中存在突变型 EGFR，现已发现多种 EGFR 突变类型。如 EGFR 胞外段配体结合域外显子 2 ～ 7 缺失的表皮生长因子受体Ⅲ型突变体（epidermal growth factor receptor variant Ⅲ，EGFRv Ⅲ），是一种最常见的胞外结构域的致癌突变，其可在受体无法与任何已知的配体结合情况下激活下游通路，导致 EGFR 相关的系列恶性生物学行为。EGFRv Ⅲ特异性突变，常见于胶质母细胞瘤，其总发生率为 25% ～ 64%[11]。又如，因编码 EGFR 基因的外显子 18 ～ 21 发生缺失、错义等，导致 EGFR 胞内段酪氨酸激酶结构域构型改变的突变，常见于 NSCLC、乳腺癌等。因此 EGFR 是第一个被提出作为肿瘤分子诊断及分子治疗靶点的关键靶点，也是理想的分子成像靶点。

随着第一批抗 EGFR 药物在 20 世纪 80 年代被研发和应用，研究者们随后陆续研发了吉非替尼（gefitinib）、埃罗替尼（erlotinib）等一系列小分子 EGFR 酪氨酸激酶抑制剂（tyrosine kinase inhibitors，TKI）和西妥昔单抗（cetuximab）、帕尼单抗（panitumumab）等单克隆抗体分子靶向治疗药物。因此靶向 EGFR 的分子成像探针也大致分为两大类，一是标记 EGFR 单克隆抗体，如利用放射性核素或荧光染料标记 cetuximab；二是标记小分子 EGFR-TKI，如 PD153035、gefitinib 等。靶向 EGFR 的分子成像方法包括 PET/SPECT、MRI、荧光成像、超声成像及光声成像等。

1.PET/SPECT 分子成像探针　　EGFR 单克隆抗体和小分子 EGFR-TKI 都能使癌细胞内依赖 EGFR 的关键信号通路受到影响，但是它们的作用机制并不完全相同。大分子的 EGFR 单克隆抗体结合到 EGFR 的胞外结构域，阻断 EGFR 与其配体结合，进而阻断了 EGFR 下游通路的信号转导。小分子 EGFR-TKI 与 ATP 竞争结合到细胞内的 EGFR TK 催化结构域，从而阻断 EGFR 自磷酸化和下游信号转导。因此，大分子的单克隆抗体类分子成像探针只能揭示 EGFR 蛋白的表达水平（上调或下调等），且在体内肿瘤细胞和组织渗透、代谢较慢，一般采用长半衰期的放射性核素进行标记，如锆 -89（^{89}Zr）、铜 -64（^{64}Cu）、铟 -111（^{111}In）等；而标记小分子 EGFR-TKI 的分子成像探针能够快速渗透入肿瘤组织，穿透细胞膜，其不仅能揭示 EGFR 蛋白表达水平（上调或下调等），更重要的是能检测 EGFR 突变状态。该类分子成像探针一般采用短半衰期核素进行标记，如碳 -11（^{11}C）、氟 -18（^{18}F）。另外放射性核素标记的抗体 Fab 和 F（ab′）2 片段、亲和体、纳米体等也可用于 EGFR 靶向的肿瘤分子成像。

（1）放射性核素标记 EGFR 靶向单克隆抗体：已有诸多研究者利用不同的放射性核素标记 EGFR 单克隆抗体进行 PET 分子成像以及联合放射性免疫治疗，包括 ^{89}Zr（半衰期为 78.4h）、镥 -177（^{177}Lu）（半衰期为 6.7d）等。Perk 等将 ^{89}Zr、^{177}Lu 分别与 cetuximab 偶联或者螯合构建分子成像探针 ^{89}Zr-cetuximab 和 ^{177}Lu-cetuximab，选用高表达 EGFR 的人表皮样癌 A431 细胞，建立异种移植瘤裸鼠模型，通过生物分布实验发现 EGFR 表达高的肿瘤组织对不同放射性核素标记 cetuximab 的摄取明显高于非肿瘤组织[12]。Song 等将

cetuximab 与特异性的螯合剂偶联后，再用放射性核素 ^{64}Cu 和 ^{177}Lu 进行标记，得到 ^{64}Cu-cetuximab 和 ^{177}Lu-cetuximab 分子成像探针 [13]。^{64}Cu-cetuximab 分子成像探针实现了不同程度 EGFR 表达小鼠食管鳞状细胞癌模型的 PET 分子成像，并且可以在体监测生物分布、分析和评估肿瘤 EGFR 表达水平（图 1-6）。注射 ^{177}Lu-cetuximab 后第 5 天对高表达 EGFR 的 TE-8 食管鳞状细胞癌模型进行了 SPECT/CT 分子成像，且这种在体分子成像可以被 cetuximab 阻断（图 1-7），说明了 EGFR 靶向分子成像的特异性。用于标记 cetuximab 的放射性核素还有 ^{111}In、铼 -188（^{188}Re）及钇 -86（^{86}Y）等，这些分子成像探针均能在活体识别高表达 EGFR 的肿瘤并成像 [14]。类似地，放射性核素 ^{89}Zr 标记的 panitumumab 也可以用来评估腹腔内转移和肺转移模型中的 EGFR 表达状态，以此来评估不同病灶 EGFR 分子靶点表达的差异 [15]。

（2）放射性核素标记小分子 EGFR-TKI：小分子药物结构具有良好的空间分散性，其化学性质决定了其良好的药物代谢动力学性质，并且有利于放射性核素的标记和在体的示踪，受到研究者们的青睐。PD153035 是最先被研究的第一代可逆的小分子 EGFR-TKI，可以作为亲和组件进行放射性核素标记，进而在体成像 [16]。在 1998 年，放射性核素 ^{11}C 标记的 PD153035 首次被报道，随后大量的研究证明 ^{11}C-PD153035 在体外和荷瘤动物模型中均表现出对 EGFR 的高亲和力和选择性，可用于 EGFR 分子成像探针 [17]。对荷瘤小鼠和大鼠的研究证实，^{11}C-PD153035 在静脉注射后在血池中迅速消失，并且分子成像探针在肿瘤的积累与 EGFR 的表达相关 [18]。随后，研究者们应用放射性核素 ^{11}C 标记 gefitinib 研发了 ^{11}C-gefitinib 分子成像探针，高 EGFR 表达水平的细胞株对 ^{11}C-gefitinib 摄取明显高于低表达 EGFR 的细胞株，并且在活体动物模型上肿瘤呈现放射性核素的高浓聚。在 2009 年，继 gefitinib 之后，erlotinib 也首次被 ^{11}C 标记合成制备了 ^{11}C-erlotinib 分子成像探针，并且用于 A549、NCI358 细胞（EGFR 野生型）和 HCC827 细胞（EGFR 外显子 19 缺失突变）三种荷瘤鼠模型的 PET 分子成像和生物分布研究，^{11}C-erlotinib 在肿瘤中的摄取分别为 1.6%ID/g、0.7%ID/g 和 3.7%ID/g，与 A549 和 NCI358 肿瘤相比，HCC827 肿瘤模型中肿瘤区放射性核素摄取最高且保留时间更长，说明了 ^{11}C-erlotinib 可用于检测 EGFR 突变状态，进而指导临床筛选 EGFR 突变的患者 [19]。afatinib 是第二代高度选择性的不可逆的 EGFR-TKI。^{11}C-erlotinib 和 ^{18}F-afatinib 均在 HCC827 异种移植瘤模型中显示出选择性摄取，肿瘤背景比（tumor to background ratio，T/B）分别为 1.9 ± 0.5 和 2.3 ± 0.4，而 ^{18}F-afatinib 具有更长的肿瘤保留时间 [20]。随后，^{18}F 标记的一系列 EGFR-TKI 被研发并应用，包括 ^{18}F-PEG6-IPQA 及 ^{18}F-MPG 等。^{18}F 相对 ^{11}C 有更理想的半衰期时间，更适合合成制备及多中心应用，且对 EGFR-TKI 化合物理化性质及靶向性影响极小，因而，^{18}F 标记的 EGFR 靶向分子成像探针具有极大的临床转化潜力和价值。

2.MR 分子成像探针　构建主要依靠钆（Gd）剂 [如钆喷酸葡胺（gadopentetic acid，Gd-DTPA）]、氧化锰（manganese oxide，MnO）和超顺磁性氧化铁（superparamagnetic iron oxide，SPIO）等材料，连接或修饰上 EGFR 靶向配体，从而构建合成 EGFR 靶向分子成像探针。重组抗 EGFR- 内化精氨酸 - 甘氨酸 - 天冬氨酸蛋白（anti-EGFR-internalizing arginine-glycine-aspartic acid，anti-EGFR-iRGD）能有效靶向 EGFR 细胞外结构域和整合素 $a_v\beta/\beta_5$，且具有较高的组织渗透性。Xin 等将 Gd-DTPA 与双特异性重组 anti-EGFR-iRGD 蛋白偶联合成的新型 anti-EGFR-iRGD-DTPA-Gd MR 分子成像探针，具有 EGFR 和 $a_v\beta/\beta_5$ 双靶向的特点 [21]。与 Gd-DTPA 和单靶向的 anti-EGFR-DTPA-Gd 相比，anti-EGFR-iRGD-

DTPA-Gd 表现出更高的 T_1 弛豫率 [在 3.0 T MRI 设备 T_1 弛豫率是 10.157/（mM·s）] 和更强的靶向结合能力。人胃癌细胞（BGC-823）异种移植瘤模型的在体分子成像也证实了，双靶向的 anti-EGFR-iRGD-DTPA-Gd 显著增强了肿瘤 MR 分子成像信号，增加了肿瘤对比度。

　　EGFR 特异性靶向肽标记的直经 3.5 nm 的超小顺磁性氧化铁（ultrasmall paramagnetic iron oxide，UPIO）纳米粒子（nanoparticles，NP），在高表达 EGFR 肝细胞癌异种移植瘤模型 T_1WI 图像中可见肿瘤 T_1 信号显著增强，在纳米分子成像探针注射后 2 h 达峰值，约 24h 恢复到基线水平，展示出肿瘤快速摄取和全身快速清除的特点[22]。超顺磁氧化铁纳米颗粒（superparamagnetic iron oxide nanoparticles，SPION）结合重组 EGF 构建的 SPION-EGF MR 分子成像探针，在 EGFR 过表达的原位 C6 脑胶质瘤模型中，SPION-EGF 可发挥受体介导的靶向递送作用，能够穿过血脑屏障（blood-brain barrier，BBB）并滞留在脑胶质瘤内，与 SPION 相比 T_2 弛豫时间减低了两倍，实现了 EGFR 靶向的恶性脑肿瘤 MR 分子成像[23]。Mu 等构建了 EGFR 单克隆抗体（EGFRmAb）偶联 SPION 的 EGFR 靶向纳米分子成像探针 EGFRmAb-SPION，静脉注射后 24h，脑胶质母细胞瘤肿瘤达到最大图像对比度，肿瘤 R_2 值比注射前增加了 30%，并且肿瘤内信号变化面积逐渐增加[24]。另外，IONP 偶联 EGFRvⅢ 突变特异性抗体 EGFRvⅢ mAb，合成 EGFRvⅢ mAb-IONP MR 分子成像探针，能够实现胶质母细胞瘤的 MR 分子成像[25]。由于 EGFRvⅢ mAb 只靶向 EGFRvⅢ 突变，而不靶向野生型 EGFR 和其他 EGFR 突变类型，因此主要用于 EGFRvⅢ 突变肿瘤的在体分子分型。

　　3. 光学分子成像探针　　近年来，近红外荧光染料、荧光量子点（quantum dots，QD）等广泛用于构建高敏感性的光学分子成像探针。近红外荧光团（Cy5.5）和淬灭剂（BHQ-3）先后被偶联到低分子量多肽 EGF（6.2 kDa）或 EGFR 单克隆抗体（150 kDa）上，制备自淬灭 EGF-NP 和 cetuximab-Cy5.5 等分子成像探针。在荷瘤小鼠中静脉注射 EGF-NP 后，靶肿瘤组织中会产生较强的近红外荧光，且对 EGFR 高表达的癌细胞具有特异性。由于低分子量 EGF 在体内清除速度快和组织穿透性好，EGF-NP 在肿瘤中的信号积累速度远远快于 cetuximab-Cy5.5，是高效的 EGFR 靶向光学分子成像探针[26]。Kim 等应用 EGFR 适配体偶联脂质纳米载体封装 QD 和 siRNA，能增强靶向 TNBC 癌细胞递送，从而实现更有效的基因沉默和增强肿瘤荧光分子成像效果，联合治疗可显著抑制肿瘤生长和转移[27]。

　　Jiao 等设计了"开 - 关"式荧光分子 EGFR 靶向智慧型光学分子成像探针，可用于癌症早期诊断和术中导航。该荧光分子成像探针以分子靶向药物分子骨架作为亲和组件 / 识别基团，如舒尼替尼（sunitinib），通过水溶性基团将识别基团和荧光基团相连。当荧光分子成像探针未与 EGFR TK 靶向结合时，呈现折叠状态，荧光为 off 状态，低背景荧光；当其与 EGFR TK 结合后会发生构象转化，折叠构象伸展，使得荧光恢复成 on 状态，从而实现受体 TK 特异性光学分子成像，靶向性好、灵敏度和生物兼容性高[28]。

　　4. 超声与光声分子成像探针　　超声分子成像（ultrasound imaging，US）一般借助分子靶向微泡（microbubbles，MB）在体内对病灶进行成像。靶向 EGFR 的超声分子成像研究相对较少，有研究者将 cetuximab 偶联到 MB 表面合成制备靶向 EGFR 的超声微泡 cetuximab-MB，可选择性地与肿瘤内皮细胞上过表达的 EGFR 结合，实现了 EGFR 高表达头颈鳞状细胞癌（head and neck squamous cell carcinoma，HNSCC）裸鼠移植瘤模型超声分子成像，并且能进行治疗监测[29]。近年来，光声成像（photoacoustic imaging，PAI）作为一种无创的成像方法逐渐受到研究者们关注，它结合了光学成像和超声成像特点，具有更强的组织穿透能力和有更高的空间分辨率，可以提供更多的肿瘤发展过程中的分子生物学信息。普通光学成像的检测深度在 5 mm 左右，而 PAI 检测组织深度可达 5～6cm。EGFR 靶向单克隆抗体 panitumumab 用吲哚菁绿衍生物（ICG-EG4-Sulfo-OSu）标记，合成的 EGFR 靶向 PAI 分子成像探针 Pan-EG4-ICG，在 EGFR 阳性细胞中产生特异性光声信号。在体 PAI 分子成像研究也显示，Pan-EG4-ICG 注射后 7d，EGFR 高表达的 A431 乳腺癌肿瘤中观察到 PAI 信号显著增加（114%），呈特异性持续积累[30]。

（二）HER2 分子靶点及其靶向分子成像

人表皮生长因子受体 2（human epidermal growth factor receptor-2，HER2）也称为 c-erbB-2，由 1346 个鸟嘌呤、1382 个胞嘧啶、880 个胸腺嘧啶和 922 个腺嘌呤组成。人类该基因定位于染色体 17q21，由原癌基因 erbB-2 编码。其编码产物 HER2 蛋白为 185 kDa 的跨膜精蛋白，简称 p185，由 1255 个氨基酸组成，720～987 位属于 TK 区。HER2 蛋白是具有 TK 活性的跨膜蛋白，属于 EGFR 家族成员之一。蛋白由胞外的配体结合区、单链跨膜区及胞内的蛋白 TK 区三部分组成。这种受体与 EGFR 家族其他成员的异源二聚化，通常是由于 HER2 过表达，导致异源二聚体细胞质域中酪氨酸残基的自磷酸化，并启动多种信号通路，导致细胞增殖和肿瘤发生。

HER2 在正常成人组织中表达水平极低，HER2 在乳腺癌、胃癌、食管癌、结直肠癌（colorectal cancer，CRC）等多种恶性肿瘤中过表达，如 25%～30% 的乳腺癌患者存在 HER2 基因扩增，其扩增和（或）过表达均与不良预后相关[31]。HER2 表达的升高触发了细胞信号网络的激活，并驱动细胞增殖和迁移，从而导致肿瘤的侵袭性增强，加剧了肿瘤的进展。HER2 过表达与侵袭性表型相关，导致总生存率降低，HER2 基因扩增或蛋白过表达被认为是 HER2 驱动的肿瘤发生的主要机制，并被用作主要的预测生物标志物、诊断用分子靶点，以及确定哪些患者可能受益于抗 HER2 靶向药物治疗。HER2 基因是肿瘤靶向治疗药物选择的一个重要靶点。因此，HER2 是肿瘤精准诊断及分子靶向治疗的关键分子靶点，针对其分子靶向治疗可显著提高 HER2 过表达乳腺癌患者的生存率。分子成像可以无创、可重复、实时、定量地反映肿瘤中 HER2 的表达状态，不同类型的 HER2 靶向分子成像探针，如单克隆抗体、抗体片段、纳米体、亲和体及特异性肽等被广泛用于 HER2 阳性肿瘤的分子成像之中，指导恶性肿瘤的 HER2 分子靶向治疗。

1. PET/SPECT 分子成像探针

（1）放射性核素标记 HER2 靶向单克隆抗体：1998 年，曲妥珠单抗（trastuzumab）被美国食品药品监督管理局（Food and Drug Administration，FDA）批准作为 HER2 阳性乳腺癌的分子靶向治疗药物。trastuzumab 能识别 HER2 胞外结构域Ⅵ的一个表位，已经被多种放射性核素广泛标记，包括 ^{111}In、碘 -124（^{124}I）、^{64}Cu 和 ^{89}Zr 等。^{111}In-DTPA-trastuzumab SPECT 分子成像分辨率较低可能导致 HER2 阳性乳腺癌肿瘤的检出率较低。然而，用正电子核素 ^{89}Zr 和 ^{64}Cu 标记的 trastuzumab 显著改善了分子成像的图像质量。如 ^{89}Zr-trastuzumab PET 分子成像能够在乳腺癌患者 HER2 状态不明的情况下，依据肿瘤对 ^{89}Zr-trastuzumab 的摄取情况，指导临床医师制订分子靶向治疗方案[32]。另外，^{64}Cu-DOTA-PET 分子成像也能够对 HER2 阳性的原发性乳腺癌和转移瘤进行成像诊断。pertuzumab 也是已上市的乳腺癌单克隆抗体药物，其靶向 HER2 胞外结构域Ⅱ的结合位点，目前也被多种放射核素标记，研发成 HER2 靶向的单克隆抗体类分子成像探针。

（2）放射性核素标记 HER2 靶向单克隆抗体片段：trastuzumab 和 pertuzumab 存在分子量大及体内代谢时间长等问题，研究者们尝试了放射性核素标记 trastuzumab 和 pertuzumab 的 Fab 和 F（ab′）2 片段，用于临床前乳腺癌动物模型的分子成像。与亲代抗体相比，抗体片段类分子成像探针会显示出相对低的肿瘤摄取。Smith-Jones 等合成的 ^{111}In-DOTA-（Fab′）2 在静脉注射 24 h 后，肿瘤的摄取约为 20%ID/g，明显低于 ^{111}In-DOTA-trastuzumab（50%ID/g）[33]。但在 [64]Cu 和 [68]Ga 标记的 F（ab′）2 片段分子成像中发现，该类分子成像探针也是可以准确检测乳腺癌患者分子靶向治疗过程中 HER2 表达水平变化的 [34]。

（3）放射性核素标记 HER2 靶向亲和体：抗 HER2 亲和体分子 ZHER2：342 是第二代 HER2 靶向亲和体，也是目前研究最多的，被不同核素标记合成分子成像探针的亲和体。例如 ^{111}In-ZHER2：342-SR-HP1 分子成像探针可在 HER2 高表达的人卵巢癌细胞 SKOV-3 异种移植瘤模型中特异性积累，并能从血液中快速清除 [35]。ABY-025（ZHER2：2891）是另一种靶向 HER2 亲和体，已在临床试验中得到较好的研究结果。[111]In-ABY-025 在高表达 HER2 的转移性乳腺癌患者中显示出良好的生物分布、安全性和靶向性 [36]。

（4）放射性核素标记 HER2 靶向肽：多肽具有化学结构明确、修饰空间灵活、药动学性质可控及易于合成等诸多优良特性，放射性核素标记的多肽具有更高的组织穿透性和更迅速的血液循环。因而，放射性核素标记多肽的 HER2 靶向分子成像，短时间即可达到最佳分子成像时间点，免疫原性低，利于临床转化为 HER2 分子靶向治疗提供准确的评估技术手段。目前已有许多放射性核素标记的多肽在乳腺癌 HER2 靶向分子成像中展现了较好的应用价值。例如，KCCYSL 是研究最多的 HER2 特异性多肽之一，Kumar 等用放射性核素 [111]In 和 [64]Cu 标记 KCCYSL 用于 HER2 阳性肿瘤的分子成像，其可在静脉注射 2h 后特异性识别 HER2 表达阳性和 HER2 阴性的小鼠乳腺癌肿瘤 [37]。放射性核素锝 -99m（[99m]Tc）和镓 -68（[68]Ga）标记的 LTVSPWY 多肽序列也被用于 HER2 靶向分子成像研究之中 [38]。

2. MR 分子成像探针　基于 Gd-DTPA、SPIO 等多种靶向 HER2 的 MR 分子成像探针正被研发和应用。Qiao 等在蛋白 ProCA1.CD2 的碳端连接靶向 HER2 的亲和体 $Z_{HER2-342}$、DTPA 的 Gd^{3+} 结合位点，以及近红外荧光染料 Cy5.5，并利用聚乙二醇（polyethylene glycol，PEG）进行修饰，得到了一种多模态 HER2 靶向分子成像探针 ProCA1-affibody[39]，其可以在异种移植瘤小鼠模型中对不同 HER2 表达水平的乳腺癌和卵巢癌进行 MR 分子成像定性定量揭示。Heo 等将抗 HER2 适配体修饰的磁性纳米增敏剂与 5′- 硫醇修饰的适配体和马来酰亚胺化的氧化铁磁性纳米晶体（magnetic nanocrystals，MNC）偶联，制备出具有 T_2 对比增强效果的 Apt_{HER2}-MNS 分子成像探针，在临床 3.0 T MRI 上，HER2 阳性 NIH3T6.7 细胞异种移植瘤小鼠模型静脉注射 Apt_{HER2}-MNS 剂后，T_2WI MR 图像中肿瘤区域的对比度增强达到 150%[40]。

金纳米粒子被用于合成 HER2 靶向的分子成像探针，例如具有壳核结构的金纳米壳聚乳酸 - 羟基乙酸（poly lactic-co-glycolic acid，PLGA）磁性杂化纳米颗粒，表面与抗 HER2 抗体偶联，制备出 HER2-GPH NP 分子成像探针，用于 US/MR 双模态分子成像和乳腺癌的光热治疗。HER2-GPH NP 具有对比增强 US 分子成像和 T_2 加权 MR 分子成像的能力，并且 HER2-GPH NP 可以作为有效的光吸收材料，在近红外激光照射下特异性诱导乳腺癌

☆★☆☆

SKBR3 细胞死亡。因此 HER2-GPH NP 可作为一种新型 HER2 靶向诊疗一体化分子成像探针,在推动 HER2 阳性乳腺癌早期非侵入性分子成像诊断和辅助治疗方面具有巨大应用潜力[41]。具有 T_1 加权成像性能的 MnO 纳米粒子被封装在 PEG 磷脂壳中,再与 trastuzumab 偶联,形成了生物相容性好、结构稳定、功能化的 MnO NP,能够在裸鼠乳腺癌肿瘤内特异性积累[42]。

3. 光学分子成像探针 利用光学分子成像的优势特异性检测和监测 HER2 已成为肿瘤早期诊断领域不可或缺的工具。将荧光染料 Cy5.5 与 trastuzumab 偶联,并在 HER2 阳性 SKBR-3 人乳腺癌细胞和 HER2 阴性 PE/CA-PJ34 人口腔鳞癌细胞的肿瘤模型中进行光学分子成像,发现 SKBR-3 肿瘤的相对荧光强度高于 PE/CA-PJ34 肿瘤[43]。另外,与传统的有机荧光染料相比,纳米壳具有连续和宽波长的可调谐性,更大的散射和吸收系数,增加的化学稳定性,以及改善了的生物相容性。研究者利用抗 HER2 单克隆抗体的金纳米壳生物偶联物对过表达 HER2 的人乳腺癌动物模型开展光学分子成像研究,也取得了较好的分子成像效果[44]。

由于 trastuzumab(Herceptin)具有复杂的三维空间结构,荧光金纳米团簇(gold nanoclusters,Au NC)能够被封装在该蛋白三维结构的空间内,且不会破坏其对 HER2 的高特异性和亲和力。与 Cy3-Herceptin 相比,HER-Au NC 在 645nm 荧光发射波长和高强度紫外照射或长时间储存下的光稳定性等方面均有显著提高。其可在无靶向修饰的情况下利用 Herceptin 与 HER2 结构域的识别实现 HER2 靶向光学分子成像,用于 HER2 阳性细胞和 HER2 阳性肿瘤的在体成像识别[45]。

4. 超声与光声分子成像探针 超声靶向分子成像仍需借助 HER2 特异性的超声分子成像探针。Zhang 等制备了诊疗一体化的 HER2-PFOB@PLGA@Au 微胶囊,以 PLGA 为膜,全氟溴化物(perfluorooctyl bromide,PFOB)为内部材料,并用金纳米壳进行包裹。体外实验证明 HER2-PFOB@PLGA@Au 微胶囊具有细腻均匀的点状强高回声,适用于超声分子成像,并且对 HER2 阳性 SKBR3 人乳腺癌细胞具有很高的特异性[46]。Wang 等将硅包覆的金纳米棒(gold nanorods,GNR)和全氟己烷液体封装入 PLGA-PEG 纳米粒子中,再与 trastuzumab 偶联形成 PLGA-GNR[47]。在建立的人乳腺癌 MDA-MB-231(HER2 阴性)和 BT474(HER2 阳性)细胞异种移植瘤动物模型上,开展了 PLGA-GNR 的在体光声分子成像,并利用线性光谱分析技术定量了肿瘤中 GNR 的相对浓度进行验证。研究结果表明,在 HER2 阳性的 BT474 肿瘤动物模型中,静脉注射 PLGA-GNR 后 0.5h 就能观察到 GNR 在肿瘤内部开始积累,6h 后 GNR 累积显著高于基线水平,HER2 阳性的肿瘤摄取了更多的 PLGA-GNR,光声分子成像效果更好。

5. 多模态分子成像探针 每种分子影像技术都有各自的优点和缺陷,多模态分子成像借助多模态分子成像探针,多种技术的联合应用,实现优势互补,提供更高特异度、灵敏度、对比度的分子成像信息。可用于 PET/NIRF(near-infrared fluorescence,NIRF)或 SPECT/NIRF 的 HER2 靶向多模态分子成像已经被纷纷报道。例如,Ahn 等合成了 89Zr-SiR-LDFC-trastuzumab 多模态分子成像探针,其中放射性核素 89Zr 标记实现了 HER2 阳性人卵巢癌 SKOV-3 细胞皮下移植瘤模型的 PET 分子成像,荧光基团 SiR 能够直接定量每个抗体附加的螯合物和荧光团分子的数量,并实现活体荧光分子成像引导下的肿瘤手术切除,推动了多模态分子成像平台载体的进一步研发和应用[48]。Privat 等制备了一种水溶性荧光氮杂氟硼二吡咯(aza-BODIPY,Wazaby),所得到的荧光衍生物与 trastuzumab 偶联,生物偶联物对 HER2 阳性乳腺肿瘤具有特异性靶向功能[49]。用 [111]In 对生物偶联物进行放射标记得到 ^{111}In-Wazaby，能够实现近红外区域的光学分子成像和 SPECT 分子成像，在 HER2 过表达人乳腺癌 HCC1954 移植瘤裸鼠中具有良好的肿瘤靶向分子成像能力。

（三）ER 分子靶点及其靶向分子成像

雌激素是一种类固醇激素，在体内能够发挥调节生殖、调控胆固醇动员、乳房组织和性器官发育、改变胶原代谢、调节骨重吸收和骨密度及控制炎症等重要作用，这些作用都依赖于雌激素受体（estrogen receptor，ER）介导的信号转导。1958 年，ER 被 Elwood Jensen 发现，是迄今为止发现的第一个激素受体。ER 分为两类：一类是经典的位于细胞核内受体（核受体），包括 ERα 和 ERβ，另一类是近年来发现的膜受体，包括 G 蛋白偶联受体家族的 G 蛋白偶联雌激素受体（G protein-coupled estrogen receptor，GPER1）、ER-X、Gaq-ER 及经典核受体的膜性成分。ERα 和 ERβ 是转录调控的核激素受体超家族成员，ERα 分子量为 67 kDa，全长 595 个氨基酸，而 ERβ 为 59kDa，全长 530 个氨基酸长度。ERα 和 ERβ 的结构由不同的功能域组成，主要为 A/B、C、D 和 E/F 功能域，各个功能域协调配合，ER 与雌激素配体结合激活后，构象发生改变，形成 ER 和配体复合物，然后直接与靶基因启动子中的雌激素反应元件（estrogen response element，ERE）上的 DNA 结合，通过辅助因子与蛋白质相互作用启动转录，促进或抑制相关基因、蛋白的表达，进而影响细胞增殖和分化，即经典的 ERE 作用模式[50]。另外，雌激素膜受体与雌激素结合，通过激活细胞内信号级联放大反应，促进 MAPK/ERK 等信号通路的激活，以及相关信号分子的磷酸化，在调控细胞周期进展、细胞凋亡方面发挥生物学效应。

雌激素作用的靶器官主要是骨骼、前列腺、卵巢、子宫、乳腺及血管系统等，同时 ERα 和 ERβ 也广泛表达于各个组织器官，如 ERα 主要表达于女性生殖系统、乳腺、肾脏、白色脂肪等组织器官，ERβ 主要表达于卵巢、肺、前列腺、心血管系统等。ERα 和 ERβ 表达的差异性是其在体内发挥不同生物学作用的基础，其表达方式、结合配体的性质、与 ERE 及辅助因子的相互作用也不同，使 ER 介导的生物效应具有组织特异性。ER 介导的信号转导通路的异常与乳腺癌、卵巢癌、前列腺癌等多种类型癌症的发生和发展相关。另外 ER 与雌激素非靶器官肿瘤的发生与发展也存在密切关系，如胃癌、NSCLC、CRC 和黑色素瘤等。因此，通过对 ER 在肿瘤发生与发展过程中的作用机制、表达水平的定量分析和深入的研究，有利于 ER 相关肿瘤的精准诊断、在体分子分型、研发 ER 分子靶向药物，针对不同 ER 表达分型的肿瘤患者制订更有效的治疗方案，为肿瘤 ER 精准治疗提供更加科学合理的依据。

ER 靶向化合物包括雌激素类似物及一些治疗药物，治疗药物主要是选择性 ER 调节剂，如他莫昔芬（tamoxifen，Nolvadex）、托瑞米芬（roremifene，Fareston）、氟维司群（fulvestrant，Faslodex）等，可以通过不同方式降低体内雌激素水平而发挥治疗作用，其主要作用机制包括与 ER 结合，竞争抑制雌激素与 ER 的结合，或者与 ER 结合导致其破坏，细胞内 ER 水平下降，抑制肿瘤细胞的增殖，达到治疗 ER 阳性肿瘤的目的。另外托瑞米芬还能通过调控肿瘤基因表达、细胞凋亡及细胞周期等方式抑制肿瘤生长。ER 靶向分子成像探针的构建也是基于 ER 靶向调节剂，进行不同的分子成像组件标记或偶联，其中，放射性核素直接标记类固醇激素（雌激素、孕激素等）的分子成像探针也已应用于临床肿瘤患者中，检测肿瘤激素受体的表达水平，进而指导激素受体阳性肿瘤的分子靶向治疗，提高患者的总生存期。

1. PET/SPECT 分子成像探针

(1) 放射性核素标记 ER 调节剂：Chhabra 等用 ^{99m}Tc 标记 tamoxifen 构建 ^{99m}Tc-tamoxifen SPECT 分子成像探针，并对一例乳肿瘤切除术后复发的患者进行了全身的 ER 受体 SPECT 分子成像，观察到胸壁病灶显著摄取 ^{99m}Tc-tamoxifen，同时肺转移灶、锁骨上淋巴结等多个淋巴结也明显摄取 ^{99m}Tc-tamoxifen，在体分子成像结果与组织学 ER 检测结果一致[51]。Muftuler 等用碘-131（^{131}I）标记的 tamoxifen 在大鼠上进行了在体分子成像和组织生物分布测定，并且证实其具有 ER 靶向的特异性结合能力[52]。Muftuler 等合成了碘-123（^{123}I）标记的 tamoxifen 并研究了其在血浆中的清除和代谢特点。可标记 tamoxifen 的放射性核素还有 ^{18}F、碘-125（^{125}I）、^{111}In、^{14}C 等[52]。

(2) 放射性核素标记类固醇激素：雌二醇（estradiol）是一种类固醇激素，需要与对应的激素受体选择性结合，形成激活的 ER 蛋白，而进入细胞核内，经过基因转导通路而合成孕激素受体（progesterone receptor，PR），因此雌激素治疗也会导致 PR 的变化。16α-（^{18}F）氟-17β 雌二醇〔16α-（^{18}F）fluoro-17β-estradiol，^{18}F-FES〕是一种 ^{18}F 标记的雌激素类似物，能够特异性地与 ER 结合，利用 ^{18}F-FES PET/CT 就可以无创、重复及定量地检测体内 ER 的表达情况。另外 ^{18}F-氟-呋喃-去孕酮（^{18}F-fluoro-furanyl-norprogesterone，^{18}F-FFNP）是 ^{18}F 标记的孕激素类似物，能够与 PR 特异性结合而反映 PR 的表达水平。^{18}F-FES 和 ^{18}F-FFNP 也是目前研究最为广泛且已实现临床转化应用的 ER 和 PR 靶向分子成像探针，用来评估肿瘤对 ER 靶向激素疗法的敏感性，预测肿瘤患者是否受益于该疗法，监测分子靶向治疗疗效，优化精准靶向治疗方案。

2. MR 分子成像探针　MR 成像技术在许多恶性肿瘤的检测和诊断方面已经表现出了良好的应用前景，而应用 MR 分子成像技术借助高效的 MR 分子成像探针在特异性地在体检测 ER、定量评估 ER 表达方面也取得了一些研究成果。Pais 等使用 Gd 螯合 17β-雌二醇或 tamoxifen 合成 EPTA-Gd 以及 TPTA-Gd MR 分子成像探针，细胞水平研究结果表明 EPTA-Gd 以及 TPTA-Gd 与 ER 都有良好的亲和力、雌激素样激动活性，能够增强细胞增殖，下调 ER 表达水平[53]。在 ER 阳性（细胞转染技术）和 ER 阴性的 MDA-MB-231 人乳腺癌异种移植瘤模型中，EPTA-Gd 在 ER 阳性异种移植瘤模型动态增强了肿瘤的 T_1WI 信号，证实 EPTA-Gd 与 ER 特异性结合作用。

3. 光学分子成像探针　具有目标受体高特异性、高亲和力的受体靶向荧光分子探针的研发极大程度地推动了肿瘤受体靶向光学分子成像在早期癌症诊断和手术导航方面的发展。其中，荧光纳米粒子是一种很有应用前景的肿瘤靶向光学分子成像载体，Chen 等合成并表征了雌激素偶联、染料掺杂的荧光二氧化硅纳米探针（fluorescent silica nanoparticles，FSNP），对 ER 阳性靶细胞具有很高的选择性和敏感性，且展现了优异的光稳定性，FSNP 为 ER 的无创检测提供了新方法[54]。Meng 等首次合成了 ERβ 靶向的近红外荧光分子成像探针，具有 ERβ 选择性高、光学性能好、成像能力强等优点，该近红外荧光分子成像探针在前列腺癌小鼠模型中有较好的 ERβ 靶向分子成像效果[55]。

4. 多模态分子成像探针　Cheng 等结合了 PET 分子成像高敏感性和荧光分子成像技术对病灶范围精准可视化的优势，应用四苯基乙烯的聚集诱导发光特性及其螯合 ^{68}Ga^{3+} 的能力，研发了靶向 ER 的 PET-荧光双模态分子成像探针，通过细胞摄取、荧光分子成像等实验初步证实了该双模态分子成像探针对 ER 具有较高的亲和力和特异的识别能力，显示了较好的 ER 靶向双模态分子成像前景，值得在体内进一步评价和深入探讨[56]。

（四）c-Met 分子靶点及其靶向分子成像

细胞间质上皮转换因子（cellular-mesenchymal epithelial transition factor，c-Met）是 Met 原癌基因编码产生的具有自主磷酸化活性的跨膜受体，蛋白产物是 c-Met 酪氨酸激酶受体。c-Met 位于人类 7 号染色体的长臂（7q31），基因大小约 110 Kb，包括 21 个外显子，分为胞外域、跨膜螺旋结构域和胞内域。c-Met 受体的配体是肝细胞生长因子（hepatocyte growth factor，HGF），其与配体在胞外域特异性结合后，c-Met 蛋白构象发生改变并形成二聚体，其胞内酪氨酸激酶结构域也因此激活，导致多种底物蛋白的酪氨酸磷酸化，通过 RAS-MAPK、PI3K-Akt 及 STAT 信号途径诱导下游信号转导，在细胞的增殖和存活方面发挥调节功能。

c-Met 在一般组织中呈低表达或不表达，但在肺癌、肝癌、胰腺癌及甲状腺癌组织中均可见表达。肿瘤中异常的 HER/c-Met 信号通过增加细胞增殖、存活、侵袭和转移来驱动肿瘤生长。HGF/c-Met 信号通路的异常激活机制包括①非配体依赖途径：c-Met 基因的过表达、异位、扩增、突变、抑制因子的缺失及重排等；②配体依赖途径：HGF 的自分泌和旁分泌。异常激活的 HGF/c-Met 信号通路能促进癌细胞增殖、抑制癌细胞凋亡、促进 DNA 合成和细胞分裂，可以通过多种方式直接或者间接促进肿瘤血管形成，还可以促进癌细胞的侵袭和转移。c-Met 是调控肿瘤生长、侵袭和转移的重要分子靶点，c-Met 靶向分子成像可以实时、快速、准确地提供 c-Met 异常表达水平及活化状态的定性及定量数据，对于筛选能从 c-Met 靶向药物治疗的获益人群、实时、动态的疗效监测以及评估治疗预后等具有良好的应用潜力。

针对 HER/c-Met 信号通路，c-Met 靶向化合物通常分 c-Met 受体靶向和 HGF 靶向两类，包括 c-Met 小分子酪氨酸激酶抑制剂，如特泊替尼（tepotinib）、克唑替尼（crizotinib）、卡博替尼（cabozantinib）等；HGF 单克隆抗体如非克拉珠单抗（ficlatuzumab，AV-299）、HuL2G7（TAK-701）、利洛妥单抗（rilotumumab，AMG102）等；c-Met 单克隆抗体，如奥那珠单抗（onartuzumab）、CE-355621、DN-30 和 LA480 等。目前 c-Met 靶向分子成像探针的构建也是基于标记 c-Met 分子靶向治疗药物的，针对不同的标记对象采用不同的合成及标记方法来制备靶向性好、成像质量高的分子成像探针。

1. PET/SPECT 分子成像探针

（1）放射性核素标记 c-Met 靶向单克隆抗体：与一般单克隆抗体的放射性核素标记类似，c-Met 靶向单克隆抗体多采用长半衰期核素进行放射标记，如 ^{89}Zr（$t_{1/2}$=78.4 h）和 ^{131}I（$t_{1/2}$=199.2 h）等。Perk 等在应用 ^{89}Zr-DN30 和 ^{131}I-DN30 分子成像探针分别对人胃癌细胞 GTL-16（c-Met 高表达）异种移植瘤模型进行分子成像的研究中，与 ^{131}I-DN30 相比，^{89}Zr-DN30 具有较高的肿瘤摄取率[57]。^{89}Zr-DN30 PET 分子成像够清晰显示并且区分 c-Met 高表达和低表达的肿瘤。用 ^{89}Zr 和溴 -76（^{76}Br）分别标记 c-Met 靶向单克隆抗体 onartuzumab，合成分子成像探针 ^{89}Zr-onartuzumab 和 ^{76}Br-onartuzumab，均能对不同 c-Met 表达水平的肿瘤进行分子成像。在分子成像探针注射后 48h，^{89}Zr-onartuzumab 的 PET 分子成像质量明显提高，其更适合与 c-Met 异常表达肿瘤的早期诊断、c-Met 分子靶向治疗疗效监测和预后判断[58]。Hay 等用 ^{125}I 标记 HGF 和 c-Met 靶向单克隆抗体的混合物用于 c-Met 表达异常肿瘤的 SPECT 分子成像[59]。Knudsen 等研发了分子成像探针 ^{125}I-MET4（^{125}I 标记 c-Met 特异性单克隆抗体 MET4），发现在高表达 c-Met 的人平滑肌肉瘤 SK-LMS-1/HGF 和人骨肉瘤细胞 MNNG-HOS 异种移植瘤模型中有较好的分子成像效果[60]。

（2）放射性核素标记 c-Met 靶向单克隆抗体片段或多肽：c-Met 靶向单克隆抗体片段 hFab-Met-1 用 ^{125}I 标记，合成了 c-Met 靶向的 SPECT 分子成像探针 ^{125}I-hFab-Met-1，其可被 c-Met 高表达的肿瘤大量摄取[61]。K. 等噬菌体展示技术获得的单链可变抗体片段 scFv（single-chain fragment variable，scFv），用 ^{89}Zr 进行标记后可用于监测 NSCLC 异种移植瘤的 c-Met 表达情况，具有较好的临床诊断应用前景[62]。Han 等同样应用噬菌体展示技术筛选出 c-Met 靶向结合肽（c-Met-binding peptide，cMBP），用双功能螯合剂烟酰胺肼（hydrazine nicotinamide，HYNIC）修饰，再用放射性核素 ^{99m}Tc 进行标记，得到 ^{99m}Tc-HYNIC-cMBP SPECT 分子成像探针，能够在体检测 NSCLC 的 c-Met 表达水平，有利于监测 c-Met 分子靶向治疗早期疗效，有一定的临床转化潜力[63]。

（3）放射性核素标记小分子 c-Met 抑制剂 c-Met 小分子抑制剂 SU11274 被修饰和改造后可用于 ^{11}C 甲基化反应，进而合成 ^{11}C-SU11274 PET 分子成像探针，用于 c-Met 阳性人肺腺癌细胞 NCI-H1975 和 c-Met 阴性人肺鳞癌细胞 NCI-H520 异种移植模型的 c-Met 靶向 PET 分子成像[64]。^{11}C-SU11274 在 NCI-H1975 异种移植瘤中摄取显著高于 NCI-H520，可用于体内 c-Met 受体表达的定量及 c-Met 分子靶向治疗中的疗效评估。Anticalin 是一类基于人类脂质运载蛋白的新型生物治疗药物，人类脂质运载蛋白是一个小分子量蛋白质家族，参与结合和运输小分子和大蛋白质，Anticalin 经过修饰后的 PRS-110 能够特异性的靶向 c-Met，被 ^{89}Zr 标记后可合成靶向 c-Met 的分子成像探针 ^{89}Zr-PRS-110，c-Met 高表达的 NSCLC H441 小鼠异种移植瘤模型 PET 分子成像可见肿瘤明显的特异性摄取该分子成像探针，而 c-Met 中度表达的脑胶质瘤 U87-MG 和 c-Met 低表达的卵巢癌 A2780 异种移植瘤模型分子成像效果不佳[65]。

2. MR 分子成像探针　基于超顺磁性铁纳米粒子降低组织 T_2 值的成像原理，Towner 等构建了的 c-Met 靶向 MR 分子成像探针 SPIO-anti-c-Met，首次应用于检测大鼠肝脏肿瘤中 c-Met 过表达，静脉注射 SPIO-anti-c-Met 1～2h 后，c-Met 高表达肝脏肿瘤区域内的 T_2WI 信号和 T_2 值相对于 MR 平扫明显减低，证明了 SPIO-anti-c-Met 的特异性[66]。Towner 等研发了靶向 c-Met 靶向分子成像探针 anti-c-Met-Gd-DTPA-albumin，并对 c-Met 高表达的大鼠神经胶质瘤进行了在体的 MR 分子成像[67]。anti-c-Met-Gd-DTPA-albumin 静脉注射后，肿瘤区 T_1WI 信号明显强化，成功观察到神经胶质瘤的 c-Met 过表达。鉴于 MR 成像技术及 Gd-DTPA 在临床中的普遍应用，anti-c-Met-Gd-DTPA-albumin MR 分子成像探针因其良好的靶向性，有潜力促进 c-Met 靶向 MR 分子成像的临床转化应用。

3. 光学分子成像探针　Kim 等为了研究光学分子成像系统实现 c-MET 靶向分子成像的可能性，将 c-Met 特异性结合多肽 cMBP 用 Cy5.5 标记，构建了两种 c-Met 靶向的光学分子成像探针：cMBP-GGG-Cy5.5 和 cMBP-AOC-Cy5.5，两种光学分子成像探针均能清晰揭示 U87MG 皮下肿瘤，且 cMBP-AOC-Cy5.5 的分子成像效果优于 cMBP-GGG-Cy5.5[68]。应用 cMBP 在体阻断后，cMBP-AOC-Cy5.5 的 U87MG 皮下肿瘤摄取下降了约 35%，表明 Cy5.5 偶联的 cMBP 对 c-Met 的靶向性和特异性，有可能用于检测 c-Met 阳性肿瘤。荧光强度高、稳定性好的量子点也被用于靶向 c-Met 光学分子成像探针的研发，其特异性修饰抗人 c-Met 单链可变抗体片段 scFv 后，能在异种移植瘤模型中被 c-MET 高表达肿瘤特异性摄取。scFv 与聚乙二醇化脂质体结合，还可以有效地将抗肿瘤药物递送至靶细胞（肿瘤细胞），增强其抗肿瘤活性，抗 c-Met 单链抗体片段介导的药物递送系统在肿瘤分子靶向治疗和分子成像方面均具有极大前景[69]。

4. 多模态分子成像探针 传统单一的影像技术对头颈部鳞状细胞癌 (head and neck squamous cell carcinomas, HNSCC) 的早期诊断缺乏敏感度和特异度。HNSCC 高表达 c-Met 受体，为 HNSCC 的分子靶向成像和诊断提供了有利条件。Wu 等利用 c-Met 靶向结合肽 cMBP 合成了 $NaGdF_4$-PEG-cMBP 分子成像探针，掺杂了稀土元素 Yb(镱)、Er(铒)、Ce(铈)，使其具有较强的上转换/近红外Ⅱ区发光性能和更高的 R_1 弛豫率。$NaGdF_4$-PEG-cMBP 分子成像探针能够在 c-Met 高表达的 HNSCC 肿瘤中有效积聚，可以在皮下和原位 HNSCC 肿瘤模型中实现 T_1 加权 MR 和近红外Ⅱ区双模态分子成像[70]。这种双模态的 cMBP 靶向分子成像探针构建方式为分子影像提供了一种新颖设计思路。

（五）VEGF/VEGFR 信号通路分子靶点及其靶向分子成像

血管是实体瘤生长和转移的重要途径，是氧气、糖等营养物质吸收和运输的重要通道。许多生长因子参与肿瘤血管生成，其中最重要的是 VEGF 家族[71]。VEGF 家族包括胎盘生长因子 (placenta growth factor，PGF) 和 VEGFA、VEGFB、VEGFC、VEGFD。VEGF/VEGFR (vascular endothelial growth factor receptor，血管内皮生长因子受体) 是目前研究最多的一条信号通路，VEGF/VEGFR 所介导的信号级联通路可以通过调控血管内皮细胞的存活、迁移和增殖，引起血管通透性发生改变，促进新生血管形成。其具体过程为，VEGF 与同源的 VEGFR 结合，诱导受体同型或异型二聚化，促使 TK 的激活和受体细胞内结构域酪氨酸残基的自磷酸化。磷酸酪氨酸与其周围的氨基酸残基可以构成适配分子的结合位点，启动各种细胞内的信号通路。这些通路可介导即时反应，如内皮细胞存活、增殖、迁移、血管通透性等。

VEGF-A 是 VEGF 家族中最具特征的成员，被认为是各种肿瘤类型中最主要和最关键的血管新生调节因子。VEGF-A 可在内皮细胞和肿瘤细胞表达，并且其表达水平与肿瘤分级和血管密度的增加呈正相关。VEGF-A 基因转录形成的前体 mRNA 通过可变剪接，可形成 VEGF-A 蛋白的不同片段，分别为 $VEGF_{110}$、$VEGF_{165}$、$VEGF_{183}$、$VEGF_{145}$、$VEGF_{189}$、$VEGF_{121}$ 和 $VEGF_{209}$ 等不同片段，其中表达最多的是 $VEGF_{121}$ 和 $VEGF_{165}$。VEGF-A 与其同源的 VEGFR-1 和 VEGFR-2 相互作用，在肿瘤血管生成中起关键作用。淋巴转移也是恶性肿瘤常见的转移方式，新生淋巴管与肿瘤转移之间的关系成为肿瘤转移研究的热点问题。VEGF-C 又称淋巴管生成因子，被认为是引起淋巴管生成的主要因子之一，可特异性作用于 VEGFR-3。VEGF-C/VEGFR-3 信号通路可刺激肿瘤淋巴内皮细胞增殖、迁移，淋巴管生成，从而促进肿瘤淋巴转移。因此，阻断该通路可有效抑制肿瘤的经淋巴途径转移。综上，调节 VEGF/VEGFR 信号通路为抑制肿瘤生长和转移提供了重要的诊断和治疗分子靶点。

1. PET/SPECT 分子成像探针

（1）放射性核素标记 VEGF 靶向单克隆抗体：贝伐单抗 (bevacizumab) 是重组的人源化单克隆抗体，是第一个获得美国 FDA 批准上市的抑制肿瘤血管生成的分子靶向药物。鉴于单克隆抗体的放射性核素标记技术已经成熟，多种类型的放射性核素标记 VEGF 靶向单克隆抗体被研究者们研发出来，并被广泛用于肿瘤 VEGF 靶向分子成像、评估 VEGF 分子靶向药物代谢，以及 VEGF 靶向的放射性核素治疗等之中。放射性核素 ^{89}Zr 标记的 bevacizumab PET 分子成像被广泛用于包括肾细胞癌、卵巢癌及胶质瘤等在内的 VEGF 表达在体可视化和精准量化[72]。除此之外，放射性核素 ^{86}Y、^{111}In 标记的 bevacizumab 也可用于评估抗血管生成治疗过程中的肿瘤反映情况。

（2）放射性核素标记 VEGF 蛋白：因可变剪接产生的 VEGF-A 常见亚型有 $VEGF_{121}$、

☆☆☆☆☆

$VEGF_{165}$，目前研究最多的靶向 VEGFR 的放射性核素分子成像探针是 ^{123}I 或 ^{125}I 标记的 $VEGF_{165/121}$。Li 等采用亲电放射性碘化法对人重组 $VEGF_{165}$ 进行 ^{123}I 标记，合成的 ^{123}I-$VEGF_{165}$ SPECT 分子成像可以显示胃肠道肿瘤和表达有 $VEGF_{165}$ 特异性结合受体的转移瘤，进而实现对胃肠道肿瘤的有效定位、诊断及肿瘤血管生成恶性生物学行为的分子成像揭示[73]。^{99m}Tc-$VEGF_{121}$ 被用于 VEGFR 高表达的乳腺癌 4T1 小鼠原位移植瘤模型的分子成像之中[74]。

2. MR 分子成像探针　具有较高组织分辨率的 MR 分子成像技术，借助 MR 分子成像探针可用于无创定量表征肿瘤微血管，从而可用于评估血管新生。Jun 等设计了一种靶向肿瘤血管生成的 MR 分子成像探针 Gd-DTPA-VEGFR2，由 Gd-DTPA 和抗 VEGFR2 抗体偶联而成[75]。在小鼠的 CT26 结直肠腺癌肿瘤模型中，Gd-DTPA-VEGFR2 主要与高表达 VEGFR2 的内皮细胞结合。与 Gd-DTPA-IgG 相比，Gd-DTPA-VEGFR2 静脉注射后肿瘤 T_1WI 信号特异性增强约 3 倍，且符合免疫组化染色显示 CT26 肿瘤血管中 VEGFR2 的表达。因此 Gd-DTPA-VEGFR2 作为 MR 分子成像探针可无创、有效地观察小鼠肿瘤血管生成情况。

3. 光学分子成像探针　Hanyu 等使用体内和体外荧分子成像技术监测人纤维肉瘤 HT1080 细胞异种移植瘤使用抗人 VEGF 抗体的治疗响应，包括抑制血管生成和抑制原发肿瘤的生长[76]。在体荧光分子成像系统 OV100 用于监测 HT1080 细胞肿瘤的生长，荧光分子成像系统 IV100 借助近红外荧光探针 AS-IVM 680（AngioSense-IVM 680）监测肿瘤血管生成。与对照组相比，接受抗人 VEGF 抗体治疗组的 HT1080 肿瘤的中位血管面积明显减少，并且肿瘤生长缓慢。另外，在体荧光分子成像系统能够在抗人 VEGF 抗体治疗后的不同时间，动态的监测抗肿瘤血管生成的治疗响应，还能发现绿色荧光蛋白标记的 HT1080 荷瘤小鼠肺部的转移灶，而这些转移灶的最小尺寸约为 1mm，不易被传统的检查发现。因此在体的荧光分子成像系统将有助于研究肿瘤血管生成的生物机制、定量肿瘤血管生成、监测血管生成抑制剂的有效性，具有很高的分辨率和灵敏度，且快速、简便。

4. 多模态分子成像探针　Backer 等基于含有半胱氨酸标记的单链重组 VEGF 融合蛋白，结合 $VEGF_{121}$ 克隆的两个片段，并进行荧光染料、单光子及正电子的放射性核素标记，用于近红外荧光分子成像、SPECT 或 PET 分子成像，如 scVEGF/Cy、scVEGF/Tc、scVEGF-PEG-DOTA/^{64}Cu 这些分子成像探针能保留 VEGF 蛋白的活性，进入体内能选择性和特异性靶向肿瘤血管系统和周围宿主组织内的 VEGFR，呈现分子成像的局部高摄取，实现恶性肿瘤临床诊断和治疗监测，并有助于加速新的血管生成分子靶向药物研发[77]。

Lin 等将近红外染料 NIR830 标记的 bevacizumab 与 IONP 结合，构建了一种多模态的 VEGF 靶向分子成像探针 NIR830-bevacizumab-IONP，用于过表达 VEGF 肿瘤的光学和 MR 分子成像[78]。静脉注射后，NIR830-bevacizumab-IONP 在 4T1 乳腺肿瘤中积累高于非靶向 IONP，注射后 48h T_2WI MRI 定量分析显示，NIR830-bevacizumab-IONP 组肿瘤信号强度变化的平均百分比为（52.4±11.0）%，而非靶向 IONP 对照组为（26.9±12.4）%。结果证明了 NIR830-bevacizumab-IONP 作为 VEGF 靶向双模分子成像探针的可行性和有效性，该分子成像探针可用于 VEGF 过表达的肿瘤分子成像进而指导抗肿瘤血管生成的靶向治疗。

（六）整合素 $\alpha_v\beta_3$ 分子靶点及其靶向分子成像

血管内皮与基质细胞黏附分子在肿瘤新生血管的形成中也发挥着重要的作用，这类细胞黏附分子主要包括：钙联蛋白（cadherin）、整合素（integrin）、免疫球蛋白样蛋白

(immunoglobin-like protein) 及选择素 (selectin)。其中，整合素是一种跨膜的异质二聚体，由两个非共价结合的 α 和 β 亚基组成，其生物学作用依赖于 Ca^{2+} 或 Mg^{2+}，整合素及其配体相结合可引起胞外信号内传导，能介导细胞和细胞之间、细胞和 ECM 之间的相互识别和黏附作用。与肿瘤血管生成相关的整合素主要有 4 种：$\alpha_2\beta_1$、$\alpha_5\beta_1$、$\alpha_v\beta_5$、$\alpha_v\beta_3$。其中，$\alpha_v\beta_3$ 是最受关注且被广泛研究的肿瘤新生血管靶点。整合素 $\alpha_v\beta_3$ 受体由 α_v 亚基和 β_3 亚基组成，其中 α 链的胞外区能特异性识别含有精氨酸 - 甘氨酸 - 天冬氨酸 (Arg-Gly-Asp，RGD) 序列的多肽，进而介导整合素与 ECM 的黏附。

整合素 $\alpha_v\beta_3$ 受体在多种肿瘤（包括神经胶质瘤、肺癌、乳腺癌等）细胞及肿瘤新生血管内皮细胞中高表达，在促进、维持和调节肿瘤新生血管形成方面也发挥着重要作用。因而，整合素 $\alpha_v\beta_3$ 受体在肿瘤新生血管形成基础研究、临床诊断和抗肿瘤血管靶向治疗方面的重要作用，利用分子影像学技术在体、动态的评估不同肿瘤的整合素 $\alpha_v\beta_3$ 受体表达情况，对肿瘤患者靶向治疗前的良恶性鉴别、预测抗肿瘤治疗反应、指导抗血管生成药物的靶向治疗及其疗效监测方面具有重要价值。

RGD 肽在体内可与整合素 $\alpha_v\beta_3$ 特异性结合，外源性 RGD 肽通过放射性核素标记（如 [18]F、[64]Cu、[68]Ga 等）、螯合顺磁性物质（Gd 等）、偶联荧光染料（ICG 等）等方式构建整合素 $\alpha_v\beta_3$ 靶向的分子成像探针，进一步通过多种影像学设备法实现分子层面整合素 $\alpha_v\beta_3$ 受体表达信号的放大和可视化，是整合素 $\alpha_v\beta_3$ 靶向分子成像研究最多且广泛应用的分子成像技术，在指导多种肿瘤抗血管生成治疗以及评估预后方面已经取得了喜人的成绩，也展现了巨大的临床转化潜力。

1. PET/SPECT 分子成像探针　放射性核素标记 RGD 研发整合素 $\alpha_v\beta_3$ 靶向分子成像探针工作开展的非常早，且在该领域各种类型的核素都被用于标记过 RGD 肽。[18]F-Galacto-RGD 是第一个临床受试的 RGD PET 分子成像探针。该分子成像探针是通过将糖氨基酸连接到环肽 c (RGDfK) 而设计的 [79]。随后出现了几种基于 RGD 多肽的 PET/SPECT 分子成像探针已实现临床转化，包括 ^{18}F-Galacto-RGD、[18]F-FLuciclade、[18]F-RGD-K$_5$、[18]F-FPPRGD$_2$、[18]F-Alfolde、[68]Ga-NOTA-RGD、[99m]Tc-3PRGD$_2$ 和 ^{68}Ga-NOTA-PRGD$_2$。如 Andrei 等研发的 [18]F 标记的 2- 氟丙酰基标记的聚乙二醇化精氨酸甘氨酸 - 天冬氨酸 RGD 多肽 (FPPRGD2)，该分子成像探针是基于靶向整合素 $\alpha_v\beta_3$ 和 $\alpha_v\beta_5$ 的抑制剂西伦吉肽设计的。他们在首批乳腺癌临床受试者进行 ^{18}F-FPPRGD$_2$ PET 分子成像，结果表明 ^{18}F-FPPRGD$_2$ 患者耐受性良好，具有良好的生物分布和剂量学特性，其中 11 例乳腺癌患者的检测到了 ^{18}F-FPPRGD$_2$ 原发灶和转移灶摄取，能够实现乳腺癌的精准诊断。他们在之后的研究提供了一项前瞻性试验的数据，评估 ^{18}F-FPPRGD$_2$ PET 分子成像在多形性胶质母细胞瘤 (glioblastoma multiforme，GBM) 患者中的临床诊断价值。在 17 名 GBM 临床受试者进行 bevacizumab 治疗，[18]F-FPPRGD$_2$ PET 分子成像联合脑 MR 成像发现了 14 例患者的 GBM 复发，而 ^{18}F-FDG PET 成像能够识别 13 例 GBM 复发，证实了 ^{18}F-FPPRGD$_2$ PET 分子成像在 GBM 精准评估的巨大潜力 [80]。Zheng 等应用 [99m]Tc- 三聚乙二醇间隔基 - 精氨酸 - 甘氨酸 - 天冬氨酸 ([99m]Tc-3PRGD$_2$) SPECT 分子成像对食管癌进行诊断研究。结果发现，[99m]Tc-3PRGD$_2$ SPECT 分子成像的敏感度为 87%、特异度为 100% 和准确性为 94%，与 ^{18}F-FDG PET 分子成像相似。这些结果体现了 [99m]Tc-3PRGD$_2$ SPECT 分子成像在食管癌的诊断和分期具有重要应用价值 [81]。

2. MR 分子成像探针　Huo 等研发了一种含有 RGD 序列的 MR 分子成像探针，用于

☆★☆☆

表达整合素 $\alpha_v\beta_3$ 受体的肿瘤靶向分子成像[82]。他们通过用 Gd^{3+} 标记商品化的与共配体亚乙基二胺 -N，N'- 二乙酸（ethylenediamine-N，N-diacetic acid，EDDA）偶联的 HYNIC-RGD，得到完整的分子成像探针 Gd-EDDA/HYNIC-RGD，并通过人肝癌裸鼠模型体内外实验，验证了其信号增强的有效性。IONP 由于其磁性，即超顺磁性导致非常高的弛豫率，且生物相容性高（可以与铁的代谢结合），以及其表面容易被靶向分子功能化修饰等特性，现已被广泛地应用于 MR 分子成像。一些 RGD 功能化的 NP 可作为 MR 分子成像探针用于诊断脑癌、结肠癌或纤维肉瘤等。如 Chen 等研发了一种新型双特异性纳米 MR 分子成像探针，用于体内 COLO-205 结直肠癌的双靶向 T_2WI MR 分子成像[83]。他们通过热分解法合成 IONP（Fe_3O_4@OA）。然后通过两亲性 DSPE-PEG2000-COOH 对疏水性 Fe_3O_4@OA 进行 PEG 化，产生水溶性纳米颗粒（Fe_3O_4@PEG）。最后，将双特异性融合蛋白 RGD- 肿瘤坏死因子相关凋亡诱导配体（arginine-glycine-asparticacid-tumornecrosis factor-related apoptosis-inducing ligand，RGD-TRAIL）与纳米颗粒偶联构建 MR 分子成像探针，定义为 Fe_3O_4@RGD-TRAIL。体外研究表明其具有双重靶向组合能力、良好的生物相容性和较强的抗非特异性吞噬能力。由于这些优异的优势，在体内实现了肿瘤的高灵敏度和高效分子成像。Li 等研发了一种用于胃癌 MR 分子成像监测的锰纳米粒子分子成像探针 Mn_3O_4@PEG-RGD。该 MR 分子成像探针的尺寸为（7.3 ± 2.7）nm，在不同的溶液环境中表现出良好的胶体稳定性。通过 MR 分子成像充分证明，Mn_3O_4@PEG-RGD 可通过 RGD 介导在胃癌组织和细胞中高效蓄积，并立即显著增强 MRI 效应，有可能成为一种新型的用于胃癌术后监测的 MR 分子成像探针[84]。

3. 光学分子成像探针　在光学分子成像探针的研发方面，最早报道的两个整合素 $\alpha_v\beta_3$ 靶向分子成像探针是 Cy5.5 标记的环 RGD 类似物，即 Cy5.5-（RGDfK）和 Cy5.5-（RGDyK），用于在小鼠肿瘤模型中对整合素 $\alpha_v\beta_3$ 阳性肿瘤进行光学分子成像，并显示出高对比度[85]。Mathejczyk 等研究了 Cy5.5-（RGDfK）在不同基质中的光谱性质，并与 Cy5.5 进行了比较，发现了 Cy5.5-（RGDfK）能与裸鼠胶质母细胞瘤移植瘤的特异性结合，证明了 Cy5.5-（RGDfK）是一种稳定且灵敏的分子成像探针，能够选择性靶向整合素 $\alpha_v\beta_3$ 受体[86]。Hwang 等构建了一个能够分泌具有生物发光和荧光活性的整合素 $\alpha_v\beta_3$ 受体靶向分子成像。

探针的细菌克隆：表达分泌型白僵菌荧光素酶（SGluc）、mCherry 和 RGD 融合基因的细菌载体（sGluc-mCherry-RGDX3，GCR）和表达分泌型白僵菌荧光素酶和 mCherry 融合基因的对照载体（sGluc-mCherry，GC）。在共聚焦显微镜和 IVIS 光学分子成像中，GCR 蛋白与 U87 MG 人脑星形胶质母细胞瘤细胞结合的亲和力高于仓鼠卵巢 CHO 细胞，在体内动物模型中也显示出在表达整合素 $\alpha_v\beta_3$ 受体肿瘤的高亲和力，同时该分子成像探针制作简单，成本低，可用于体外和体内血管生成的评估[87]。

4. 多模态分子成像探针　切伦科夫辐射（Cerenkov radiation，CR）是指高速运动的带电粒子在非真空的介质中穿行时，当带电粒子的运动速度比光在该介质中的速度大时，能够产生可探测的光信号。当放射性核素衰变时产生 β^+、β^- 或 α 等高能带电粒子，通过 CR 产生可探测光，利用这种 CR 效应来进行光学成像的方式称为（Cerenkov Luminescence Tomography，CLT）。Fan 等通过 ^{68}Ga 标记的 DOTA-3PRGD$_2$（^{68}Ga-3PRGD$_2$）实现 PET、CLI 多模态分子成像[88]。该分子成像探针有灵敏度高及制备简单便捷的优点，在多模态 PET 和 CLI 在肿瘤诊断和影像引导手术的应用中显示出巨大的前景。Wang 等将环状精

氨酸 - 甘氨酸 - 天冬氨酸（cyclic arginine-glycine-aspartate，cRGD）和 Cy5.5 包裹在脂质体中，制备了 MR/NIRF 双模态靶向分子成像探针[89]。cRGD- 脂质体 -Cy5.5 平均粒径为（62.33±4.648）nm。该分子成像探针的横向弛豫率 R_2 值与分子成像探针浓度呈负相关。注射 cRGD- 脂质体 Cy5.5 后，小鼠肝癌肿瘤的荧光和 MR 信号强度增强，而肝实质和肌肉的信号不增强。因此，cRGD- 脂质体 -Cy5.5 作为一种 T2 阳性的双模态 MR/NIRF 靶向分子成像探针，能够通过靶向整合素 $\alpha_v\beta_3$ 受体来检测早期肝细胞癌，具有良好的临床转化价值。

（七）FAP 分子靶点及其靶向分子成像

成纤维细胞激活蛋白（fibroblast activation protein，FAP）是一种膜结合糖蛋白，属于二肽基肽酶 4（dipeptidyl peptidase 4，DPP4）家族，具有二肽基肽酶和内肽酶活性，与DPP4 在蛋白质水平上有 52% 的同源性。该蛋白由 760 个氨基酸组成，包括一个短胞内区（6 个氨基酸）、一个跨膜区（20 个氨基酸）和一个大的胞外区（734 个氨基酸）。FAP 的后脯氨酸二肽基多肽酶和内肽酶活性都依赖于由丝氨酸（S624）、天冬氨酸（D702）和组氨酸（H734）组成的催化三联体，并且需要蛋白质的同源二聚化。基于酶或非酶效应，FAP直接促进间质成纤维细胞和其他细胞类型（包括肿瘤、内皮细胞和免疫细胞）的增殖、迁移和侵袭，导致侵袭性、细胞外基质降解、肿瘤血管形成和逃避免疫监视。FAP 在 90% 以上的上皮性肿瘤（包括卵巢癌、肝癌和 NSCLC）的癌相关成纤维细胞（cancer-associated fibroblasts，CAF）中高表达，与更高的局部肿瘤侵袭性、淋巴转移风险和患者生存时间的降低相关。因此，FAP 被认为是肿瘤诊断和治疗的一个有前途的分子靶点。

近些年来，各种基于喹诺酮类的 FAP 抑制剂（FAP inhibitors，FAPI）被成功研发，它们具有与人和小鼠的 FAP 快速特异性结合能力，以及几乎完全内化的特点。基于 FAPI 的分子成像探针的研发也是近些年来肿瘤精准分子成像诊疗的热点。与 ^{18}F-FDG PET 相比，FAP 靶向 PET 分子成像在包括癌性腹膜炎在内的多种实体肿瘤的初始分期和检测肿瘤复发、转移方面更具优势。目前 FAP 靶向分子成像探针在肿瘤的应用发展迅速，不仅可以与^{68}Ga、^{99m}Tc、^{18}F 等偶联用于肿瘤的精准诊断，还有可以与 ^{177}Lu 或 ^{90}Y 偶联用于治疗，并且围绕该 FAP 靶向分子成像探针已经启动了大量的临床试验。

1. PET/SPECT 分子成像探针　2018 年 Loktev 等首次报道了靶向肿瘤间质中成纤维细胞表面的 FAP 的分子成像探针 ^{68}Ga-FAPI-02[90]。由于 FAPI 在肿瘤的高摄取率和在正常组织中的低摄取及从血液循环中的快速清除能力，使 ^{68}Ga-FAPI-02 在静脉注射 10 min后，PET 分子成像就能够获得高对比度。除了 ^{68}Ga-FAPI-02，该团队还研发了一系列该类型分子成像探针，包括 ^{68}Ga-FAPI-04 和 ^{68}Ga-FAPI-46 等，它们的给药剂量在 1.4 ～ 1.8 mSv/100MBq 范围时，就可与 ^{68}Ga-DOTA-TOC/DOTA-TATE（SSTR 靶向）或 ^{68}Ga-PSMA-11（PSMA 靶向）等其他 ^{68}Ga 标记分子成像探针的成像效率相媲美[91]。Sounni 等利用 ^{131}I 标记了几种 FAP 特异性抗体 F19，研发出一系列分子成像探针，并在小鼠模型上对其诊断和治疗特性进行了临床前评估。其中，^{131}I 标记的抗 FAP 抗体 sibrotuzumab 在治疗转移性FAP 阳性肿瘤患者，包括乳腺癌、CRC 和 NSCLC 方面具有重要应用价值及潜力[92]。然而，^{131}I-sibrotuzumab 在肝脏、脾和其他正常器官中的消除缓慢，导致背景信号高，微小病变检测灵敏度有限。研究者们通过放射性标记 FAPI 小分子，如 MIP-1232 或其他 FAP 抑制剂来解决这一问题。

Moon 等用含双功能 DATA^{5M} 和 DOTA 螯合剂的方酸（squaric acid，SA）构建 FAP

靶向分子成像探针 ^{68}Ga-DOTA.SA.FAPi 和 ^{68}Ga-DOTA.SA.FAPi[93]。该配体化合物也可被 ^{18}F 标记，因而更适合于大规模生产用于临床常规应用。Toms 等构建了 ^{18}F 标记的糖基化 FAP 抑制剂（^{18}F-FGlc-FAPI）分子成像探针[94]。与 ^{18}F-FAPI-04（IC50=32 nM）相比，^{18}F-FGlc-FAPI（IC50=167 nM）具有较低的体外亲和力、较高的血浆蛋白结合率和显著的肝胆排泄，但 U87MG 脑胶质瘤模型中肿瘤滞留率较高。研究还发现 ^{18}F-FGlc-FAPI 在骨结构和关节中表现出高度的特异性摄取。Giesel 等报道了 NOTA 偶联的 FAPI-74 化合物，FAPI-74 可同时用 ^{18}F- 氟化铝（Aluminum-Fluoride，AlF）和 ^{68}Ga 进行标记，1 h 后可即可获得 $SUV_{max} > 10$ 的高对比度 PET 图像[95]。^{18}F-FAPI-74 的有效剂量为 (1.4 ± 0.2) mSv/100MBq，^{68}Ga-FAPI-74 的有效剂量为 1.6 mSv/100MBq，比 ^{18}F-FDG 和其他 ^{18}F 示踪剂的剂量低。

　　Lindner 等构建了 ^{99m}Tc 标记的 FAPI 分子成像探针，其在体外表现出良好的亲和力（IC50=6.4 ～ 12.7 nM）和结合能力，并在转移性卵巢癌和胰腺癌患者进行了 ^{99m}Tc-FAPI-34 SPECT 分子成像[96]。与 ^{68}Ga-FAPI-46 的 PET/CT 分子成像比较，^{99m}Tc-FAPI-34 在同一肿瘤病灶内聚集，图像质量良好。另外，治疗性核素 ^{90}Y 也可用于标记 FAP 靶向化合物，如 ^{90}Y-FAPI-46 可用于肿瘤的治疗。

　　2. 光学分子成像探针　Ruger，R. 等研发了携带 FAP 靶向特异性单链 Fv 片段的荧光激活脂质体（循环中荧光猝灭，细胞摄取时荧光激活），并通过 NIRF 分子成像评价了其用于 FAP 表达肿瘤诊断的可能性[97]。近红外荧光染料的高水平荧光猝灭滞留在脂质体的水溶液内部，使 NIRF 分子成像只在细胞摄取和降解时才能进行，从而导致荧光激活。只有表达 FAP 的细胞才能在体外摄取和激活抗 FAP-IL 的荧光。此外，体内表达 FAP 的异种移植模型中有选择性地积累抗 FAP-IL。在不同的异种移植模型中，局部肿瘤荧光强度与 FAP 表达的内在程度一致。该研究展现了抗 FAP-IL 在乳腺癌等浅表肿瘤患者基于 FAP 的诊断分层、治疗效果监测及分子成像引导手术中的潜力。因此，抗 FAP-IL 是一种有价值的诊断工具，可用于未来治疗前患者的分层。

（八）PSMA 分子靶点及其靶向分子成像

　　前列腺特异性膜抗原（prostate-specific membrane antigen，PSMA）是一种 II 型跨膜糖蛋白受体，在前列腺癌上皮细胞高度表达，由 750 个氨基酸组成，其中氨基末端为。PSMA 表达量随着前列腺癌细胞发育异常而增加，与肿瘤细胞的数量及侵袭性呈正相关[98]。PSMA 与前列腺特异性抗原（prostate-specific antigen，PSA）值已被列入国际泌尿系统病理学家协会（International Society of Urologic Pathologists，ISUP）诊断分级指标，它们的高表达预示着较差的总体生存期（overall survival，OS）。因此，PSMA 是一个有效的前列腺癌诊疗分子靶点，基于 PSMA 的新型放射性核素分子成像探针在前列腺癌诊断和治疗中都具有极高的价值[99]。

　　1. PET/SPECT 分子成像探针　卡罗单抗（Capromab，7E11-C5）是第一个用于靶向 PSMA 分子成像的生物大分子。^{111}In 标记 Capromab 构建的靶向 PSMA 分子成像探针已经实现临床转化，商业名称为 ProstaScint®。在少数 CT 或 MRI 扫描诊断为阴性的患者中，^{111}In-Cpromab SPECT 分子成像能有助于发现肿瘤转移，从而改变患者临床管理方式[100]。然而由于单抗与 PSMA 的胞内区结合，需要内化，同时伴有较高的背景信号，以及缺乏骨转移检测能力，并且需要延迟几天成像，导致 ^{111}In-Cpromab 在临床上的应用具有很大局限性。人源化单抗 J591 与 Capromab 不同，它可以识别 PSMA 胞外结构域，因此可以与几乎所有表达 PSMA 的前列腺癌细胞结合。^{99m}Tc-J591 SPECT 分子成像具有良好的肿瘤靶向性和定位前列腺癌术后复发的能力[101]。^{111}In-J591 分子成像探针在肿瘤摄取率高，血液清除快，已进入临床试验。I 期临床试验显示 ^{111}In-J591 具有肿瘤靶向性高、T/NT 比率高等优势，可用于前列腺癌并发骨和软组织病变的检测，并且仅有轻微的免疫反应[102]。这些结果表明，与 ProstaScint® 相比，^{111}In-J591 具有显著的优势。

PSMA 的另一类配体是含有尿素基、硫醇基、磷基的小分子物质。这类物质分子量小、清除率高、渗透性强，其中与 PSMA 亲和力最强的是尿素基。^{11}C、^{18}F、^{89}Zr、^{64}Cu、^{86}Y、^{123}I、^{99m}Tc、^{111}In 和 ^{68}Ga 等放射性核素都已被用来对这些小分子物质进行标记，该类分子成像探针能够在注射后短时间内实现 PET 或者 SPECT 分子成像。2002 年 Pomper, M.G. 等研发了第一个 PSMA 配体的 PET 分子成像探针 ^{11}C-MCG 用于动物研究的[103]。自 2012 年 ^{68}Ga-PSMA-11 的首次用于临床患者 PET 分子成像到美国 FDA 在 2020 年底批准了其成为新型医用放射性药物，一系列 ^{68}Ga 标记的多种类型分子成像探针被应用于前列腺癌患者的精准诊断、疗效监测及诊疗一体化，这标志着 PSMA 靶向分子成像正朝着临床广泛应用迈出了重要的一步[104]。

尤其是近年来，用 ^{18}F 标记的 PSMA 配体研究越来越多，且 ^{18}F 的产量较 ^{68}Ga 大很多，分子成像的质量要更好，^{18}F 标记 PSMA 的研究也已成为 PSMA 靶向分子成像研究中的一个重要方向。除了泌尿系肿瘤，PSMA 在许多其他肿瘤的新生血管上也过度表达，如脑胶质瘤、乳腺癌、肺癌等。Salas Fragomeni 等评估了 PSMA 靶向小分子 ^{18}F-DCFPyL 对 3 名高级别胶质瘤患者 PET 分子成像的应用前景[105]。他们发现 ^{18}F-DCFPyL 在多形性胶质母细胞瘤的新血管系统和间变性星形细胞瘤的肿瘤细胞中结合 PSMA，并且有较高的信背比，能够精准诊断脑胶质瘤。Kesler 等在肝细胞癌的研究表明，^{68}Ga-PSMA PET/CT 分子成像优于 ^{18}F-FDG PET/CT[106]。肝细胞癌的肿瘤微血管普遍摄取 ^{68}Ga-PSMA。^{68}Ga-PSMA PET 分子成像是一种潜在的新兴的肝细胞癌检查方法。因此，对新生血管中表达 PSMA 的实体瘤进行靶向分子成像具有重要的意义，能够为这些肿瘤的诊断和治疗提供新的策略。

2. MR 分子成像探针　Zhu 等合成了基于 SPIO 的 PSMA 靶向纳米 MR 分子成像探针，并在 PSMA 阳性（高表达）和 PSMA 阴性（低表达）的荷瘤小鼠模型上评估了其 MR 分子成像检测 PSMA 的表达能力[107]。Abdolahi 等将 T_2 造影剂 SPIO 纳米粒子结合 PSMA 特异性的单克隆抗体 J591，构建了靶向 PSMA 的 T_2WI MR 分子成像探针 J591-SPIO。结果发现，J591-SPIO 能与表达 PSMA 的前列腺癌的细胞特异性结合，且稳定性好，能够非常灵敏的识别 PSMA 阳性的前列腺癌细胞[108]。Tse 等用 J591-SPIO MR 分子成像探针在前列腺癌原位移植瘤模型进行了分子成像研究，证明了基于 J591-SPIO MR 分子成像探针可在体和体外靶向表达 PSMA 前列腺癌细胞，且靶向性较高[109]。

3. 光学分子成像探针　Wang 等用两种近红外荧光染料 Cy5.5 和 IRDye800CW 标记 PSMA 特异性小分子配体 PSMA-1，构建出了两种靶向前列腺癌的 NIRF 分子成像探针 PSMA-1-Cy5.5 和 PSMA-1-IR800，并进行了 NIRF 分子成像和体外实验验证[110]。结果发现，PSMA-1-Cy5.5 和 PSMA-1-IR800 能够高度特异性的靶向表达 PSMA 前列腺癌细胞和肿瘤，而且 PSMA-1-IR800 的肿瘤荧光信号较 PSMA-1-Cy5.5 高，但它的生物半衰期要短于 PSMA-1-Cy5.5。

（九）CXCR4 分子靶点及其靶向分子成像

趋化因子是炎症、免疫、肿瘤和血管内皮细胞过程中重要的细胞间信号。当趋化因子单独或与生物或化疗药物联合使用时，具有巨大治疗潜力。趋化因子受体 4 （chemokine receptor 4，CXCR4）属于 G 蛋白偶联受体大家族，在许多生物学过程中发挥着关键作用，包括 T 淋巴细胞等免疫细胞的运输和动态平衡，CXCR4 及其唯一的内源性配体基质衍生因子 1 （SDF-1，又称 CXCL12）近年来受到了极大的关注。CXCR4 是多种癌症的临床预后标志物，包括白血病、肺癌、乳腺癌、胃癌、胰腺癌和前列腺癌，在脑、淋巴结、肺、肝和骨的转移中发挥关键作用，另外 CXCR4 在肿瘤干细胞上也高度表达。因此，CXCR4 是肿瘤进展、血管生成和转移的潜在诊断治疗分子靶点，CXCR4 的靶向治疗有可能改善患者的 OS。

1. PET/SPECT 分子成像探针　AMD3100、AMD3465、嘧啶 - 吡啶胺是 CXCR4 的高效拮抗剂，分子结构简单，易合成，最早被用于 CXCR4 靶向 PET 分子成像探针的研发。Zhang 等研发了 ^{99m}Tc-AMD3465，并且将其应用于肾上腺转移瘤、肺部转移瘤及卵巢癌的分子成像检测之中[111]。FC131 是一个环肽，结构为 [cyclo(DTyr1-Arg2-Arg3-2-Nal4-Gly5)]，其中的 1 位氨基酸为 D 型氨基酸，D 型氨基酸及环状结构的特性使其在活体内的稳定性显著提高；对其 2 位 Arg 氨基酸侧链可以改造修饰，结合 ^{68}Ga、^{64}Cu、^{18}F 等核素，构建靶向 CXCR4 PET 分子成像探针。

^{68}Ga 标记的 FC131 类似物 ^{68}Ga-pentixafor 临床转化研究较深入（CXCR4 靶向分子成像探针），该分子成像探针可以灵敏和高对比度地检测 CXCR4 受体在体内的表达，目前已用于小细胞肺癌 （small cell lung cancer，SCLC）、食管腺癌和低分化神经内分泌肿瘤的诊断。而 ^{177}Lu/^{90}Y-pentixather 最近被应用于临床血液肿瘤的治疗及研究，如淋巴瘤、多发性骨髓瘤和急性骨髓性白血病等[112]。另外，T140 是含有 14 个氨基酸的 CXCR4 受体完全型拮抗多肽，是目前报道的最强基质细胞衍生因子 -1 （stromal cell -derivedfactor1，SDF-1）/CXCR4 信号通路的特异性拮抗剂，可结合 CXCR4 受体表面的疏水性核心基团区域。Yan 等使用 ^{18}F 通过氟化铝法标记 NOTA 修饰的 T140 多肽的类似物，成功制备合成了 ^{18}F-NOTA-T140 分子成像探针，并在临床前开展了一系列验证，表明该分子成像探针有巨大的临床转化潜力[113]。

2. 光学分子成像探针　Laurens G.L.Sand 等用荧光标记的 CXCR4 特异性靶向多肽 MSAP-Ac-TZ14011，利用光学分子成像可以在体内检测 CXCR4 的表达，用于尤因肉瘤的特异性诊断，可能有助于对抗 CXCR4 治疗的病例进行分层[114]。Meincke 等将 CXCL12 与一种近红外染料 （IRDye800CW）偶联，并通过 NIRF 分子成像评估了其靶向 CXCR4 的能力及应用价值[115]。研究结果发现，在表达 CXCR4 的人胶质瘤细胞 A764 和人乳腺癌细胞 MCF7 中都能检测到 IRDye800CW 的荧光信号，且体内研究表明，IRDye800CW 标记的 CXCL12 能够有效检测到免疫缺陷小鼠的皮下 MCF7 和 A764 肿瘤。

3. 多模态分子成像探针　Lin 等通过在 CXCR4 多肽上偶联近红外染料，合成分子成像探针 NIR- CXCR4，证明了这些肽类药物能与 CXCR4 阳性的人骨肉瘤细胞结合[116]。光学分子成像显示 CXCR4 阳性肿瘤和 CXCR4 阳性组织的近红外信号强度较高。该分子成像探针能够结合 NIR/SPECT 或 NIR/PET 成像来评估骨肉瘤异种移植瘤的进展。Kuil 等通过将 Ac-TZ14011 与 DTPA （用于 ^{111}In 标记）和 CyAL-5.5 染料偶联，合成了一种双模态分子成像探针 ^{111}In-Ac-TZ14011-MSAP[117]。流式细胞仪和共聚焦显微镜研究表明，双标记多肽具有与 CXCR4 特异结合的能力，与单官能化多肽的结合能力相当。^{111}In-Ac-TZ14011-MSAP SPECT/NIRF 分子成像研究显示肿瘤对分子成像探针有良好的摄取。此外，这种双模态分子成像探针在影像引导手术中的潜在价值也在小鼠模型中得到了证明。

（十）SSTR 分子靶点及其靶向分子成像

生长抑素（somatostatin，SST），又称促生长素释放抑制因子（inhibiting factor，SRIF），是一种环肽类激素，1968 年首次从绵羊下丘脑中分离出来，最终在 1973 年确认发现。它最初被发现是一种生长激素抑制剂，但是后续研究发现它还参与了与神经递质、内分泌分泌（如生长激素、胰岛素、胰升糖素和胃泌素）有关的代谢过程，同时也调节外分泌（如胃酸和胰酶）。在体内，它的合成是以 116 个氨基酸的非活性前体——原生长抑素的形式发生的，然后通过蛋白酶的作用将其转化为原生长抑素（96 个氨基酸）。根据它在体内产生的位置，酶不会切割同一氨基酸序列上的前肽，从而产生两种不同的活性形式 -SRIF-28/SRIF-14。虽然 SRIF-14 在中枢神经系统中占主导地位，SRIF-28 在消化道中占主导地位，但这两种生物活性形式的分布是相似的。20 世纪 90 年代初，随着对 SST 结合特性和作用机制的深入研究，发现了 5 种 SST 受体亚型（somatostatin receptors 1-5，SSTR1-5）。这些亚型属于与 G 蛋白偶联的受体家族，其长度为 364～418 个氨基酸。它们都显示出 7 个带有跨膜结构域的 α 螺旋，亚型之间的大部分差异存在于细胞外(N- 末端)和细胞内(C- 末端)。SSTR1、SSTR3、SSTR4 和 SSTR5 有一个亚型，而 SSTR2 有两个变种，称为 SSTR2A 和 SSTR2B。SSTR1-4 以非常高的亲和力（纳摩尔数量级）链接 SRIF-14 和 SRIF-28，而 SSTR5 显示出的亲和力则更高，为 5～10 倍，但仅对 SRIF-28。

SSTR2 是神经内分泌肿瘤（neuroendocrine tumors，NETs）非常有价值的分子成像诊断和治疗靶点。例如，用于分子成像的 SSTR 和用于治疗的 SSTR 类似物（SSTR analogs，SSA）已经使用了 20 多年。近年来的重要研究进展是带有放射性标记的 SSTR 激动剂的多肽受体放射性核素疗法（peptide receptor radionuclide therapy，PRRT）的研发。SSTR PET/CT 分子成像目前在原发肿瘤的检测、未知原发肿瘤的检测、分期、再分期和评估 NET 患者的治疗反应方面发挥着重要作用。最重要的是，SSTR SPECT 或 PET 分子成像可以筛选出哪些患者能够有机会接受 PRRT 和 SSA 治疗并从中受益。SSTR 分子靶点研究的一个重要进展是最新研究了 SSTR 拮抗剂，它们能够识别更多的受体结合部位，表现出比激动剂更好的药动学和肿瘤分子成像潜力。目前放射性核素标记的 SSTR 拮抗剂在多种实体肿瘤中的分子成像和治疗方面的临床前和临床评价进行了研究。

由于 SSTA 对 SSTR2、SSTR3、SSTR5 有不同程度的亲和力，目前 ^{68}Ga 标记的 SSTA 已经在临床研究中得到了广泛的应用。临床上 ^{68}Ga 标记的 SSTA 有 ^{68}Ga-DOTA-Nal3-octreotide（^{68}Ga-DOTA-NOC）、^{68}Ga-DOTA-Tyr3-octreotate（^{68}Ga-DOTA-TATE）、^{68}Ga-DOTA-Phe1-Tyr3-octreotide（^{68}Ga-DOTA-TOC）及 ^{68}Ga-DOTA-Lanreotide（^{68}Ga-DOTA-LAN）。^{68}Ga-DOTA-NOC、^{68}Ga-DOTA- ^{8}Ga-DOTA-TATE、^{68}Ga-DOTA-TOC 已成为 SSTR 阳性肿瘤 PET 分子成像的新标准。与 ^{111}In、^{177}Lu 等相比，^{68}Ga-DOTA- 多肽能使 SSTR2 亲和力提高 8 倍，且其 PET 分子成像阳性检测率、空间分辨率、准确性及敏感度更高，肾脏摄取更低，已逐渐取代 ^{111}In-DTPA-OC。

与激动剂相比，放射性标记的 SSTR2 拮抗剂具有更高的肿瘤摄取率和更好的肿瘤背景对比度，可能会提高 SSTR SPECT 和 PET 的分子成像的质量和检出率。如 Wild 等发现使用 SSTR2 拮抗剂 ^{111}In-DOTA-pNO$_2$-Phe-c（DCys-Tyr-DTrp-Lys-Thr-Cys）DTyrNH$_2$（^{111}In-

DOTA-BASS）进行 SSTR SPECT 分子成像比使用美国 FDA 批准的 ^{111}In-DTPA-OC 更有效：肿瘤摄取率提升 4 倍，肿瘤与肝脏本底比提升了 2 倍，可检测到更多的病变（25/28 个病变 vs.17/28 个病变）[118]。随后，[68]Ga-NODAGA-JR11 被研发并用于进一步的临床 PET 分子成像，Fani 等比较了两个微剂量的 ^{68}Ga-NODAGA-JR11（[68]Ga-OPS202）的 PET/CT 和 ^{68}Ga-DOTA-TOC 的 PET/CT 分子成像[119]。这项研究表明，两种剂量的 ^{68}Ga-NODAGA-JR11 的图像对比度都有所提高，这是因为肝脏、肠道和胰腺的摄取率较低，这使其比 ^{68}Ga-DOTA-TOC PET/CT 在高分化至中分化胃肠胰腺肿瘤的分期有更高的敏感度和诊断准确率。Anderson 等将 ^{111}In-DTPA-OC 与 ^{64}Cu-TETA-OC 进行分子成像研究，通过对比发现 ^{64}Cu-TETA-OC 在血液中清除的速度较快，且该分子成像探针主要通过尿排泄，比 ^{111}In-DTPA-OC 有更高的肿瘤检出率和准确性[120]。Pfeifer 等将 ^{64}Cu-DOTA-TATE 首次应用于人，对 14 例确诊的 NET 患者行 ^{64}Cu-DOTA-TATE 及 ^{111}In-DTPA-OC 对比显像，结果两者分别探测到 219 个及 105 个病灶，且前者图像质量及空间分辨率更高，说明 ^{64}Cu-DOTA-TATE 明显优于 ^{111}In-DTPA-OC[121]。

（十一）IGF1R 分子靶点及其靶向分子成像

IGF 信号通路是一个由 2 个配体（IGF-1 和 IGF-2）、2 个受体（IGF-1R 和 IGF-2R）和 6 个 IGF 结合蛋白（IGFBP1-6）组成的复杂网络。IGF-1R 在肿瘤的形成、发展和转移中发挥着重要作用。临床前研究表明，IGF-1R 在肺癌、乳腺癌、前列腺癌、胶质瘤、胃肠道肿瘤等多种恶性肿瘤中均有高表达。此外，临床研究表明，IGF-1R 具有强大的抗凋亡和转化活性，IGF-1R 活性的增加与肿瘤转移、治疗耐药、预后不良和生存期缩短有关。因此 IGF-1R 成为一种潜在的、有前景的肿瘤诊断和治疗生物标志物。

到目前为止，已有 10 多种 IGF-1R 靶向药物获准进入临床试验。在这些研究中报道了 IGF-1R 靶向药物广泛的临床治疗效果，包括从很小的临床益处或没有临床益处到接近完全有效。例如，在一项对 4 例晚期肺鳞癌患者进行的 I 期临床试验中，IGF-1R 靶向小分子抑制药物（Pmicropodyhyllin，PPP，AXL1717）治疗了 7 个月，没有一例患者出现新的转移[122]。然而，许多研究未能达到预期的结果。使用抗 IGF-1R 单抗的患者中进行的初始Ⅲ期研究的结果令人失望。另一方面，同一肿瘤内或原发灶与转移灶之间可能存在不同的 IGF-1R 表达水平。IGF-1R 的表达可以在整个肿瘤发展过程中改变，也可以在治疗过程中改变。因此，迫切需要研发一种准确的非侵入性方法来检测体内 IGF-1R 的表达，以便筛选对 IGF-IR 靶向治疗有潜在反应的患者，监测治疗过程中 IGF-1R 表达水平的变化，准确地预测临床结果并指导选择适当的临床治疗方法。近年来，分子成像的发展使得细胞、分子和代谢过程的实时在体可视化成为可能。因此，体内 IGF-1R 靶向分子成像可能是一种有价值的无创检测其表达的工具。

1. PET/SPECT 分子成像探针　R1507 是一种完全人源化抗体，最常用于 IGF-1R 靶向分子成像。Heskamp 等用 [111]In 和 [125]I 标记了 R1507 并在荷乳腺癌 SUM149 鼠体模型开展了 SPECT 分子成像，明确了 ^{111}In-R1507 对 IGF-1R 具有较高的特异性[123]。Kam Leung 等成功地合成了一种新的人抗 IGF-1R 单抗 R1507 分子成像探针 [89]Zr-R1507[124]。与 ^{111}In-R1507 SPECT 分子成像相比，[89]Zr-R1507 PET 分子成像获得了与其相似的肿瘤摄取和肿瘤 / 血液比值。

亲和体分子是基于非免疫球蛋白的小分子骨架蛋白（7 kDa），具有高亲和力和高特异性，使其作为分子成像探针具有很大的潜力。Tolmachev 等首次证明了使用新研发的 [111]In-

$DOTAZ_{IGF1R：4551}$ 亲和体分子成像探针在前列腺癌模型中进行 DU145 SPECT 分子成像，利用亲和分子评估体内 IGF-1R 表达的可行性[125]。Mitran 等通过改变 $Z_{IGF1R：4551}$ 亲和体分子的亲和力，研发了一种分子成像探针 $Z_{IGF1R：4551-GGGC}$[126]。体外实验表明，$Z_{IGF1R：4551-GGGC}$ 对高表达 IGF-1R 的前列腺癌（DU145）和乳腺癌（MCF-7）细胞具有高度的特异性和亲和力。值得注意的是，$Z_{IGF1R：4551-GGGC}$ 对 IGF-1R 的特异性和亲和力与其天然配体 IGF-1 相似。

小分子结构的分子成像探针具有高亲和力、高选择性和足够的亲脂性，使其成为最具临床转化潜力分子成像探针。^{18}F-BMS-754807 在 Ⅳ 级人胶质母细胞瘤、乳腺癌和胰腺肿瘤上展示了高 IGF-1R 亲和力，心脏和胰腺对其也有显著摄取，然而在大脑中没有发现放射性活度，这表明它可能是潜在的脑外的肿瘤靶向分子成像探针。Solingapuram 等研发了 IGF-1R 靶向分子成像探针，该探针可以通过 BBB 进入脑内，对颅内高表达 IGF-1R 的肿瘤进行分子成像[127]。

2. 光学分子成像探针　Zhang 等用小分子 QD 标记了 IGF-1R 单抗 AVE-1642，并在人乳腺癌 MCF-7 临床前模型中进行了评估[128]。大多数 QD 在包括肝、脾、淋巴结和骨髓在内的正常器官中检测到，而在表达 IGF-1R 的 MCF-7 乳腺肿瘤中检测不到，说明这种 QDs 在肿瘤区域的聚集是非特异性的。与之相反的是，Alexa 680 标记的 AVE-1642 聚集在肿瘤区域，无明显的非特异性摄取，提示该分子成像探针 AVE-1642-Alexa 680 可能适合于分子成像[129]。在一项检测抗 IGF-1R 抗体（克隆号：24-31）与 $550 \sim 650$nm 荧光团结合的不同皮下和原位胰腺肿瘤的分子成像的研究中也得到了类似的结果。通过在皮下结肠癌、原位结肠癌和结肠癌肝转移模型中进一步分析这种荧光标记的 IGF-1R 抗体，他们证明了这种光学分子成像探针不仅可以识别原位肿瘤区域，还可以识别肿瘤转移[130]。

3. 多模态分子成像探针　Zhou 等研发了 IGF-1R 靶向磁性 IONP，并用其携带了多种抗癌药物[131]。这种 IGF-1R 靶向治疗纳米粒给药系统具有铁核，可用于 MR 分子成像；使用两亲性聚合物涂层，以确保生物相容性及作为靶向分子的重组人 IGF-1 的载药和偶联。化疗药物多柔比星（Doxorubicin，Dox）被包裹在聚合物涂层中和（或）通过与羧基偶联到 IONP 表面。在人胰腺癌患者组织源异种移植模型（patient tissue derived xenograft，PDX）中，IGF-1R 靶向治疗纳米粒具有穿透肿瘤间质屏障和增强肿瘤细胞杀伤的能力。靶向 IGF-1R 的 IONP 携带 Dox 反复全身给药能够克服肿瘤间质屏障，提高治疗效果。且 NIR 和 MR 多模态分子成像使纳米药物输送和治疗反应的非侵入性监测又成为可能。因而，携带多种药物的 IGF-1R 靶向纳米粒子是一种很有前途的联合治疗方法，可用于分子影像引导下的富于间质和耐药肿瘤，如胰腺癌的诊断治疗。

（十二）叶酸受体分子靶点及其靶向分子成像

叶酸受体（folate receptor，FR）是一种糖基磷脂酰肌醇偶联蛋白，由 FR-α、FR-β、FR-γ 和 FR-δ 四种组成。其中 FR-α 和 FR-β 为肌醇磷脂酰聚糖介导的膜蛋白，与叶酸及其衍生物的亲和力较高。FR-α 在多种实体瘤高度表达，如肺癌、乳腺癌、脑瘤、卵巢癌、肾癌、子宫癌中，但在正常组织中表达有限。FR-β 在激活的巨噬细胞中高度表达。

FR 靶向的策略是利用维生素叶酸作为分子"特洛伊木马"，选择性地将分子成像探针输送到表达 FR 的肿瘤细胞内。与其他靶向药物相比，如单抗或多肽，叶酸有几个优点：分子量很小（441Da），适用温度和 PH 范围广，稳定性强，可进行特定部位的化学修饰，价格低廉，无免疫原性，即使在连接到诊断或治疗药物后也能以高亲和力与 FR 结合。由于叶酸靶向分子成像探针可以作为非侵入性诊断工具来评估 FR 阳性肿瘤，多种叶酸标记的分子成像探针已经被研发出来，并早已实现了临床转化应用。

1. PET/SPECT 分子成像探针　最早研发的用于 SPECT 分子成像的 FR 靶向分子成像探针是使用去铁胺螯合 ^{67}Ga 法标的叶酸。^{67}Ga - 去铁胺 - 叶酸对 FR 阳性移植瘤小鼠具有靶向作用。然而，其肝胆排泄导致腹部放射性聚集，不利于诊断[132]。为了设计一种亲水性更强的分子成像探针，Mathias 等研发了一种叶酸与二乙三胺五乙酸酯（diethylenetriamine pentaacetate，DTPA）的络合物[133]。^{111}In-DTPA- 叶酸可通过肾脏清除（约 97%），在腹膜腔的摄取可忽略不计。在令人鼓舞的临床前数据的基础上，^{111}In-DTPA- 叶酸在临床试验中进行了研究，^{111}In-DTPA- 叶酸仅在卵巢癌和子宫内膜癌患者的 FR 阳性恶性肿瘤中特异性积累，而正常组织和器官中的放射性积聚仅在肾脏中观察到，充分验证了 ^{111}In-DTPA- 叶酸的临床应用价值。目前，^{99m}Tc 与短肽（Cys-Asp-Dap-D-Glu-PTe）络合制备的 ^{99m}Tc-EC20 最具临床应用价值。在一项临床试验中，对 155 名患有各种实体肿瘤的患者进行 ^{99m}Tc-EC20 的 SPECT 分子成像，结果显示 68% 的患者肿瘤内有 ^{99m}Tc-EC20 摄取。另外，由于肾近端小管上有 FR 表达，^{99m}Tc-EC20 也显示出了肾脏的摄取，以及泌尿系统代谢的特点[134]。^{99m}Tc-EC20 SPECT 分子成像是一种安全、非侵入性的方法，可以在复发或转移性肿瘤中有效识别 FR，而不需要活检来确定哪些患者可能从 FR 靶向治疗中受益。2021 年 Feng 等研发了叶酸衍生物（CN5FA 和 CNPFA），并对其进行了放射性标记，构建了分子成像探针 ^{99m}Tc-CN5FA 和 ^{99m}Tc-CNPFA，且不需要纯化，亲水性好，体外稳定性好[135]。KB 细胞竞争结合实验表明，^{99m}Tc-CN5FA 和 ^{99m}Tc-CNPFA 对 FR 具有特异性。在荷瘤小鼠体内的生物分布研究表明，^{99m}Tc-CN5FA 和 ^{99m}Tc-CNPFA 具有肿瘤特异性摄取。与 ^{99m}Tc-CN5FA 相比，^{99m}Tc-CNPFA 的肿瘤 / 肌肉比值更高，因此具有更好的 SPECT/CT 分子成像背景。这两种分子成像探针具有作为肿瘤分子成像靶向 FR 的潜力。

在 FR 靶向的 PET 分子成像领域，Mathias 等最早报道了 ^{66}Ga 和 ^{68}Ga 去铁胺叶酸的放射合成制备[136]。^{68}Ga 的半衰期较短（68 min），而 ^{66}Ga 的半衰期虽长（9.5 h），但正电子能量又较高。^{18}F 具有适中的衰变特性，因此 ^{18}F 标记的叶酸分子成像探针是一种很有前途的方法。第一个 ^{18}F 标记叶酸分子成像探针是与 4- 氟苯甲胺作为修复基团的叶酸偶合物，^{18}F-氟苯甲胺 - 叶酸[137]。Chen 等还报道了叶酸 -PEG$_{12}$-NOTA-Al^{18}F 的研发和临床前评价[138]。在体外和体内检测表明，FR 阳性肿瘤中具有高度特异性的 FR 介导的摄取，并减少了在肝脏中的蓄积。因此叶酸 -PEG$_{12}$-NOTA-Al^{18}F 一种具有良好的临床应用潜力的新的叶酸受体靶向 PET 分子成像探针。

2. MR 分子成像探针　Chen 等研究了以 FR 为靶点的树状大分子聚乙二醇 -G3-（Gd-DTPA）11-（叶酸）-5 的 MR 分子成像探针，通过动态增强 MRI 检测 FR 阳性肿瘤的能力，他们对荷瘤小鼠的 KB 和 HT-1080 肿瘤进行动态增强 MRI 扫描，证实了聚乙二醇 -G3-（Gd-DTPA）11-（叶酸）-5 的靶向性[138]。对于 FR 阳性肿瘤的诊断，以 30 min 的洗脱率为 17% 的分界点是一个有用的参数。因此，这种方法可能代表叶酸阳性肿瘤的诊断和未来的个体化药物的研发迈出了一步。

3. 光学分子成像探针　Aimee J.Marko 等介绍了用于肿瘤近红外荧光分子成像的氨基官能化聚丙烯酰胺纳米粒（amino-functionalized polyacrylamide nanoparticles，AFPAA NP）的合成及其叶酸受体靶向性[139]。该纳米分子成像探针在体内叶酸受体阳性的乳腺癌细胞（KB 肿瘤）和 FR 过度表达的肿瘤中显示出显著更高的摄取率。在 FR 阳性 KB 和阴性 HT-1080 肿瘤细胞系中的抑制实验进一步证实了这些纳米颗粒的靶向性。该纳米分子成像探针有以下独特的优势：① 无毒、生物相容和可生物降解的性质；②合成重复性；③ 在血液循环中的长期存在；④ 可为靶向药物的偶联引入所需官能团的能力；⑤它们用于负载大量或多种类型的肿瘤靶向配体的大表面积。基于 PAA 的纳米粒子的多功能性为在纳米粒子表面引入所需的靶向基团提供了机会，用于各种癌症适应证的分子成像和治疗。

4.多模态分子成像探针　磁性荧光纳米颗粒（nanoparticles，NP）在分子成像诊断和治疗方面具有巨大的潜在应用价值。Ma 等研发了一种简单的多元醇法来合成尺寸小（< 20 nm）、高水溶性和良好生物相容性的多功能 $Fe_3O_4@CeF_3$：$Tb@CeF_3$ 纳米粒子[140]。通过与柠檬酸的配体交换反应对纳米粒子进行修饰，得到了羧基功能化的纳米粒子（$Fe_3O_4@CeF_3$：$Tb@CeF_3$-COOH）。然后将叶酸作为亲和配体共价连接到纳米粒子上，得到 $Fe3O_4@CeF_3$：$Tb@CeF3$-FA 纳米粒子。它们可作为多模态分子成像应用于 FR 过表达的 HeLa 细胞的体外靶向荧光和 MR 多模态分子成像之中。放射性核素分子成像和荧光分子成像技术的结合为肿瘤分子成像和手术监测提供了一种新的方法。Kim 等研发可一种双模态分子成像探针 ^{99m}Tc-Folate-Gly-His-Glu-Gly-Glu-Cys-GlyLys（[99m]Tc- 叶酸 -ECG-ROX），可通过 SPECT 分子成像发现肿瘤，并可在实时光学分子成像下，完成肿瘤病灶的手术清除[141]。

综上，鉴于肿瘤关键分子靶点种类繁多，该部分仅仅介绍了与分子影像精准肿瘤诊疗密切相关，且大多数已应用于临床的分子靶点及其靶向分子成像研究现状。一些特殊的分子成像探针在具体肿瘤的诊断、分期、分层，在体分子分型和治疗等临床前研究和临床应用内容，我们将在后面章节进行详细的介绍，不在此处加以赘述。

二、肿瘤精准诊断

肿瘤精准诊断，包括肿瘤早期筛查和敏感监测，是精准医学中最重要的主题之一。肿瘤精准诊断是以对肿瘤发生发展过程中病理生理学机制的深刻了解和认识为前提的，又随着现代医疗技术水平的提高，越来越多类型的肿瘤在早期被得以发现和及时治疗，进而实现治愈，一些肿瘤早期治疗后五年存活率可达到 90% 以上。然而，先发现异常症状进而寻求医疗，仍是目前肿瘤检出的主要形式，严重制约了肿瘤的有效治疗。因此，肿瘤早期筛查和早期发现被世界各国医疗系统视为医疗保健的主要任务。某些肿瘤类型现已有明确的筛查手段，但仍有许多肿瘤缺乏有效筛查技术，如胰腺癌等，很难在其发展的较早阶段被发现，且可能直到病理晚期才能表现出特定的症状。与此同时，现有的筛查技术还面临着极大的挑战，包括有限的敏感度和特异度等。同时，不同病理生理学特性的肿瘤也很难治疗，它们或有很高的增殖和转移潜力，或有极强的耐药性等。这时就需要及时地评估这些肿瘤的恶性生物学行为，进而指导科学诊疗方案的选择和实施。传统成像方式都是根据解剖形态特性来区分肿瘤，试图解释肿瘤的不同特性，然而这些物理特性与正常组织之间可能仅有微妙或模棱两可的解剖形态不同。分子成像凭借其能够可视化分子事件、揭示组织功能和内部分子水平差异的优势，在肿瘤精准诊断中正在发挥着，以及未来都将发挥着重要的作用。

（一）可视化疾病发生、发展机制

疾病的发生、发展由分子水平事件所驱动，而分子影像可对驱动疾病的这些关键分子进行在体可视化，有利于阐释疾病发生、发展机制。如恶性肿瘤十大特征：细胞内能量异常、持续增殖信号、逃避生长抑制、免疫逃逸、无限复制潜能、肿瘤炎症、侵袭和转移、细胞死亡抵抗、基因组不稳定和突变方面，分子成像技术在其中发挥着重要作用。如，除 ^{18}F-FDG 外的 ^{99m}Tc、^{111}In、^{18}F、^{68}Ga 和 ^{64}Cu 等各种放射性核素标记的葡萄糖及其类似物成功地应用于临床前及临床肿瘤葡萄糖代谢相关研究；^{11}C-MET、^{18}F-FMT、^{18}F-FET、^{18}F-FACBC 等被用来实现氨基酸代谢分子成像；^{18}F-FLT 作为胸腺嘧啶类似物能够对肿瘤增殖进行特异性分子成像；^{18}F-FMISO 及 ^{18}F-FAZA 等可在体无创揭示肿瘤内乏氧区域；多种放射性核素、荧光染料、量子点、顺磁性纳米颗粒标记的 Annexin V 已用于凋亡靶向分子成像；在新生血管、炎症、端粒酶等分子成像方面，分子影像技术的应用更加广泛；另外，免疫治疗是目前的研究热点，针对 PD-1/PD-L1 相关途径的分子成像探针被大量的研发并用于解决免疫治疗中面临的诸多关键问题。免疫细胞可以通过用多种颜色的荧光素进行标记，能够在黑色素瘤化疗过程中，实时、动态的监测到其 TME 的改变。CT 分子成像技术能够通过对胶体金标记的 T 细胞进行分子成像，示踪 T 细胞在体内的迁移、分布及动力学，为优化免疫治疗提供了依据。^{99m}Tc 标记的抗 PD-L1 单结构域抗体 NM-01（^{99m}Tc-NM-01）及 ^{89}Zr 标记的 PD-L1 抗体阿特珠单抗（atezolizumab）等已被证实能够实现免疫治疗相关靶点的特异性分子成像，用于肿瘤免疫微环境研究。

（二）肿瘤精确诊断

肿瘤早期精准诊断是改善癌症患者治疗方式、提高总体生存率的关键。分子成像技术能够直接对细胞内标志性的分子或肿瘤细胞特征性分子进行成像，可以在尽可能早的时间点及时且精准识别出肿瘤病灶。当前多种分子成像技术（如 PET、SPECT、MRI、OI 分子成像技术等）已经应用于肿瘤早期精准诊断。如，^{18}F-FDG PET/CT 分子成像在 NSCLC 早期精准诊断、预后评估、放疗方案的制订及治疗反应的评估方面发挥着重要的作用。此外，PET/CT 分子成像在纵隔淋巴结转移及远处转移诊断方面具有较高的敏感度和特异度，可实现非小细胞肺癌的早期精准临床分期。又如 SSTR 在人类许多神经内分泌肿瘤和实体瘤中均有较高水平表达。因此，基于人工合成的生长抑素类似物作为配体而研发分子成像探针，通过 PET/CT 或 SPECT/CT 可以获得高对比度的肿瘤图像，对转移和微小病灶的精准诊断具有良好的敏感度和特异度，进而实现 SSTR 受体分子成像，对肿瘤精准诊断具有重要意义。目前，^{18}F、^{123}I、^{111}In 标记的奥曲肽（$^{18}F/^{123}I/^{111}In$-octreotide）已被用于精准成像和诊断 SSTR 阳性肿瘤。基于自体荧光的光学分子成像技术对胃肠道肿瘤的早期诊断也具有较高的特异度和敏感度。

（三）在体分子分型

随着组学和高通量测序技术的发展，肿瘤分子分型成为肿瘤精准诊断和治疗研究的热点。基于分子表型的疾病新分类体系的发展在精准医学中具有标志性意义，它是对肿瘤等疾病精准实施分子靶向及免疫治疗等方案的前提和关键，且有利于探索全新的治疗策略和新药研发，提高临床治疗疗效。肿瘤通常具有异质的特性，包括个体异质，不同肿瘤患者分子分型不同；空间异质，不同病灶、同一病灶的不同部位分子分型不同；时间异质，疾病不同阶段分子分型动态变化。分子病理和分子检验等检测方法虽具备特有的优势，但同样也存在诸多局限：如分子病理是分子分型的金标准，但存在有创、可重复性差、无法克服空间和时间异质性的问题；分子检验便捷、可重复性好，但缺乏原发灶信息、无法克服肿瘤原发灶和转移灶内的异质性问题，且一些分子分型尚无法利用分子检验方法检测到。而分子成像技术能通过多模态分子成像动态观察肿瘤细胞和间质成分的生物学和功能学信息，有潜力克服肿瘤异质性等因素给其他检测技术带来的局限。

☆ ☆ ☆ ☆

ER 是一种细胞内能与甾体激素雌二醇相结合的受体蛋白，是判断乳腺癌分子分型、分级、预后及指导治疗的重要指标。ER 表达水平随组织学分级升高而降低。ER 阳性表达说明细胞分化程度高，恶性程度低，提示这类患者可能对各种乳腺癌治疗方式有效，尤其是对内分泌治疗敏感度高。所以，检测 ER 分型对指导乳腺癌临床规范化治疗和预后判断具有重要意义。现有数十种核素分子成像探针包括 ^{18}F-FES（雌二醇，FES 能与雌激素受体特异性结合）、^{123}I-IES 和 ^{18}F-β-FMOX（乙炔基雌二醇）等，其中 ^{18}F-FES 或 ^{123}I-IES 分子成像多用于乳腺癌原发灶及转移灶的早期发现、检测乳腺癌 ER 分型和疗效监测，对乳腺癌的精准诊疗特异性优于 ^{18}F-FDG。

EGFR 是肿瘤尤其是非小细胞肺癌分子成像精准诊疗重要靶点之一。EGFR 基因可以发生突变，包括缺失、重排和点突变等，其中大部分（90% 以上）EGFR 突变都是 19 外显子突变（分子靶向药物治疗敏感型分子分型，约占 EGFR 突变的 45%）和 21 外显子点突变（L858R 突变，分子靶向药物治疗敏感型分子分型，约占 EGFR 突变的 40%），另外还有一些比较罕见的突变，如 E18、E20 等。EGFR 突变在临床诊疗中被定义为 EGFR 分子分型，EGFR 基因突变同时可引起其转录后的 EGFR 受体的表达及功能异常，从而决定了 NSCLC 的分子靶向药物治疗。基于放射性核素 ^{18}F、^{11}C 及 ^{124}I 等标记的酪氨酸激酶抑制剂（tyrosine kinase inhibitor，TKI）为主的分子成像探针，如 ^{11}C-erlotinib、^{11}C-PD153035、^{11}C-sorafenib、^{18}F-afatinib、^{18}F-PEG6-IPQA、^{18}F-MPG 以及 ^{124}I-IPQA 等，能够实现精准、动态、实时识别 NSCLC 患者 EGFR 分型，进而指导临床靶向药物治疗的决策，评估肿瘤靶向治疗效果。尽管分子成像技术在肿瘤分子分型中的研究和应用尚处于初始阶段，但其实时、动态、精准、无创评估的优势已日趋显现。

三、肿瘤精准治疗

（一）精准治疗疗效监测及预后判断

肿瘤治疗药物种类繁多，不同个体对每种药物的治疗反应也不尽相同。抗癌药物在杀死癌细胞的同时，不可避免地会损害正常组织。而精准治疗则可以减少副作用，达到最佳的治疗效果，而在治疗过程中及时评估和监测治疗反应则是该种治疗策略有效实施的必要条件和重要保障。影像手段判断治疗是否有效的方法可以追溯到 40 年前，依据 2000 年世界卫生组织（World Health Organization，WHO）对肿瘤治疗评价标准（response evaluation criteria in solid tumors，RECIST）的修订，应用 CT 或 MR 对肿瘤进行线性测量，治疗后最大尺寸降低 30% 为治疗有效。然而，这一标准在评价早期治疗疗效上具有极大的局限性，尤其是在评估近年来广泛应用于临床的分子靶向治疗和免疫治疗疗效方面。而应用分子成像技术能够在分子水平监测引入药物干预后，对肿瘤细胞的增殖、代谢、凋亡、乏氧、转移、分子靶点表达水平及功能上的变化，进而实施精准的评价和预后判断，优化治疗方案、有利于延长肿瘤患者生存期和提高生活质量。分子成像的优势尤其体现在分子病理或分子检验分型失败，临床医师无法准确为患者选择治疗方案时。如无明确病理分型结果的 NSCLC 患者，借助靶向分子成像探针就能够实现 EGFR-TKI 等分子靶向治疗优势人群筛选、精准治疗及分子水平的预后判断。此外，^{11}C-MET、^{11}C-thymidine、^{18}F-FLT 可分别通过示踪细胞内氨基酸转移水平和 DNA 合成，间接反映肿瘤细胞增殖状态，从而可以在分子水平评估治疗的疗效，并指导临床工作及时调整治疗方案，避免患者的过度治疗。尤其是当今，分子靶向药物和单抗类治疗已经成为精准医学的基石，大量新型的药物

☆ ☆ ☆ ☆

被陆续开展临床受试、被各国批准，并在患者身上展示了优越的治疗疗效。如通过分子成像评估 PD-1/PD-L1、CTLA-4 免疫检查点的在体表达情况，可以预判免疫治疗药物的治疗反应。

（二）精准治疗及诊疗一体化

目前，手术是大多数肿瘤首选治疗方案。然而，由于肿瘤浸润程度及边界难以得到精确判断，部分患者在术后会发生肿瘤的复发和转移。近年来，新兴的术中导航技术已引领着精准肿瘤外科的发展。基于分子成像技术的多模态成像可实现对肿瘤组织高分辨成像和术中可视化，并在手术过程中精确评估肿瘤边界。这些分子成像技术包括光学（荧光和拉曼）、声学（光声和射频超声）和核医学等。尤其是光学分子影像技术已经在乳腺癌、肝癌和脑胶质瘤等肿瘤手术中实现临床转化。另外，一些具有治疗作用的纳米分子成像探针可用于诊疗一体化分子成像研究。例如，能够介导肿瘤侵袭和转移的关键分子的 MMP 响应性分子成像探针，可以检测肿瘤组织中 MMP 的表达水平；通过构建纳米金颗粒装载多柔比星和 MMP-2 特异性多肽，可实现肿瘤的精准靶向治疗。具有诊疗一体化功能的纳米分子成像探针，凭借其自身易于修饰和卓越的理化特性，也可作为免疫佐剂、疫苗、免疫治疗药物载体，明显改善了免疫治疗的疗效；为受益患者的筛选、治疗方案优化、疗效监测、预后评估提供了新方法。这类纳米分子成像探针具有精准且智能响应特性，为肿瘤精准治疗及诊疗一体化分子成像探针的研发拓展了重要研究领域。同时，利用一些具有治疗作用的放射性核素标记的靶向亲和组件，还能够研发诊疗一体化分子成像探针。如，^{177}Lu-DOTA-TATE 及 ^{177}Lu-PSMA 等诊疗一体化放射性药物均已经纷纷应用于临床，治疗表达 SSTR 的神经内分泌肿瘤、前列腺癌、乳腺癌及非霍奇金淋巴瘤等。

（三）肿瘤新药研发

随着人们对肿瘤复杂生物学特性的深入了解，新型抗肿瘤药物研发领域得以迅猛发展，且一直是前沿和第一要务。新的抗肿瘤药物既要满足肿瘤诊断、治疗和预防的目的，还要在药动学特性、有效性、效应强度、靶点选择性、给药方式及安全性方面不断取得突破。且这些问题需要在动物模型上先被有效解决，之后药物才有进入临床研究的可能性。然而，抗癌药物研发具有周期长、风险大、成本投入高的特点，只有少数药物最终能进入临床试验，极少数的药物能够被批准用于肿瘤患者的标准治疗。分子影像学能够为新药临床前动物水平研究提供可定量的在体药动学、药效学数据，监测药物治疗效果，加速药物的研发和研究进程。此外，在新药临床受试阶段的评估中，分子成像技术也极为重要。它同样能够在人体上无创、实时、动态地提供这些分子水平可定量信息，有助于我们能够对新药作用导致人体疾病病理生理学复杂进程的影响进行深入了解。目前，分子成像技术的有效性已被现代医学研究所肯定，并随着分子影像技术的发展在新药临床试验评估中变得越发重要。

利用放射性核素（如 ^{18}F、^{11}C 及 ^{15}O 等）标记药物构建分子成像探针，能够在活体内监测到药物的代谢和分布变化，进而为药物的作用部位、个人剂量及可能发生的毒副作用等作出预判；并且可以观察药物之间或者药物与酶、受体及营养物质之间的相互作用。又如，为了研究药物的中枢神经系统（central nervous system，CNS）渗透及药效学效应，示踪葡萄糖代谢的 ^{18}F-FDG 和 ^{18}F 标记用于增殖的 3'- 脱氧 -3'- 氟胸苷（^{18}F-FLT）等常用 PET 分子成像用放射性药物就被用于抗癌药物研发。不同的分子成像模式可用于支持多种药物研发，这些技术包括 SPECT、PET、MRI 和使用荧光或生物发光的光学分子成像等。SPECT 和 PET 是最常用的技术，其中 PET 提供了更好的敏感度和更精确的定量。开发和研制肿瘤新型药物是一项重要而艰巨的任务，当然，分子成像技术在新型药物研发中有优势也存在一些挑战，如分子影像在肿瘤药物研发各时期应用的优势很大程度上依赖于分子成像探针的研发。一种分子成像探针研发虽然耗时且昂贵，但其有利于早期筛选和鉴定候选的抗肿瘤药物，及时终止后续不必要的实验，有效地降低研发成本，缩短研发周期、提高药物的研发效率；另外，分子成像技术的定量化、标准化及多中心评估等很多问题也都有待于突破，这就需要科研机构、制药公司及相关政府机关通力合作。总之，分子成像技术整合入肿瘤药物研发是一项融合了多学科的浩大工程，但我们仍然可以预见，分子成像必将在抗肿瘤新型药物的研发、药动学及疗效监测及临床评估等方面起到重要作用，为药物研发模式带来突破性变革。

（四）分子成像与手术导航精准治疗

准确辨别病灶边界，尤其是在恶性肿瘤手术治疗中病灶边界的辨别，一直是外科医师面临的难题；另一个难题是对于前哨淋巴结和局部转移淋巴结的判断。通常情况下，肿瘤切除术都是凭借外科医生的经验进行，如果在手术过程中能够利用先进技术精准确定肿瘤边界、前哨淋巴结及局部转移淋巴结，进而彻底清除病变，将会极大地改善癌症患者术后生存率。传统导航系统很难解决术中的组织移位问题，单纯利用形态学影像资料在术中也无法进行准确导航。因而，肿瘤术中分子成像技术被研发、应用并发展起来。

在众多的分子成像方式中，虽然穿透深度一直是制约光学分子成像方法广泛应用的最大问题，但随着多种医学新材料的研发，术中光学分子成像已有长足的发展，并且已被批准用于临床。光学分子成像在肿瘤精准治疗中的作用是不可忽视的，术中荧光分子成像就是该领域应用较广泛的分子成像技术，利用灵敏的照相机，检测活体内荧光分子成像探针的荧光发射情况，从而获得组织及病变相关的图像。为了克服活体组织的光子衰减，通常优先选取近红外区的长波发射荧光分子成像探针，包括广泛应用的小分子荧光染料，如 ICG 等。ICG 是美国 FDA 批准用于人类心脏、肝脏功能检测以及眼底荧光造影的一种非特异性近红外荧光染料，目前已被修饰成多种靶向分子成像探针，用于指导消化系统恶性肿瘤、卵巢癌手术切除及乳腺癌的转移淋巴结清除等。研究数据表明，该方法可以帮助外科医师发现更小的肿瘤病灶，其敏感度可达 100%，特异度达 88%，诊断准确率达 96.5%。光学手术导航技术的进步，将成为未来肿瘤精准治疗中一个非常有前景的重要方向。

本章小结

综上，分子影像正在推动着精准医学的发展：①可视化肿瘤增殖、乏氧、代谢及血管新生等恶性生物学行为机制及微环境方面的变化；②定量定性检测可作为特异性诊断及治疗的分子靶点，筛选精准治疗优势人群；③早期精准评估治疗疗效，指导治疗策略的实施和建立；④基于分子影像的疾病精准手术治疗以及诊疗一体化；⑤是在体精准评价药效学和药动学的最佳技术，用于优化剂量方案等。在世界各国分子影像学专家的合作与支持下，分子影像学将与其他学科更广泛而深入的相互促进、交叉和渗透，多个学科的协调发展将逐步推动和实现多学科的精准医疗和临床转化。因此，基于分子影像学的精准医学可视化，必将对精准医学诊疗模式产生革命性的影响，未来成功的精准医学有赖于分子影像。

参 考 文 献

[1] Amirshaghaghi, A., et al. Chlorin e6-Coated Superparamagnetic Iron Oxide Nanoparticle(SPION) Nanoclusters as a Theranostic Agent for Dual-Mode Imaging and Photodynamic Therapy. Sci Rep, 2019, 9(1):2613.

[2] Fang, H., et al. Ultra-sensitive Nanoprobe Modified with Tumor Cell Membrane for UCL/MRI/PET Multimodality Precise Imaging of Triple-Negative Breast Cancer. Nanomicro Lett, 2020, 12(1):62.

[3] Li, D., et al. Visualization of Diagnostic and Therapeutic Targets in Glioma With Molecular Imaging. Front Immunol, 2020, 11:592389.

[4] Ikeda, H., et al. Activatable Fluorescence Imaging of Macrophages in Cerebral Aneurysms Using Iron Oxide Nanoparticles Conjugated With Indocyanine Green. Front Neurosci, 2020, 14:370.

[5] Leung, K. (64)Cu-1, 4, 7, 10-Tetraazacyclododecane-N, N′, N″, N‴-tetraacetic acid-polyethylene-glycol-single-walled nanotube-c(RGDyK), in Molecular Imaging and Contrast Agent Database(MICAD). National Center for Biotechnology Information(US):Bethesda(MD), 2004.

[6] Desmond-Hellmann, S., et al. in Toward Precision Medicine:Building a Knowledge Network for Biomedical Research and a New Taxonomy of Disease. 2011:Washington(DC).

[7] Collins, F. S. and H. Varmus, A new initiative on precision medicine. N Engl J Med, 2015, 372(9):793.

[8] Neophytou C, Boutsikos P, Papageorgis P. Molecular Mechanisms and Emerging Therapeutic Targets of Triple-Negative Breast Cancer Metastasis. Front Oncol, 2018, 8:31.

[9] Zhou, Z. and Z. R. Lu. Molecular imaging of the tumor microenvironment. Adv Drug Deliv Rev, 2017, 113:24.

[10] Furnari F. B., et al. Heterogeneity of epidermal growth factor receptor signalling networks in glioblastoma. Nat Rev Cancer, 2015, 15(5):302.

[11] Gan, H. K., A. N. Cvrljevic, and T. G. Johns. The epidermal growth factor receptor variant Ⅲ (EGFRv Ⅲ):where wild things are altered. Febs J, 2013, 280(21):5350.

[12] Perk, L. R., et al. (89)Zr as a PET surrogate radioisotope for scouting biodistribution of the therapeutic radiometals(90)Y and(177)Lu in tumor-bearing nude mice after coupling to the internalizing antibody cetuximab. J Nucl Med, 2005, 46(11):1898.

[13] Song, I. H., et al. Immuno-PET Imaging and Radioimmunotherapy of 64Cu-/177Lu-Labeled Anti-EGFR Antibody in Esophageal Squamous Cell Carcinoma Model. J Nucl Med, 2016, 57(7):1105.

[14] Chang, Y. J., et al. Biodistribution, pharmacokinetics and radioimmunotherapy of(188)Re-cetuximab in NCI-H292 human lung tumor-bearing nude mice. Invest New Drugs, 2019, 37(5):961.

[15] Nayak, T. K., et al. PET and MRI of metastatic peritoneal and pulmonary colorectal cancer in mice with human epidermal growth factor receptor 1-targeted 89Zr-labeled panitumumab. J Nucl Med, 2012, 53(1):113.

[16] Samen, E., et al. The tyrosine kinase inhibitor PD153035:implication of labeling position on radiometabolites formed in vitro. Nuclear Medicine & Biology, 2006, 33(8):1005.

[17] Johnstrm, P., et al. Synthesis of [methoxy-11C]PD153035, a selective EGF receptor tyrosine kinase inhibitor. Journal of Labelled Compounds, 1998, 41(7):623.

[18] Wang, H., et al. Further characterization of the epidermal growth factor receptor ligand 11C-PD153035. Chinese Medical Journal, 2007, 120(11):960.

[19] Memon, A. A., et al. Positron emission tomography(PET) imaging with [11C]-labeled erlotinib:a micro-PET study on mice with lung tumor xenografts. Cancer Res, 2009, 69(3):873.

[20] Slobbe, P., et al. A comparative PET imaging study with the reversible and irreversible EGFR tyrosine kinase inhibitors [(11)C]erlotinib and [(18)F] afatinib in lung cancer-bearing mice. EJNMMI Res, 2015,

5:14.

[21] Xin, X., et al. Coupling Gd-DTPA with a bispecific, recombinant protein anti-EGFR-iRGD complex improves tumor targeting in MRI. Oncol Rep, 2016, 35(6):3227.

[22] Chen, Y., et al. Ultrasmall Paramagnetic Iron Oxide Nanoprobe Targeting Epidermal Growth Factor Receptor for In Vivo Magnetic Resonance Imaging of Hepatocellular Carcinoma. Bioconjug Chem, 2017, 28(11):2794.

[23] Shevtsov, M. A., et al. Superparamagnetic iron oxide nanoparticles conjugated with epidermal growth factor(SPION-EGF)for targeting brain tumors. Int J Nanomedicine, 2014, 9:273.

[24] Mu, K., et al. Monoclonal antibody-conjugated superparamagnetic iron oxide nanoparticles for imaging of epidermal growth factor receptor-targeted cells and gliomas. Mol Imaging, 2015, 14.

[25] Hadjipanayis, C. G., et al. EGFRvⅢ antibody-conjugated iron oxide nanoparticles for magnetic resonance imaging-guided convection-enhanced delivery and targeted therapy of glioblastoma. Cancer Res, 2010, 70(15):6303.

[26] Ryu, J. H., et al. In vivo fluorescence imaging for cancer diagnosis using receptor-targeted epidermal growth factor-based nanoprobe. Biomaterials, 2013, 34(36):9149.

[27] Kim, M. W., et al. Anti-EGF Receptor Aptamer-Guided Co-Delivery of Anti-Cancer siRNAs and Quantum Dots for Theranostics of Triple-Negative Breast Cancer. Theranostics, 2019, 9(3):837.

[28] Jiao, Y., et al. Conformationally Induced Off-On Cell Membrane Chemosensor Targeting Receptor Protein-Tyrosine Kinases for in Vivo and in Vitro Fluorescence Imaging of Cancers. J Am Chem Soc, 2018, 140(18):5882.

[29] Knowles, J., et al. Epidermal growth factor receptor targeting using cetuximab labeled ultrasound contrast agents — A feasibility study. in IEEE. 2010.

[30] Sano, K., et al. In vivo photoacoustic imaging of cancer using indocyanine green-labeled monoclonal antibody targeting the epidermal growth factor receptor. Biochem Biophys Res Commun, 2015, 464(3):820.

[31] Tai, W., R. Mahato, and K. Cheng. The role of HER2 in cancer therapy and targeted drug delivery. Journal of Controlled Release Official Journal of the Controlled Release Society, 2010, 146(3):264.

[32] Bensch, F., et al. (89)Zr-trastuzumab PET supports clinical decision making in breast cancer patients, when HER2 status cannot be determined by standard work up. Eur J Nucl Med Mol Imaging, 2018, 45(13):2300.

[33] Smith-Jones, P. M., et al. Imaging the pharmacodynamics of HER2 degradation in response to Hsp90 inhibitors. Nat Biotechnol, 2004, 22(6):701.

[34] Lam, K., C. Chan, and R. M. Reilly. Development and preclinical studies of(64)Cu-NOTA-pertuzumab F(ab')(2)for imaging changes in tumor HER2 expression associated with response to trastuzumab by PET/CT. MAbs, 2017, 9(1):154.

[35] Hadis, H., et al. Feasibility of Affibody Molecule-Based PNA-Mediated Radionuclide Pretargeting of Malignant Tumors. Theranostics, 2016, 6(1):93.

[36] Sorensen, J., et al. First-in-human molecular imaging of HER2 expression in breast cancer metastases using the 111In-ABY-025 affibody molecule. J Nucl Med, 2014, 55(5):730.

[37] Kumar, S. R., T. P. Quinn, and S. L. Deutscher, Evaluation of an 111In-radiolabeled peptide as a targeting and imaging agent for ErbB-2 receptor expressing breast carcinomas. Clin Cancer Res, 2007, 13(20):6070.

[38] Sabahnoo, H., et al. New small(99m)Tc-labeled peptides for HER2 receptor imaging. Eur J Med Chem, 2017, 127:1012.

[39] Qiao, J., et al. HER2 targeted molecular MR imaging using a de novo designed protein contrast agent. PLoS One, 2011, 6(3):e18103.

[40] Heo, D., et al. Aptamer-Modified Magnetic Nanosensitizer for In Vivo MR Imaging of HER2-Expressing Cancer. Nanoscale Res Lett, 2018, 13(1):288.

[41] Dong, Q., et al. Her2-Functionalized Gold-Nanoshelled Magnetic Hybrid Nanoparticles:a Theranostic Agent for Dual-Modal Imaging and Photothermal Therapy of Breast Cancer. Nanoscale Res Lett, 2019, 14(1):235.

[42] Na, H. B., et al. Development of a T1Contrast Agent for Magnetic Resonance Imaging Using MnO Nanoparticles. Angewandte Chemie International Edition, 2007, 46(28):5397.

[43] Hilger, I., et al. Near-infrared fluorescence imaging of HER-2 protein over-expression in tumour cells. European Radiology, 2004, 14(6):1124.

[44] Christopher, et al. Gold nanoshell bioconjugates for molecular imaging in living cells. Optics letters, 2005, 30(9):1012.

[45] Zhang, X., et al. Monoclonal-Antibody-Templated Gold Nanoclusters for HER2 Receptors Targeted Fluorescence Imaging. ACS Appl Bio Mater, 2020, 3(10):7061.

[46] Zhang, et al. The in vitro study of Her-2 targeted gold nanoshell liquid fluorocarbon poly lactic-co-glycolic acid ultrasound microcapsule for ultrasound imaging and breast tumor photothermal therapy. Journal of biomaterials science. Polymer edition, 2017.

[47] Wang, Y., et al. In vivo spectroscopic photoacoustic imaging and laser-induced nduced nanoparticle vaporization for anti-HER$_2$ breast cancer. Journal of Biophotonics, 2021, 14(10):e202100099.

[48] Ahn, S. H., et al. Linear Desferrichrome-Linked Silicon-Rhodamine Antibody Conjugate Enables Targeted Multimodal Imaging of HER2 in Vitro and in Vivo. Mol Pharm, 2019, 16(3):1412.

[49] Privat, M., et al. Development of an Easily Bioconjugatable Water-Soluble Single-Photon Emission-Computed Tomography/Optical Imaging Bimodal Imaging Probe Based on the aza-BODIPY Fluorophore. J Med Chem, 2021, 64(15):11063.

[50] Berkel, C. and E. Cacan. Estrogen- and estrogen receptor(ER)-mediated cisplatin chemoresistance in cancer. Life Sci, 2021, 286:120029.

[51] Chhabra, A., et al. 99mTc Tamoxifen for Imaging Estrogen Receptor Expression in Metastatic Breast Cancer Patient. Clin Nucl Med, 2020, 45(3):225.

[52] Muftuler, F., et al. 131I labeling of tamoxifen and biodistribution studies in rats. Applied Radiation & Isotopes, 2008, 66(2):178.

[53] Pais, A. and H. Degani. Estrogen Receptor-Targeted Contrast Agents for Molecular Magnetic Resonance Imaging of Breast Cancer Hormonal Status. Front Oncol, 2016, 6:100.

[54] Chen, Y., et al. Estrogen conjugated fluorescent silica nanoparticles as optical probes for breast cancer cells imaging. Biomicrofluidics, 2019, 13(4):044113.

[55] Meng, Q., et al. Estrogen Receptor β-Targeted Near-Infrared Inherently Fluorescent Probe:A Potent Tool for Estrogen Receptor β Research. ACS Sens, 2022, 7(1):109.

[56] Cheng, X., et al. Synthesis and preliminary evaluation of a PET-FI bimodal imaging agent targeting estrogen receptor. Bioorg Med Chem Lett, 2021, 34:127776.

[57] Perk, L. R., et al. Quantitative PET imaging of Met-expressing human cancer xenografts with 89Zr-labelled monoclonal antibody DN30. European Journal of Nuclear Medicine & Molecular Imaging, 2008, 35(10):1857.

[58] Jagoda, E. M., et al. Immuno-PET of the hepatocyte growth factor receptor Met using the 1-armed antibody onartuzumab. Journal of Nuclear Medicine Official Publication Society of Nuclear Medicine, 2012, 53(10):1592.

[59] Hay, R. V., et al. Radioimmunoscintigraphy of tumors autocrine for human met and hepatocyte growth factor/scatter factor. Molecular Imaging, 2002, 1(1).

[60]　Beatrice S. Knudsen, et al. A novel multipurpose monoclonal antibody for evaluating human c-Met expression in preclinical and clinical settings. Appl Immunohistochem Mol Morphol, 2009, 17(1):57.

[61]　Jiao, Y., et al. Construction of human na?ve fab library and characterization of anti-met fab fragment generated from the library. 2005, 31(1):41.

[62]　K., et al. Anti-MET ImmunoPET for Non-Small Cell Lung Cancer Using Novel Fully Human Antibody Fragments. Molecular Cancer Therapeutics, 2014.

[63]　Han, Z., et al. Development of a SPECT Tracer to Image c-Met Expression in a Xenograft Model of Non-Small Cell Lung Cancer. J Nucl Med, 2018, 59(11):1686.

[64]　Chunying, et al. In Vivo Positron Emission Tomography(PET)Imaging of MesenchymalEpithelial Transition(MET)Receptor. Journal of Medicinal Chemistry, 2010, 53(1):139.

[65]　Anton, G. T., et al. In vivo visualization of MET tumor expression and anticalin biodistribution with the MET-specific anticalin 89Zr-PRS-110 PET tracer. Journal of nuclear medicine:official publication, Society of Nuclear Medicine, 2014.

[66]　Towner, R. A., et al. In vivo detection of c-MET expression in a rat hepatocarcinogenesis model using molecularly targeted magnetic resonance imaging. Molecular Imaging, 2007, 6(1):8.

[67]　Towner, R. A., et al. In vivo detection of c-Met expression in a rat C6 glioma model. Journal of Cellular and Molecular Medicine, 2007.

[68]　Kim, E. M., et al. In vivo imaging of mesenchymal-epithelial transition factor(c-Met)expression using an optical imaging system. Bioconjug Chem, 2009, 20(7):1299.

[69]　Lu, R. M., et al. Single chain anti-c-Met antibody conjugated nanoparticles for in vivo tumor-targeted imaging and drug delivery. Biomaterials, 2011, 32(12):3265.

[70]　Wu, J., et al. Met-Targeted Dual-Modal MRI/NIR II Imaging for Specific Recognition of Head and Neck Squamous Cell Carcinoma. ACS Biomater Sci Eng, 2021, 7(4):1640.

[71]　Yang, J., Y. Jing, and B. Liu. Targeting VEGF/VEGFR to Modulate Antitumor Immunity. Frontiers in Immunology, 2018, 9:978.

[72]　van Es, S. C., et al. (89)Zr-Bevacizumab PET:Potential Early Indicator of Everolimus Efficacy in Patients with Metastatic Renal Cell Carcinoma. J Nucl Med, 2017, 58(6):905.

[73]　Li and S. Imaging gastrointestinal tumours using vascular endothelial growth factor-165(VEGF165) receptor scintigraphy. Annals of Oncology, 2003, 14(8):1274.

[74]　Wang, H., et al. A new PET tracer specific for vascular endothelial growth factor receptor 2. European Journal of Nuclear Medicine and Molecular Imaging, 2007, 34(12):2001.

[75]　Jun, H. Y., et al. Visualization of tumor angiogenesis using MR imaging contrast agent Gd-DTPA-anti-VEGF receptor 2 antibody conjugate in a mouse tumor model. Korean J Radiol, 2010, 11(4):449.

[76]　Hanyu, A., et al. Functional in vivo optical imaging of tumor angiogenesis, growth, and metastasis prevented by administration of anti-human VEGF antibody in xenograft model of human fibrosarcoma HT1080 cells. Cancer Sci, 2009, 100(11):2085.

[77]　Backer, M. V., et al. Surface immobilization of active vascular endothelial growth factor via a cysteine-containing tag. Biomaterials, 2006, 27(31):5452.

[78]　Lin, R., et al. Bevacizumab and near infrared probe conjugated iron oxide nanoparticles for vascular endothelial growth factor targeted MR and optical imaging. Biomater Sci, 2018, 6(6):1517.

[79]　Haubner, R., et al. Noninvasive visualization of the activated alphavbeta3 integrin in cancer patients by positron emission tomography and [18F]Galacto-RGD. PLoS Med, 2005, 2(3):e70.

[80]　Andrei, et al. Glioblastoma Multiforme Recurrence:An Exploratory Study of(18)F FPPRGD2 PET/CT. Radiology, 2016.

[81]　Zheng, S., et al. [(99m)Tc]3PRGD2 for integrin receptor imaging of esophageal cancer:a comparative

study with [(18)F]FDG PET/CT. Ann Nucl Med, 2019, 33(2):135.

[82] Huo, T., et al. Gd-EDDA/HYNIC-RGD as an MR molecular probe imaging integrin alphanubeta3 receptor-expressed tumor-MR molecular imaging of angiogenesis. Eur J Radiol, 2010, 73(2):420.

[83] Chen, L., et al. Improving sensitivity of magnetic resonance imaging by using a dual-targeted magnetic iron oxide nanoprobe. Colloids Surf B Biointerfaces, 2018, 161:339.

[84] Li, K., et al. Manganese-Based Targeted Nanoparticles for Postoperative Gastric Cancer Monitoring via Magnetic Resonance Imaging. Front Oncol, 2020, 10:601538.

[85] Ye, Y. and X. Chen. Integrin targeting for tumor optical imaging. Theranostics, 2011, 1:102.

[86] Mathejczyk, J. E., et al. Spectroscopically well-characterized RGD optical probe as a prerequisite for lifetime-gated tumor imaging. Mol Imaging, 2011, 10(6):469.

[87] Hwang, M. H., et al. Biological production of an integrin alphavbeta3 targeting imaging probe and functional verification. Biomed Res Int, 2015, 2015:681012.

[88] Fan, D., et al. (68)Ga-labeled 3PRGD2 for dual PET and Cerenkov luminescence imaging of orthotopic human glioblastoma. Bioconjug Chem, 2015, 26(6):1054.

[89] Wang, Q., et al. MR/NIRF Dual-Mode Imaging of αvβ3 Integrin-Overexpressing Tumors Using a Lipopeptide-Based Contrast Agent. 2021, 18(12):4543.

[90] Loktev, A., et al. A Tumor-Imaging Method Targeting Cancer-Associated Fibroblasts. J Nucl Med, 2018, 59(9):1423.

[91] Giesel, F. L., et al. (68)Ga-FAPI PET/CT:Biodistribution and Preliminary Dosimetry Estimate of 2 DOTA-Containing FAP-Targeting Agents in Patients with Various Cancers. J Nucl Med, 2019, 60(3):386.

[92] Sounni, N. E. and A. Noel. Targeting the tumor microenvironment for cancer therapy. Clin Chem, 2013, 59(1):85.

[93] Moon, E. S., et al. Targeting fibroblast activation protein(FAP):next generation PET radiotracers using squaramide coupled bifunctional DOTA and DATA(5m)chelators. EJNMMI Radiopharm Chem, 2020, 5(1):19.

[94] Toms, J., et al. Targeting Fibroblast Activation Protein:Radiosynthesis and Preclinical Evaluation of an(18) F-Labeled FAP Inhibitor. J Nucl Med, 2020, 61(12):1806.

[95] Giesel, F. L., et al. FAPI-74 PET/CT Using Either(18)F-AlF or Cold-Kit(68)Ga Labeling:Biodistribution, Radiation Dosimetry, and Tumor Delineation in Lung Cancer Patients. J Nucl Med, 2021, 62(2):201.

[96] Lindner, T., et al. Design and Development of(99m)Tc-Labeled FAPI Tracers for SPECT Imaging and(188) Re Therapy. J Nucl Med, 2020, 61(10):1507.

[97] Ruger, R., et al. In vivo near-infrared fluorescence imaging of FAP-expressing tumors with activatable FAP-targeted, single-chain Fv-immunoliposomes. J Control Release, 2014, 186:1.

[98] Ghosh, A. and W. D. Heston. Tumor target prostate specific membrane antigen(PSMA)and its regulation in prostate cancer. J Cell Biochem, 2004, 91(3):528.

[99] Perera, M., et al. Gallium-68 Prostate-specific Membrane Antigen Positron Emission Tomography in Advanced Prostate Cancer-Updated Diagnostic Utility, Sensitivity, Specificity, and Distribution of Prostate-specific Membrane Antigen-avid Lesions:A Systematic Review and Meta-analysis. Eur Urol, 2020, 77(4):403.

[100] Bander, N. H. Technology insight:monoclonal antibody imaging of prostate cancer. Nat Clin Pract Urol, 2006, 3(4):216.

[101] Nargund, V., et al. Imaging with radiolabelled monoclonal antibody(MUJ591)to prostate-specific membrane antigen in staging of clinically localized prostatic carcinoma:comparison with clinical, surgical and histological staging. BJU Int, 2005, 95(9):1232.

[102] Bander, N. H., et al. Targeting metastatic prostate cancer with radiolabeled monoclonal antibody J591 to

the extracellular domain of prostate specific membrane antigen. J Urol, 2003, 170(5):1717.

[103] Pomper, M. G., et al. 11C-MCG:synthesis, uptake selectivity, and primate PET of a probe for glutamate carboxypeptidase Ⅱ (NAALADase). Mol Imaging, 2002, 1(2):96.

[104] FDA Approves First PSMA-Targeted PET Drug. J Nucl Med, 2021, 62(2):11N.

[105] Salas Fragomeni, R. A., et al. Prostate-Specific Membrane Antigen-Targeted Imaging With [18F]DCFPyL in High-Grade Gliomas. Clin Nucl Med, 2017, 42(10):e433.

[106] Kesler, M., et al. (68)Ga-PSMA is a novel PET-CT tracer for imaging of hepatocellular carcinoma:A prospective pilot study. J Nucl Med, 2019, 60(2):185.

[107] Zhu, Y., et al. In Vivo Molecular MRI Imaging of Prostate Cancer by Targeting PSMA with Polypeptide-Labeled Superparamagnetic Iron Oxide Nanoparticles. Int J Mol Sci, 2015, 16(5):9573.

[108] Abdolahi, M., et al. Synthesis and in vitro evaluation of MR molecular imaging probes using J591 mAb-conjugated SPIONs for specific detection of prostate cancer. Contrast Media Mol Imaging, 2013, 8(2):175.

[109] Tse, B. W., et al. PSMA-targeting iron oxide magnetic nanoparticles enhance MRI of preclinical prostate cancer. Nanomedicine(Lond), 2015, 10(3):375.

[110] Wang, X., et al. Development of targeted near-infrared imaging agents for prostate cancer. Mol Cancer Ther, 2014, 13(11):2595.

[111] Zhang, X., et al. Development of a novel(99m)Tc-labeled small molecular antagonist for CXCR4 positive tumor imaging. J Labelled Comp Radiopharm, 2018, 61(5):438.

[112] Fang, H. Y., et al. CXCR4 Is a Potential Target for Diagnostic PET/CT Imaging in Barrett's Dysplasia and Esophageal Adenocarcinoma. Clin Cancer Res, 2018, 24(5):1048.

[113] Yan, X., et al. Al[18F]NOTA-T140 Peptide for Noninvasive Visualization of CXCR4 Expression. Mol Imaging Biol, 2016, 18(1):135.

[114] Laurens G.L. Sand, et al. Fluorescent CXCR4 targeting peptide as alternative for antibody staining in Ewing sarcoma. BMC Cancer, 2017, 17(1):383.

[115] Meincke, M., et al. Near-infrared molecular imaging of tumors via chemokine receptors CXCR4 and CXCR7. Clin Exp Metastasis, 2011, 28(8):713.

[116] Lin, Y., et al. Combination of PET and CXCR4-Targeted Peptide Molecule Agents for Noninvasive Tumor Monitoring. J Cancer, 2019, 10(15):3420.

[117] Kuil, J., et al. Synthesis and evaluation of a bimodal CXCR4 antagonistic peptide. Bioconjug Chem, 2011, 22(5):859.

[118] Wild, D., et al. First clinical evidence that imaging with somatostatin receptor antagonists is feasible. J Nucl Med, 2011, 52(9):1412.

[119] Fani, M., G. P. Nicolas, and D. Wild. Somatostatin Receptor Antagonists for Imaging and Therapy. J Nucl Med, 2017, 58(Suppl 2):61S.

[120] Anderson, C. J., et al. 64Cu-TETA-octreotide as a PET imaging agent for patients with neuroendocrine tumors. J Nucl Med, 2001, 42(2):213.

[121] Pfeifer, A., et al. Clinical PET of neuroendocrine tumors using 64Cu-DOTATATE:first-in-humans study. J Nucl Med, 2012, 53(8):1207.

[122] Ekman, S., et al. Clinical Phase I study with an Insulin-like Growth Factor-1 receptor inhibitor:experiences in patients with squamous non-small cell lung carcinoma. Acta Oncol, 2011, 50(3):441.

[123] Heskamp, S., et al. ImmunoSPECT and immunoPET of IGF-1R expression with the radiolabeled antibody R1507 in a triple-negative breast cancer model. J Nucl Med, 2010, 51(10):1565.

[124] Leung, K. (89)Zr-N-Succinyldesferal-human anti-insulin-like growth factor 1 receptor monoclonal antibody R1507, in Molecular Imaging and Contrast Agent Database(MICAD). 2004:Bethesda(MD).

[125] Tolmachev, V., et al. Imaging of insulinlike growth factor type 1 receptor in prostate cancer xenografts

using the affibody molecule 111In-DOTA-ZIGF1R:4551. J Nucl Med, 2012, 53(1):90.

[126] Mitran, B., et al. Evaluation of 99mTc-Z IGF1R:4551-GGGC affibody molecule, a new probe for imaging of insulin-like growth factor type 1 receptor expression. Amino Acids, 2015, 47(2):303.

[127] Solingapuram Sai, K. K., et al. Radiosynthesis and evaluation of IGF1R PET ligand [(11)C] GSK1838705A. Bioorg Med Chem Lett, 2017, 27(13):2895.

[128] Zhang, H., et al. Fluorescent tumour imaging of type I IGF receptor in vivo:comparison of antibody-conjugated quantum dots and small-molecule fluorophore. Br J Cancer, 2009, 101(1):71.

[129] Park, J. Y., et al. Targeting the insulin growth factor-1 receptor with fluorescent antibodies enables high resolution imaging of human pancreatic cancer in orthotopic mouse models. Oncotarget, 2016, 7(14):18262.

[130] Park, J. Y., et al. Fluorescent-Antibody Targeting of Insulin-Like Growth Factor-1 Receptor Visualizes Metastatic Human Colon Cancer in Orthotopic Mouse Models. PLoS One, 2016, 11(1):e0146504.

[131] Zhou, H., et al. IGF-1 receptor targeted nanoparticles for image-guided therapy of stroma-rich and drug resistant human cancer. Proc SPIE Int Soc Opt Eng, 2016, 9836.

[132] Mathias, C. J., et al. Receptor-mediated targeting of 67Ga-deferoxamine-folate to folate-receptor-positive human KB tumor xenografts. Nucl Med Biol, 1999, 26(1):23.

[133] Mathias, C. J., et al. Indium-111-DTPA-folate as a potential folate-receptor-targeted radiopharmaceutical. J Nucl Med, 1998, 39(9):1579.

[134] Fisher, R. E., et al. Exploratory study of 99mTc-EC20 imaging for identifying patients with folate receptor-positive solid tumors. J Nucl Med, 2008, 49(6):p. 899.

[135] Feng, J., et al. Preparation and Evaluation of Novel Folate Isonitrile(99m)Tc Complexes as Potential Tumor Imaging Agents to Target Folate Receptors. Molecules, 2021, 26(15).

[136] Mathias, C. J., et al. Preparation of 66Ga- and 68Ga-labeled Ga(III)-deferoxamine-folate as potential folate-receptor-targeted PET radiopharmaceuticals. Nucl Med Biol, 2003, 30(7):725.

[137] Bettio, A., et al. Synthesis and preclinical evaluation of a folic acid derivative labeled with 18F for PET imaging of folate receptor-positive tumors. J Nucl Med, 2006, 47(7):1153.

[138] Chen, Q., et al. Folate-PEG-NOTA-Al(18)F:A New Folate Based Radiotracer for PET Imaging of Folate Receptor-Positive Tumors. Mol Pharm, 2017, 14(12):4353.

[139] Aimee J. Marko, et al. Targeted Nanoparticles for Fluorescence Imaging of Folate Receptor Positive Tumors. Biomolecules, 2020, 10(12).

[140] Ma, Z. Y., et al. Folic acid-targeted magnetic Tb-doped CeF3 fluorescent nanoparticles as bimodal probes for cellular fluorescence and magnetic resonance imaging. Dalton Trans, 2015, 44(37):6304.

[141] Kim, M. H., S. G. Kim, and D. W. Kim. A novel dual-modality imaging agent targeting folate receptor of tumor for molecular imaging and fluorescence-guided surgery. Ann Nucl Med, 2019, 33(8):606.

第二篇

诊　断　篇

第 2 章
分子影像在肿瘤精准诊断中的应用

随着医学科学及肿瘤相关领域学科研究的不断深入，肿瘤精准诊断已步入分子水平时代，即在疾病早期就可通过其关键"分子特征"实现与正常组织及生理进程的鉴别，进而实现恶性疾病精准诊断。这些具有"分子特征"的基因和蛋白质等分子靶点，参与肿瘤增殖、转移和侵袭等恶性生物学行为，决定了恶性肿瘤的多种生物学特性。因此，精准诊断的重要前提就是精准识别这些分子靶点。相对于传统分子病理学以及血清学检查，分子成像可以在体状态下，非侵入性的实时、直观、准确地提供肿瘤位置、形态信息，更重要的是可视化分子水平肿瘤异质信息，尤其是在肿瘤早期精准诊断方面具有重要应用价值。另外，不仅肿瘤细胞及其相关分子靶点被认为是肿瘤恶性生物学行为的代表"分子特征"，肿瘤微环境（如免疫细胞和基质细胞等及其表达的分子靶点和调节因子）在肿瘤进展和诊疗方面也扮演着重要角色，也有助于实现肿瘤的精准诊断。本章将详细介绍分子成像在肿瘤精准诊断方面的应用价值，其中包括肿瘤细胞靶向及肿瘤间质靶向分子成像等相关内容，尤其侧重对已临床转化应用或具有重要临床转化前景分子成像技术及其应用进展的阐述，还特别增加了癌症相关成纤维细胞及其分子靶点（如成纤维激活蛋白）的靶向分子成像等前沿内容，以期为从事临床肿瘤诊疗医师们提供最新的精准诊断思路与技术方法。

第一节 神经系统肿瘤的分子成像精准诊断

葡萄糖是大脑的主要能量供应底物，提供其所需 95% 的三磷酸腺苷（adenosine triphosphate，ATP），并且与神经元活动紧密相关。葡萄糖类似物 2- 氟 -2- 脱氧 -D- 葡萄糖（^{18}F-flurodeoxyglucose，^{18}F-FDG）是临床最常用的放射性分子成像探针，^{18}F-FDG 通过葡萄糖细胞膜转运蛋白在血脑屏障（blood brain barrier，BBB）中主动转运，在葡萄糖代谢过程中被磷酸化并滞留在细胞内，其摄取与细胞葡萄糖代谢率成正比。大脑生理性高葡萄糖代谢就与脑部 ^{18}F-FDG 的高摄取相关，尤其是在大脑灰质、基底节和丘脑等灰质含量较高的区域。^{18}F-FDG 也是应用于脑肿瘤 PET 成像的首个放射性分子成像探针（放射性药物），原发性脑肿瘤中 ^{18}F-FDG 的高摄取常提示恶性程度较高的侵袭性病灶，患者生存率较低，而 ^{18}F-FDG 较低摄取通常代表恶性程度较低的肿瘤。然而，脑灰质 ^{18}F-FDG 背景摄取也相对较高，这给 ^{18}F-FDG PET 的脑部肿瘤精准诊断带来了难度。此外，肿瘤组织中大量炎性细胞浸润或使用影响葡萄糖代谢的药物治疗（如皮质类固醇激素治疗），均可影响病灶部位 ^{18}F-FDG 放射性摄取。因此，鉴于 ^{18}F-FDG PET 在评估脑肿瘤方面的诊断局限性，研究者们又纷纷研发出了多种特异性更高、灵敏度更好的分子成像探针，为脑部肿瘤精准诊断提供前沿的技术手段。

一、胶质细胞瘤

目前，脑胶质瘤患者生存率依旧不理想，其主要治疗方法包括手术切除、放疗或化疗。早期精准诊断对于脑胶质瘤患者早期治疗及预后至关重要。常规的解剖成像，如磁共振或电子计算机断层扫描（computed tomography，CT）成像，对于评估脑胶质瘤生物学和代谢相关信息时，其价值相对有限。肿瘤分子成像可在分子水平提供恶性肿瘤关键生物学信息，包括肿瘤细胞葡萄糖代谢、氨基酸转运、蛋白质表达、细胞增殖、膜生物合成和局部缺血相关途径等。

（一）氨基酸代谢 PET 成像

必需氨基酸在脑肿瘤分子成像中具有重要意义，在许多生理代谢过程中，氨基酸参与有丝分裂、细胞代谢和神经递质的合成。人体无法合成必需氨基酸，需通过外源性途径获取，如饮食。而肿瘤组织持续的恶性发展需要大量必需氨基酸参与，导致氨基酸的运输和利用率显著增加。因此，标记氨基酸和氨基酸类似物的放射性分子成像探针在肿瘤分子成像应用中发挥着重要作用。

在氨基酸代谢 PET 成像中，[11C]- 甲基 -L- 甲硫氨酸（^{11}C-MET）、3，4- 二羟基 -6-[^{18}F]- 氟 -L- 苯丙氨酸（^{18}F-FDOPA）和 O-（2-[^{18}F]- 氟乙基）-L- 酪氨酸（^{18}F-FET）在肿瘤组织中的摄取相对较高，而在正常脑组织中的摄取较低，常用于脑胶质瘤或脑转移瘤精准分子成像[1]。在脑肿瘤组织中 ^{11}C-MET、^{18}F-FET 和 ^{18}F-FDOPA 的高摄取与 L 型氨基酸转运蛋白（L type amino acid transporter，LAT，LA 亚型和 LAT2 亚型）有关，而肿瘤组织中该转运蛋白表达明显上调，以上放射性分子成像探针中研究最多的是 ^{11}C-MET，它是正电子核素碳 -11（^{11}C）标记的蛋氨酸（甲硫氨酸）。^{11}C-MET PET 可有效评估神经胶质瘤恶性程度，鉴别良、恶性病灶，据报道其敏感度为 76% ～ 100%，特异度为 75% ～ 100%[2]。多项研究表明，与相同等级的星形细胞瘤相比，少突胶质瘤氨基酸代谢 PET 成像显示出更高的放射性摄取。由于 ^{11}C 半衰期短（20 min），需成像场地配备回旋加速器，因此限制了其临床广泛应用。相较而言，^{18}F-FDOPA 使用氟 -18（^{18}F），半衰期相对较长（约为 110 min），可以在场地生产后，再运输至一定距离内的地点使用。L-3，4- 二羟基苯丙氨酸（L-DOPA）是多巴胺、去甲肾上腺素和肾上腺素等神经递质的重要前体，^{18}F-FDOPA 最初被用于测量基底神经节中的多巴胺合成。研究表明，在评估复发性低级别和高级别神经胶质瘤中，^{18}F-FDOPA 的诊断准确性优于 ^{18}F-FDG[3]，并且与 ^{11}C-MET 具有相似的诊断准确率，但其在基底神经节中的生理性高摄取使其应用受到一定限制[4]。^{18}F-FET 氨基酸分子成像探针在日本和欧洲应用更为广泛。^{18}F-FET 是一种酪氨酸类似物，通过 L 型氨基酸转运蛋白被肿瘤细胞所摄取。它与 ^{11}C-MET 摄取及放射性分布相似，但 ^{18}F-FET 与其他氨基酸放射性分子成像探针（如 ^{11}C-MET 和 ^{18}F-FDOPA）不同的是它不参与体内蛋白质合成或代谢，具有良好的稳定性，这些优势更有利于其应用于脑部肿瘤成像。研究表明，动态 ^{18}F-FET 成像可对肿瘤特异性活性区域进行揭示，有助于胶质瘤精准诊断，并且可以更好地区分肿瘤放射治疗后的复发与坏死[5]（图 2-1）。

其他氨基酸放射性分子成像探针还包括 α-[^{11}C]- 甲基 -L- 色氨酸（^{11}C-AMT）和 [^{18}F]- 氟西洛汀（^{18}F-FACBC），它们是由 L- 亮氨酸合成的非天然氨基酸类似物，最初应用于 PCa 疑似复发病例的诊断中。研究结果表明，^{11}C-AMT PET 分子成像可以检测到脑组织中胶质瘤的早期浸润，与对比增强磁共振成像（magnetic resonance imaging，MRI）相比具有显著优势。此外，^{18}F-FACBC 可发现增强 MRI 无法检测到的脑胶质瘤扩散病灶，可实现疾病早期精准检测。然而，这些药物的生物学特性及可靠性仍需要深入研究和更大的患者样本量来进一步验证。

（二）核苷酸代谢 PET 成像

[^{18}F]- 氟胸腺嘧啶（^{18}F-FLT）是胸腺嘧啶类似物，在细胞质中与 DNA 合成期表达相关的胸苷激酶 1（thymidine kinase 1，TK1）发生反应生成 [^{18}F]-FLT- 磷酸盐。[^{18}F]-FLT- 磷酸盐不参与 DNA 的进一步合成，会滞留于细胞内。肿瘤组织 DNA 合成剧增，而炎症细胞和其他良性病变多为成熟细胞，DNA 合成活性较低。因此，可通过 ^{18}F-FLT 分子成像揭示肿瘤细胞中 TK1 的活性，并进一步评估肿瘤细胞分裂增殖能力。研究发现在神经胶质瘤合并无菌性炎症的裸鼠模型中，胶质瘤和炎症病灶中均有 ^{18}F-FDG 的摄取，而 ^{18}F-FLT 仅在肿瘤病灶中有摄取。虽然 ^{18}F-FLT PET 分子成像能够为临床脑胶质瘤患者提供肿瘤增殖能力方面的分子影像学信息，但该方法也同时会受肿瘤增殖细胞数量、病灶的大小以及 ^{18}F-FLT 亲和力（^{18}F-FLT 对 TK-1 的亲和力低于正常胸腺嘧啶）等多方面因素影响。

（三）整合素受体靶向 PET 分子成像

整合素（integrin）又称整联蛋白，整联蛋白属整合蛋白家族，是一类普遍存在于脊椎动物细胞表面并介导细胞和细胞之间以及细胞和细胞外基质之间的相互识别和黏附的异亲型分子，具有联系细胞外部与细胞内部结构的作用。整合素在肿瘤生物学行为中扮演着重要的角色。在该受体的众多亚型中，整合素 $\alpha_v\beta_3$ 已被证明与肿瘤血管生成和转移密切相关，并且在乳腺癌的内皮细胞和肿瘤细胞中均过表达。RGD 肽是含有精氨酸 - 甘氨酸 - 门冬氨酸（Arg-Gly-Asp）序列的一类短肽，具有能够与细胞表面整合素特异性结合的分子特点。研究报道，整合素 $\alpha_v\beta_3$ 在恶性肿瘤发生、发展及新生血管生成中起重要作用，并且在胶质瘤、肺癌、乳腺癌和骨肉瘤等多种恶性肿瘤细胞表面和新生血管中高表达[7]。放射性核素 ^{18}F 标记 RGD 多肽，可在体、无创、动态及定量揭示肿瘤组织中整合素 $\alpha_v\beta_3$ 受体的表达情况，可反映新生血管生成及肿瘤的增长、侵袭状态等，在肿瘤的精准诊断及指导治疗决策方面具有重要价值。放射性核素 ^{18}F 标记的环状 RGD 肽 c（RGDyK）（^{18}F-FB-RGD）在皮下和原位脑胶质瘤模型中的成像结果表明，^{18}F-FB- RGD 可精准评估肿瘤组织中的整合素表达水平，但还需要解决其在肿瘤组织中的清除率高、大部分药物经肝胆排泄等问题[8]。

（四）EGFR 靶向 PET 分子成像

表皮生长因子受体（epidermal growth factor receptor，EGFR）的过表达和其下游信号转导通路（例如，RAS-RAF-MAPK）的活化，在恶性胶质瘤的发生、发展中具有重要作用。研究报道，恶性程度最高的胶质母细胞瘤中约有 97% 出现 EGFR 过表达，而在其他亚型和低级别胶质瘤中 EGFR 表达无显著变化。PD153035（喹唑啉衍生物之一）是一种特异性较高的 EGFR 胞内区 ATP 竞争性酪氨酸激酶抑制剂（tyrosine kinase inhibitors，TKI）。^{11}C 标记的 PD153035（^{11}C-PD153035）分子成像探针不仅有较高的放射性特异性和化学纯度，而且具有较高的生物稳定性和较低的基础代谢率，在胶质瘤患者中 EGFR 表达水平的检测以及适合 EGFR 靶向药物治疗人群筛选中具有重要价值[9]。

（五）CXCR4 靶向 PET 分子成像

CXCR4 是趋化因子（chemokines）CXCL12 的特异性受体，在介导免疫及炎症反应、调控造血、诱导血管生成，尤其是在肿瘤定向迁移、侵袭、转移等多种生理和病理过程中发挥着重要作用[10]。CXCR4 靶向分子成像可实时、动态揭示疾病 CXCR4 分子靶点表达情况，从而指导患者个体化精准诊疗，改善患者预后[11]。

AMD3465 是第二代 CXCR4 高效小分子抑制剂，其亲和力（41.7nM ± 1.2nM）高于第一代抑制剂 AMD3100（约 651nM ± 37nM），且尺寸比 AMD3100 小。De Silva 等构建了 ^{64}Cu-AMD3465 PET 分子成像探针，并在 U87 和 U87-stb-CXCR4（稳定高表达 CXCR4）胶质母细胞瘤和结肠癌异种移植瘤模型上验证了 ^{64}Cu-AMD3465 PET 分子成像探针的靶向能力。结果显示，^{64}Cu-AMD3465 能够在 U87-stb-CXCR4 肿瘤组织中特异性富集，表现出了优异的分子成像能力[12]。此外，AMD3465 的吡啶部分便于结构修饰，便于其他放射性核素的标记，如 ^{18}F，^{99m}Tc 等[13]。该项研究为靶向 CXCR4 分子成像探针的研发奠定了重要的研究基础。

^{68}Ga-pentixafor（pentixafor 为 CXCR4 抑制剂）是一种新型靶向 CXCR4 的 PET 分子成像探针，由 Wester 等首次应用于非霍奇金淋巴瘤和多发性骨髓瘤患者[14]。而今，^{68}Ga-pentixafor PET 分子成像应用与研究更为广泛，尤其在多种实体肿瘤 CXCR4 表达水平精准检测方面具有独到的优势。Lapa 等入选 15 例临床怀疑为原发性或复发性胶质母细胞瘤患者（13 例为原发性，2 例为复发性肿瘤）进行了 ^{68}Ga-pentixafor PET 分子成像，其中 11 例患者亦接受了 ^{18}F-FET PET 分子成像以便于更好的对比分析 ^{68}Ga-pentixafor 分子成像探针的靶向性及特异性。^{68}Ga-pentixafor PET 分子成像结果表明，15 例患者中有 13 例患者 CXCR4 阳性表达，肿瘤区域平均标准摄取值（mean standard uptake value，SUV_{mean}）为 3.0 ± 1.5，最大标准摄取值（max standard uptake value，SUV_{max}）为 3.9 ± 2.0；相应的肿瘤病灶 ^{18}F-FET PET 分子成像结果显示 SUV_{mean} 为 4.4 ± 2.0，SUV_{max} 为 5.3 ± 2.3；但 ^{68}Ga-pentixafor 的肿瘤与背景比值（tumor-to-background ratios，ATBR）的 SUV_{mean} 和 SUV_{max} 高于 ^{18}F-FET 分子成像探针。组织学研究证实了 CXCR4 在高 ^{68}Ga-pentixafor 摄取的肿瘤组织内高表达；未显著摄取 ^{68}Ga-Pentixafor 的肿瘤组织中 CXCR4 无或低表达。这项研究表明，^{68}Ga-pentixafor 具有较高的特异度和灵敏度，具有广泛的应用前景，目前 ^{68}Ga-pentixafor 分子成像探针处于临床 Ⅱ 期试验阶段，有望实现临床肿瘤患者的 CXCR4 表达水平的无创、精准、实时、动态监测，为放射性核素精准治疗提供可靠治疗依据[15]。

二、脑膜瘤

放射性核素标记的生长抑素受体（somatostatin receptor，SSTR）配体可用于脑膜瘤 PET 分子成像，尤其是对于 CT 或 MR 成像特征不典型和（或）骨组织浸润和（或）颅底脑膜瘤患者，脑膜瘤 SSTR 靶向分子成像具有重要意义。脑膜瘤 PET 分子成像中最常用的镓 -68（^{68}Ga）标记的 SSTR 配体分子成像探针包括 ^{68}Ga-DOTATOC、^{68}Ga-DOTATATE 和 ^{68}Ga-DOTANOC。一项裸鼠脑膜瘤细胞（CH-157MN）皮下移植瘤模型中的研究表明，^{68}Ga-DOTATATE 分子成像探针在肿瘤中的摄取值最高，其成像效果最好[16]。该分子成像探针在临床脑膜瘤患者诊断中的相关研究表明，与对比增强 MRI 相比，^{68}Ga-DOTATATE 分子成像探针灵敏度更高（171/190，92%）[17]。研究数据还表明，^{68}Ga-DOTATATE PET 分子成像探针能够精确地显示肿瘤大小及边缘，尤其是在 MR 成像对比度受限的肿瘤中，例如生长在颅底、大脑镰、眼眶、矢状沟和海绵窦的脑膜瘤或伴有骨浸润的脑膜瘤[18]。与 MRI 相比，^{68}Ga-DOTATATE PET 分子成像对脑膜瘤骨累及程度的检测灵敏度更高（98.5% vs.53.7%），但其特异性略低于 MRI（86.7% vs.93.3%）[19]。尽管 ^{68}Ga-DOTATATE PET 分

☆☆☆☆☆

子成像在脑膜瘤早期精准诊断中显示出独特的优势，但其进一步应用需要更多前瞻性研究来证实。

三、脑转移瘤

脑转移瘤的早期发现有助于伽玛刀、外科手术等治疗手段的及时实施，对提高患者生存率具有重要意义。迄今为止，脑转移瘤诊断主要依赖 CT 增强扫描或 Gd-DTPA 增强MRI。上述两种方法成像原理都基于中枢神经系统 BBB 的破坏。然而，这种 BBB 的破坏并能被 CT 或 MR 增强检查揭示时，脑转移瘤往往已进展至晚期阶段，且 CT 和 MRI 成像只能检测到较大转移灶，较小的转移灶常因为影像特征不典型而被漏诊。分子成像技术为脑转移瘤早期发现、早期精准诊断及评估预后等方面提供了全新的技术手段。

（一）核苷酸代谢 PET 成像

正电子发射型计算机断层分子成像（positron emission computed tomography，PET）成像的空间分辨率有限，脑灰质对 ^{18}F-FDG 摄取相对较高，如再加之病变部位对 ^{18}F-FDG摄取又较差，常会导致 ^{18}F-FDG PET 在脑部转移瘤检测灵敏度较低。目前，只有少数高代谢特性疾病如黑色素瘤的脑转移，^{18}F-FDG PET 成像检测率较高。近年来，研究者们利用 ^{18}F-FLT PET 分子成像开展脑转移瘤的检测及诊断，结果表明，^{18}F-FLT 分子成像探针在脑转移瘤检测方面优于 ^{18}F-FDG PET 分子成像探针，且 ^{18}F-FLT PET 分子成像可通过定量分析胸腺嘧啶进而评估肿瘤细胞增殖能力，在脑转移瘤早期精准诊断应用中具有巨大价值 [20]。

（二）活化内皮细胞靶向 MR 分子成像

内皮细胞的激活是早期脑转移瘤的关键分子事件，评估内皮细胞的活化程度，有利于早期发现脑转移瘤。与此同时，越来越多的研究还表明，监测活化内皮细胞在原发脑肿瘤的诊断、治疗反应预测和预后评估中也具有重要价值 [21]。常规影像技术难以精准检测脑胶质瘤的复发和初始治疗后的残留癌组织。高级别神经胶质瘤（尤其是胶质母细胞瘤）内皮细胞的过度增殖与内皮细胞功能障碍及血管细胞黏附分子 1（vascular cell adhesion molecule-1，VCAM-1）的过表达相关。因此，内皮细胞活化分子成像除了转移瘤，还可用于不同级别胶质瘤以及残留肿瘤组织中内皮细胞活化水平的检测。

研究者们设计构建了氧化铁微粒（micro-sized particles of iron oxide，MPIO）标记的靶向 VCAM-1 分子成像探针 MPIO-αVCAM-1，并在脑转移瘤小鼠模型上开展 MR 分子成像研究 [22]。结果表明，MPIO-αVCAM-1 可以检测出 10^3 个细胞组成的肿瘤细胞簇，低于Gd-DTPA 增强 MRI 检测细胞数的 4 个数量级，可实现脑转移瘤的超早期检测，有助于肿瘤早期干预治疗（例如，全脑照射、伽玛刀放射外科手术、化学疗法或微创手术）。需要注意的是，研究还发现 MPIO-αVCAM-1 分子成像探针中的 MPIO 在体及离体可与经放射线照射后的内皮细胞相结合 [23]，因此，肿瘤内皮细胞活化分子成像适合在肿瘤放射治疗之前进行，否则可能会导致假阳性结果。当然，目前该研究仍处于基础研究层面，其更大的临床应用价值还需要更深入的研究去证实和探讨。

四、复发性脑肿瘤

（一）复发性脑肿瘤 PET 成像

研究数据表明，^{18}F-FDG PET 成像在区分放射治疗引起的损伤性变化与复发脑肿瘤方面，灵敏度为 40% ～ 95%，特异度为 50% ～ 100%[24]，诊断差异较大。^{18}F-FDOPA 和

¹¹C-MET PET 成像在区分放射治疗引起的变化与脑肿瘤复发方面更具优势，其高敏感度和特异度可达到 80%[25]。另一项研究表明，¹⁸F-FDOPA 分子成像易于区分放射线诱发的损伤和脑肿瘤复发，其准确性优于 MRI 灌注成像（91% vs.76%）[26]。静态和动态 ¹⁸F-FET PET 分子成像也显示出更高的诊断优势，具有 80% ～ 90% 的敏感度和特异度[5]（图 2-2）。

（二）复发性脑肿瘤 SPECT 成像

铊 -201（²⁰¹Tl）单光子发射计算机断层成像术（single-photon emission computed tomography，SPECT）脑灌注成像有助于精准区分肿瘤复发病灶和大剂量放射治疗导致的放射性坏死。六甲基丙二胺肟（hexamethyl propyleneamine oxime，HMPAO）在脑组织中的分布与局部脑组织血流量成正比，^{99m}Tc-HMPAO SPECT 成像可获得三维脑血流分布图像。坏死组织、复发性肿瘤组织或两者兼有的组织，在 ^{99m}Tc- 六甲基 - 丙胺肟（^{99m}Tc-HMPAO）成像上通常显示为局灶性缺损，而 ²⁰¹Tl 可被肿瘤活细胞所摄取，不会被失活或坏死组织摄取，其放射性活性是肿瘤细胞存活的标志。²⁰¹Tl 活性可以分为低（小于头皮活性）、中等（等于或高达头皮活性的 2 倍）或高（大于头皮活性的 2 倍）活性。在 ^{99m}Tc-HMPAO 缺损区域中，²⁰¹Tl 活性水平升高表明肿瘤复发，而低水平活性则与放射坏死相关[28]。

综上，脑肿瘤是危害人类健康的重大疾病，由于生长部位的特殊性，其死亡率及致残率非常高，因此早期精准诊断对指导治疗和判断预后十分重要。分子成像在脑部肿瘤精准诊断方面具有重要价值。

第二节　头颈部肿瘤的分子成像精准诊断

一、鼻咽癌

鼻咽癌（nasopharyngeal carcinoma，NPC）是头颈部常见的恶性肿瘤，具有明显的区域和种族分布特性，华南和东南亚地区是 NPC 的主要流行地区。虽然放射治疗可以极大程度提高 NPC 的缓解率（5 年生存率总体平均水平为 70% 以上），然而，NPC 放射治疗后的残留组织，是局部复发或转移的主要原因，严重影响 NPC 患者预后及生存期。因此，早期精准识别 NPC、指导患者放疗以及判断术后残留和复发都非常重要。尤其是，NPC 放射治疗后产生的形态学变化，如水肿、发炎、纤维化和瘢痕等，常使 CT 和 MRI 对 NPC 残留组织的判断变得不敏感，这些时候就需要更有效的影像技术实施精准诊断。NPC 的葡萄糖代谢非常活跃，大多数 NPC 病变 ¹⁸F-FDG 摄取能力显著，PET/CT 易于观察到，其对 NPC 检测的敏感度和特异度均较高。当然，¹⁸F-FDG 摄取也与 NPC 肿瘤大小和病理亚型相关，不同病理亚型肿瘤之间的 ¹⁸F-FDG 摄取值也显著不同，据报道未分化 NPC 比低分化鳞状细胞癌 ¹⁸F-FDG 摄取更多。与鼻咽炎相比，NPC 的 ¹⁸F-FDG 摄取更高，有助于区分鼻咽炎与 NPC。为了进一步提高 NPC 早期精准诊断效率，研究者们纷纷探索并研发了一些其他分子成像技术。

应用最广泛的就是 NPC 新型 EBV LMP-2- 亲和体和亲和体毒素荧光分子成像。EB 病毒（Epstein-Barr virus，EBV）感染与人类几种恶性肿瘤密切相关，包括地方性伯基特淋巴瘤（Burkitt's lymphoma，BL）、霍奇金淋巴瘤（Hodgkin's lymphoma，HL）和 NPC。EBV 的溶酶体相关膜蛋白 2（lysosomal integral membrane protein type 2，LMP-2）在 EBV 相关肿瘤的发病机制中起着关键作用。因此，LMP-2 是 EBV LMP-2⁺ 恶性肿瘤的诊断和靶向治疗的潜在分子靶点。最新的一项研究显示，通过噬菌体筛选发现，LMP-2 肽库有四种 EBV LMP-2 结合亲和体（ZEBV LMP-212、ZEBV LMP-2132、ZEBV LMP-2137 和 ZEBV LMP-2142），可作为潜在分子靶点实现 EBV 移植瘤精准分子成像。该研究利用近红外光（near-infrared，NIR）分子成像技术在 EBV 移植瘤小鼠模型中评估了 EBV LMP-2 特异性亲和体的动态分布和肿瘤靶向能力。由于 ZEBV LMP-2 亲和体对 EBV LMP-2 具有高亲和力，在静脉注射 24h 后 EBV LMP-2$^+$ 移植瘤中观察到其显著聚集。该研究表明，EBV LMP-2-特异性亲和体分子和亲和体毒素有助于 LMP-2$^+$ 恶性肿瘤的精准分子成像。

此外，其他分子成像技术也被积极研究，助力鼻咽癌精准诊断医学的发展。2021 年最新的研究报道，利用 NPC 高转移细胞株（s18 tet-off advanced）制备稳定共表达萤火虫荧光素酶基因与磁共振成像报告基因的细胞模型，建立生物荧光与磁共振多模态成像的动物模型，利用生物荧光成像高灵敏度的特性，借助不同模式影像技术的融合，即磁共振成像提供 NPC 放疗靶区的精细解剖结构与精确空间定位，生物荧光成像技术提供高灵敏度的鼻咽黏膜的微观结构分子成像信息，从而揭示 NPC 细胞与分子活动过程的在体三维多模态分子成像，为 NPC 早期精准诊断提供了一种新的成像技术和方法。

二、头颈部鳞状细胞癌

头颈部鳞状细胞癌（head and neck squamous cell carcinoma，HNSCC）占所有的头颈部恶性肿瘤的 90% 以上，早期 HNSCC 通过手术和（或）放疗可以取得很好的疗效。但有超过 50% 的患者处于Ⅲ期及以上（局部晚期或转移），疾病恶化进展和复发的可能性较大。转移性 HNSCC 的相对 5 年生存率 < 38%；而临床分期处于Ⅳ期的 HNSCC，5 年生存率仅有 4%。目前病因学研究表明吸烟及嗜酒是头颈部鳞癌的常见的危险因素。

对于 HNSCC 患者，^{18}F-FDG PET/CT 成像主要应用于来源不明的肿瘤和颈部淋巴结转移的诊断，以及肿瘤放射、化学治疗的评价和复发肿瘤的监测等方面。对于隐匿性颈部淋巴结转移以及对耐药型 HNSCC 的检测方面 ^{18}F-FDG PET 成像并不具备优势。研究显示，EGFR 的高表达与肿瘤高侵袭性、高淋巴结转移性和高复发率等密切相关。目前，针对该分子靶点有两类药物已应用于临床，一类为大分子的抗体，另一类为小分子的 TKI。西妥昔单抗（cetuximab）是人鼠嵌合型 IgG1 免疫球蛋白，作用机制为阻断 EGFR，致其发生内陷，从而丧失激活下游一系列通路的能力，从而达到治疗的目的。

尽管靶向 EGFR 的抗体，如 cetuximab，显著改善了很多 HNSCC 患者的治疗效果，但仍存在着耐药问题。为了更好地筛选 cetuximab 治疗获益人群，Benedetto 等使用锆 -89（^{89}Zr）标记了偶联 p-NCS-Bz-DFO（p-SCN-Bn-Deferoxamine）的 cetuximab，构建了一种 ^{89}Zr-DFO-cetuximab 分子成像探针，并评估了 ^{89}Zr-DFO-Cetuximab 分别在 cetuximab 耐药 FaDu 细胞（人咽鳞癌细胞）和 cetuximab 敏感 FaDu 细胞中的摄取。研究结果显示，^{89}Zr-DFO-cetuximab 分子成像探针在 cetuximab 耐药 FaDu 细胞中的摄取值显著低于 cetuximab 敏感的 FaDu 细胞（P < 0.000 1）；在小鼠 cetuximab 耐药 FaDu 肿瘤中的摄取值亦显著低于对照组（P=0.034 0）。研究认为，FaDu 细胞耐药机制与 EGFR 下调相关，^{89}Zr-DFO-Cetuximab 分子成像探针可用于在体、精准监测肿瘤 EGFR 表达情况，从而预判患者对 cetuximab 的治疗疗效，有助于筛选治疗获益人群，实现头颈部鳞癌的个体化精准诊疗 [29]。

目前，针对 HNSCC 的特异性分子成像探针的相关报道较少，因而，更多特异度更强、灵敏度更高的分子成像探针继续被研发以解决 HNSCC 的早期临床精准诊断这一迫切需求。

第三节　呼吸系统肿瘤的分子成像精准诊断

一、非小细胞肺癌

国际肿瘤研究机构（International Agency for Research on Cancer，IARC）2020 年度肿瘤统计数据显示全球最常见的肿瘤类型当中，肺癌发病率（221 万例）仅次于女性乳腺癌（226 万例），而肿瘤死亡率中位居榜首的仍是肺癌（179 万例死亡）。非小细胞肺癌（non-small cell lung cancer，NSCLC）约占所有肺癌的 80%，约 75% 的患者发现时已处于中晚期，5 年生存率很低。因此，肺癌早期精准诊断对患者早期治疗及预后至关重要。

与正常肺组织相比，NSCLC 具有较高的 ^{18}F-FDG 摄取特性。^{18}F-FDG 摄取也与 NSCLC 患者的肿瘤大小及病理亚型相关。与相对较小的肿瘤相比，较大的 NSCLC 组织具有较高的 ^{18}F-FDG 摄取，并显示较高的标准摄取值（standard uptake value，SUV）（也与目前 PET 成像及重建技术相关）。此外，NSCLC 的两个主要亚型鳞状细胞癌（squamous carcinoma，SQCC）和腺癌（adenocarcinoma，ADC）的 ^{18}F-FDG 摄取也存在显著差异。与 ADC 相比，SQCC 表达相对较高水平的 1 型葡萄糖转运蛋白（GLUT1），因而 ^{18}F-FDG 摄取更多。除了病理亚型外，研究还表明，一些关键分子靶点的表达也会影响 NSCLC 的葡萄糖摄取能力，如存在 EGFR 突变的 NSCLC 葡萄糖摄取相对较少，与野生型的 NSCLC 相比，其 SUV 相对较低等[30]。

尽管 ^{18}F-FDG PET/CT 在 NSCLC 诊断中其敏感度和特异度均高于 X 射线、CT 或 MRI 等传统成像技术，但 ^{18}F-FDG PET/CT 对某些 ADC 亚型，如支气管肺泡癌（bronchoalveolar carcinoma，BAC）以及对磨玻璃样变化（ground glass opacities，GGO）敏感度低，分别为 38% ～ 75% 和 20% ～ 33%。GLUT1 的低表达或失活以及肿瘤细胞数量相对少可能是 BAC 和 GGO 对 ^{18}F-FDG 摄取相对较低的原因。另外，一些急性或慢性感染和高葡萄糖代谢炎症的 ^{18}F-FDG 摄取也较高。对于孤立性肺结节（solitary pulmonary nodule，SPN）诊断而言，精准区分恶性肿瘤与炎症很重要。使用早期和延迟（双时间点）^{18}F-FDG PET/CT 有利于提高诊断准确率，因为随着时间的推移，恶性肿瘤细胞会不断地摄取 ^{18}F-FDG，而在炎症或良性病变组织中，^{18}F-FDG 摄取时间仅持续几个小时[31]。然而，双时间点 ^{18}F-FDG PET/CT 增加了临床工作流程复杂性，会降低诊疗效率。鉴于 ^{18}F-FDG PET/CT 以上不足，研究者们研发出了更具特异度和更高灵敏度的分子成像探针，以期精准诊断肺癌。

（一）EGFR 靶向 PET 分子成像

EGFR 是一种跨膜糖蛋白，包括细胞外配体结合域、跨膜区和细胞内酪氨酸激酶（tyrosine kinase，TK）结构域三部分。当 EGFR 与天然配体（如 EGF）结合后，EGFR 由单体结合形成二聚体，胞内酪氨酸激酶磷酸化，形成第二信使并启动下游信号通路，进而促进恶性肿瘤细胞的增殖、分化、黏附和凋亡抑制。研究者们发现在 NSCLC 中常发生 EGFR 过表达或突变。基于 EGFR 的结构和靶向治疗方式，目前靶向 EGFR 的核医学分子成像探针主要有两种：①是靶向 EGFR 细胞外配体结合域，以放射性核素标记天然配体或单克隆抗体；②是靶向 EGFR 细胞内 TK 结构域，以放射性核素标记 TKI，目前应用最广

☆☆☆☆

泛的是喹唑啉类衍生物。放射性核素包括 ^{11}C、^{18}F、^{89}Zr、铜 -64（^{64}Cu）、铟 -111（^{111}In）、碘 -123（^{123}I）、碘 -125（^{125}I）等。其他 EGFR 靶向分子成像技术则多以研发 EGFR 细胞外配体结合域靶向分子成像探针居多。

1. ^{64}Cu-DOTA-cetuximab PET 分子成像　大量引入 EGF（> 10 μg/h）蛋白会导致强烈的生物效应，因此，EGF 并非分子成像的理想配体。然而，放射性核素标记的单克隆抗体比基于多肽的人表皮细胞生长因子（human epidermal growth facto，hEGF）更适于进行肿瘤分子成像精准诊断。许多研究者致力于研发放射性核素标记单克隆抗体作为分子成像探针，实现了 EGFR 靶向精准分子成像。cetuximab（一种人 / 鼠嵌合单克隆抗体）是第一个经美国食品药品监督管理局（Food and Drug Administration，FDA）认证用于临床肿瘤治疗的 EGFR 抗体药物。有研究首次利用 ^{64}Cu 对 cetuximab 进行了标记，构建了靶向 EGFR 胞外配体结合域的分子成像探针 ^{64}Cu-DOTA-cetuximab，并对 7 种肿瘤模型进行 PET 分子成像验证了其靶向性。结果表明，EGFR 过表达肿瘤对 ^{64}Cu-DOTA-cetuximab 分子成像探针的摄取随时间延长而增加，而在 EGFR 低表达肿瘤中的摄取水平较低，小于 5 %ID/g[32]。放射性核素标记的单克隆抗体 EGFR 分子成像的研究中，由于不同实验室使用的放射性核素、注射剂量、肿瘤模型以及定量 EGFR 表达方法的不同等，可能会导致肿瘤分子成像探针摄取和肿瘤 EGFR 表达水平不相关的现象，因此，需要进一步深入研究并证实。放射性核素标记单克隆抗体对 EGFR 的靶向分子成像已经取得了一定成果，但是该类分子成像探针具有其局限性，例如半衰期长、渗透性差以及生物安全性等，限制了其广泛的临床转化。

2. ^{89}Zr-cetuximab PET 分子成像　由于 cetuximab 本身在血液中的生物半衰期为 65 ～ 95h，Judith 等为了更好地揭示 EGFR 靶向分子成像探针在肿瘤中的摄取情况，他们使用 ^{89}Zr（半衰期约为 78h）标记了 cetuximab，构建了 ^{89}Zr-cetuximab 分子成像探针，并开展临床 I 期试验评估了其在体内安全性及有效性。在 9 例患者（6 例 NSCLC；3 例头颈部肿瘤患者）中的 PET/CT 分子成像结果表明，除 1 例患者之外其余患者肿靶本底比值（target to background ratios，TBR）均大于 1，最大值为 4.56，且注射后第 5 天 TBR 具有升高趋势。此外，与 cetuximab 相比，^{89}Zr-cetuximab 分子成像探针未表现出附加的毒性，具有较高的生物安全性。该项研究同时指出，^{89}Zr-cetuximab 分子成像探针的推荐使用剂量为 60 MBq，扫描最小间隔时间为 6d，这为后续的临床试验提供了必要的扫描参数细节与技术支持，为实现 NSCLC 患者 EGFR 表达水平的动态、实时监测，肺癌早期精准诊断提供重要分子影像学信息[33]。

精准分子成像是肺癌精准诊断的方向和趋势，PET 分子成像在揭示 EGFR 表达水平及突变状态的在体、精准、实时动态评价方面具有绝对优势，为临床筛选 EGFR 分子靶向治疗优势人群、预测疗效、评估治疗效果提供了前瞻性技术方法和研究基础。大量高亲和性、高特异性分子成像探针的研发，包括多种小分子类的 EGFR-TKI 靶向分子成像探针的出现，推动了 EGFR 分子成像的临床广泛转化。鉴于小分子类的靶向肺癌 EGFR 分子成像探针多用于 NSCLC 的在体分子分型，我们将在第 3 章（分子影像在肿瘤精准分子分型中的应用）中具体陈述。

（二）c-Met 靶向分子成像

细胞间质上皮转化因子（cellular-mesenchymal epithelial transition factor，c-Met）属于酪氨酸激酶受体（receptor tyrosine kinases，RTK）超家族。c-Met 与体内唯一配体肝细胞

生长因子（hepatocyte growth factor，HGF）结合并被激活，参与并调控细胞许多生理过程，包括细胞增殖、凋亡、血管生成等。c-Met 在许多器官的上皮细胞中都有表达，正常情况下，c-Met 与 HGF 结合后，其信号通路的活化水平受机体严密调控，但是其异常活化与多种恶性肿瘤的发生与发展密切相关[34]。c-Met 过表达和基因扩增导致的 c-Met 信号通路活化也广泛存在于 NSCLC 中，可促进肺癌的形成与进展。大量研究表明，c-Met 信号通路异常活化是 NSCLC 患者 EGFR-TKI 靶向治疗产生获得性耐药的重要机制。目前应用的 c-Met 检测手段主要是分子病理及血清学检查，但因其敏感性较低、准确性欠佳、提供肿瘤发生或发展信息相对滞后等局限性使得其临床应用受限。因此精准检测 c-Met 的表达水平及其活化程度变得尤为重要。c-Met 靶向分子成像可在体、实时、动态检测 c-Met 的表达水平和活化状态，对于存在 c-Met 异常表达肿瘤的早期精准检出、c-Met 靶向治疗获益人群的筛选、抗肿瘤药物的疗效监测与评价、预后评估等具有重要意义。

1. 靶向 c-Met PET 分子成像　　Anton 等基于 c-Met 靶向的 anticalin（蛋白质类生物药剂）设计构建出 c-Met 靶向的高亲和力分子成像探针 ^{89}Zr-PRS-110（PRS-110，Kd=0.6 nmol/L），同时构建 NSCLC 人卵巢癌细胞 A2780（c-Met 无表达）、恶性胶质瘤细胞 U87-MG（c-Met 低表达）、人肺腺癌细胞 H441（c-Met 高表达）皮下移植瘤动物模型，用于验证 ^{89}Zr-PRS-110 分子成像探针的在体靶向性。PET 分子成像结果显示，H441 小鼠肿瘤呈 ^{89}Zr-PRS-110 特异性高摄取，与 ^{89}Zr -Tlc-PEG（非靶分子成像探针）相比，^{89}Zr-PRS-110 显示出显著更高的 SUV，而对照组 U87-MG 及 A2780 肿瘤摄取较低。A2780 小鼠模型组 ^{89}Zr-PRS-110 和 ^{89}Zr -Tlc-PEG 摄取程度相似（1.7 %ID/g 和 2.5 %ID/g），均明显低于 H441 肿瘤，表明 ^{89}Zr-PRS-110 分子成像探针可用于 c-Met 靶向分子成像，并可精准评估 c-Met 表达水平[35]。Merchant，M. 等使用 ^{89}Zr 标记奥纳妥组单抗（onartuzumab，抗 c-Met 单克隆抗体）构建了新型分子成像探针 ^{89}Zr-onartuzumab，并在肺癌细胞动物模型上验证了该分子成像探针的靶向性[36]。该研究表明，^{89}Zr-onartuzumab 分子成像探针可精准反映 c-Met 表达水平，而且其标记方法安全、方便，可适用于构建诊疗一体化的分子成像探针，为该领域研究提供了重要的研究思路和方向[37]。

2. 靶向 c-Met SPECT 分子成像　　Han 等首次研发了可用于 NSCLC SPECT 分子成像的多肽类 c-Met 靶向分子成像探针，其利用锝 -99m（^{99m}Tc）成功标记了 c-Met 结合肽（c-Met-binding peptide，cMBP），制备合成出 ^{99m}Tc-HYNIC-cMBP SPECT 分子成像探针。研究结果表明，^{99m}Tc-HYNIC-cMBP 分子成像探针在小鼠非小细胞肺癌 H1993（c-Met 高表达）移植瘤中的摄取值显著高于 H1299（无 c-Met 表达）肿瘤（4.74±1.43%ID/g 和 1.00±0.37% ID/g；$P < 0.05$），可以准确评估 NSCLC 在体 c-Met 表达水平，并且该分子成像探针具有良好的体内和体外药动学[38]。

目前，采用单光子（^{125}I、^{99m}Tc）或正电子核素（^{89}Zr）标记的 c-Met 靶向抗体及多肽类分子成像探针的研究取得了很多突破性成果，主要是因为 ^{125}I、^{99m}Tc、^{89}Zr 等相对容易实现对多肽类、抗体类的标记。而利用 ^{18}F、^{11}C 等临床常用放射性核素标记 c-Met 靶向小分子类分子成像探针通常还有一定难度，虽然该类分子成像探针非常适用于临床转化应用，该领域有待于更多如点击化学技术应用于放射性化学标记之中，这也将是今后 c-Met 靶向分子成像研究的重点和方向。

（三）整合素 $\alpha_v\beta_3$ 靶向分子成像

目前，应用不同的放射性核素 [如，^{64}Cu、^{18}F、^{99m}Tc、^{125}I、铼 -188（^{188}Re）、^{111}In 和钇 -90

☆☆☆☆

（^{90}Y）等]标记 RGD 多肽，从而研发整合素 $\alpha_v\beta_3$ 受体靶向分子成像探针的方法已基本成熟，并且大量的临床前研究已经在动物体内验证了其良好的生物学分布和肿瘤靶向特性。放射性核素标记的 RGD 分子成像探针具有组织相容性好，特异性强、亲和力和选择性高，血液清除快，肿瘤本底比值（tumor to normal tissue ratio，TNR）高，图像质量好等优点，能够精准、实时、动态地监测肿瘤血管生成的变化，以及检测及监测有整合素 $\alpha_v\beta_3$ 受体表达的肿瘤，被应用包括肺癌在内的多种疾病的诊断及治疗之中[39]。

1. PET 分子成像 在分辨率及灵敏度方面远优于 SPECT，而且 PET 分子成像在定量分析（精度 ±10%）疾病部位放射性核素摄取及其分布方面也具有极大优势，可有效提高肺癌早期精准检测率。事实上，在该领域整合素受体靶向的标记 RGD 分子成像探针种类非常繁多，近年来的工作重点是放在正电子核素标记 RGD 分子成像探针结构的多种优化和修饰方面。Liang 等通过非肟基 4-[18F]氟苯甲酰基（prosthetic 4-[18F] fluorobenzoyl moiety）对环状 RGD 肽 c（RGDyK）进行共轭标记，构建了一种 ^{18}F-FB-RGD 分子成像探针。该研究显示，^{18}F-FB-RGD 分子成像探针与 ^{18}F-FDG 相比，在肿瘤部位有很高的特异性摄取，且靶区域 T/N 比值大于 2.0，可清晰显示原发肿瘤和对侧肺转移瘤，且其血液清除速率很快；而 ^{18}F-FDG 则由于心脏和肺部的高摄取及高本底而无法精准区分肿瘤与纵隔，特异度低，而且难以发现转移瘤，灵敏度弱于 ^{18}F-FB-RGD 分子成像探针。研究表明 ^{18}F-FB-RGD 是一种对肺癌具有良好特异度及敏感度的肿瘤整合素受体靶向放射性分子成像探针，有望在肺癌早期精准诊断、疗效监测方面发挥重要作用[40]。

为了简化整合素受体靶向分子成像探针的合成步骤，研究者们利用氟化铝复合物研发了一种冻干试剂盒，该试剂盒方便于标记 PRGD2 肽并可构建靶向 $\alpha_v\beta_3$ 的 [18F]-AlF-NOTA-PRGD2（^{18}F-alfatide）分子成像探针，很大程度上简化了标记步骤。在最佳条件下，该分子成像探针包括纯化在内的整个合成步骤能够在 20 min 内完成，其衰变校正产率为 42.1%±2.0%，放射化学纯度超过 95%。更为重要的是，入选 9 例肺癌患者进行 ^{18}F-alfatide 静态和动态 PET 分子成像结果表明，该分子成像探针可精准识别肺部所有肿瘤，SUV$_{mean}$ 为 2.90±0.10。肿瘤与肌肉和肿瘤与血液的比值分别为 5.87±2.02 和 2.71±0.92。可见，^{18}F-alfatide 分子成像探针具有优异成像能力，可用于肺癌患者 $\alpha_v\beta_3$ 表达水平的精准检测应用，且该分子成像探针合成步骤简便，具有广泛的应用前景[41]。

目前，研究者们尝试使用各种类型的正电子放射性核素用于标记 RGD，进而研发整合素 $\alpha_v\beta_3$ 靶向分子成像探针。如，Chen 等通过放射性核素 ^{64}Cu 标记了聚乙二醇二聚体 RGD 肽，构建了一种 ^{64}Cu-DOTA-PEG-E[c（RGDyK）]2 分子成像探针并成功将其应用于肺癌整合素受体为分子靶点的 PET 分子成像。该研究表明，^{64}Cu 标记的聚乙二醇化的 RGD 多肽与标记未修饰的 RGD 肽相比，^{64}Cu-DOTA-PEG-E[c（RGDyK）]2 分子成像探针的生物相容性及体内药动学得到了显著改善，血液中清除速率快（主要经肾脏代谢），并且具有更高的 $\alpha_v\beta_3$ 整合素结合能力，在正常肺组织和心脏中有极少量的非特异性摄取，在肿瘤区域获得了几乎两倍高的摄取值，表现出优异的成像性能[42]。

这些不同类型的整合素受体靶向分子成像探针已经逐步进入临床实践之中，成为 ^{18}F-FDG 在肿瘤成像应用中特异性不足的重要补充。同时，通过无创、精准定量肿瘤组织中整合素受体的表达情况，也更有利于基于新生血管原理早期发现和诊断肿瘤，为抗血管治疗患者疗效监测及预测判断提供分子水平信息，为治疗方案的制订和优化提供更全面及权威的科学依据。

2. SPECT 分子成像

（1）^{99m}Tc-3PRGD2 SPECT 分子成像：^{99m}Tc-3PRGD2 是我国自主研发的第一个核医学分子成像诊断 Ⅰ 类新药，也是一类广谱肿瘤核医学 SPECT 分子成像放射性药物。^{99m}Tc-3PRGD2 利用"间隔基团修饰"理论，在两个 RGD 模序之间引入 PEG4 柔性连接剂，形成 RGD 二聚体 3PRGD2，并进行 ^{99m}Tc 标记。^{99m}Tc-3PRGD2 提高了肿瘤对 SPECT 放射性药物的摄取，改善了药物的体内药动学性质。2022 年，^{99m}Tc-3PRGD2 放射性药物的临床 Ⅲ 期试验（NCT04233476）结果显示，在肺部肿瘤淋巴结转移判断方面，^{99m}Tc-3PRGD2 SPECT/CT 分子成像在特异性和准确性方面显著优于 ^{18}F-FDG PET/CT，且具有良好的生物安全性。然而，在肺部病灶的良、恶性鉴别方面，^{99m}Tc-3PRGD2 SPECT/CT 与 ^{18}F-FDG PET/CT 没有显著性差异。该临床试验到达主要终点和次要终点。^{99m}Tc-3PRGD2 SPECT/CT 分子成像能够有效减少常规影像检测对肺部肿瘤淋巴结转移灶的漏诊率和误诊率。

（2）^{99m}Tc-RGD-4CK SPECT 分子成像：一项 ^{99m}Tc-RGD-4CK 在健康动物体内的药动学、生物分布特点及成像研究数据表明，^{99m}Tc 标记的 RGD-4CK 环状多肽体内稳定性高、具有良好的放射化学特性及药动学[43]。此外，^{99m}Tc-RGD-4CK 分子成像探针的非靶组织本底低，图像质量好，其 SPECT 分子成像结果表明，肿瘤部位 T/N 比值显著高于 ^{18}F-FDG 组，成像敏感度高于 ^{18}F-FDG。尤其在诊断低代谢的 NSCLC 时，^{99m}Tc-RGD-4CK 比 ^{18}F-FDG 更具优势。并且在 NCI-H358 荷瘤裸鼠中的实验表明，^{99m}Tc-RGD-4CK 主要经肾脏快速排泄，是非常有前景的肺部肿瘤放射性分子成像探针，并且可以无创检测细 BAC 中整合素 $\alpha_v\beta_3$ 表达水平和状态，以及开展治疗疗效监测[44]。

（3）^{99m}Tc-RGD-BBN SPECT 分子成像：靶向肿瘤双分子靶点的分子成像探针研发和应用一直受到广泛关注。鉴于胃泌素释放肽（gastrin-releasing peptide，GRP）在 NSCLC 和小细胞肺癌（small cell lung cancer，SCLC）中均高表达，并且整合素 $\alpha_v\beta_3$ 是肺癌增殖、侵袭、转移的关键因素，Liu 等针对这两个肿瘤特异性受体构建了 gluc（RGDyK）-bombesin（RGD-BBN）双分子靶点分子成像探针。其中，BBN（bombesin）是一种与胃泌素释放肽受体（gastrin releasing peptide receptor，GRPR）具有高亲和力的多肽，在多种癌症上过表达。该项研究显示，^{99m}Tc-RGD-BBN 双分子靶点分子成像探针较单一分子靶点成像探针具有更好的肿瘤成像效果和体内药动学特性，解决了单一分子靶点分子成像探针面临的肿瘤摄取低、体内药动学特性不佳等缺点。此外，该研究表明 ^{99m}Tc-RGD-BBN 双分子靶点分子成像探针在区分肺癌和炎症方面显著优于 ^{18}F-FDG。鉴于 ^{99m}Tc-RGD-BBN 双分子靶点分子成像探针表现出的独到优势，其可为肺癌的无创、精准检测提供有效的方法[45]。

（四）其他分子成像

^{18}F-FLT 也常被用于 NSCLC 的增殖成像，助力肺癌精准诊断。一项 Meta 分析研究将 1213 例肺癌患者的活检组织的 Ki-67 指数与 ^{18}F-FDG 或 ^{18}F-FLT 标准摄取值进行了比较，发现合并的 Rho 值分别为 0.45 和 0.65，表明 ^{18}F-FLT 更适用于精准评估肺癌细胞的增殖情况[46]。除此之外，人工氨基酸分子成像探针，例如 O-[18F]- 氟甲基 -L-酪氨酸（^{18}F-FMT），O-[18F]- 氟丙基 -L-酪氨酸（^{18}F-FPT）和 O-（2-[18F]- 氟乙基）-L-酪氨酸（^{18}F-FET）在评估肿瘤的氨基酸代谢和蛋白质合成方面也具有重要价值，为肺癌精准诊断提供了更为广泛的应用与选择[47]。

基质金属蛋白酶（matrix metalloproteinases，MMP）是肿瘤进展的关键因子，研究

☆☆☆☆

表明 MMP 在肺肿瘤组织中过表达。Salaun 等研究显示，具有生物活性的荧光分子成像探针 MMPSense 680 可以在 K-ras 突变小鼠中清楚地显示肿瘤大小及边缘[48]，证明了 MMPSense 680 可通过荧光分子层析技术能够区分正常组织与腺癌的能力。但是，由于其组织穿透性有限，其临床转化严重受限。因此，需要更为前沿技术继续优化并改善这类荧光分子成像探针，使其在肺癌精准分子成像中发挥应用潜力。

趋化因子受体 CXCR4 也是肺癌生长、侵袭和转移的关键因素。Derlin 等报道了一例 ST 段抬高型心肌梗死患者接受 ^{68}Ga-pentixafor PET/CT 分子成像时偶然发现的右肺上叶占位性病变，相应的 ^{18}F-FDG PET/CT 显示病灶部位代谢明显提高，经活检证实为 NSCLC。免疫组化证实病灶中 CXCR4 显著高表达。因此，^{68}Ga-pentixafor PET/CT 分子成像在 NSCLC 中 CXCR4 表达水平检测中具有潜在的价值[49]。

二、小细胞肺癌

除 NCSLC 外，SCLC 占所有肺癌的 15%～20%，主要包含 3 种亚型，即淋巴细胞（燕麦细胞）型、中间细胞型（梭型、多角型及其他）及混合型。与 NSCLC 相比，SCLC 具有肿瘤倍增速度快、恶性程度高、较早发生广泛转移和易伴发异常内分泌综合征的特点。约 67% 的 SCLC 患者确诊时有明显的肺外转移病灶，而仅有 33% 的局限期患者病变局限于胸腔单一放射野内[50]。SCLC 虽然对化、放疗高度敏感，但大部分患者病灶最终会发生转移扩散，因此五年生存率极低。遗憾的是尽管目前已在 SCLC 治疗上开展了许多临床试验，但在过去的 30 年中，SCLC 的治疗方法并没有明显变化，预后仍然极差，加上耐药问题等通常缓解期不足 1 年。与 SCLC 新型治疗方法及药物研发面临的困境一样，SCLC 也缺乏精准诊断的有效分子成像方法，它们的主要原因都是因为 SCLC 缺乏有效诊疗分子靶点。

研究者们尝试使用 1-α-d-（5- 脱氧 -5-[18F]- 氟阿拉伯呋喃基）-2- 硝基咪唑〔1-α-D-(5-deoxy-5-[18F]-fluoroarabinofuranosyl)-2-nitroimidazole，^{18}F-FAZA〕分子成像探针，对脑胶质瘤、HNSCC、SCLC（1 例）等共 50 例患者的肿瘤乏氧情况进行成像，发现多种肿瘤对 ^{18}F-FAZA 分子成像探针具有高 / 或中等 / 或无摄取。其中，1 例 SCLC 患者分子成像结果显示 SCLC 对 ^{18}F-FAZA 无显著摄取。当然，该结果不能除外 SCLC 样本量过少导致的分子成像结果的不具代表性[51]。此外，Christensen，T.N. 等利用 ^{18}F-FLT PET 整合 DWI-MR 成像评估了 SCLC 早期化疗反应，认为 ^{18}F-FLT 分子成像探针可揭示 SCLC 化疗早期的肿瘤细胞增殖情况，有助于预判远期治疗疗效[52]。此外，有研究探讨了 CRCX4 的 ^{68}Ga-pentixafor PET/CT 分子成像探针在 SCLC 中的应用价值。入选 9 例 SCLC 患者和 1 例肺大细胞神经内分泌癌（large-cell neuroendocrine carcinoma，LCNEC）共 10 例患者，10 例患者均接受了 CXCR4 靶向 ^{68}Ga-pentixafor PET/CT 分子成像；其中 5 例患者同时又进行了 SSTR 靶向 ^{68}Ga-DOTA-TOC PET/CT 分子成像；6 例患者进行了 ^{18}F-FDG PET/CT 成像。^{68}Ga-pentixafor 分子成像结果显示，10 例患者中有 8 例患者显示 CXCR4 阳性，肿瘤背景比（tumor to background ratio，T/B）显著高于 SSTR 靶向 PET/CT 分子成像，并且相较于 SSTR 靶向 PET/CT，^{68}Ga-pentixafor PET/CT 可以发现更多的病灶。10 例患者中有 2 例患者无 ^{68}Ga-pentixafor 摄取，但高 ^{18}F-FDG 摄取。经免疫组化检测验证，肿瘤组织中的 CXCR4 表达水平与 ^{68}Ga-pentixafor 摄取水平显著相关。该研究表明，^{68}Ga-pentixafor PET/CT 分子成像有助于 SCLC 患者 CXCR4 表达水平的无创精准检测，同时可为 SCLC 放射性核素精准治疗提供可靠治疗依据[53]。

当然，也有最新报道以免疫检查点抑制剂为代表的免疫治疗在 SCLC 中初露锋芒，PD-1/PD-L1 和 CTLA-4 为分子靶点的免疫治疗有望为 SCLC 患者带来长期生存的希望。Sen 等发现靶向 DNA 损伤反应（DNA damage response，DDR）蛋白 PARP 和检查点激酶 1（checkpoint kinase 1，CHK1）可显著上调 PD-L1 的表达，并显著增强了 PD-L1 抑制剂对 SCLC 的治疗作用[54]。因此，未来联合 PARP/CHK1 抑制剂和靶向 PD-1/PD-L1 的分子成像，有望实现 SCLC 的精准诊疗，提高 SCLC 患者的免疫治疗疗效同时可扩大 SCLC 受益人群。当然，面对 SCLC 严峻的诊疗形式，亟需基础研究及临床多学科和跨机构的共同合作，提升对 SCLC 的分子层面的深入认识，进而研发 SCLC 的靶向分子成像策略，实现 SCLC 的早期精准诊断、早期干预及改善患者预后等目标。

第四节　消化系统肿瘤的分子成像精准诊断

一、食管和胃部肿瘤

据世界卫生组织（World Health Organization，WHO）近几年全球肿瘤统计，全球最常见的十种肿瘤中约有 50% 是消化系统肿瘤，其中结直肠癌、胃癌、肝癌仍位居前几位。在我国，消化系统肿瘤的发病率与死亡率也占据了前十种肿瘤中的近半之多。可见，消化系统恶性肿瘤已然成为国内外肿瘤患者死亡的重要原因，消化系统肿瘤的早期精准诊断需求日益增加。因此，合适的诊断方法与成像技术方法对我国乃至全球的肿瘤患者而言具有极大的意义。消化系统分子成像不仅能够显示脏器或病变部位的解剖学结构，且能提供脏器和病变的血流、代谢、功能等信息，具有独到的功能成像特点和临床价值。

（一）食管癌

食管癌是发生在食管上皮组织的恶性肿瘤。我国食管癌中食管鳞状细胞癌（esophageal squamous cell carcinoma，ESCC）占比超过了 90%。由于食管癌早期症状常不明显，发现时已是中晚期，大部分患者错失最佳干预时间，因此，早期精准诊断食管癌对患者预后至关重要，分子成像为食管癌早期精准诊断带来了希望。虽然 ^{18}F-FDG PET/CT 成像越来越多地应用于肿瘤诊断，但其特异性有限，并不适用于所有类型食管癌分子成像，尤其是位置较深的 ESCC。因此，研究者们正积极研究食管癌特异性分子成像探针，使食管癌早期精准诊断成为可能。如，^{18}F-FLT PET/CT 分子成像可用于早期食管癌精准诊断。研究表明，^{18}F-FLT 分子成像探针在快速增殖性肿瘤中具有更高的摄取，并且对恶性肿瘤组织的识别较 ^{18}F-FDG 更为准确，因此在早期食管癌精准诊断中具有更好的诊断优势。研究者对 22 例鳞状细胞癌患者进行 ^{18}F-FLT 和 ^{18}F-FDG PET/CT 分子成像，发现尽管食管癌区域淋巴结对 FLT 的摄取明显低于 ^{18}F-FDG 摄取，但总体来讲 ^{18}F-FLT 具有较少的假阳性结果及更高的特异性，但仍需更多的研究去证实 ^{18}F-FLT PET/CT 在食管癌早期精准诊断中的价值[55]。

在食管癌的靶向分子成像方面，Song 等使用放射性核素 ^{64}Cu 和镥-177（^{177}Lu）标记了偶联 PCTA 的 cetuximab，构建了 ^{64}Cu-PCTA-cetuximab 和诊疗一体化的 ^{177}Lu-PCTA-cetuximab 分子成像探针，并在 ESCC 肿瘤模型中验证了其精准诊断和治疗效果。分子成像结果显示，^{64}Cu-PCTA-cetuximab 和 ^{177}Lu-PCTA-cetuximab 在食管鳞状细胞（TE-8 细胞）癌模型鼠中的摄取值分别在第 48 小时和 5d 时达到高峰。此外，^{177}Lu-PCTA-cetuximab 分

☆☆☆☆

子成像探针显著抑制了 ESCC 的生长，并且显著降低了肿瘤组织对 ^{18}F-FDG 的摄取。该研究表明，^{64}Cu-PCTA-cetuximab 分子成像探针可精准揭示 ESCC 的 EGFR 表达水平，同时为 ^{177}Lu-PCTA-cetuximab 放射性核素精准治疗提供可靠治疗依据[56]。Linde 等入选 3 例食管腺癌和 7 例 ESCC 共 10 例患者，进行了 ^{68}Ga-pentixafor PET 分子成像和 ^{18}F-FDG PET/CT 成像对比研究，结果显示，两种检查方式共检出 26 个病灶，其中 14 个病灶呈双阳性，5 个病灶呈 ^{18}F-FDG 阳性、^{68}Ga-pentixafor 阴性、7 个病灶呈 ^{18}F-FDG 阴性、^{68}Ga-pentixafor 阳性。4 个新诊断为食管癌患者的肿瘤组织经免疫组织化学染色证实了其 CXCR4 表达水平。该研究结果说明 ^{68}Ga-Pentixafor PET/CT 分子成像可揭示食管癌中的 CXCR4 表达水平，但其表达存在个体间的异质性，因此 ^{68}Ga-Pentixafor PET/CT 分子成像可作为一种辅助性诊断工具，为食管癌患者提供实时、动态的分子生物学信息[57]。

目前，针对食管癌早期精准诊断用分子成像探针的相关报道较少，期待更多特异度更高，灵敏度更好的分子成像探针的出现，使食管癌早期精准诊断成为可能。

（二）胃癌

胃癌是最常见的消化道肿瘤之一。其中，进展期胃癌已成为全球肿瘤相关死亡的第二大原因。因此，胃癌早期精准诊断对于胃癌患者的早期精准治疗具有重要价值。^{18}F-FDG PET/CT 对胃癌根治性手术治疗后的转移复发及放化疗后的疗效评估中有重要价值。由于 ^{18}F-FDG 对早期胃癌的检测灵敏度仅在 26% ～ 63%。因此，术前 ^{18}F-FDG PET/CT 的应用价值，一直处于争议之中。对此，研究者们评估了其他分子成像探针在胃癌早期精准诊断中的应用，为胃癌患者早期精准诊断提供了研究基础。

Kameyama 等评估了 ^{18}F-FLT PET 分子成像探针在精准检测胃癌中的价值，其研究发现 ^{18}F-FLT 分子成像探针对原发性胃癌具有较高的灵敏度，有效弥补了 ^{18}F-FDG 的灵敏度不足，因此有望为原发性胃癌早期诊断分子成像提供精准分子影像学信息[58]。然而，尽管 PET/CT、PET/MR 分子成像对于胃癌的早期精准诊断具有重要价值，但临床上只有大多数确诊（胃镜活检）的患者才会选择做该项检查，因此，目前胃癌早期精准诊断分子成像尚未得到广泛推广和应用。

二、肝脏、胆囊和胰腺肿瘤

（一）肝脏肿瘤

肝癌是常见的恶性肿瘤，致死率高。原发性肝癌主要包括肝细胞癌（hepatocellular carcinoma，HCC），占 75% ～ 85%；肝内胆管癌（intrahepatic cholangiocarcinoma，ICC），占 10% ～ 15%；以及 HCC-ICC 混合型。三者在发病机制、生物学行为、分子特征、临床表现、病理组织学形态、治疗方法及预后等方面差异较大。目前，^{18}F-FDG PET 成像在 HCC 诊断治疗领域应用非常广泛，对更具侵袭性和分化程度较低的 HCC 检测具有重要价值，但对分化良好或中等分化的 HCC 检测灵敏度有限，因此，需要研发更高灵敏度及特异度的分子成像技术，弥补 ^{18}F-FDG PET 在肝脏肿瘤精准诊疗中的不足，而正电子核素标记的胆碱是其中的代表之一。

1. 胆碱代谢 PET 成像　众所周知，磷脂是细胞膜的主要成分，而胆碱（choline）是生物合成磷脂的前体。胆碱被转运入细胞后所代谢产生的磷脂酰胆碱可参与细胞膜的合成。由于肿瘤细胞增殖速度加快，^{11}C-choline 分子成像探针的浓聚程度可以反映细胞膜合成速度，即可以反映肿瘤细胞增殖速度的快与慢。由于 ^{11}C 物理性质使得 ^{11}C 标记的胆碱及其衍生物不适用于大规模的临床应用，研究人员正致力于研发具有临床转化前景的分子成像探针，如，^{18}F 标记的胆碱及其衍生物。其中，研究较多的为 ^{18}F- 氟代胆碱（fluorocholine，^{18}F-FCH）分子成像探针。据系统回顾和 Meta 分析表明，^{18}F-FCH PET/CT 分子成像探针在检测分化良好或中等分化的 HCC 方面优于 ^{18}F-FDG PET/CT。由于 ^{18}F-FDG PET/CT 可以更好地评估低分化和高分化 HCC，因此目前临床上提倡使用双分子成像探针来提高检测准确性，即 ^{18}F-FCH PET/CT 和 ^{18}F-FDG PET/CT 成像相结合，提高 HCC 精准诊断效率[59]。最近的一项研究结果也表明使用 ^{18}F-FCH 和 ^{11}C-choline PET 分子成像对 HCC 检测准确率可达到 91%[60]。^{18}F-FCH 分子成像探针的临床研究目前报道并不多，相关研究结果均显示其成像灵敏度与 ^{11}C 胆碱接近，且优于 ^{18}F-FDG 分子成像探针，当然，仍需要大量的临床研究来证明 ^{18}F-Fluorocholine 分子成像探针在肝癌早期精准诊断中的应用。

2. 乙酸盐代谢 PET 成像　乙酸盐（acetate）是一种以乙酰辅酶 A 合成脂肪酸的前体。肿瘤细胞中脂肪酸合酶的过表达增加乙酸酯的积累，因此 ^{11}C-acetate PET 分子成像探针可揭示肿瘤活性。一项对 112 例原发性和转移性肝癌患者进行的前瞻性研究表明，^{18}F-FDG PET/CT 结合 ^{11}C-acetate PET/CT 分子成像提高了原发性肝癌的检测灵敏度。但是由于 ^{11}C 放射性分子成像探针半衰期较短，该分子成像探针未能广泛应用于临床[61]。

3. 氨基酸代谢 PET 成像　研究表明 (4S) -4- (3-[18F] 氟丙基)-L- 谷氨酸 ([18F]-FSPG) 是一种新型 ^{18}F 放射性核素标记的分子成像探针，可被肿瘤细胞胱氨酸 / 谷氨酸转运蛋白（又称 System X_C^- 转运蛋白，在许多癌症类型中该转运蛋白通常被过度激活）吸收和摄取。^{18}F-FSPG 分子成像探针可用于肝癌 PET 分子成像。研究表明，^{18}F-FSPG 分子成像探针的肝脏生理性摄取背景显著低于 ^{11}C-acetate 分子成像探针，因此具有更优的肿瘤 / 肝脏比优势。此外，^{18}F-FSPG PET/CT 分子成像可显著提高微小肿瘤的检出率，这有利于肝癌早期精准诊断与治疗，具有重大应用价值[61]。

（二）胆囊癌

原发性胆道系统恶性肿瘤包括胆囊癌、肝内胆管细胞癌和肝外胆管细胞癌。原发性胆道恶性肿瘤发病率较低，仅占所有恶性肿瘤的 2%，起源于肝内及肝外胆管上皮及胆囊黏膜上皮细胞，其中以腺癌多见，约占 95%；胆囊癌约占胆道肿瘤的 2/3，其发病隐匿、预后差，患者 5 年生存率低于 5%，患者死亡率高。^{18}F-FDG PET/CT 分子成像更易于发现肝内及肝外转移病灶，但其对原发性胆道系统恶性肿瘤特异性低，如在胆囊癌与慢性胆囊炎的鉴别方面也偶有假阳性的报道。目前 ^{18}F-FDG PET/CT 分子成像并不作为胆囊癌的常规检查方法，只有在其他检查方法诊断困难时才建议使用。随着分子成像技术的不断发展，相信将出现更多有利于胆囊癌早期精准诊断的分子成像技术和方法。

（三）胰腺癌

胰腺癌是消化道常见的恶性肿瘤之一，多发生于胰头，其 5 年生存率仅为 8%，是肿瘤相关死亡的第四大原因。大多数胰腺肿瘤是源于导管上皮的腺癌，胰腺导管腺癌（pancreatic ductal adenocarcinoma，PDAC）约占所有胰腺肿瘤的 90%。疼痛、黄疸和体重减轻是最常见的症状，但在疾病的早期阶段，这些症状及影像学表现并不明显，发现时多为晚期。因此，胰腺癌超早期精准诊断对胰腺癌患者的早期治疗至关重要。目前，^{18}F-FDG PET/CT 对胰腺癌的诊断具有一定的价值。由于正常胰腺组织对葡萄糖摄取较低，因此 PDAC 病变部位的较高摄取使肿瘤更易于被可视化。目前，^{18}F-FDG 对 PDAC 检出的平均敏感度和特异度分别为 94% 和 90%，同样，正常组织和炎症组织也可以生理性摄取

^{18}F-FDG，因出现假阳性结果。[18]F-FLT 也被尝试性用于胰腺癌的诊断，在一项入组胰腺癌 5 例病理证实为胰腺癌患者的 ^{18}F-FLT PET 成像研究结果显示，PET 成像胰腺癌检出率仅为 40%[62]。因此 ^{18}F-FLT 在胰腺癌早期精准诊断应用中的价值也相对有限。因此，亟需胰腺癌特异性分子成像技术的应用。

T140 是 Tamamura 等在 1998 年发现的一种具有二硫键的 14 个残基肽，与 CXCR4 受体表面的疏水性核心基团区域结合，可有效抑制 CXCR4 受体。该肽的发现为后续许多 CXCR4 靶向多肽的研发奠定了重要研究基础。其中，Ac-TZ14011 是在 T140 结构基础上通过酰胺化保护羧基，以保持体内稳定性而优化合成的多肽，并且其远离药效团的单个氨基（D-Lys[8]）允许螯合物的偶联。基于此，Hanaoka 等构建了 ^{111}In-DTPA-Ac-TZ14011 分子成像探针。在人胰腺癌细胞（AsPC-1 细胞）皮下移植瘤小鼠模型中的研究表明，[111]In-DTPA-Ac-TZ14011 可迅速从血液清除，在肿瘤中的放射性摄取高于血液或肌肉。但 ^{111}In-DTPA-Ac-TZ14011 在肝脏、肾脏、脾脏中具有显著性积聚和滞留，且 Ac-TZ14011 多肽由 [111]In 标记后亲和力下降了近 6 倍，因此限制了其广泛临床应用[63]。整合素 $\alpha_v\beta_6$ 参与多种信号传导通路，尤其在胰腺癌的发生、发展、侵袭、转移过程中发挥重要作用。研究者使用能够靶向整合素 $\alpha_v\beta_6$ 的特异性分子成像探针 ^{18}F-FP-R01-MGF2 开展了临床胰腺癌患者的 PET 分子成像研究，结果表明 ^{18}F-FP-R01-MGF2 可以穿透至间质结构致密的胰腺癌内部，定性、定量揭示胰腺癌整合素 $\alpha_v\beta_6$ 表达水平，具备较好的成像能力，为胰腺癌早期精准诊断带来了全新的技术方法。此外，靶向转铁蛋白（transferrin）、间皮素（mesothelin）、整合素 $\alpha_v\beta_3$、组织因子（tissue factor，TF）、神经降压素受体（neurotensin receptors，NTSR）、组织蛋白酶（cathepsins）、癌胚抗原（carcinoembryonic antigen，CEA）等分子靶点的放射性分子成像探针也正在被研究者们研发并积极开展转化应用研究，以期为 PDAC 早期精准诊断提供更有效的分子成像方法。

三、结直肠肿瘤

结直肠癌（colorectal cancer，CRC），是胃肠道中常见的恶性肿瘤。传统的成像技术对于 CRC 的早期诊断效果并不理想，且 9% ～ 10% 的患者 CT 扫描不能明确肺部和（或）肝脏是否有转移灶。因此，肿瘤特异性分子成像在 CRC 患者检测当中发挥着越来越重要的作用。当前，[18]F-FDG PET/MRI 已用于临床，MRI 提供的解剖学和功能信息及 ^{18}F-FDG PET 代谢信息共同助力于结肠癌精准诊断，较 PET/CT 具有显著优势。受 PET/MRI 设备安装量的限制，目前只有少量的基础研究和临床研究涉及 PET/MRI 在 CRC 中的应用，但可以预期，PET/MRI 分子成像在 CRC 患者的早期精准诊断、肿瘤分型、治疗反应预测和监测中将发挥重要作用。另外，分子成像与消化内镜结合的内镜分子影像，也为实现结直肠肿瘤早期精准诊断提供有效方法。其中，自体荧光内镜、拉曼光谱内镜及荧光分子成像研究发展迅速，在前期实验及临床应用中展现了良好的发展前景。

（一）EGFR 靶向 PET 分子成像

帕尼单抗（panitumumab）是一种抗 EGFR 单克隆抗体，能够与 EGFR 的细胞外结构域结合。Chang 等使用 [89]Zr 标记了 DFO（Desferrioxamine-Bz-NCS）偶联的帕尼单抗，构建了 [89]Zr-DFO-panitumumab 分子成像探针，并分别在 HCT116（人结肠癌细胞，42.4% EGFR[+]），A431（人皮肤鳞癌细胞，99.2% EGFR[+]），MDA-MB435（人乳腺癌细胞，0% EGFR[+]）及 T47D（人乳腺导管癌细胞，6.3% EGFR[+]）肿瘤模型中验证了其靶向分子成像能力。结果表明，^{89}Zr-DFO-panitumumab 分子成像探针，具有较高的放射化学纯度和放射性比活度，稳定性良好，细胞中 ^{89}Zr-DFO-panitumumab 分子成像探针的摄取与 EGFR 的表达程度呈正相关，与 EGFR 阴性肿瘤相比，^{89}Zr-DFO-panitumumab 在 A431 和 HCT116 肿瘤中的摄取强度最高，表明 ^{89}Zr-DFO-panitumumab 分子成像探针可无创、动态、揭示恶性肿瘤中的 EGFR 表达水平，有助于结肠癌等恶性肿瘤提供实时、动态的分子生物学信息[64]。

　　另外，组织的持续炎症刺激会导致组织修复障碍和恶性肿瘤的发生。一般认为 CRC 是炎症性肠病的严重并发症。然而，临床上通过 ^{18}F-FDG 分子成像难以鉴别炎症性肠病和结肠癌，这给精准治疗的早期实施带来了极大的挑战。对此，N.Selcan 等使用 ^{64}Cu 标记了 DOTA 偶联 cetuximab 的 F（ab′）2 片段，构建了一种能够 EGFR 靶向的 ^{64}Cu-DOTA-cetuximab-F（ab′）2 分子成像探针。该项研究中，^{64}Cu-DOTA-cetuximab-F（ab′）2 纯度高（＞98%）、标记效率为 $60\% \pm 5\%$、放射化学纯度为 $\geqslant 99\%$，经检测，其 KD 值为 (6.6 ± 0.7) nM。此外，在小鼠 CT26 结肠癌移植瘤模型、右旋糖酐硫酸钠（dextran sodium sulfate，DSS）诱导的结肠炎兼荷 CT26 结肠癌移植瘤模型及自发性结肠癌的基因编辑小鼠（genetically engineered mouse，GEM）上的分子成像结果表明，^{64}Cu-DOTA-cetuximab-F（ab′）2 和 ^{18}F-FDG 在 CT26 肿瘤中的靶本底比值（target to background ratios，TBR）均较高（4.42 ± 0.11 vs.3.95 ± 0.13），而在结肠炎兼 CT26 肿瘤的小鼠模型中，^{64}Cu-DOTA-cetuximab-F(ab′)2 分子成像探针具有显著的优势，其 TBR 值可达 3.78 ± 0.06，而 ^{18}F-FDG 的 TBR 仅为 1.54 ± 0.08。在 GEM 模型中的 ^{64}Cu-DOTA-cetuximab-F（ab′）2 PET 分子成像结果也验证了自发性结肠癌病变中放射性分子成像探针 ^{64}Cu-DOTA-cetuximab-F（ab′）2 的摄取与肿瘤组织中的 EGFR 表达水平密切相关。该研究表明，相较于 ^{18}F-FDG，^{64}Cu-DOTA-cetuximab-F（ab′）2 分子成像探针更有利于结肠炎背景下的原位癌的精准检测，有助于病变部位 EGFR 表达水平的精准、实时、动态揭示。

（二）自体荧光分子成像

　　自体荧光是生物结构（例如线粒体和溶酶体）在它们吸收光时自然发射的光，最常见的自体荧光分子是还原型辅酶Ⅱ（nicotinamide adenine dinucleotide phosphate，NADPH）和黄素。在肿瘤相关研究中，可通过电射引发人体内的自体荧光，用于肿瘤诊断。近年来，自体荧光成像（autofluoscence imaging，AFI）技术已越来越多地应用于临床诊断消化道肿瘤，具有高敏感特性，尤其在检出形态特征不明显的病变方面较普通内镜具有更大的优势。Ramsoekh 等研究显示，对待检者采用白光内镜 -AFI 或 AFI- 白光内镜的序贯检查方法时诊断家族性结肠癌和 Lynch 综合征的敏感性更高[65]。但 AFI 技术仍存在一些不足，如自体荧光信号较微弱，AFI 的内镜图像分辨率较低，不利于疾病精准诊断；此外，一些病变，如消化道黏膜炎症和增生性病灶同样可使黏膜层增厚，在 AFI 下其色调近似于肿瘤病变，因此，AFI 技术在炎性病灶与肿瘤病灶的鉴别方面仍面临着诸多挑战。随着影像系统的日益发展，如自体荧光激发光源的优化选择、内镜影像传感器照相机灵敏度的进一步提高，以及把快速、超分辨率显微技术引入现有的荧光分子成像内镜系统，这些都将大大提高了 AFI 在分子水平的诊断效率及准确率，这将是自体荧光分子成像技术发展的新趋势。

（三）拉曼光谱内镜分子成像

　　拉曼光谱有较高的分子特异性，可通过检测病变部位的拉曼光谱特性而做出定性诊断，自 2000 年首次与内镜结合形成拉曼光谱内镜（raman spectroscopy endomicroscopy，RSE）后，

☆☆☆☆

迅速成为该领域分子成像研究热点。近红外拉曼光谱技术已被广泛应用于人体多种器官的在体或离体的肿瘤精准诊断中,并取得了突破性研究进展[66]。表面增强拉曼光谱(surface-enhanced raman scattering, SERS)较普通拉曼,其信号增强 $10^6 \sim 10^{14}$ 倍,具有极高的分辨率及灵敏度[67],而且可以实现单分子检测。目前,CEA 被广泛应用于结肠癌和其他胃肠道肿瘤的筛查、判断疗效、检测复发和转移,是唯一一个推荐用于结肠癌患者诊断的常规临床检测标志物。席刚琴等制备了标记 CEA 单克隆抗体的 SERS 分子成像探针,其能够与结肠癌组织切片上相应的抗原特异性结合,实现 SERS 分子检测和成像[68]。研究结果表明,SERS 标记抗体分子检测分析技术可精准揭示结肠癌腺上皮 CEA 表达水平,具有高灵敏度和高特异度,有望成为结肠癌辅助诊断的一种重要方法。

拉曼光谱能够提供所研究靶器官或组织的生物分子和化学信息,其化学特异性在分子成像领域得到广泛认可。此外,在成像方面,具有空间分辨率较高、较好的重复利用率、低背景信号和极好的耐光性等优势。但也存在一些缺点,如缺乏客观的数值分析软件、拉曼光谱的信号较弱、扫描速度相对缓慢等,阻碍其进一步生物医学应用,更重要的是在活体分子成像方面还存在诸多巨大的挑战性问题。

(四)荧光分子成像

荧光分子成像(fluorescent luminescence imaging, FLI)可实现在活体水平实时、无创、高灵敏度、高特异度地进行肿瘤病灶精准检测,已在多种疾病研究中得到广泛应用。鉴于 Thomsen-Friedenreich(TF)抗原在结肠癌组织中高表达,而在正常结肠组织中几乎不表达,研究者设计并研发了一种能与结肠癌组织 TF 抗原特异结合的纳米分子成像探针(nanobeacon)。其在鼠原位结肠癌模型中的研究显示,TF 特异性纳米荧光分子成像探针与 TF 抗原显示出较好的结合能力,结肠癌荧光分子成像能够有效降低传统影像学检查假阴性率,具有重要应用价值[69]。研究报道,γ-谷氨酰转肽酶在结肠癌细胞中高表达。小动物活体实验结果表明局部喷洒酶活化荧光分子成像探针 5min 后,即可发现荧光信号,可探查到直径 < 1mm 的结肠癌病灶[70]。FLI 具有成像速度快、灵敏度高、费用低廉、无电离辐射等优点,与消化内镜的结合,也将逐渐成为一种趋势,在消化系肿瘤的诊疗中发挥更加重要的作用。

第五节   泌尿系统肿瘤的分子成像精准诊断

一、肾脏肿瘤

肾脏肿瘤中肾细胞癌(renal cell carcinoma, RCC)发病率最高,占总体的 70% ~ 80%。最常见的 RCC 亚型包括透明细胞 RCC(75%)、乳头状 RCC(15%)和嫌色 RCC(5%)。血尿、肿块和疼痛是肾癌的常见三大症状,但出现这些症状时大多已是晚期。1/3 ~ 1/2 肾癌并无临床症状,在体检时偶然发现。肾癌的 CT 诊断准确率可达 95%,但同 MRI 和超声检查一样,在早期肾癌检出率方面,传统影像手段仍不理想。

(一)PET 代谢成像

^{18}F-FDG PET 成像对一些特殊肾癌亚型(如Ⅱ型乳头状癌)的诊断有意义,但总体原发性 RCC 的诊断敏感性仅为 60%。肾癌细胞中也会有脂肪酸合酶的过表达,导致乙酸酯积累增加,因此研究者们尝试利用 ^{11}C-acetate PET 成像精准诊断肾癌。Oyama 等对 22 例

可疑 RCC 患者进行了 ^{11}C-acetate PET 成像研究，结果显示，70%（透明细胞 RCC 共 13 例，乳头状 RCC 1 例）的 RCC 患者对 ^{11}C-acetate 具有高摄取。研究结果还显示，不同 RCC 亚型具有不同摄取特性，例如，嫌色 RCC 通常呈 ^{11}C-acetate 高摄取，而 ^{18}F-FDG 低摄取；而乳头状 RCC 通常呈 ^{11}C-acetate 低摄取，[18]F-FDG 高摄取。透明细胞 RCC 的影像学表现更加多样，级别越高的病变倾向于 ^{18}F-FDG 摄取越多，级别越低则呈现更高的 ^{11}C-acetate 摄取[71]。

（二）靶向分子成像

[99m]Tc 标记的 IDA-D-[c（RGDfK）]2 是一种新型检测肿瘤血管生成的靶向整合素 $a_v\beta_3$ 的 SPECT 分子成像探针。有研究显示，其靶向能力强，可在体、动态、直观地显示整合素 $a_v\beta_3$ 表达情况，有利于肾癌早期精准诊断[72]。[99m]Tc 标记的 IDA-D-[c（RGDfK）]2 还具有良好的药动学，在肾脏、胆囊和胃肠道中的清除速度快，在其他器官中摄取低，有良好的生物安全性。

前列腺特异性膜抗原（prostate specific membrane antigen，PSMA）在包括多种 RCC 亚型在内的许多实体瘤中均有表达，因而其可作为 RCC 精准诊断的分子靶点，并有利于检出转移性病变。Rhee 等使用 ^{68}Ga-PSMA 分子成像探针评估了其在 10 例肾癌转移患者转移病灶中的诊断潜力，同时与常规 CT 成像进行了比较。结果显示，[68]Ga-PSMA 分子成像探针共发现了 86 个高摄取病灶，取 36 个病灶进行组织学检查发现均为阳性病变。而 CT 成像发现了 89 个可疑病灶，32 个样本中 11 个样本经组织学证实为阴性病变，表明 CT 成像出现假阴性率高于 ^{68}Ga-PSMA 分子成像。因此，[68]Ga-PSMA 分子成像在肾癌转移性病变检测方面较 CT 具有更高的准确率和更低的假阴性，有助于早期发现肾癌转移病灶，可为临床晚期肾癌患者管理提供诊疗决策[73]。Raveenthiran 等分析 38 例肾癌患者 ^{68}Ga-PSMA 分子成像结果发现，[68]Ga-PSMA 分子成像探针可精准检测肾原发癌及转移癌病灶，尤其对透明 RCC 的检出极为敏感，并直接改变了 42.1% 患者的诊疗模式[74]。此外，Rowe 等使用 [18]F 标记了前列腺特异性膜抗原抑制剂 DCFPyL，构建了 ^{18}F-DCFPyL 分子成像探针，其成像效果在 5 例转移性 RCC 患者中得到证实。该研究表明，与临床常规成像相比（对比增强 CT 或磁共振成像），[18]F-DCFPyL PET/CT 分子成像检出转移性 RCC 的敏感度更高（94.7% vs.78.9%），病灶部位 SUV_{max} 为 1.6 ～ 19.3。[18]F-DCFPyL 分子成像探针有望实现转移性 RCC 的早期精准诊疗，当然后续仍需要大量的前瞻性研究去证实其潜在临床应用价值[75]。

跨膜蛋白碳酸酐酶Ⅸ（carbonic anhydrase Ⅸ，CAIX）是 RCC 分子成像研究的另一个分子靶点。CAIX 可维持细胞外 pH 平衡，在 von Hippel-Lindau（*VHL*）抑癌基因缺失后 90% 以上透明细胞 RCC 过表达 CAIX[76]，因此，放射性核素标记的抗 CAIX 单克隆抗体吉伦妥昔单抗（girentuximab）分子成像探针可用于 ccRCC 精准诊断。Divgi 等构建的碘 -124（[124]I）标记的嵌合单克隆抗体 [124]I-girentuximab 分子成像探针对 26 例肾脏肿瘤患者的分子成像研究发现，[124]I-girentuximab 分子成像探针在 16 例透明细胞 RCC 中诊断准确率为 93.8%，特异性和准确率均为 100%，无假阳性结果。其余患者肾癌亚型不清楚，[124]I-girentuximab 分子成像探针摄取呈阴性[77]。Hekman 等使用 [89]Zr 标记 girentuximab 构建了 [89]Zr-girentuximab 分子成像探针，并对 16 例原发性肾脏肿瘤患者和 14 例具有 ccRCC 病史的患者进行了 [89]Zr-girentuximab PET/CT 分子成像。其结果表明，[89]Zr-girentuximab PET/CT 分子成像有助于 ccRCC 精准诊断，可精准评估肾透明细胞癌（clear cell renal cell carcinoma，ccRCC）疾病进程。经组织学验证，所有 [89]Zr-girentuximab PET/CT 分子成像阳性摄取病灶均证实为 ccRCC，未发现假阴性结果。在该研究中，^{89}Zr-girentuximab PET/CT 分子成像改变了 5 例（36%）患者的临床管理，避免了 3 例患者进行进一步的临床活检。^{89}Zr-girentuximab 分子成像探针有望实现 ccRCC 患者的无创、精准诊断，对临床患者管理具有重要价值[78]。分子成像为不同亚型肾脏肿瘤的早期精准诊断提供了一种非侵入性的方法。未来，随着不同种类型的分子成像探针研发，有望进一步提高肾脏肿瘤精准诊断领域的应用。

二、膀胱癌

膀胱癌是指发生在膀胱黏膜上的恶性肿瘤，是泌尿系统最常见的恶性肿瘤，也是全身十大常见肿瘤之一。膀胱癌占我国泌尿生殖系肿瘤发病率之首，而在西方其发病率仅次于前列腺癌。男性膀胱癌发病率为女性的 3～4 倍。膀胱癌的病理类型包括膀胱尿路上皮癌、膀胱鳞状细胞癌、膀胱腺癌，其他罕见的病理类型有膀胱类癌、膀胱小细胞癌、膀胱透明细胞癌等。膀胱尿路上皮癌，既往被称为膀胱移行细胞癌，为膀胱癌最常见的病理类型，占膀胱癌患者总数的 90% 以上。

（一）PET 代谢成像

PET/MRI 软组织分辨能力显著优于 PET/CT，尤其适合骨盆部位病变的检测，可显著提高膀胱癌的检测灵敏度。一项膀胱癌患者术前 ^{18}F-FDG PET/MRI 成像研究表明 ^{18}F-FDG PET/MRI 对原发肿瘤的检出率与 CT 成像相当，对淋巴结转移灶检出率优于 CT。当然，需要更多的研究来充分评估和证实 PET/MRI 成像在膀胱癌中的潜在应用和价值。另外，在膀胱癌分子成像应用中备受关注的两个放射性核素分子成像探针是 ^{11}C-choline 和 ^{11}C-acetate。一项关于胆碱和醋酸盐对膀胱癌患者诊断准确性的系统回顾和 Meta 分析发现，当两者共同应用于膀胱癌 PET 成像时，其诊断敏感度为 66%，特异度为 89%[79]。^{11}C-choline 和 ^{11}C-acetate PET/MRI 或 PET/CT 分子成像比传统影像学检查更具优势，但其也存在半衰期较短，需要在检查场地配备回旋加速器等缺点。由于放射性核素分子成像探针大多要通过泌尿系统代谢，肾脏和输尿管、膀胱等部位均可呈现较高的放射性核素分布，给膀胱癌诊断带来了一定困难，使其准确性和特异度相对较低，存在一定漏诊和误诊可能。这一放射性药物药动学特点一定程度上限制了膀胱癌靶向分子成像探针的研发及其临床应用。

（二）荧光分子成像

研究证实膀胱癌组织中存在细胞层次结构，肿瘤干细胞（cancer stem cells，CSC）群体位于层次结构的底端。在膀胱癌组织中，胱癌细胞及 CSC 膜表面 CD47 过表达，而在正常尿路上皮细胞膜上不表达，且术后肿瘤复发率与 CD47 表达水平成正相关。因此，CD47 有望成为膀胱癌分子成像的关键分子靶点。与常规影像学检查方法不同，光学分子成像可在术中提供实时和动态的可视化的图像。此外，膀胱是一个具有高度顺应性、不受外界光源的干扰的空腔器官，这为光学分子成像提供了理想的内环境。同时，膀胱内局部给药方式可降低全身药物毒副作用。与光动力学诊断（photodynamic diagnosis，PDD）检查中使用的光敏剂相比，靶向分子成像探针可特异性与肿瘤组织结合，有助于微小或隐匿性肿瘤病变的检测，减少假阳率。研究显示，抗 CD47-Qdot625 介导的光学分子成像探针在膀胱癌病变检测中具有较高灵敏度及特异度。新鲜全膀胱组织标本（21 例）与抗 CD47-Qdot625 光学分子成像探针孵育后，在膀胱镜下共检查 119 处可疑膀胱病变，其诊断敏感度和特异度分别可达到 82.9% 和 90.5%[80]。该项研究表明，CD47 靶向分子成像探针 CD47-Qdot625 有潜力助力膀胱癌早期精准诊断，并有望用于确定膀胱癌手术切除范围。

白光膀胱镜（white light cystoscopy，WLC）目前仍然是膀胱癌诊断的金标准，但其敏感度较差，容易出现误诊，不利于患者早期精准治疗。而光动力学诊断能够在一定程度上弥补 WLC 在肿瘤诊断上的不足，鉴于其较高的诊断准确率，部分地区已应用 PDD 诊断膀胱癌。目前，多光子显微镜检查、拉曼光谱等技术尚处于研究阶段，如与膀胱镜结合未来也可能成为膀胱癌的分子成像诊断方法。

三、前列腺癌

前列腺癌（prostate cancer，PCa）是指发生在前列腺上皮的恶性肿瘤，是男性泌尿生殖系统最常见的恶性肿瘤。PCa 病理类型包括腺癌（腺泡腺癌）、导管腺癌、尿路上皮癌、鳞状细胞癌、腺鳞癌，其中腺癌占 95% 以上。PCa 发病率随着年龄的增长而增加，年龄在 55 岁后其发病率逐渐升高，发病高峰年龄段是 70 ～ 80 岁。目前临床上，PCa 的常用诊断方法有：PSA 检测、肛门指诊和经直肠超声引导下穿刺活检等。有研究报道，前列腺癌特异性抗原（PSA）检测常出现假阳性，从而导致患者接受不必要的治疗及产生副反应；经直肠超声引导下前列腺穿刺活检出病灶的阳性率约为 60%，而经腹部和经会阴活检多点取材重复活检阳性率仅为 30%。因此，亟需一种无创、安全有效的检测技术和方法，实现 PCa 精准诊断。

（一）PET 分子成像

1. PET 代谢分子成像　由于 ^{18}F-FDG 经肾脏排泄，导致膀胱放射性活性升高，加上 PCa 低糖代谢等原因，不推荐 ^{18}F-FDG PET 用于 PCa 诊断。^{18}F 标记的胆碱 ^{18}F-choline PET 分子成像在 PCa 诊断中具有重要价值。研究发现，与 ^{18}F-FDG PET/CT 相比，^{18}F-choline PET/CT 在 PCa 检测上具有更高的敏感度和特异度。临床研究表明，^{18}F-choline PET/CT 不仅可以精准检测原发病灶和受累淋巴结，还可以精准评估转移瘤发生风险[81]。此外，磁共振与 ^{18}F-choline PET 的融合成像，有助于分析前列腺外周区（PCa 好发部位）放射性核素摄取水平及其他可疑病灶的磁共振信号强度（例如，增生结节），从而提高诊断准确性[82]。

^{18}F-flucloclovine 是一种已被美国 FDA 批准为诊断 PCa 复发的氨基酸类 PET 分子成像探针[83]，其可通过 PCa 细胞上过表达的氨基酸转运蛋白 2（amino-acid transporter 2，ASCT2）和跨膜氨基酸转运体（transmembrane amino acid transporters，LAT1）转运至细胞内。一项纳入 595 例 PCa 患者的大样本多中心研究表明，在 PSA 范围广（甚至低于 1.0 ng/ml）的复发性 PCa 患者中，^{18}F-flucloclovine PET 分子成像的总检出率可以达到 67.7%[84]。在另一项针对 104 例复发性 PCa 患者的试验中，Scarsbrook 等在约 56% 的患者中检测到复发性病变，其检出率与 PSA 水平呈正相关，其中 PSA ≤ 1ng/ml 时检出率为 33%，而 > 2ng/ml 时检出率可达 93%。此外，^{18}F-flucloclovine PET 分子成像还改变了 64% 患者的临床治疗管理方案，而在指导挽救性治疗上也将响应率从 72% 提高到 88%[85]。Nanni 等在一项 28 例 PCa 患者（平均 PSA 为 2.9 ng/ml）的前瞻性研究中比较了 ^{18}F-flucloclovine 和 ^{11}C-choline PET/CT 分子成像在 PCa 根治性术后的 PCa 复发病灶的检出率。其研究结果表明，^{11}C-choline PET/CT 分子成像 PCa 检出率为 17.8%（阳性 5 例，阴性 23 例），而 ^{18}F-flucloclovine 检出率为 35.7%（阳性 10 例，阴性 18 例），其中，18 个阳性病灶中的 15 例 ^{18}F-flucloclovine 肿瘤摄取值大于 ^{11}C-choline。该研究表明，^{18}F-flucloclovine 分子成像探

针较 ^{11}C-choline，更适于检测复发性 PCa 转移病灶。但 ^{18}F-flucloclovine 分子成像探针也存在一些局限性，包括特异性低、肝脏和胰腺的高生理性摄取、经泌尿系统排泄及炎性前列腺组织的非特异性摄取不利于评估原发性 PCa 等[86]，也有研究表明 ^{18}F-flucloclovine PET 和 MRI 联合应用可以提高诊断效率[87]。

2. PSMA 靶向 PET 分子成像 PSA 由前列腺上皮细胞分泌产生，属激肽酶家族蛋白，存在于前列腺组织和精液中，正常人血清中含量极微。PSA 的主要生理功能是防止精液凝固，具有极高的组织器官特异性，是目前诊断 PCa 的首选标志物。除已知的前列腺相关标志物 PSA 外，还有前列腺酸性磷酸酶（prostatic acid phosphatase，PAP）、前列腺特异性肽（prostate specific photase，PSP）和前列腺特异性膜抗原（prostate specific membrane antigen，PSMA），由于 PCa 上皮细胞中 PSMA 的表达不受肿瘤细胞分化程度的影响，而且去势后仍有较高表达，因此，检测 PSP、PSMA 比 PSA 或 PAP 更有意义，对于 PCa 的早期精准诊断、预后评估具有重要临床价值。

（1）^{68}Ga-PSMA-11 PET 分子成像：PSMA 放射性药物的最新研究集中在靶向 PSMA 叶酸水解酶的活性底物识别位点的配体上。这些具有尿素结合基序的配体以高亲和力与 PSMA 受体结合，并且具有快速的血浆清除率和高肿瘤本底比值（tumor to normal tissue ratio，TNR）。近年来，已有多种放射性核素，例如 ^{18}F、^{68}Ga、^{111}In 和 ^{99m}Tc 等用于标记 PSMA 特异性结合物来研发分子成像探针，且许多已经实现了临床转化应用[88]。其中，研究最广泛的是 ^{68}Ga 标记的 PSMA-HBED-CC（^{68}Ga-PSMA-11）分子成像探针，它是首个被美国 FDA 批准用于靶向男性 PCa 患者的 PSMA 的分子成像探针，在 2020 年获批成功。^{68}Ga-PSMA PET/CT 分子成像在 PCa 早期检测、转移瘤、复发和淋巴结受累方面均优于 ^{18}F- 胆碱 PET/CT 和普通 CT 成像[88]（图 2-3）。它不仅对 PSA 水平低的患者检测敏感，并且其摄取程度与 PSA 水平升高和肿瘤大小呈正相关。Eiber 等对 248 例 PCa 根治术后患者行 ^{68}Ga-PSMA-11 PET/CT 分子成像，阳性病灶检出率为 89%。对 PSA 分层分析结果表明，PSA 水平在 0.2 ～ 0.4μg/L、0.5 ～ 0.9μg/L、1.0 ～ 1.9μg/L 和 ≥ 2.0 μg/L 时，阳性病灶检出率分别为 57.9%、72.7%、93.1% 和 96.8%，在 PSA 水平 < 1 ng/ml 时其检测水平优于 ^{18}F- 胆碱 PET/CT 分子成像[89, 90]。此外，两项前瞻性临床试验对 ^{68}Ga-PSMA-11 的安全性和有效性进行了全面评估，共有 960 名男性 PCa 患者接受了 ^{68}Ga-PSMA-11 PET/CT 分子成像检测。在第一项临床试验中，对 325 名经活检证实为 PCa 的高复发或转移风险的患者进行 ^{68}Ga-PSMA-11 PET / CT 或 PET/MRI 分子成像发现其分子成像结果与病理结果高度一致，即 ^{68}Ga-PSMA-11 摄取阳性病灶均为 PCa 转移病灶。第二项临床试验共招募了 635 名患者，这些患者经 PCa 手术治疗或放疗后血清 PSA 水平明显升高，有较高的复发或转移风险。所有患者均接受了 ^{68}Ga-PSMA-11 PET/CT 或 PET/MR 分子成像。结果显示，有 74% 的患者至少在一个部位（骨骼、前列腺、骨盆淋巴结或骨盆外软组织）出现了 ^{68}Ga-PSMA-11 分子成像探针的高摄取，并通过活检证实了高摄取病灶与 PCa 局部复发与转移密切相关。研究证实，^{68}Ga-PSMA-11 最常见的不良反应是恶心、腹泻和头晕。由于其他类型肿瘤病灶（如，脑膜瘤）或非肿瘤组织（泪腺、唾液腺、甲状腺）对 ^{68}Ga-PSMA-11 的非特异性或生理性摄取，可能会存在误诊的风险。

在原发性 PCa 的检测和定位方面，Hicks，R.M. 等回顾性分析了 PCa 患者根治性前列腺切除术前进行 ^{68}Ga-PSMA-11 PET/MRI 和多参数 MRI 成像数据，结果显示，^{68}Ga-PSMA-11 PET/MRI 和多参数 MRI 对 PCa 病灶精准定位的准确率分别为 74% 和 50%，初

步验证 ^{68}Ga-PSMA-11 PET/MRI 在检测 PCa 方面优于多参数 MRI[91]。研究报道，在评估前列腺内原发灶代谢体积方面，[68]Ga-PSMA-11 PET/CT 分子成像探针比多参数磁共振成像（multi-parameter magnetic resonance imaging，mpMRI）更具优势[92]。有研究把前列腺分为 12 个节段，基于节段内癌灶的 ^{68}Ga-PSMA-11 PET/CT 分子成像研究结果表明，[68]Ga-PSMA-11 的病灶检测灵敏度、特异度、阴性预测值和阳性预测值分别为 88%、93%、95% 和 85%，mpMRI 分别为 68%、91%、87% 和 75%，两者结合时分别达到 92%、90%、96% 和 81%[93]。以上两项研究表明，[68]Ga-PSMA PET 分子成像与 MRI 联合应用的诊断效果会更好。

^{68}Ga-PSMA-11 PET/CT 在低 PSA 水平时检测局部和远处转移性或复发性 PCa 时优于其他影像学检查，并且具有较高的特异度和灵敏度。[68]Ga-PSMA-11 PET 分子成像为 PCa 患者精准诊疗提供了非常重要的分子影像学信息，从而更好地指导临床患者诊疗决策的实施，避免不必要的活检或手术切除。

（2）[18]F-PSMA-1007 PET 分子成像：近年来 [18]F 标记靶向 PSMA 小分子化合物的临床研究越来越多，为 PSMA 靶向分子成像更广泛的临床应用奠定了重要基础，[18]F-PSMA-1007 PET 分子成像最初应用于评估前列腺癌患者复发情况，在检测微转移病灶方面表现优异，展现出良好的临床应用前景。[68]Ga-PSMA-11 和 ^{18}F-PSMA-1007 在初诊 PCa 患者中的对照研究发现，两种分子成像探针对于中高级别 PCa 病灶的检出能力相当，但 ^{18}F-PSMA-1007 分子成像探针更有利于发现前列腺低级别病变或良性前列腺炎等良性病变[94]。此外，[18]F-PSMA-1007 分子成像探针在病变中的 SUV_{max} 显著高于 ^{68}Ga-PSMA-11（8.73 vs.6.94，P=0.002），且经泌尿系统排泄率明显低于 ^{68}Ga-PSMA-11 分子成像探针，膀胱中的 SUV_{max} 分别为 3.66 和 25.35（$P < 0.002$），因此，具有较低的膀胱本底，有利于病灶部位的清晰显示，可提高邻近尿路病变的诊断准确性。传统影像学检查（CT 或 MRI）难以检测到小于 8mm 的淋巴结，研究报道，[18]F-PSMA-1007 能够检测到的最小的淋巴结直径为 3mm，灵敏度、特异度、阳性预测值、阴性预测值分别可达 81.7%、99.6%、92.4% 和 98.9%。因此，[18]F-PSMA-1007 在淋巴结转移性病灶的精准检测中具有重要价值[95]。

^{18}F-PSMA-1007 PET/ CT 分子成像在复发性 PCa 患者的监测方面也发挥着独到的优势。一项共 251 例 PCa 根治术后出现复发的患者的 ^{18}F-PSMA-1007 PET/CT 分子成像研究发现，81.3% 患者中检测出复发或转移性病灶。PSA 水平分层分析发现，当 PSA 在 0.2 ～ 0.4μg/L、0.5 ～ 0.9μg/L、1.0 ～ 1.9μg/L 和 ≥ 2.0μg/L 时，检出率分别为 61.5%、74.5%、90.9%、94.0%[96]。Raucher 等研究发现，[18]F-PSMA-1007 非特异性摄取远高于 ^{68}Ga-PSMA-11（66.4% vs.29.2%），但神经节、淋巴结及骨骼良性病变亦更易摄取 ^{18}F-PSMA-1007 分子成像探针而出现出假阳性结果，需要结合患者临床信息，才能判断高摄取病灶的实际意义[97]。此外，Giesel 等还对 12 例 PCa 患者进行了前瞻性研究，比较了 ^{18}F-DCFPyL 与 ^{18}F-PSMA-1007 PET 分子成像的个体间差异，结果显示 ^{18}F-DCFPyL 与 ^{18}F-PSMA-1007 PET 分子成像探针在 PSMA 阳性病变检测方面，包括原位肿瘤、转移性淋巴结和骨转移瘤的检测中均无显著性差异，表明 ^{18}F-DCFPyL 和 ^{18}F-PSMA-1007 PET 分子成像探针对 PCa 精准检测具有相似的诊断能力[98]。

^{18}F-PSMA-1007 在物理特性和生物代谢方面具有独到优势，因此有望成为临床广泛应用的 PCa 特异性分子成像探针。与 ^{68}Ga-PSMA-11 相比，[18]F-PSMA-1007 分子成像探针具有较高的图像分辨率、亲和力和内化率，对 PSMA 阳性病灶具有更高的摄取值（SUV_{max}），

病灶显示更为清晰；但也有不足点，即增加了非特异性病变的阳性率，尤其是骨病变，因而需借助 MRI 或 CT 等形态学成像方法进行鉴别，降低误诊率。此外，^{18}F-PSMA-1007 PET/CT 在非特异性骨摄取的原因及影响因素值得深入研究，以期优化 ^{18}F-PSMA-1007 分子成像探针在 PCa 中的应用。

3. 雄激素受体靶向 PET 分子成像 雄激素受体（androgen receptor，AR）在维持前列腺的进展和增殖过程中起重要作用。^{18}F 放射性核素标记的 16β-[18F]-fluoro-5α 二氢睾酮（16β-[18F]-fluoro-5α-dihydrotestosterone，^{18}F-FDHT）是一种靶向 AR 的分子成像探针。由于 ^{18}F-FDHT 分子成像探针与二氢睾酮（dihydrotestosterone，DHT）竞争性结合肿瘤上的雄激素结合位点，因此，^{18}F-FDHT 的摄取可反映肿瘤组织的雄激素受体的表达水平及其功能状态。Larson 等研究结果显示，在 59 例病理证实为 PCa 病灶中 46 例（78%）呈 ^{18}F-FDHT 高摄取（病灶部位 SUV$_{max}$ 为 5.28），表明 ^{18}F-FDHT PET 分子成像探针在评估 PSA 及指导或预测 PCa 患者激素治疗效果方面具有潜在价值[99]。

（二）PSMA 靶向 SPECT 分子成像

卡罗单抗（capromab，7E11-C5）是第一个用于靶向 PSMA 分子成像的生物大分子。^{111}In 标记 capromab 构建的靶向 PSMA 分子成像探针已经实现临床转化，商业名称为 ProstaScint®，用于 PCa 患者的诊断和临床管理。在少数 CT 或 MRI 扫描诊断为阴性的患者中，^{111}In-capromab SPECT 发现了更多的肿瘤转移病灶，改变了众多患者的临床管理方式[100]。然而，由于 capromab 需要细胞内化才能与 PSMA 的胞内区结合，且伴有较高的背景信号、缺乏骨转移灶的检测能力，并且需要延迟几天才能成像，导致 ^{111}In-capromab 分子成像探针的临床应用受限。人源化单抗 J591 与 capromab 不同，它可以识别 PSMA 中存在的胞外结构域，因此可以与几乎所有表达 PSMA 的 PCa 细胞结合。^{99m}Tc-J591 SPECT 分子成像具有良好的肿瘤靶向性和特异性，并且可以发现 PCa 术后复发的转移病灶[101]。^{111}In-J591 分子成像探针在 I 期临床试验中的结果显示其在肿瘤中的摄取率高，血液清除速率快，具有良好的肿瘤靶向性能力，并且仅有轻微的免疫反应。与 ProstaScint® 相比，^{111}In-J591 具有显著的优势。因此，^{111}In-J591 分子成像探针更适于 PCa 及其转移灶的早期精准检测[102]。

（三）MR 分子成像

有研究者合成了基于超顺磁性氧化铁（superparamagnetic iron oxide，SPIO）的 PSMA 靶向分子成像纳米探针，并分别在 PSMA 阳性（高表达）和 PSMA 阴性（低表达）的荷瘤小鼠中验证了其靶向性。结果显示，PSMA 阳性肿瘤 T$_2$ 信号显著低于 PSMA 阴性肿瘤。随后经组织学证实了 SPIO 探针分布与 PSMA 阳性肿瘤的高度相关性[103]。Abdolahi 等将 T$_2$ 造影剂 SPIO 纳米粒子与 PSMA 特异性的胞外单抗 J591 相结合，构建了靶向 PCa 的 T$_2$ 磁共振分子成像探针 J591-SPIO。其细胞层面 MR 成像结果表明，J591-SPIO 分子成像探针能与 PSMA 阳性 PCa 细胞特异性结合，可识别 PSMA 阳性 PCa 细胞。以上研究表明，基于 J591 单抗设计的 SPIO 纳米粒子探针可在体内、外高特异性靶向结合 PSMA 阳性 PCa，有望用于前列腺癌无创、精准诊断[104]。

磁共振波谱成像（magnetic resonance spectroscopic imaging，MRSI）是基于不同化合物的不同共振频率（主要由化学结构决定）来实现分子代谢水平的检测。MRSI 通过提供特定代谢物（如柠檬酸盐、肌酸和胆碱）的相对浓度，来检测前列腺的分子生物代谢信息。正常前列腺组织（外周区）含有低水平的胆碱和高水平的柠檬酸盐，而 PCa 显示高水平的胆碱和低水平的柠檬酸盐。肿瘤胆碱水平的增加与细胞增殖、细胞结构增加和细胞膜成分

☆ ☆ ☆ ☆

增加有关。其他代谢物如多胺在肿瘤中减少，但在临床 1.5 T 时很难检测到多胺峰。目前，在 MRSI 检测到的胆碱 - 柠檬酸盐比率增加是评估恶性肿瘤的重要指标。PCa 代谢标志物的测定有助于 PCa 早期精准检测及分析，可以为个体化诊疗方案的制订提供分子代谢水平的信息 [105]。

（四）光学分子成像

研究者试着将两种近红外荧光染料 IRDy800 和 Cy5.5 与 PSMA 特异性小分子配体 PSMA-1 结合，构建了两种靶向 PSMA 的近红外荧光纳米分子成像探针 PSMA-1-IR800 和 PSMA-1-Cy5.5，并对其亲和力及其在体分子成像能力进行了评价。研究结果表明，PSMA-1-IR800（IC50=1.53 nmol/L）和 PSMA-1-Cy5.5（IC50=2.07 nmol/L）的亲和力显著高于 PSMA-1 配体（IC50=2.30 nmol/L）。PSMA-1-IR800 和 PSMA-1-Cy5.5 在小鼠前列腺癌皮下瘤 PSMA 阳性及阴性模型中的荧光分子成像结果表明，PSMA-1-IR800 和 PSMA-1-Cy5.5 具有良好的荧光分子成像能力，可有效富集在肿瘤区域。相较于 PSMA-1-Cy5.5 荧光分子成像探针，PSMA-1-IR800 可在肿瘤区域迅速富集。此外，PSMA-1-Cy5.5 分子成像探针的生物半衰期要长于 PSMA-1-IR800。该研究表明，PSMA 靶向 PSMA-1-IR800 和 PSMA-1-Cy5.5 荧光分子成像有潜力成为 PCa 术中导航应用荧光分子成像探针，实现 PCa 快速精准诊断 [106]。

第六节　乳腺癌的分子成像精准诊断

一、女性乳腺癌

乳腺癌是一种高度异质性的肿瘤，主要分为四种不同亚型：luminal A、luminal B、人表皮生长因子受体 2（human epidermal growth factor receptor-2，HER2）阳性和三阴性乳腺癌。早期发现、早期治疗是提高乳腺癌生存率最重要策略。尽管乳腺 X 射线成像在乳腺癌筛查中起着关键作用，但该检测技术仍无法实现乳腺癌的早期精准检测。临床中常规使用的其他成像方式包括超声、CT 和 MRI 成像，在本质上主要是解剖层面成像，达不到分子水平。而分子影像学作为前沿的技术有望在乳腺癌的早期精准检测中发挥重要价值。图 2-4 显示了一名女性右侧乳腺癌患者的 ^{18}F-FDG PET/CT、MRI 和乳房 X 射线图像 [107]。与 MRI 相比 ^{18}F-FDG PET/CT 对乳腺癌的检测灵敏度较低，但特异性更高 [108]。Jung 等比较了 105 例经活检证实的乳腺癌患者的 ^{18}F-FDG PET/CT 和 MRI 诊断的准确性，其结果表明 MRI 可识别所有 105 例（100%）乳腺原发肿瘤，而 PET/CT 可识别 85 例（81.0%）原发肿瘤 [109]。Ergul 等研究团队报道了 ^{18}F-FDG PET/CT 和 MRI 对多灶性乳腺癌的检测灵敏度分别为 67% 和 78%，特异度分别为 100% 和 53% [110]。此外，[18]F-FDG PET/MRI 对原发性乳腺癌的检测优于 PET/CT。因此，[18]F-FDG PET 分子成像虽然在磁共振成像可疑性原发性乳腺癌的进一步检测中具有一定的价值，但仍然需要高特异度和高灵敏度的乳腺癌分子成像技术。

（一）PET 分子成像

1. GRPR 靶向分子成像　GRP 是一种铃蟾素样肽，不仅能促进肺癌细胞的生长，还与乳腺癌发生发展相关。GRP 通过特定的膜结合受体介导其作用，该受体对应于熊蛙素样肽受体的一个亚型，即 GRPR，其特征是能与 GRP 高亲和力结合。这些受体是 G 蛋白偶联受体家族成员，在乳腺癌中高表达（62% ～ 96%）。靶向 GRPR 的分子成像技术可应用于乳腺癌精准检测。Zang 等构建了一种靶向 GRPR 的 ^{68}Ga-NOTA-RM26 分子成像探针，其中 RM26 是一种靶向于 GRPR 的拮抗剂，该分子成像探针在 34 例病理证实为乳腺癌患者中检测出 29 例（85%），其余 5 例乳腺癌患者肿瘤病灶在 ^{68}Ga-NOTA-RM26 分子成像上均显示低或等于正常乳腺组织的放射性摄取，在 ^{18}F-FDG PET 分子成像上均显示阴性。此外，GRPR 的表达与雌激素受体（estrogen receptor，ER）的表达呈正相关，因此，^{68}Ga- NOTA-RM26 PET 分子成像在 ER 阳性肿瘤患者群中，具备更好的敏感度、特异度和准确性[111]。

2. ER 靶向分子成像 类固醇激素通过激活其相应的受体在多种肿瘤的发生和发展中起着重要作用。激素受体复合体作为转录因子，激活细胞生长相关通路，诱发激素依赖性肿瘤的增殖。ER 是一种重要的肿瘤预测性生物标志物。研究表明，近 75% 的乳腺癌患者 ER 过度表达，且 ER 的表达水平与乳腺癌的良恶性程度密切相关。靶向 ER 的分子成像探针有助于精准诊断乳腺癌 ER 表达水平、指导个体化治疗以及评估内分泌治疗效果[112]。

雌二醇的衍生物 16α-[18F]-17β- 雌二醇（^{18}F-FES）可与 ER 特异性结合，有助于精准反映体内 ER 表达水平。研究报道，原发性乳腺癌患者病灶部位的 ^{18}F-FES 的 SUV 与术后经病理测定的 ER 表达水平高度一致[113]。一项对 17 例原发或有转移病灶的乳腺癌患者行 ^{18}F-FES PET/CT 分子成像研究表明，通过半定量分析肿瘤组织中 ER 表达水平，发现肿瘤组织 SUV 与 ER 表达水平具有较高的一致性。该研究指出，当常规检查对病灶难以确诊时，^{18}F-FES PET/CT 分子成像可以提供新的精准诊断思路与方法[114]。在一项入选 48 例早期浸润性乳腺癌患者的临床试验中，^{18}F-FES PET/CT 分子成像检测病灶部位 ER 表达水平的敏感度和特异度分别为 85% 和 75%。该研究发现 ^{18}F-FES PET SUV 与早期乳腺癌患者 ER 表达水平具有显著相关性，对乳腺癌原发灶和转移灶的精准诊断具有重要价值[115]。研究发现，^{18}F-FES 分子成像和组织活检测定 ER 均为阳性的患者对内分泌治疗有效；而 ^{18}F-FES 分子成像 ER 阴性，组织活检 ER 阳性患者则对内分泌治疗无效，表明 ^{18}F-FES 分子成像探针在预测疗效及评估 ER 表达水平方面显著优于组织活检，且更加准确[116]。研究指出，^{18}F-FES 与 ^{18}F-FDG 分子成像探针的摄取比值作为精准反映 ER 表达水平的指标并预测内分泌治疗的疗效比单独使用 ^{18}F-FES 分子成像更有意义，可以更好地实现乳腺癌精准诊断并指导个体化精准诊疗决策[117]。

3. CXCR4 靶向分子成像 AMD3100 是 CXCR4 的高效小分子拮抗剂，分子结构简单，易合成，因此最早用于靶向 CXCR4 PET 分子成像研究。基于该小分子，Nimmagadda 等构建了 ^{64}Cu-AMD3100 分子成像探针，并在 CXCR4 表达程度不同的小鼠乳腺癌原位瘤（MDA-MB-231，10% CXCR4$^+$）模型、乳腺癌皮下瘤（DU4475，90% CXCR4$^+$）模型以及在稳定高表达 CXCR4 的人脑胶质瘤 U87 细胞（U87-stb-CXCR4，95% CXCR4$^+$）皮下瘤模型中证实了 ^{64}Cu-AMD3100 的 CXCR4 靶向分子成像能力。在注射后 90 min，U87-stb-CXCR4 和 DU4475 肿瘤显著摄取了 ^{64}Cu-AMD3100 分子成像探针（～ 2% CXCR4$^+$），而在 CXCR4 低表达肿瘤中未见显著摄取。由于恶性肿瘤的转移通常伴随着较高水平的 CXCR4 表达，在该研究中，Nimmagadda 等亦证实了 ^{64}Cu-AMD3100 PET 分子成像在乳腺癌肺转移小鼠中的价值并得出结论，^{64}Cu-AMD3100 PET 分子成像可实现无创、精准可视化乳腺癌及其肺转移瘤中的 CXCR4 表达水平，有助于指导患者个体化精准治疗[118]。由于 CXCR4 在白细胞、单核细胞和肝脏中表达，因此研究也发现 ^{64}Cu-AMD3100 会在肝脏和淋巴器官中大量富集[119]。尽管 ^{64}Cu-AMD3100 分子成像探针在乳腺癌及其肺转移小鼠模型

☆ ☆ ☆ ☆ ☆

中显示出优异的 CXCR4 靶向 PET 分子成像潜力，但其在肝脏中的高摄取影响了对于并发性肝脏肿瘤的敏感检测，且 AMD3100 结构很难被成本相对较低的放射性核素如 ^{18}F 等标记，因此可能会限制其临床广泛应用。

（二）SPECT 分子成像

1. 整合素 α$_v$β$_3$ 靶向分子成像　整合素 α$_v$β$_3$ 已被证明与肿瘤血管生成和转移密切相关，并且在乳腺癌的内皮细胞和肿瘤细胞中均过表达。基于整合素受体的多肽是一种很有潜力的分子成像多肽。Bach-Gansmo 等使用 ^{99m}Tc 标记了一种具有 RGD 序列的环形肽，构建了一种 ^{99m}Tc-NC100692 SPECT 分子成像探针，对整合素 α$_v$β$_3$ 具有高亲和力[120]，其靶向分子成像研究结果显示，在 22 例病理证实为乳腺癌患者中，^{99m}Tc-NC100692 SPECT 分子成像发现了 19 例（86%）。该研究表明，^{99m}Tc-NC100692 SPECT 是安全有效的乳腺癌分子成像探针，但仍需要进一步研究来评估 ^{99m}Tc-NC100692 SPECT 的临床应用潜力。

2. SSTR 靶向分子成像　由于一些乳腺肿瘤具有神经内分泌特征，因此以生长抑素（somatostatin，SST）为基础的放射性标记肽对乳腺癌具有一定的临床诊断价值。Bajc 等构建了一种 ^{111}In 标记的喷曲肽（^{111}In -pentetreotide）SPECT 分子成像探针，并首次应用于乳腺癌患者检测[121]，研究结果显示，SSTR 阳性乳腺癌患者与对照组相比显著摄取 ^{111}In-pentetreotide 分子成像探针。表明该 SPECT 分子成像可评估乳腺癌患者中 SSTR 的表达水平，但该分子成像探针对乳腺癌的特异性仍需提高。类似的，脱氧肽（depreotide）是 SST 的另一种类似物。在乳腺癌患者中，^{99m}Tc 标记的 depreotide 分子成像探针（^{99m}Tc-depreotide）相关研究显示了其较好的生物分布特征及生物安全性，可用于评估乳腺癌患者中 SSTR 的表达水平，并为个体化精准诊疗提供分子影像信息[122]。

3. HER 靶向分子成像　在所有乳腺癌中，HER2 的过表达发生率为 15% ～ 30%，与肿瘤恶化、复发和预后密切相关。靶向 HER2 的分子成像已经成为早期精准评估 HER2 表达水平、筛选 HER2 表达患者进行分子靶向治疗的有效影像学手段[123]。A9 肽是来源于曲妥珠单抗（trastuzumab）Fab 的衍生肽，能够结合 HER2。^{111}In-DTPA-A9 在血液和正常器官中可以被快速清除。虽然 ^{111}In -DTPA-A9 也被肾小管重新吸收，但与 ^{111}In 标记的 trastuzumab Fab 片段、亲和体相比其肾脏吸收率要低很多[124]。^{111}In-DTPA-A9 在乳腺癌好发转移部位，如肝、肺和骨中的摄取较低，其良好的生物分布为乳腺癌精准诊断提供了必要的成像条件。此外，Larimer 等使用 ^{111}In 标记了对 HER2 有很强的亲和力的 D03 肽，构建了 ^{111}In-DOTA-1-D03 分子成像探针。结果显示 ^{111}In-DOTA-1-D03 分子成像探针在人乳腺癌异种移植瘤小鼠上具有较好的成像效果，对乳腺癌具有更高的特异性和亲和力[125]。类似的，另一 HER2- 靶向肽 H6F（YLFFVFER）与双功能螯合剂肼基烟酰胺（HYNIC）偶联合成的 ^{99m}Tc-HYNIC-H6F 分子成像探针分别在 MDA-MB-453（HER2 阳性）和 MDA-MB-231（HER2 阴性）乳腺癌异种移植瘤小鼠中的研究显示，HER2 靶向的放射性分子成像探针 ^{99m}Tc-HYIC- H6F 在 HER2 阳性乳腺癌肿瘤中快速积累并表现出较高的放射性摄取，其肿瘤与器官的高放射性摄取比值减少了对周围组织中的辐射剂量负担[126]。

Reilly 等对比研究了 ^{111}In-DTPA-hEGF 和 ^{111}In-DTPA-MAb528 放射性分子成像探针在人乳腺癌移植瘤小鼠中的分子成像效果，其中 hEGF 是一种由 53 个氨基酸构成的多肽；MAb528 为抗 EGFR 单克隆抗体。结果显示，^{111}In-DTPA-hEGF 分子成像探针较 ^{111}In-DTPA-MAb528 对 MDA-MB-468 肿瘤具有较高的亲和力（Ka 值分别为 7.5×10^8L/mol 和 1.2×10^8 L/mol），但 ^{111}In-DTPA-hEGF 的肿瘤最大摄取值十倍小于 ^{111}In-DTPA-MAb528（2.2

%ID/g vs.21.6 %ID/g）。两种放射性分子成像探针在肝肾中均有显著摄取。此外，^{111}In-DTPA-hEGF 在血液中的清除速率显著快于 ^{111}In-DTPA-MAb528 分子成像探针（0.2 %ID/g vs.3 %ID/g，72h）。该研究指出，放射性核素标记的 EGFR 单克隆抗体的靶向乳腺癌 EGFR 的分子成像效果显著优于基于多肽的放射性分子成像探针[127]。

4. VCAM-1 受体靶向分子成像　血管细胞黏附分子 -1（vascular cell adhesion molecule-1，VCAM-1）属于免疫球蛋白超家族成员。在炎症过程中主要表达于内皮细胞、巨噬细胞和树突状细胞表面。研究发现，VCAM-1 与白细胞上表达的极晚抗原（very-late antigen-4，VLA-4），使肿瘤细胞在肺中存活，从而诱导乳腺癌肺转移。因此，VCAM-1 在乳腺癌进展和转移过程中起着关键作用，并且与乳腺癌患者早期复发和预后不良密切相关。^{99m}Tc 标记靶向 VCAM-1 单域抗体（single domain antibody，sdAb）构建的 ^{99m}Tc-cAbVCAM1-5 分子成像探针主要应用于动脉粥样硬化炎症相关病变的检测，目前已进行相关临床转化研究[128]。Christopher 等研究评估了 ^{99m}Tc-cAbVCAM1-5 分子成像探针在三阴性乳腺癌 MDA-MB-231（VCAM-1 阳性细胞）和对照人乳腺导管癌细胞 HCC70（VCAM-1 阴性细胞）皮下移植瘤鼠中的靶向 VCAM-1 受体成像能力，结果表明 ^{99m}Tc-cAbVCAM1-5 分子成像探针在 VCAM-1 阳性肿瘤中的摄取值显著高于 VCAM-1 阴性肿瘤。此外，小鼠静脉注射 MDA-MB-231 细胞，8 周后进行 ^{99m}Tc-cAbVCAM1-5 SPECT 分子成像，其结果表明 ^{99m}Tc-cAbVCAM1-5 分子成像探针可有效检测 VCAM-1 在乳腺癌肺转移癌中的表达水平。因此，^{99m}Tc-cAbVCAM1-5 SPECT 分子成像有望实现三阴性乳腺癌侵袭性标志物 VCAM-1 表达水平的精准评估，从而为个体化精准诊疗提供更多的分子影像学信息[129]。

（三）MR 分子成像

MRI 因具有非侵入性、非辐射性以及在软组织高分辨率等优点在临床上被广泛用于疾病诊断。MRI 分子成像探针主要分为 T_1 对比分子成像探针和 T_2 对比分子成像探针。其中，SPIO 可产生 T_2 阴性对比信号，经静脉注射后，可分布至吞噬细胞丰富的网状内皮系统，如肝、脾等器官。Meier 等[130]在 USPIO 表面连接叶酸，并注入小鼠体内进行连续动态 MR 分子成像发现，在注射后 1h，肿瘤区域出现磁共振 T_2 信号不均匀降低；在注射后 24h，仍能观察到肿瘤区域的不均质低信号。由于叶酸受体（folate receptor，FR）的表达量与乳腺癌预后直接相关，这类分子成像探针不仅可用于乳腺癌早期分子成像，还可用于乳腺癌诊疗预后评估。有研究团队[131]通过在 SPIO 表面修饰 HER2 抗体，在荷瘤小鼠的活体成像上证明了其对乳腺癌细胞 BT474 有良好的靶向能力。此外，生物有机分子铁蛋白也被用于乳腺癌 MR 分子成像中。鉴于转铁蛋白受体 1（transferrin receptor 1，TfR1）高表达于乳腺癌细胞 MDA-MB-231，因此可以特异性摄取铁蛋白。由于铁蛋白内部含有超顺磁性的水合氧化铁，当铁蛋白被乳腺癌细胞摄取后，肿瘤区域在 T_2 加权成像上呈现低信号，该研究表明铁蛋白同时具备分子成像和靶向功能[132]。

MRI 具有较高的软组织分辨力、组织穿透力及空间分辨力，且无辐射。但其不足之处是成像敏感度较低。目前，多种类型 MRI 靶向分子成像探针的纷纷出现，很大程度上提高了 MR 成像敏感度。因此，MR 分子成像探针结合 MR 成像固有优势有望实现乳腺癌无创、精准诊断。

（四）其他分子成像技术

近红外光（near-infrared，NIR）乳腺癌分子成像是通过血红蛋白的吸收特征来诊断乳腺癌的一种分子成像技术，可以快速、无痛、无创地获得乳腺的近红外光图像。与乳腺钼靶 X 射线相比，近红外光分子成像特点为无创、可重复检测，适用于乳腺癌患者大规模筛查，其缺点为假阳性率高。近年来，随着钼靶 X 射线引起的放射线损伤备受人们重视，近红外光学分子成像技术展现出较好的应用前景。

超声分子成像是以纳米微泡为载体，靶向修饰后能特异性地富集在肿瘤区，提高肿瘤区域的非线性信号与正常组织的对比度。其费用低、耗时短且可以实时成像等特点在乳腺癌初步筛查和超声引导下的介入治疗上具有较大优势。纳米微泡由磷脂、蛋白质或多聚物为壳层，通过表面修饰特异性抗体实现其靶向性能。Bzyl，J. 等利用异二聚体连接在 PEG 上制成靶向血管内皮细胞生长因子受体 2（vascular endothelial growth factor receptor 2，VEGFR2）的纳米微泡分子成像探针[133]。该分子成像探针具备增强乳腺肿瘤超声信号的作用，有望实现乳腺癌超声分子成像精准诊断。

二、男性乳腺癌

男性乳腺癌（male breast carcinoma，MBC）是一种少见的恶性肿瘤，约占全部乳腺癌的 1%。近年来，因男性乳腺癌的发病率呈上升的趋势而受到人们的重视。男性乳腺癌在北美和欧洲发病率高于亚洲。一般确诊的中位年龄是 60 ～ 70 岁，比女性大 5 ～ 10 岁。MBC 的病因及危险因素尚不明确，有研究认为与雌激素比例失调有关。约 50% 的 MBC 确诊时临床分期在 II 期以上，这主要时由于男性乳腺生理解剖学特点与女性不同，早期即可侵犯乳头、皮肤及胸大肌。此外，与女性乳腺癌相比，MBC 多位于乳头和乳晕区，病理以浸润性导管癌为主要类型，激素受体较女性患者有更高表达，所以预后一般较差。因此，MBC 早期精准诊断尤为重要。

^{18}F-FDG PET/CT 对乳腺癌原发肿瘤的检出分辨率可达到 1 mm，对病灶部位检出率极高。据研究报道[134]，由于男女乳腺癌均为起源于乳腺组织的恶性肿瘤，因此 MBC 与女性乳腺癌临床症状和病变影像及病理特点相似。但由于男性乳腺缺少腺体，避免了腺体自然本底的干扰导致的假阴性，较女性乳腺癌检出的敏感性更高。一项入选 40 例乳腺肿瘤患者行 ^{18}F-FDG PET/CT 分子成像的研究显示，^{18}F-FDG 分子成像探针对原发肿瘤的检出灵敏度可达到 95.2%[135]。

由于乳腺癌好发骨转移，童畅江等通过分析 [99m] 锝 - 亚甲基二膦酸盐（^{99m}Tcmethytene diphosphonate，^{99m}Tc-MDP）全身骨显像比较了男性和女性乳腺癌骨转移发生率，结果显示，男性乳腺癌骨转移发生率为（5/8）62.5%，且都为多处骨转移；与女性乳腺癌骨转移发生率（40% ～ 50%）相比，MBC 骨转移发生率显著高于女性[136]。研究表明这可能与男性体内雌激素水平变化以及男女乳腺在生理结构上的不同有关。男性的乳房组织小，组织中的淋巴管较短，因此 MBC 出现远处骨转移及向其他器官转移的发生率高于女性乳腺癌[137]。可见，男性乳腺癌早期精准诊断对 MBC 诊疗决策的制订及患者生存期限的延长具有重要意义。研究指出，^{99m}Tc-MDP SPECT 分子成像比 X 线成像可早 3 ～ 6 个月发现病灶，且早期发现率比 X 线诊断高 30%[136]。因此，放射性核素 ^{99m}Tc-MDP 全身骨分子成像及 SPECT/CT 断层融合分子成像对乳腺癌骨转移的筛查、早期诊断和预后评估具有重要意义。

总之，MBC 发病率较低，且男性乳腺部位肿块不易引起警惕，容易错失早期治疗时机。另外，由于男性乳腺组织的生理性特点，MBC 易发生局部和（或）远处。借助分子成像探针的固有优势可早期发现 MBC，并实现早期干预和改善预后，有利于延长患者寿命。

☆☆☆☆

第七节 妇科肿瘤的分子成像精准诊断

一、子宫内膜癌

子宫内膜癌（endometrial carcinoma，EC）又称子宫体癌，是发生于子宫内膜的上皮性恶性肿瘤，为女性生殖系统常见三大恶性肿瘤之一，好发于围绝经期和绝经后女性。其发病与生活方式密切相关，在北美和欧洲其发生率仅次于乳腺癌、肺癌、结直肠肿瘤，高居女性生殖系统恶性肿瘤的首位。在我国，EC 的发病率亦逐年升高，目前居女性生殖系统恶性肿瘤的第二位，仅次于宫颈癌。

^{18}F-FES 不仅已成功用于乳腺癌的精准分子成像诊断领域，在一些妇科肿瘤患者中也有重要的诊断应用价值。ER 有两种亚型：ERα 和 ERβ。与 ERα 阴性的 EC 患者相比，ERα 阳性的 EC 患者有更好的临床应答率和生存期限[138]。Yamada 等的 ^{18}F-FES 分子成像研究显示，^{18}F-FES SUV 低的 EC 患者与 SUV 高的患者相比，其无进展生存期（progress free survival，PFS）（$P < 0.001$）和总生存期（overall survival，OS）明显较差（$P=0.001$），而 EC 患者 ^{18}F-FDG PET 成像未显示此差异。因而 ^{18}F-FES 分子成像探针的低 SUV 是评估 EC 患者 PFS 的独立预后因素，并且与 EC 淋巴血管间隙受累（lymphovascular space involvement，LVSI）、淋巴结转移等预后因素密切相关。^{18}F-FES 分子成像有助于确定子宫内膜癌 ER 分布，对 EC 早期精准诊断及诊疗方案的确定有重要价值[139]。

在一项针对 38 例子宫良、恶性肿瘤患者的研究中，Tsujikawa 等发现 ^{18}F-FES 和 ^{18}F-FDG PET/CT 分子成像联合应用有助于鉴别诊断子宫良、恶性肿瘤[140]。EC 患者对 ^{18}F-FDG 摄取显著高于子宫内膜增生患者（$P < 0.001$），而 EC 患者对 ^{18}F-FES 摄取显著低于子宫内膜增生患者（$P < 0.05$）。另一方面，与平滑肌瘤患者相比，肉瘤患者的 ^{18}F-FDG 明显升高（$P < 0.05$），而 ^{18}F-FES 摄取极低（$P < 0.05$）。在随后的一项研究中，研究者报道了 ^{18}F-FDG 与 ^{18}F-FES 的 SUV_{mean} 比值与 EC 的国际妇产科联合会（International Federation of Gynecology and Obstetrics，FIGO）分期和组织学分级的侵袭程度相关[141]。研究发现，高危肿瘤患者的 ^{18}F-FDG/^{18}F-FES 比值（3.6 ± 2.1）明显高于低危肿瘤患者（1.3 ± 0.5，$P < 0.01$）。以 ^{18}F-FDG/^{18}F-FES 比值 2.0 为阈值，^{18}F-FDG 与 ^{18}F-FES 结合的灵敏度为 73%，特异度为 100%，准确率为 86%，优于最常使用的 MRI 77% 的准确率。

目前，除 ^{18}F-FES 分子成像外，EC 分子成像相关研究较少，特异度更高、灵敏度更高的子宫内膜癌特异性分子成像探针有待研发。

二、卵巢癌

卵巢癌具有极高的死亡率，深入了解卵巢肿瘤的分子特征有助于早期精准诊断及治疗方案的选择。分子成像技术可提供患者体内肿瘤异质性分子影像信息，为卵巢癌精准诊断、分子靶向治疗决策提供前沿及重要技术手段。

（一）核苷酸代谢 PET 成像

在一项 6 例卵巢癌患者的术前 ^{18}F-FLT PET 成像研究中，与良性组织相比，恶性肿瘤中 ^{18}F-FLT 的摄取更高，并且与 Ki67 指数显著相关[142]。与 ^{18}F-FDG 相比，卵巢癌 ^{18}F-FLT 摄取变化明显要早于 ^{18}F-FDG 摄取变化[143]。然而，^{18}F-FLT 在肝和骨髓中的摄取背景过高，可能会限制其在卵巢癌诊断中的应用[144]。因此，需要更深入的研究来确定这项技术是否具备卵巢癌精准诊断的价值。

（二）ER 靶向 PET 分子成像

在一项临床 II 期研究中发现，内分泌疗法在 19% 卵巢癌患者中观察到治疗反应[145]。因而，准确检测预测性生物标志物对于选择适宜治疗人群非常重要，有利于提高总体治疗响应率。研究显示，约 70% 的上皮性卵巢癌患者表达 ERα[146]，因此 ^{18}F-FES PET 分子成像可有效反映卵巢癌 ER 表达状态，且相关研究显示其摄取与肿瘤组织中 ER 表达呈正相关[147]（图 2-5）。^{18}F-FES PET 分子成像对 ER 阳性卵巢癌的检测敏感度为 84%，特异度为 98%，对卵巢癌早期精准诊断及患者分子靶向治疗具有重要意义。

Kruchten 等对 15 例疑似卵巢癌患者在接受肿瘤细胞减灭术前进行了 ^{18}F-FES PET/CT 成像，术后对肿瘤标本进行了 ERα 免疫组化分析[148]。结果显示，ERα 阳性病灶对 ^{18}F-FES 的肿瘤摄取 SUV_{max} 显著高于 ERα 阴性病灶（2.8 ± 1.3 vs. 1.4 ± 0.3，$P=0.03$），且研究者发现 $SUV_{max}=1.8$ 是鉴别 ERα 阳性和 ERα 阴性病灶的阈值，其特异性为 100%，敏感度为 79%。此外，^{18}F-FES 定量肿瘤摄取值（SUV_{max}）与 ERα 免疫组化分析有良好的相关性（$\rho =0.65$，$P < 0.01$）。与乳腺癌类似，^{18}F-FES 分子成像具有精准评估和监测卵巢癌 ERα 表达水平的潜能。另外，一项上皮性卵巢癌内分泌治疗的 II 期临床试验结果表明，^{18}F-FES PET 分子成像对内分泌治疗获益人群的筛选起着重要的作用[145]。^{18}F-FES PET 分子成像探针虽然临床应用前景广阔，其潜在的临床应用价值需要进一步深入研究。

（三）HER2/HER3 靶向 PET 分子成像

有超过 35% 的黏液性卵巢癌过表达 HER2。因而，研究者们在尝试研发不同类型的 HER2/HER3 受体靶向分子成像探针实现卵巢癌的精准检测。Oude 等的一项研究中，研究者们用 HSP90 抑制剂下调卵巢癌移植瘤模型中的 HER2 表达后，发现 ^{89}Zr-trastuzumab（trastuzumab 为特异性靶向 HER2 单克隆抗体药物）和 ^{64}Cu-DOTA-trastuzumab 在肿瘤组织内的摄取值明显降低[150]，表明 HER2 靶向分子成像可动态反应 HER2 表达变化，用于卵巢癌 HER2 表达水平的检测和监测。亲和体是可以选择性与各种肿瘤相关抗原（包括 HER2）以高亲和力结合的小蛋白。与抗体类分子成像探针相比，标记低分子量亲和体类的分子成像探针具有一系列优势，如较高的特异性、良好的药动学和组织分布方式，大大缩短了达到最佳分子成像效果所需的时间等。Heskamp 等在过表达 HER2 的卵巢癌细胞系 SKOV3 的移植瘤模型中，使用 ^{18}F 标记靶向 HER2 的亲和体分子成像探针 ^{18}F-NOTA-Z（HER2）进行了卵巢癌靶向分子成像，该研究结果显示 ^{18}F-NOTA-Z（HER2）分子成像探针可有效评估卵巢癌 HER2 表达水平，为卵巢癌精准诊断可提供相关分子靶点的重要影像学信息[151]。

HER3 是参与肿瘤生长，增殖和侵袭的人类表皮生长因子受体 3。用 ^{89}Zr 标记靶向 HER3 的人源化单克隆 RG7116 抗体在卵巢癌移植瘤模型成像研究中得到验证，^{89}Zr-RG7116 可以特异性地分布在 HER3 高表达的肿瘤中，可实时、动态监测肿瘤组织中的 HER3 表达[152]。在一项 I 期临床试验中，证实了 ^{89}Zr-RG7116 在 HER3 高表达肿瘤中的特异性摄取。同样，用 ^{68}Ga 标记的靶向 HER3 的亲和体分子成像探针（^{68}Ga-HEHEHE-Z08698-NOTA）在小鼠 HER3 阳性肿瘤中也得到了证实[153]。以上分子成像研究为卵巢癌 HER2/HER3 受体检测及卵巢癌精准诊断提供了前沿的技术方法。

☆☆☆☆

第八节 骨肌系统肿瘤的分子成像精准诊断

一、原发性骨肿瘤

骨肿瘤死亡率高，恶性骨肿瘤转移或复发后其 5 年生存率仅为 20% 左右。因此，恶性骨肿瘤和骨转移的早期精准诊断对提高患者生存率和生活质量至关重要。骨肉瘤 (osteosarcoma，OS) 是最常见的原发性骨肿瘤，占儿童和成人原发性骨恶性肿瘤的 20%，近年来其发病率居高不下。分子影像检测技术的不断发展为骨肿瘤早发现、早诊断、早干预提供了重要信息和诊疗手段。^{18}F-FDG 是骨肉瘤 PET 成像中最常用的分子成像探针。研究报道，^{18}F-FDG 在 OS 代谢活性及恶性程度评估方面具有重要价值。通常认为 ^{18}F-FDG 在 OS 原发病灶中的 SUV_{max} 越高，预后越差。然而，^{18}F-FDG 分子成像探针特异性较低，在疾病精准诊断及鉴别诊断方面不具备显著优势，例如，^{18}F-FDG PET 分子成像无法精准鉴别诊断 OS 和骨巨细胞瘤或骨髓炎。因此，诸多研究者们正在研发特异性更好的分子成像探针，以期实现原发性骨肿瘤的早期精准诊断。

Sun 等基于噬菌体展示技术筛选发现的一种肽 OSP-1（氨基酸序列为 ASGALSPS-RLDT），可特异性与骨肉瘤细胞结合。OSP-1 与肝素酶 Ⅱ / Ⅲ 家族蛋白具有显著同源性，该家族蛋白与硫酸肝素蛋白聚糖（recombinant heparan sulfate proteoglycans，HSPG）结合并反应。荧光染色显示 FITC-OSP-1 噬菌体或 Cy5.5-OSP-1 对骨肉瘤细胞具有较好的靶向性和结合率，而与人头颈部鳞状细胞 SCC1 的结合程度较低，与 293T 细胞几乎没有结合。在体外和体内，^{18}F-OSPS-1 在骨肉瘤细胞 143B 中的摄取均显著高于杂序对照分子成像探针 ^{18}F-OSPS，在骨肉瘤 143B 肿瘤中的摄取也显著高于其他类型肿瘤。因而，^{18}F-OSPS-1 有潜力成为临床可转化用新型 OS 分子成像探针[154]。

聚（ε- 己内酯）67-b- 聚 [（L - 谷氨酸）6-stat-（L 谷氨酸 - 阿仑膦酸）16]〔PCL67-b-P[Glu6-stat-（Glu-ADA）16]〕是一种以骨组织为分子靶点的聚合物囊泡，可直接在水中自由组装形成。研究指出，利用放射性核素 ^{99m}Tc 对该聚合物囊泡进行标记，而研发的分子成像探针 ^{99m}Tc- 聚合物囊泡（^{99m}Tc-labelled polymer vesicles）具有优异的 SPECT/CT 分子成像能力和较高的抗肿瘤药物递送效率，即同时具备诊断和治疗恶性骨肿瘤作用[155]。SPECT/CT 可动态、在体检测聚合物囊泡分子成像探针在骨组织中的分布，这为骨肿瘤精准诊断和治疗提供了一种实时、动态检测的方法。

碘化白蛋白纳米分子成像探针（I-BSA-GdNP）是一种具备 CT/MR 双模态成像功能的纳米分子成像探针，可用于 OS 精准诊断。I-BSA-GdNP 具有良好的 CT/MR 分子成像能力。在大鼠原位 OS 模型中的研究表明，I-BSA-GdNP 纳米分子成像探针可在肿瘤组织中显著富集，这有利于 OS 精准分子成像[156]。另一项研究表明 NIR 敏感硫化铋介孔二氧化硅纳米分子成像探针（Bi_2S_3@MSN NP）具有超高药物负载能力，可增强对 OS 的杀伤作用，并同时具备 CT 分子成像功能[157]。

在纳米分子成像探针的活体应用中，特别是随后的毒性评估和骨组织靶向递送方面，无论是肿瘤、骨转移还是其他骨疾病，仍需要进一步的深入研究来验证其临床应用价值。

二、继发性骨肿瘤

最常发生骨转移的恶性肿瘤分别为乳腺癌、PCa 和肺癌，在所有骨转移病例中约占 68%。骨转移预示着较差的预后和较短的生存期，且伴随着许多并发症，如病理性骨折、脊髓受压和包括高钙血症在内的代谢紊乱。骨转移瘤精准评估和定位有助于评估预后及最佳治疗决策的选择。骨髓或肿瘤特异性分子成像，有助于在骨髓微环境发生反应之前，即在疾病极早期发现恶性肿瘤。

分子影像在特异性诊断骨转移瘤方面研究应用相对较少（除 PSMA 靶向的 PCa 骨转移分子成像），主要是缺乏特异性的骨转移瘤分子标志物。^{99m}Tc- 放射性标记双膦酸盐（^{99m}Tc-MDP）骨显像始于 20 世纪 70 年代，是目前最常用的骨转移瘤诊断方法。^{99m}Tc-MDP 在注射后 2h 可迅速从血液和软组织中清除，且可提供良好的图像对比度，因此广泛应用于骨转移瘤的检测和监测[158]（图 2-6）。当出现 PCa、乳腺癌和神经内分泌肿瘤骨转移或发生原发性 OS 时，^{99m}Tc-MDP 骨扫描检测效果颇为理想。但对于引起活动性骨溶解或孤立性骨髓浸润的肿瘤（例如，RCC、淋巴瘤），^{99m}Tc-MDP 骨扫描相对不敏感。研究表明，^{18}F-FDG PET/CT 分子成像对骨转移瘤诊断的准确率显著高于 ^{99m}Tc-MDP SPECT 全身骨显像，而且 ^{18}F-FDG 更有助于检出肩胛骨、胸骨、椎骨、盆骨转移病灶，且对病变部位的定位要明显优于全身骨显像。然而，虽然 ^{18}F-FDG 分子成像对肺癌、淋巴瘤骨转移的诊断具有较高的应用价值，但对于恶性程度较低的甲状腺癌及 PCa 的骨转移灶的检测敏感度较低，尤其对 PCa 骨转移灶的检测，经常表现为假阴性，其原因可能在于 PCa 骨转移灶多为成骨性病变为主，高代谢病灶相对较少。

相较而言，^{68}Ga-PSMA 分子成像探针对 PCa 骨转移病变检测较为敏感。如图 2-7，表达 PSMA 的骨转移灶显示更高的 ^{68}Ga-PSMA 摄取。除了在最大密度投影（maximum intensity projection，MIP）重建图上可见前列腺摄取增加外，右侧骶骨和右侧坐骨的硬化性病变也可见 ^{68}Ga-PSMA 分子成像探针的摄取增加。在 PCa 患者横断面 PET 图像上可见右侧骨盆淋巴结的 ^{68}Ga-PSMA 分子成像探针的显著摄取[158]。表明 ^{68}Ga-PSMA PET 分子成像对 PCa 骨转移检测方面具有显著优势，有望用于临床 PCa 骨转移患者的较小转移病灶的检测。

第九节　内分泌系统肿瘤的分子成像精准诊断

一、垂体肿瘤

垂体腺瘤（pituitary adenoma，PA）是一种典型的良性、生长缓慢的肿瘤，通常出现内分泌功能障碍（如高催乳素血症、皮质醇增多、肢端肥大症、垂体功能减退等）或肿块效应（如海绵窦壁压迫视交叉或颅神经等）。分子成像在内分泌疾病诊断方面发挥着重要作用。在一项大型回顾性研究中，评估了 40967 名接受 ^{18}F-FDG PET/CT 成像检查的受试者的垂体瘤摄取情况，仅有 0.073% 的病例观察到垂体窝局部呈现 ^{18}F-FDG 的摄取增加[159]。最近的同一组研究表明，先用促肾上腺皮质激素释放激素刺激有助于提高 ^{18}F-FDG PET 促肾上腺皮质激素腺瘤的检测能力。

^{13}N- 氨（^{13}N-ammonia）是垂体灌注和代谢的标志物，可用于正常生理功能的垂体腺

☆☆☆☆☆

成像，在垂体损伤后其摄取减少/缺失。在 48 例不同 PA 亚型的患者（22 例无功能性 PA，12 例肢端肥大症，10 例库欣病，4 例催乳素瘤）的 ^{13}N- 氨 PET/CT 成像研究中，正常垂体组织中的 ^{13}N-ammonia 摄取显著高于 PA，这为垂体瘤诊断提供了间接的分子影像学信息，从而更好地诊断垂体瘤。需要注意的是，当肿瘤最大直径超过 2cm 时，^{13}N- 氨 PET/CT 对正常垂体组织的定位及检出能力会显著降低。

到目前为止，PA 中研究最多的 ^{11}C-MET PET 成像。与 ^{18}F-FDG 相比，^{11}C-MET 优势在于其在脑组织中的低摄取以及更高的检测 PA 的灵敏度，有望实现 PA 的早期精准诊断。对于大多数被诊断为 PA 的患者，^{11}C-Met PET/MR 分子成像是迄今为止最有效的成像方法，无论是新发的垂体疾病还是残留/复发的垂体疾病。^{11}C-Met PET/MR 成像在多数情况下有助于 PA 根治性手术/放射治疗决策的制订，其精准诊断能力使正常垂体组织免受手术治疗破坏，并能够把治疗引起的损伤降至最低 [160]。

二、甲状腺肿瘤

甲状腺癌是内分泌系统最常见的恶性肿瘤之一。甲状腺癌分为分化型甲状腺癌（differentiated thyroid carcinoma，DTC）、髓样癌和间变性甲状腺癌（andegenerative thyroid carcinoma，ATC）。在所有的分子成像方法中，核医学分子成像在甲状腺癌精准诊断和治疗方面取得了显著突破。

（一）分化型甲状腺癌

DTC 10 年生存率可达到 90% 以上，且在甲状腺癌病例中占绝大多数（80% ～ 90%），DTC 包括乳头状癌（约 70%）、滤泡癌（约 20%）和 Hürthle 细胞癌（约 10%）。DTC 是一种恶性程度较低的肿瘤，其预后良好，患者生存期限长。但也有例外，如 DTC 的 Hürthle 细胞癌存活率较低。基于碘 -131（^{131}I）标记化合物 的 SPECT 成像是临床最常用的影像技术，主要应用于 DTC 临床分期、危险分层、预后评估和长期随访等。其能够较准确地检出和定位 DTC 转移灶，并且可除外假阳性结果，更有益于 DTC 患者术后头颈及纵隔部转移灶的诊断和鉴别诊断，有利于制订和调整随访方案。除了放射性碘之外，许多替代性放射性药物已尝试用于 DTC 转移灶的检测，包括 ^{201}Tl、^{99m}Tc-sEst amibi、^{99m}Tc -tet rofosmin、^{99m}Tc -deprebon 和 ^{111}In-octreide 等。据报道，以上放射性药物主要应用于 ^{131}I 全身扫描阴性和血清甲状腺球蛋白升高时的 DTC 患者成像，尤其是适用于放射性碘不适用的患者 DTC 分子成像 [161]。

（二）甲状腺髓样癌

甲状腺髓样癌（medullary thyroid carcinoma，MTC）是一种罕见的神经内分泌肿瘤，起源于甲状腺 C 细胞，可产生降钙素和 CEA。MTC 患者的存活率很高（5 年存活率：92%；10 年存活率：87%）。此外，MTC 对放射性碘治疗和促甲状腺激素抑制均无反应。大多数 MTC 细胞并不富集 ^{131}I，因此，目前有许多放射性核素标记的化合物被广泛研究并应用于 MTC 患者的诊断、治疗和随访，包括 ^{18}F-FDOPA、^{201}Tl、^{99m}Tc-（V）-DMSA、^{99m}Tc-sEstamibi、^{99m}Tc-Tetrofosmin、$^{123/131}$I-MIBG、^{111}In- 奥曲肽和 ^{99m}Tc-EDDA/HIBG 等 [162-164]。其中，^{18}F-FDOPA 常用于常规影像学和（或）^{18}F-FDG PET/CT 分子成像检查阴性的 MTC 患者。研究指出，当 CEA 值 > 5ng/ml 时，^{18}F-FDOPA 和 ^{18}F-FDG PET/CT 对 MTC 的诊断准确性显著提高（敏感度分别为 81% 和 73%），并且可以检测到 ^{18}F-FDG 未检测到的 MTC 较小全身转移病灶（约 6mm），有望实现 MTC 及其转移灶的早期精准检测 [165]。

☆　☆　☆　☆

（三）间变性甲状腺癌

ATC 是侵袭性最强的实体肿瘤之一，在甲状腺癌中所占比例不超过 10%，是一种少见的恶性肿瘤。所有 ATC 都不摄取放射性碘，预后极差。与难治性甲状腺癌一样，^{18}F-FDG PET 成像仍然是 ATC 目前最主要的影像学检查方法。研究表明，^{18}F-FDG 在 DTC 中的摄取最低，而在 ATC 中的摄取最高。不同组织学类型的甲状腺癌在生物学行为和预后上有很大差异。核素分子成像在不同类型甲状腺癌的精准诊断、评估和治疗中发挥着重要作用。不同分子成像技术的结合也可以提高检测敏感度和特异度。随着各种分子成像技术的快速发展，将会出现更多有潜力的分子成像方法，用于实现甲状腺癌精准诊断和个体化治疗[166]。

三、胸腺肿瘤

胸腺上皮肿瘤（thymus epithelial tumor，TET），包括胸腺瘤和胸腺癌，是一种罕见的恶性肿瘤。TET 的治疗以手术切除为主。分子成像可实现恶性肿瘤早期精准诊断，从而为临床早期治疗提供分子影像学信息，指导个体化治疗决策的制订。研究者对 25 例胸腺异常患者进行研究，报道 ^{18}F-FDG PET 分子成像有助于鉴别重症肌无力患者的胸腺增生和胸腺瘤。与单纯 CT 相比，^{18}F-FDG PET/CT 分子成像对淋巴结和胸膜转移瘤的检出率更高。相关研究发现，胸腺瘤的 ^{18}F-FDG 分子成像探针摄取程度通常低于胸腺癌。然而，^{18}F-FDG 阳性肿瘤，如高度恶性 TET、淋巴瘤、副神经节瘤和非精原细胞恶性神经节细胞瘤之间可能会存在影像学上的重叠，因此，^{18}F-FDG PET/CT 在诊断胸腺瘤方面可能仅起辅助性作用，其准确性和特异性有限[167]，具有更高特异度和灵敏度的分子成像探针有待于研发。

第十节　神经内分泌肿瘤的分子成像精准诊断

神经内分泌肿瘤（neuroendocrine tumors，NET）是起源于神经内分泌细胞的一种恶性肿瘤，具有神经内分泌表型并可产生多肽类激素，其具有高度异质性和复杂的生物学行为，可发生于全身各个部位，但主要好发于肺、胃肠道及胰腺等部位（占 95% 以上），也可出现在甲状腺、甲状旁腺、支气管、胆管和肝脏、肾上腺髓质、副神经节以及其他部位[168]。近年来因发病率上升，而受到越来越多的关注。NET 具有病灶小、位置隐匿的特点，临床早期诊断率较低，多数患者为检查中偶然发现，由于任何分级的 NET 都可能出现远处转移，确诊时常处于临床晚期，且约 20% 的 NET 无法明确原发灶。因此，早期精准诊断对于及时有效地治疗 NET 非常重要。传统影像技术在诊断 NET 方面无特异性，因而很难与其他恶性肿瘤相鉴别，与之对比，核医学分子成像在敏感度和特异度方面均占显著优势，且目前基于 NET 具有神经内分泌表型，可产生多种激素这一特征，研究者们已研发出多种 NET 特异性分子成像探针，以实现临床 NET 患者的早期精准诊断[169]。

^{18}F-FDG PET 成像对于 NET 总的灵敏度并不高，仅可揭示低分化、高增殖活性的 G3 级 NET 病变[170]，对于低表达 SSTR 亚型的 G1 ~ G2 级 NET 诊断无显著优势，而且可能会导致假阴性的结果。目前，为实现 NET 的精准诊断，包括 SSTR 类分子成像探针、胺前体类分子成像探针和激素类似物分子成像探针等被研发出来，并在 NET 早期精准诊断中发挥了重要的价值。

☆☆☆☆

一、生长抑素受体靶向分子成像

SSTR 能与广泛分布于神经系统内的生长抑素多肽特异性结合，对生长激素释放、抑制胃肠和胰腺激素释放等具有严密调控作用。目前，SSTR 共发现 5 种亚型，即 SSTR1 ～ 5，不同类型的肿瘤表达不同亚型 SSTR，NET 常高表达 SSTR2 亚型，尤其在胃肠胰腺 NET 中表达最为显著。另外，SSTR 非 NET 细胞所特有，某些非 NET 疾病也表达 SSTR，例如脑膜瘤、星型细胞瘤、乳腺癌、淋巴瘤、黑色素瘤、炎症或肉芽肿性疾病的活动期等。因内源性生长抑素容易被酶降解，半衰期短（2 ～ 3 min），很难实现 NET 精准诊断，研究者们研发并合成了奥曲肽（octreotide）、善得定（sandostatin）、地普奥肽（depreotide）等生长抑素类似物（somatostatin analogs，SSA）。SSA 保留了对 SSTR 原有高亲和力的活性部分，具有 SST 的类似作用，大部分 SSA 主要与 SSTR2 亚型结合。其中，octreotide 是目前最常用的 SSA，与 SSTR2、SSTR5 有较高的亲和力，与 SSTR3 亲和力低，对 SSTR1 和 SSTR4 没有亲和力。

SSA 体内半衰期明显延长，因而作用更持久，更适于对其进行标记研发 SSTR 靶向分子成像探针，特别是放射性核素标记的 SSA 能够与肿瘤细胞表面的 SSTR 特异性结合，并通过 SPECT 或 PET 分子成像，可实现 NET 原发灶及转移灶的精准诊断，有助于全面评价病变情况，指导临床诊疗决策的制订[171]。NET 的 SSTR 靶向分子成像自 20 世纪 90 年代初应用于临床以来，已经在 NET 的精准诊疗中表现出其独到的优势，尤其在特异度与灵敏度方面，迅速成为核医学肿瘤分子成像的重要领域。

（一）生长抑素受体靶向 PET 分子成像

PET 分子成像是一种具有高灵敏度、高分辨率的全身定量分子成像技术，在揭示疾病生物学信息方面显著优于 SPECT 分子成像技术，尤其在发现原发灶、检测转移灶、评估预后、指导治疗决策的制订方面具有重要的临床应用价值[172]。

1. ^{68}Ga 标记 SSTR 激动剂类 PET 分子成像　激动剂类 SSTR 靶向分子成像探针容易内化进入肿瘤细胞，即激动剂与受体高亲和力结合后，通常会触发配体 - 受体复合物的内化，而这一内化过程是放射配体在细胞内随时间有效积累的基础，也是体内受体靶向放射性分子成像过程中的关键一步。放射性核素 ^{68}Ga 可标记连接 DOTA 的 SSA，主要有 DOTA-TOC[（^{68}Ga-DOTA0-Tyr3）octreotide]、DOTA-NOC[（^{68}Ga-DOTA0-1NaI3）octreotide]、DOTA-TATE[（^{68}Ga-DOTA0-Tyr3）octreotate] 等，能与 NET 细胞上过量表达的 SSTR 特异性结合。其中，^{68}Ga-DOTA-TOC 于 2016 年被美国 FDA 批准上市，其具备在肿瘤组织蓄积多，从血液中清除迅速，空间分辨率和敏感度均较高等优势[173]。^{68}Ga-DOTA-TATE 分子成像探针相较于 ^{68}Ga-DOTA-TOC，对 2 型 SSTR 更具特异性，其亲和力是 ^{111}In- 喷曲肽的 100 倍。研究表明，与 ^{68}Ga-DOTA-NOC 和 ^{68}Ga-DOTA-TOC 相比，^{68}Ga-DOTA-TATE 分子成像探针能够检出更多的肿瘤病灶，有助于 NET 早期精准诊断和诊疗计划的实施[174]。^{68}Ga-DOTA-TATE 与 ^{111}In-DTPA-OC 分子成像探针具有相似的特异度（93%），尤其是在肺、胃肠道和胰腺的 NET 精准诊断方面，但 ^{68}Ga-DOTA-TATE 分子成像探针的灵敏度和总体准确率更胜一筹，分别为 96% vs.72% 和 94% vs.84%[175]。与 ^{99m}Tc-HYNIC-OC 相比，^{68}Ga-DOTA-TATE 分子成像探针对 NET 病灶的诊断灵敏度更高（60% vs.96%），可以发现更多的胃肠道、胰腺及骨骼的转移病灶，具有更低的假阴性率[176]。^{68}Ga-DOTA-TOC、^{68}Ga-DOTA-NOC 分子成像探针除与 2 型 SSTR 结合外，对其他 SSTR 亚型也存在一定的亲和力。比如，^{68}Ga-

DOTA-NOC 分子成像探针对 SSTR3 亚型和 SSTR5 亚型具有很好的亲和力，[68]Ga-DOTA-TOC 分子成像探针亦能与 SSTR5 亚型结合，但其亲和力低于 ^{68}Ga-DOTA- NOC 分子成像探针[177]，因此，[68]Ga-DOTA-TOC 分子成像探针能够揭示非常见部位的 NET，如乳腺、肾脏、子宫、前列腺、卵巢和副神经节瘤等。[68]Ga-DOTA-TOC、[68]Ga-DOTA-NOC、[68]Ga-DOTA-TATE PET 分子成像探针在 NET 原发或转移瘤的总体诊断灵敏度可达到 78.3% ～ 100%、特异度为 83% ～ 100%[178]，能够发现常规 CT 和 MR 难以发现的转移灶。[68]Ga-DOTA-SSA PET/CT 分子成像除应用于胃肠胰 NET 外，还可应用于嗜铬细胞瘤及副神经节瘤的定位和诊断、肺类癌以及 MTC 患者的术后随访等[179, 180]。研究者对 100 例疑似 NET 患者进行 ^{68}Ga-DOTA-TATE PET/CT 分子成像（应答率 88%），发现该分子成像结果改变了 60% 患者的临床分期，其中 23% 原计划接受化疗的患者改为非化疗治疗，7% 患者从观察随访转为其他治疗方案，因此 ^{68}Ga-DOTA-TATE PET/CT 分子成像在很大程度上改变了 NET 患者的治疗决策，[68]Ga-DOTA-TATE 所提供的更有价值的分子层面生物学信息，有助于制订更加合理的治疗方案[181]。

综上，[68]Ga-DOTA-SSA 可精准揭示患者 SSTR 表达水平，为个体化精准诊疗的实现具有重要价值，是一种广泛应用前景的精准诊断 NET 及其转移灶的诊断技术与方法。但是 ^{68}Ga-DOTA-SSA PET 分子成像探针也存在一定的局限性，例如炎性淋巴结（甲状腺、纵隔淋巴结、腹股沟淋巴结及术区或外伤邻近区域的淋巴结等）对 ^{68}Ga-DOTA-SSA PET 分子成像探针的高摄取，一定程度上会影响 NET 的精准诊断，需要结合临床患者病史及其他检查结果以提高诊断准确率。

2. [68]Ga 标记 SSTR 拮抗剂类 PET 分子成像　放射性核素标记的 SSTR 拮抗剂类分子成像探针有个独到的特征，就是不容易被细胞内化而引起放射性积累。Ginj 等报道了两种 SSTR 的拮抗剂类分子成像探针 ^{111}In-DOTA-sst$_3$-ODN-8〔[111]In-DOTA-NH$_2$-CO-c[DCys-Phe-Tyr-DAgl^8（Me，2-naphthoyl）-Lys-Thr-Phe-Cys]-OH〕和 ^{111}In-DOTA- sst$_2$-ANT〔[111]In-DOTA-[4-NO2-Phe- c（DCys-Tyr-DTrp-Lys-Thr-Cys）-DTyr-NH2]〕，尽管体外实验结果表明，[111]In-DOTA-sst$_3$-ODN-8 和 ^{111}In-DOTA-sst$_2$-ANT 分别与 SSTR3 和 SSTR2 的亲和力远小于激动剂类分子成像探针 ^{111}In-DOTA-NOC 和 ^{111}In-DOTA-NOC，但动物实验结果表明，[111]In-DOTA-sst$_3$-ODN-8 和 ^{111}In-DOTA-sst$_2$-ANT 对肿瘤的分子成像效果优于激动剂类分子成像探针，主要原因是拮抗剂类分子成像探针能够结合更多的配体，并且其解离速度较慢[182]。

基于该项研究，Cescato 等设计并构建了一系列 SSTR 拮抗剂类分子成像探针，其中结合力和亲水性最高的是 DOTA-JR10、DOTA-JR11 和 DOTA-LM3[183]。此外，研究者制备出了适用于 [68]Ga 和 [64]Cu 标记的分子成像探针，构建的 ^{68}Ga-NODAGA-JR11（[68]Ga-OPS202）和 ^{68}Ga-DOTA-JR11（[68]Ga-OPS201）分子成像探针均已进入临床试验阶段[184]。与激动剂类分子成像探针对比，拮抗剂类分子成像探针的主要优势在于其在腹部脏器，如肝脏、脾脏和肠道等的生理性摄取更低，减少病灶的漏诊率。[68]Ga-NODAGA-JR11 分子成像探针的 I / II 期临床试验结果表明，相较于 ^{68}Ga-DOTA-TOC 分子成像探针，[68]Ga-NODAGA-JR11 分子成像探针在肝转移病灶中显示出更高的肿瘤与正常组织的摄取比值（5.3 vs 1.9）和病灶检出率（88% vs 59%）[185]。[68]Ga-DOTA-JR11 分子成像探针在人体中的生物学分布研究显示[186]，[68]Ga-DOTA-JR11 分子成像探针在肿瘤中的摄取、摄取速度和血浆中的清除速率等方面均优于 ^{68}Ga-DOTA-TOC 和 ^{68}Ga-DOTA-TATE 分子成像探针，但对骨转移的检出率要低于 ^{68}Ga-DOTA- TATE（158 vs 388）[187]。目前，越来越多的放射性核素标记的 SSTR

☆☆☆☆

拮抗剂类分子成像探针已进入临床研究阶段，具有广泛的应用前景，但仍需要扩大临床样本量进一步证实其应用价值。

3. ^{18}F 标记类 PET 分子成像 因 ^{68}Ga 的半衰期相对较短（68 min）、能量较高、总活性产量低以及图像质量不如 ^{18}F，目前已有几种可用于 NETs 精准诊断的 ^{18}F 标记的分子成像探针。N^{α}-（1- 脱氧 -D- 果糖基）-N^{ϵ}-（2-^{18}F- 氟丙酰基）- Lys^0-Tyr^3- 奥曲肽酸（^{18}F-FP-Gluc-TOCA）的肿瘤中的摄取及血液清除速率快，肿瘤与本底的比值在注射后（16±9）min 和（34±12）min 时，即可高达 80% 和 90%[188]，但由于合成和制备过程过于复杂，且有限的放射化学产率（20% ~ 30%），限制了其在临床中的广泛应用。另外一种 SSTR 靶向 ^{18}F 标记的分子成像探针，^{18}F- 氟乙基三唑 - 酪氨酸 3- 奥曲肽（^{18}F-FET-βAG-TOCA）的临床研究结果显示，相较于 ^{68}Ga-DOTA-TATE 分子成像探针，^{18}F-FET-βAG-TOCA 分子成像的灵敏度更高（92.8% vs.87.5%），且具有较高的在体安全性和耐受性[189]。此外，研究者所研发的 ^{18}F-Al-1，4，7- 三氮杂环壬烷 -1，4，7- 三乙酸 - 奥曲肽（^{18}F-AlF-NOTA-OC）制备方法更为简单，在患者体内表现出良好的肿瘤靶向性、动力学特性和生物学分布特性。由于其在肝脏生理性摄取较 ^{68}Ga-DOTA-TATE 分子成像探针低，因此在肝转病变的诊断方面更具优势[190]，病灶检出率显著优于 ^{18}F-FDG PET/CT 分子成像。当然，^{18}F-AlF-NOTA-OC 分子成像探针仍需要多中心的进一步深入研究来证实其临床潜在应用价值。

4. ^{64}Cu 标记类 PET 分子成像 ^{64}Cu（$E\beta^+_{max}$=0.653 MeV）作为一种半衰期长（12.7h）、低正电子能量的放射性核素，在肿瘤精准分子成像中受到广泛的关注。此外，其最大正电子能量远低于 ^{68}Ga（$E\beta^+_{max}$=1.899 MeV），具有较高的 PET 空间分辨率。^{64}Cu-DOTA-TATE、^{64}Cu-TETA-OC 和 ^{64}Cu-SAR-TATE 是目前主要的 ^{64}Cu 标记 SSA 的分子成像探针。临床初步试验结果显示，与 ^{111}In-DTPA-OC 相比，^{64}Cu-TETA-OC 分子成像探针的血液清除率和膀胱排泄率均较快且分子成像效果更优，能揭示更多的 NETs 转移灶，可有效降低漏诊率[191]。另外，^{64}Cu-DOTA-TATE 和 ^{68}Ga-DOTA-TOC 分子成像探针的灵敏度相当，但在病灶检出真阳性率方面 ^{64}Cu-DOTA-TATE 更高[192]。^{64}Cu-DOTA-TATE 较宽的分子成像时间窗为 NETs 精准诊断提供了更多的便利性和灵活性。据研究报道，4.0 mCi（148 MBq）的 ^{64}Cu-DOTA-TATE 分子成像探针即可呈现高质量 PET/CT 分子成像结果，灵敏度和特异度可达 100% 和 96.8%[193]。^{64}Cu-SAR 复合物较 ^{64}Cu-DOTA 复合物，其生物稳定性更好。^{64}Cu-SAR-TATE 分子成像探针相关临床试验结果表明，^{64}Cu-SAR-TATE 在注射后 4h 或 24h 的分子成像结果表明，与 ^{68}Ga-DOTA-TATE 注射后 1h 的分子成像结果无显著差异，并且具有良好的安全性[194]，提高了分子成像时间的灵活性。

（二）生长抑素受体靶向 SPECT 分子成像

SPECT 成像运行成本及检查费用远较 PET 低，是当前核医学临床应用中最常用的诊断工具，目前，已广泛用于评估肿瘤的 SSTR 表达水平及预测 SSA 治疗疗效。我国科学家在 SPECT 放射性分子成像探针研发方面，尤其在 NETs 精准诊断分子成像探针研发方面具有显著的技术优势。

1. ^{111}In-DTPA-OC SPECT 分子成像 ^{111}In 偶联 DTPA 标记 octreotide（^{111}In-DTPA-OC）是较为成熟的 SSTR 分子成像探针，对 SSTR 表达阳性的肿瘤有较高的诊断价值，且已被美国 FDA 批准用于 NET 精准分子成像，尤其是在诊断胰腺 NET 中的价值已得到国际公认，是欧美国家广泛应用于 NET 的分子成像技术[195]。在过去 20 年，^{111}In-DTPA-OC 分子成像是 NET 精准诊断的"金标准"其有助于分化的脑膜瘤、神经鞘瘤、神经纤维瘤及转移瘤的精准诊断。虽然 ^{111}In-DTPA-OC 分子成像探针已广泛应用于 NET 患者的早期精准诊断，但仍然存在一定的局限性：如，[111]In 的半衰期较长（67h），辐射剂量较高，发射的两种 γ 射线能量和丰度相对较高，导致图像的空间分辨率降低，对检测微小脑膜瘤的灵敏度并不高，以及 ^{111}In-DTPA-OC 在体内定位分布缓慢，耗费过多时间成本等[196]。此外，[111]In-DTPA-OC 分子成像探针主要从肝胆系统、泌尿系统排泄，因此，影响肾上腺肿瘤和一些腹部 NET 的精准诊断。另外，[111]In 由加速器产生，价格昂贵，不易获得，导致其在国内的应用受限[197]。

2. ^{99m}Tc-HYNIC-TOC SPECT 分子成像　由于 [111]In 系加速器生产的放射性核素，不易获得，且患者接受的辐射剂量较高，目前已有多种 [99m]Tc 标记 SST 衍生物的分子成像探针。[99m]Tc- 肼基联氨基烟酰胺 - 奥曲肽（[99m]Tc-HYNIC-TOC）分子成像探针的生物学分布与 [111]In 标记的 octreotide 相同，相较于 [111]In，[99m]Tc- 易获得，成本更低，标记更方便，对患者的辐射剂量较低，图像分辨率较理想。[99m]Tc-HYNIC-TOC 分子成像探针能够被肿瘤组织快速摄取，肿瘤与非靶组织比值更高，空间分辨更好，在诊断 NET 方面，能发现更多的病灶，其敏感性高于 ^{111}In-DTPA-TOC 分子成像探针。研究证实，[99m]Tc-HYNIC-TOC 分子成像探针在诊断胰腺 NET 方面，相较于 ^{111}In-DTPA-TOC 分子成像探针，具有更好的病灶定位能力和更高的诊断准确率，应用前景更为广泛[198]。但受显像技术的影响，[99m]Tc-HYNIC-TOC 分子成像探针对淋巴结和直径＜ 1 cm 的肝脏病变的检测能力仍然较差，其在某些情况下已不能满足临床需求。

3. ^{99m}Tc-sandostatin SPECT 分子成像　sandostatin 为人工合成的 SSTR8 肽衍生物，成分为乙酸奥曲肽，对生长激素、胰高血糖素具有较高选择性，[99m]Tc-sandostatin 在肿瘤组织中的浓聚具有高度选择性，在体内主要经肾脏清除。目前，[99m]Tc-sandostatin 分子成像探针已用于类癌综合征、胃泌素瘤、胰高血糖素瘤、血管活性肠肽瘤、胰腺癌等的分子成像，有助于肿瘤早期精准诊断，具有良好的应用前景。另外，据研究报道，[99m]Tc-sandostatin 分子成像探针对于 SCLC 具有更大的诊断价值[199]。

4. ^{177}Lu-DOTA-TATE SPECT 分子成像　治疗性放射性核素（[90]Y 或 [177]Lu）标记 DOTA-TOC 构建的诊疗一体化分子成像探针可特异性结合 SSTR 表达阳性的 NET 及其转移灶，同时起到精准分子成像及精准诊断的作用。在 2018 年，[177]Lu-DOTATATE 由美国 FDA 批准用于 NET 患者的精准诊疗，标志着这种精准诊疗一体化的分子成像技术成为继生物治疗、化疗、靶向治疗等方法以外被临床认可的 NET 有效治疗手段[200]。

综上，靶向 SSTR 类 SPECT 成像用放射性分子成像探针在肝脏中的高生理性摄取及放射性药物的物理特性不理想等原因，虽然诊断敏感性高（82% ～ 95%），但特异性低（50% ～ 80%），对小病灶的检出率仍然较低，尤其是 SSTR 靶向 SPECT 分子成像[172]，其低分辨率很难满足临床需求。

二、胺前体类靶向分子成像

NET 能够从细胞外摄取胺前体，并通过氨基脱羧酶的作用生成 DOPA、5- 羟色胺酸和多肽激素等相应的胺。利用 NET 肿瘤细胞能摄取及转化胺前体特性，使用放射性核素标记的胺前体类似物作为分子成像探针，可用于 NET 的精准诊断。

（一）[11]C-5-HTP PET 分子成像

5- 羟基色氨酸（5-hydroxytryptophan，5-HTP）是 5- 羟色胺的前体。5-HTP 是 NET 细

胞分泌的肿瘤标志物，因而 ^{11}C-5-HTP 分子成像探针几乎适用于所有类型的 NET 的精准诊断 [201]，尤其在揭示类癌、胰岛细胞相关的 NET 肿瘤精准诊断方面具备较高的特异度和灵敏度，能够发现直径 2mm 的肿瘤，其敏感度甚至可高达 100%。[11]C-5-HTP PET 分子成像整体优于 SSTR 靶向分子成像及常规 CT 成像 [202]。但也存在一些不足点，例如，对无功能性胰腺 NET、良性胰岛素瘤及神经内分泌癌敏感度较低，而且 ^{11}C-5- 羟色胺标记合成过程复杂、半衰期较短，限制了其在临床中的广泛应用 [203]。

（二）[18]F-DOPA PET 分子成像

神经内分泌细胞具有胺前体摄取和脱羧作用，L-3，4 二羟苯丙氨酸（3，4-Dihydroxy-L-phenylalanine，L-DOPA）是神经递质肾上腺素、多巴胺和去甲肾上腺素的前体。放射性核素 [18]F 标记的 L-DOPA 类似物 ^{18}F-FDOPA 分子成像探针可被 NET 细胞所摄取，其摄取和滞留与氨基酸脱羧酶的活性与 L- 氨基酸转运蛋白的表达水平有关，因而可用于 NET 精准分子成像诊断 [204]。多巴胺类分子成像探针适用于大部分的 NET，尤其适用于血清素 A 显著升高或分化良好的 NET 的早期精准诊断 [205]。据报道，在副神经节瘤、嗜铬细胞瘤中的 ^{18}F-DOPA PET/CT 分子成像效果显著优于常规 [131]I- 间碘苄胍 SPECT 分子成像 [206]。在骨骼和纵隔淋巴结转移灶的检出方面，[18]F-DOPA 较 ^{11}C-5-HTP PET 分子成像探针具有更高的敏感度，同时也弥补了 [11]C 半衰期短的不足，具有更广泛的临床应用价值 [207]。[18]F-FDOPA PET 分子成像主要适应证为 SSTR 表达低或不确定的 NET 精准诊断，如神经外胚层肿瘤。另外，[18]F-FDOPA 作为儿茶酚胺代谢途径的放射性分子成像探针，亦可用于 MTC、空回肠 NET、转移性神经母细胞瘤 [208]。然而，[18]F-DOPA PET/CT 分子成像探针对于小病灶的检出率低于 ^{68}Ga-DOTA-SSAs PET/CT 分子成像探针，因此在肿瘤长期随访中不推荐使用。

三、激素类似物靶向分子成像

（一）[11]C- 羟色胺 PET 分子成像

羟色胺是去甲肾上腺素类似物，[11]C- 羟色胺分子成像探针可用于嗜铬细胞瘤及副交感神经节瘤的早期精准诊断。据研究报道，[11]C- 羟色胺 PET 分子成像在嗜铬细胞瘤中的敏感度和特异度分别为 91% 和 100%；研究报道，[11]C- 羟色胺分子成像探针在染色体遗传相关 NET 中的敏感度只有 73%，可能与儿茶酚胺分泌程度和肿瘤体积大小相关 [209]。然而受限于复杂的合成过程，其难以实现大量生产和临床广泛应用。

（二）[123]I/^{131}I-MIBG SPECT 分子成像

间碘苄胍（metaiodobenzylguanidine，MIBG）是一种胍乙啶衍生物，结构类似于去甲肾上腺素，能够被交感和副交感神经摄取，放射性核素标记的 MIBG 及其衍生物可特异性浓聚于肾上腺髓质和富肾上腺素能受体的肿瘤细胞内，可用于嗜铬细胞瘤、神经母细胞瘤、副神经节瘤等 NET 的精准诊断和治疗 [210]，常用的放射性核素有 [131]I 和 [123]I。[123]I 发射纯 γ 射线，能量适中，图像质量更好，检测灵敏度更高，分子成像质量优于 [131]I，因而 ^{123}I-MIBG 分子成像探针适用于 NET 精准诊断。研究报道，[23]I-MIBG 分子成像对嗜铬细胞瘤及副神经节瘤诊断的敏感度和特异度分别达 82% ～ 88% 和 82% ～ 84% [211]。[131]I 发射 β 射线和 γ 射线，因此，[131]I-MIBG 分子成像探针更适用于既需要精准诊断又需要精准治疗的 NET 患者 [212]。[123]I/^{131}I-MIBG 分子成像诊断儿童神经母细胞瘤及其复发转移灶的特异度为 100%，敏感度为 90% ～ 95% [213]，是神经母细胞瘤精准诊断和疗效评价的有效方法，可为儿童神经母细胞瘤 ^{131}I-MIBG 核素治疗提供可靠的依据。但 ^{123}I/^{131}I-MIBG SPECT 分子成像对其他类型的

NET 诊断敏感度较低，约为 52%[214]。

　　放射性核素标记的分子成像探针因其较高的敏感度和特异度，在 NET 精准诊疗中扮演着重要作用。多种靶向 NET 的分子成像探针已成功研发，为临床 NET 的精准诊断提供了更多选择。^{111}In、^{68}Ga、^{64}Cu 和 ^{18}F 等放射性核素标记的 SSTR 激动剂在 NET 诊断方面表现出较高的灵敏度和特异度，显著提高了 NET 病灶的检出率。此外，^{68}Ga 标记的 SSTR 拮抗剂有望成为更有前景的分子成像探针类型，其在早期临床研究中显示出了良好的肿瘤靶向性，生物学特性。随着更多高特异度和高灵敏度的分子成像探针的陆续研发，NET 患者的诊断走向了个体精准化。

第十一节　肿瘤间质分子成像精准诊断

　　对于恶性肿瘤的分子水平早期精准诊断，我们既希望能够对某种肿瘤实现特异性定性诊断，又希望分子影像也能够对相对广谱的恶性肿瘤与良性病变进行区分。^{18}F-FDG 作为广谱 PET/CT 成像放射性药物的典范，其在肿瘤、心脏、神经系统疾病的诊断与评估发挥了重要作用，但这种模拟糖代谢的成像存在着出现假阳性或假阴性等局限性，尤其在与炎症病变鉴别方面不具备显著优势。因此，亟需研发新型广谱的分子成像探针实现与 ^{18}F-FDG 的优势互补。

　　肿瘤很大一部分由基质组成，其中成纤维细胞中的一个特殊群体被称为肿瘤相关成纤维细胞（cancer-associated fibroblasts，CAF），而成纤维细胞激活蛋白（fibroblast activation protein，FAP）是 CAF 的标志性蛋白。FAP 在胚胎发育的过程中有多组织生理性表达，但成年人只在类风湿关节炎、伤口愈合、动脉粥样硬化斑块纤维化相关的疾病以及 90% 以上的上皮性肿瘤中其表达上调，而在正常组织几乎不表达[215]。研究报道，FAP 具有特殊的生物学特性，与肿瘤生长侵袭、浸润转移、血管形成及免疫逃逸等恶性生物学行为密切相关，并与恶性肿瘤的侵袭、进展及分化程度等呈正相关。FAP 已成为肿瘤广谱精准诊断和治疗的重要分子靶点，亦是目前分子成像研究的前沿和热点。放射性核素标记的 FAP 靶向分子成像探针可用于 PET 或 SPECT 分子成像，尤其是 ^{68}Ga 标记的 FAP 抑制剂（FAP inhibitors，FAPI）PET/CT 分子成像在临床上已显示出良好的应用前景，为肿瘤的早期精准诊断提供了一种全新的技术方法。本节将重点介绍 FAP 靶向分子成像在肿瘤精准诊断中的应用。

一、FAP 靶向 PET 分子成像

（一）^{68}Ga-FAPI PET 分子成像

　　据研究报道，超过 1 ~ 2 mm 的肿瘤病灶就需要肿瘤间质以维持并促进肿瘤恶性生物学活性，且肿瘤间质体积通常大于癌细胞体积，加上若 FAP 表达充分，则靶向间质的分子成像可能比葡萄糖代谢分子成像更加灵敏[216]。

　　FAPI 与单克隆抗体相比，其分子质量较小，同时保留了对 FAP 的特异性靶向结合能力，有利于提高分子成像图像分辨率。研究者对一种与 FAP 具有高亲和力的小分子酶抑制剂进行化学修饰，构建了两种能够与人和小鼠 FAP 特异性结合的化合物 FAPI-01 和 FAPI-02，具备快速且几乎完全内化特性，其中 FAPI-02 表现了出更优的药动学和生化特性。其 PET/CT 分子成像结果表明，^{68}Ga-FAPI-02 分子成像探针在 FAP 表达阳性肿瘤中可迅速富

☆☆☆☆

集，并可获得较高的图像对比度，在肿瘤早期就能发现病灶[217]。^{68}Ga-FAPI-02 PET/CT 分子成像在 1 例晚期肺腺癌患者中的研究表明，其在肿瘤组织中的摄取值显著高于 ^{18}F-FDG，且在大脑、肝脏、脾脏中均没有摄取，具有显著的成像优势。为了进一步优化 FAPI-02，研究者随后设计并研发了几种 FAPI-02 的衍生物，其中 FAPI-04 被认为是最具临床应用前景的 FAP 抑制剂，可用于更具特异性的 FAP 靶向分子成像探针的研发。其研究结果表明，^{68}Ga 标记的 FAPI-04 的生化和药动学特性与 ^{68}Ga-FAPI-02 相似，且相较于 ^{68}Ga-FAPI-02，^{68}Ga-FAPI-04 半最大效应浓度(concentration for 50% of maximal effect, EC_{50})降低了近 3 倍，静脉注射后短时间内（10min）即可在人体内达到稳定的生理分布并可持续数小时，在肿瘤组织中的滞留时间与 FAPI-02 相比显著延长，有利于肿瘤精准分子成像探针的设计与研发[218]。一项对 28 种恶性肿瘤进行 ^{68}Ga-FAPI-04 PET/CT 分子成像研究结果表明，^{68}Ga-FAPI-04 在肉瘤、食管癌、乳腺癌、胆管癌和肺癌中显著高摄取（平均 $SUV_{max} > 12$）；在 HCC、CRC、胰腺癌、头颈癌、PCa 和卵巢癌呈中等摄取（平均 SUV_{max} 为 6～12）；而在肾细胞癌、嗜铬细胞瘤、分化型甲状腺癌、胃癌和腺样囊性癌中的摄取较低（平均 $SUV_{max} < 6$）[215]。为了进一步增加肿瘤组织对 FAP 靶向分子成像探针的摄取，Loktev 等相继研发并构建了几种 FAPI 变体以获得更优的图像对比度。其中，与 ^{68}Ga-FAPI-04 相比，^{68}Ga-FAPI-21 和 ^{68}Ga-FAPI-46 分子成像探针在小鼠体内注射后 1 h 和 4 h 肿瘤与血液、肝脏、肌肉和肠道的摄取比值显著增强。同时，该项研究首次在转移性黏液表皮样癌、口咽癌、卵巢癌和大肠癌等 8 例癌症患者中的分子成像结果表明，^{68}Ga-FAPI-21 和 ^{68}Ga-FAPI-46 分子成像探针在注射后 1 h 时其平均 SUV_{max} 分别可达到 11.9 ± 3.33 和 12.76 ± 0.90，并且该两种分子成像探针具有良好的血液清除率，可迅速从肾脏排出，且不会滞留在肾实质中，具有极高的生物安全性。其中，^{68}Ga-FAPI-21 分子成像探针会在口腔黏膜、甲状腺、唾液腺中出现少量摄取[219]。

Giesel 等入选 50 例肿瘤患者进行 ^{68}Ga-FAPI-02 和 ^{68}Ga-FAPI-04 PET/CT 分子成像受试研究，发现所有患者均未出现药物相关的药理作用或生理反应，对检查成像有良好耐受性[220]。研究显示，注射 ^{68}Ga-FAPI-46 3 h 内患者无不良反应，6 例患者均耐受性良好。初步估算 ^{68}Ga-FAPI-02、^{68}Ga-FAPI-04 PET 分子成像的辐射剂量为 1.4～1.8mSv/100MBq，^{68}Ga-FAPI-46 分子成像的辐射剂量为 0.78 mSv/100 MBq，均低于 ^{18}F-FDG PET 分子成像（2 mSv/100 MBq），表明以上 FAP 靶向分子成像探针辐射剂量均较低，均具有良好的生物安全性，有广泛的临床应用价值[221]。

（二）^{18}F-FAPI PET 分子成像

鉴于 ^{68}Ga 半衰期短、β 射线能量高，影响 PET 图像质量，且产能较低，一定程度上限制了其广泛应用。最近，一些由 ^{18}F 标记的 FAPI 也正在被研究者们积极研究。Lindner 等将 ^{18}F 标记的氟化铝复合物（aluminum fluoride complexes，AlF）与 6- 氟烟酰胺衍生物 FAPI-74 相螯合，构建了 ^{18}F-AlF-FAPI-74 分子成像探针，在一例转移性 NSCLC 患者 PET/CT 分子成像中成功验证了其成像灵敏度，得到了与 ^{68}Ga-FAPI-04 相似的分子成像效果，且由于 ^{18}F-AlF-FAPI-74 分子成像探针的合成步骤简单、在体内清除速率快、低背景信号等特点，使其有望在临床中进一步广泛应用[222]。Wang 等研发了一种新型 [18F]- 铝（aluminium，ALF）并成功标记了共轭 NOTA 的 FAPI，构建了 Al^{18}F-NOTA-FAPI 分子成像探针，并分别在 U87MG（人脑星形胶质母细胞瘤）荷瘤小鼠和 10 例癌症患者中验证了其成像效果。该研究显示 Al^{18}F-NOTA-FAPI 分子成像探针具有良好的肿瘤摄取率，可以发现 ^{18}F-FDG 未发现的病灶，且在正常组织器官中的 SUV_{mean} 均小于 ^{18}F-FDG，尤其是在肝脏（1.1 ± 0.2 和 2.0 ± 0.9）、大脑（0.1 ± 0.0 和 5.9 ± 1.3）和骨髓（0.9 ± 0.1 和 1.7 ± 0.4）等。该研究表明 $Al^{18}F$-NOTA-FAPI 分子成像探针具备良好的应用潜力[223]。类似的，Wei 等用 ^{18}F-ALF 标记了螯合 NOTA 的 FAPI-04 并构建了 ^{18}F-AlF-NOTA-FAPI-04 分子成像探针，并对 28 例 8 种不同类型癌症患者（肺癌、食管癌、乳腺癌、纵隔肉瘤样癌、胰腺癌、结肠癌、弥漫性大 B 细胞淋巴瘤等）进行了 PET/CT 分子成像。其结果显示，^{18}F-AlF-NOTA-FAPI-04 同 ^{18}F-FDG，可检测出 80.0% 的转移灶，剩下的 20.0% 病灶中 ^{18}F-AlF-NOTA-FAPI-04 可检出 17.8% 病灶，^{18}F-FDG 能检出 2.2% 的病灶，表明 ^{18}F-AlF-NOTA-FAPI-04 在病灶检测方面更优于 ^{18}F-FDG 分子成像探针[224]。Toms 等使用 ^{18}F 标记了糖基化 FAP 抑制剂，构建了 ^{18}F-FGlc-FAPI 分子成像探针。与 FAPI-04（IC50=32 nM）相比，FGlc-FAPI（IC50=167 nM）在 U87MG 胶质瘤模型中显示出较高的血浆蛋白结合度、显著的肝胆排泄以及较高的肿瘤滞留率。此外，^{18}F-FGlc-FAPI 分子成像探针在骨和关节中表现出较高的摄取，使得其应用受到一定的限制[225]。Hu 等用 ^{18}F 标记了 FAPI-42 构建了 ^{18}F-FAPI-42 分子成像探针，并对 22 例多种癌症患者进行了 PET/CT 分子成像。其结果显示，^{18}F-FAPI-42 分子成像探针在体内注射后 18 min 时肿瘤摄取达到较高水平（平均 SUV_{max} 值为 15.8），2h 后仍保持较高水平，但最佳图像采集时间为注射后 1 h。相较于 ^{68}Ga-FAPI-04 分子成像探针，^{18}F-FAPI-42 具有相同的检出率，可显示所有的（144 个）阳性病灶，且在肝脏、骨骼病变中的 SUV_{max} 要高于 ^{68}Ga-FAPI-04（$P < 0.05$），具有良好的成像效果[226]。Hu 等继续研发并构建了一种 42 min 内可自动制备的肿瘤 FAP 靶向 ^{18}F-AlF-P-FAPI 分子成像探针，其中 P 为聚乙二醇（polyethylene glycol，PEG），主要用以延长药物体内半衰期。^{18}F-AlF-P-FAPI 同时与 ^{18}F-FAPI-42 和 ^{68}Ga-FAPI-04 进行对比性研究结果表明，^{18}F-AlF-P-FAPI 在 A549-FAP 细胞中表现出更低的细胞外排率，在体内具有更高的稳定性。在 A549-FAP 荷瘤鼠中的 Micro-PET 分子成像结果显示，^{18}F-AlF-P-FAPI[（7.0 ± 1.0）% ID/g] 相较于 ^{18}F-FAPI-42[（3.2 ± 0.6）%ID/g] 和 ^{68}Ga-FAPI-04[（2.7 ± 0.5）% ID/g] 在肿瘤组织中的特异性摄取更高，并且其临床分子成像应用在一例鼻咽癌患者中得到验证。该项研究表明 ^{18}F-AlF-P-FAPI 分子成像探针成像效果优异，制备简单，有望广泛应用于临床肿瘤患者[227]。Giesel 等报道了 ^{18}F-FAPI-74 分子成像探针在 10 例肺癌患者中的应用。其中，FAP 靶向抑制剂 FAPI-74 可被 ^{18}F-氟化铝（aluminum-fluoride，AlF）或 ^{68}Ga 标记。患者在 ^{18}F-FAPI-74 PET 分子成像 1h 时病变部位包括原发肿瘤、淋巴结及远处转移瘤即可获得 $SUV_{max} > 10$ 的高对比度，具有优异的分子成像效果。另外，该研究评估了 ^{18}F-FAPI-74 和 ^{68}Ga-FAPI-74 分子成像探针的有效剂量，分别为（1.4 ± 0.2）mSv/100MBq 和 1.6mSv/100MBq，该剂量均低于 ^{18}F-FDG 的有效剂量。因此，^{18}F-FAPI-74 还可有效降低患者的辐射负担，有望实现临床恶性肿瘤的精准诊断，具有广泛的应用前景[228]。

二、FAP 靶向 SPECT 分子成像

目前，FAP 靶向分子成像探针在肿瘤方面的应用发展迅速，不仅可以与 ^{68}Ga、^{18}F 等偶联用于肿瘤的 PET 分子成像，还可以与 ^{99m}Tc、^{131}I 及 ^{177}Lu 等偶联用于 FAP 靶向 SPECT 分子成像，甚至用于恶性肿瘤诊疗一体化，这里不再赘述过多治疗方面的内容。

Lindner 等构建了一种 ^{99m}Tc 标记的 FAPI 分子成像探针 ^{99m}Tc-FAPI-34，其在体外表现出良好的亲和力（IC50=6.4 ~ 12.7 nM）、结合能力和肿瘤细胞摄取能力。该研究对两例转

☆☆☆☆

移性卵巢癌和胰腺癌患者进行了 [99mTc]-FAPI-34 SPECT 分子成像，结果显示 [99mTc]-FAPI-34 图像质量良好，具有较好的肿瘤摄取能力，且其分子成像结果与 [68Ga]-FAPI-46 PET 分子成像检出的病灶一致。[99mTc]-FAPI-34 分子成像探针有望用于恶性肿瘤精准诊断，并且可以指导 [90Y]-FAPI-46 等诊疗一体化分子成像探针的治疗决策的制订[229]。此外，Ma 等评估了 [131I]-FAPI-02 和 [131I]-FAPI-04 在 U87（人脑星形胶质母细胞瘤细胞）异种移植小鼠中的精准诊疗效果。两种分子成像探针主要经过肾脏和肝胆代谢。与 [131I]-FAPI-02 相比，[131I]-FAPI-04 在肿瘤组织中具有更多的摄取、更长的滞留时间以及更高的肿瘤和背景比值，且 [131I]-FAPI-04 显著抑制了 U87 肿瘤的生长，该研究表明 [131I]-FAPI-04 分子成像探针有望实现恶性肿瘤的精准诊断和治疗[230]。

常用的 FAP 靶向单克隆抗体有：单克隆抗体 F19、西罗珠单抗（sibrotuzumab）等。Welt 等使用 [131I] 标记单克隆抗体 F19 并构建了 [131I]-mAbF19 分子成像探针，并对 17 例结肠癌肝转移患者进行 SPECT 分子成像研究，发现 [131I]-mAbF19 分子成像探针在肿瘤组织中特异性积聚，可显示最小直径为 1 cm 的肿瘤病灶。对活检组织进行免疫组化分析，所有患者肿瘤间质均有 FAP 表达。该研究指出，[131I]-mAbF19 的最佳 SPECT 分子成像时间为 3～5 d，可用于恶性肿瘤 FAP 靶向分子成像[231]。Sounni 等的临床研究表明，[131I] 标记的 FAP 特异性抗体 F19 在结肠癌患者肿瘤组织中特异性积聚。此后，该研究团队继续制备了几种人源化的 F19 抗体，并在小鼠模型上对其诊断和治疗特性进行了临床前评估。其中，[131I] 标记的抗 FAP 抗体 sibrotuzumab 用于治疗转移性 FAP 阳性肿瘤患者，包括乳腺癌、CRC 和 NSCLC，并观察到肿瘤特异性聚集。然而，[131I]-sibrotuzumab 在肝脏、脾和其他正常器官中的消除缓慢，这与 [131I]-sibrotuzumab 在血池中的清除速率缓慢相关[232]。单克隆抗体与 FAP 的亲和力虽强，但其较大的相对分子量会影响体内代谢，导致体内本底信号高，进而影响分子成像图像质量。因此，限制了 FAP 靶向的抗体类分子成像探针的临床广泛应用[233]。

三、FAP 靶向光学分子成像

Ruger，R. 等研发了携带针对 FAP 的特异性单链 Fv 片段的荧光激活脂质体（循环中荧光猝灭，细胞摄取时荧光激活），并通过近红外光（near infrared fluorescence，NIRF）分子成像评价了其用于 FAP 表达的肿瘤诊断的可能性。配体 - 磷脂结合物插入预制的含 DY-676-COOH 的脂质体中形成抗 FAP-IL 脂质体，由于近红外荧光染料荧光猝灭后会滞留在脂质体的水溶液内部，从而实现了该分子成像探针只在细胞摄取和降解时导致荧光激活的功能，且只有表达 FAP 的细胞才能在体外摄取和激活抗 FAP-IL 的荧光。该研究结果表明，抗 FAP-IL 可有效富集在 FAP 表达肿瘤中，且在人纤维肉瘤细胞（HT1080-wt），转染 FAP 的人纤维肉瘤细胞（HT1080-hFAP）和人乳腺癌细胞（MDA-MB435S）等不同异种移植瘤模型中，抗 FAP-IL 在肿瘤局部荧光强度与肿瘤 FAP 表达程度相一致，表明 FAP-IL 荧光分子成像探针是一种具有潜在价值的诊断工具，有望实现临床恶性肿瘤的精准分子成像[234]。

四、FAP 靶向分子成像与 [18F]–FDG PET/CT 比较

恶性肿瘤代谢旺盛、生长活跃，对葡萄糖的需求增加，因此多种恶性肿瘤对葡萄糖呈现高摄取；FAP 表达于 90% 以上肿瘤，故大多数肿瘤可摄取 [68Ga]-FAPI。因此。[18F]-FDG 和 [68Ga]-FAPI 均可作为广谱肿瘤分子成像探针。为了探索和推广 FAP 靶向分子成像的进一步应用，研究者们也对这两种广谱的肿瘤分子成像探针进行了深入的比较研究。

脑组织葡萄糖代谢旺盛，对 ^{18}F-FDG 存在较高摄取，但也严重影响了对脑转移瘤及脑内原发性肿瘤的诊断，因而临床上常需结合脑部 MRI 成像用于肿瘤的检测。^{68}Ga-FAPI 在正常器官（特别是脑和肝脏）中不摄取或摄取量非常低，因此 ^{68}Ga-FAPI 在脑肿瘤、易发生脑转移或肝脏转移的肿瘤诊断方面具有显著优势。此外，胆管癌也对 ^{18}F-FDG 的摄取表现出较大的变异性，低度恶性肉瘤对 ^{18}F-FDG 的摄取较低，而胆管癌及肉瘤 ^{68}Ga-FAPI PET/CT 分子成像均呈现高摄取，因此，^{68}Ga-FAPI 还适用于 ^{18}F-FDG 阴性肿瘤的精准诊断。头颈部肿瘤对 ^{68}Ga-FAPI 摄取较高，而炎性反应几乎不摄取，有助于鉴别诊断，并可提高诊断准确性，减少假阳性率。此外，相比于常规影像学检查，^{18}F-FDG PET/CT 分子成像在卵巢癌的检查中有一定的应用价值，但由于肠道的蠕动，难以避免肠壁的异质性摄取；而 ^{68}Ga-FAPI 分子成像探针在肠道或腹膜中的非特异性摄取非常低，因而在腹膜癌与晚期卵巢癌鉴别诊断中 ^{68}Ga-FAPI 分子成像探针相较于 ^{18}F-FDG 具有明显优势 [235]。研究表明，^{68}Ga-FAPI-04 PET/CT 分子成像在检出原发肿瘤、淋巴结和骨及内脏转移灶的灵敏度均优于 ^{18}F-FDG PET/CT，分别为 98.2% vs 82.1%、86.4% vs 45.5% 和 83.8% vs 59.5%（均 $P < 0.05$），且对脑肿瘤、肝转移瘤和腹膜癌的诊断价值更高。

此外，^{18}F-FDG PET/CT 检查前必须严格控制患者血糖水平和影响血糖变化的各种相关因素，患者检查前需禁食 8h，否则血糖水平可直接影响 ^{18}F-FDG 摄取与分布。与之形成鲜明对比的是，^{68}Ga-FAPI PET/CT 分子成像检查不受患者血糖水平影响，检查前无须特殊准备，注射药物后 10min 即可进行成像，可及早完成成像检查，极大程度上避免了患者的随意走动，同时减少了患者等待时间。

当然，活化的成纤维细胞不仅存在于肿瘤中，而且还存在于基质重塑的疾病和愈合伤口，如肝和肺纤维化、心肌梗死等，因此，^{68}Ga-FAPI PET/CT 也会产生假阳性结果，导致其对一些病灶的特异度较低 [236]。故而，^{68}Ga-FAPI 与 ^{18}F-FDG 的结合可以进行优势互补 [237]。当然，对这两种分子成像探针均显示不佳的肿瘤也可用我们在前面内容中介绍的其他特异性较高的分子成像探针，以实现肿瘤早期精准诊断。

综上，FAP 靶向肿瘤 PET 分子成像相关研究表明，放射性核素标记的 FAPI 分子成像探针在多种恶性肿瘤精准诊断中具有显著优势 [215]。当然，其也有诸多问题待我们去解决，例如，FAP 靶向分子成像探针能否鉴别肿瘤治疗后的残留、复发病灶与局部炎症反应；是否适用于原发肿瘤良、恶性的鉴别诊断；组织学变异或分化程度是否影响 FAP 靶向分子成像探针的摄取程度；如何明确肿瘤与非肿瘤组织中的 FAP 靶向分子成像探针的摄取等问题均需要进一步的深入研究。另外，目前肿瘤 FAP 靶向相关的临床研究病例数仍较少，因此仍需加大样本量，更加系统性的深入研究，以确定其最佳的适应证，从而确定哪些患者能从中获得最大受益。相信随着分子成像研究的不断深入、病例数的不断积累和扩大、探针的不断优化和改善，放射性核素标记的 FAP 靶向分子成像探针必将有更广阔的应用前景。

本章小结

肿瘤的诊疗理念经历了从经验医学到循证医学的过渡，已步入"精准医学"的发展阶段。在精准医学中，精准诊断是指导临床决策、制订个体化诊治方案的重要依据，是实施精准治疗的必要前提。然而，由于恶性肿瘤具有个体及时空异质性，给肿瘤精准诊断带来挑战，严重制约了肿瘤精准医疗效率的快速提升。分子影像能够实现肿瘤关键分子靶点的分子水平定性、定量检测，兼具解剖形态学和功能代谢检测的特点，能够更全面、直观地揭示肿

☆☆☆☆

瘤恶性生物学行为，从而为肿瘤精准诊断、指导肿瘤靶向及免疫治疗提供科学依据。因此，基于分子影像的精准医学可视化将在基础研究、转化医学以及健康医学领域发挥重要作用，尤其是随着分子影像技术的飞速发展，分子成像早已走出实验室，进入临床转化的关键阶段。然而，尽管放射性核素肿瘤分子成像技术在临床转化方面已经取得突破性的成果，并逐渐被用于肿瘤精准医学策略的临床实践，其进一步的发展依然面临着诸多挑战，如更加精准、高效、安全的分子成像探针的制备和质控，分子成像设备的研发，分子成像中心的建设及运营维护，放射性防护等。这些问题涵盖核医学、影像医学、临床医学、放射化学、材料学、药学、工程物理学以及统计学等在内的多学科、跨专业交叉合作需求。另外，目前单中心、小规模临床试验仍需扩大及推广至多中心评价评估。相信随着分子影像技术的不断更新与发展，上述瓶颈问题终将被克服，肿瘤精准分子成像的常规临床应用，必将对恶性肿瘤早期精准诊断医学模式的发展产生巨大影响，且具有广阔的发展及应用前景。

参 考 文 献

[1] O'Neill, B. E., et al. Advances in Neuro-Oncology Imaging Techniques. Ochsner J, 2018, 18(3):236.

[2] Glaudemans, A. W., et al. Value of 11C-methionine PET in imaging brain tumours and metastases. Eur J Nucl Med Mol Imaging, 2013, 40(4):615.

[3] Beuthien-Baumann, B., et al. 3-O-methyl-6-[18F]fluoro-L-DOPA and its evaluation in brain tumour imaging. Eur J Nucl Med Mol Imaging, 2003, 30(7):1004.

[4] Chen, W., et al. 18F-FDOPA PET imaging of brain tumors:comparison study with 18F-FDG PET and evaluation of diagnostic accuracy. J Nucl Med, 2006, 47(6):904.

[5] Ceccon, G., et al. Dynamic O-(2-18F-fluoroethyl)-L-tyrosine positron emission tomography differentiates brain metastasis recurrence from radiation injury after radiotherapy. Neuro Oncol, 2017, 19(2):281.

[6] Jansen, N. L., et al. Dynamic 18F-FET PET in newly diagnosed astrocytic low-grade glioma identifies high-risk patients. J Nucl Med, 2014, 55(2):198.

[7] Brooks, P. C., et al. Integrin alpha v beta 3 antagonists promote tumor regression by inducing apoptosis of angiogenic blood vessels. Cell, 1994, 79(7):1157.

[8] Chen, X., et al. 18F-labeled RGD peptide:initial evaluation for imaging brain tumor angiogenesis. Nucl Med Biol, 2004, 31(2):179.

[9] Sun, J., et al. A pilot study on EGFR-targeted molecular imaging of PET/CT With 11C-PD153035 in human gliomas. Clin Nucl Med, 2014, 39(1):e20.

[10] van den Oord, J. The CCR9-CCL25 axis mediates melanoma metastasis to the small intestine. Nat Clin Pract Oncol, 2008, 5(8):440.

[11] van der Meulen, A. A., et al. The role of CXC chemokine ligand(CXCL)12-CXC chemokine receptor(CXCR)4 signalling in the migration of neural stem cells towards a brain tumour. Neuropathol Appl Neurobiol, 2009, 35(6):579.

[12] De Silva, R. A., et al. Imaging CXCR4 expression in human cancer xenografts:evaluation of monocyclam 64Cu-AMD3465. J Nucl Med, 2011, 52(6):986.

[13] Zhang, X., et al. Development of a novel(99m)Tc-labeled small molecular antagonist for CXCR4 positive tumor imaging. J Labelled Comp Radiopharm, 2018, 61(5):438.

[14] Wester, H. J., et al. Disclosing the CXCR4 expression in lymphoprolifative diseases by targeted molecular imaging. Theranostics, 2015, 5(6):618.

[15] Lapa, C., et al. (68)Ga-Pentixafor-PET/CT for Imaging of Chemokine Receptor 4 Expression in Glioblastoma. Theranostics, 2016, 6(3):428.

[16] Soto-Montenegro, M. L., et al. Meningiomas:a comparative study of 68Ga-DOTATOC, 68Ga-DOTANOC and 68Ga-DOTATATE for molecular imaging in mice. PLoS One, 2014, 9(11):e111624.

[17] Klingenstein, A., et al. Ga-68-DOTA-TATE PET/CT for discrimination of tumors of the optic pathway. Orbit, 2015, 34(1):16.

[18] Galldiks, N., et al. PET imaging in patients with meningioma-report of the RANO/PET Group. Neuro Oncol, 2017, 19(12):1576.

[19] Rachinger, W., et al. Increased 68Ga-DOTATATE uptake in PET imaging discriminates meningioma and tumor-free tissue. J Nucl Med, 2015, 56(3):347.

[20] Jacobs, A. H., et al. 18F-fluoro-L-thymidine and 11C-methylmethionine as markers of increased transport and proliferation in brain tumors. J Nucl Med, 2005, 46(12):1948.

[21] Charalambous, C., T. C. Chen, and F. M. Hofman. Characteristics of tumor-associated endothelial cells derived from glioblastoma multiforme. Neurosurg Focus, 2006, 20(4):E22.

[22] Serres, S., et al. Molecular MRI enables early and sensitive detection of brain metastases. Proc Natl Acad Sci U S A, 2012, 109(17):6674.

[23] Zhu, Y., et al. Magnetic resonance imaging of radiation-induced brain injury using targeted microparticles of iron oxide. Acta Radiol, 2012, 53(7):812.

[24] Tomura, N., et al. Differentiation between Treatment-Induced Necrosis and Recurrent Tumors in Patients with Metastatic Brain Tumors:Comparison among(11)C-Methionine-PET, FDG-PET, MR Permeability Imaging, and MRI-ADC-Preliminary Results. AJNR Am J Neuroradiol, 2017, 38(8):1520.

[25] Minamimoto, R., et al. Differentiation of Brain Tumor Recurrence from Post-Radiotherapy Necrosis with 11C-Methionine PET:Visual Assessment versus Quantitative Assessment. PLoS One, 2015, 10(7):e0132515.

[26] Cicone, F., et al. Accuracy of F-DOPA PET and perfusion-MRI for differentiating radionecrotic from progressive brain metastases after radiosurgery. Eur J Nucl Med Mol Imaging, 2015, 42(1):103.

[27] Galldiks, N., et al. Role of O-[2-(18)F-fluoroethyl]-L-tyrosine PET for differentiation of local recurrent brain metastasis from radiation necrosis. J Nucl Med, 2012, 53(9):1367.

[28] Schwartz, R. B., et al. Radiation necrosis vs high-grade recurrent glioma:differentiation by using dual-isotope SPECT with 201TI and 99mTc-HMPAO. AJNR Am J Neuroradiol, 1991, 12(6):1187.

[29] Benedetto, R., et al. (89)Zr-DFO-Cetuximab as a Molecular Imaging Agent to Identify Cetuximab Resistance in Head and Neck Squamous Cell Carcinoma. Cancer Biother Radiopharm, 2019, 34(5):288.

[30] Cremonesi, M., et al. Role of interim(18)F-FDG-PET/CT for the early prediction of clinical outcomes of Non-Small Cell Lung Cancer(NSCLC)during radiotherapy or chemo-radiotherapy. A systematic review. Eur J Nucl Med Mol Imaging, 2017, 44(11):1915.

[31] Hui, C., W. X. Hua, and M. D. Qing. Preliminary application of neural network in differentiating benign from malignant solitary pulmonary nodule on HRCT. Conf Proc IEEE Eng Med Biol Soc, 2005, 2005:6391.

[32] Cai, W., et al. Quantitative PET of EGFR expression in xenograft-bearing mice using 64Cu-labeled cetuximab, a chimeric anti-EGFR monoclonal antibody. Eur J Nucl Med Mol Imaging, 2007, 34(6):850.

[33] van Loon, J., et al. PET imaging of zirconium-89 labelled cetuximab:A phase I trial in patients with head and neck and lung cancer. Radiother Oncol, 2017, 122(2):267.

[34] Maroun, C. R. and T. Rowlands. The Met receptor tyrosine kinase:a key player in oncogenesis and drug resistance. Pharmacol Ther, 2014, 142(3):316.

[35] Terwisscha van Scheltinga, A. G., et al. In vivo visualization of MET tumor expression and anticalin biodistribution with the MET-specific anticalin 89Zr-PRS-110 PET tracer. J Nucl Med, 2014, 55(4):665.

[36] Merchant, M., et al. Monovalent antibody design and mechanism of action of onartuzumab, a MET

antagonist with anti-tumor activity as a therapeutic agent. Proc Natl Acad Sci U S A, 2013, 110(32):E2987.

[37] Pool, M., et al. (89)Zr-Onartuzumab PET imaging of c-MET receptor dynamics. Eur J Nucl Med Mol Imaging, 2017, 44(8):1328.

[38] Han, Z., et al. Development of a SPECT Tracer to Image c-Met Expression in a Xenograft Model of Non-Small Cell Lung Cancer. J Nucl Med, 2018, 59(11):1686.

[39] Lee, S., J. Xie, and X. Chen. Peptide-based probes for targeted molecular imaging. Biochemistry, 2010, 49(7):1364.

[40] 梁涛, 等. 示踪剂 (18)F-FB-RGD 在肺癌模型中的生物分布研究. 海南医学院学报, 2014, 20(05):588.

[41] Wan, W., et al. First experience of 18F-alfatide in lung cancer patients using a new lyophilized kit for rapid radiofluorination. J Nucl Med, 2013, 54(5):691.

[42] Chen, X., et al. Integrin alpha v beta 3-targeted imaging of lung cancer. Neoplasia, 2005, 7(3):271.

[43] Zhang, J. Y., et al. [Comparison of the biodistribution of four contrast agents in nude mice bearing NCI-H358 human lung cancer and evaluation of their value in diagnostic imaging]. Zhonghua Zhong Liu Za Zhi, 2011, 33(7):504.

[44] Liu, B., et al. Imaging of bronchioloalveolar carcinoma in the mice with the alphabeta3 integrin-targeted tracer(99m)Tc-RGD-4CK. Transl Res, 2013, 162(3):174.

[45] Liu, Z., et al. 99mTc-labeled RGD-BBN peptide for small-animal SPECT/CT of lung carcinoma. Mol Pharm, 2012, 9(5):1409.

[46] Shen, G., et al. Correlations of 18F-FDG and 18F-FLT uptake on PET with Ki-67 expression in patients with lung cancer:a meta-analysis. Acta Radiol, 2018, 59(2):188.

[47] Tsukada, H., et al. Evaluation of D-isomers of O-18F-fluoromethyl, O-18F-fluoroethyl and O-18F-fluoropropyl tyrosine as tumour imaging agents in mice. Eur J Nucl Med Mol Imaging, 2006, 33(9):1017.

[48] Salaun, M., et al. MMP-13 In-Vivo Molecular Imaging Reveals Early Expression in Lung Adenocarcinoma. PLoS One, 2015, 10(7):e0132960.

[49] Derlin, T., et al. Molecular Imaging of Chemokine Receptor CXCR4 in Non-Small Cell Lung Cancer Using 68Ga-Pentixafor PET/CT:Comparison With 18F-FDG. Clin Nucl Med, 2016, 41(4):e204.

[50] Kalemkerian, G. P. Small Cell Lung Cancer. Semin Respir Crit Care Med, 2016, 37(5):783.

[51] Postema, E. J., et al. Initial results of hypoxia imaging using 1-alpha-D:-(5-deoxy-5-[18F]-fluoroarabinofuranosyl)-2-nitroimidazole(18F-FAZA). Eur J Nucl Med Mol Imaging, 2009, 36(10):1565.

[52] Christensen, T. N., et al. (18)F-fluorothymidine(FLT)-PET and diffusion-weighted MRI for early response evaluation in patients with small cell lung cancer:a pilot study. Eur J Hybrid Imaging, 2020, 4(1):2.

[53] Lapa, C., et al. [68Ga]Pentixafor-PET/CT for imaging of chemokine receptor 4 expression in small cell lung cancer--initial experience. Oncotarget, 2016, 7(8):9288.

[54] Sen, T., et al. Targeting DNA Damage Response Promotes Antitumor Immunity through STING-Mediated T-cell Activation in Small Cell Lung Cancer. Cancer Discov, 2019, 9(5):646.

[55] Goel, R., R. M. Subramaniam, and J. W. Wachsmann. PET/Computed Tomography Scanning and Precision Medicine:Esophageal Cancer. PET Clin, 2017, 12(4):373.

[56] Song, I. H., et al. Immuno-PET Imaging and Radioimmunotherapy of 64Cu-/177Lu-Labeled Anti-EGFR Antibody in Esophageal Squamous Cell Carcinoma Model. J Nucl Med, 2016, 57(7):1105.

[57] Linde, P., et al. Pentixafor PET/CT for imaging of chemokine receptor 4 expression in esophageal cancer - a first clinical approach. Cancer Imaging, 2021, 21(1):22.

[58] Kameyama, R., et al. Detection of gastric cancer using 18F-FLT PET:comparison with 18F-FDG PET. Eur J Nucl Med Mol Imaging, 2009, 36(3):382.

[59] Cassou-Mounat, T., et al. 18F-fluorocholine versus 18F-fluorodeoxyglucose for PET/CT imaging in patients with suspected relapsing or progressive multiple myeloma:a pilot study. Eur J Nucl Med Mol

Imaging, 2016, 43(11):1995.

[60] Lam, W. W., et al. Promising role of [18F] fluorocholine PET/CT vs [18F] fluorodeoxyglucose PET/CT in primary brain tumors-early experience. Clin Neurol Neurosurg, 2011, 113(2):156.

[61] Tong, A. K., et al. Molecular Imaging and Therapy of Liver Tumors. Semin Nucl Med, 2020, 50(5):419.

[62] Quon, A., et al. Initial evaluation of 18F-fluorothymidine(FLT)PET/CT scanning for primary pancreatic cancer. Eur J Nucl Med Mol Imaging, 2008, 35(3):527.

[63] Hanaoka, H., et al. Development of a 111In-labeled peptide derivative targeting a chemokine receptor, CXCR4, for imaging tumors. Nucl Med Biol, 2006, 33(4):489.

[64] Chang, A. J., R. A. De Silva, and S. E. Lapi. Development and characterization of 89Zr-labeled panitumumab for immuno-positron emission tomographic imaging of the epidermal growth factor receptor. Mol Imaging, 2013, 12(1):17.

[65] Ramsoekh, D., et al. A back-to-back comparison of white light video endoscopy with autofluorescence endoscopy for adenoma detection in high-risk subjects. Gut, 2010, 59(6):785.

[66] Teh, S. K., et al. Near-infrared Raman spectroscopy for optical diagnosis in the stomach:identification of Helicobacter-pylori infection and intestinal metaplasia. Int J Cancer, 2010, 126(8):1920.

[67] Feng, S., et al. Nasopharyngeal cancer detection based on blood plasma surface-enhanced Raman spectroscopy and multivariate analysis. Biosens Bioelectron, 2010, 25(11):2414.

[68] 席刚琴, 等. 基于表面增强拉曼光谱的结肠癌组织免疫分析. 中国激光, 2011, 38(09):91.

[69] Sakuma, S., et al. Fluorescence-based endoscopic imaging of Thomsen-Friedenreich antigen to improve early detection of colorectal cancer. Int J Cancer, 2015, 136(5):1095.

[70] Mitsunaga, M., et al. Fluorescence endoscopic detection of murine colitis-associated colon cancer by topically applied enzymatically rapid-activatable probe. Gut, 2013, 62(8):1179.

[71] Oyama, N., et al. 11C-Acetate PET imaging for renal cell carcinoma. Eur J Nucl Med Mol Imaging, 2009, 36(3):422.

[72] Meyer, A. R., et al. The role of molecular imaging in the characterization of renal masses. Curr Opin Urol, 2018, 28(2):159.

[73] Rhee, H., et al. Pilot study:use of gallium-68 PSMA PET for detection of metastatic lesions in patients with renal tumour. EJNMMI Res, 2016, 6(1):76.

[74] Raveenthiran, S., et al. The use of(68)Ga-PET/CT PSMA in the staging of primary and suspected recurrent renal cell carcinoma. Eur J Nucl Med Mol Imaging, 2019, 46(11):2280.

[75] Rowe, S. P., et al. Imaging of metastatic clear cell renal cell carcinoma with PSMA-targeted(1)(8) F-DCFPyL PET/CT. Ann Nucl Med, 2015, 29(10):877.

[76] Stillebroer, A. B., et al. Carbonic anhydrase IX in renal cell carcinoma:implications for prognosis, diagnosis, and therapy. Eur Urol, 2010, 58(1):75.

[77] Divgi, C. R., et al. Preoperative characterisation of clear-cell renal carcinoma using iodine-124-labelled antibody chimeric G250(124I-cG250)and PET in patients with renal masses:a phase I trial. Lancet Oncol, 2007, 8(4):304.

[78] Hekman, M. C. H., et al. Positron Emission Tomography/Computed Tomography with(89)Zr-girentuximab Can Aid in Diagnostic Dilemmas of Clear Cell Renal Cell Carcinoma Suspicion. Eur Urol, 2018, 74(3):257.

[79] Kim, S. J., et al. Diagnostic accuracy of C-11 choline and C-11 acetate for lymph node staging in patients with bladder cancer:a systematic review and meta-analysis. World J Urol, 2018, 36(3):331.

[80] Guallar-Garrido, S. and E. Julian. Bacillus Calmette-Guerin(BCG)Therapy for Bladder Cancer:An Update. Immunotargets Ther, 2020, 9:p. 1.

[81] Samper Ots, P., et al. Diagnostic performance of(18)F-choline PET-CT in prostate cancer. Clin Transl

Oncol, 2019, 21(6):766.

[82] Quesada-Olarte, J. M., et al. Molecular imaging of prostate cancer:Review of imaging agents, modalities, and current status. Actas Urol Esp, 2020, 44(6):386.

[83] Bhargava, P., et al. Imaging Biochemical Recurrence After Prostatectomy:Where Are We Headed? AJR Am J Roentgenol, 2020, 214(6):1248.

[84] Bach-Gansmo, T., et al. Multisite Experience of the Safety, Detection Rate and Diagnostic Performance of Fluciclovine((18)F)Positron Emission Tomography/Computerized Tomography Imaging in the Staging of Biochemically Recurrent Prostate Cancer. J Urol, 2017, 197(3 Pt 1):676.

[85] Scarsbrook, A. F., et al. Effect of(18)F-Fluciclovine Positron Emission Tomography on the Management of Patients With Recurrence of Prostate Cancer:Results From the FALCON Trial. Int J Radiat Oncol Biol Phys, 2020, 107(2):316.

[86] Zanoni, L., et al. A review discussing fluciclovine((18)F)PET/CT imaging in the detection of recurrent prostate cancer. Future Oncol, 2018, 14(11):1101.

[87] Li, R., et al. The use of PET/CT in prostate cancer. Prostate Cancer Prostatic Dis, 2018, 21(1):4.

[88] Rauscher, I., et al. (68)Ga-PSMA ligand PET/CT in patients with prostate cancer:How we review and report. Cancer Imaging, 2016, 16(1):14.

[89] Eiber, M., et al. Evaluation of Hybrid(6)(8)Ga-PSMA Ligand PET/CT in 248 Patients with Biochemical Recurrence After Radical Prostatectomy. J Nucl Med, 2015, 56(5):668.

[90] Mena, E., L. M. Lindenberg, and P. L. Choyke. New Targets for PET Molecular Imaging of Prostate Cancer. Semin Nucl Med, 2019, 49(4):326.

[91] Hicks, R. M., et al. Diagnostic Accuracy of(68)Ga-PSMA-11 PET/MRI Compared with Multiparametric MRI in the Detection of Prostate Cancer. Radiology, 2018, 289(3):730.

[92] Spohn, S., et al. Intraindividual comparison between(68)Ga-PSMA-PET/CT and mpMRI for intraprostatic tumor delineation in patients with primary prostate cancer:a retrospective analysis in 101 patients. Eur J Nucl Med Mol Imaging, 2020, 47(12):2796.

[93] Scheltema, M. J., et al. Diagnostic accuracy of(68)Ga-prostate-specific membrane antigen(PSMA) positron-emission tomography(PET)and multiparametric(mp)MRI to detect intermediate-grade intra-prostatic prostate cancer using whole-mount pathology:impact of the addition of(68)Ga-PSMA PET to mpMRI. BJU Int, 2019, 124 Suppl 1:42.

[94] Kuten, J., et al. Head-to-Head Comparison of(68)Ga-PSMA-11 with(18)F-PSMA-1007 PET/CT in Staging Prostate Cancer Using Histopathology and Immunohistochemical Analysis as a Reference Standard. J Nucl Med, 2020, 61(4):527.

[95] Sprute, K., et al. Diagnostic Accuracy of(18)F-PSMA-1007 PET/CT Imaging for Lymph Node Staging of Prostate Carcinoma in Primary and Biochemical Recurrence. J Nucl Med, 2021, 62(2):208.

[96] Giesel, F. L., et al. Detection Efficacy of(18)F-PSMA-1007 PET/CT in 251 Patients with Biochemical Recurrence of Prostate Cancer After Radical Prostatectomy. J Nucl Med, 2019, 60(3):362.

[97] Rauscher, I., et al. Matched-Pair Comparison of(68)Ga-PSMA-11 PET/CT and(18)F-PSMA-1007 PET/CT:Frequency of Pitfalls and Detection Efficacy in Biochemical Recurrence After Radical Prostatectomy. J Nucl Med, 2020, 61(1):51.

[98] Giesel, F. L., et al. Intraindividual Comparison of(18)F-PSMA-1007 and(18)F-DCFPyL PET/CT in the Prospective Evaluation of Patients with Newly Diagnosed Prostate Carcinoma:A Pilot Study. J Nucl Med, 2018, 59(7):1076.

[99] Larson, S. M., et al. Tumor localization of 16beta-18F-fluoro-5alpha-dihydrotestosterone versus 18F-FDG in patients with progressive, metastatic prostate cancer. J Nucl Med, 2004, 45(3):366.

[100] Bander, N. H. Technology insight:monoclonal antibody imaging of prostate cancer. Nat Clin Pract Urol,

2006, 3(4):216.

[101] Nargund, V., et al. Imaging with radiolabelled monoclonal antibody(MUJ591)to prostate-specific membrane antigen in staging of clinically localized prostatic carcinoma:comparison with clinical, surgical and histological staging. BJU Int, 2005, 95(9):1232.

[102] Bander, N. H., et al. Targeting metastatic prostate cancer with radiolabeled monoclonal antibody J591 to the extracellular domain of prostate specific membrane antigen. J Urol, 2003, 170(5):1717.

[103] Zhu, Y., et al. In Vivo Molecular MRI Imaging of Prostate Cancer by Targeting PSMA with Polypeptide-Labeled Superparamagnetic Iron Oxide Nanoparticles. Int J Mol Sci, 2015, 16(5):9573.

[104] Tse, B. W., et al. PSMA-targeting iron oxide magnetic nanoparticles enhance MRI of preclinical prostate cancer. Nanomedicine(Lond), 2015, 10(3):375.

[105] Pinto, F., et al. Imaging in prostate cancer staging:present role and future perspectives. Urol Int, 2012, 88(2):125.

[106] Wang, X., et al. Development of targeted near-infrared imaging agents for prostate cancer. Mol Cancer Ther, 2014, 13(11):2595.

[107] Ming, Y., et al. Progress and Future Trends in PET/CT and PET/MRI Molecular Imaging Approaches for Breast Cancer. Front Oncol, 2020, 10:1301.

[108] Brix, G., et al. Radiation exposure of patients undergoing whole-body dual-modality 18F-FDG PET/CT examinations. J Nucl Med, 2005, 46(4):608.

[109] Jung, N. Y., et al. Effectiveness of Breast MRI and(18)F-FDG PET/CT for the Preoperative Staging of Invasive Lobular Carcinoma versus Ductal Carcinoma. J Breast Cancer, 2015, 18(1):63.

[110] Ergul, N., et al. Assessment of multifocality and axillary nodal involvement in early-stage breast cancer patients using 18F-FDG PET/CT compared to contrast-enhanced and diffusion-weighted magnetic resonance imaging and sentinel node biopsy. Acta Radiol, 2015, 56(8):917.

[111] Dalm, S. U., et al. Clinical Relevance of Targeting the Gastrin-Releasing Peptide Receptor, Somatostatin Receptor 2, or Chemokine C-X-C Motif Receptor 4 in Breast Cancer for Imaging and Therapy. J Nucl Med, 2015, 56(10):1487.

[112] Orlando, L., et al. Molecularly targeted endocrine therapies for breast cancer. Cancer Treat Rev, 2010, 36 Suppl 3:S67.

[113] Mintun, M. A., et al. Breast cancer:PET imaging of estrogen receptors. Radiology, 1988, 169(1):45.

[114] Peterson, L. M., et al. Quantitative imaging of estrogen receptor expression in breast cancer with PET and 18F-fluoroestradiol. J Nucl Med, 2008, 49(3):367.

[115] Gemignani, M. L., et al. Feasibility and predictability of perioperative PET and estrogen receptor ligand in patients with invasive breast cancer. J Nucl Med, 2013, 54(10):1697.

[116] Dehdashti, F., et al. PET-based estradiol challenge as a predictive biomarker of response to endocrine therapy in women with estrogen-receptor-positive breast cancer. Breast Cancer Res Treat, 2009, 113(3):509.

[117] Peterson, L. M., et al. A phase 2 study of 16alpha-[18F]-fluoro-17beta-estradiol positron emission tomography(FES-PET)as a marker of hormone sensitivity in metastatic breast cancer(MBC). Mol Imaging Biol, 2014, 16(3):431.

[118] Nimmagadda, S., et al. Molecular imaging of CXCR4 receptor expression in human cancer xenografts with [64Cu]AMD3100 positron emission tomography. Cancer Res, 2010, 70(10):3935.

[119] Weiss, I. D., et al. Positron emission tomography imaging of tumors expressing the human chemokine receptor CXCR4 in mice with the use of 64Cu-AMD3100. Mol Imaging Biol, 2012, 14(1):106.

[120] Bach-Gansmo, T., et al. Integrin receptor imaging of breast cancer:a proof-of-concept study to evaluate 99mTc-NC100692. J Nucl Med, 2006, 47(9):1434.

[121] Bajc, M., C. Ingvar, and J. Palmer. Dynamic indium-111-pentetreotide scintigraphy in breast cancer. J Nucl Med, 1996, 37(4):622.

[122] Van Den Bossche, B., et al. Biodistribution and dosimetry of(99m)Tc-depreotide(P829)in patients suffering from breast carcinoma. Cancer Biother Radiopharm, 2004, 19(6):776.

[123] Citri, A. and Y. Yarden. EGF-ERBB signalling:towards the systems level. Nat Rev Mol Cell Biol, 2006, 7(7):505.

[124] Tran, T. A., et al. Design, synthesis and biological evaluation of a multifunctional HER2-specific Affibody molecule for molecular imaging. Eur J Nucl Med Mol Imaging, 2009, 36(11):1864.

[125] Larimer, B. M., et al. Affinity maturation of an ERBB2-targeted SPECT imaging peptide by in vivo phage display. Mol Imaging Biol, 2014, 16(4):449.

[126] Li, L., et al. SPECT/CT Imaging of the Novel HER2-Targeted Peptide Probe(99m)Tc-HYNIC-H6F in Breast Cancer Mouse Models. J Nucl Med, 2017, 58(5):821.

[127] Reilly, R. M., et al. A comparison of EGF and MAb 528 labeled with 111In for imaging human breast cancer. J Nucl Med, 2000, 41(5):903.

[128] Dumas, L. S., et al. Evaluation of Antiatherogenic Properties of Ezetimibe Using(3)H-Labeled Low-Density-Lipoprotein Cholesterol and(99m)Tc-cAbVCAM1-5 SPECT in ApoE(-/-)Mice Fed the Paigen Diet. J Nucl Med, 2017, 58(7):1088.

[129] Montemagno, C., et al. In Vivo Assessment of VCAM-1 Expression by SPECT/CT Imaging in Mice Models of Human Triple Negative Breast Cancer. Cancers(Basel), 2019, 11(7).

[130] Meier, R., et al. Breast cancers:MR imaging of folate-receptor expression with the folate-specific nanoparticle P1133. Radiology, 2010, 255(2):527.

[131] Oghabian, M. A., et al. Detectability of Her2 positive tumors using monoclonal antibody conjugated iron oxide nanoparticles in MRI. J Nanosci Nanotechnol, 2011, 11(6):5340.

[132] Geninatti Crich, S., et al. Targeting ferritin receptors for the selective delivery of imaging and therapeutic agents to breast cancer cells. Nanoscale, 2015, 7(15):6527.

[133] Bzyl, J., et al. The high angiogenic activity in very early breast cancer enables reliable imaging with VEGFR2-targeted microbubbles(BR55). Eur Radiol, 2013, 23(2):468.

[134] 刘明霞, et al. ~(18)F-FDG PET/CT 诊断男性原发乳腺癌一例并文献复习. 中华临床医师杂志（电子版）, 2013, 7(10):4606.

[135] 赵桐, 等. PET-CT 在乳腺癌保乳微创治疗中的应用研究. 肿瘤研究与临床, 2004, 02:103.

[136] 童畅江, 刘康龙. 男性乳腺癌 SPECT 全身骨扫描显像的临床分析. 现代肿瘤医学, 2009, 17(01):50.

[137] 杜晓光, 等. 77 例男性乳腺癌患者 ~(99m)Tc-MDP SPECT/CT 骨显像结果分析. 医学影像学杂志, 2017, 27(11):2235.

[138] Singh, M., et al. Relationship of estrogen and progesterone receptors to clinical outcome in metastatic endometrial carcinoma:a Gynecologic Oncology Group Study. Gynecol Oncol, 2007, 106(2):325.

[139] Yamada, S., et al. Prognostic Value of 16alpha-(18)F-Fluoro-17beta-Estradiol PET as a Predictor of Disease Outcome in Endometrial Cancer:A Prospective Study. J Nucl Med, 2021, 62(5):636.

[140] Tsujikawa, T., et al. Uterine tumors:pathophysiologic imaging with 16alpha-[18F]fluoro-17beta-estradiol and 18F fluorodeoxyglucose PET--initial experience. Radiology, 2008, 248(2):599.

[141] Tsujikawa, T., et al. Functional images reflect aggressiveness of endometrial carcinoma:estrogen receptor expression combined with 18F-FDG PET. J Nucl Med, 2009, 50(10):1598.

[142] Richard, S. D., et al. Noninvasive assessment of cell proliferation in ovarian cancer using [18F] 3'deoxy-3-fluorothymidine positron emission tomography/computed tomography imaging. Nucl Med Biol, 2011, 38(4):485.

[143] Tsuyoshi, H., et al. 18F-fluorothymidine PET is a potential predictive imaging biomarker of the response

to gemcitabine-based chemotherapeutic treatment for recurrent ovarian cancer:preliminary results in three patients. Clin Nucl Med, 2013, 38(7):560.

[144] Zhou, M., et al. 18F-FLT PET/CT imaging is not competent for the pretreatment evaluation of metastatic gastric cancer:a comparison with 18F-FDG PET/CT imaging. Nucl Med Commun, 2013, 34(7):694.

[145] Argenta, P. A., et al. A phase II study of fulvestrant in the treatment of multiply-recurrent epithelial ovarian cancer. Gynecol Oncol, 2009, 113(2):205.

[146] Sieh, W., et al. Hormone-receptor expression and ovarian cancer survival:an Ovarian Tumor Tissue Analysis consortium study. Lancet Oncol, 2013, 14(9):853.

[147] van Kruchten, M., et al. PET imaging of oestrogen receptors in patients with breast cancer. Lancet Oncol, 2013, 14(11):e465.

[148] van Kruchten, M., et al. Assessment of estrogen receptor expression in epithelial ovarian cancer patients using 16alpha-18F-fluoro-17beta-estradiol PET/CT. J Nucl Med, 2015, 56(1):50.

[149] Yoshida, Y., et al. Positron emission tomography in ovarian cancer:18F-deoxy-glucose and 16alpha-18F-fluoro-17beta-estradiol PET. J Ovarian Res, 2009, 2(1):7.

[150] Oude Munnink, T. H., et al. (89)Zr-trastuzumab PET visualises HER2 downregulation by the HSP90 inhibitor NVP-AUY922 in a human tumour xenograft. Eur J Cancer, 2010, 46(3):678.

[151] Heskamp, S., et al. Imaging of human epidermal growth factor receptor type 2 expression with 18F-labeled affibody molecule ZHER2:2395 in a mouse model for ovarian cancer. J Nucl Med, 2012, 53(1):146.

[152] Terwisscha van Scheltinga, A. G., et al. ImmunoPET and biodistribution with human epidermal growth factor receptor 3 targeting antibody(8)(9)Zr-RG7116. MAbs, 2014, 6(4):1051.

[153] Rosestedt, M., et al. Affibody-mediated PET imaging of HER3 expression in malignant tumours. Sci Rep, 2015, 5:15226.

[154] Sun, X., et al. Phage display-derived peptides for osteosarcoma imaging. Clin Cancer Res, 2010, 16(16):4268.

[155] Zhou, X., et al. Bone-targeting polymer vesicles for simultaneous imaging and effective malignant bone tumor treatment. Biomaterials, 2021, 269:120345.

[156] Bhushan, B., et al. Impact of albumin based approaches in nanomedicine:Imaging, targeting and drug delivery. Adv Colloid Interface Sci, 2017, 246:13.

[157] Lu, Y., et al. Enhancing Osteosarcoma Killing and CT Imaging Using Ultrahigh Drug Loading and NIR-Responsive Bismuth Sulfide@Mesoporous Silica Nanoparticles. Adv Healthc Mater, 2018, 7(19):e1800602.

[158] Cook, G. J. R. and V. Goh. Molecular Imaging of Bone Metastases and Their Response to Therapy. J Nucl Med, 2020, 61(6):799.

[159] Jeong, S. Y., et al. Incidental pituitary uptake on whole-body 18F-FDG PET/CT:a multicentre study. Eur J Nucl Med Mol Imaging, 2010, 37(12):2334.

[160] De Ravin, E., et al. Somatostatin Receptor as a Molecular Imaging Target in Human and Canine Cushing Disease. World Neurosurg, 2021, 149:94.

[161] Schmidt, D. and T. Kuwert. Hybrid Molecular Imaging in Differentiated Thyroid Carcinoma. Front Horm Res, 2016, 45:37.

[162] Wang, X., et al. [Progression of diagnosis and treatment of medullary thyroid carcinoma]. Zhonghua Er Bi Yan Hou Tou Jing Wai Ke Za Zhi, 2019, 54(4):306.

[163] Kushchayev, S. V., et al. Medullary Thyroid Carcinoma:An Update on Imaging. J Thyroid Res, 2019, 2019:1893047.

[164] Trimboli, P., et al. Novel acquisitions in the diagnosis of medullary thyroid carcinoma. Minerva

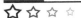

Endocrinol, 2017, 42(3):238.

[165] Romero-Lluch, A. R., et al. Diagnostic utility of PET/CT with(18)F-DOPA and(18)F-FDG in persistent or recurrent medullary thyroid carcinoma:the importance of calcitonin and carcinoembryonic antigen cutoff. Eur J Nucl Med Mol Imaging, 2017, 44(12):2004.

[166] Liu, H., et al. Recent Development of Nuclear Molecular Imaging in Thyroid Cancer. Biomed Res Int, 2018, 2018:2149532.

[167] Garrana, S. H. and M. L. Rosado-de-Christenson, Imaging of the Anterior/Prevascular Mediastinum. Radiol Clin North Am, 2021, 59(2):155.

[168] Schott, M., et al. Neuroendocrine neoplasms of the gastrointestinal tract. Dtsch Arztebl Int, 2011, 108(18):305.

[169] De Angelis, C. G. and F. Crippa. Imaging techniques in diagnostic approaches. Tumori, 2010, 96(5):817.

[170] Ghevariya, V., et al. Carcinoid tumors of the gastrointestinal tract. South Med J, 2009, 102(10):1032.

[171] Sundin, A., U. Garske, and H. Orlefors. Nuclear imaging of neuroendocrine tumours. Best Pract Res Clin Endocrinol Metab, 2007, 21(1):69.

[172] Geijer, H. and L. H. Breimer. Somatostatin receptor PET/CT in neuroendocrine tumours:update on systematic review and meta-analysis. Eur J Nucl Med Mol Imaging, 2013, 40(11):1770.

[173] Kumar, R., et al. Role of(68)Ga-DOTATOC PET-CT in the diagnosis and staging of pancreatic neuroendocrine tumours. Eur Radiol, 2011, 21(11):2408.

[174] Mansi, R., et al. A new(68)Ga-labeled somatostatin analog containing two iodo-amino acids for dual somatostatin receptor subtype 2 and 5 targeting. EJNMMI Res, 2020, 10(1):90.

[175] Deppen, S. A., et al. Safety and Efficacy of 68Ga-DOTATATE PET/CT for Diagnosis, Staging, and Treatment Management of Neuroendocrine Tumors. J Nucl Med, 2016, 57(5):708.

[176] Etchebehere, E. C., et al. 68Ga-DOTATATE PET/CT, 99mTc-HYNIC-octreotide SPECT/CT, and whole-body MR imaging in detection of neuroendocrine tumors:a prospective trial. J Nucl Med, 2014, 55(10):1598.

[177] Kaemmerer, D., et al. Molecular imaging with(6)(8)Ga-SSTR PET/CT and correlation to immunohistochemistry of somatostatin receptors in neuroendocrine tumours. Eur J Nucl Med Mol Imaging, 2011, 38(9):1659.

[178] Singh, S., et al. 68Ga PET Imaging in Patients With Neuroendocrine Tumors:A Systematic Review and Meta-analysis. Clin Nucl Med, 2018, 43(11):802.

[179] Lococo, F., et al. Multicenter comparison of 18F-FDG and 68Ga-DOTA-peptide PET/CT for pulmonary carcinoid. Clin Nucl Med, 2015, 40(3):e183.

[180] Naswa, N., et al. Prospective evaluation of 68Ga-DOTA-NOC PET-CT in patients with recurrent medullary thyroid carcinoma:comparison with 18F-FDG PET-CT. Nucl Med Commun, 2012, 33(7):766.

[181] Herrmann, K., et al. Impact of 68Ga-DOTATATE PET/CT on the management of neuroendocrine tumors:the referring physician's perspective. J Nucl Med, 2015, 56(1):70.

[182] Ginj, M., et al. Radiolabeled somatostatin receptor antagonists are preferable to agonists for in vivo peptide receptor targeting of tumors. Proc Natl Acad Sci U S A, 2006, 103(44):16436.

[183] Cescato, R., et al. Design and in vitro characterization of highly sst2-selective somatostatin antagonists suitable for radiotargeting. J Med Chem, 2008, 51(13):4030.

[184] Fani, M., et al. Unexpected sensitivity of sst2 antagonists to N-terminal radiometal modifications. J Nucl Med, 2012, 53(9):1481.

[185] Nicolas, G. P., et al. Sensitivity Comparison of(68)Ga-OPS202 and(68)Ga-DOTATOC PET/CT in Patients with Gastroenteropancreatic Neuroendocrine Tumors:A Prospective Phase Ⅱ Imaging Study. J Nucl Med, 2018, 59(6):915.

[186] Krebs, S., et al. Biodistribution and radiation dose estimates for(68)Ga-DOTA-JR11 in patients with metastatic neuroendocrine tumors. Eur J Nucl Med Mol Imaging, 2019, 46(3):677.

[187] Zhu, W., et al. Head-to-Head Comparison of(68)Ga-DOTA-JR11 and(68)Ga-DOTATATE PET/CT in Patients with Metastatic, Well-Differentiated Neuroendocrine Tumors:A Prospective Study. J Nucl Med, 2020, 61(6):897.

[188] Meisetschlager, G., et al. Gluc-Lys([18F]FP)-TOCA PET in patients with SSTR-positive tumors:biodistribution and diagnostic evaluation compared with [111In]DTPA-octreotide. J Nucl Med, 2006, 47(4):566.

[189] Waldmann, C. M., et al. The Search for an Alternative to [(68)Ga]Ga-DOTA-TATE in Neuroendocrine Tumor Theranostics:Current State of(18)F-labeled Somatostatin Analog Development. Theranostics, 2019, 9(5):1336.

[190] Pauwels, E., et al. [(18)F]AlF-NOTA-octreotide PET imaging:biodistribution, dosimetry and first comparison with [(68)Ga]Ga-DOTATATE in neuroendocrine tumour patients. Eur J Nucl Med Mol Imaging, 2020, 47(13):3033.

[191] Anderson, C. J., et al. 64Cu-TETA-octreotide as a PET imaging agent for patients with neuroendocrine tumors. J Nucl Med, 2001, 42(2):213.

[192] Johnbeck, C. B., et al. Head-to-Head Comparison of(64)Cu-DOTATATE and(68)Ga-DOTATOC PET/CT:A Prospective Study of 59 Patients with Neuroendocrine Tumors. J Nucl Med, 2017, 58(3):451.

[193] Delpassand, E. S., et al. (64)Cu-DOTATATE PET/CT for Imaging Patients with Known or Suspected Somatostatin Receptor-Positive Neuroendocrine Tumors:Results of the First U. S. Prospective, Reader-Masked Clinical Trial. J Nucl Med, 2020, 61(6):890.

[194] Hicks, R. J., et al. (64)Cu-SARTATE PET Imaging of Patients with Neuroendocrine Tumors Demonstrates High Tumor Uptake and Retention, Potentially Allowing Prospective Dosimetry for Peptide Receptor Radionuclide Therapy. J Nucl Med, 2019, 60(6):777.

[195] Nikolaou, A., et al. The value of 11C-5-hydroxy-tryptophan positron emission tomography in neuroendocrine tumor diagnosis and management:experience from one center. J Endocrinol Invest, 2010, 33(11):794.

[196] Graham, M. M., et al. (68)Ga-DOTATOC Imaging of Neuroendocrine Tumors:A Systematic Review and Metaanalysis. J Nucl Med, 2017, 58(9):1452.

[197] Makis, W., K. McCann, and A. J. McEwan. Incidental Acinic Cell Carcinoma of the Parotid Gland Discordant on 123I-MIBG, 111In-Octreotide, and 18F-FDG PET/CT in a Patient With Neuroendocrine Tumor of the Cecum. Clin Nucl Med, 2015, 40(8):676.

[198] Qiao, Z., et al. 99mTc-HYNIC-TOC imaging in the evaluation of pancreatic masses which are potential neuroendocrine tumors. Clin Nucl Med, 2015, 40(5):397.

[199] Yu, F., et al. Pre-clinical evaluation of a new indirectly labeled(9)(9)mTc-6-hydrazinopyridine-3-carboxylic acid(HYNIC)-depreotide with HYNIC as bifunctional chelator. Chin Med J(Engl), 2012, 125(14):2538.

[200] Grisanti, S., et al. Treatment With 90Y/177Lu-DOTATOC in Patients With Metastatic Adrenocortical Carcinoma Expressing Somatostatin Receptors. J Clin Endocrinol Metab, 2020, 105(3).

[201] Sundin, A. Imaging of neuroendocrine tumors. Expert Opin Med Diagn, 2012, 6(5):473.

[202] Eriksson, B., et al. Developments in PET for the detection of endocrine tumours. Best Pract Res Clin Endocrinol Metab, 2005, 19(2):311.

[203] Rufini, V., et al. Role of PET/CT in the functional imaging of endocrine pancreatic tumors. Abdom Imaging, 2012, 37(6):1004.

[204] Santhanam, P., et al. Nuclear imaging of neuroendocrine tumors with unknown primary:why, when and

how? Eur J Nucl Med Mol Imaging, 2015, 42(7):1144.

[205] Chondrogiannis, S., et al. 18F-DOPA PET/CT biodistribution consideration in 107 consecutive patients with neuroendocrine tumours. Nucl Med Commun, 2012, 33(2):179.

[206] Bandopadhyaya, G. P., A. Kumar, and J. Kumari. Role of(18)F-DOPA PET/CT and(131)I-MIBG planar scintigraphy in evaluating patients with pheochromocytoma. Hell J Nucl Med, 2015, 18 Suppl 1:141.

[207] Koopmans, K. P., et al. Improved staging of patients with carcinoid and islet cell tumors with 18F-dihydroxy-phenyl-alanine and 11C-5-hydroxy-tryptophan positron emission tomography. J Clin Oncol, 2008, 26(9):1489.

[208] Bozkurt, M. F., et al. Erratum to:Guideline for PET/CT imaging of neuroendocrine neoplasms with(68) Ga-DOTA-conjugated somatostatin receptor targeting peptides and(18)F-DOPA. Eur J Nucl Med Mol Imaging, 2017, 44(12):2150.

[209] Yamamoto, S., et al. 11C-hydroxyephedrine positron emission tomography imaging of pheochromocytoma:a single center experience over 11 years. J Clin Endocrinol Metab, 2012, 97(7):2423.

[210] Upadhyay, B., et al. The imaging of neuroendocrine tumors using single photon emission computed tomography/computed tomography. Q J Nucl Med Mol Imaging, 2015, 59(2):140.

[211] Wiseman, G. A., et al. Usefulness of 123I-MIBG scintigraphy in the evaluation of patients with known or suspected primary or metastatic pheochromocytoma or paraganglioma:results from a prospective multicenter trial. J Nucl Med, 2009, 50(9):1448.

[212] Streby, K. A., et al. Nothing but NET:a review of norepinephrine transporter expression and efficacy of 131I-mIBG therapy. Pediatr Blood Cancer, 2015, 62(1):5.

[213] Pashankar, F. D., M. S. O' Dorisio, and Y. Menda. MIBG and somatostatin receptor analogs in children:current concepts on diagnostic and therapeutic use. J Nucl Med, 2005, 46 Suppl 1:55S.

[214] Binderup, T., et al. Functional imaging of neuroendocrine tumors:a head-to-head comparison of somatostatin receptor scintigraphy, 123I-MIBG scintigraphy, and 18F-FDG PET. J Nucl Med, 2010, 51(5):704.

[215] Kratochwil, C., et al. (68)Ga-FAPI PET/CT:Tracer Uptake in 28 Different Kinds of Cancer. J Nucl Med, 2019, 60(6):801.

[216] Goldstein, L. A., et al. Molecular cloning of seprase:a serine integral membrane protease from human melanoma. Biochim Biophys Acta, 1997, 1361(1):11.

[217] Loktev, A., et al. A Tumor-Imaging Method Targeting Cancer-Associated Fibroblasts. J Nucl Med, 2018, 59(9):1423.

[218] Lindner, T., et al. Development of Quinoline-Based Theranostic Ligands for the Targeting of Fibroblast Activation Protein. J Nucl Med, 2018, 59(9):1415.

[219] Loktev, A., et al. Development of Fibroblast Activation Protein-Targeted Radiotracers with Improved Tumor Retention. J Nucl Med, 2019, 60(10):1421.

[220] Giesel, F. L., et al. (68)Ga-FAPI PET/CT:Biodistribution and Preliminary Dosimetry Estimate of 2 DOTA-Containing FAP-Targeting Agents in Patients with Various Cancers. J Nucl Med, 2019, 60(3):386.

[221] Meyer, C., et al. Radiation Dosimetry and Biodistribution of(68)Ga-FAPI-46 PET Imaging in Cancer Patients. J Nucl Med, 2020, 61(8):1171.

[222] Lindner, T., et al. (18)F-labeled tracers targeting fibroblast activation protein. EJNMMI Radiopharm Chem, 2021, 6(1):26.

[223] Wang, S., et al. Clinical translational evaluation of Al(18)F-NOTA-FAPI for fibroblast activation protein-targeted tumour imaging. Eur J Nucl Med Mol Imaging, 2021, 48(13):4259.

[224] Wei, Y., et al. [(18)F]AlF-NOTA-FAPI-04:FAP-targeting specificity, biodistribution, and PET/CT imaging of various cancers. Eur J Nucl Med Mol Imaging, 2022.

[225] Toms, J., et al. Targeting Fibroblast Activation Protein:Radiosynthesis and Preclinical Evaluation of an(18)F-Labeled FAP Inhibitor. J Nucl Med, 2020, 61(12):1806.

[226] Hu, K., et al. [(18)F]FAPI-42 PET imaging in cancer patients:optimal acquisition time, biodistribution, and comparison with [(68)Ga]Ga-FAPI-04. Eur J Nucl Med Mol Imaging, 2021.

[227] Hu, K., et al. Preclinical evaluation and pilot clinical study of [(18)F]AlF-labeled FAPI-tracer for PET imaging of cancer associated fibroblasts. Acta Pharm Sin B, 2022, 12(2):867.

[228] Giesel, F. L., et al. FAPI-74 PET/CT Using Either(18)F-AlF or Cold-Kit(68)Ga Labeling:Biodistribution, Radiation Dosimetry, and Tumor Delineation in Lung Cancer Patients. J Nucl Med, 2021, 62(2):201.

[229] Lindner, T., et al. Design and Development of(99m)Tc-Labeled FAPI Tracers for SPECT Imaging and(188)Re Therapy. J Nucl Med, 2020, 61(10):1507.

[230] Ma, H., et al. Synthesis and Preliminary Evaluation of(131)I-Labeled FAPI Tracers for Cancer Theranostics. Mol Pharm, 2021, 18(11):4179.

[231] Welt, S., et al. Antibody targeting in metastatic colon cancer:a phase I study of monoclonal antibody F19 against a cell-surface protein of reactive tumor stromal fibroblasts. J Clin Oncol, 1994, 12(6):1193.

[232] Sounni, N. E. and A. Noel. Targeting the tumor microenvironment for cancer therapy. Clin Chem, 2013, 59(1):85.

[233] Langbein, T., W. A. Weber, and M. Eiber. Future of Theranostics:An Outlook on Precision Oncology in Nuclear Medicine. J Nucl Med, 2019, 60(Suppl 2):13S.

[234] Ruger, R., et al. In vivo near-infrared fluorescence imaging of FAP-expressing tumors with activatable FAP-targeted, single-chain Fv-immunoliposomes. J Control Release, 2014, 186:1.

[235] Marzola, M. C., S. Chondrogiannis, et al. Fludeoxyglucose F 18 PET/CT Assessment of Ovarian Cancer. PET Clin, 2018, 13(2):179.

[236] Chen, H., et al. Comparison of [(68)Ga]Ga-DOTA-FAPI-04 and [(18)F] FDG PET/CT for the diagnosis of primary and metastatic lesions in patients with various types of cancer. Eur J Nucl Med Mol Imaging, 2020, 47(8):1820.

[237] Luo, Y., et al. Intense FAPI Uptake in Inflammation May Mask the Tumor Activity of Pancreatic Cancer in 68Ga-FAPI PET/CT. Clin Nucl Med, 2020, 45(4):310.

第 3 章

分子影像在肿瘤精准分子分型中的应用

分子分型是指在分子水平上，依据分子靶点（基因、蛋白）多态性及细胞表观遗传学差异对肿瘤进行的分类，它是肿瘤分类从宏观形态学转向以分子特征为基础的新分类体系。精确的分子分型是在分子水平上对肿瘤恶性生物学行为及其转归的深刻认识，能够实现肿瘤的早期预警、治疗优势人群的准确筛选、分子靶向药物的科学合理使用、疗效及预后的准确判定，从而使肿瘤的诊疗模式进入分子水平精准新时代。现有分子分型的检测方法主要为以下三种：血清学检测、分子病理学检测和传统影像学检测。然而，血清学检测缺乏原发灶信息，无法克服肿瘤原发灶和转移灶内的异质性问题；分子病理学检测存在有创、可重复性差、无法克服肿瘤空间时间异质性的问题；传统影像学属于解剖学成像，无法揭示基因突变状态分子水平的信息。因此，迫切需要研发一种能够在体精确对恶性肿瘤分子分型做出实时、动态、定性判断的技术方法。分子影像学是通过引入能够与体内关键分子分型靶点特异性结合的分子成像探针，利用一种或多种成像技术，有望为肿瘤的在体精准分子分型提供新途径和技术平台。

本章简要介绍了目前肿瘤分子分型的基本概念和技术方法，对比分析分子成像技术在恶性肿瘤在体分子分型中的应用价值和潜力。重点是对目前肿瘤诊断与治疗密切相关的分子分型，如表皮生长因子受体（epithelial growth factor receptor，EGFR）、间质表皮转化因子（c-Mesenchymal epidermal transforming factor，c-Met）、雌激素受体（estrogen receptor，ER）、人表皮生长因子受体 2（human epidermal growth factor receptor-2，HER2）、鼠肉瘤病毒癌基因（Kirsten rat sarcoma viral oncogene homolog，KRAS）及血管内皮生长因子受体（vascular endothelial growth factor receptor，VEGFR）等的分子成像在体分子分型前沿研究进行系统性梳理。

第一节　肿瘤分子分型概述

一、肿瘤分子分型概念

肿瘤是一大类基因性疾病的总称，其分类通常依据其组织来源或者分化方向分为几大类，每一大类又可分为良性与恶性，目前全世界统一的肿瘤分类方法是采用由世界卫生组织（World Health Organization，WHO）制定的肿瘤组织学分类方法。对于恶性肿瘤来说，如按照初始起源部位可分为乳腺癌、肺癌、甲状腺癌、胃癌以及结直肠癌等；如根据恶性肿瘤细胞的组织学外观又可将肿瘤分为腺癌、鳞癌、未分化癌及乳头状癌等。然

☆ ☆ ☆ ☆

而，恶性肿瘤的多种特征在很大程度上取决于肿瘤细胞基因组的改变，其通过偶然获得的突变基因型使得肿瘤能够更好地逃避生物体识别，进而实现一系列的克隆性扩增。肿瘤细胞基因组可以在分子水平及更宏观的范围内起作用，表现为恶性肿瘤的异质性，包括空间异质性、时间异质性及个体差异。恶性肿瘤的异质性对当前应用的抗肿瘤疗法提出了重大挑战，并使未来治疗策略的制订也变得更复杂。因此，迫切需要将肿瘤分为同质的组，这些同质的组与独特的分子特征和临床结果相关联，并为特异性的治疗方法提供重要依据。

全基因组分析技术的迅猛发展使得研究人员能够分析大规模的基因组数据，并将恶性肿瘤归类于更为具体的如各种分子水平上的亚型。顾名思义，恶性肿瘤的分子分型是一种基于分子数据和分类模型将恶性肿瘤分为不同亚型的新方法。其是指在分子水平上，依据基因和（或）蛋白多态性及细胞表观遗传学差异对恶性肿瘤进行的分类，是恶性肿瘤分类从宏观形态学转向以分子特征为基础的新分类体系（引自《美国国立癌症研究所 NCI 项目建议书》，1999 年 1 月）。与传统的恶性肿瘤来源及组织学分类不同，分子分型依赖于恶性肿瘤的生物标志物（分子靶点），其可以是蛋白质、RNA、DNA 甲基化标记等，这些分子亚型的特征是特定的遗传畸变和表达特征，提示着重要的生物学差异。

分子分型给恶性肿瘤诊疗和临床研究都带来了革命性的变化，其使恶性肿瘤的治疗实现了"异病同治"，如格列卫既可靶向治疗 Bcr-Abl 融合的慢性髓性白血病，又可治疗 cKit 突变的胃肠间质瘤；郝塞汀既可治疗 HER-2 阳性的乳腺癌，又可治疗 HER-2 阳性的胃癌；也实现了"同病异治"，如大肠癌的治疗既可使用抗 EGFR 小分子单克隆抗体西妥昔单抗（cetuximab），又可以使用抗 VEGFR 单克隆抗体贝伐单抗（bevacizumab）。分子分型不但可以指导患者的治疗，而且有助于临床试验的开展，在临床试验中，入选人群经过分子分型选择的试验更容易成功，如果患者未经分子分型的筛选而直接接受分子靶向治疗，其死亡风险将大幅增加。另外，恶性肿瘤的分子分型还是重要的临床预后指标及疗效预测指标。对肿瘤进行精准的分子分型是成功实现靶向治疗的前提和关键。此外，基于分子分型的精准疗效监测对指导和优化临床肿瘤治疗方案具有十分重要的意义。一项研究对 486 例肺腺癌患者进行分子分型，测定组织病理亚型的比例，并对这些结果与临床病理学之间进行统计分析，结果显示基于 EGFR 分子分型的肺癌亚型分类与患者预后密切相关，是预测肺腺癌患者生存期的有效指标[1]。基于分子分型的个体化治疗，有望改善肿瘤患者的预后。肿瘤驱动基因的发现推动了肿瘤治疗由传统的放化疗向分子靶向治疗的转变。这一转变带来的是肿瘤分类学和治疗模式的转变，而基于分子分型的肿瘤分类使患者能够分层接受最优的分子靶向治疗。

因此，精确的分子分型是在分子水平上对恶性肿瘤生物学行为及其转归的深刻认识，能够实现恶性肿瘤的早期预警、治疗优势人群的准确筛选、分子靶向药物 / 免疫治疗药物的科学合理使用、疗效及预后的准确判定，从而使恶性肿瘤的诊疗模式进入分子水平精准诊疗新时代。

二、肿瘤分子分型技术方法

恶性肿瘤的分子分型可以为临床提供诊断依据、指导治疗方案的选择及优化和预后判断等等，因此对恶性肿瘤患者进行分子分型的精准识别至关重要。精准的分子分型不仅仅只在治疗前发挥重要作用，其贯穿整个恶性肿瘤患者的临床诊疗管理。例如，随着分子靶

☆☆☆　☆

向药物 / 免疫治疗药物的开发和应用，耐药的问题更是日渐凸显。以分子靶向治疗为例，患者在接受靶向药物治疗一段时间后将逐渐出现耐药，约 40% 的患者使用 8 ～ 12 个月后产生显著耐药。出现耐药的分子机制纷繁复杂，主要是因为恶性肿瘤的发生发展是多基因参与的、多步骤、复杂的生物学过程，单一的分子靶向药物并不能达到杀灭肿瘤的理想效果。同时分子靶向药物价格不菲，不合理的应用不但会使患者错过最佳的治疗时机，而且还会带来不必要的经济负担，因此如何在恰当的时机选择合理的治疗药物，并根据分子分型的变化及时调整分子靶向药物的应用是目前恶性肿瘤治疗中的难题。原则上，及时地、可重复性地检测分子分型，以确定新的治疗方案是解决这一难题的关键，然而，目前仍然缺乏高效、标准化的临床前评价体系，缺乏有效药物作用靶点的临床实时精准评估手段。检测技术的标准化、敏感性及标本的处理等一系列规范的技术流程是确保分子分型在临床中准确应用的前提。现有分子分型的检测方法主要为以下三种：血清学检测、分子病理学检测和传统影像学检测。

（一）血清学检测

血清学检测基因突变的方法有很多，主要包括变性高效液相色谱、酶切富集 PCR 法、聚合酶链式反应 - 直接测序法、PCR-TaqMan 及聚合酶链式反应连接的限制性片段长度多态性分析等。而融合基因现行的检测法包括反转录 - 聚合酶链反应、荧光原位杂交等。

血清学的检测方法简单、便捷、可重复性强，在恶性肿瘤分子分型中发挥着重要的作用。然而，其存在缺乏原发病灶可视化、可定量信息，无法克服恶性肿瘤空间异质性（原发灶内部空间异质、原发灶及转移灶异质）等系列问题。另外，目前许多分子靶点，如目前广泛应用的免疫抑制剂的检查点等，通过血清学的检测尚无法精准获得。

（二）分子病理学检测

分子病理学是目前恶性肿瘤分子分型的金标准，其主要是免疫组织化学（immuno-histochemical，IHC）方法。该检测方法主要通过使用带有显色试剂标记的特异性抗体等试剂，通过抗原抗体反应以及显色反应，特异性地识别组织或细胞中的目标靶点，根据相应抗原的表达情况，对病变的良 / 恶性、肿瘤学特性或者突变靶点等进行判别及定量分析。但该技术的应用明显受到以下因素的制约：首先，它必须依靠影像学检查发现病变，并确定其可切除或取材；其次，该方法除有创伤性、可重复性低外，还不能及时反映分子分型随时间的动态变化以及不同区域分子分型的表达情况。因此，正如在 *Nature* 文章中所指出："离体标本检测结果难以准确反映活体状态下原位肿瘤病变的分子靶点信息，提倡研发在体检测技术。"

（三）传统影像学检测

传统影像学对于恶性肿瘤的判定往往依据病变形态改变和功能的异常，通过对病变的大小、密度、形态、血液供应程度等指标的揭示来实现对肿瘤的诊断及治疗疗效监测。其无法实现对恶性肿瘤分子水平的靶点、分子之间相互作用机制及恶性病理生理学分子机制进行直观的可视化。另外，对于恶性肿瘤的治疗，传统影像学方法通常是通过观察治疗一段时间后肿瘤体积的缩减或者血液供应的减少来判断疗效，这种疗效评价方法相对滞后，不能及时准确反映分子水平的治疗疗效。并且，传统影像学检测受图像分辨率、成像设备物理条件等限制，对早期恶性肿瘤或者微小转移灶进行特异性识别及诊断能力有时较为有限，往往需要联合其他检测手段，避免延误患者病情，错过早期根治的机会。

综上，随着肿瘤精准诊疗发展的需要，亟待研发一种能够在体精确对恶性肿瘤分子分型做出实时、动态、定性判断的技术方法，该领域将是未来 10 年恶性肿瘤诊疗领域研究的重中之重。而分子影像技术能够全面直观、在体精确、实时动态地对肿瘤分子分型做出预判，为肿瘤在体分子分型研究带来重大机遇。

第二节　基于分子影像的肿瘤在体分子分型

不同的成像模态能够提供不同类型的信息。目前基于分子成像的在体分子分型技术中，虽然磁共振成像（magnetic resonance imaging，MRI）在分辨率上占有绝对的优势；但从检测的灵敏度上单光子发射计算机断层扫描（single photon emission computed tomography，SPECT）、正电子发射断层成像（positron emission tomography，PET）和光学分子成像技术具有更加明显的优势。其中，PET 系统灵敏度和分辨率均优于 SPECT，而结合了 CT 的 PET/CT 在时间和空间分辨率上又优于 PET。光学分子成像具有高灵敏度和分辨率，但是穿透性差，一般应用于浅表器官恶性肿瘤的成像和分型，或利用分型结果在术中导航中指导手术。

一、PET/CT 分子成像

PET 分子成像一直处于分子影像研究的最前沿，主要是因为它能够直接检测到纳摩尔级及微摩尔级分子事件。利用 PET 分子成像技术，研究者们能够在活体水平直观地了解到药物与分子靶点的作用情况，并且能够对结合的药物或受体进行量化，对未与受体结合的配体做出评价。利用具有高亲和性的分子示踪剂能够通过饱和结合实验，计算出受体的表达丰度，能够更有助于了解靶向药物的受体配体结合作用，有助于确定靶向药物剂量。同时，研究者们还利用分子影像探针如碳 -11（^{11}C）、氟 -18（^{18}F）、铜 -64（^{64}Cu）等对靶向药物进行标记，研究靶向药物在体内的药物学、药动学特点，验证靶向药物的靶向性、有效性。这有利于不断探索、调整和优化更趋于合理的剂量、程序和药物配比。

基于分子影像的肿瘤在体分子分型诊断具有极大的应用价值和潜力，目前在 EGFR、c-Met、VEGFR 及免疫检查点 [程序性死亡受体 1（programmed cell death protein 1，PD-1）及程序性死亡配体 1（Programmed cell death 1 ligand 1，PD-L1）] 等分型中均有研究应用。多种正电子放射性药物被开发出来用于肿瘤的分子分型检测，例如 ^{18}F 标记的雌二醇，能够对 ER 表达阳性的肿瘤进行监测[2]。此外，靶向 EGFR 细胞内酪氨酸激酶域的正电子放射性核素标记的喹唑啉类衍生物，是目前实现基于分子影像的肺癌 EGFR 在体分子分型检测中靶向分子成像探针研发的主要策略，目前应用的放射性核素主要包括 ^{18}F 和 ^{11}C 等，且已经成功应用于肺癌患者的突变 EGFR 分子分型检测。新型的 ^{18}F 标记的小分子 PET 分子成像探针 ^{18}F-MPG 和 ^{18}F-IRS 等已被开发并应用于临床非小细胞肺癌（non small cell lung cancer，NSCLC）患者的 EGFR 突变分子分型。在一项 75 例 NSCLC 临床受试者 ^{18}F-MPG PET 分子成像研究中，EGFR 突变型患者的肿瘤摄取明显高于 EGFR 野生型和二次突变耐药型肿瘤对 ^{18}F-MPG 分子成像探针的摄取程度，能够有效实现肺癌 EGFR 突变分子分型患者的检测和筛选[3]。

尽管在这一领域，分子影像成为广泛应用于肿瘤诊断的标准化技术手段仍需相当长一段时间的发展，然而 PET 分子成像作为最有潜力的分子成像技术，通过进一步研发、优化和改造分子成像探针，提高其在 PET 分子成像中的靶向性、特异性及药动学特性，未来有望成为更精准的实现在体分子分型检测和监测的手段，为临床靶向药物及免疫治疗药物敏感人群的筛选、药物疗效评价、预测预后以及新药研发等提供可靠的科学依据及技术方法。

二、磁共振分子成像

磁共振分子成像是分子影像学的重要研究手段，通过研发靶向的 MR 分子成像探针，有望实现对肿瘤的早期精准分子分型，进行实时靶向分子成像和监测治疗效果。随着纳米医学及相关学科的发展，MR 分子成像探针的种类繁多，可以是多种修饰的微粒（脂质体和乳剂）、纳米高分子、病毒构建体、各种多聚体、全氟化碳乳剂等。尤其是修饰了高亲和性组件部分的 MR 分子成像探针，能够特异性靶向肿瘤组织和（或）肿瘤细胞，提高了分子成像效果。MR 分子成像具有极高的空间分辨力和组织分辨力，因此基于 MR 分子成像的在体分子分型具有极大的应用价值和潜力。斯坦福分子成像项目组研发出了一种修饰有 RGD 靶向整合素的氧化铁纳米分子成像探针，可实现对肿瘤高表达 $\alpha_v\beta_3$ 整合素的精准在体分子分型。此外，有研究者进行乳腺癌 HER-2/neu 受体的 MR 分子成像研究，证明了靶向的 MR 分子成像探针在人类乳腺癌早期诊断及精准分子分型方面的可行性。

磁共振分子成像研究逐渐从传统的非特异性物理、功能成像转向特异性分子、基因水平成像的方向发展，其目标是实现肿瘤诊断从传统的形态学转向以分子特征为基础的精准诊断，并在肿瘤分子分型以及肿瘤的分子水平精准治疗等层面发挥更大的优势。

三、其他

借助靶向性的超声分子成像探针，超声技术有潜力对一些表达在细胞膜表面的分子分型靶点进行实时、靶向的分子成像，具有较高的空间分辨率和时间分辨率，并且简便易行、可重复性强，成为分子水平诊断乳腺癌及其他器官肿瘤的重要分子影像技术手段。例如有研究表明肿瘤的声像图特征与其免疫组化标志物的相关性可以概括为：肿瘤的体积与 Ki-67 的表达情况呈正相关，与 ER 的表达情况呈负相关，并且肿瘤相关的转移性淋巴结的数量与 Ki-67 表达情况呈正相关，而与孕激素受体（progesterone receptor，PR）表达情况呈显著负相关等。另外，弹性成像技术作为一种超声行业内新型的技术，可实现对肿瘤等病灶组织的弹性值进行实时、无创的检测，病灶的弹性值根据其分子构成的不同而各有差别，因此可以通过对组织的弹性值的测量，进一步把评估肿瘤组织等部位分子生物学特征的异同进行分子分型的评价。以上的超声成像方法和技术均是利用肿瘤形态特征间接评估分子分型，也有研究报道称乳腺癌的分子分型与肿瘤超声成像弹性值之间并无明显相关性。因此，超声分子成像技术精准分子分型仍有待于发展。

光学分子成像探针与光学成像技术相结合，使得光学分子成像在多分子并行检测及在体精准分子分型方面具有独特的优势，是在复杂生物体中同时揭示多种生物分子和细胞功能信息的新技术。基于 c-Met 的靶向光学分子成像可以监测 c-Met 分子靶点的表达情况，并且具有快速准确、实时、定量等优势，是开展在体分子分型基础研究的有效技术手段。

第三节　分子影像在肿瘤在体分子分型中的前沿性研究进展

一、乳腺癌

乳腺癌位居女性恶性肿瘤发病率之首，一直是全球关注的重要公共卫生问题。以往临床对乳腺癌的诊断和治疗主要是以肿瘤体积、远处转移、受累淋巴结等情况为依据，缺乏分子水平等生物学行为等相关信息，具有一定的局限性。临床上常见的乳腺癌检测方法包括钼靶 X 线摄影、MRI、超声成像以及病理切片检测。然而 X 射线存在一定的电离辐射，而较低的空间分辨率使得超声成像无法明确病灶的性质，MRI 能够对乳腺癌病灶的血液灌注等情况进行功能水平的判断，但与 X 线及超声等一样，无法获得分子水平信息。分子病理切片检测则必须在取得组织样本后才能进行，又不适用于复发及转移灶的重复操作等。

随着对乳腺癌恶性生物学行为及其分子机制认识的逐渐深入，研究者们发现乳腺癌在组织水平、生物学水平、分子水平等均有一定的差异。即使对于相同的临床分期和病理分型的患者，如果分子亚型不同，患者治疗的敏感性、疗效以及预后仍存在着明显差异。根据其分子分型不同。乳腺癌可以分为以下四种亚型：① Luminal A-like 型 [ER/PR（+），HER-2（-），Ki-67 低表达（< 20%）]；② Luminal B-like 型 [ER/PR（+），HER-2（-）且 Ki-67 高表达（≥ 20%）/HER-2（+）]；③ ERBB2+ 型 [ER 和 PR（-），HER-2（+）]；④ Basal-like 型 [ER 和 PR（-），HER-2（-）][4]。研究报道不同分子分型在肿瘤体积、发病年龄、临床 TNM 分期、是否早期转移、组织学分级等方面的比较，差异均有统计学意义。Luminal A-like 型预后最好，ERBB2+ 型预后相对较差，Luminal B-like 型相对预后较好，Basal-like 型尤其是三阴性乳腺癌（triple negative breast cancer，TNBC）预后最差，它不仅具有高度侵袭性，且因缺乏相应分子靶点而失去内分泌治疗及靶向治疗的机会，且远处转移率和早期局部复发率均较高。随着基因组学以及蛋白质组学等技术的发展，越来越多的乳腺癌关键分子靶点及分子分型被发现，并应用于乳腺癌的基础研究及临床诊疗。因此，早期对乳腺癌进行准确分子分型，对更好地深入了解乳腺癌异质性、指导精准有效治疗，优化个体化治疗方案及预后判断至关重要。

分子影像学作为一种在体、实时监测、无创的技术，已被用于临床评估癌症患者分期评估和治疗疗效监测等方面。随着分子影像学的日益发展，分子成像已经成为评估乳腺癌相关的分子分型的理想技术。针对乳腺癌的分子分型，可以通过 PET/CT、SPECT、MRI、超声和光学成像等技术来实现。

（一）超声成像在体分子分型

超声成像具有明显的临床适用范围，是临床工作中评估乳腺癌的重要技术手段。一般而言，通过超声及多普勒成像可对乳腺癌进行诊断。乳腺癌的诊断一般对以下几个方面进行评估：病灶的体积、生长情况、形状、位置、声影、淋巴结大小等。另外，随着超声成像的组织穿透力和组织分辨率的提高，对于小乳腺癌肿块血流信号及内部回声等诊断准确性较高。有研究表明，不同的分子亚型的乳腺癌具有不同的影像学表现 [5]。相较于其他类型的肿瘤，ERBB2+ 型乳腺癌一般具有较多的钙化灶。Luminal 型乳腺癌一般边界欠清、

☆☆☆☆

病灶多为不规则形。TNBC 则具有清晰的轮廓，钙化灶少见。然而，这也仅仅是通过声像图特征与分子分型之间的关联性研究，并非直接性的对于乳腺癌分子分型的靶向分子成像。一项研究构建了 HER2 靶向的超声分子成像探针金纳米壳聚乳酸，超声分子成像结果表明该纳米颗粒对 HER2 阳性乳腺癌细胞（SKBR3）具有较高的靶向特异性，且几乎不与 HER2 阴性的乳腺癌细胞相结合，有潜力实现乳腺癌 HER2 阳性患者的检测和筛选，实现更加精准的在体分子分型[6]。然而，目前基于超声分子成像的在体分子分型领域研究仍旧较少。

（二）MR 成像在体分子分型

MRI 成像具有较高的软组织分辨力，对乳腺癌的评估有很高的灵敏度和准确性。同时，借助 MRI 多参数成像的优势，以及 MR 多种功能成像技术等，研究者们也试图借助 MR 对乳腺癌做出更精准的识别。乳腺癌的 MRI 影像学表现主要有：边界不清、形态欠规则、局灶性坏死等；T_1WI 呈稍低信号、T_2-FLAIR 呈不均匀高信号等。乳腺癌 MRI 的影像学表现与其分子分型存在一定的相关性。TNBC 一般表现为实性病灶并且具有较少的毛刺。HER2 过表达型一般形态规则、边缘清晰。Lumianl A 型则表现为形态不规则并有毛刺。Lumianl B 一般表现为不均匀的强化。MRI 动态增强扫描能揭示乳腺癌形态与血流动力学特征，例如发现乳腺对侧病变、隐匿性乳腺癌、多灶性及多中心病灶、确定病变范围。MRI 动态增强可以反映其血流灌注的情况。并且对于不同分子分型的乳腺癌患者，其肿瘤内微血管密度也存在一定差异，血流灌注情况也不尽相同。然而单纯按照形态进行乳腺癌的分子分型远远不够，有研究以乳腺癌 HER2 为分子靶点，制备以顺磁性粒子钆为载体的 MR 分子成像探针，通过 MR 靶向分子成像为乳腺癌个体化治疗提供分子水平指导依据[7]。基于 HER2 靶点的 MR 分子探针具有良好的分子成像性能，体外可以与 HER2 阳性乳腺癌细胞特异性地结合，体内成像可实现在体 HER2 分子分型。

（三）PET 成像在体分子分型

与其他分子成像方法相比，PET 具有更高的灵敏度，PET/CT 能够提供病变的形态学、代谢和分子水平特征，成为乳腺癌精准诊疗的有效技术，^{18}F-FDG PET/CT 具有较高的灵敏度和特异度，较早用于乳腺癌患者远处转移及术后复发的评估。另外，不同分子分型的乳腺癌的葡萄糖代谢能力也具有差异。2011 年圣加伦共识会议也认为，^{18}F-FDG PET/CT 的半定量参数和分子亚型有显著差异。例如载最近一项包含 548 例患者的临床研究中，评估了 ^{18}F-FDG PET/CT 代谢参数最大标准摄取值（maximum standard uptake value，SUV_{max}）和乳腺癌分子亚型之间的相关性[8]。结果表明，相较于 Luminal 型，TNBC 和 ERBB2+ 型乳腺癌的 SUV_{max} 较高；而 Luminal A 型和 B 型之间则无明显不同。当然，要实现乳腺癌精准在体分子分型，还需要借助靶向的 PET 分子成像探针。

1. PI3K 在体分子分型　　PI3K/AKT/mTOR 信号通路在促进肿瘤细胞生长、增殖和侵袭的多种恶性生物学过程中发挥着至关重要的作用，且可被多种细胞膜蛋白激活，例如 EGFR 和胰岛素样生长因子 1 受体（insulin-like growth factor 1，IGF-1R）等[9]。编码 PI3K p110α 催化亚基的 PIK3CA 基因突变与乳腺癌发生发展直接相关，而 PIK3CA 突变几乎发生在 50% 的乳腺癌患者群中。尤其是在 $ER^+/HER2^-$ 乳腺癌中，PI3K/AKT/mTOR 通路常处于被激活状态下[10]。此外，该信号通路异常改变与乳腺癌复发及对内分泌治疗获得性耐药性直接相关，并决定着乳腺癌患者远期生存率[11]。另外，最新研究结果表明，PI3K/AKT/mTOR 信号通路改变有可能影响糖酵解活性，PIK3CA 控制着肿瘤细胞对胰岛素的反应。在乳腺癌细胞的代谢行为中，PIK3CA 突变导致 PI3K/AKT/mTOR 通路过度激活，同时可能增加癌细胞中的糖酵解。

研究者们最初尝试应用 ^{18}F-FDG PET/CT 对 PIK3CA 进行在体分子分型。一项招募了 67 例 ER$^+$/HER2$^-$ 早期乳腺癌患者的研究中[12]，所有临床病理检测都属于焦磷酸测序外显子 4、7、9 和 20 存在 PIK3CA 突变。所有患者都接受了 ^{18}F-FDG PET/CT 扫描，并应用 ^{18}F-FDG PET/CT 的 SUV$_{max}$ 对乳腺癌病变内葡萄糖的代谢进行半定量评估。研究者对 SUV$_{max}$ 值的部分体积效应进行了校正，使用感兴趣区病变 2D 自动识别肿瘤大小功能来计算代谢区肿瘤体积，同时对比了增强 MRI 时肿瘤最大直径。结果表明，ER$^+$/HER2$^-$ 分子亚型的早期浸润性乳腺癌葡萄糖代谢 PET 显像与 PIK3CA 的突变具有独立相关性（图 3-1）[12]。尽管 ^{18}F-FDG PET/CT 不是直接可视化 PIK3CA 突变分型的理想方法，但初步数据也表明 ^{18}F-FDG 的摄取反映了复杂的基因组变化结果，并且有可能被用作在体分子分型的候选技术手段。

针对 PI3K 的精准在体分子分型，研究者们研发了一些用于 PI3K 表达的 PET 成像的靶向分子成像探针，如 ^{11}C 和 ^{18}F 放射性核素标记的 GSK2126458（PI3K 抑制剂）等[13]。其中，^{18}F 放射性标记的 ZSTK474（一种靶向 PI3K 临床候选药物），新型 PI3K 靶向性放射性药物 ^{18}F-ZSTK474，已被用来评估 PI3K 在体外和体内的表达水平[14]。当然，研发具有更好的体内药代特性的 PI3K/AKT 靶向新型放射性药物对于研究 PI3K 信号通路至关重要。研究者们利用 ^{11}C- 甲基碘对 pictilisib（PI3K 的抑制剂）进行放射性标记，成功获得了 ^{11}C-pictilisib[15]。研究发现乳腺癌细胞系 MCF-7 细胞（PIK3CA 突变，对 pictilisib 敏感）对 ^{11}C-pictilisib 的摄取率均高于乳腺癌细胞系 MDA-MB-231 细胞（PIK3CA 野生型，对 pictilisib 不敏感）。正常小鼠动态 micro-PET 扫描和生物分布结果表明 ^{11}C-pictilisib 主要通过肝胆排入肠道进行代谢。在 MCF-7 移植瘤模型中，micro-PET 可清晰显示 MCF-7 肿瘤内 ^{11}C-pictilisib 的高浓聚，而 MDA-MB-231 肿瘤对 ^{11}C-pictilisib 摄取率则极低。^{11}C-pictilisib PET 分子成像 MCF-7 肿瘤与肌肉比例也明显高于 MDA-MB-231。对上述两种乳腺癌移植瘤模型的生物分布结果也验证了 ^{11}C-pictilisib PET 分子成像结果的准确性，说明 ^{11}C-pictilisib 在体内对 PI3K 的高靶向性和高特异性，具有非侵入性识别 PI3K 分子分型，以及指导 pictilisib 治疗肿瘤的巨大潜力，这对 PI3K/AKT/mTOR 信号通路激活相关肿瘤的基础研究及诊疗具有重要意义。

2. ER 在体分子分型　乳腺癌作为激素依赖性肿瘤，雌激素信号的传导在乳腺癌的发生发展中起着十分重要的作用。ER 可包括雌激素核受体和雌激素膜受体两种类型，目前已发现的核受体包括 ERα 和 ERβ，膜受体包括 G 蛋白偶联雌激素受体（G protein coupled estrogen receptor，GPER）和 ER-X 等。其中 ERα 在多数乳腺癌中表达，是目前乳腺癌内分泌治疗的主要靶标。当雌激素与 ER 结合后，通过特异性的调节下游靶基因转录及细胞内信号级联反应来发挥作用，促进乳腺癌的生长和增殖。因而，通过标记雌二醇及其类似物研发分子成像探针，就能够实现乳腺癌组织中 ER 分布和丰度的无创精准检测，进而实现 ER 的在体分子分型，这对乳腺癌的分子靶向治疗优势人群筛选、精准治疗及疗效评价意义重大。

多种靶向 ER 分子靶点的分子成像探针被研发并用于乳腺癌的 ER 在体分子分型及指导后续个性化治疗。在一项包含 48 例早期浸润性乳腺癌患者的临床研究中，研究者使用 16α-（18）F-fluoro-17β-estradiol（^{18}F-FES）分子成像探针联合 ^{18}F-FDG PET 成像评估乳腺

☆☆☆☆

癌患者 ER 分子分型情况。结果表明 ^{18}F-FES 能够有效识别出乳腺癌原发灶及转移灶的 ER 分型，当病灶 ^{18}F-FES PET 的 SUV_{max} 定义为 2.9 时，这种检测具有较高的灵敏度（85%）和良好的特异度（75%）。随后，研究者利用 ER 拮抗剂氟维司群（fulvestrant）对 16 名 ER 阳性的转移性乳腺癌患者实施了分子靶向治疗，深入评估 ^{18}F-FES PET ER 在体分子分型及监测靶向治疗和肿瘤进展方面的价值。研究者在治疗前、治疗后第 28 天和第 84 天对这些乳腺癌患者进行了 ^{18}F-FES PET/CT 成像，检测原发乳腺癌及转移灶的摄取情况[16]。结果显示，131 个病灶被确定为 ^{18}F-FES 摄取阳性（SUV_{max}=2.9），氟维司群治疗期间患者 ^{18}F-FES 的摄取情况变化差异较大（ − 99% ～ 60%），表明不同患者对 fulvestrant 反应仍存在差异性，可能与 ER 表达丰度相关；并且 ^{18}F-FES PET/CT 成像能够在体实时评估 ER 拮抗剂 fulvestrant 完全阻断 ER 功能所需的剂量。在接受 fulvestrant 治疗的 16 例患者中，6 例患者仍存在 ^{18}F-FES 摄取阳性的病灶，表明仍存在 ER 表达阳性的肿瘤细胞，意味着疾病发生进展，这一检测结果对指导后续治疗和预后评估具有重要意义。

另外，在一项针对 19 名新发的乳腺癌患者研究中，探讨了 ^{18}F-FES PET/CT 分子成像在个性化治疗管理中的适用性[17]。结果显示相较于 ^{18}F-FDG，^{18}F-FES PET/CT 提高了对可疑病灶的诊断准确性，其灵敏度高于 ^{18}F-FDG，并最终改变了 26.3% 患者的治疗策略。尽管与 ^{18}F-FDG 相比，^{18}F-FES 的优势并不明显，但相信在未来的研究探索中，通过对 ^{18}F-FES 的合理应用，可以优化乳腺癌患者的分期和诊疗策略。

3.HER2 在体分子分型　HER2 阳性乳腺癌作为一种特殊的乳腺癌亚型，早期易复发转移且预后较差，在所有乳腺癌患者中占 15% ～ 20%。HER2 也被称为受体酪氨酸激酶（tyrosine kinase，TK）c-erbB-2，是一种跨膜蛋白，由胞外段、跨膜结构域及胞内蛋白酪氨酸激酶结构域组成。HER2 没有特异性受体，其活化形式为与 EGFR 和 HER3 等形成二聚体，激活 TK 结构域而磷酸化，激活下游信号通路，促进细胞增殖和迁移。在乳腺癌中，HER2 这一分子分型也极为重要，已被广泛用作乳腺癌抗癌疗法的药物分子靶点。其过表达通常发生在年轻乳腺癌患者中，并且常作为治疗后复发概率高以及预后差的标志。然而，目前对 HER2 阳性乳腺癌的诊断主要取决于细针穿刺活检及随后的 IHC 分析和（或）FISH 方法。同样，这些方法存在采样误差、重复性差及无法评估乳腺癌原发灶和转移瘤分子分型之间差异等局限性。在分子影像领域，研究者们针对 HER 胞外段或胞内段结构域，已研发出多种类型靶向 HER2 受体的分子成像探针，大致包括单克隆抗体类、抗体片段类、纳米抗体类（nanobody）、亲和体类（anfibody）、多肽类及小分子类抑制剂类等。HER2 靶向分子成像能够在体、实时、全面的检测 HER2 靶点的表达水平和状态，对 HER2 在体分子分型评估、治疗疗效监测以及判断预后有重要价值。

Al-Saden 等采用 ^{89}Zr 标记恩美曲妥珠单抗（trastuzumab emtansine，T-DMI）与去铁胺（desferrioxamine，DFO）的缀合物，制备合成了 HER2 靶向分子成像探针 ^{89}Zr-DFO-T-DM1，并在动物模型上开展基于 PET 分子成像的 HER2 在体分子分型研究[18]。结果显示 BT-474（HER2 高表达）荷瘤鼠模型肿瘤可特异性高摄取 ^{89}Zr-DFO-T-DM1[（9.8±1.1）%ID/g]，MDA-MB-361（HER2 中度表达）荷瘤鼠模型肿瘤可中等摄取 ^{89}Zr-DFO-T-DM1[（6.9±2.2）% ID/g]，MDA-MB-231（HER2 低表达）荷瘤鼠模型肿瘤低摄取 ^{89}Zr-DFO-T-DM1[（2.4±0.4）%ID/g]。表明 ^{89}Zr-DFO-T-DM1 PET/CT 分子成像可实现乳腺癌的 HER2 在体分子分型，对筛选靶向治疗优势人群，指导肿瘤治疗、判断预后有显著临床价值。随后，研究者评估了具有不同 HER2 表达水平的肿瘤对 T-DMI 治疗的反应情况。既往开展的 EMILIA 临床试验结果证明了只有高表达 HER2（IHC 评分 3+ 或 FISH 比率 > 2.0）的乳腺癌患者适合接受 T-DMI 治疗[19]。而这项研究结果表明 HER2 表达中等的 MDA-MB-361 肿瘤也对 T-DM1 敏感，HER2 低表达的 MDA-MB-231 肿瘤对 T-DM1 治疗无反应，而 HER2 高表达的 BT-474 肿瘤对 T-DM1 最敏感。因此，^{89}Zr-DFO-T-DM1 PET/CT 分子成像可作为乳腺癌在体、实时、全面 HER2 分子分型的一种全新技术和有效方法，其兼具分子病理、分子检验等可实现评估 HER2 表达水平的优势，同时在分子靶向药物治疗过程中疗效的实时判断及预后评价方面具有极大的应用潜力。

另外，在一项包含 6 例转移性乳腺癌患者的临床研究中，研究者使用 ^{89}Zr 标记帕妥珠单抗（^{89}Zr-pertuzumab）研发的分子成像探针评估乳腺癌患者 HER2 分子分型的表达情况[20]。结果表明 ^{89}Zr-pertuzumab 能够有效检测出 HER2 阳性乳腺癌患者原发灶及转移灶的 HER2 表达水平和 HER2 异质性分布，实现了在体 HER2 分子分型。另外，^{89}Zr-pertuzumab 能够特异性的显示出多个器官内的转移性病灶，并且病理结果提示病灶组织为 HER2 阳性表达。其中在 2 名同时患有 HER2 阳性和 HER2 阴性的原发性乳腺癌和脑转移患者中，^{89}Zr-pertuzumab 靶向 PET/CT 成像成功识别了 HER2 阳性的脑转移瘤，并且术后的病理结果也证实了这一结果，证明 ^{89}Zr-pertuzumab 靶向分子成像探针在评估乳腺癌患者 HER2 在体分子分型中具有重要意义。此外，在一项针对 7 名转移性乳腺癌患者的临床研究中，Sörensen 等开发了一种新型 HER2 靶向的放射性核素标记亲和体的分子成像探针（^{111}In-ABY-025）用于评估转移性乳腺癌患者中病灶 HER2 分子分型的表达情况[21]。5 名 HER2 阳性和 2 名 HER2 阴性乳腺癌患者静脉注射 ^{111}In-ABY-025 后 4 ～ 24 h 行 SPECT/CT 扫描，结果表明在 HER2 阳性患者的转移灶中表现出 ^{111}In-ABY-025 分子成像探针的明显摄取，而在 HER2 阴性表达患者的转移灶中摄取值减低。并且在 1 例原发肿瘤 HER2 阳性的患者中，^{111}In-ABY-025 能够成功的识别 HER2 表达的转移灶。证实了 ^{111}In-ABY-025 是一种有潜力进行在体分子分型的非侵入成像手段，用于区分转移性乳腺癌患者 HER2 的表达情况，对 HER2 靶向治疗的敏感性 / 耐药性和患者的生存预测、监测治疗期间 HER2 表达状态的动态变化并指导精确治疗意义重大。

4. TNBC 在体分子分型　作为一种特殊类型的乳腺癌，三阴性乳腺癌（TNBC）约占所有乳腺癌的 15%。与其他类分子分型的乳腺癌相比，ER、PR 和 HER2 皆阴性表达的 TNBC 更具侵袭性[22]。由于缺乏有效的分子靶向治疗药物，TNBC 患者只能选择外科手术、常规化疗或放疗，而结局多为复发，导致患者生存期较短[23]。许多研究试图使用 ^{18}F-FDG PET 成像对乳腺癌进行分子病理学分类。然而，只有少数研究证明 ^{18}F-FDG 的摄取可以区分 Luminal A 和 HER2 阳性亚型，但由于其非特异性摄取而不能区分 TNBC[24]。

GRP78（Glucoregulated 蛋白 78）是热休克蛋白 70 家族成员，通常位于内质网中。它的主要作用是维持内质网和体内平衡的功能，并保护器官和组织免受病理性损害。在缺氧，低血糖和其他应激状态下，GRP78 可以调节内质网应激，启动未折叠的蛋白反应（unfolded protein response，UPR），并改善细胞活力。而且，它不仅限于肿瘤细胞的内质网，还可以迁移到细胞膜、细胞液、线粒体和细胞核中[25]。GRP78 在正常人体组织中的表达较低，但在包括乳腺癌在内的各种肿瘤类型中过表达。许多研究报道，GRP78 的过表达与乳腺癌的侵袭、转移和耐药性密切相关，且 GRP78 在 TNBC 细胞和肿瘤组织中过表达[26]。在临床前研究中，靶向 GRP78 的药物可抑制 TNBC 的微小转移。同时，研究发现在临床 TNBC 患者中 GRP78 过表达与骨转移密切相关[27]。因而，GRP78 这类分子亚型已成为诊断和治

☆☆☆☆

疗 TNBC 的重要分子靶点[28]。近期研究人员使用噬菌体展示技术筛选了一种对 GRP78 具有高结合亲和力的新型肽序列 SNTRVAP（简称 VAP）[29]。研究人员基于 VAP 肽构建了 PET 分子成像探针 ^{68}Ga 标记的 DOTA-VAP 偶联物（^{68}Ga-DOTA-VAP），并与 ^{18}F-FDG 进行比较，评估了其分子成像实现 TNBC 与其他类型乳腺癌 GRP78 在体分子分型的潜力[30]。结果表明高放射化学纯度的 ^{68}Ga-DOTA-VAP 在体外显示出优异的稳定性。PET 分子成像可以清楚地显示 MDA-MB-231 肿瘤对 ^{68}Ga-DOTA-VAP 高摄取，除肝脏摄取相对较高外，其他生物背景相对较低。借助 ^{68}Ga-DOTA-VAP 分子成像探针，可在细胞及活体水平有效区分 MDA-MB-231 和 MCF-7 两种类型乳腺癌，而 ^{18}F-FDG 则无法实现。用过量的冷肽进行的阻断研究结果显示，MDA-MB-231 肿瘤对 ^{68}Ga-DOTA-VAP 的摄取明显降低，这表明了 ^{68}Ga-DOTA-VAP 的靶向 MDA-MB-231 肿瘤 GRP78 的特异性。GRP78 极可能成为诊断和治疗 TNBC 的潜在靶标，而 ^{68}Ga-DOTA-VAP 靶向 GRP78 的 PET 分子成像又为 TNBC 及其他亚型乳腺癌的无创准确分型提供了强有力的技术方法。

二、肺癌

肺癌的分子靶向治疗明显提高了肺癌患者的生存期，提示基因组信息决定的肺癌分子分型对于肺癌的诊疗具有重要意义。目前与肺癌诊断及治疗直接相关的分子分型包括 EGFR、间变性淋巴瘤激酶（anaplastic lymphoma kinase，ALK）、ROS1、BRAF、KRAS、c-Met、PD-L1 等。相应的针对这些关键分子分型，奥希替尼（osimertinib）、克唑替尼（crizotinib）、帕博利珠单抗（pembrolizumab）等药物已成为一线用药或辅助治疗，正在肺癌治疗中发挥着巨大作用。

分子分型是肺癌精准靶向及免疫治疗的前提和关键，病理学和血清学等离体检测方法虽具备特有的优势，但同样也存在诸多局限。以肺癌分子诊断中最常见的 EGFR 分子分型为例，肺癌具有超级异质性的特性：个体异质——不同肺癌患者 EGFR 突变分型不同；空间异质——不同病灶、同一病灶的不同部位 EGFR 突变分型也不相同；时间异质——不同时间 EGFR 突变分型又存在动态变化，因而必须在体进行 EGFR 突变状态的实时、动态、精准识别，才能够克服上述挑战。另一方面，目前传统的 EGFR 突变检测方法均具有一定的局限性，如分子病理是 EGFR 分子分型的金标准，但存在有创、可重复性差、无法克服肺癌空间、时间异质性的问题。分子检验便捷、可重复性好，但缺乏原发灶信息、无法克服肺癌原发灶和转移灶内的异质性问题，而传统影像学（CT、磁共振等）是解剖学影像，也无法揭示 EGFR 突变状态分子水平的信息。因此，迫切需要研发突变 EGFR 分子分型全新的检测技术。分子成像有望在体、实时地对 EGFR 突变状态进行分子水平检测，不但具有精准、靶向、定性、定量的特性，而且具有直观的解剖学信息。从而为实现分子水平的肺癌精准诊断及治疗提供了全新的技术方法。尤其是正电子放射性核素标记类的分子成像探针，因 PET/CT 的广泛应用，且放射性核素成像技术凭借其具有灵敏度高、可定量、临床转化潜力等优势，在肺癌 EGFR 在体分子分型研究走在前列，且已日趋成熟，虽然尚未成为 EGFR 分子分型检测的 PET 成像标准，但已成功地实现临床转化应用。

（一）EGFR 在体分子分型

EGFR 是原癌基因 C-erbB-1（HER-1）的表达产物，属于跨膜糖蛋白，分子量为 170 kDa 且具有多个结构区。同时 EGFR 也是 I 型受体 TK 家族中的一员，这个家族包括 4 个成员：EGFR（HER1）、C-erbB-2（HER2）、C-erbB-3（HER3）、ErbB-4（HER4）。它们的空间结

☆ ☆ ☆ ☆

构类似，均定位于细胞膜上，结构包括胞外的配体结合域、由两个重复的富含半胱氨酸的区域组成的单一跨膜区跨膜域及胞内的蛋白酪氨酸激酶域三部分[31]。

EGFR 细胞内信号通路的激活有三个关键步骤：①受体特异性配体的结合发生在 EGFR 的细胞外部分或 EGFR 相关受体之一（HER2、HER3 或 HER4）；②功能活跃的 EGFR-EGFR 二聚体（同型二聚体）或 EGFR-HER2、EGFR-HER3 或 EGFR-HER4 二聚体（异型二聚体）的形成导致 EGFR 细胞内结构域特定酪氨酸残基的 ATP 依赖磷酸化；③磷酸化触发复杂的信号转导过程，将细胞外的信号转到细胞质。两条途径将信号传导至细胞核，主要细胞内通路分别是 RAS/RAF/MEK/MAPK 通路和 PI3K/Akt（Akt 又称蛋白激酶 B，protein kinase B）通路，前者控制基因转录、细胞周期从 G1 期到 S 期的进展和细胞增殖，后者激活级联抗凋亡和促生存信号[32]。与肺癌相关的 EGFR 分子分型主要是编码 EGFR 基因的外显子 18 ～ 21 发生缺失、错义等，导致 EGFR 胞内段 TK 结构域构型改变的突变。EGFR 胞内段突变最常见的是外显子 19 缺失突变（19Del）、外显子 21 点突变（21L858R），且均为 EGFR 酪氨酸激酶抑制剂（tyrosine kinase inhibitors，TKI）敏感突变[33]。一些发生频率较低的罕见突变，主要包括外显子 18G719X、外显子 20 S768I 和外显子 21 的 L861Q 突变，对 EGFR-TKI 中度敏感。而外显子 20 T790M 突变和部分外显子 20 插入突变与第一、二代 EGFR-TKI 获得性耐药有关[34]。EGFR 突变类型会预示肿瘤预后不良，其作用机制可能包括：具有配体非依赖型受体的细胞持续活化；由于 EGFR 某些结构域缺失而导致受体下调机制的破坏；异常信号传导通路的激活；细胞凋亡的抑制等。因此 EGFR 是肺癌重要的在体分子分型靶点之一。然而，在许多晚期 NSCLC 患者中，获得足够量肿瘤组织成功用于基因检测仍然具有一定挑战性。随着分子检验技术的发展，目前通过血液已经可以获得 EGFR 突变信息，然而与前面陈述过的分子检验的弊端一样，其无法克服肺癌 EGFR 分子分型空间异质问题，同时临床仍然需要获得原发灶、转移灶解剖结构信息，甚至分子功能水平信息来更好地指导进一步治疗。

EGFR 信号通路同时也可以影响肺癌细胞中的葡萄糖代谢途径，EGFR-TKI 会减少乳酸的产生和葡萄糖的消耗，因此，最初研究者们试图利用 ^{18}F-FDG PET 分子成像来间接判断肺癌患者 EGFR 分子分型状态[35]。一项研究证实，在荷 H1975（EGFR 突变）或 H1993（EGFR 突变）瘤的小鼠中，EGFR-TKI 逆转了 Warburg 效应并降低了 ^{18}F-FDG 的摄取[36]，研究者认为，^{18}F-FDG PET 有用作预测 EGFR 突变分型和 EML4-ALK 重排分型的潜力。然而，更多相关的研究结果显示，^{18}F-FDG 摄取与 EGFR 突变分型之间关联的数据相互矛盾。在一项回顾性研究中分析 79 例肺腺癌患者的术前 PET/CT 图像、原发灶病理亚型及 EGFR 19 及 21 外显子基因型[37]，结果证明肺腺癌的 ^{18}F-FDG 代谢程度与病理类型有关，实体型糖代谢最高，浸润型及贴壁型的糖代谢最低，浸润性黏液癌位于前两者之间。但腺癌各病理亚型原发灶的葡萄糖摄取程度与其 EGFR19 及 21 外显子基因型无关，不能通过 ^{18}F-FDG 的 SUV 值来预测 EGFR 是否存在这两个外显子突变。因而，我们需要一种直接分子成像技术实现 EGFR 在体精准分子分型。靶向 EGFR 细胞内酪氨酸激酶域的，由正电子放射性核素标记的喹唑啉类衍生物是目前实现基于分子影像的肺癌 EGFR 在体分子分型检测中靶向分子成像探针研发的主要策略。目前靶向 EGFR 的分子成像探针主要包括 ^{18}F 和 ^{11}C 等标记的小分子，且已经成功应用于肺癌患者的突变 EGFR 分子分型检测。

1. ^{11}C-PD153035 PET 分子成像　是最早被用于检测 NSCLC 动物模型对 EGFR-TKI 的敏感度，结果显示 EGFR TKI 高度敏感的肺癌细胞系（HCC827 和 PC9 细胞）对 ^{11}C-

☆☆☆☆

PD153035 摄取最高，其次是 EGFR TKI 中度敏感的 A549 细胞，同时 A549 细胞又比 EGFR-TKI 耐药的 H1975 细胞具有更高的摄取量[38]。鉴于 ^{11}C-PD153035 在不同 EGFR 表达分型 NSCLC 肿瘤组织之间存在显著摄取差异，可用于无创检测 NSCLC 患者的 EGFR 分型情况并且预测 EGFR 治疗结果情况，Meng 等应用其对厄洛替尼治疗的 NSCLC 患者进行有效的分析，通过对 21 位晚期化疗难治性 NSCLC 患者给与每日口服厄洛替尼（erlotinib），于治疗前、治疗后第 1 ~ 2 周及第 6 周注射 ^{11}C-PD153035 后行全身 PET 显像，分析肺癌病灶的 ^{11}C-PD15303 分子成像探针的摄取情况，以评估 ^{11}C-PD15303 摄取与 tarceva 治疗结果之间的可能相关性[39]。结果表明，治疗前的 PET 显像提示 ^{11}C-PD15303 高摄取的患者（$SUV_{max} \geqslant 2.92$）的存活时间是低摄取患者（$SUV_{max} < 2.92$）的 2 倍以上，中位生存期分别为 11.4 个月和 4.6 个月，无进展生存期（progression-free survival，PFS）分别为 4.4 个月和 1.8 个月。然而在后续的成像研究中，患者对 ^{11}C-PD15303 的摄取程度与总体存活率的相关性较差。证实了 ^{11}C-PD153035 PET/CT 是一种无创且快速的方法，可用于识别 NSCLC 患者对 EGFR TKI 的反应情况，但无法对难治性晚期肺癌患者使用 EGFR TKI 治疗后的反应进行长期的监测。

2. ^{11}C-erlotinib PET 分子成像　随着双环状 TKI 的出现，推动了 EGFR-TKI 的发展。已应用于临床或是进入临床试验阶段的 EGFR-TKI 都是喹唑啉类衍生物 ZD1839[40] 和 OSI774[41]。其中效果最好的是喹唑啉衍生物 PD153035，它具有对 EGFR-TKI 很好的靶向性和很高的亲和性[42]。另外，erlotinib 和吉非替尼（gefitinib）等是已经美国 FDA 认证的喹唑啉类衍生物。现在分子成像研究多以标记喹唑啉类衍生物研发分子成像探针，Memon 等构建了靶向 EGFR 胞内 TK 结构域的分子成像探针 ^{11}C-erlotinib，同时建立人非小细胞肺癌细胞 HCC827（对 erlotinib 敏感）和人非小细胞肺癌细胞 A549、人非小细胞肺癌细胞 NCI358（对 erlotinib 不敏感）荷瘤裸鼠模型[43]。结果表明 HCC827 对 ^{11}C-erlotinib 具有较高的摄取，而 A549 和 NCI358 肿瘤中则无明显摄取。^{11}C-erlotinib 最先实现了 NSCLC 患者 EGFR 在体分子分型检测的临床转化。在对 5 例 EGFR19 外显子缺失突变和 5 例 EGFR 野生型 NSCLC 患者行 ^{11}C-Erlotinib PET 分子成像时，EGFR 缺失突变组较野生组 ^{11}C-erlotinib 摄取显著增高；2011 年研究人员将 ^{11}C-erlotinib 分子成像应用于临床 NSCLC 脑转移患者受试研究之中[44]。对 13 例 NSCLC 患者行 ^{11}C-erlotinib PET/CT 扫描，结果表明，对于 4 例 ^{18}F-FDG PET/CT 结果阴性的患者，^{11}C-Erlotinib 能够发现潜在的原发肿瘤及受累淋巴结，其中 3 例经 erlotinib 治疗后病情缓解[45]。说明 ^{11}C-erlotinib PET 分子成像探针具备检出 EGFR 突变分子分型的能力，同时不仅能够显示 ^{18}F-FDG PET/CT 能检出的肿瘤病灶和转移病灶，还可以检测出 ^{18}F-FDG PET/CT 不能检出的淋巴结转移灶（图 3-2）。

3. ^{18}F-gefitinib PET 分子成像　鉴于 ^{11}C 物理半衰期较短（20.4 min），限制了无回旋加速器和药物合成装置的 PET/CT 中心的临床应用。Su 等使用 ^{18}F 标记 gefitinib 构建了 ^{18}F-gefitinib 分子成像探针，并研究了该分子成像探针在小鼠及长尾猴体内药动学及其与 NSCLC EGFR 的结合能力。其中，gefitinib 是一种表皮生长因子受体酪氨酸激酶抑制剂。该项研究中，长尾猴体内药动学结果显示 ^{18}F-gefitinib 主要从肝胆快速被清除。然而，与 ^{11}C-gefitinib 研究结果不同的是，不同 EGFR 表达状态的 4 种 NSCLC（低表达 EGFR 的 U87 细胞，高表达 EGFR 的 U87-EGFR 细胞，L858R 突变的 H3255 细胞，L858R 突变合并 T790M 突变的 H1975 细胞）皮下移植瘤小鼠 ^{18}F-gefitinib PET 分子成像结果表明 ^{18}F-gefitinib 在肿瘤区域均未见特异性浓聚。结果表明 ^{18}F-gefitinib 分子成像探针摄取水平

☆ ☆ ❀ ❀

与 EGFR 表达水平或功能状态无关。因此，[18]F-gefitinib 分子成像探针的高度非特异性妨碍了这种分子成像探针进一步应用于 NSCLC 患者的 EGFR 受体状态的无创评估[46]。

4. ^{18}F-afatnib PET 分子成像　为了进一步改善靶向 EGFR 分子成像探针的有效性及特异性，Slobbe 等通过 [18]F 标记了第二代 EGFR TKIs 阿法替尼（afatnib），构建了 ^{18}F-afatnib 分子成像探针，并且与 ^{11}C-erlotinb 进行了对比研究[47]。其中，afatnib 是不可逆型 EGFR TKIs，从结构上看，其不仅能通过 [11]C 进行标记，还可通过 [18]F 进行标记。结果表明，无论是 ^{11}C-erlotinb 还是 ^{18}F-afatnib 分子成像探针，均可在 HCC827（19 外显子缺失突变）细胞荷瘤鼠肿瘤区域显著浓聚，而在无突变的 A549、L858R 突变合并 T790M 突变的 H1975 移植瘤中均未显示放射性核素分子成像探针的特异性浓聚。因此，[18]F-afatnib 分子成像探针有望无创揭示 NSCLC 患者 EGFR 表达及突变状况进行连续、动态、精准监测，但由于 afatnib 是泛 EGFR 家族的抑制剂，还可作用于 HER-2、HER-4，这可能会限制其广泛应用。

5. ^{18}F-PEG6-IPQA PET 分子成像　Yeh，H.H. 等设计合成了特异性靶向 L858R 突变的分子成像探针 ^{18}F-PEG6-IPQA，并分析了该分子成像探针的各项性质[48]。实验选用 EGFR L858R 突变的人肺癌细胞 H3255、合并 L858R 和 T790M 突变的人肺癌细胞 H1975、野生型 EGFR 的人肺腺癌细胞 H441 和人肺癌细胞 PC14。离体细胞实验结果显示，虽然 H3255 细胞中 EGFR 和磷酸化 EGFR 表达水平比 H441 细胞低 2 倍，但是 H3255 细胞对 ^{18}F-PEG6-IPQA 分子成像探针的摄取却比 H441 细胞高 10 倍，说明或至少部分说明 H3255 细胞对该分子成像探针的高摄取是由于 L858R 突变所致。PET 成像结果显示，H3255 肿瘤对 ^{18}F-PEG6-IPQA 高摄取。H441 肿瘤对该分子成像探针的摄取值较低，在 H1975 肿瘤和 PC14 肿瘤中的摄取更低。该数据表明 ^{18}F-F-PEG6-IPQA 能够特异性识别 L858R 突变分型。该分子成像探针的临床转化可以实现对 EGFR 突变肿瘤有明显疗效的分子靶向药物优势人群的筛选，提高肿瘤靶向治疗的有效率[49]。

6. ^{18}F-MPG PET 分子成像　新型的 [18]F 标记的小分子 PET 分子成像探针 ^{18}F-IRS（图 3-3）和 ^{18}F-MPG（图 3-4）等被研发出来并应用于临床 NSCLC 患者的 EGFR 突变分子分型[3, 50]。Sun 等在研究中发现，[18]F-MPG 分子成像探针对位于胞内段的 EGFR 蛋白突变酪氨酸激活域的靶向性和特异性更强，PET 能够在活体状态下通过对该分子成像探针的定性定量，从而判断肺癌的 EGFR 突变分子分型状态及其动态变化，具备更高的 EGFR 突变蛋白分子分型在体检测的灵敏度。在 75 例 NSCLC 肺癌临床受试者 ^{18}F-MPG PET 分子成像研究中，具有 EGFR 突变分子分型患者肿瘤病变对 ^{18}F-MPG 的摄取明显高于 EGFR 野生型和二次突变耐药型肺癌对分子成像探针的摄取程度，能够有效实现肺癌 EGFR 突变分子分型患者的检测和筛选[3]。当 ^{18}F-MPG PET/CT SUVmax ≥ 2.23 时，[18]F-MPG PET/CT 分子成像判断 EGFR 分子分型的敏感度高达 86.49%，特异度高达 81.82%，与分子病理符合率高达 84.29 %。

与目前临床常用的 PET 代谢成像 ^{18}F-FDG 比较，[18]F-MPG 分子成像探针的分布特点为泌尿系统与胆道系统代谢，这点与 ^{18}F-FDG 代谢途径相同，其特有的优势是会被具有 EGFR 突变分子分型的肺癌（原发灶及转移灶）高摄取，而 ^{18}F-FDG 无法鉴别肿瘤内是否存在 EGFR 突变；另外肺癌最易颅内转移，[18]F-FDG 的广泛脑内高代谢影响了其颅内转移的诊断，而 ^{18}F-MPG 在正常脑组织内无摄取，在 EGFR 突变的转移瘤内高摄取，这一优势有助于对 NSCLC 进行精准分期；其第三方面的优势为安全性高，[18]F-MPG 为 [18]F 标记的小

☆☆☆☆

分子类 EGFR-TKI 药物（EGFR-TKI 药物已经 FDA 批准在临床常规使用），在所有受试者中无一例发生副反应，受试者成像过程中，主要器官吸收剂量低于 ^{18}F-FDG，在安全范围内。

（二）c-Met 在体分子分型

c-Met 受体为一种 TK 型受体，其异常活化与肺癌的发生发展、侵袭性生长和转移等恶性生物学行为过程密切相关，并参与介导对 EGFR-TKI 分子靶向治疗的获得性耐药，尤其是 Met 基因 14 号外显子突变是 NSCLC 中一个重要的治疗靶点。目前检测 Met 基因的变异还是以患者的手术样本为主，新兴的检测手段及样本来源如液态活检也在逐渐应用于临床，但目前还处于起步阶段，尚未广泛应用。c-Met 靶向分子成像可以实时、定量检测 c-Met 异常表达水平和活化状态，实现肺癌 c-Met 在体精准分子分型，对筛选靶向药物优势人群、实时疗效监测、预后评估等具有重要意义。目前用于 NSCLC c-Met 分子成像研究的分子成像探针主要有三类：①标记抗体及抗体片段；②标记特异性多肽；③标记小分子 TKI 研发。

Li 等采用 ^{89}Zr 标记与去铁胺 - 马来酰亚胺共价连接的人抗 c-Met 单链可变抗体片段，制备合成 c-Met 靶向分子成像探针 ^{89}Zr - DFO - H2 并在动物模型上开展了 PET 分子成像研究 [51]。结果表明 HCC827-GR6（c-Met 表达活化型，为 gefitinib 耐药 NSCLC 细胞系）荷瘤鼠模型肿瘤可特异性高摄取 ^{89}Zr-DFO-H2[(1.8 ± 0.2) % ID/g]，约是 HCC827（非 c-Met 表达活化型）的 3 倍 [(0.65 ± 0.15) % ID/g]。Pool 等采用 ^{89}Zr 标记完整奥那妥组单抗（onartuzumab），制备了 c-Met 靶向分子成像探针 ^{89}Zr-onartuzumab 在体检测 NSCLC c-Met 变化。通过荷瘤鼠模型 PET 分子成像成功检测出 HCC827ErlRes（c-Met 表达活化型，erlotinib 耐药）肿瘤摄取分子成像探针明显高于 HCC827（非 c-Met 表达活化型）肿瘤约 26%（$P < 0.05$），而经热休克蛋白抑制剂 NVP-AUY-922 定向 c-Met 治疗后，PET 分子成像则敏感检测到 HCC827ErlRes 肿瘤摄取分子成像探针下降了 33%（$P < 0.001$），以上结果与分子生物学验证结果一致 [52]。多肽分子量多在 5 kDa 以内，远小于单克隆抗体（～ 150 kDa），因此常具备良好的在体药动学性能。Han 等基于 c-Met 特异性多肽研发了分子成像探针 ^{99m}Tc-HYNIC-cMBP，并利用 SPECT 分子成像在体、无创定量评估 NSCLC c-Met 的表达水平。在注射 ^{99m}Tc-HYNIC-cMBP 后 0.5h 即可获得最佳图像显示，相比于抗体类分子成像探针显著缩短了最佳成像所需时间，极具临床转化潜力 [53]。另外，鉴于近年来 c-Met 靶向小分子抑制剂研发不断取得突破，在国际及国内均获得监管机构批准上市用于 NSCLC 治疗，因此基于 c-Met TKI 研发小分子类分子成像探针亦获得广泛关注。Wu 等首先报道了 ^{11}C-SU11274（SU11274 一种小分子类选择性 Met 抑制剂）用于 NSCLC 的 c-Met 靶向分子成像研究。PET 分子成像结果显示 ^{11}C-SU11274 可特异性积聚于 c-Met 阳性表达的 H1975 荷瘤鼠模型肿瘤内，而 c-Met 阴性表达的 H520 荷瘤鼠模型肿瘤则无明显摄取 [54]。2020 年，Lin 等基于美国 FDA 批准的克唑替尼（crizotinib）研发了小分子类 c-Met 分子成像探针 ^{18}F-FPC，并进行了 PET 分子成像研究，结果显示在 c-Met 阳性的 H1993 荷瘤鼠模型中，肿瘤摄取高达 (13.68 ± 1.96) %ID/g，肿瘤 / 肌肉摄取比高达 4.42 ± 2.89，均显著高于 c-Met 阴性的 A549 荷瘤鼠模型肿瘤摄取 [55]。以上结果均表明基于 c-Met 靶向分子成像可准确检测 c-Met 表达水平，用于 NSCLC c-Met 在体分子分型，指导 c-Met 分子靶向治疗受益人群的筛选等。

（三）KRAS 在体分子分型

KRAS 是恶性肿瘤突变率最高的致癌基因之一，是肺癌的重要肿瘤驱动基因。KRAS 突变通过持续激活肿瘤细胞信号通路，促进肿瘤发生发展。因而，KRAS 突变在肿瘤精

☆ ☆ ☆ ☆

准诊疗研究领域备受关注。然而，由于 KRAS 蛋白位于胞内段，具有较低的靶向潜力，KRAS 突变肿瘤的精准诊疗面临着巨大挑战。有研究者们从组学等方面对多种 KRAS 突变细胞进行了分析[56]。通过基因组学、蛋白质组学和磷酸化蛋白质组学等数据，将其分为三个亚型，证实了分子分型与 KRAS 突变肺癌患者预后密切相关。尽管 KRAS 突变在肺癌的发生发展过程扮演了重要角色，但由于 KRAS 抑制剂及靶向治疗方案研发进展相对缓慢，导致构建 KRAS 分子成像探针的有效亲和组件化合物严重缺乏，因而鲜有报道，但也恰恰成为研究者们正着力攻克的方向。

目前 KRAS 突变靶向分子成像用于 NSCLC 在体分子分型的相关报道仅有一例。2021年，Zhang 等制备了靶向 KRAS 突变的放射性分子成像探针 ^{131}I-ARS-1620（ARS-1620 是一种阻转异构且有选择性的 KRAS^{G12C} 抑制剂），并用 SPECT/CT 分子成像评估了 KRAS 突变不同携带状态的 NSCLC 荷瘤鼠模型。结果显示 ^{131}I-ARS-1620 可特异性识别携带 KRAS 突变的肿瘤，且这一靶向性摄取可被特异性阻断，证明了 ^{131}I-ARS-1620 对 KRAS 突变的靶向性和特异性，以及给予 ^{131}I-ARS-1620 SPECT/CT 分子成在 NSCLC KRAS 在体分子分型中的可行性[57]。现有的基于 KRAS 分子分型的检测方法主要以蛋白质组学、血清学检测、分子病理学检测和传统影像学检测为主，但相信随着分子影像技术的快速发展，全面直观、在体精确、实时动态地对肿瘤 KRAS 分子分型进行可视化这一目标定会很快实现，为肿瘤 KRAS 在体分子分型研究带来重大机遇。

（四）VEGFR 在体分子分型

肺癌的发生、发展和转移均依赖于血管生成。肺癌血管生成是一个极其复杂的过程，受多种正性和负性血管生成因子的调控。血管内皮生长因子（vascular endothelial growth factor，VEGF）/ 受体（VEGF/VEGFR）在血管生成过程中具有重要作用。VEGF 家族包括多种同源蛋白：VEGF-A、VEGF-B、VEGF-C、VEGF-D、VEGF-E、VEGF-F 和胎盘生长因子，各种 VEGF 蛋白具有相似的生物学作用，其中 VEGF-A 在血管生成过程中最为重要。VEGF-A 包括 VEGF$_{121}$、VEGF$_{165}$ 和 VEGF$_{189}$ 等五种亚型，不同亚型间生物学性质各有不同。VEGF 可以与三种特异性的受体（VEGFR）结合：VEGFR-1、VEGFR-2 和 VEGFR-3，前两者主要在血管内皮细胞和造血细胞表面表达，后者表达于淋巴管内皮细胞。VEGFR 与相应 VEGF 结合后均可表现为 TK 活性，介导信号的传导过程。多项临床研究显示，肿瘤预后与 VEGFR 表达存在明显的相关性，VEGFR 高表达的肿瘤往往预后更差[58]。目前，临床已应用抗 VEGF-A 的单克隆抗体药物进行肿瘤的抗血管治疗，其机制是阻断 VEGF 在肿瘤血管生成过程中的调节作用。因此，对 VEGFR 的表达情况进行分子影像学评价，在体实时评估 VEGFR 分子分型，对抗肿瘤血管生成治疗的疗效实时监测、治疗方案合理制订及预后评估具有重要意义。Luo 等利用 ^{64}Cu 标记的 VEGFR-2 拮抗剂雷莫芦单抗（^{64}Cu-NOTA-RamAb）分子成像探针对人肺腺癌 HCC4006 和人肺腺癌 A549 的 VEGFR 分子分型的表达情况进行 PET 分子成像评估，研究发现该分子成像探针可被 VEGFR 表达水平较高的 HCC4006 肿瘤组织快速摄取 [（9.4±0.5）%ID/g]，而 VEGFR 阴性的 A549 肿瘤摄取明显降低 [（4.3±0.2）%ID/g]，证明 PET 分子成像能够在活体状态下通过对该分子成像探针的定性定量，从而判断肺癌的 VEGFR 分子分型状态及其动态变化，具备更高的 VEGFR 分子分型在体检测的灵敏度[59]。因此，基于 VEGFR 的靶向分子成像可为进一步预测和评价抗血管药物治疗效果奠定科学基础，具有重要的临床转化价值。

综上，基于分子影像的肺癌分子诊断，尤其是在体分子分型方面，分子影像具备极大的应用价值和潜力，目前除能够实现 EGFR 在体分子分型外，在 c-Met、VEGFR 及目前免疫检查点（PD-1 及 PD-L1）等分型中也有研究应用。尽管在这一领域，分子影像成功成为肺癌诊断标准化手段还需要很长的路要走，然而 PET 分子成像作为一种先进的影像医学与核医学技术，其具备的潜力是无限的，可通过进一步研发、优化和改造分子成像探针，提高其在 PET 分子成像中的靶向性、特异性及药动学特性，从而更精准的实现分子检测，为临床靶向药物及免疫治疗响应患者识别、疗效检测、预后评估提供了可靠的技术方法。

三、胶质瘤

脑胶质瘤是中枢神经系统常见的原发肿瘤，来源于神经上皮组织。当前，脑胶质瘤的治疗是包括放化疗和手术等。由于其浸润性生长的特性，难以在保护神经组织的前提下，精准的对脑胶质瘤进行切除。因而，随后的化学治疗就变得非常重要。脑胶质瘤的基因组突变分析中发现的异柠檬酸脱氢酶（isocitrate dehydrogenase，IDH）突变对胶质瘤的认识具有突破性意义。WHO 在 2016 年修订版的 CNS 肿瘤分类中增加了脑胶质瘤的分子分型：IDH 突变型和 IDH 野生型。在 IDH 亚型中，还分出了 1p/19q、α- 地中海贫血 / 精神发育迟滞综合征、O6- 甲基鸟嘌呤 DNA 甲基转移酶（O6-methyl-guanine-DNA methytransferase，MGMT）、端粒酶逆转录酶等分子亚型，以此来决定对患者放疗或化疗策略的实施、对化疗药物敏感性的判断及远期治疗结果的预测。

（一）MR 在体分子分型

常规 MR 及 MR 功能成像最近被用于胶质瘤在体分子分型的评价之中。有研究表明，IDH 野生型和突变型胶质瘤患者，病灶坏死面积、病灶内横截面坏死面积百分比、T_2 体积及 T_2 加权和增强 T_1 加权图像之间的体积比等参数都存在显著差异[60]。此外，灌注成像显示 IDH 突变型肿瘤的脑血容量（cerebral blood volume，CBV）低于 IDH 野生型肿瘤。一些研究报道 CBV 还可以帮助预测胶质瘤的 MGMT 甲基化状态、Ki-67 标记指数和 EGFR 突变状态[61]。同时，研究还表明 DWI 的 ADC 值（表观扩散系数预测值）在判断 IDH 突变型和野生型方面也有一定意义。动脉自旋标记（arterial spin labeling，ASL）也是一种无创性 PWI 技术，其使用磁性标记的扩散水作为内源性造影剂，而无须外源性引入钆类造影剂，这一优势使其得以广泛研究应用。ASL-PWI 的 CBF 值（脑血流量值）在预测胶质瘤 IDH 突变分型和 EGFR 分型状态方面的潜在价值也已经得到验证。此外，ASL-PWI 在肿瘤增强部位的 CBV 值被发现是胶质瘤 PFS 的一个重要预测因子，这一结果与其他 MR 灌注成像的定量参数 rCBV 研究结果一致。在另一项研究中，研究者回顾性分析了接受手术切除或活检，同时进行放化疗和替莫唑胺辅助化学疗法的 149 例脑胶质母细胞瘤（glioblastoma multiforme，GBM）患者[62]。研究结果发现 ASL-PWI 的参数与胶质瘤的一些分子分型相关，包括 IDH 突变状态和 MGMT 甲基化状态以及患者存活率[62]。IDH 野生型的 nCBFCE 显著高于 IDH 突变组（$P=0.013$），MGMT 非甲基化组的 nCBFCE 高于甲基化组（$P=0.047$）。对于 IDH 突变分型，接受者操作特性曲线（receiver operating characteristic curve，简称 ROC 曲线）下面积为 0.678（$P=0.022$），对于 MGMT 启动子甲基化，面积为 0.601（$P=0.043$）。与灌注模式不同，即使在调整了临床和分子预测因子后，灌注模式仍是 PFS 和总生存期（overall survival，OS）的独立预测因子。证实了 ASL-PWI 可评估 GBM 的 IDH 突变分型和 MGMT 甲基化分型，并预测患者的生存期。

磁共振波谱（magnetic resonance spectroscopy，MRS）在体检测 2- 羟基戊二酸（2-HG）

☆ ☆ ☆ ☆

也有潜力用来在体检测胶质瘤 IDH 分子分型[63]。然而，由于 MRS 的 2-HG 检测目前仍然具有挑战性，因此并未在临床实践中广泛使用。随后，研究者们尝试利用 MR 的化学交换饱和转移（chemical exchange saturation transfer，CEST）成像技术来实现胶质瘤的在体分子分型。CEST 的成像原理是基于溶质结合质子和自由水质子之间自发的化学交换，这在很大程度上取决于内源性细胞的蛋白质浓度。此外，质子间的交换速率受细胞 pH 环境的影响，继而造成水分子信号的变化。因此通过对局部蛋白质浓度、细胞内 pH 值和蛋白质状态的敏感性检测，CEST 成像能够提供比常规 MRI 更多的功能和分子水平信息。一项回顾性分析研究报道了 3.0 T MR 酰胺质子转移加权（amide proton transfer weighted，APTw）CEST 对 Ⅱ 级胶质瘤 IDH 突变分型的可预测性研究[64]。结果发现 MGMT 甲基化分型与APTw-CEST 之间存在显著相关性。另一项前瞻性研究中，研究者纳入了 31 例新确诊的神经胶质瘤患者[65]。应用 7.0 T MR 行 CEST 成像，定量研究整个肿瘤区域的核过度效应（nuclear overhauser effect，NOE）和分离酰胺质子转移 CEST 信号，来评估 CEST-MRI 在IDH 突变分型、MGMT 启动子甲基化状态以及低级别胶质瘤（low-grade glioma，LGG）与高级别胶质瘤（high-grade glioma，HGG）的分化等的可预测性。

表皮生长因子受体Ⅲ型突变体（epidermal growth factor receptor type Ⅲ variant，EGFRvⅢ）是胶质瘤潜在的治疗靶点。磁性氧化铁纳米颗粒（iron oxide nanoparticle，IONP）以其优异的磁共振造影增强功能及生物安全性，在生物医学领域展示出了广阔的应用前景。将氧化铁纳米颗粒与纯化的抗体相结合，该抗体特异性地结合 GBM 细胞上存在的 EGFRvⅢ，用于分子成像和靶向治疗[66]。研究发现经 EGFRvⅢ Ab-IONP 处理后，GBM 细胞的 MR 对比增强效果显著，且 EGFR 磷酸化和存活率显著降低，而人星形胶质细胞治疗后则未观察到明显毒性。因此，基于 IONP 的 MR 分子成像为胶质瘤 EGFRvⅢ 在体分子分型提供强有力的技术手段。

（二）PET 在体分子分型

PET 是一种灵敏度高、准确性好、无创伤的检查手段，能反映活体的代谢和分子水平，可通过糖代谢、氨基酸代谢、胆碱代谢、核酸代谢及乏氧等检测胶质瘤的代谢功能改变，在胶质瘤分子分型、诊断、治疗和预后中发挥重要作用。^{18}F-FDG 显像的灵敏度高，但特异度较差。氨基酸显像可提供较好的肿瘤细胞增殖情况，胆碱、核酸显像能更敏感地从代谢方面反映胶质瘤的细胞增殖情况。乏氧显像则更有效地反映胶质瘤放化疗后的耐受情况。在一项临床研究表明，与其他分子分型相比，1p/19q 联合缺失表达的病灶具有较低的 ^{11}C-MET 的摄取[67]。^{18}F-FET PET/CT 也具有区分脑胶质瘤分子分型的潜力：对于 1p/19q 联合缺失的脑胶质瘤患者，^{18}F-FET/CT 的摄取值小于 20 可以诊断为 1p/19q 联合缺失。表明动态 ^{18}F-FET PET 成像是检测 IDH 突变胶质瘤的一个有前途的工具。因此 PET 分子成像对预测脑胶质瘤 IDH 突变 1p/19q 联合缺失和进行在体精准分子分型具有重要临床价值。

EGFRvⅢ变体是一种致癌突变，在高级别胶质瘤中，在 EGFR 扩增病例中有约 30% 的 EGFRvⅢ突变。已有研究表明，EGFRvⅢ可通过调控 Ras/Raf/MEK/ 细胞外调节蛋白激酶等信号通路，导致肿瘤的发生和发展[68]。EGFRvⅢ突变分型与临床 EGFR 靶向药物治疗密切相关。一项研究使用 4-[（18）F] 氟苯甲酸（^{18}F-FBA）对 H-FALGEA-NH（2）进行放射性标记，研发出 ^{18}F-FBA-FALGEA-NH（2）分子成像探针，并开展高表达 EGFRvⅢ的多形性胶质瘤和缺乏 EGFRvⅢ表达的胶质瘤组织 PET 分子成像摄取能力的评估[69]。PET 分子成像显示 ^{18}F-FBA -FALGEA-NH（2）在大量表达 EGFRvⅢ突变分型的人胶质

☆☆☆☆☆

瘤中明显摄取。注射后 60min，EGFRv Ⅲ肿瘤中的平均肿瘤与肌肉比率（tumor to muscle ratio，T/M）为 7.8，而野生型 EGFR 肿瘤中为 4.6。因此 ^{18}F-FBA-FALGEA-NH（2）有潜力用于胶质瘤患者的 EGFRv Ⅲ分子分型，筛选 EGFRv Ⅲ分子靶向治疗优势人群，指导优化临床靶向药物治疗方案、监测分子靶向治疗疗效、准确判断预后。另一项研究研发了 ^{124}I-IPQA[碘 -124（^{124}I）标记的一种小分子 TKI]，可选择性地、不可逆地与活化的 EGFR 激酶结构域共价结合，但不与失活的 EGFR 激酶结构域相结合[70]。研究结果表明 ^{124}I-IPQA 分子成像探针在表达对 EGFRv Ⅲ突变受体的 U87 人神经胶质瘤细胞中快速摄取，但在野生型的 U87 胶质瘤中无明显摄取。因此，基于 ^{124}I-IPQA 的 PET 分子成像有望为 EGFRv Ⅲ突变体的脑胶质瘤在体精准分子分型，对胶质瘤患者制订精准的治疗方案和预后评估提供有效的评价方法。

Chen 等使用 ^{64}Cu-DOTA-VEGF$_{121}$ 分子成像探针 PET 成像评估胶质瘤中 VEGFR2 分子分型的表达情况[71]。结果表明在高度血管化的人胶质母细胞瘤中，小动物 PET/CT 成像显示出 ^{64}Cu-DOTA-VEGF$_{121}$ 分子成像探针能够快速、特异性的识别胶质瘤中的 VEGFR-2 分子分型的表达情况，并且能够动态监测胶质瘤发生发展过程中 VEGFR 表达的变化。随后的组织病理学检测表明，肿瘤组织中 ^{64}Cu-DOTA-VEGF$_{121}$ 探针的摄取值与 VEGFR-2 的表达情况呈正相关。证实 ^{64}Cu-DOTA-VEGF$_{121}$ PET/CT 确实反映了体内肿瘤 VEGFR-2 的表达水平。这种相关性可能有助于胶质瘤或其他肿瘤中 VEGFR-2 分子分型相关的治疗方案制订及疗效监测。

四、其他肿瘤

除上述常见肿瘤的分子分型外，越来越多肿瘤的分子分型进入临床实践之中，为肿瘤精准治疗的实施进行有效指导。

（一）肝癌在体分子分型

原发性肝癌是严重威胁人类健康的疾病。肝癌早期易发生转移、治疗后易复发，相较于其他恶性肿瘤，目前肝癌的 5 年生存率依然很低。很大程度上是由于肝癌发病隐匿，缺乏明显的症状和体征，同时肝癌侵袭能力强、恶性程度高，导致疾病在中晚期才能确诊，严重限制了治愈的可能。尽管外科治疗、介入、放疗等传统疗法以及靶向、免疫治疗等创新疗法均取得了显著的进步，肝癌 OS 仍有待于进一步改善。由于肝癌的高度异质性，同一临床分期的肝癌患者对治疗应答及预后仍存在很大差异。此外，肝癌患者可能有多种药物治疗选择，但最佳治疗药物和组合等仍缺乏有效分子靶点用以有效预测疗效或提供用药指导。因此迫切需要新的分子分型指导肝癌的精准诊断和靶向治疗，从而提高患者预后。近年来，分子成像技术的快速发展，使得从多维度、多组学、多系统来综合揭示肝癌发生机制和驱动事件，实现肝癌在体精准分子分型并开发新的精准诊疗策略成为可能。目前常用的肝癌靶点有磷脂酰肌醇蛋白聚糖 -3（glypican-3，GPC3）、c-Met、VEGF、整合素及新型靶点 CD147 等，已有研究利用上述靶点进行肝癌的在体分子分型。GPC3 是一种在细胞膜表面表达的糖蛋白，在 80% 的肝细胞癌组织中过表达，是早期肝癌的敏感标志物，具有高敏感度和特异度。最近，Li 等开发出一种靶向肝细胞膜表面 GPC3 蛋白多糖的特异性放射性氟化肽，通过 Al-^{18}F 对 GPC3 结合肽（GP2076 和 GP2633）进行放射性核素标记，并使用 PET 分子成像监测肝细胞癌 GPC3 的表达情况[72]。研究表明 Al-^{18}F-GP2633 在 GPC3 阳性的 HepG2 肿瘤中表现出明显的摄取和较低的肝脏摄取，显现出明显的肿瘤 - 肝脏（tumor to liver，T/L）对比度。与 GPC3 表达阴性的 McA-RH7777 肿瘤相比，HepG2 肿瘤内表现出更多的成像探针的摄取。证明了基于 GPC3 靶向分子成像可准确检测 GPC3 表达水平，用于肝癌 GPC3 在体分子分型，指导 GPC3 分子靶向治疗受益人群的筛选等。

除 GPC3 靶点外，靶向 c-Met 的特异性分子成像探针也可用于肝癌的分子分型研究。如前所述，c-Met 受体为一种 TK 型受体，其异常活化与肿瘤的发生发展、侵袭性生长和转移等恶性生物学行为过程密切相关。同样，在肝细胞癌中，c-Met 信号传导的异常激活主要是由于配体的结合导致其过度表达。研究表明，与 c-Met 低表达的肝癌患者相比，c-Met 高表达的肝癌患者的术后无进展生存期和总体生存期明显较差，证实了 c-Met 的过表达是肝细胞癌患者预后不良的指标之一。因此，基于 c-Met 的肝癌在体精准分子分型对肝癌患者的靶向治疗及预后评估具有重要的意义。

近期 Esfahani 等通过组织芯片筛选技术评估了人肝细胞癌组织中 c-Met 分子分型的表达情况[73]。结果表明，约 91.5% 的肝细胞癌患者存在 c-Met 的表达。基于此，该研究团队研发了一种花青素标记的多肽（GE-137）用于 c-Met 靶向光学成像。该分子成像探针与 c-Met 的结合亲和力为（2.9±0.36）nM。在原位移植瘤模型中，注射分子成像探针 4h 后，c-Met 高表达的肿瘤（如 HepG2 和 Huh-7）的 T/L 明显高于 c-Met 低表达的肿瘤组织。证实了该分子成像探针具有较高的分子靶向特异性和分子分型潜力。随着分子影像学及分子生物学的发展，肝癌的分子分型将为临床治疗方案的确定提供指导性意见，更好的判断肝癌患者的预后。

（二）结直肠癌在体分子分型

结直肠癌是常见的消化系统肿瘤，发病率及病死率仍居高不下。目前临床上结直肠癌的影像检查主要包括 CT、MRI 以及 PET/CT。虽然以上传统医学影像检查在结直肠癌的诊断中得到了广泛的应用，但是无法揭示肿瘤的分子水平靶点变化及预后监测。因此，迫切需要研发新型的分子成像探针，充分发挥分子成像技术在结直肠癌在体精准分子分型的潜力。目前靶向结直肠癌的成像靶点主要包括癌胚抗原（carcino-embryonic antigen，CEA）和 EGFR 等。在一项纳入 11 例结直肠癌肝转移患者的单中心临床研究中，研究者使用一种荧光标记的抗 CEA 分子成像探针（SGM-101）联合荧光成像评估了结直肠癌肝转移患者 CEA 分子分型的表达情况[74]。结果表明 SMG-101 能够有效识别出结直肠癌 CEA 阳性表达的肝转移病灶：对于 11 例患者的 19 个病灶，SMG-101 分子成像探针的荧光成像在 17 个病灶中显示出荧光信号，平均肿瘤与背景比值（tumor to background ratio，T/B）为 1.7，另外 2 个病灶显示为阴性。术后病理结果分析表明，存在明显 SMG-101 探针摄取的转移灶的分子分型为 CEA 高表达型，而另 2 例转移灶为 CEA 低表达型。证明 CEA 靶向的 SMG-101 荧光成像具有良好的结直肠癌肝转移灶组织 CEA 表达情况的在体分子分型能力。另外，Touchefeu 等评估了 ^{68}Ga 标记的重组双特异性单克隆抗体（CEA/IMP288）对转移性结直肠癌组织分子分型的能力[75]。^{68}Ga 免疫 PET/CT 结果表明，在纳入研究的 11 名患者的 14 个病灶中，有 9 名患者的 12 个病灶处表现出明显的探针摄取，其中位 SUV_{max} 为 7.65。病理结果证实了探针高摄取病灶的 CEA 高表达情况。

另外，该研究将 ^{68}Ga 免疫 PET/CT 与其他成像进行了对比研究，结果表明，对每个病变进行分析后，内镜超声 / 胸腹盆腔 CT/MRI 的敏感度、特异度、阳性预测值和阴性预测值分别为 82%，25%，82% 和 25%，另外 ^{18}F-FDG PET-CT 的为 76%，67%，87% 和 33%；作为对比，该研究中 ^{68}Ga 免疫 PET/CT 的敏感度、特异度、阳性预测值和阴性预

☆☆☆☆

测值到达 88%，100%，100% 和 67%，明显优于传统成像及 ^{18}F-FDG PET-CT 成像。并且 ^{68}Ga 免疫 PET/CT 的成像结果最终改变了 2 名患者（18.2%）的治疗策略。证实了 ^{68}Ga- 重组双特异抗体对结直肠癌患者 CEA 分子分型的良好靶向性及指导治疗的能力。

（三）前列腺癌在体分子分型

前列腺癌是男性常见的恶性肿瘤之一，早期发现前列腺癌可以提高患者的生存率，进一步确定其分子分型能够指导后续的个性化治疗，这对前列腺癌的早期诊断和靶向性治疗提出了更高的要求。目前应用于前列腺癌分子影像的靶点包括前列腺特异性膜抗原（prostate-specificmembraneantigen，PSMA）、前列腺干细胞抗原（prostate stem cell antigen，PSCA）等。其中，PSMA 在非雄激素依赖性前列腺癌转变过程中表达会更高。通过标记 PMSA 研发分子成像探针，能够对前列腺癌的 PSMA 表达情况进行实时、无创精准检测，实现前列腺癌的在体分子分型，对前列腺癌的分子靶向治疗优势人群筛选、精准治疗以及疗效评价意义重大。

多种靶向 PSMA 分子靶点的分子成像探针被研发并用于前列腺癌在体分子分型以及指导后续个性化治疗和预后评估。近期，Liu 等开发了新型 Al^{18}F-PSMA-BCH 分子成像探针用于评估前列腺癌 PSMA 分子分型的表达情况[76]。研究者首先使用 PSMA 阳性细胞系（22Rv1）和 PSMA 阴性细胞系（PC-3）于体外评估了分子成像探针对 PSMA 的结合能力，证实了其特异性识别 PSMA 的能力。并且与小鼠移植瘤模型中验证了探针识别 PSMA 分子分型表达情况的能力：Al^{18}F-PSMA-BCH 分子成像探针进行的小动物 PET 显像可以清楚地区分 22Rv1 肿瘤（7.87%±2.37% ID/g）和 PC-3 肿瘤（0.54%±0.22% ID/g）。随后，研究者利用 PSMA 抑制剂 ZJ-43 治疗 22Rv1 肿瘤，深入评估 Al^{18}F-PSMA-BCH PET/CT PSMA 在体分子分型以及监测靶向治疗和肿瘤进展方面的价值。在治疗结束后进行 PET/CT 成像，结果显示，在接受 PSMA 抑制剂 ZJ-43 后，22Rv1 肿瘤对 Al^{18}F-PSMA-BCH 的摄取值明显降低。进一步证实了该分子成像探针特异性识别前列腺癌组织 PSMA 的能力，对指导后续治疗和预后评估具有重要意义。随后，在后续的包含 11 例新诊断前列腺癌患者的临床研究中，研究者使用 Al^{18}F-PSMA-BCH PET/CT 分子成像评估了前列腺癌患者 PSMA 分子的表达情况。结果表明 Al^{18}F-PSMA-BCH 分子成像探针能够有效地识别前列腺癌组织 PSMA 的表达丰度，在所发现的 37 个病灶中，分子成像探针注射 1h 和 2h 后的 SUV_{max} 均较高，平均值可分别达到 10.6 和 14.11。并且，高危前列腺癌患者原发灶的 SUV_{max}（1h 后 20.23，2h 后 27.02）明显高于中危前列腺癌患者（1h 后 11.75，2h 后 15.27）。

（四）卵巢癌在体分子分型

由于卵巢癌发病隐匿、进展迅速，卵巢癌患者多在晚期时才被确诊，因此死亡率较高。根据国际妇产科联盟分期标准划分的早期（Ⅰ～Ⅱ期）上皮性卵巢癌患者的预后显著优于晚期（Ⅲ～Ⅳ期）患者，其术后 5 年生存率能够提高到 60% ～ 90%。

近 10 年来基于分子水平上的研究为客观地认识、诊断卵巢癌和精准的分子分型做出了巨大贡献，为更好地指导患者的临床治疗、预后预测以及个体化治疗奠定了坚实的基础。目前卵巢癌的分子分型主要依靠血清标志物、病理学检测和传统影像学检查，对于在体分子分型均有其局限性。分子成像技术为卵巢癌的早期诊断、靶向治疗及在体分子分型提供了可能。目前检测卵巢癌常用的靶点包括 ER、HER2、叶酸受体（folate receptor，FR）、整合素家族 $\alpha_v\beta_3$、VEGF、分化簇 13（cluster of differentiation 13，CD13）等。ER 在大约 70% 的卵巢癌肿瘤组织中表达，且目前卵巢癌内分泌治疗的主要靶标是 ERα，当雌激素与

☆ ☆ ☆ ☆

ER 结合后，通过特异性的调节下游靶基因转录以及细胞内信号级联反应来发挥作用，促进卵巢癌的生长和增殖。因而，通过标记雌二醇及其类似物研发分子成像探针，就能够实现卵巢癌组织中 ER 分布和丰度的无创精准检测，进而实现 ER 的在体分子分型，这对筛选卵巢癌分子靶向治疗优势人群、精准治疗及疗效评价意义重大。

最近，在一项包含 15 例卵巢癌患者的临床研究中，Van Kruchten，M. 等利用靶向 ER 的特异性 ^{18}F-FES 分子成像探针联合 PET/CT 成像评估了卵巢癌患者 ER 分子分型的表达情况[77]。将 ^{18}F-FES 肿瘤摄取 SUV_{max} 与切除后肿瘤组织的 ERα 和 ERβ 及孕激素受体进行比较。结果表明 ^{18}F-FES 能够有效识别出乳腺癌的 ER 分子分型，当病灶 ^{18}F-FES PET 的 SUV_{max} 定义为 1.8 时，这种检测具有较高的灵敏度（79%）和良好的特异度（100%）。在对 15 例卵巢癌患者可量化的 28 个病灶的定量分析中，^{18}F-FES 的摄取与 ERα 的半定量免疫评分相关（$P < 0.01$），与孕激素受体的表达相关性较弱（$P=0.03$），而与 ERβ 的表达不相关（$P=0.33$），证明了 ^{18}F-FES PET/CT 能够可靠的评估卵巢癌患者的 ERα 表达情况，进行 ERα 在体分子分型，进而实现卵巢癌患者的内分泌靶向治疗优势人群筛选及预后评估。另外，HER2 在 30% 以上的卵巢癌病灶中过表达，以 HER2 为分子靶点的早期精准分子分型对实现卵巢癌的精准医疗起着重要作用。而分子影像技术的快速发展又为卵巢癌的 HER2 在体分子分型提供了强有力的技术手段。Jiang 等采用 ^{64}Cu 标记帕妥珠单抗（pertuzumab）制备合成了 HER2 靶向分子成像探针 ^{64}Cu-NOTA-pertuzumab，并在动物模型上开展基于 PET 分子成像的 HER2 在体分子分型研究[78]。结果显示 SKOV3（HER2 高表达）荷瘤鼠模型肿瘤可特异性高摄取 ^{64}Cu-NOTA-pertuzumab[（41.8±3.8）%ID/g]，OVCAR3 和 Caov3（HER2 低表达）荷瘤鼠模型肿瘤低摄取 ^{64}Cu-NOTA-pertuzumab[（10.5±3.9）%、（12.1±2.3）%ID/g]，并且在 SKOV3 肿瘤模型中能够快速、精准的识别 HER2 高表达的腹膜转移灶。表明 ^{64}Cu-NOTA-pertuzumab PET/CT 分子成像可实现卵巢癌的 HER2 在体分子分型，对筛选靶向治疗优势人群、指导肿瘤治疗、判断预后有显著临床价值。

本章小结

肿瘤的分子分型是实现肿瘤精准治疗的必要前提和重要基础，随着高通量测序和各种组学技术的发展，分子分型已经成为临床肿瘤治疗前必须进行的重要环节。目前，系统的分子分型主要集中在乳腺癌、非小细胞肺癌、胶质瘤等肿瘤中，它们都有非常明确的分型靶点且分类处于不断的细化和完善中，但在其他肿瘤，如肝癌等仍少有研究报道。尽管分子影像技术在肿瘤精准分子分型中的研究尚处于起步阶段，但其在体、无创、实时、动态地定性定量评估优势已日益凸显。研发基于新分型靶点的高特异性分子成像探针，尤其是核素类标记的小分子探针已在 EGFR 突变、c-Met 及 HER2 等在体分子分型领域展现了巨大的临床应用前景。

当然，分子影像学技术，尤其是在体分子分型研究领域，仍面临着巨大的挑战。例如，许多肿瘤如肺癌等独特的解剖学和生理学特性会给分子成像在体精确分子分型带来极大的技术瓶颈。因此如何研发高灵敏度、高特异度及极具临床转化前景的在体分子分型成像探针，如何使分子成像探针顺利通过生理屏障、直达病变，如何获得分子探针递送途径上的突破和如何实现分子成像在体分子分型的敏感、高效及精确识别等瓶颈问题都有待我们深入探索。又如，目前分子成像分子分型研究局限于单一分子事件或单一靶点、信号通路的识别，但肿瘤具有复杂的分子事件网络，特异性受体的表达也并非"全或无"而只是表达

☆ ☆ ☆ ☆

水平的相对高或低。因而，全面、动态而系统的在体检测及监测肿瘤多种分子分型等，也都迫切需要以临床问题和需求为导向，寻找新型分子分型影像探针的制备方案，突破现有分子成像技术和方法，最终实现在体精准分子分型的目标。

尽管目前国际上分子影像学领域亟待解决的重要命题仍有很多，但我们相信随着新技术的不断发展，多学科相互紧密合作，未来分子成像将在在体精确分子分型领域为肿瘤精准医学发展带来重大机遇。

参 考 文 献

[1] Yanagawa, N., et al. The correlation of the International Association for the Study of Lung Cancer(IASLC)/American Thoracic Society(ATS)/European Respiratory Society(ERS)classification with prognosis and EGFR mutation in lung adenocarcinoma. Ann Thorac Surg, 2014, 98(2):453.

[2] van Kruchten, M., et al. PET imaging of oestrogen receptors in patients with breast cancer. Lancet Oncol, 2013, 14(11):e465.

[3] Sun, X., et al. A PET imaging approach for determining EGFR mutation status for improved lung cancer patient management. Sci Transl Med, 2018, 10(431).

[4] Ward, E. M., et al. Cancer statistics:Breast cancer in situ. CA Cancer J Clin, 2015, 65(6):481.

[5] Kalmantis, K., et al. The contribution of three-dimensional power Doppler imaging in the preoperative assessment of breast tumors:a preliminary report. Obstet Gynecol Int, 2009, 2009:530579.

[6] Zhang, Y., et al. The in vitro study of Her-2 targeted gold nanoshell liquid fluorocarbon poly lactic-co-glycolic acid ultrasound microcapsule for ultrasound imaging and breast tumor photothermal therapy. J Biomater Sci Polym Ed, 2018, 29(1):57.

[7] Sonoda, A., et al. Investigation using an HER-2/neu transgenic mouse model of a newly developed MR contrast agent with the effect of an antitumor drug. J Magn Reson Imaging, 2009, 30(4):907.

[8] Grapin, M., et al. Combination of breast imaging parameters obtained from(18)F-FDG PET and CT scan can improve the prediction of breast-conserving surgery after neoadjuvant chemotherapy in luminal/HER2-negative breast cancer. Eur J Radiol, 2019, 113:81.

[9] Lai, K., M. C. Killingsworth, and C. S. Lee. Gene of the month:PIK3CA. J Clin Pathol, 2015, 68(4):253.

[10] López-Knowles, E., et al. PI3K pathway activation in breast cancer is associated with the basal-like phenotype and cancer-specific mortality. Int J Cancer, 2010, 126(5):1121.

[11] Berns, K., et al. A functional genetic approach identifies the PI3K pathway as a major determinant of trastuzumab resistance in breast cancer. Cancer Cell, 2007, 12(4):395.

[12] Magometschnigg, H., et al. PIK3CA Mutational Status Is Associated with High Glycolytic Activity in ER+/HER2- Early Invasive Breast Cancer:a Molecular Imaging Study Using [(18)F]FDG PET/CT. Mol Imaging Biol, 2019, 21(5):991.

[13] Wang, M., et al. [11C]GSK2126458 and [18F]GSK2126458, the first radiosynthesis of new potential PET agents for imaging of PI3K and mTOR in cancers. Bioorg Med Chem Lett, 2012, 22(4):1569.

[14] Makino, A., et al. Development of novel PET probes targeting phosphatidylinositol 3-kinase(PI3K)in tumors. Nucl Med Biol, 2016, 43(1):101.

[15] Zhang, Q., et al. MR molecular imaging of HCC employing a regulated ferritin gene carried by a modified polycation vector. Int J Nanomedicine, 2019, 14:3189.

[16] van Kruchten, M., et al. Measuring residual estrogen receptor availability during fulvestrant therapy in patients with metastatic breast cancer. Cancer Discov, 2015, 5(1):72.

[17] Liu, C., et al. (18)F-FES PET/CT Influences the Staging and Management of Patients with Newly Diagnosed Estrogen Receptor-Positive Breast Cancer:A Retrospective Comparative Study with(18)F-FDG

PET/CT. Oncologist, 2019, 24(12):e1277.

[18] Al-Saden, N., Z. Cai, and R. M. Reilly. Tumor uptake and tumor/blood ratios for [(89)Zr]Zr-DFO-trastuzumab-DM1 on microPET/CT images in NOD/SCID mice with human breast cancer xenografts are directly correlated with HER2 expression and response to trastuzumab-DM1. Nucl Med Biol, 2018, 67:43.

[19] Verma, S., et al. Trastuzumab emtansine for HER2-positive advanced breast cancer. N Engl J Med, 2012, 367(19):1783.

[20] Ulaner, G. A., et al. First-in-Human Human Epidermal Growth Factor Receptor 2-Targeted Imaging Using(89)Zr-Pertuzumab PET/CT:Dosimetry and Clinical Application in Patients with Breast Cancer. J Nucl Med, 2018, 59(6):900.

[21] Sörensen, J., et al. First-in-human molecular imaging of HER2 expression in breast cancer metastases using the 111In-ABY-025 affibody molecule. J Nucl Med, 2014, 55(5):730.

[22] Denkert, C., et al. Molecular alterations in triple-negative breast cancer-the road to new treatment strategies. Lancet, 2017, 389(10087):2430.

[23] Groheux, D., et al. ^{18}F-FDG PET/CT for the Early Evaluation of Response to Neoadjuvant Treatment in Triple-Negative Breast Cancer:Influence of the Chemotherapy Regimen. J Nucl Med, 2016, 57(4):536.

[24] Liu, H., et al. Molecular imaging using PET and SPECT for identification of breast cancer subtypes. Nucl Med Commun, 2016, 37(11):1116.

[25] Ni, M., Y. Zhang, and A. S. Lee. Beyond the endoplasmic reticulum:atypical GRP78 in cell viability, signalling and therapeutic targeting. Biochem J, 2011, 434(2):181.

[26] Cook, K. L., et al. Endoplasmic Reticulum Stress Protein GRP78 Modulates Lipid Metabolism to Control Drug Sensitivity and Antitumor Immunity in Breast Cancer. Cancer Res, 2016, 76(19):5657.

[27] Miao, Y. R., et al. Inhibition of established micrometastases by targeted drug delivery via cell surface-associated GRP78. Clin Cancer Res, 2013, 19(8):2107.

[28] Bailly, C. and M. J. Waring. Pharmacological effectors of GRP78 chaperone in cancers. Biochem Pharmacol, 2019, 163:269.

[29] Mandelin, J., et al. Selection and identification of ligand peptides targeting a model of castrate-resistant osteogenic prostate cancer and their receptors. Proc Natl Acad Sci U S A, 2015, 112(12):3776.

[30] Zhao, H., et al. Noninvasive Classification of Human Triple Negative Breast Cancer by PET Imaging with GRP78-Targeted Molecular Probe [(68)Ga]DOTA-VAP. Mol Imaging Biol, 2020, 22(3):772.

[31] Sporn, M. B. and G. J. Todaro. Autocrine secretion and malignant transformation of cells. N Engl J Med, 1980, 303(15):878.

[32] Siegel, R. L., K. D. Miller, and A. Jemal. Cancer statistics, 2020. CA:A Cancer Journal for Clinicians, 2020, 70(1).

[33] Skoulidis, F. and J. V. Heymach. Co-occurring genomic alterations in non-small-cell lung cancer biology and therapy. Nat Rev Cancer, 2019, 19(9):495.

[34] Chiu, C. H., et al. Epidermal Growth Factor Receptor Tyrosine Kinase Inhibitor Treatment Response in Advanced Lung Adenocarcinomas with G719X/L861Q/S768I Mutations. J Thorac Oncol, 2015, 10(5):793.

[35] Makinoshima, H., et al. Epidermal growth factor receptor(EGFR)signaling regulates global metabolic pathways in EGFR-mutated lung adenocarcinoma. J Biol Chem, 2014, 289(30):20813.

[36] De Rosa, V., et al. Reversal of Warburg Effect and Reactivation of Oxidative Phosphorylation by Differential Inhibition of EGFR Signaling Pathways in Non-Small Cell Lung Cancer. Clin Cancer Res, 2015, 21(22):5110.

[37] Lv, Z., et al. Value of(18)F-FDG PET/CT for predicting EGFR mutations and positive ALK expression in patients with non-small cell lung cancer:a retrospective analysis of 849 Chinese patients. Eur J Nucl Med Mol Imaging, 2018, 45(5):735.

☆ ☆ ☆ ☆

[38] Dai, D., et al. Predictive efficacy of(11)C-PD153035 PET imaging for EGFR-tyrosine kinase inhibitor sensitivity in non-small cell lung cancer patients. Int J Cancer, 2016, 138(4):1003.

[39] Meng, X., et al. Molecular imaging with 11C-PD153035 PET/CT predicts survival in non-small cell lung cancer treated with EGFR-TKI:a pilot study. J Nucl Med, 2011, 52(10):1573.

[40] Campos, S. M., et al. Phase I trial of liposomal doxorubicin and ZD1839 in patients with refractory gynecological malignancies or metastatic breast cancer. Int J Clin Oncol, 2010, 15(4):390.

[41] Grunwald, V. and M. Hidalgo. Development of the epidermal growth factor receptor inhibitor Tarceva(OSI-774). Adv Exp Med Biol, 2003, 532:235.

[42] Fry, D. W., et al. A specific inhibitor of the epidermal growth factor receptor tyrosine kinase. Science, 1994, 265(5175):1093.

[43] Memon, A. A., et al. Positron emission tomography(PET)imaging with [11C]-labeled erlotinib:a micro-PET study on mice with lung tumor xenografts. Cancer Res, 2009, 69(3):873.

[44] Weber, B., et al. Erlotinib accumulation in brain metastases from non-small cell lung cancer:visualization by positron emission tomography in a patient harboring a mutation in the epidermal growth factor receptor. J Thorac Oncol, 2011, 6(7):1287.

[45] Zhang, M. R., et al. [11C]Gefitinib([11c]Iressa):radiosynthesis, in vitro uptake, and in vivo imaging of intact murine fibrosarcoma. Mol Imaging Biol, 2010, 12(2):181.

[46] Su, H., et al. Evaluation of [(18)F]gefitinib as a molecular imaging probe for the assessment of the epidermal growth factor receptor status in malignant tumors. Eur J Nucl Med Mol Imaging, 2008, 35(6):1089.

[47] Slobbe, P., et al. A comparative PET imaging study with the reversible and irreversible EGFR tyrosine kinase inhibitors [(11)C]erlotinib and [(18)F]afatinib in lung cancer-bearing mice. EJNMMI Res, 2015, 5:14.

[48] Yeh, H. H., et al. Molecular imaging of active mutant L858R EGF receptor(EGFR)kinase-expressing nonsmall cell lung carcinomas using PET/CT. Proc Natl Acad Sci U S A, 2011, 108(4):1603.

[49] Pal, A., et al. Radiosynthesis and initial in vitro evaluation of [18F]F-PEG6-IPQA--a novel PET radiotracer for imaging EGFR expression-activity in lung carcinomas. Mol Imaging Biol, 2011, 13(5):853.

[50] Song, Y., et al. Development and Evaluation of(18)F-IRS for Molecular Imaging Mutant EGF Receptors in NSCLC. Sci Rep, 2017, 7(1):3121.

[51] Li, K., et al. Anti-MET immunoPET for non-small cell lung cancer using novel fully human antibody fragments. Mol Cancer Ther, 2014, 13(11):2607.

[52] Pool, M., et al. (89)Zr-Onartuzumab PET imaging of c-MET receptor dynamics. Eur J Nucl Med Mol Imaging, 2017, 44(8):1328.

[53] Han, Z., et al. Development of a SPECT Tracer to Image c-Met Expression in a Xenograft Model of Non-Small Cell Lung Cancer. J Nucl Med, 2018, 59(11):1686.

[54] Wu, C., et al. In vivo positron emission tomography(PET)imaging of mesenchymal-epithelial transition(MET)receptor. J Med Chem, 2010, 53(1):139.

[55] Lin, Q., et al. Synthesis and evaluation of(18)F labeled crizotinib derivative [(18)F]FPC as a novel PET probe for imaging c-MET-positive NSCLC tumor. Bioorg Med Chem, 2020, 28(15):115577.

[56] Drosten, M. and M. Barbacid. Targeting the MAPK Pathway in KRAS-Driven Tumors. Cancer Cell, 2020, 37(4):543.

[57] Zhang, Z., et al. Development and Preclinical Evaluation of Radiolabeled Covalent G12C-Specific Inhibitors for Direct Imaging of the Oncogenic KRAS Mutant. Mol Pharm, 2021, 18(9):3509.

[58] Jiang, T., et al. Effect of Combined Therapy Inhibiting EGFR and VEGFR Pathways in Non-Small-cell Lung Cancer on Progression-free and Overall Survival. Clin Lung Cancer, 2017, 18(4):421.

[59] Luo, H., et al. PET Imaging of VEGFR-2 Expression in Lung Cancer with 64Cu-Labeled Ramucirumab. J Nucl Med, 2016, 57(2):285.

[60] Goryawala, M., et al. The Association between Whole-Brain MR Spectroscopy and IDH Mutation Status in Gliomas. J Neuroimaging, 2020, 30(1):58.

[61] Choi, H. J., et al. MGMT Promoter Methylation Status in Initial and Recurrent Glioblastoma:Correlation Study with DWI and DSC PWI Features. AJNR Am J Neuroradiol, 2021, 42(5):853.

[62] Yoo, R. E., et al. Arterial spin labeling perfusion-weighted imaging aids in prediction of molecular biomarkers and survival in glioblastomas. Eur Radiol, 2020, 30(2):1202.

[63] Andronesi, O. C., et al. Treatment Response Assessment in IDH-Mutant Glioma Patients by Noninvasive 3D Functional Spectroscopic Mapping of 2-Hydroxyglutarate. Clin Cancer Res, 2016, 22(7):1632.

[64] Jiang, S., et al. Predicting IDH mutation status in grade Ⅱ gliomas using amide proton transfer-weighted(APTw)MRI. Magn Reson Med, 2017, 78(3):1100.

[65] Choi, C., et al. Prospective Longitudinal Analysis of 2-Hydroxyglutarate Magnetic Resonance Spectroscopy Identifies Broad Clinical Utility for the Management of Patients With IDH-Mutant Glioma. J Clin Oncol, 2016, 34(33):4030.

[66] Hadjipanayis, C. G., et al. EGFRvⅢ antibody-conjugated iron oxide nanoparticles for magnetic resonance imaging-guided convection-enhanced delivery and targeted therapy of glioblastoma. Cancer Res, 2010, 70(15):6303.

[67] D'Souza, M. M., et al. 11C-MET PET/CT and advanced MRI in the evaluation of tumor recurrence in high-grade gliomas. Clin Nucl Med, 2014, 39(9):791.

[68] Camara-Quintana, J. Q., R. T. Nitta, and G. Li. Pathology:commonly monitored glioblastoma markers:EFGR, EGFRvIII, PTEN, and MGMT. Neurosurg Clin N Am, 2012, 23(2):237.

[69] Chang, Y. S., et al. Preparation of 18F-human serum albumin:a simple and efficient protein labeling method with 18F using a hydrazone-formation method. Bioconjug Chem, 2005, 16(5):1329.

[70] Pal, A., et al. Molecular imaging of EGFR kinase activity in tumors with 124I-labeled small molecular tracer and positron emission tomography. Mol Imaging Biol, 2006, 8(5):262.

[71] Chen, K., et al. Quantitative PET imaging of VEGF receptor expression. Mol Imaging Biol, 2009, 11(1):15.

[72] Li, Y., et al. Radiofluorinated GPC3-Binding Peptides for PET Imaging of Hepatocellular Carcinoma. Mol Imaging Biol, 2020, 22(1):134.

[73] Esfahani, S. A., et al. Optical Imaging of Mesenchymal Epithelial Transition Factor(MET)for Enhanced Detection and Characterization of Primary and Metastatic Hepatic Tumors. Theranostics, 2016, 6(12):2028.

[74] Meijer, R. P. J., et al. Intraoperative detection of colorectal and pancreatic liver metastases using SGM-101, a fluorescent antibody targeting CEA. Eur J Surg Oncol, 2021, 47(3 Pt B):667.

[75] Touchefeu, Y., et al. Promising clinical performance of pretargeted immuno-PET with anti-CEA bispecific antibody and gallium-68-labelled IMP-288 peptide for imaging colorectal cancer metastases:a pilot study. Eur J Nucl Med Mol Imaging, 2021, 48(3):874.

[76] Liu, T., et al. Preclinical Evaluation and Pilot Clinical Study of Al(18)F-PSMA-BCH for Prostate Cancer PET Imaging. J Nucl Med, 2019, 60(9):1284.

[77] van Kruchten, M., et al. Assessment of estrogen receptor expression in epithelial ovarian cancer patients using 16α-18F-fluoro-17β-estradiol PET/CT. J Nucl Med, 2015, 56(1):50.

[78] Jiang, D., et al. Radiolabeled pertuzumab for imaging of human epidermal growth factor receptor 2 expression in ovarian cancer. Eur J Nucl Med Mol Imaging, 2017, 44(8):1296.

第 4 章
分子影像在肿瘤精准分期中的应用

　　肿瘤的分型、分级和分期是目前评估肿瘤生物学行为和诊断治疗的重要指标。精准的肿瘤分期有助于合理制订治疗方案、评价治疗疗效以及准确判断预后，而要明确恶性肿瘤浸润深度、区域淋巴结转移及潜在远处转移等情况，就需要借助于多种有效的技术方法来实现。目前，这些检查手段主要包括：物理诊断、影像学检查、实验室检查、病理检查及外科手术记录等。其中影像学技术能够可视化肿瘤原发灶及转移灶，在肿瘤的精准分期中扮演着十分重要的角色。肿瘤分期的主要影像学技术包括放射线检查（X 线）、计算机断层扫描（computed tomography，CT）、磁共振成像（magnetic resonance imaging，MRI）、正电子发射断层成像（positron emission tomography，PET）、超声检查（ultrasound，US）及内镜检查（endoscope）等。但随着对肿瘤研究的深入发展，传统的肿瘤分期方式已经不能满足肿瘤精准诊断及治疗的需求，常规的影像学技术方法也有明显不足。分子生物学等技术的不断发展促进了分子影像在肿瘤分期领域发挥巨大的应用价值，有助于提高临床分期的精准性。在这一章节中，我们将简要介绍恶性肿瘤的分期概念和标准，系统阐述影像学检查技术在恶性肿瘤临床分期及在指导临床选择合理规范的治疗方案中发挥的重要价值作用。另外，本章对目前最前沿和热点的靶向分子影像，如成纤维细胞激活蛋白（fibroblast activation protein，FAP）、前列腺特异性膜抗原（prostate specific membrane antigen，PSMA）及雌激素受体（estrogen receptor，ER）等靶向分子成像在临床肿瘤精准分期中的实践应用进行梳理，旨在为肿瘤精准医疗领域的科研人员与临床医师开阔视野、拓展研究思路提供研究方向和重要参考。

第一节　肿瘤分期概述

　　精准医疗是整合现代与传统医学技术方法，正确认识疾病与人体功能，系统优化人类疾病防治和保健的原理和实践，以高效的健康治理实现最优化的医疗健康体系。在恶性肿瘤的精准医疗模式中，精准分期是重要前提和保障。

一、肿瘤分期概念及标准

（一）概念

　　恶性肿瘤的分型、分级和分期是目前评价肿瘤分子生物学行为和诊断治疗的三项指标，其中肿瘤分期是评价恶性肿瘤病程进展程度、转归和预后的重要指标，其不仅反映了肿瘤的严重程度和预后，也给医师制订治疗方案提供重要及可靠的依据。对于大部分恶性肿瘤来讲，分期主要基于以下几个基本要素：①原发灶的大小、数量和位置；②淋巴结的播散情况；③转移灶的扩散程度；④恶性淋巴瘤等血液系统肿瘤需要特殊的分期方法。

（二）分期标准

肿瘤 - 淋巴结 - 转移（tumor-node-metastasis，TNM）分期系统（表 4-1）是肿瘤分期的国际公认标准[1]。随着分期系统地不断改进，2017 年正式发布了 AJCC 第 8 版 TNM 分期标准，为临床医师等医学工作者提供了重要的指导。TNM 分期系统经历了 70 多年不断发展和完善，以适应随着肿瘤分子生物学等研究不断深入而随之更新扩大的知识库。如基因组和蛋白质组学等肿瘤分子分析技术获得的信息也被不断整合到了 TNM 分期系统中。本章以鼻咽癌、肺癌、乳腺癌、食管癌、胃癌、结直肠癌、肝癌和前列腺癌为例，结合当前的 TNM 分期系统重点介绍分子影像在肿瘤精准分期中的应用。

表 4-1　肿瘤 TNM 分期

分期符号	临床意义
T_X	原发肿瘤的情况无法评估
T_0	没有证据说明存在原发肿瘤
T_{is}	早期肿瘤没有播散至相邻组织
T_{1-4}	大小和（或）原发肿瘤的范围
N_X	区域淋巴结情况无法评估
N_0	没有区域淋巴结受累（淋巴结未发现肿瘤）
N_1	只有附近的少数淋巴结受到累及
N_2	介于 N_1 和 N_3 的状况之间的情况（并不适用于所有肿瘤）
N_3	远处的和（或）更多的淋巴结受到累及（并不适用于所有肿瘤）
M_0	没有远处转移（肿瘤没有播散至体内其他部分）
M_1	有远处转移（肿瘤播散至体内其他部分）

二、肿瘤精准分期的意义

肿瘤精准分期有助于了解疾病的进展程度、指导临床医师制订规范正确的治疗计划、评价治疗效果和预后评估。目前存在的多种分期系统是基于不同的分期标准，在临床实践中无法建立通用的准则。因此，迫切需要研发一种分期模式适用于各系统肿瘤。现在常用的分期方法仍然是建立在解剖学基础上的 TNM 分期系统，可广泛应用于各类肿瘤。但由于肿瘤异质性的存在，TNM 分期系统无法在临床实际应用中发挥最大的价值。因此，统一、明确和精准的肿瘤分期可为医师提供一种通用的语言，便于不同治疗机构的临床数据交流，更有利于推进肿瘤诊疗及研究工作。此外，对肿瘤进行精准的分期可为恶性肿瘤患者制订个性化精准的临床治疗计划，帮助医师对精准治疗做出整体方案。综上，肿瘤的精准分期在肿瘤的早期诊断、治疗方案制订及疗效评价等方面发挥着十分重要的作用，并且需要不断地完善优化，才能够实现更有效和实用的肿瘤分期。

☆☆☆☆

第二节　肿瘤分期中的影像技术

影像学技术能够可视化肿瘤原发灶及转移灶，在肿瘤的精准分期中扮演着十分重要的角色。然而，随着对肿瘤研究地不断深入，传统的肿瘤分期方式已经无法满足肿瘤精准诊疗的需求，尤其是常用的影像学检查手段存在一定的局限性。近年来，分子影像在肿瘤分期领域展现了巨大的应用潜力，尤其是基于 PET/CT 和磁共振的分子成像技术已在目前恶性肿瘤临床分期中扮演着重要的角色。

一、PET/CT 成像

目前，PET/CT 已成为恶性肿瘤的诊断与分期及治疗反应评价的重要临床工具。^{18}F-FDG（氟代脱氧葡萄糖）是 PET/CT 最常用的放射性药物，对其摄取的高低有效反映了细胞的糖代谢能力和水平，因而，在检测恶性肿瘤的原发灶、转移灶以及转移淋巴结中具有较高的灵敏度和特异度。PET/CT 在发现肿瘤原发灶、淋巴结转移及远处转移方面，判断 N 及 M 分期较单独 PET 或 CT、MR 都有明显优势。PET/CT 能够实现对病灶更加精准的定位和定性，在肿瘤的早期诊断、精准分期、疗效评价和预后评估等方面都具有巨大的潜力价值。

二、磁共振成像

近年来，MR 尤其是 MR 功能成像技术在肿瘤精准分期中发挥了重要作用。磁共振功能分子影像在传统影像的基础上，从组织、细胞甚至分子水平上更多地反映机体的生理功能，如血流、代谢等，尤其是弥散加权成像（diffusion weighted imaging，DWI）目前已成功应用于临床分期。DWI 的成像原理是根据人体组织间水分子扩散速率的不同进行显像。正常生理状态下，人体内水分子根据组织和结构特征进行扩散；发生病变后，同一区域内细胞体积增大或细胞数量增多，水分子的运动会受到一定影响，称之为扩散受限。表观扩散系数（apparent diffusion coefficient，ADC）可对这种变化进行评估和分析。近年来，DWI 在进行肿瘤分期方面扮演着越来越重要的角色。不同临床分期的肿瘤患者，ADC值不同，并且低 ADC 值代表预后效果可能不理想。如果患者在治疗后症状缓解，肿瘤体积缩小或发生坏死等情况，水分子运动范围会相应扩大，结果导致肿瘤 DWI 信号降低，ADC 值升高；如果患者对治疗方案无响应，肿瘤会发生进一步的恶化和扩散。其中，胃癌患者的生存率与 ADC 值存在一定的相关性。I 期胃癌患者 ADC $> 1.80 \times 10^{-3}$mm^2/s，II 期胃癌患者（1.36×10^{-3}mm^2/s $\geqslant$ ADC $> 1.80 \times 10^{-3}$mm^2/s），III 期胃癌患者 ADC $\leqslant 1.36 \times 10^{-3}$mm^2/s，其生存率远低于 I 期和 II 期的患者[2]。

MRI 与 PET 相融合的技术难题也已通过光电二极管得到解决，随着 PET/MRI 设备的临床广泛应用，在肿瘤肝转移、前列腺癌、乳腺癌、胰腺导管癌和头颈癌等肿瘤分期中也发挥着愈来愈重要的作用。基于解剖成像和代谢成像相结合的 PET/MRI 在精准诊断直径 < 1cm 的侵袭性乳腺癌方面具有一定的优势[3]。

三、其他成像技术

肿瘤的精准分期可实现肿瘤的早期诊断、治疗方案制订，疗效评价及预后评估。目前可进行肿瘤分期的成像方法除 PET/CT 和 MR 外，还包括超声成像、光学成像和光声成像等。

近年来，超声成像在宫颈癌、膀胱癌和直肠癌的术前分期中具有很大的应用价值。光学成像可用于鉴别转移性淋巴结，对头颈部实体肿瘤的分期研究具有重要意义。由于光学成像存在有限的组织穿透深度、大量的组织自发荧光和明显的背景噪声等缺点，无法精确诊断肿瘤转移性病灶，在肿瘤精准分期研究中具有一定的局限性。光声成像是一种将光激发与超声波检测相结合的混合生物成像模式。它能够克服光学漫射阈值以及传统光学成像有限的成像和穿透深度等缺点，因此是一种最有前景的替代传统光学成像的方案。近年来，研究人员表示光声成像可用于肿瘤精准分期和评估疾病进展情况。随着光声成像在各系统疾病研究的开展，其在各系统肿瘤精准分期研究领域也取得了一定实质性成果。

第三节　分子影像在特定肿瘤精准分期中的应用

一、鼻咽癌

鼻咽癌（nasopharyngeal carcinoma）是我国南部和东南亚地区好发的具有地域分布特点的恶性肿瘤。非角化性鼻咽癌是我国鼻咽癌的主要类型，EB 病毒（Epstein-Barr virus，EBV）感染是其最主要的致病因素，几乎所有的非角化性鼻咽癌患者都存在 EB 病毒感染。鼻咽癌好发于解剖位置较深的鼻咽腔，且症状缺乏早期特异性表现，因此鼻咽癌的早期诊断十分困难。随着肿瘤的生长侵袭，鼻咽癌会伴有远处转移，而早期发现远处转移对于晚期患者的精确分期和治疗方案的制订至关重要。临床检查只能显示鼻部黏膜受侵，不能提供远处侵犯、颅底受侵或颅内转移等信息。而影像学技术不会受到解剖位置的限制，能够直观显示肿瘤轮廓，判断器官的受侵情况、有无淋巴结受累及远处转移。2017 年，UICC 和 AJCC 对 2008 年第七版鼻咽癌分期指南进行修改，形成了第八版鼻咽癌分期指南。与鼻咽癌第七版分期相比，第八版将 T_2 加入了邻近软组织（翼外肌、翼内肌、椎前肌肉）受累，N 分期首次取消锁骨上窝的概念及 N_{3a}、N_{3b} 亚组，统一归为 N_3。指南中的分期大多数依靠影像学而不是临床检查。本节主要介绍 CT、MR，尤其是 PET/CT 及 PET/MRI 等分子影像技术在鼻咽癌 TNM 分期和各种治疗后复发再分期中的作用及各自的优缺点。

（一）CT 及 MR 成像

CT 和 MR 成像均能为鼻咽癌分期提供有用信息。CT 扫描时间短，检查费用相对较低，然而 CT 对直径 < 1cm 的淋巴结难以定性，并且常遗漏远处转移灶，因此难以全面评价鼻咽癌患者分期状态，从而导致治疗失败。MR 成像具有软组织分辨率高、多参数、多方位成像的优点，能更好地显示鼻咽腔及咽旁间隙等颌面深部软组织间隙的受侵范围。尤其是对于鼻咽癌超出鼻咽腔浸润（超腔侵犯），咽旁间隙、口咽、咽后淋巴结、颅底骨质、海绵窦、鼻窦、颈椎和颞下窝等侵犯的检出率均明显高于 CT。MR 成像分期结果与 CT 分期结果相比，可提升鼻咽癌患者分期准确性约 30%，可以作为预测鼻咽癌远处转移的一个直观、可靠的检测工具。尤其是随着人工智能在影像学中的应用，在一个对 176 例鼻咽癌患者进行回顾性的队列分析研究中，研究者利用计算机提取了 2780 个 MR 影像特征，构建了一个 MR 成像预判远处转移的模型，用于区分远处转移的高风险和低风险鼻咽癌患者，从而改善治疗疗效 [4]。而在利用功能分子成像 MR 诊断及分期鼻咽癌方面，以动态对比增强 MRI（dynamic contrast enhanced-MRI，DCE-MRI）应用研究相对较多，在诊断鼻咽癌转移性颈淋巴结中具有很高研究价值。DCE-MRI 定量参数全容积直方图分析的多个参数与鼻咽癌

临床分期有关，能够从多个方面评价鼻咽癌的侵袭性和灌注特性，进而判断鼻咽癌的进展程度，对鼻咽癌的临床精准分期和制订治疗计划具有一定的指导意义。

（二）PET/CT 分子成像

^{18}F-FDG PET/CT 在原发性鼻咽癌分期中发挥着越来越重要的作用，其不仅可以有效地识别局部病变，还有利于发现远处转移性病灶。鼻咽癌常伴发骨转移，而 ^{18}F-FDG PET/CT 对检测肿瘤骨转移的敏感度可达 62%～100%，因此 PET/CT 广泛应用于鼻咽癌的早期诊断和精准分期[5]。在对 202 例鼻咽癌患者进行的 PET/CT 成像和常规骨骼闪烁显像，评估骨转移危险因素以及与骨转移患者生存不良相关特征的研究中发现，^{18}F-FDG PET/CT 在判断骨转移方面比常规骨骼闪烁显像更敏感，并且 N 分期是评估鼻咽癌预后的重要指标，而与肝转移共存预示着较低的生存率[6]。因此，建议早期鼻咽癌使用 ^{18}F-FDG PET/CT 来辅助诊断骨转移。此外 ^{18}F-FDG PET/CT 在鼻咽癌治疗后复发的再分期中也具有一定的应用价值。在鼻咽癌患者接受诱导化疗疗程后，对每位患者进行全身 ^{18}F-FDG PET 检查，根据 ^{18}F-FDG PET 结果对每位患者进行再分期，降级至 I 或 II 期的患者被归类为主要应答者，其余被归类为非主要应答者[7]。后续跟踪随访发现主要应答组中只有 1 名发生局部复发，且所有主要应答者都存活。相比之下，在非主要应答组中，15 名患者发生局部复发或远处转移，其中 9 名死亡。因此，在局部晚期鼻咽癌患者诱导化疗的第一个或第二个疗程后，行全身 ^{18}F-FDG PET 扫描进行早期再分期，有利于预测这些患者的治疗反应和预后。

基于 FAP 的靶向 PET/CT 分子成像对于鼻咽癌的分期也具有重要价值。研究发现 FAP 在肿瘤微环境中的肿瘤相关成纤维细胞（carcinoma-associated fibroblasts，CAF）中过度表达，而正常组织中的成纤维细胞中无 FAP 表达或低表达。因此，FAP 可被特异性地用于识别肿瘤相关成纤维细胞。Hu 等通过优化已研发的 FAP 分子成像探针的体内药物动力学特性和显像效果，对分子结构进行优化改造，在螯合剂 NOTA（1, 4, 7- 三氮杂环壬烷 -1, 4, 7- 三乙酸）和药效团 FAP 抑制剂（fibroblast activation protein inhibitor，FAPI）之间引入聚乙二醇（Polyethylene glycol，PEG）连接物，使用 Al^{18}F 螯合制备了新型 FAP 分子成像探针 ^{18}F-AlF-P-FAPI，通过对 1 名鼻咽癌患者进行 PET/CT 成像，结果显示 ^{18}F-AlF-P-FAPI 提高了 FAP 分子成像探针在肿瘤中的摄取值和滞留时间，清晰显示出鼻咽癌患者的原发肿瘤和淋巴结转移，有利于实现鼻咽癌患者的精准分期[8]。

（三）PET/MR 分子成像

随着 PET 与 MR 融合机的广泛普及和应用，全身 ^{18}F-FDG PET/MRI 同步检查在鼻咽癌患者原发性分期中也凸显了重要的应用价值。113 例经组织学证实的鼻咽癌患者，同时行全身 PET/MRI 和 PET/CT 开展肿瘤分期[9]。研究发现 PET/MRI 能够更早期发现微小病变，提高了评估原发性肿瘤分期的准确性。PET/MR 图像比 PET/CT 图像更能显示肿瘤侵及范围，尤其是颅内浸润。在 N 分期的评估方面，PET/MRI 的敏感度（99.5%）高于头颈 MRI（94.2%）和 PET/CT（90.9%）。PET/MRI 在区分咽后淋巴结转移与相邻鼻咽肿瘤上具有独特的优势（图 4-1）[10]。在对于远处转移的评估方面，PET/MRI 表现出与全身 MRI 和 PET/CT 相似的敏感度（90% vs.86.7% vs. 83.3%），但在阳性预测值方面 PET/MRI 高于全身 MRI 和 PET/CT，分别为 93.1% vs. 78.8% vs. 83.3%。因此，在鼻咽癌的精准肿瘤分期方面，全身 PET/MRI 比头颈 MRI 和 PET/CT 更为准确，并且可以作为一种单独分期的技术手段。

二、肺癌

肺癌常用的治疗方法包括手术、放疗、化疗（含新兴的分子靶向治疗和免疫治疗）等。治疗方式的选择取决于肺癌的部位、大小及侵犯或转移范围等，因此肺癌的精准分期是决定治疗方案选择以及预后判断的最重要步骤。肺癌患者一般通过评估可疑症状（咳嗽、体重减轻、咯血等）或影像检查体检偶然发现可疑病变进而进行确诊。一般情况是胸部 X 线检查发现病变后通过 CT 进一步确认，这一步也可以提供初步的分期信息。根据 CT 的影像形态特点和怀疑程度，可将患者引导至活检或 PET/CT 进一步检查。如果首先进行 PET/CT，则更有利于优化肺癌的诊断、分期以及指导活检部位的选择，甚至可能会直接根据 PET/CT 检查结果指导患者进行手术切除，而无须其他术前诊断。另外，随着 MR 软硬件成像技术的不断发展，MRI 在肺癌的精准分期中也发挥着越来越重要的作用。目前应用分子影像技术开展肺癌精准分期主要应用 PET/CT 和 MR 分子成像技术。

（一）PET/CT 成像

1.糖代谢PET/CT成像　　基于 ^{18}F-FDG PET/CT 成像是最常应用于肺癌分期的影像技术。研究证实，对于胸部 X 线或 CT 已发现的孤立性肺结节，基于 ^{18}F-FDG 的 PET/CT 成像对肺结节的良恶性判断方面具有更高的灵敏度和准确性。但是，^{18}F-FDG 的明显摄取不只是肺癌的独特表现，也容易出现假阳性结果，或可因某一类型肺癌的低摄取而造成假阴性[11]。PET/CT 不仅可以精确显示肺癌病变解剖位置、形态和 ^{18}F-FDG 的摄取，评价胸膜及胸壁的受侵情况，还能够极大提高诊断的准确性，最大程度避免假阳性和假阴性结果。

CT 是最常用于诊断纵隔淋巴结的影像学技术，但其诊断肺癌转移的标准仍是淋巴结的大小，因此具有较差的敏感度和特异度。^{18}F-FDG PET/CT 成像对 NSCLC 的纵隔淋巴结分期明显优于 CT，其主要是由于转移淋巴结与原发肿瘤具有相似的代谢特征，因而可通过对 ^{18}F-FDG 的异常摄取进行判断。PET/CT 成像发展至今，已证实其对评价 NSCLC 患者纵隔淋巴结转移较单独的 PET 分子成像和 CT 均具有独特的优势和巨大的应用前景。其不仅能有效检查出直径小于 1cm 的转移淋巴结，还能够鉴别基于 CT 检出的肿大淋巴结。同时在 NSCLC 患者纵隔淋巴结分期方面，PET/CT 成像相较于螺旋 CT 增强扫描更具有优势。PET/CT 成像的阳性预测值为 64%、阴性预测值为 95%、准确率为 85%、敏感度为 86%、特异度为 85%；而螺旋 CT 增强扫描的阳性预测值为 43%、阴性预测值为 88%、准确率为 70%、敏感度为 69%、特异度为 71%。所以基于 ^{18}F-FDG 的 PET/CT 成像能够实现更加精准的淋巴结分期，为 NSCLC 患者的精准诊疗提供了强有力的技术手段。但是，^{18}F-FDG 对转移性淋巴结的定性方面也存在明显不足，在某些情况下容易出现假阳性和假阴性结果。通常炎性淋巴结容易高摄取 ^{18}F-FDG 导致假阳性，或因不同肺癌类型具备低葡萄糖代谢特点，相应的转移淋巴结的低代谢而导致假阴性结果[12]。在对 NSCLC 患者进行纵隔淋巴结分期时，PET/CT 成像的敏感度和特异度容易受到年龄的影响，其中 PET/CT 成像对老年 NSCLC 患者的纵隔淋巴结分期具有较低特异度和阳性预测值[13]。所以对 NSCLC 老年患者而言，仅凭纵隔淋巴结高摄取并不能判定是转移淋巴结。而 PET/CT 的最大标准摄取值（maximal standardized uptake value，SUV_{max}）在 NSCLC 患者淋巴结转移或合并炎性病变评估方面具有一定的参考意义。

与常规成像相比，PET/CT 成像的另一个重要应用是原发性肺癌向胸膜扩散的评估。我们知道，NSCLC 伴胸膜受侵会降低患者的生存率，当肺癌侵犯内脏胸膜的弹性层时，T_1

☆☆☆☆

期进展为 T_2 期,而胸膜肿瘤种植转移被视为 M_{1a} 期。另外,胸腔积液在肺癌患者中相对普遍,它的存在则排除了根治性手术的可能性。肺癌患者的胸腔积液是由胸膜转移引起的,尤其是在阻塞性肺炎患者中。PET/CT 对恶性胸腔积液诊断的敏感度可达 95%,特异度为 80%,准确度为 90%[14]。因而,PET/CT 是诊断胸膜异常病变、确定恶性胸腔积液和广泛转移的最准确标准。

同样在 NSCLC 的 M 分期评估中,PET/CT 成像也具有重要价值,有利于精确判断部分肺癌患者的临床分期。尤其是 ^{18}F-FDG PET/CT,主要是基于代谢的变化判定转移而并非依据病灶的大小。^{18}F-FDG PET/CT 可发现传统影像学无法检出的远处转移灶,有效避免了进一步的纵隔镜等有创检查。而且 PET 与 CT 相结合能够明显降低假阳性率和假阴性率。相比于 NSCLC 分期的骨扫描显像(主要检测有无骨转移),PET/CT 具有更高的敏感性(图4-2),尽管其特异性相对较低[15]。此外,PET/CT 成像能够早期诊断溶骨性转移灶,但是骨扫描只能识别晚期的成骨性反应转移灶。综上所述,PET/CT 成像相比于骨扫描显像更具有优势。

2. 核苷酸代谢 PET/CT 成像 ^{18}F-FLT(3'-脱氧-3'-[18F]-氟代胸腺嘧啶核苷)的 PET/CT 成像也已广泛用于细胞增殖能力的揭示。一项 ^{18}F-FLT PET/CT 和 ^{18}F-FDG PET/CT 对 NSCLC 患者术前淋巴结和远处转移分期的诊断效能对比研究结果显示:对于原发性肿瘤,^{18}F-FLT PET/CT 的敏感度为 67%,而 ^{18}F-FDG PET/CT 的敏感度为 94%[16]。此外,^{18}F-FLT PET/CT 对淋巴结分期的阳性预测值为 67%、阴性预测值为 89%、准确率为 85%、敏感度为 57%、特异度为 93%;^{18}F-FDG PET/CT 对淋巴结分期的阳性预测值为 36%、阴性预测值为 91%、准确率为 74%、敏感度为 57%、特异度为 78%。因而,^{18}F-FLT PET/CT 对 N 分期的特异度、阳性预测值和准确率较 ^{18}F-FDG PET/CT 高;但对于原发性肿瘤,^{18}F-FDG PET/CT 的敏感度较高。

3. FAP 靶向 PET/CT 分子成像 FAP 在肺癌组织中广泛表达,与肺癌的发生发展有密切联系,其表达水平与肿瘤的分化程度和转移呈显著相关,近年来,基于 FAP 靶向分子成像的肺癌分期也取得了突破性进展,其在临床肿瘤的早期诊断、精准分期和转移预测等方面具有重要意义。Hathi,D.K. 等利用放射性核素 ^{68}Ga 标记 FAPI 构建分子成像探针 ^{68}Ga-FAPI-04,实现了肿瘤微环境相关的成纤维激活蛋白分子成像,^{68}Ga-FAPI PET/CT 在肺癌病灶表现为高摄取 ^{68}Ga-FAPI-04($SUV_{max} > 12$),肿瘤背景比(tumor to background ratio,T/B)为 3 ～ 6,可用于肺癌的精准诊断及分期之中[17]。与 ^{18}F-FDG PET/CT 相比,^{68}Ga-FAPI PET/CT 在进展期肺癌原发灶诊断、淋巴结和远处转移评估方面具有重要价值,尤其是在发现脑转移、淋巴结转移、骨转移和胸膜转移方面,具有明显优势。随后 Giesel 等尝试采用 ^{68}Ga-FAPI-04 PET/CT 分子成像对难以准确分期的肺癌转移患者进行了优化分期管理,研究结果显示,得益于 ^{68}Ga-FAPI-04 优异的低背景摄取,原发灶及转移灶均可被 PET/CT 清晰识别,显著优于传统分期以及基于 ^{18}F-FDG PET 的分期,更有利于为患者快速制订合理治疗方案[18]。虽然 ^{68}Ga 标记的 FAP 靶向分子成像探针显示出了重要的临床诊断价值,但半衰期相对较短的 ^{68}Ga($T_{1/2} \sim 68min$)限制了其广泛的临床应用,因此 Lindner 等尝试用 ^{18}F($T_{1/2}$ 约 110min)标记 FAPI 的多种衍生物,最终筛选出分子成像探针 ^{18}F-FAPI-74,其对 FAP 具备良好的体外结合能力及在体检测能力,可被 NSCLC 患者原发灶及转移灶高特异性摄取,并呈现出较低的背景信号[19]。Giesel 等进一步评估了 ^{18}F-FAPI-74 PET 分子成像检测肺癌病灶的能力($SUV_{max} > 10$),并对比评估了 ^{18}F-FAPI-74 与 ^{68}Ga-FAPI-74 在生物分布、剂量、诊断效能方面的表现，发现二者具有相似的在体性能，但 ^{18}F-FAPI-74 的辐射负荷更低 [每 100 MBq 有效注射剂量为（1.4±0.2）mSv，低于 ^{68}Ga-FAPI-74 的 1.6mSv][20]。Wang 等的最新临床研究结果显示，34 例晚期肺癌患者分别接受 ^{68}Ga-FAPI 和 ^{18}F-FDG PET/CT 成像，二者对原发和复发性肺癌病灶的检出能力上没有差异（P=0.68），但 ^{68}Ga-FAPI 对转移性病灶检出稍微优于 ^{18}F-FDG；在半定量分析方面，无论原发灶还是转移灶，^{68}Ga-FAPI 的病灶摄取 SUV_{max} 和 T/B 比值均显著高于 ^{18}F-FDG，表明 ^{68}Ga-FAPI PET 分子成像在肺癌临床精准诊断方面的巨大应用价值及潜力 [21]。

降低肿瘤分期和制订治疗计划也是 FAP 靶向分子成像在肺癌分期应用的研究方向之一。随着对预后良好的肿瘤亚型进行治疗降级的发展趋势，在治疗前进行精准分期及准确评估肿瘤扩散的程度变得更加重要，这使得患者尽可能减少受辐照区域，从而减少放疗损伤。特别是当患者肺部合并有其他疾病如慢性阻塞性肺病、特发性肺纤维化或曾经接受过放疗，准确分期以区分肿瘤和正常肺组织从而尽可能缩小受照射区域就显得尤为重要。在一项包含 10 例肺癌患者的临床研究中，研究者评估了 ^{18}F-FAPI-74 和 ^{68}Ga-FAPI-74 分子成像探针的生物分布和辐射计量学，并证明了其在肺癌分期及指导放射治疗方面的潜在价值。研究结果显示，相比于传统影像学检查和 ^{18}F-FDG 等 PET 成像，基于 ^{18}F-FAPI-74 和 ^{68}Ga-FAPI-74 的 PET/CT 分子成像能早期发现肿瘤原发灶、淋巴结转移及远处转移，进行明确的肿瘤分期，并能够明显降低辐射负担及缩小放疗照射区域，在指导优化放射治疗方案中具有重要意义 [22]。

（二）MR 成像在肺癌分期中的应用

MR 成像在评估肺癌原发灶、纵隔侵犯及淋巴结转移方面具有一定优势，可为 NSCLC 的精准分期提供有效的影像学技术的手段 [23]。在对 NSCLC 患者 N 分期方面，MR 反转恢复快速自旋回波成像与 ^{18}F-FDG PET/CT 成像同等重要 [24]。MR 成像对 5 ～ 11 mm 大小的肺结节的敏感度可达 85% ～ 95%[25]。在一项入组 165 例 NSCLC 患者，对比评估 ^{18}F-FDG PET/CT 和全身 MR 成像的 TNM 分期能力研究中 [31,38]，结果显示两者 TNM 分期无明显差别，但在脑转移和肝转移方面，MR 成像具有较好的诊断价值，而在淋巴结和软组织转移方面，PET/CT 成像具有较好的诊断效果。

DCE-MRI 和磁共振灌注加权成像（perfusion weighted imaging-MR，PWI-MR）能够揭示孤立性肺结节内的血流动力学和解剖学不同，在肿瘤精准分期和良恶性鉴别方面发挥重要的作用。另外，DCE-MRI 能够精准评估肿瘤的血供情况和血管内皮生长因子（vascular endothelial growth factor，VEGF）的表达情况，为抗血管药物治疗疗效评价和预后评估方面提供有效的技术手段。DWI-MR 可用于评价 NSCLC 患者的纵隔淋巴结转移。与病理结果对照，DWI-MR 的阳性预测值为 80%、阴性预测值为 97%、准确率为 95%、敏感度为 80% 和特异度为 97%。一项和 PET/CT 成像对比评估 DWI-MR 在 NSCLC N 分期中的价值研究中，结果显示 DWI-MR 的准确率（89%）高于 PET/CT（78%），考虑主要由于 DWI-MR 假阳性率较低，因而在 NSCLC 的 N 分期方面，DWI-MR 可作为一种强有力的技术工具 [26]。此外，DWI-MR 在评价 NSCLC 患者的 M 分期方面也具有一定优势。相比于 ^{18}F-FDG PET/CT 成像和 MR 成像，DWI-MR 在评价 NSCLC 远处转移方面具有与全身 ^{18}F-FDG PET/CT 同等的临床应用价值 [27]。

其他的 MR 功能技术还包括 MRS 及血氧水平依赖的功能磁共振成像（blood oxygen level dependent-functional magnetic resonance imaging，BOLD-fMRI），但是在临床实践中

☆☆☆☆

还未有效实现 NSCLC 的精准分期。但是 MRS 在预测 NSCLC 患者的存活率方面具有一定的应用价值潜力。

三、乳腺癌

乳腺癌的发病率和死亡率逐年升高[28]。随着国际国内保乳手术的广泛开展，乳腺癌术前精准分期意义变得愈发重要，其决定了治疗方案的合理制订及后续方案的及时调整，目的是实现乳腺癌的成功诊疗。影像技术在乳腺癌的精准分期中具有较高的应用价值。目前，乳腺癌常用的影像学检查方法有超声、CT、MR 成像等，PET/CT 成像亦有应用，主要用于乳腺癌全身转移情况的评估。

（一）PET/CT 分子成像

1. 糖代谢 PET/CT 成像 乳腺癌的常见转移部位主要是肺、肝、骨骼和淋巴结。PET/CT 可通过一次成像实现全身扫描，因此在诊断乳腺癌的原发灶和转移灶方面具有一定优势。此外，^{18}F-FDG PET/CT 成像可评价乳腺癌的生物活性和代谢差异，实现肿瘤远处转移病灶的疗效检测及预后评估。研究发现传统影像学检查在诊断远处转移灶方面的敏感度为 36%，特异度为 95%；而 PET 成像的敏感度为 86%，特异度为 90%[29]。在诊断肺转移灶和纵隔淋巴结转移灶方面，PET/CT 成像具有更大的潜力（图 4-3）。此外，在对骨转移的诊断方面，PET/CT 成像的特异性较高[30]。而且相比于 SPECT 成像，^{18}F-FDG PET/CT 能够早期精准的诊断出乳腺癌的骨转移。因此，^{18}F-FDG PET 能够诊断常规影像学技术无法检出的远处转移病灶，对Ⅲ～Ⅳ期乳腺癌患者意义重大，为精准肿瘤分期及指导治疗方案提供有效的技术手段。此外，^{18}F-FDG PET/CT 在对于特殊类型的炎性乳腺癌（inflammatory breast cancer，IBC）初始分期方面也具有重要意义。研究者结果显示，^{18}F-FDG PET/CT 在诊断 IBC 远处转移灶方面明显优于 MRI 和超声成像。因此，^{18}F-FDG PET/CT 可作为 IBC 初始分期的首选影像学检查方法[31]。

2. ER 靶向 PET/CT 分子成像 雌激素受体（estrogen receptor，ER）在乳腺癌的发生发展中具有重要意义，是乳腺癌重要的分子靶点和预后指标。雌二醇能够与乳腺癌细胞表面 ER 受体特异性的结合，因而通过标记雌二醇及其类似物研发分子成像探针，就能够精准监测乳腺癌组织中相关受体的分布和浓度，这不仅对于乳腺癌的精准诊断有价值，对其精准分期同样意义重大。合理应用靶向 ER 的 16α-^{18}F-17β- 雌二醇（^{18}F-fluoroestradiol，^{18}F-FES）PET 成像可以优化乳腺癌患者的分期、分型和治疗策略的制订，从而避免不必要的无效治疗。Kiesewetter 等研究者发现 ^{18}F-FES 是具有最高的选择性摄取和靶 / 本底比值的基于 ^{18}F 标记的雌激素，在恶性肿瘤的原发灶、转移灶以及转移淋巴结诊断中具有较高的灵敏度和特异度[32]。^{18}F-FES 的早期血液清除较快，主要是经过肝脏摄取和代谢，在注射后 10 ～ 15 min 即可达到稳定的血液活度。与雌二醇一样，在血液中未代谢的 ^{18}F-FES 主要以蛋白结合物的形式存在。与白蛋白相比，SHBG 与 ^{18}F-FES 具有较强的结合能力，但由于血液中白蛋白浓度较高，导致 ^{18}F-FES 与性激素结合球蛋白（sex hormone-binding globulin，SHBG）、白蛋白的结合率为 1 ∶ 1。^{18}F-FES 的非 SHBG 代谢结合产物主要包括硫酸结合物和葡萄糖苷酸，以上产物通过肝肠循环吸收后最终经肾脏排泄。总肝活度清除率与总膀胱活度增加率相当，提示 ^{18}F-FES 代谢产物通过肾脏清除的速度和由肝脏释放入血的速度一致。已发表的人类研究中尚未发现 ^{18}F-FES 有任何毒性或不良反应。综上，^{18}F-FES 可作为乳腺癌 ER 分期优异的 PET 分子成像探针。

相比于 ^{18}F-FDG PET/CT 成像，^{18}F-FES PET/CT 在检测乳腺癌浸润性小叶癌的转移灶方面具有一定优势。对 7 位浸润性小叶癌患者进行 PET 成像，^{18}F-FES PET/CT 可检测出 254 个转移灶，而 ^{18}F-FDG PET/CT 仅能检测出 111 个转移灶[33]。另一项研究证实 ^{18}F-FES PET/CT 诊断原发灶 ER 阳性乳腺癌的灵敏度、特异度、准确率分别为 100%、90.9%、95.23%[34]。在 7 例术后转移患者中，原发灶 ER 阳性者 3 例，^{18}F-FES 共发现 64 个转移灶，而 ^{18}F-FDG 仅发现 47 个。因此，^{18}F-FES PET/CT 分子成像在 ER 阳性乳腺癌的特异性诊断、转移灶诊断、临床分期、个性化治疗方案制订、疗效监测中具有非常重要的临床意义。随后为了明确 ^{18}F-FES 与 ^{18}F-FDG 对于新诊断 ER 阳性乳腺癌患者 PET/CT 检查的临床价值及对于分期管理的影响。研究者对经免疫组化确认新诊断为雌激素受体阳性乳腺癌 1 周内进行 ^{18}F-FES 与 ^{18}F-FDG 靶向造影剂 PET/CT 检查的 19 例女性患者进行回顾分析，比较 ^{18}F-FES 与 ^{18}F-FDG 对于确诊病变的敏感度[34]。为了调查 ^{18}F-FES 对新诊断雌激素受体阳性乳腺癌患者的明确临床分期影响，该研究设计了两份问卷。肿瘤内科医师根据 ^{18}F-FDG 报告完成第一份问卷提出治疗方案，随后根据 ^{18}F-FES 成像报告立即完成第二份问卷决定治疗方案。结果，对 19 例新诊断 ER 阳性乳腺癌患者共计 238 个病灶进行分析。^{18}F-FES 与 ^{18}F-FDG 靶向造影剂 PET/CT 分别检测到 216 个部位和 197 个部位的病灶，对于确诊病灶的敏感度分别为 90.8% 和 82.8%。35 位肿瘤内科医师完成了治疗策略调查问卷，其中 27 位完成了两份调查问卷。^{18}F-FES 与 ^{18}F-FDG 靶向造影剂 PET/CT 相比，新诊断 ER 阳性乳腺癌患者治疗方案调整比例达 26.3%。因此，该研究结果表明，对于新诊断 ER 阳性乳腺癌患者，^{18}F-FES 与 ^{18}F-FDG 相比，可以提高 PET/CT 对于诊断原发和转移性病灶和个体化治疗方案的价值。

在乳腺癌的分子成像和精准分期方面，^{18}F-FES 是继 ^{18}F-FDG 后同样重要的放射性药物。由于 ^{18}F-FES 能够与 ER 高度表达的乳腺癌具有较高的亲和性，因此在乳腺肿瘤的原发灶诊断和分期方面，^{18}F-FES 相比于 ^{99m}Tc- 甲氧基异丁基异腈（methoxyisobutylisonitrile，MIBI）和 ^{18}F-FDG 具有绝对的优势。^{18}F-FES PET/CT 成像不仅能诊断和区分 ^{18}F-FDG 成像无法检出的病变，例如 ^{18}F-FDG 摄取较低的浸润性小叶癌，还能够鉴别创伤或炎性反应等因素导致的 ^{18}F-FDG 假阳性结果。基于无创及高灵敏度和特异度等优势，^{18}F-FES PET 成像在乳腺癌原发灶和转移灶的诊断方面具有重要价值，尤其在转移灶的诊断方面，应用价值潜力巨大。因此，靶向 ER 的 ^{18}F-FES PET 成像在乳腺癌患者的分期、分型和治疗策略的制订方面具有显著临床价值。

（二）PET/MR 分子成像

PET/MRI 是一种很有前途的进行乳腺癌分期的成像方式。^{18}F-FDG PET/CT 分子成像是晚期乳腺癌全身分期最常用的成像手段，但在评估原发性乳腺病变的准确性方面具有一定的局限性。近年来，基于 FAP 的靶向分子成像在乳腺癌分期中有巨大的应用潜力。FAP 在浸润性乳腺癌中大量表达，具有特殊的生物学特性，在乳腺癌的发生、发展、浸润转移方面发挥着重要作用。因此，研发新型靶向 FAP 的 PET/MRI 分子成像探针可实现乳腺癌的早期诊断和精准分期。Backhaus，P. 等对浸润性乳腺癌患者行全身 ^{68}Ga-FAPI-46 PET/MRI 检查[35]。在所有 18 例未治疗的原发性乳腺癌患者中显示乳腺癌病灶高摄取 ^{68}Ga-FAPI-46（SUV$_{max}$ =13.9），13 例术前证实有淋巴结转移的患者中显示，乳腺癌淋巴结转移灶高摄取 ^{68}Ga-FAPI-46（SUV$_{max}$ =12.2）。此外，在远处转移的患者中表现为肝脏和肺转移，以及局部复发和以前未知的骨转移病灶高摄取 ^{68}Ga-FAPI-46，表明 ^{68}Ga-FAPI PET/MR 分

☆☆☆☆

子成像在乳腺癌精准诊断和临床分期方面具有巨大的应用价值及潜力。

（三）MR 及超声成像

另外，乳腺磁共振成像有助于鉴别良恶、性病变，可用于乳腺癌分期评估、确定同侧乳腺肿瘤范围、判断是否存在多灶或多中心性肿瘤。初诊时可用于筛查对侧乳腺肿瘤，同时有助于评估新辅助治疗前后肿瘤范围，制订合理的治疗方案。乳腺超声成像较 X 线检查，它不仅可以反映肿瘤的形态学特征，判断新辅助化疗后残余肿瘤的大小，还能够定量评价微循环灌注情况，安全、无创、直观地评价肿瘤内新生血管网的特征，因而在乳腺癌的早期诊断、腋窝良、恶性淋巴结分期方面具有重要作用。超声弹性成像是一种新型超声分子诊断技术，相比于早期（0～Ⅰ期），进展期（Ⅱ～Ⅳ期）各种弹性成像指标较高。多普勒血流评分分值和弹性系数评分随 TNM 分期的增高而升高。超声弹性成像的最大截面积比对鉴别诊断良、恶性乳腺肿块的诊断效能较高，其与彩色多普勒二者联合能够有助于提高乳腺癌确诊率，对评价乳腺癌的 TNM 分期有一定提示作用。

（四）CT 成像

乳腺癌前哨淋巴结（sentinel lymph node，SLN）是最先发生转移的一个或几个淋巴结，SLN 阴性的患者发生其他淋巴结转移的可能性通常较小，仅有少数可发生"跳跃"转移现象。因而，早期精准判定是否存在 SLN 非常重要。目前 SLN 定位常用的三种方法有：间接 CT 淋巴造影（CT lymphogrophy，CT-LG）、蓝染料示踪法及放射性同位素示踪法。三种方法的优缺点如下：① CT-LG 是基于淋巴引流的原则，通过碘对比剂的局部注射，实现对相应淋巴系统的成像，再根据成像的淋巴管和淋巴结的相互关系及淋巴结 CT 值的变化来定位 SLN 和判断是否发生转移；②蓝染料示踪法具有操作简单的优点，但是存在染色时间较短、对操作者的要求较高及只能在术中实施等缺陷，无法得到有效开展；③放射性同位素示踪法因其缺乏解剖学信息，不能够有效区分 SLN 和原发灶，并且费用较高，无法实现有效普及。此外在早期乳腺癌患者 SLN 定性诊断方面，CT-LG 的诊断率可达 96%（212/221），高于染料法检出率（202/219，92%），两者联合的诊断率为 99%。SLN 的 CT-LG 特征性表现为圆形及虫蚀样充盈缺损，伴有多发小淋巴结等，有助于判断是否存在转移。当然，其准确性也易受患者肥胖因素及患侧乳房手术的影响。一项研究采用经皮注射碘对比剂对 22 例乳腺癌患者同侧腋窝的 SLN 进行造影检查，根据造影增强特点与常规检查结果进行淋巴结性质的比较 [36]。结果显示 22 例患者中术前 CT-LG 造影成功检出 SLN 32 枚，以术中亚甲蓝染色检出 35 枚为标准，CT-LG 造影的敏感性为 91%，对乳腺癌的 N 分期具有一定的诊断价值。虽然乳腺 CT-LG 操作简单，能够提供较全面的淋巴结信息，但其无法区分淋巴结的内部结构，并具有辐射损伤，因此在临床应用方面具有一定的局限性。

四、食管癌

食管癌是由食管鳞状上皮异常增生引起的消化道恶性肿瘤。我国是世界上食管癌高发国家之一，每年平均约 15 万人病死于食管癌。食管癌的整体预后较差，5 年生存率只有20%。因此，食管癌精准分期对患者个体化精准治疗方案的制订及实施具有重要意义。影像学在食管癌治疗的每一个环节中均起着重要的作用，包括诊断、分期、治疗评估和疗效监测等。对食管癌分期评估的重要性在于它与患者的生存时间直接相关：肿瘤局限于食管壁比侵犯食管外膜的患者，生存期会更长，前者五年生存率为 40%，后者仅为 4% 左右；

在淋巴结转移方面也是如此，淋巴结阴性者五年生存率为 42%，阳性者仅为 3%。

食管镜检查和钡餐实验可以对食管癌患者进行大范围人群筛查及病情诊断。前者可以直接取材，从而获得初步的病理学结果。但是这两种方法存在着一定的局限性，而无法对纵隔内食管外壁及受累淋巴结进行评估。因此，准确分析食管癌患者的临床分期等情况，还需借助其他技术手段如 CT、MRI、PET/CT 成像等。不同的检测手段具有不同的使用范围，综合利用多种技术方法能够有效提高对食管癌患者的分期的评估。在本节中，我们将从多角度探讨临床实践中不同影像技术在食管癌分期方面的应用。

（一）原发性食管癌 T 分期

食管癌 TNM 分期通常需要结合超声内镜（endoscopic ultrasound，EUS）、多排 CT（multidetector CT，MDCT）、MRI 或者 ^{18}F-FDG PET/CT 的综合评价。食管癌的钡餐造影特征性表现为局部管腔狭窄和充盈缺损，可见食管黏膜的破坏征象。但是对于晚期患者或远处转移的患者来说，食管钡餐造影的作用极其有限。因此，临床实践中钡餐造影一般不用于食管癌的 T 分期评价。针对食管癌患者，PET/CT 对于转移灶的识别具有较高的灵敏度和特异度。虽然有研究报道称 PET/CT 能够检测出微小的转移性病灶，但其对纵隔转移灶和区分肿瘤分期的能力有限。

目前，MRI 的高分辨率（high resolution，HR）T_2WI 成像广泛应用于食管癌的 T 分期。食管癌的 T 分期主要是按照肿瘤对食管壁层及其周围组织的侵犯程度。食管壁各层的 T_1WI 成像均为中等信号，所以无法进行食管壁层的有效区分，对食管癌的精准 T 分期具有一定的局限性。以往的常规 T_2WI 受限于磁共振成像参数等限制，空间分辨率无法满足临床 T 分期的条件。随着磁共振成像技术的发展，高分辨率成像序列的应用和新型线圈的研发，目前 MR 成像能够实现对食管各壁层的识别区分和对纵隔内软组织的清晰成像，提高了对食管癌 T 分期的能力。使用 1.5 T 磁共振进行食管壁的 HR T_2WI 成像，主要用于区分黏膜层（中等信号）、黏膜下层（高信号）、固有肌层（低信号）等结构，在 T 分期方面具有一定的优势，其食管癌 T_1 分期的诊断准确率为 50%，T_2 分期的诊断准确率为 83%、T_3 分期的诊断准确率为 82% 和 T_4 分期的诊断准确率为 100%。此外，通过 7.0 T MRI 的超高分辨率 T_2WI 可实现食管壁 8 层结构的清晰显像，并判断食管癌浸润深度的符合率为 100%。虽然在 1.5 T 或 3.0 T 设备下，HR T_2WI 可有效区分固有肌层、黏膜层和黏膜下层，具有较高的分辨率，但仍无法鉴别 T_{1a} 和 T_{1b}。主要是由于食管壁各层间紧密连接，并且非常薄，基于硬件条件的限制等方面无法实现高分辨成像。HR T_2WI 在对肿瘤周围组织侵袭情况的判断方面具有一定的价值，例如，当食管癌发展至 T_3、T_4 期时，尤其是 T_4 期食管癌，HR T_2WI 能够明显诊断出肿瘤的原发灶及局部受侵情况。手术是临床上治疗食管癌的首选方案，所以基于 HR T_2WI 更加精准的 T 分期对临床指导手术治疗方案的制订具有十分重要的作用。增强 MRI 扫描在食管癌 T 分期方面也有其潜在的优势。在自由呼吸状态下，动态增强序列 r-VIBE（radial VIBE）基于放射状填充技术进行图像采集，相比于常规动态增强可明显减低运动伪影的产生。在 r-VIBE 峰值强化期中能够很好地区分黏膜层（高信号）、固有肌层（低信号）、外膜（高信号）。在 r-VIBE 基础上研发的 STARVIBE 自由呼吸技术通过全新的图像数据采集和重组模式（在层面内采用放射状采样、层间采用笛卡尔采样），结合高效率的频谱选择性脂肪抑制技术，如频率衰减反转恢复序列（spectral attenuated inversion recovery，SPAIR）技术等，能有效去除运动伪影，包括呼吸运动伪影、血管搏动伪影及非自主颤动（如帕金森病患者）等伪影。因此，在食管癌的应用中，尤其是位于心

☆☆☆☆

脏大血管处和食管下段的病灶,STARVIBE 具有显著的优越性,对临床 T 分期应用价值更佳。同时可以通过对比剂增强效果有效地提高食管黏膜与肌层的对比,提高食管癌病变的显示能力。

(二)原发性食管癌 N 和 M 分期

N 分期(淋巴结转移分期)指的是区域淋巴结受累的情况,最好的评估方式是 EUS 和 CT。区域淋巴结转移随原发肿瘤的位置不同而不同:颈段食管的淋巴结包括颈浅淋巴结、颈深淋巴结、锁骨上淋巴结和食管周淋巴结;胸段食管的淋巴结按纵隔划分,包括胸上段食管旁淋巴结、气管隆突淋巴结、肺门淋巴结及后纵隔淋巴结等。根据 AJCC 提出的 TNM 分期,腹腔淋巴结转移被认为与原发肿瘤的位置或组织学无关。CT 对于直径 > 1cm 的淋巴结的诊断特异度为 60% ～ 80%,敏感度为 30% ～ 60%。此外,在淋巴结转移灶诊断方面,EUS 也具有较高的特异度和灵敏度,使 EUS 诊断区域淋巴结转移的准确率超过 89%。另外超声内镜介导下细针穿刺活检使 N 分期的敏感度有所增加。有数据表明,食管癌术前联合应用 EUS 和 CT 对 N 分期诊断的准确率约为 90% 以上。受原发病灶的摄取值影响,一些邻近的淋巴结或者微小的转移淋巴结容易被影像科医师所忽略,从而降低了 PET/CT 对局部淋巴结评估的灵敏度和特异度。而 PET/CT 联合 EUS 是诊断食管癌最有效和准确的技术手段,其诊断食管癌 N 分期的准确性可提高至 91%,特异度可提高至 100%,敏感度可提高至 85%,且 PET/CT 更有利于检出远离原发肿瘤的非增大转移淋巴结。因此,EUS 联合 PET/CT 可成为诊断食管癌 N 分期强有力的技术工具。

M 分期是指是否存在其他器官或淋巴结的远处转移。CT 增强扫描在诊断肝、肺转移瘤方面具有十分重要的价值。而 EUS 介导细针穿刺活检是非区域淋巴结转移诊断最有效的技术手段,其特异度为 77% ～ 100%,敏感度为 53% ～ 98%。此外,PET/CT 也是肿瘤精准分期的主要影像学技术,在诊断远处转移方面有绝对优势。PET/CT 能够检测到 CT 上隐匿的转移病变,根据 ^{18}F-FDG 的摄取情况,能够有效地提供远处转移病灶的空间结构信息,为临床分期提供有力的证据,从而指导患者选择合适的治疗方案(图 4-4)[37]。

PET/CT 不仅能提供精确的全身解剖图像,同时可以获得不同组织器官特定的生物代谢分布图,对各组织的多种病灶进行准确的定位并进行特性判断或者进行定量、半定量分析。PET/CT 与 CT 相比,对淋巴结的诊断并不仅限于其大小和形态,以标准化摄取值(standard uptake value,SUV)作为评估标准,对全身淋巴结进行代谢分析成像,能够为肿瘤的诊断提供更为客观的分期结果。相较于 PET 而言,PET/CT 的准确率更高,并且能够提供充足的空间定位能力,更有效的对其他器官或局部淋巴结转移灶进行评估,提高了对食管癌分期的准确性 [38]。PET/CT 检查对 N 分期的准确性为 100.0%、特异度为 70.0%、灵敏度为 50.0%;M 分期的准确性为 87.0%、特异度为 64.0%、灵敏度为 100.0%[39]。但也有文献报道就目前经验来看,PET/CT 检查并不能排除两者的缺陷,PET/CT 对区域淋巴结转移诊断准确性不高,因为当转移的淋巴结较小时(小于 0.6 cm 的淋巴结),淋巴结的肿瘤负荷低,难以检测到放射性浓集区,或易被高度浓集的原发灶所掩盖;而对于炎症肿大的淋巴结,亦可高摄取,可出现假阳性结果 [40]。PET/CT 在判断淋巴结转移和远处转移方面具有很大价值。一项 47 例食管癌患者的临床研究表明,相较于术后病理检查,PET/CT 淋巴结转移诊断方面的准确率为 93.0%、特异度为 93.8%、灵敏度为 89.2%,而 CT 的准确率仅为 86.3%、特异度为 92.8%、灵敏度为 53.8%,因此,在术前食管癌淋巴结转移诊断方面 PET/CT 相比于 CT 检查更具优势。

☆ ☆ ☆ ☆

综上，影像学技术对于食管癌的精准分期及后续治疗方案的制订方面具有重要的临床应用价值。目前食管癌治疗前的主要分期手段包括 CT、MRI、PET、PET/CT 及 EUS 等分子成像。原发肿瘤的分期通常结合 CT 和 EUS，纵隔器官侵犯以及区分肿瘤主要进行 MRI 检查，远处或隐匿的转移性病灶则最好使用 PET/CT 进行评估。不同的成像技术具有不同的优势及缺陷，综合应用不同技术方法能够明显改善食管癌分期模式，有助于制订临床最优化的治疗方案。

五、胃癌

WHO 国际肿瘤机构显示，胃癌的发病率和死亡率在我国恶性肿瘤中均高居第二位，患者 5 年生存率为 20%～30%，且一旦发生转移，患者存活时间仅为 9～10 个月[41]。胃癌的治疗方案主要以手术治疗为主，术前 TNM 分期对制订治疗方案、评价预后具有重要意义，尤其是术前进行精准的影像学分期对胃癌患者的早期诊断、有效治疗及预后评估具有巨大的临床价值。因而，明确各项影像检查技术在胃癌术前分期中的优势与不足，有助于提高胃癌术前 TNM 分期的准确性，有利于胃癌患者术前及时制订准确治疗方案，改善患者预后。

第 8 版胃癌 TNM 分期系统的颁布和实施为胃癌影像检查临床实践及研究提供了新的依据和指导。在该版分期中超声内镜、增强 CT 的价值得到了充分肯定；另外双能量 CT、DWI、PET/CT 等功能代谢影像技术也被写入指南，有望进一步提高胃癌术前分期的准确性。本小节结合第 8 版分期系统，主要介绍 CT、MRI 及 PET/CT 等影像检查手段在胃癌术前 TNM 分期中的应用。

（一）MR 功能及分子成像

MRI 作为一种多功能成像技术对软组织分辨率具有绝对优势，但由于采集时间相对较长，以及蠕动和呼吸运动等影响图像质量，给 MR 成像技术带来一定挑战，在以往胃癌诊断作用有一定局限。但随着 MR 技术的不断发展，MRI 尤其是 DWI-MR，已成为胃肠道恶性肿瘤更有效的成像技术。DWI 病灶信号强度、结合 ADC 以及肝脏容积加速采集成像（liver acquisition with volume acceleration，LAVA）动态扫描可提高 MRI 对胃癌原发灶 TNM 的分期诊断准确性。结合功能 MRI，在胃癌 T 分期中：T_1 与 T_2 期合并（T_1/T_2）的诊断准确度为 92.31%、敏感度为 73.08%、特异度为 86.8%；T_3 期的诊断准确性为 90.62%、敏感度为 82.61%、特异度为 95.12%；T_4 期的诊断准确性为 95.31%、敏感度为 86.67%、特异度为 97.96%。且 MRI 术前对胃癌 T 分期结果与术后病理分期结果具有较高的符合率[42]。此外，利用 MR LALA 动态增强扫描序列结合脂肪抑制序列和快速采集技术，可有效提高图像质量，清晰显示胃壁结构，包括肿瘤对胃周组织及浆膜的浸润程度，在 T_2、T_3 期胃癌检出方面有较大价值。在淋巴结分期中，DWI-MRI 与病理金标准诊断方法一致性较高，其诊断淋巴结转移准确性为 65.21%，敏感度、特异度分别为 N_1：75.0%、84.6%；N_2：79.3%、77.3%；N_3：60.0%、97.6%[43]。

超微超顺磁性氧化铁颗粒（ultrasmall superparamagnetic iron oxide，USPIO）是较早应用于 MR 分子成像的纳米材料。正常淋巴结摄取 USPIO 后在 MRI 呈低信号黑色；而转移淋巴结因吞噬细胞被破坏，只能部分摄取 USPIO，在 MRI 上呈部分信号降低或者信号不改变，因此可根据淋巴结的信号改变程度区分转移淋巴结及非转移淋巴结[44]。USPIO 在胃癌的淋巴结转移诊断评估中，敏感度和特异度可达到 82%～100% 和 92.5%～100%，证

☆☆☆☆

明 USPIO 凭借其高敏感度和高特异度在良、恶性淋巴结鉴别诊断中具有非常重要的临床价值。肿瘤转移是一个受多基因协同调控的复杂过程,肿瘤可诱导淋巴管新生、入侵淋巴管并转移到淋巴结,进而扩散到其他器官。研究发现,基于 VEGF 靶向 USPIO 纳米探针 MR 分子成像对于评估肿瘤淋巴结转移具有潜在重要价值,有望实现胃癌的精准分期。

(二) PET/CT 成像

由于 PET/CT 成像的空间分辨率较低,无法有效检出胃癌的原发灶及转移灶,因此 PET/CT 对胃癌尤其是早期胃癌 (early gastric cancer, EGC) 的 T 分期作用有限。另外,胃壁会在一定程度上摄取 ^{18}F-FDG,因而有时会掩盖肿瘤对 ^{18}F-FDG 的摄取,导致诊断准确性降低,而假阳性率上升。数据显示 ^{18}F-FDG PET/CT 对胃癌患者原发灶诊断率较低,尤其是 EGC,其诊断准确性约 55%[45]。此外,有研究者发现 ^{18}F-FDG 摄取值与肿瘤大小、部位、分型及分期具有明显相关性,某些胃癌对 ^{18}F-FDG 的亲和力较低,因此导致 ^{18}F-FDG 在胃癌的临床应用方面具有一定的局限性。

在对 106 例进展期胃癌患者的研究中发现,^{18}F-FDG PET/CT 与 CT 增强扫描的联合应用在远处淋巴结转移病灶的诊断方面具有较高的准确性、特异度及敏感度[46]。^{18}F-FLT 是胸腺嘧啶类似物,其显像原理与 ^{18}F-FDG 不同,为 ^{18}F-FDG 不摄取或摄取较低的印戒细胞癌和分泌黏液的胃癌提供了更有效的成像方式。^{18}F-FDG PET/CT 和 ^{18}F-FLT PET/CT 对胃癌淋巴结转移具有相同的诊断价值,^{18}F-FLT PET/CT 可作为 ^{18}F-FDG PET/CT 的有益补充,明显提高诊断准确率[47]。由于 PET/CT 的高昂费用,因此在临床实际应用中具有一定的局限性。

但是,^{18}F-FDG PET/CT 在评估胃癌的转移方面有较大的优势。PET/CT 在局部晚期胃癌患者应用效用前瞻性研究中发现,较其他成像方式,PET 能够多检测出 10% 的远处转移[48]。对于胃癌患者,如其他影像学检查未发现转移时可采用 PET/CT 进行检查。研究者发现 PET/CT 对胃癌患者肝转移的准确性为 100%、骨转移的准确性为 99.8%、区域淋巴结转移的准确性为 86.5%、腹膜转移的准确性为 86.6%、M 分期的准确性为 91.2%,认为 PET/CT 用于胃癌肿瘤远处转移,尤其是骨转移有较大价值[49]。其中基于 ^{18}F-FDG PET/CT 分子成像在检测淋巴结转移,特别是远处淋巴结转移中发挥着较为重要的作用。一项对 45 例新诊断胃癌患者的治疗前成像研究表明,^{18}F-FDG PET/CT 对于淋巴结转移诊断的特异性明显高于增强 CT (分别为 95.24% 和 61.9%),其在 Ⅲ / Ⅳ 期胃癌的诊断中有重要价值[50]。在对进展期胃癌 (advanced gastric cancer, AGC) 的评估方面,2018 年有学者发现 pStage Ⅲ / Ⅳ 原发肿瘤中,^{18}F-FDG PET 成像对转移淋巴结的诊断具有更高的敏感度 (80.4%) 和特异度 (88.7%),高于内镜检查和 CT (分别为 60.9% 和 67.6%)[51]。因而,PET/CT 对探测胃癌远处转移和骨转移的独特优势有利于精确胃癌患者的 TNM 分期,从而指导胃癌患者术前治疗方式科学制订。

综上所述,目前在胃癌淋巴结转移诊断方面缺少一种优异的分期影像学技术。因此,影像科医师需积极地与相关临床科室及设备供应商开展合作,深入了解胃癌规范化诊疗的需求,探索更多的技术手段和指标,不断优化胃癌分期的准确性。

六、结直肠癌

结直肠癌是消化道最常见的恶性肿瘤之一,据美国肿瘤协会统计,其发病率及病死率均占恶性肿瘤的第 3 位,且Ⅲ或Ⅳ期结直肠癌患者比例逐年升高。手术切除是结直肠癌的

☆ ☆ ☆ ☆

主要治疗手段，直肠癌 I 期可通过手术完全治愈，II 期的 5 年生存率为 64% ～ 78%、III 期的 5 年生存率为 27% ～ 33% 和 IV 期的 5 年生存率为 5% ～ 14%。结、直肠癌预后差的主要原因是肿瘤发生远处转移。因此，对结、直肠癌进行早期诊断及术前精准分期，对手术方案评估、治疗方案制订、疗效评价以及预后评估等具有十分重要的作用。

结直肠癌的影像学分期方法主要依据国际抗癌联盟制定的 TNM 病理分期标准。临床医师术前需评估肿瘤的腔外侵犯情况及有无远处转移，从而进行更加精准的肿瘤分期，预测患者的生存率。结、直肠癌的基本检查手段是内镜和双对比钡灌肠，两者主要用于肠腔内病变情况的检测，但在肿瘤术前分期方面价值有限。CT、MRI、内镜超声、放射免疫荧光扫描法、PET 等影像学技术能评估肿瘤向肠壁浸润深度、周围淋巴结转移及远处转移情况，可用于术前分期。本节主要介绍 MRI、PET/CT 在结直肠癌术前分期中的研究进展。

（一）MR 功能及分子成像

MRI 无电离辐射、组织分辨率高，能清楚地显示肿瘤和邻近组织结构的关系，作为目前结直肠癌术前诊断和分期的主要工具，具有较高的准确率。MRI 常规序列结合 DWI-MR 对于 T 分期的诊断准确率为 83.0%，在 T_{1-2} 期的诊断准确率为 88.7%，在 T_3 期的诊断准确率为 83.0%，在 T_4 期的诊断准确率为 94.3%。MRI 对 N 分期的诊断准确率相对较低，仅为 60% ～ 80%。此外，DWI-MR 对良、恶性淋巴结的鉴别诊断具有重要意义。研究发现 DWI-MR 在结直肠癌 N 分期方面的诊断特异度为 62.5%，灵敏度为 89.2%，准确率为 81.1%。在 DWI-MR 基础上还出现了磁共振全身 DWI 和背景体部信号抑制弥散加权全身成像：前者能对图像进行多平面重建和反转处理，便于全面观察，对肿瘤具有较高敏感度；后者能重构出与 PET 类似的高信号噪比，还能对病灶进行 ADC 值的测定，对转移淋巴结的显示具有明显优势。这些功能成像都有利于提高 N 分期的准确率。

另外，随着特殊的分子成像探针的研发应用，如 USPIO 及钆磷维塞三钠等靶向淋巴结 MRI 分子探针，MRI 可不仅仅依据淋巴结的大小来评估淋巴结的转移情况，可明显提高诊断的特异度和准确率。USPIO 纳米颗粒可实现基于 MRI 的肿瘤精准分期，静脉注射后，其中小部分被单核吞噬系统吞噬，大部分被正常或反应性增生淋巴结中的吞噬细胞摄取，并且能较长时间积聚于淋巴结，引起淋巴结信号的显著改变。USPIO 纳米分子成像探针基于磁敏感度效应，在细胞内团聚进而形成微弱的磁场梯度，使横向弛豫时间大大缩短，在自旋回波和梯度回波 T_2 加权像上信号强度显著降低，实现负性强化，但是在缩短纵向弛豫时间的作用相对较弱。转移性淋巴结中肿瘤浸润的部分却因吞噬细胞被破坏或失去正常的吞噬功能，不摄取或只摄取少量 USPIO，在 T_2WI 图像上不会出现信号降低，因此可以作为一种特异性负性增强分子成像探针，对诊断结直肠癌的淋巴结转移具有较高的敏感度和特异度。此外，钆磷维塞三钠增强 MRI 在直肠癌淋巴结的精准分期中具有很高的效能。钆磷维塞三钠分子成像探针注射后，良性淋巴结显示明显增强的对比度，而转移性淋巴结无明显增强，证明其可用于特异性淋巴结转移成像，有利于为患者制订个性化治疗方案。

（二）PET/CT 成像

PET/CT 成像在结直肠癌的早期诊断、精准分期、疗效评价及预后评估等方面发挥重要的作用。由于 CT 的空间分辨率较低，PET/CT 无法有效区分各层肠壁，因此，在结直肠癌 T 分期的诊断方面相较于 EUS 或 MRI 具有明显不足。^{18}F-FDG PET/CT 判断结直肠癌 T 分期的准确率为 75% 左右。PET/CT 显像对 N 分期的诊断具有较高的准确率，尤其是在小淋巴结的诊断方面。当以 ^{18}F-FDG PET/CT 上 $SUV_{max} \geqslant 2.5$、淋巴结短径 > 8mm 或短

☆ ☆ ☆ ☆

径＜ 8mm 的成簇淋巴结（＞ 3 个）为标准时，PET/CT 评估结直肠癌区域淋巴结转移的准确率为 82.5%。结直肠癌的常见远处转移部位是远处淋巴结、肝脏及腹膜腔种植，PET/CT 对转移并灶具有较高的诊断敏感性和准确率，因此在 M 分期方面具有极大的应用价值潜力。一项 ^{18}F-FDG PET/CT 与增强 CT 评估结直肠癌肝转移病灶的研究结果显示，PET/CT 的特异性为 75%，灵敏度为 94%；而增强 CT 扫描的特异性为 60%，灵敏度为 97%[52]。PET/CT 结肠成像技术可用于术前分期诊断，明显优化结直肠癌分期模式。CT 结肠成像是应用多层螺旋 CT 进行全结肠的仰卧位及俯卧位薄层扫描，再利用原始的横断面二维图像，进行三维重建，能够观察到整个结肠的情况，因此又被称为"仿真结肠内窥镜"。PET/CT 结肠成像技术是将 PET 成像与 CT 结肠成像相结合，在预后评估及复发检测方面具有重要价值。其中 SUV_{max} 作为独立的预后因子，其 SUV_{max} 越高，预后越差。

综上，目前 MRI 可作为结直肠癌术前分期的主要影像学技术手段，在 TNM 各分期中均具有较大的应用潜力，但存在检查时间长和费用高等缺点，使其在临床实践中存在一定的局限性。虽然，PET/CT 成像在 T 分期方面的诊断准确率较低，但在 N 和 M 分期、疗效评价、预后评估及复发监测方面具有极大的优势。同样 PET/CT 成像也存在有辐射及费用高等问题，因此具有较低的临床普及率。在临床实践中，可依据患者的实际情况选择合适的影像学技术手段，充分发挥各种检查方法的潜力价值，必要时可进行联合应用，能够明显提高结直肠癌患者术前分期的诊断准确率，最终改善患者的预后。

七、肝癌

肝细胞癌（hepatocellular carcinoma，HCC）是世界上第 5 大常见恶性肿瘤，居肿瘤相关死亡的第 3 位。虽然目前 HCC 的诊疗水平已有显著提高，但患者预后依然较差，5 年总体生存率不足 50%。改善患者预后主要依靠对肝癌的精准分期。依据欧洲肝病研究协会（European Association for the Study of the Liver，EASL）、美国肝病研究协会（American Association for the Study of Liver Diseases，AASLD）、亚洲 - 太平洋肝病协会研究（Asian Pacific Association for the Study of the Liver，APASL）、EASL-EORTC 临床实践指南和更新的 AASLD 指南，影像学检查在对肝癌早期诊断、监测和分期非常重要。目前，超声检查是推荐的筛查方式，用于对高危患者进行 HCC 的定期筛查。动态和多相对比增强 CT 和 MRI 是 HCC 的标准影像学诊断方法。本节针对临床最常见的 HCC，介绍 CT、MRI 和 PET/CT 在 HCC 分期诊断中的研究进展。

（一）CT 成像

CT 主要通过观察肿瘤的部位、数目、大小、边缘、内部结构、脉管侵犯及远处转移 7 项指标，尤其是部位、数目、大小、脉管侵犯和远处转移 5 项指标来判断 HCC 的分期。CT 的应用包括双能 CT（dual-energy CT，DECT）和灌注 CT（perfusion computer tomography，PCT）。近年来，DECT 在临床实践中的应用较为广泛。DECT 具有能够提供超出扫描对象密度的信息以及区分材料的潜力。通过制定 DECT 对比增强方案测得的碘浓度以评估 HCC 动脉期强化峰值，进而进行合理的 HCC 分期。PCT 是一种诊断相关的成像方法，其独特之处在于可定量、单独检查门静脉和肝动脉灌注，可预测肝癌的部位、数目、大小、脉管侵犯和远处转移，实现 HCC 的精准分期。在诊断为肝硬化并有多个实质性病变且有可能发生恶变的临床背景下，该程序为检测高度或完全动脉化病变 HCC 提供了一种完全可靠的诊断方法，并对患者的分期、预后和治疗具有深远的影响。

（二）MR 功能及分子成像

新兴的 MR 弹性成像（magnetic resonance elastography，MRE）和声辐射力脉冲成像（acoustic radiation force impulse，ARFI）等新兴技术有望用于表征肝脏中的结节。MRE 是一种新型无创性磁共振诊断技术。MRE 利用机械波定量测量组织弹性，是一种非侵入性评估组织硬度的成像方法，已在肝癌分期等临床研究中广泛应用。ARFI 技术利用短时程、高能量的聚焦推力脉冲作用于感兴趣区域（region of interest，ROI）组织，组织在受力方向上（纵向）产生顺时、微米级位移，位移的垂直方向上产生剪切波；系统通过同时发射的高敏感度的探测波，捕捉纵向的位移变化和横向的剪切波信息，借此可以对 ROI 组织的弹性模量进行评估。而肝癌的恶性程度与肿块的质地和硬度密切相关，并且肝癌的远处转移程度与病变质地的弹性 / 硬度高度相关，因此，基于 ARFI 技术可实现对肝癌的早期诊断及精准分期。

另外，随着肝特异性磁共振造影剂，显著提升了 MR 对 HCC 诊断的敏感度和阳性预测价值，因此美国、欧洲和亚洲最近修订的肝癌临床诊疗指南将其列入为一线成像方法之一。普美显（primovist）是一种新型肝细胞特异性磁共振对比剂，同时具有非特异性细胞外对比剂和肝细胞特异性对比剂的特性。对小于 2cm 的孤立肿瘤诊断灵敏度较高，对于肝癌的 T 分期具有重要价值。肝细胞对普美显的转运方式属于主动转运，普美显在肝细胞中不断累积，浓度可以达到血浆中的 100 倍。肝细胞在注射普美显 20 ～ 120 min 后达到最大增强效果。具有正常功能的肝细胞因摄取对比剂而呈高信号，而受损的肝细胞，或者没有肝功能的肝脏里的其他细胞比如癌细胞就形成稍低或低信号。静脉注射肝脏特异性对比剂检查，可实现肝癌的早期诊断与精准分期。此外，以超顺磁性氧化铁（superparamagnetic iron oxide，SPIO）纳米颗粒为代表的磁性纳米粒子，它可极快地缩短横向弛豫时间 T_2，使 T_2 信号显著下降，产生强烈的 T_2 阴性信号。目前磁性纳米粒子，如 SPIO 纳米颗粒，仍处于体外和动物实验阶段，并且面临着许多挑战和问题，因此在肝癌的精准分期方面应用较为局限。

（三）PET/CT 成像

PET/CT 检查对肝转移病灶的早期诊断具有一定的优势，并且能够对肝转移癌的原发灶进行定位、定量、分期，还能够对放疗生物靶区定位及对治疗效果进行评估。PET/CT 检查能提供更全面的功能分子信息，以帮助医师决定下一步的治疗方案。在一项应用 ^{18}F-FDG PET/CT 的研究中，12 例患者检出肝转移病灶 117 处，8 例患者检出骨转移病灶 75 处 [53]。[18]F-FDG PET/CT 可作为临床首选的成像技术方法，用于肝癌患者的精准分期、疗效评价、合理选择治疗方案及准确判断预后。但是，由于 PET/CT 对肝癌原发灶诊断的特异性和灵敏性较低，可通过 [11]C 标记的乙酸盐或胆碱等 PET 分子成像探针优化高分化肝癌诊断的灵敏度，实现 ^{18}F-FDG PET/CT 的互补成像。

综上，影像学在肝癌的检测、诊断、分期和治疗后的随访中起着至关重要的作用，临床上常使用 CT、MRI、PET/CT 对肝癌，特别是对中晚期肝癌进行诊断，包括对肿瘤类型、部位、大小及其他肝内外受侵情况等进行评估。肝癌在病灶较小和无脉管分支侵犯的情况下，很少发生转移。随着肿瘤的增大，远处转移的发生率上升，并且主要经血行转移。中晚期和细胞分化差的肝细胞癌容易发生远处转移。脑和肺是肝癌最易转移的部位，CT 和 MRI 平扫和增强扫描是发现转移灶的主要手段。此外，肝癌常发生骨骼转移，PET/CT 是诊断骨骼转移灶的主要手段。

八、前列腺癌

近年来前列腺癌的发病率呈明显的上升趋势，已位列男性泌尿系统恶性肿瘤发病率的第二位，严重危害国人健康。前列腺癌的早期诊断和准确临床分期可大大提高患者的生存率、延长寿命。前列腺癌的分期主要依据原发肿瘤大小（临床 T 期）、血清前列腺特异性抗原（prostate specific antigen，PSA）水平、格里森评分和疾病转移程度。其中，格里森评分常用于评价前列腺肿瘤的恶性程度，2～6 分为低度风险，7 分为中度风险，8～10分为高度风险，分数越高，恶性程度越高。由于短期内局部前列腺癌发展的风险较低，因此许多低危病灶的患者选择等待，而不是积极进行分期和治疗。前列腺癌最常转移到远处淋巴结和骨，晚期时肺转移和肝转移常见。

目前用于前列腺癌的分期方法主要包括 CT、MR（包括多参数成像和 MRS）、超声和ECT，不同检查方法都具备优势与不足。对于前列腺癌的诊断，超声成像具有一定的优势，但其灵敏度较低。CT 成像具有较高的空间分辨率，但其软组织分辨率和敏感性不足，无法对前列腺癌进行早期识别和诊断。MRI 具有较高的软组织分辨率，能够较好的评估病灶及周围软组织受累情况，但受限于检查时间及费用等问题，限制了其在临床中的应用。最近出现的 PET/MR 融合显像，在对前列腺癌精准诊断的同时，还能够提供更高软组织分辨率的影像定位，指导其精准分期。当然，PET 在前列腺癌分期中有广泛的应用仍需要借助不同的分子成像探针，目前临床中最常用的分子成像探针包括 ^{18}F-FDG、^{18}F- 胆碱和 ^{11}C-胆碱及 ^{11}C- 乙酸等，此外还有一系列靶向于 PSMA、PSCA 等靶点研发的 PET 靶向性分子成像探针等。它们能够从多个层面反映肿瘤细胞的分子生物学信息，下面将分别阐述。

（一）PET/CT 分子成像

1. 糖代谢 PET 成像　^{18}F-FDG 的摄取能力无法精确地评估病灶的良恶性，只能评估各组织葡萄糖代谢的能力。有些高代谢性疾病也可表现为 ^{18}F-FDG 的高摄取。一般来说，对于早期前列腺癌病灶及高分化的前列腺癌，由于病灶处较低的代谢能力或者其他前列腺疾病的掩盖，^{18}F-FDG PET/CT 成像往往表现为假阴性结果。而对于部分前列腺疾病，如前列腺炎等，^{18}F-FDG PET/CT 成像也可为假阳性，严重限制了其在前列腺癌分期中的应用。在一小部分前列腺癌复发的患者中，^{18}F-FDG PET/CT 能够特异性的识别微小转移灶。但是部分前列腺癌术后患者的 PET/CT 成像也可表现为局部的高摄取，无法与前列腺癌术后复发患者很好地区分。限制了 ^{18}F-FDG PET/CT 对术后复发前列腺癌患者的评估。此外，由于 ^{18}F-FDG 经肾脏代谢，膀胱内未排空的尿液表现为 PET 高信号，对前列腺癌病灶的评估造成了一定的困难。但是，^{18}F-FDG PET/CT 在评估前列腺癌去雄激素治疗的反应和早期发现转移性前列腺癌激素治疗后复发方面可提供非常重要的信息。

2. 其他类代谢 PET 成像　恶性肿瘤细胞膜合成功能激活，脂肪代谢增加，利用 ^{11}C- 胆碱、^{11}C- 乙酸、和 ^{18}F - 氟乙基胆碱（^{18}F-FECH）等放射性药物可以进行前列腺癌的 PET 成像诊断。研究表明，^{11}C- 乙酸 PET 成像在盆腔淋巴结转移分期以及有中危（T_{2b} - T_{2c} 或者格里森评分 7 分或者 PSA 为 10～20 ng/ml）到高危（T_{3a} 或者格里森评分 8～10 分或者PSA ＞ 20 ng/ml）风险前列腺癌病人的治疗中十分重要。将 ^{11}C- 乙酸 PET 成像结果与血清PSA 测定结果结合分析，有助于提高前列腺癌诊断的准确率，^{11}C- 乙酸 PET 成像在前列腺癌治疗失败后，评估肿瘤复发及定位病灶等方面都能起到重要作用。^{11}C- 胆碱（图 4-5）和 ^{18}F-FECH PET 在前列腺癌诊断及评估分期中也有巨大价值，近几年欧洲和日本已将其列为

☆ ☆ ☆ ☆

前列腺癌的常规成像诊断技术[54, 55]。前列腺癌的复发监测可借助于 ^{11}C- 胆碱，其被美国食品药品监督管理局（Food and Drug Administration，FDA）批准上市。相较于 ^{18}F-FECH 具有较长的半衰期，^{11}C- 胆碱在尿液中的放射性活度较低。一项回顾分析研究中，^{18}F-FECH 和 ^{11}C- 胆碱联合 PET 成像对前列腺癌分期的特异度及灵敏度分别为 79% 和 84%[56]。在对前列腺癌复发患者进行的再分期研究中，特异度为 88%，灵敏度为 85%。另一个研究系统回顾分析了 ^{18}F- 胆碱及 ^{11}C- 胆碱 PET 和 PET/CT 在治疗后复发的 1555 例前列腺癌患者中的诊断价值，共计 19 项研究，其中包括 12 项各种疾病（包括前列腺、淋巴结和骨骼的病变）的研究，3 项关于淋巴结转移的研究，4 项关于局部复发的研究。研究表明在各类疾病的诊断方面，胆碱 PET 与 PET-CT 联合应用的特异度及灵敏度分别为 92.6% 和 85.6%。在前列腺癌复发监测方面的综合特异度及灵敏度分别为 82% 和 75.4%。在淋巴结转移检出方面的综合特异度及灵敏度分别为 81.8% 和 100%，明显高于 ^{18}F-FDG PET 和 MRI。因此，胆碱 PET/CT 在对有高危风险且未经过治疗的前列腺癌患者的分期方面具有一定的优势。如结合升高的 PSA 水平、PSA 升高的速率以及减少的 PSA 倍增时间等血清学检测指标进行综合诊断，则胆碱 PET/CT 在前列腺癌的局部转移和远处转移的探测将更有意义。

^{18}F-FACBC（氟 -18 标记的非天然氨基酸）是一种 ^{18}F 标记的非代谢类氨基酸类似物，成像原理主要是 ^{18}F-FACBC 通过 ASC（丙氨酸 – 丝氨酸 – 半胱氨酸）转运系统以及其他的氨基酸转运系统的过度活跃，最终导致类似物被前列腺癌细胞摄取进而显像。近年来，基于 ^{18}F-FACBC 分子成像探针的 PET 成像在前列腺癌分期中具有广泛的应用前景。已有研究表明，^{18}F-FACBC PET/CT 在治疗前分期（一级分期）或复发检测（二级分期）中有出色诊断效率，其不受患者 PSA 表达水平高低影响，都能检测到更多的复发和转移病灶[57]。

3. PSMA 靶向 PET/CT 分子成像　PSMA 在大多数前列腺癌细胞表面过度表达，且在低分化、转移性和雄激素非依赖性前列腺癌细胞中的表达进一步增加，因此以 PSMA 为分子靶点的分子成像在前列腺癌转移灶诊断，临床分期、指导手术以及放射治疗具有重要价值。碳 -11（^{11}C）、氟 -18（^{18}F）、锆 -89（^{89}Zr）、铜 -64（^{64}Cu）、钇 -86（^{86}Y）和镓 -68（^{68}Ga）等多种放射性核素标记的 PSMA 靶向配体或小分子抑制剂可以结合在 PSMA 细胞外的活性区域，经过内化和内体再循环可以增加肿瘤摄取和滞留，进而提高成像效果。其中，^{68}Ga 和 ^{18}F 标记的 PSMA 配体或抑制剂是靶向 PSMA 优异的分子成像探针，具有良好的生物学分布及对前列腺癌细胞较高的亲和力。

在精准检测转移性淋巴结和前列腺癌分期方面，^{68}Ga-HBED-CC-PSMA（^{68}Ga 标记的 PSMA 小分子抑制剂 PSMA-11，也称为 HBED-CC-PSMA）PET 分子成像显示出比常规影像检查更优的诊断效能（88.5% vs 72.3%），体现了其在精准检测转移性淋巴结中的应用潜力，这对于前列腺癌的精确分期以及根治性前列腺癌手术至关重要[58]。另外一项研究也证明，PSMA 靶向的 PET/CT 分子成像具有更高的灵敏度、特异度及转移灶的早期检出率，^{68}Ga-PSMA-11（^{68}Ga 标记的 PSMA 小分子抑制剂 PSMA-11）PET/CT 在治疗前分期（一级分期）或复发检测（二级分期）方面具有重要的作用，特别是它能检测到 PSA 低于 1 ng/ml 的前列腺癌生化复发患者的病变[59]。对于接受前列腺根治术后生化复发的前列腺癌患者，PSMA 靶向 PET/CT 分子成像在 PSA 水平为 0.2 ～ 0.5ng/ml 时，对于转移灶的诊断率为 50% ～ 57.9%；在 PSA 水平为 0.5 ～ 1.0 ng/ml 时，对于转移灶的诊断率为 58.3% ～ 72.2%；在 PSA 水平 > 1.0 ng/ml 时，对于转移灶的诊断率为 75%。

在监测前列腺癌放疗的复发性病变方面，在一项 125 例患者的回顾性研究中，评估了

☆☆☆☆

基于 ^{68}Ga-PSMA-11 PET 分子成像检测早期复发病灶的可行性，结果显示 ^{68}Ga-PSMA-11 PET 成像额外检出了标准放疗区域所遗漏的 38 例患者（30%），极大优化了根治性前列腺切除术后放疗的方案设计 [60]。在 PCa 患者的个体化管理方面，一项前瞻性研究显示，197 例患者接受了 ^{68}Ga-PSMA-11 PET 分子成像进行初次疾病分期，其中 135 例患者的分期发生变化 [61]。分期上升的患者有 75 例（38%），分期下降的患者有 59 例（30%），对分期无影响的有 63 例（32%）。各亚组之间的分期变化率没有显著差异（P=0.081）。放疗后患者接受了 ^{68}Ga-PSMA-11 PET 分子成像进行疾病再分期，结果改变了 86% 的患者分期，分期上升率可达到 69%。此项研究充分体现了 ^{68}Ga-PSMA-11 PET 分子成像在优化前列腺癌精准分期和个体化治疗方面的巨大潜力。

此外，在发现骨转移方面，PSMA 靶向 PET 分子成像也具有重要价值。骨骼是前列腺癌常见的转移部位。现在评估骨转移的标准方法是进行全身骨扫描。但是其敏感度和特异度较低，仍需要进一步成像来确定可疑转移灶，因此临床应用具有一定的局限性。Haran, C. 等证实在 ^{68}Ga 标记的靶向 PSMA PET/CT 成像技术引入前列腺癌分期诊断后，全身骨扫描的使用率显著下降了 95.3% [62]。因此，PSMA PET/CT 检查可能代表前列腺癌分期诊断的一种新的检查方式。

为了克服 ^{68}Ga 半衰期相对较短（$T_{1/2}$ 约 68min）导致应用受限的问题，^{18}F 标记的 PSMA 靶向分子成像探针也被研发并用于 PET 分子成像精准前列腺癌分期之中。Rahbar 等证明 ^{18}F-PSMA-1007（^{18}F 标记的 PSMA 抑制剂 PSMA-1007）PET/CT 成像对 PCa 患者的转移病灶的检测效果与 PSA 水平相关，对于接受前列腺根治术后生化复发的前列腺癌患者，当其 PSA 水平 ≤ 0.5 ng/ml 时，^{18}F-PSMA-1007 PET/CT 分子成像对于转移灶的诊断率为 86%；PSA 水平为 0.51 ～ 1.0 ng/ml 时，对于转移灶的诊断率为 89%；PSA 水平为 1.1 ～ 2.0 ng/ml 时，对于转移灶的诊断率可达 100%；在 PSA 水平 > 2.0 ng/ml 时，对于转移灶的诊断率为 100% [63]。

由此可见，^{68}Ga 和 ^{18}F 标记 PSMA 靶向化合物的 PET/CT 分子成像在肿瘤临床分期及治疗后再分期、疗效监测、预后评价及优化治疗方案等方面发挥了重要作用，且相比传统影像学检查及 ^{18}F-FDG PET/CT，其具有更高的敏感度及特异度，将为临床医师提供更全面及最精准的临床分期信息，已成为前列腺癌诊疗策略中的前沿及突破技术。

（二）SPECT 成像

SPECT 成像具有更普遍、更便捷地评估前列腺癌转移灶的优势，尤其是发现前列腺癌骨转移。使用 ^{99m}Tc 标记的亚甲基二膦酸盐（^{99m}Tc-MDP）的平面 γ 闪烁照相术是目前最常用的前列腺癌 SPECT 成像方法，也是评价前列腺癌骨转移的成像方法 [64]。前列腺癌患者骨转移表现为成骨细胞的扩张，而不是以破骨细胞为特征。正常骨重塑或良性病变（如关节炎和全身炎症）可能会导致放射性药物的积聚，从而导致假阳性结果。而相比于 SPECT 全身骨扫描 SPECT/CT 断层融合图像的灵敏度、特异度及准确度均较高，在前列腺癌骨转移的诊断方面具有重要价值，可实现前列腺癌更加精准的临床分期。

通过同传统影像学检查比较发现，PSMA SPECT/CT 诊断敏感度、特异度明显提高，尤其对于体积较小，PSA 水平较低的前列腺癌转移灶，诊断价值更大，准确率显著提高达 40% 以上；PSMA SPECT/CT 成像有助于鉴别转移灶的原发病灶及在术前帮助外科医师准确判定前列腺癌淋巴结转移范围，提高淋巴切除率，减少不必的副损伤，进而提高肿瘤患者预后效果。Lawal 等证实了 ^{99m}Tc- 联肼尼克酰胺（HYNIC）PSMA SPECT/CT 分子成像对前列腺癌患者淋巴结的检出率为 62.5%，对骨转移病灶的检出率为 91.7%，虽然与 ^{68}Ga-PSMA PET/CT 相比，病灶检测灵敏度较低，但是，由于 ^{68}Ga 相对较短的半衰期及较低的产量，当无法立即获得 ^{68}Ga-PSMA，计划进行放射引导的手术或正在考虑对患者进行 ^{177}Lu-PSMA 的放射配体治疗时，建议使用 ^{99m}Tc- HYNIC PSMA SPECT/CT 分子成像进行前列腺癌的诊断，引导进一步的分期及治疗[65]。此外，通过 PSMA-SPECT/CT 分子成像可实现一部分高危和复发的前列腺癌患者的个体化精准诊疗，从而进行精准临床分期，进而使患者生存获益更大。

综上所述，影像学检测包括 PET/CT 和 PET/MR 的分子影像学检查已应用于前列腺癌的临床分期、疗效评价等各个方面。得益于成像原理各异的分子成像探针，PET 能够从分子水平多角度揭示前列腺癌的分子生物学特性，与其他检查手段共同实现前列腺癌患者的精准分期、术后复发评估及远处转移的全身评价。当然未来分子影像学在前列腺癌的分期应用方面的发展，仍有赖于多学科共同协作，包括分子生物学、药学及化学、影像学、病理学和泌尿学等相结合，研发出更多具有临床转化潜力的分子成像探针才能有效实施。

九、淋巴瘤

淋巴瘤是一种起源于免疫系统细胞及其前体细胞的恶性肿瘤，属于血液系统疾病，其发病率逐年升高。淋巴瘤患者多数表现为全身多部位病灶，针对局部的诊断往往容易出现漏诊误诊现象，最终耽误治疗，影响肿瘤的预后。因而，作为一种免疫系统恶性肿瘤疾病，淋巴瘤也需早期诊断、准确定位及精确分期，这对预后改善有积极作用。因此，临床上对淋巴瘤的诊断和分期，不仅需要针对某个器官进行 CT 或 MRI 检查，建议行全身 PET/CT 检查，以有利于全面了解病情。

MRI 具有无辐射、软组织分辨率高及多方位成像等优势，对于淋巴瘤的早期诊断、疗效评价及预后评估具有重要价值。近年来 MRI 背景抑制全身弥散加权成像（diffusion-weighted whole body imaging with background body signal suppression，DWIBS）展现了对淋巴瘤患者全身评估的重要价值，具有价格相对较低、无辐射损伤及可重复检查等优势。DWIBS 是在传统 DWI 基础上进行的优化，将 DWI 与快速成像及脂肪抑制技术相结合，在自由呼吸状态下实现了大范围全身扫描。多项研究结果表明，DWIBS 和 PET/CT 成像对淋巴瘤原发灶及转移灶的诊断效果一致性较高，两者无显著差异。

PET/CT 检查主要采用 ^{18}F-FDG 放射性药物，通过病灶部位摄取 ^{18}F-FDG 的能力来评估淋巴瘤糖代谢能力，同时借助 CT 能提供解剖定位信息，从而显著提高诊断准确性，在淋巴瘤诊断、分期、疗效评估、鉴别放射性坏死和复发、预后评价等方面有较高的应用价值。有研究表明，^{18}F-FDG PET/CT 可在儿童及青少年不同表型淋巴母细胞淋巴瘤 / 白血病中实现精准分期，与骨髓活组织检查（bone marrow biopsy，BMB）相结合，有助于患儿危险分层。当然，放射性药物和 CT 检查设备存在辐射安全问题，因而其在儿童和需多次检查的患者分期应用中受到一定限制。

本章小结

综上，肿瘤精准分期有助于了解疾病的进展程度、指导临床医师制订规范正确的治疗计划、评价治疗效果和预后评估。目前存在的多种分期系统是基于不同的分期标准，在临床实践中无法建立通用的准则。因此，迫切需要研发一种分期模式适用于各系统肿瘤。现

☆ ☆ ☆ ☆

在常用的分期方法仍然是建立在解剖学基础上的 TNM 分期系统，可广泛应用于各类肿瘤。但由于肿瘤异质性的存在，TNM 分期系统无法在临床实际应用中发挥最大的价值。因此，统一、明确和精准的肿瘤分期可为医师提供一种通用的语言，便于不同治疗机构的临床数据交流，更有利于推进肿瘤诊疗及研究工作。影像学技术在精准肿瘤分期中具有巨大的应用价值潜力，尤其是近年来，随着分子生物学和分子成像技术的发展，我们也欣喜地看到核医学 PET 分子成像在肿瘤分期领域展现了巨大的潜力价值，尽管目前 PET 分子成像在肿瘤精准分期领域应用有限，但未来可期。

<h1 style="text-align:center">参 考 文 献</h1>

[1] Greene, F. L. and L. H. Sobin. The TNM system:our language for cancer care. J Surg Oncol, 2002, 80(3):119.

[2] Hasbahceci, M., et al, Diffusion MRI on lymph node staging of gastric adenocarcinoma. Quant Imaging Med Surg, 2015, 5(3):392.

[3] Kong, E. J., et al. Initial experience of integrated PET/MR mammography in patients with invasive ductal carcinoma. Hell J Nucl Med, 2014, 17(3):171.

[4] Wu, X., et al. Exploring the predictive value of additional peritumoral regions based on deep learning and radiomics:A multicenter study. Med Phys, 2021, 48(5):2374.

[5] Hamaoka, T., et al. Bone imaging in metastatic breast cancer. J Clin Oncol, 2004, 22(14):2942.

[6] Liu, F. Y., et al. [18F]fluorodeoxyglucose positron emission tomography is more sensitive than skeletal scintigraphy for detecting bone metastasis in endemic nasopharyngeal carcinoma at initial staging. J Clin Oncol, 2006, 24(4):599.

[7] Yen, R. F., et al. Early restaging whole-body(18)F-FDG PET during induction chemotherapy predicts clinical outcome in patients with locoregionally advanced nasopharyngeal carcinoma. Eur J Nucl Med Mol Imaging, 2005, 32(10):1152.

[8] Hu, K., et al. Preclinical evaluation and pilot clinical study of [(18)F]AlF-labeled FAPI-tracer for PET imaging of cancer associated fibroblasts. Acta Pharm Sin B, 2022, 12(2):867.

[9] Chan, S. C., et al. Clinical utility of simultaneous whole-body(18)F-FDG PET/MRI as a single-step imaging modality in the staging of primary nasopharyngeal carcinoma. Eur J Nucl Med Mol Imaging, 2018, 45(8):1297.

[10] Cao, C., et al. Locoregional Extension Patterns of Nasopharyngeal Carcinoma Detected by FDG PET/MR. Front Oncol, 2021, 11:763114.

[11] Chun, E. J., et al. Differentiation between malignancy and inflammation in pulmonary ground-glass nodules:The feasibility of integrated 18F-FDG PET/CT. Lung Cancer, 2009, 65(2):180.

[12] Takamochi, K., et al. Pitfalls in lymph node staging with positron emission tomography in non-small cell lung cancer patients. Lung Cancer, 2005, 47(2):235.

[13] Al-Sarraf, N., et al. Mediastinal lymph node staging by means of positron emission tomography is less sensitive in elderly patients with non-small-cell lung cancer. Clin Lung Cancer, 2008, 9(1):39.

[14] Toaff, J. S., et al. Differentiation between malignant and benign pleural effusion in patients with extra-pleural primary malignancies:assessment with positron emission tomography-computed tomography. Invest Radiol, 2005, 40(4):204.

[15] Xu, T., et al. Imaging features and prognostic value of(18)F-FDG PET/CT detection of soft-tissue metastasis from lung cancer:a retrospective study. BMC Cancer, 2020, 20(1):596.

[16] Yamamoto, Y., et al. Comparison of(18)F-FLT PET and(18)F-FDG PET for preoperative staging in non-small cell lung cancer. Eur J Nucl Med Mol Imaging, 2008. 35(2):236.

[17] Hathi, D. K. and E. F. Jones, (68)Ga FAPI PET/CT:Tracer Uptake in 28 Different Kinds of Cancer. Radiol Imaging Cancer, 2019, 1(1):e194003.

[18] Giesel, F. L., et al. FAPI-PET/CT improves staging in a lung cancer patient with cerebral metastasis. Eur J Nucl Med Mol Imaging, 2019, 46(8):1754.

[19] Lindner, T., et al. (18)F-labeled tracers targeting fibroblast activation protein. EJNMMI Radiopharm Chem, 2021, 6(1):26.

[20] Giesel, F. L., et al. FAPI-74 PET/CT Using Either(18)F-AlF or Cold-Kit(68)Ga Labeling:Biodistribution, Radiation Dosimetry, and Tumor Delineation in Lung Cancer Patients. J Nucl Med, 2021, 62(2):201.

[21] Wang, L., et al. Comparison of(68)Ga-FAPI and(18)F-FDG PET/CT in the Evaluation of Advanced Lung Cancer. Radiology, 2022, 303(1):191.

[22] Windisch, P., et al. Clinical Results of Fibroblast Activation Protein(FAP)Specific PET and Implications for Radiotherapy Planning:Systematic Review. Cancers(Basel), 2020, 12(9).

[23] Kim, H. Y., et al. Nodal metastasis in non-small cell lung cancer:accuracy of 3. 0-T MR imaging. Radiology, 2008, 246(2):596.

[24] Ohno, Y., et al. STIR turbo SE MR imaging vs. coregistered FDG-PET/CT:quantitative and qualitative assessment of N-stage in non-small-cell lung cancer patients. J Magn Reson Imaging, 2007, 26(4):1071.

[25] Sakai, S., et al. Bronchogenic carcinoma invasion of the chest wall:evaluation with dynamic cine MRI during breathing. J Comput Assist Tomogr, 1997, 21(4):595.

[26] Ohno, Y., et al. Diffusion-weighted MR imaging using FASE sequence for 3T MR system:Preliminary comparison of capability for N-stage assessment by means of diffusion-weighted MR imaging using EPI sequence, STIR FASE imaging and FDG PET/CT for non-small cell lung cancer patients. Eur J Radiol, 2015, 84(11):2321.

[27] Ohno, Y., et al. Non-small cell lung cancer:whole-body MR examination for M-stage assessment--utility for whole-body diffusion-weighted imaging compared with integrated FDG PET/CT. Radiology, 2008, 248(2):643.

[28] Siegel, R. L., K. D. Miller, and A. Jemal. Cancer statistics, 2020. CA Cancer J Clin, 2020, 70(1):7.

[29] Joo, J. H., et al. Impact of pathologic diagnosis of internal mammary lymph node metastasis in clinical N2b and N3b breast cancer patients. Breast Cancer Res Treat, 2017, 166(2):511.

[30] Iagaru, A., et al. Breast MRI and 18F FDG PET/CT in the management of breast cancer. Ann Nucl Med, 2007, 21(1):33.

[31] Yang, W. T., et al. Inflammatory breast cancer:PET/CT, MRI, mammography, and sonography findings. Breast Cancer Res Treat, 2008, 109(3):417.

[32] Kiesewetter, D. O., et al. Preparation of four fluorine-18-labeled estrogens and their selective uptakes in target tissues of immature rats. J Nucl Med, 1984, 25(11):1212.

[33] Ulaner, G. A., et al. Head-to-Head Evaluation of(18)F-FES and(18)F-FDG PET/CT in Metastatic Invasive Lobular Breast Cancer. J Nucl Med, 2021, 62(3):326.

[34] Liu, C., et al. (18)F-FES PET/CT Influences the Staging and Management of Patients with Newly Diagnosed Estrogen Receptor-Positive Breast Cancer:A Retrospective Comparative Study with(18)F-FDG PET/CT. Oncologist, 2019, 24(12):e1277.

[35] Backhaus, P., et al. Simultaneous FAPI PET/MRI Targeting the Fibroblast-Activation Protein for Breast Cancer. Radiology, 2022, 302(1):39.

[36] Shigematsu, H., et al. Comparison of CK-IHC assay on serial frozen sections, the OSNA assay, and in combination for intraoperative evaluation of SLN metastases in breast cancer. Breast Cancer, 2018, 25(2):191.

[37] Li, H., et al. Geometrical Comparison and Quantitative Evaluation of(18)F-FDG PET/CT- and DW-MRI-

☆ ☆ ☆ ☆

Based Target Delineation Before and During Radiotherapy for Esophageal Squamous Carcinoma. Front Oncol, 2021, 11:772428.

[38] Bar-Shalom, R., et al. The additional value of PET/CT over PET in FDG imaging of oesophageal cancer. Eur J Nucl Med Mol Imaging, 2005, 32(8):918.

[39] Sihvo, E. I., et al. Adenocarcinoma of the esophagus and the esophagogastric junction:positron emission tomography improves staging and prediction of survival in distant but not in locoregional disease. J Gastrointest Surg, 2004, 8(8):988.

[40] von Rahden, B. H. and H. J. Stein. Staging and treatment of advanced esophageal cancer. Curr Opin Gastroenterol, 2005, 21(4):472.

[41] Allemani, C., et al. Global surveillance of trends in cancer survival 2000-14(CONCORD-3):analysis of individual records for 37 513 025 patients diagnosed with one of 18 cancers from 322 population-based registries in 71 countries. Lancet, 2018, 391(10125):1023.

[42] Pang, L., et al. Correlations of TNM staging and lymph node metastasis of gastric cancer with MRI features and VEGF expression. Cancer Biomark, 2018, 23(1):53.

[43] Arslan, H., et al. Contribution of diffusion weighted MRI to diagnosis and staging in gastric tumors and comparison with multi-detector computed tomography. Radiol Oncol, 2017, 51(1):23.

[44] Tokuhara, T., et al. Evaluation of lymph node metastases in gastric cancer using magnetic resonance imaging with ultrasmall superparamagnetic iron oxide(USPIO):diagnostic performance in post-contrast images using new diagnostic criteria. Gastric Cancer, 2008, 11(4):194.

[45] Kitajima, K., et al. Present and future roles of FDG-PET/CT imaging in the management of gastrointestinal cancer:an update. Nagoya J Med Sci, 2017, 79(4):527.

[46] Zheng, D., et al. Improving MR sequence of 18F-FDG PET/MR for diagnosing and staging gastric Cancer:a comparison study to(18)F-FDG PET/CT. Cancer Imaging, 2020, 20(1):39.

[47] Nakajo, M., et al. FLT-PET/CT diagnosis of primary and metastatic nodal lesions of gastric cancer:comparison with FDG-PET/CT. Abdom Radiol(NY), 2016, 41(10):1891.

[48] Smyth, E., et al. A prospective evaluation of the utility of 2-deoxy-2-[(18)F]fluoro-D-glucose positron emission tomography and computed tomography in staging locally advanced gastric cancer. Cancer, 2012, 118(22):5481.

[49] Kawanaka, Y., et al. Added value of pretreatment(18)F-FDG PET/CT for staging of advanced gastric cancer:Comparison with contrast-enhanced MDCT. Eur J Radiol, 2016, 85(5):989.

[50] Altini, C., et al. 18F-FDG PET/CT role in staging of gastric carcinomas:comparison with conventional contrast enhancement computed tomography. Medicine(Baltimore), 2015, 94(20):e864.

[51] Kudou, M., et al. Value of Preoperative PET-CT in the Prediction of Pathological Stage of Gastric Cancer. Ann Surg Oncol, 2018, 25(6):1633.

[52] Rodríguez-Fraile, M., et al. FDG PET/CT in colorectal cancer. Rev Esp Med Nucl Imagen Mol(Engl Ed), 2020, 39(1):57.

[53] Baek, Y. H., et al. Tumor-to-muscle ratio of 8F-FDG PET for predicting histologic features and recurrence of HCC. Hepatogastroenterology, 2015, 62(138):383.

[54] Zhou, S., et al. Value of(11)C-Choline PET/CT-Based Multi-Metabolic Parameter Combination in Distinguishing Early-Stage Prostate Cancer From Benign Prostate Diseases. Front Oncol, 2020, 10:600380.

[55] Castellucci, P. and M. Picchio. 11C-choline PET/CT and PSA kinetics. Eur J Nucl Med Mol Imaging, 2013, 40 Suppl 1:S36.

[56] Orlovskaya, V. V., et al. Production of 6-l-[(18)F]Fluoro-m-tyrosine in an Automated Synthesis Module for(11)C-Labeling. Molecules, 2021, 26(18).

[57] Bin, X., et al. Diagnostic Performance of PET/CT Using 18F-FACBC in Prostate Cancer:A Meta-Analysis. Front Oncol, 2019, 9:1438.

[58] Maurer, T., et al. Diagnostic Efficacy of(68)Gallium-PSMA Positron Emission Tomography Compared to Conventional Imaging for Lymph Node Staging of 130 Consecutive Patients with Intermediate to High Risk Prostate Cancer. J Urol, 2016, 195(5):1436.

[59] Perera, M., et al. Sensitivity, Specificity, and Predictors of Positive(68)Ga-Prostate-specific Membrane Antigen Positron Emission Tomography in Advanced Prostate Cancer:A Systematic Review and Meta-analysis. Eur Urol, 2016, 70(6):926.

[60] Boreta, L., et al. Location of Recurrence by Gallium-68 PSMA-11 PET Scan in Prostate Cancer Patients Eligible for Salvage Radiotherapy. Urology, 2019, 129:165.

[61] Sonni, I., et al. Impact of(68)Ga-PSMA-11 PET/CT on Staging and Management of Prostate Cancer Patients in Various Clinical Settings:A Prospective Single-Center Study. J Nucl Med, 2020, 61(8):1153.

[62] Haran, C., et al. Five-year trends of bone scan and prostate-specific membrane antigen positron emission tomography utilization in prostate cancer:A retrospective review in a private centre. J Med Imaging Radiat Oncol, 2019, 63(4):495.

[63] Rahbar, K., et al. Diagnostic performance of(18)F-PSMA-1007 PET/CT in patients with biochemical recurrent prostate cancer. Eur J Nucl Med Mol Imaging, 2018, 45(12):2055.

[64] Walker, S. M., et al. Positron emission tomography(PET)radiotracers for prostate cancer imaging. Abdom Radiol(NY), 2020, 45(7):2165.

[65] Lawal, I. O., et al. Diagnostic sensitivity of Tc-99m HYNIC PSMA SPECT/CT in prostate carcinoma:A comparative analysis with Ga-68 PSMA PET/CT. Prostate, 2017, 77(11):1205.

第三篇

治 疗 篇

第 5 章
分子影像在肿瘤术中精准导航中的应用

外科手术仍是目前恶性肿瘤的主要治疗方法，据统计超过 80% 的肿瘤患者需要接受手术治疗[1]，其中术前影像学检查在外科医师制订手术方案的过程中发挥了重要作用。术前影像学检查能够在术前提供给外科医师肿瘤解剖位置、形态以及分布等信息，但由于术中实体解剖与术前图像存在时空差异性，单一术前的影像学检查难以辅助术者实现精准的病灶切除。此外，外科医师仅凭借术中探查及既往的手术经验，很难实现对病灶边界的准确识别及完整切除。因此，如何在保证正常组织、器官不发生损伤的基础上，能对肿瘤病灶进行最大化的手术切除是目前临床上面临的挑战性问题。为了寻求更加精准及安全的治疗手段，手术导航系统得到了广泛的关注。术中导航是以光学成像（optical imaging，OI）、磁共振成像（magnetic resonance imaging，MRI）、超声成像（ultrasound imaging，US）、正电子发射计算机断层扫描显像（positron emission tomography，PET）等医学影像数据为基础，借助计算机、精密仪器和图像处理而发展起来的一种可视化图像引导手术的技术。随着分子影像学（molecular imaging）在医学中蓬勃发展，以及各项技术的不断成熟，手术导航已经逐渐应用于多个外科领域，促使肿瘤治疗迈向了精准切除的时代。在这一章中，我们就目前临床应用最为广泛的光学分子影像（optical molecular imaging）手术导航的导航系统分类、相关的荧光染料、光学分子成像探针的研发以及临床前研究和临床中的实际应用进行了系统性介绍；对 MR 分子成像术中导航系统、US 分子成像术中导航、多模态分子成像术中导航以及其他交叉学科与术中导航技术结合进行了简要梳理；也对各种分子成像术中导航技术的优势及局限性进行了总结。本章尤其对基于靶向分子成像的导航技术在临床精准外科手术清除中的应用进行了详细阐述，旨在为肿瘤研究者及临床医师提供最前沿的技术资讯和应用进展。

第一节　光学分子成像术中导航技术

一、光学分子成像术中导航概述

临床常规成像技术 CT、MRI 和 PET 能够对尺寸 > 5mm 的肿瘤进行诊断，但对 < 5mm 的早期微小肿瘤的诊断尚存在困难，逐渐成为近年来研究的热点和亟需解决的难点问题[2]，光学分子影像技术的发展极大地解决了上述问题。光学分子影像技术是以荧光吸收、反射或生物发光为原理，通过引入外源性荧光化合物或凭借本身自发荧光等特质，在不同类型光学成像设备的支持下，将分子、蛋白、细胞等分子水平信息可视化，用于活体内分子事

件及生理病理机制等基础研究。成像主要依赖于不同波长的荧光，其中近红外荧光（near-infrared fluorescence，NIRF）是应用最为广泛的荧光波长，NIRF 成像在疾病早期发现、疗效监测及术中导航等方面应用广泛，可以帮助临床医师实施适合及精确的医疗决策。光学分子影像技术因具有多种优势，适合临床使用、便于术中操作，因而大量研究学者正迅速推动其从基础研究到临床转化。钱永健先生于 2009 年的世界分子影像大会（world molecular imaging congress，WMIC）上，就荧光引导下切除小鼠肿瘤病灶进行了成果汇报，这对光学分子影像技术在术中的开展应用具有划时代的意义。近年来，多种光学分子影像技术已经成功地用于外科手术导航，其在外科手术中的迅猛发展有两个重要的方面：① 成像设备的研发、改进；② 新型分子成像探针的研究。下面将从这两方面进行详细的介绍。

（一）用于术中导航的光学分子成像系统

因光学分子影像技术拥有操作简便、患者相对安全等优点，是辅助手术的顺利进行的重要成像技术。在光学分子影像手术导航技术中，导航系统是其重要的组成部分，大部分手术导航系统是根据临床实际应用需求以及 NIRF 成像理论而设计构建的。相对于可见光而言，波长范围在 600 ～ 900 nm 的 NIRF 具有高信背比（signal-background ratio，SBR）等多种优势，因此成为术中光学分子成像的重要理论基础。目前，许多公司以及研究机构都在致力于开发各种新型术中导航系统，并逐步应用到临床当中。常见的荧光导航系统包括 PINPOINT Endoscopic Fluorescence Imaging System、Artemis™、Photodynamic Eye（PDE™）、Fluobeam®、FLARE™、D-Light P syste 及平台独立研发的导航系统。为了满足不同的临床需要，现有的导航设备大致归类为便携型、功能型、内窥型，接下来将分别进行介绍（图 5-1）。

1. **便携式光学分子成像手术导航系统**　便捷性是衡量光学分子影像手术导航系统的一个重要指标。导航系统的目的是帮助医师进行精准且简便易行的外科手术，导航系统简便易行有利于外科医师实现肿瘤定位等操作需求，所以在术中实现肿瘤快速定位以及操作简易是衡量其是否能在临床广泛应用的重要标准。日本 Hamamatsu 公司研发出一种类似于手电筒的成像设备 PDE™，其发射环形的 NIRF，然后通过捕获的荧光图像进行病灶定位，已经应用于乳腺癌前哨淋巴结（sentinel lymph node，SLN）探测[4] 及肝脏肿瘤手术[5]。该手持式系统可以发出 760nm 的 NIRF，使用电荷耦合器件（charge coupled device，CCD）相机来探测反射的荧光，但由于发光二极管（light emitting diode，LED）光能的限制，该设备成像质量需要进一步提升以适应后续的临床应用。法国 Fluoptics 公司生产的 Fluobeam® 与日本生产的 PDE™ 功能存在相似之处，都属于手持式设备，但激发使用的是 NIRF 激光器进行激发、可见光作为照明，同时其具备小巧的探头便于医师在术中操作使用，目前已经进入到临床试验当中。加拿大 Novodaq 技术公司生产的 SPY™ 系统借助荧光染料吲哚菁绿（indocyanine green，ICG）可在术中辅助医师切除乳腺肿瘤，评估乳腺癌根治术的效果，是美国食品药品监督管理局（food and drug administration，FDA）认证的第一款荧光分子成像（fluorescence molecular imaging，FMI）系统[6]。荷兰 O2view 公司生产的 Artemis™ 系统能够同时显示彩色图像、荧光图像及叠加图像，从而提高系统的成像效果，目前主要应用于神经外科手术当中[7]。

2. **功能型光学分子成像手术导航系统**　主要特点在于图像的获得及处理，具有对术中多光谱图像进行实时采集，同时对荧光图像进行快速的校正等优势。美国哈佛大学医学院放射科 Frangioni 实验室研究发明的 FLARE™ 成像系统利用 NIRF 通道和白光通道同时

☆☆☆☆

获得图像，共使用三台 CCD 相机实时采集术中视野的图像。其中两台 CCD 相机用于采集 NIRF 信号，一台 CCD 相机用于采集可见光信号：通道 1 用于获得光谱范围 > 800nm 的光，通道 2 用于获得光谱范围在 700 ~ 800nm 的光，白光通道用于获得光谱范围在 400 ~ 650nm 的光。针对采集到的三路信号进行荧光光谱的特征值提取以及可见光信号的图像融合。目前 FLARE™ 系统和 mini FLARE™ 系统已经在多种肿瘤的手术导航和 SLN 成像中得以应用[8]。为了达到实时成像的目的，FLARE™ 和 mini FLARE™ 系统图像的帧率可达到 15fps。德国慕尼黑工业大学研发的多光谱成像系统同样采用三台 CCD 相机实现术中图像的实时采集，该系统在激发光源图像矫正方面具有优势，目前已经应用到卵巢癌术中精准切除当中[9]。中国科学院分子影像重点实验室研究设计的 GXMI Navigator 导航系统具有操作便捷及图像快速融合的优势，具体是指实时对来自多部 CCD 相机的图像采集、融合，利用特征点算法来提高成像结果的精确度，达到了可见光图像、荧光图像的快速配准融合。GXMI Navigator 导航系统已成功实现了肝癌、胃癌等多种肿瘤的术中探测和精准切除中。

3. 内窥式光学分子成像手术导航系统　手术作为肿瘤的主要治疗手段，大致归类为开放式和内窥式手术。其中，内窥式手术因具有对人体创伤较少等优势，目前已经在临床广为应用，成为主流手术方式。自内窥式微创手术出现的 50 年以来，内窥式成像设备以及图像处理手段已获得了突破性的进展，图像画面的清晰度和分辨率已得到极大改善，可以应用到大多数手术当中。相对于外界，人体内部属于相对黑暗的环境，所以通过内窥式导航系统所获得的图像 SBR 相对较高，具有巨大临床转化潜力[10]。目前，如何在不改变临床手术常规流程的基础上，将现有的内窥式成像系统优化成具备荧光探测能力的分子影像成像系统，是内窥式光学分子成像系统研发的主要方向。临床常用的内镜的研发采用的是 400 ~ 700 nm 的可见光成像技术，为了实现分子水平的精准定位，内镜技术以及 NIRF 内窥技术都已经应用于内窥式光学分子影像术中导航系统之中。如何研发设计具有高灵敏 NIRF 内窥成像光路以及同时采集白光和荧光图像是绝大多数 NIRF 内窥系统研发的关键问题。另外，内窥式术中导航系统还需将灵敏性、采集效率、光耦合效率以及激发光能量等因素进行有效平衡。通过使用内窥式手术导航系统，Yokoyama 等成功地将 ICG 应用到头颈癌手术中，实现了肿瘤病灶的精准定位[11]。Oh，G. 等搭建了一种可以用于早期结直肠癌术中肿瘤组织探测的荧光内镜导航系统[12]。Matsui A 等在已有内镜的基础上进行改进，设计研发了 NIRF 内镜手术系统，并在约克夏猪模型上实现了肝外胆管手术治疗，验证了该成像系统灵敏性及临床转化潜力[13]。Venugopal V 等基于双 CCD 相机的双通道研发的内窥镜成像系统，将 NIRF 与白光进行融合，通过设计特殊光学路径获取 NIRF 以及彩色图像，并在临床前实验中验证了该成像系统的可行性[14]。该系统主要具备两大优势：①操作便捷，可实现在术中单手操作成像相机；②精确的配准融合算法实现了实时图像快速处理。Pan Y 等将荧光成像（fluorescence imaging，FI）系统、共聚焦显微内镜（confocal laser endomicroscopy，CLE）以及蓝光膀胱镜（blue light cystoscope，BLC）联合应用，利用荧光染料对 CD47 抗体进行标记，实现了膀胱肿瘤的靶向分子成像，特异度为 90.5%，灵敏度为 82.9%，提升了膀胱肿瘤诊断准确率且实现了肿瘤的彻底根除[15]。Hide T 等开展了 NIRF 内窥系统对复发性海绵窦皮样囊肿的实时成像，实现了高 SBR 的病变组织成像[16]。Glatz J 等将 NIRF 融合到腹腔镜当中，实现了大肠肿瘤边界的精确定位[17]。Plante M 等利用 FI 系统对宫颈癌和子宫内膜癌的 SLN 进行检测，SLN 的整体检出效率可高达 96%[18]。

光学分子影像手术导航系统正在迅速地进行临床转化。当然，这些设备能否成为临床中使用的医疗器械首先需先通过我国国家药品监督管理局（National Medical Products Administration，NMPA）的审批。近日，中科院分子影像重点实验室技术转移孵化成立的北京数字精准医疗科技有限公司（DPM）传来佳讯，经北京市医疗器械技术审评检查中心审评，DPM 生产的创新医疗器械产品"近红外荧光成像系统"在北京首次获批上市。该产品不仅同时获得了 NMPA 和北京市药监局创新医疗器械的特殊审批，还获得了国家重点研发计划"数字诊疗装备研发"的项目支持。该产品主要由主机、手柄和脚踏开关三个部分组成，在荧光分子成像探针 ICG 的引导下，通过 NIRF 成像技术成功实现了对肝脏肿瘤的实时荧光显像，具有实时动态、高灵敏度、高特异度、在体显影等优势。在该系统高灵敏度荧光分子影像的导航下，医师可以准确地判定病灶的组织边界并且精准切除了微小隐匿病灶，实现了病灶的快速定位和精准切除，显著改善了患者的预后，是目前国内唯一一款经过临床多中心优效性试验（superiority trial）验证的用于肝脏肿瘤显像的分子影像术中成像设备。

目前光学分子成像术中导航系统仍面临诸多挑战性问题，例如：实时的可见光及荧光等多光谱成像、安全有效的激发光源配置及在术中操作简易程度等问题。另外，不同分子成像系统在发射光源、激发波长、工作距离等方面也存在诸多差异。尽管如此，鉴于光学分子影像手术导航系统的潜在应用价值，相信在不久的将来必将广泛地应用到临床诊疗当中。

（二）用于术中导航的光学分子成像探针

选择合适的光学分子成像探针是术中导航中的关键部分，根据其特点可大致归类为靶向型光学分子成像探针和智慧型光学分子成像探针。靶向型分子成像探针又可近一步分为被动靶向和主动靶向。被动靶向型分子成像探针在组织内积聚的原理主要依据实体瘤的增强渗透滞留效应（enhanced permeability and retention effect，EPR）；主动靶向型分子成像探针强调其主动的靶向性，有别于被动靶向型，通常由特异性配体偶联荧光基团等构成，具有能够特异性识别靶组织的特点[19]。因而，主动靶向型光学分子成像探针更具临床研究及应用价值。在主动靶向型光学分子成像探针设计构建方面，选择合适的靶向配体至关重要。目前已有多种临床获批的药物及研发的化合物可用作理想靶向配体的选择，如贝伐珠单抗（bevacizumab，商品名 Avastin）- 抗血管内皮生长因子 A（vascular endothelial growth factor A，VEGFA）及西妥昔单抗（cetuximab，商品名爱必妥）- 抗表皮生长因子受体（epithelial growth factor receptor，EGFR）等[20]，有利于实现肿瘤精准光学分子成像，有助于肿瘤在术中进行可视化。智慧型光学分子成像探针是指可对组织中特定微环境变化进行响应，产生荧光信号差异的分子成像探针。特定的微环境包括活性氧（reactive oxygen species，ROS）、酸碱度及酶等。智慧型光学分子成像探针在原始状态下基本不产生荧光信号，通过一定机制激活后，则可产生变化的荧光信号。然而，目前已用于术中导航的光学分子成像探针仍以被动靶向的荧光染料为主，其原因是主动靶向型及智慧型光学分子成像探针研发成本高、安全性需长期评估以及监管审批流程长等造成其临床转化进程相对缓慢，未来仍有许多工作需要在各个领域深入开展和推动。

1. 有机荧光染料　具有荧光特性的荧光染料是构建光学分子成像探针的必备组成部分，目前常用于术中导航的荧光染料有卟啉类、菁类、荧光素类染料等，下面将做具体陈述。

（1）卟啉类：5- 氨基乙酰丙酸（5-aminolevulinic acid，5-ALA）是卟啉类化合物的前

☆☆☆☆

体，是目前常用于术中导航的荧光染料。5-ALA 是血红蛋白代谢途径中的一种天然代谢产物，5-ALA 代谢成原卟啉Ⅸ（proto-porphyrin Ⅸ，Pp Ⅸ），属于血红素的强荧光前体，在紫光照射下变为激发态，释放能量后，近一步达到稳定状态，根据此特点可以在病灶中累积，并且经光刺激后可以产生强烈的红色荧光，实现了肿瘤组织的术中成像[21]。目前，现代外科显微镜均具备可视化 PpIX 荧光的功能。患者在麻醉诱导前 3h 以 20mg/kg 的标准口服5-ALA 溶液。肿瘤内荧光在给药 3h 左右开始可见，6 ~ 8h 后达到峰值。例如，5-ALA 在高级别胶质瘤（high-grade gliomas，HGG）中通常显示纯红色荧光，在肿瘤边缘呈轻微的粉红色荧光，代表肿瘤浸润区。相关毒理学研究也证明了 5-ALA 的生物安全性较高，只在大剂量使用时才会导致短暂的皮肤光毒性或暂时的肝酶升高[22]。目前，5-ALA 是全球研究应用最广泛的荧光剂，唯一被美国 FDA 和欧洲药物管理局（European Medicines Agency，EMA）审批，可应用于神经胶质瘤手术导航的荧光染料，同时其在脑膜瘤、脑转移瘤、儿童脑瘤中也得以应用。

　　（2）菁类：花菁类染料是一种发色团共轭体子两端建立在 N-N 原子间的胦离子插烯物的多甲川染料的衍生物，属有机荧光染料。当 2 个氮原子及部分多甲川链为杂环核的组成部分时，即形成典型的花菁染料。基于其结构，通常有非常高的超过 100 000L/mol•cm消光系数。大致分为两种：磺化和非磺化。因二者的光谱性质大致相同，所以在一定程度上二者可以替换使用。二者的区别是溶解度不同，磺化可溶于水，在水中分散性较好，进行标记时不需添加任何助溶剂，则可以在水溶液中进行标记。非磺化花菁染料涵盖 Cy3、Cy3.5、Cy5、Cy5.5、Cy7 及 Cy7.5，其中后缀数字表示假吲哚间的碳原子数，Cy2 不按照上述规则，因为其不属于假吲哚，而是来源于噁唑衍生物。甲川花菁染料其丰富的荧光特性及广泛的临床用途主要来源其分子结构，具体是指，其结构的两边为噻唑、苯并噻唑等杂环结构，中间结构为多次亚甲基桥，基于其结构优势，可以在结构的两边或中间部分连接上多种化学基团进行修饰。作为一个大的共轭体系，甲川花菁染料伴随着共轭链的增长，分子中电子激发能降低，吸收波长更长，但同时分子的光稳定性也随之降低，因而亚甲基桥不宜过长。Cy3 的吸收波段在可见光区，可以通过添加 1，2- 亚乙烯基单元（CH ≡ CH）将共振聚甲川链延长，进而将吸收波段发生红移。研究表明，因此 Cy5 的最大吸收波长可达到 NIRF 区域（> 700nm），是因为当每增加一个 1，2- 亚乙烯基单元（CH ≡ CH），就可以将波长红移 100nm，扩大体系的 π- 共轭程度，可将花菁类燃料的吸收及发生波段红移至 NIRF。NIRF 甲川染料中，Cy5.5 应用较为广泛，可以对可见光及 NIRF 光谱进行覆盖。Cy5.5 分子特性的改变主要源于其分子结构的变化，属于苯丙稠合的有机荧光染料。Cy5.5是一种水溶性、pH 不敏感、明亮的 NIRF 染料，含有一个游离的氨基，可以与多种官能团结合，包括 N- 羟基琥珀酰亚胺酯和环氧化合物。其激发和发射的最大峰值为 678 nm 和694 nm，目前已经应用于各种基于荧光的分子成像之中，可用于替代 Alexa Fluor®680 或IRDye ™ 680 及其他可在 680nm 左右波长处激发的染料。Cy5.5 可以通过反应基团与各种核酸或蛋白相连，如常用的马来酰亚胺基团，同时，其上附着的蛋白质结构发生变化，也一定程度上会引起荧光发射发生阳性或者阴性的改变。Cy5.5 同样也可以应用于酶学检测，因为 Cy5.5 周围的电子环境具有极强的敏感性。Cy5.5 虽已不是新型研发的花菁类荧光物质，但其可以极大改善其他荧光物质的量子产率及亮度等方面，具有极大的临床应用潜力。其可单独应用，也可以根据荧光共振能量转移技术合成新型复合荧光染料，具体包括，一个供体荧光分子及一个受体荧光分子，他们二者的特点是距离相近便于能量在二者间进行传递。此类新型合成的复合荧光染料发展迅猛，已涵盖从紫外线到可见光，从可见光再到 NIRF 的整个光谱波段，由受体荧光分子的激发波段激发，而供体荧光分子在发射波段发射一个光子，推动了从基础研究到临床应用的学科转化。然而，目前基础到临床研究最热、最受欢迎的花菁类染料并非 Cy 系列染料，而是早在 20 世纪的 90 年代发现的 ICG，因其低毒性而在临床广为应用。ICG 是一种带负电荷的聚甲基菁染料，属于 NIRF 染料，与 Cy3、Cy5、Cy7 这些花菁染料不同的是他有着更长的吸收和发射波长，可被 750 ～ 800nm 的光激发，发射波长范围大致在 840nm 处，对组织穿透有一定的深度，大致为 0.5 ～ 1.0cm。

虽然 ICG 跟 Cy7.5 的波长接近，但 ICG 却有着 Cy7.5 无法达到的与血红细胞结合能力。根据 ICG 的内在性质，如可在 NIRF 处发光，所以不会对血液的主要组成部分的自发荧光产生干扰。所以，根据这一特点，可以将荧光激发以及荧光显影进行联合应用，以组成 ICG 荧光分子成像系统。最后，通过联合使用灵敏性高的图像采集相机以及精准的图像处理技术实现了荧光分子成像。ICG 已获美国 FDA 和 EMA 批准，广泛应用于临床医学研究[23]。因 ICG 的光稳定性和生物安全性较好，因而在术中导航中广泛引用。ICG 在血液中的半衰期约为 4 min，进入血液后几乎完全与血浆蛋白结合，通过肝脏代谢排泄至胆管，无肾毒性。ICG 具有较高的生物安全性，患者发生低血压、心律失常、过敏性休克等严重不良反应发生率为 0.05%；产生轻度或中度副作用如恶心、皮肤瘙痒的发生率为 0.2%。ICG 可以借助 EPR 效应聚集于肿瘤组织内，实现术中实时成像，以指导手术切除。根据其具有对血管结构的可视化优势，能够指导术者辨别血流丰富的肿瘤，提高了手术的安全性，降低了手术风险。同时，鉴于 ICG 能够与血清白蛋白结合，因而其可通过被破坏的血脑屏障（blood brain barrier，BBB），所以在神经外科手术中极具应用前景，包括术中肿瘤成像，SLN 定位及浅表血管和淋巴管的术中可视化。因 ICG 的激发和发射波段位于 NIRF 区域，较长波长的激发光和发射光与短波长光相比被组织吸收的更少，根据这一特性使得位于组织较深位置的肿瘤也能够被捕捉到。ICG 可视化肿瘤深度可达 2cm，能够穿透硬脑膜，进而推动了硬脑膜开口和皮质切除术的发展。Raaba 等报道了使用 ICG 进行术中脑血管血流可视化，用于提供脑血管病理信息，适用于动脉瘤和动静脉畸形等血管疾病的诊断[24]。近年来，一种 NIRF/ICG 的方案被研究者提出并开展研究[25]，即在手术前 24h 给予患者高剂量 ICG（5.0 mg/kg），ICG 在 24 h 内可选择性保留在肿瘤组织中，从而提高手术切除成功率。然而，ICG 在脑肿瘤中保留的确切机制尚不完全清楚，有推测表明是因为脑组织缺乏对 ICG 的有效清除功能，这些问题仍需进一步研究得以明确，才能更有利于推动 ICG 的临床应用（图 5-2）。

（3）荧光素类（Fluorescein）：荧光素类染料，包括标准荧光素及其衍生物，如异硫氰酸荧光素（fluorescein isothiocyanate isomer，FITC）、羟基荧光素（FAM）、四氯荧光素（TET）等。荧光素被认为是一种稳定、廉价、安全且可发射出黄绿色荧光的有机化合物。它的吸收峰值发生在 465 ～ 490 nm，发射峰值发生在 500 ～ 530nm。荧光素钠早在 150 年前就已经被发现，可用于眼科对角膜擦伤的检测和视网膜血管造影[27]。静脉给药后，荧光素通过血液系统分布，多渗透于血管通透性增加、血管系统异常和新生血管化较多的区域。在正常情况下，血液中循环的荧光素会被 BBB 排除在正常脑组织外。在 BBB 受损的情况下，荧光素可在肿瘤细胞间隙中积累。目前，许多 OI 设备如 YELLOW 560 系统（Carl Zeiss）或 FL560 系统（Leica 显微镜）等都配备多种荧光滤镜，可用于荧光素的成像。即使在白光条件下高浓度的荧光素也可以被观察到，如使用配备了适当发射滤波器的专用显微镜，则低浓度的荧光素也可被观察到。荧光素本身安全性相对较高，由肾脏消除，当静脉注射3～5mg/kg，除导致给药后皮肤和尿液短暂变色之外，并无太多副作用[28]。

FITC 是一种可以发出黄绿色荧光的荧光素衍生物，为黄色或橙黄色结晶粉末，易溶于水和酒精溶剂分子量为 389.4 kDa，最大吸收波长在 495 nm 处，最大发射光波长在 530nm 处，可发出黄绿色荧光，使用较为广泛。FITC 分子结构中包括异硫氰酸基团，该基团具有与蛋白质结构中的氨基、羧基等基团相互结合的性质，并且结合后的抗体不丧失与抗原结合的特性。FITC 两种异构体中的异构体 I 型应用较为广泛，因为 I 型异构体具有结构稳定、结合效率高、与蛋白质结合的效力强等优势。FITC 的荧光活性来源于其结构的大共轭芳香电子系统，其光激发来源于蓝色光谱，属于第一批用于光学显微镜的荧光素衍生物染料。目前，基于 FITC 标记的多种类型靶向光学分子成像探针已经广泛应用于光学术中导航当中。

Alexa Fluor 系列染料也属于荧光素衍生物，是美国分子探针公司开发的系列荧光染料，包括 Alexa Fluor®488、Alexa Fluor®546 及 Alexa Fluor®633 等。Alexa Fluor 系列染料的研究设计来源于化学合成的方法，将 Alexa Fluor 系列染料带负电及具有亲水性，具体是指，在香豆素、氧杂蒽以及青色素等荧光染料的基础上，加入磺酸酯化学基团，使其在临床应用中具有良好的光学稳定性、pH 适应性及适当的发光强度等，可覆盖大部分可见光及 NIRF，便于其在分子成像研究中对组织、细胞及生物分子等结构进行标记。其中，Alexa Fluor® 488 是一种亮绿色荧光染料，具有水溶性和较强的 pH 稳定性，可被 488 nm 激发产生信号稳定的荧光，常作为一种细胞标记物偶联到抗体、多肽、蛋白、示踪剂和其他底物上广泛用于细胞成像和检测。除上述荧光染料外，目前最常用的 NIRF 染料是美国 LI-COR 公司生产的染料 IRDye800CW，这种染料的特点是含有一个苯氧桥连接的中部为六角刚性环结构的七甲川链，这种结构赋予该染料在 NIRF 区较强的荧光强度和荧光稳定性。此外，IRDye800CW 含有一个羧基，使其容易与各种具有肿瘤靶向性的多肽、小分子、抗体等相连，从而获得具有肿瘤靶向功能的 NIRF 分子成像探针。目前，几十个基于 IRDye800CW 荧光分子成像探针的肿瘤手术导航临床试验正在进行中。

2. 纳米材料　随着纳米技术在医学领域中的结合应用，大量多种类型的新型纳米材料被纷纷研发，并用于肿瘤的诊断、治疗和预防等研究之中。尤其是近年来，半导体量子点因其合成可控性及具有良好光学分子成像性能的胶体金或者胶体银等贵金属纳米粒子在术中导航中有一定的应用。以这些纳米粒子为研究基础的光学分子成像探针能够较好地解决有机荧光染料存在的问题。

(1) 量子点：荧光量子点又称半导体纳米晶体，是由 II 族～VI 族和 III 族～V 族元素组成的无机纳米颗粒，尺寸大为 1～10 nm。量子点的尺寸和形状可以通过反应时间、温度、配体来精确地进行控制，从而决定了量子点表现出独特的发光性能：激发光谱范围宽；发射光谱半峰宽较窄且呈对称分布；吸收和发射光谱具有尺寸依赖性；量子产率高；荧光寿命长；不易被化学和生物降解、光解或漂白等。所以，单一光源即可以同时激发不同颜色的量子点，进而实现多色标记和检测。常见的量子点有：硫化锌（zinc sulfide，ZnS）和硒化锌（zinc selenide，ZnSe）（发紫外荧光和蓝色荧光）；硫化镉（cadmium sulfide，CdS）、硒化镉（selenide cadmium，CdSe）（发可见荧光）；CdS、磷化铟（indium phosphide，InP）砷化铟（indium arsenide,InA）（发 NIRF）。量子点具有光稳定性和化学稳定性的特性，周围环境不易对其产生干扰。量子点最大的优势是有丰富的颜色，生物体系的复杂性经常需要同时观察几种组分或几个分子靶点，如果选择基于染料分子标记的光学分子成像探针，则需要不同波长的光来激发，而量子点则不存在这个问题，使用单一光源就可以使不同的量子点分子成像探针能够被即时监控。因而，量子点上述特殊的光学性质使得它在光学术中导航领域中具有极大的应用前景。

（2）贵金属纳米粒子：金或银纳米粒子是属于具有良好的生物相容性、易于与生物标志物进行标记的纳米材料。以金纳米粒子为例，它通常在水溶液中以胶体形式存在，所以也称胶体金。目前，制备金纳米粒子最常用的制备方法是氯金酸的柠檬酸钠还原法，具有操作简单、价格便宜等优势，便于量产。通过调换还原剂的种类以及配制不同浓度，可以制备成粒径大小不一的金纳米粒子。胶体金纳米粒子溶液的吸收峰通常在 $510 \sim 550nm$ 范围内，金纳米粒子的粒径大小随吸收峰的波长增加而增大。由于金纳米粒子的粒径通常为 $1 \sim 100nm$，这一粒径尺寸有利于实现大多数重要生物分子以及分子靶点的分子成像，因而可以利用金纳米粒子作为术中导航的分子成像探针，其特定的光学信号变化可作为重要的术中可视化信息。

（3）其他：目前，碳纳米材料因具有便于操作、保留时间长、持续效果好等优势，作为一种新型纳米分子成像探针已经在甲状腺癌、胃癌等肿瘤的淋巴结（lymph node，LN）检查中广泛使用，可以有效地提高 LN 的阳性检出率，克服了使用亚甲蓝（methylene blue，MB）等染料进行淋巴结检测，存在的淋巴结周围组织黑染、着色效果不显著及保留时间短等弊端，导致无法有效检出 LN。并且，当碳纳米材料仅仅通过局部注射用于 LN 分子成像时，尚未发现其对人体有损害。另外，单一纳米材料或者有机荧光染料的使用已经不能满足人们对肿瘤精准诊疗的需求。纳米材料与有机荧光染料相结合，进而研发的分子成像探针在肿瘤精准诊疗中显示出巨大的价值和潜力。Voskuil FJ 等提出一种与 ICG 偶联的 pH 敏感的两亲性聚合物 ONM-100，是一种基于纳米颗粒的荧光分子成像探针 [29]。由于纳米级大分子的协同作用机制，使得 ONM-100 在酸性的肿瘤细胞外微环境中迅速不可逆转地解离，产生荧光。研究者们在包括乳腺癌在内的 4 种实体肿瘤中验证了该新型荧光纳米材料的光学分子成像特性，发现其能有效、准确地勾勒出实体肿瘤边缘，从而有助于开展荧光导航手术。

综上，新型纳米材料在光学术中导航的临床应用需要更多的实验数据加以支持，出于对安全性的考虑。随着纳米医学的迅速发展，相信纳米材料在未来将会大规模应用于术中导航之中。

二、光学分子成像术中导航临床应用

（一）肿瘤术中实时成像定位、监测与边界确定

在肿瘤外科手术当中，准确识别并彻底地切除肿瘤组织、尽可能保留正常组织及准确鉴别转移淋巴结是影响肿瘤患者预后的三个重要因素。目前，外科医师主要依据对病灶的触诊、视诊结合其以往的临床经验对病灶进行整体性评估，来判断要切除的范围。如果肿瘤边界清晰，则可直接进行切除。但当遇到恶性肿瘤呈浸润性生长或病灶与正常组织的色差难以辨认时，直接切除就会存在一定的风险，在一定程度上会出现正常组织被过度切除。虽然，术中的快速冰冻病理检查可以一定程度上辅助判定肿瘤切除的范围，但是存在一定的弊端，例如，进行快速冰冻检查的肿瘤组织不能代表所有肿瘤切缘及等待术中冰冻的时

☆☆☆☆

间一定程度上增加了麻醉的风险。然而，上述问题都可以通过精确的术中导航技术来解决，部分光学分子成像引导下的外科手术导航系统已通过临床前评估并进入了临床应用阶段。

1. 非靶向光学分子成像的肿瘤术中导航

（1）ICG：ICG 在肝脏手术及肿瘤定位中的应用十分广泛。正常肝脏组织能迅速摄取 ICG，并在肝脏表面产生荧光，可为医师提供肝叶或肝段实时、三维（three dimensional，3D）的解剖图像信息。根据 ICG 术中光学分子影像技术对肝脏进行分段标记，目前有两种方法：①正显示法：通过将 ICG 溶液经穿刺针注入门静脉内，可以对肝段进行显像，以指导肝脏病灶切除；②负显示法：首先经要对想要切除肝段的对应的门静脉血管进行结扎，以阻断血流通过。在此基础上，采用经外周静脉注射 ICG 的方式，对想要保留的肝脏部分进行行术中光学分子成像。使用上述两种方法，均可以达到 ICG 在肝脏中产生的荧光分子信号，以指导肝脏肿瘤的切除。最终，随着 ICG 在体内的代谢，肝脏中的 ICG 荧光分子信号会随时间逐渐消失。然而，当出现肝脏部分功能不全（例如：肝癌或者肝硬化）或者肿瘤附近的正常肝组织受到挤压时，此处肝脏组织会出现 ICG 积累较少以及代谢减慢导致 ICG 荧光分子信号延迟消失等现象。例如，肝转移病灶以及恶性程度较高的肝脏肿瘤中的细胞，因其不具备正常组织细胞对 ICG 摄取的能力，仅表现为包围肿瘤病灶的环形荧光。因此，ICG 术中光学分子成像对肝癌的根治性切除具有重要价值（图 5-3）。Ishizawa 等首次成功应用 ICG 对结直肠癌肝转移灶进行术中成像，在术中共发现的 91 处肿瘤，其中有 8 处是肉眼无法识别的微小病灶，该研究证明了 ICG 在识别微小肿瘤中的重要价值[30]。Uchiyama 等通过研究证实，ICG 可以发现术前 CT 或 MRI 忽略的微小病灶，从而改变外科医师的术中决策[31]。Handgraaf 等将 ICG 与传统方法如触摸或 IOUS 进行比较分析，发现 ICG 可以发现更小的转移灶 [（3.2±1.8）mm vs.（7.4±2.6）mm，$P < 0.001$]，有利于肿瘤彻底清除，防止疾病复发[32]。另外，ICG 在肝脏肿瘤的诊断也有重要意义。Terasawa 等提出融合 ICG 荧光成像（在白光彩色图像上实时显示伪彩荧光信号）可作为一种可靠的导航工具，验证了其在识别肝脏肿瘤和节段边界方面的可行性，以帮助外科医师安全准确地完成腹腔镜肝切除[33]。除在肝脏肿瘤中广泛应用，也可在 IOUS 的辅助下，实现 ICG 在乳腺癌手术中的术中分子成像及实现对微小肺结节（0.2cm）肿瘤病灶的检出。随着 FI 系统灵敏度的逐步提升，低剂量（1mg/kg）的 ICG 仍可检出微小的肺结节，且灵敏度高达 88.7%（68/76）。综上，ICG 在术中病灶的检出中起着重要作用。

（2）5-ALA 及荧光素钠：主要应用于神经外科手术领域。HGG 是成人最常见的原发恶性脑肿瘤，属于高级别浸润性肿瘤。胶质母细胞瘤（glioblastoma multiforme，GBM）预后差，中位生存期（median survival time，MST）为 15 个月，2 年生存率仅为 17.4%[35]。尽管手术不能根治，但临床研究数据仍表明，最大限度地切除 HGG 可以延长患者总生存期（overall survival，OS）。然而，通过视觉或触觉来识别和切除肿瘤几乎无法实现。5-ALA 在 OI 引导下进行的术中导航可以帮助医师识别肿瘤浸润组织，极大改善了患者的预后，患者无并发症及出现功能性的损害[36]。与传统手术相比，患者术后 MST 及 OS 均得到了改善。同时，5-ALA 引导的光学术中导航也同样适用于低级别胶质瘤（low-grade glioma，LGG）手术。与正常的大脑组织相比，LGG 在质地上往往与其只有轻微的差异。使用 5-ALA 可以帮助术者术中识别正常脑组织，做出更有利于患者的治疗决策（如对其开展辅助治疗等）。在脑膜瘤手术中，5-ALA 可以帮助术者更好地识别硬脑膜、脑、骨和卫星病变以外的肿瘤浸润，从而最大限度地指导切除。在脑淋巴瘤的病例中，因为大多数淋巴瘤显示

5-ALA 荧光阳性，所以应用 5-ALA 有助于获得更准确的活检样本。5-ALA 荧光导航手术也可以用于血管母细胞瘤、垂体瘤、和生殖细胞肿瘤的切除。一些研究还尝试使用成本更低的荧光素，来改善恶性胶质瘤的最大切除范围（the extent of resection，EOR）[37]。此外，5-ALA 在荧光膀胱镜检查中也有一定的应用，具有经光刺激后产生红色荧光的特点，可与正常膀胱组织黏膜产生的蓝色荧光进行明显区分。重要的是，5-ALA 引导下的荧光膀胱镜检查还具有发现微小膀胱癌病变、膀胱癌癌前病变以及原位膀胱癌的优势，这是常规白光膀胱镜（white-light cystoscopy，WLC）不具有的优势。一项临床试验表明，5-ALA 荧光膀胱镜在非肌层浸润性膀胱癌的检出率高于 WLC，特别是在原位癌的检出率上[38]。与 5-ALA 荧光特性相似的 HAL，自 2005 年以来被欧洲 27 个国家批准用于膀胱癌的荧光镜检查，实现了全层尿路上皮的荧光分子成像，突破了 5-ALA 仅能对膀胱浅表的黏膜层进行荧光分子成像的限制，同时实现了 5-ALA 的两倍荧光强度，其属于 5-ALA 的己基酯[39]。研究指出，对于早期非肌层浸润性膀胱癌的诊出，HAL 荧光膀胱镜的检查阳性率显著高于 WLC，同时导致对应的膀胱癌术后复发率显著低于 WLC 的检查结果[40]，具有重大的临床转化意义。

荧光素钠在光学术中导航也有一定的应用，尤其是在神经外科当中。可以提高胶质瘤的手术切除率，进一步减少肿瘤的复发。有研究指出，胶质瘤术中 FI 与 MRI 扫描对比增强具有良好相关性[41]。低剂量荧光素给药水平下，其敏感度可达 94%，特异度可达 90%。2011 年，一项 II 期临床试验（FLUOGLIO）评估了荧光素引导胶质瘤切除的安全性和有效性，证明该方法是可行的、安全的。然而，目前关于荧光素术中导航在胶质瘤应用中的研究仍仅限于固有病例小队列研究，还没有进一步的大规模、前瞻性随机对照试验。值得一提的是，荧光素钠主要积聚在血浆中，这与 5-ALA 在恶性胶质瘤积聚的机制不同，可以充分根据这一特性，发挥 5-ALA 以及荧光素钠二者的荧光特性，构建一种双标记的分子成像探针，以指导肿瘤的精准切除。

2. 靶向光学分子成像的肿瘤术中导航　凭借被动靶向光学分子成像的术中导航仍存在诸多局限无法克服，而靶向光学分子成像才有可能真正意义上实现肿瘤精准术中导航这一目标。肿瘤特异性荧光分子成像探针与术中光学分子成像的结合改变了以往术中探查的模式，可以准确实时地检测到肉眼或触诊难以发现和定位的病变，有助于鉴别诊断良、恶性组织及彻底清除。目前靶向光学分子成像探针的设计研发多是针对肿瘤高表达分子靶点的，如 FR、EGFR、VEGF/VEGFR 以及 c-Met 等，可结合的荧光基团包括 Cy5.5、FITC、Alexa Fluor® 488 及 IRDye800CW 等。下面将简要介绍几项已成功实现临床转化应用的靶向光学分子成像在肿瘤术中精准导航中的具体应用。

（1）EGFR 靶向光学分子成像的肿瘤术中导航：在一项前瞻性研究中荧光基团 Alexa Fluor® 488 标记的 EGFR 特异性单克隆抗体被用于结直肠肿瘤患者荧光内镜（endoscope）分子成像之中。首先，所有患者均在白光模式下通过激光共聚焦显微内镜（confocal laser endomicroscopy，CLE）进行常规结肠镜检查并对感兴趣区域（region of interest，ROI）进行标记。为了去除表面的黏液和血液，用生理盐水对 ROI 局部冲洗至少 3 次。将 Alexa Fluor® 488 标记的靶向 EGFR 的分子成像探针喷洒到 ROI 表面并孵育 10min，然后用水冲洗该区域后进行 CLE 成像。通过对 37 个 ROI 进行 EGFR 靶向荧光分子成像，并对 EGFR 荧光分子成像探针高摄取部位进行病理活检验证，发现该技术成功确诊检出了 19 例结直肠癌中的 18 例患者和 18 例结直肠腺癌中的 12 例患者，而正常黏膜组织没有明显

☆☆☆☆

的荧光信号蓄积[42]。CLE 是一种新的工具，可用于结直肠肿瘤患者特异性靶向 EGFR 的分子成像，为术中实时检测结直肠肿瘤提供了一种很有前途的影像学方法。

（2）VEGF-A 靶向光学分子成像的肿瘤术中导航：VEGF-A 在 93% 的结直肠癌腹膜转移患者中会出现表达上调，Harlaar，N.J. 等采用荧光染料 IRDye800CW 标记 bevacizumab（VEGF 单克隆抗体药物）进行了光学分子成像，引导结直肠癌腹膜转移患者的精准手术[43]。IRDye800CW-bevacizumab 的光学分子成像是安全可靠的，其不仅能够观察到医师通过视诊和触诊发现的病灶，还可检出其他被遗漏的肿瘤病灶。在分子成像过程中，共对 80 个区域进行了标记和分析，其中 29 个是无荧光信号的，51 个是有荧光信号的。对无荧光信号的位置进行病理验证发现这些部位都不是肿瘤病灶，而有荧光信号中的 27 个（53%）被证实是腺癌。该结果说明靶向光学分子成像在结直肠癌腹膜转移的精准切除中具有巨大应用价值及潜力，不仅仅表现在精准定位恶性病灶指导切除方面，还能够避免过度切除、降低患者手术损伤，进而提升患者预后。

（3）c-Met 靶向光学分子成像的肿瘤术中导航：c-Met 信号通路在多种类型的实体瘤中均存在异常表达或者突变，在多种肿瘤的发生及发展中发挥了重要的作用，是重要的肿瘤分子靶点。GE-137（AH112543）是一种用于光学分子成像的水溶性分子成像探针，由 26 个氨基酸环肽（AH111972）偶联荧光花菁染料 Cy5 而成，激发峰值在 653 nm，发射峰值在 675 nm。GE-137 对 c-Met 的胞外结构域具有较高的亲和力和特异性，并且结合时不影响下游信号转导，可用来评估 Met 在体内的表达情况以指导术中相关肿瘤的切除。研究者们先后在多项临床前及临床研究中证明了该靶向光学分子成像探针的潜在临床应用价值。Esfahani SA 等通过构建小鼠肝脏原发肿瘤和结肠癌转移肿瘤模型，静脉注射 GE-137 进行 NIRF 分子成像，研究发现与接受靶向和非靶向光学分子成像探针混合物的小鼠肿瘤模型相比，注射 GE-137 的小鼠肿瘤模型中平均荧光强度显著增加，肿瘤内的荧光信号强度显著高于肝组织，肿瘤和临近肝组织之间具有明显的边界[44]。相应的组织病理也证明：肿瘤中 c-Met 的表达水平与肿瘤对该靶向分子成像探针摄取之间存在相关性，明确其在光学术中导航方面的可应用性；Liu S 等发现 GE-137 可以通过网格蛋白介导的内吞作用在高表达 c-Met 的卵巢癌中发生特异性积累，进而实现在体亚毫米级别卵巢癌腹腔转移灶的检测[45]。另外，由于卵巢癌手术通常术程较长，而 GE-137 可以实现肿瘤内的长时间滞留，单次注射即可进行长达 8 h 的光学成像，更有利于长程复杂的外科手术，具有极大的临床转化潜力。随后，Burggraaf J 等利用 GE-137 开展了临床受试研究，受试者经静脉注射 GE-137 后，利用荧光结肠镜不仅可以看到所有在白光下可见的肿瘤息肉，还发现另外 9 个白光下不可见息肉（荧光可见）[46]。这项临床转化研究进一步证明基于 c-Met 靶向分子成像探针的术中光学分子成像导航是有效、精准、安全和可行的，荧光结肠镜检查结合靶向光学分子成像提高了结肠息肉术中可视化能力，帮助医师检测出常规检查手段所遗漏的病灶，证明了其在精准医学中的潜在应用价值（图 5-4）。

（4）叶酸受体靶向光学分子成像的肿瘤术中导航：叶酸受体（folate receptor，FR）家族有 4 个成员，其中 FR-α 和 FR-β 对叶酸具有高亲和力。80%～90% 肺腺癌表达的 FR-α 与血清中的叶酸结合比正常的肺上皮细胞多 10^3～10^4 倍，所以 FR-α 是肺腺癌患者中一个重要的分子靶点。Keating J.J. 等开展了一项关于肺腺癌患者 FR 靶向的术中分子成像研究。分子成像探针 EC17（$C_{42}H_{34}N_{10}Na_2O_{10}S$）由叶酸半抗原（维生素 B9）和 FITC 偶联构建，分子量为 917kDa，带负电，可靶向细胞表面的 FR-α，随后内化到细胞质中[47]。术前

☆　☆　☆　☆

2h 经外周静脉注射 EC17 后实施光学分子成像的术中导航，可直观精准可视化肿瘤边缘，且其安全性好，受试研究中未发现副作用。FR-α 也是卵巢上皮性肿瘤（epithelial ovarian cancer，EOC）的一个很有前途的诊疗靶点，其在 90%～95% 的 EOC 患者中表达增加。晚期卵巢癌预后很差，FR-α 靶向荧光分子成像有望改善卵巢癌分期及手术清除减瘤效率，显著提高患者的预后。术前注射 EC17 光学分子成像探针，可依靠光学分子影像判定 EOC 浸润和转移范围，实现卵巢癌的精准切除，且这种术中导航技术不会对常规手术产生干扰 [48]。光学成像技术与肿瘤靶向策略的结合改变了传统外科肿瘤成像的模式，为术中检测和量化肿瘤提供了新的策略。

　　（5）γ 谷氨酰转移酶靶向光学分子成像的肿瘤术中导航：Ueo H 等研发了一种智慧型的 γ 谷氨酰羟甲基罗丹明绿（γ-glutamyl hydroxymethyl rhodamine green，gGlu-HMRG）荧光分子成像探针 [49]。γ 谷氨酰转移酶（gamma glutamyl transferase，GGT）是一种在正常组织中不表达，而过表达于各种癌细胞胞膜上的酶，当 gGlu-HMRG 与 GGT 结合时会被 GGT 裂解产生绿色荧光，进而可以清晰地可视化肿瘤组织与正常组织边界，辅助外科医师确定肿瘤切缘，该技术已应用于乳腺外科手术中。研究发现，gGlu-HMRG 荧光分子成像探针在乳腺癌中的特异度（94%）和敏感度（92%）很高，其通过裂解发出的荧光物质很容易进行辨别，可对微小的病灶（< 1 mm）实现精准诊断。在其光学分子成像引导下的手术时间仅需要 5 min，方法快速、效果好且成本低，也为患者保乳手术的施行带来希望。

　　（6）PSMA 靶向光学分子成像的肿瘤术中导航：前列腺特异性膜抗原（prostate specific membrane antigen，PSMA）属于 Ⅱ 型跨膜糖蛋白，具有叶酸水解酶和 N- 乙酰 α-键酸性二肽酶（N-acetylated α-linked acidic dipeptidase，NAALADase）活性。有研究表明，PSMA 可在绝大多数原发性前列腺癌和 98% 前列腺癌淋巴结转移中高表达，表达量为生理表达量的 100 倍以上，且随 Gleason 分期升高而增加。作为一种前列腺特异性高表达的膜蛋白，PSMA 是靶向 NIRF 术中成像的理想分子靶点。前列腺癌肿瘤组织的精确检测和切除对于患者的治疗效果和生存获益至关重要。近年来，随着多种 PSMA 靶向分子成像探针的研发和应用，推动了 PSMA 靶向 NIRF 手术导航技术的飞速发展，许多大规模临床试验都正在实施，该技术处在临床应用转化的关键阶段。目前已申请进入临床试验的 PSMA 靶向 NIRF 荧光分子成像探针有 2 项。一项为 ProstaFluor，即 HuJ591-IRDye800CW，是由 Spectros 公司申请开展 Ⅰ 期、Ⅱ 期临床试验（NCT01173146）。另一项为临床试验（NCT02048150）为，PSMA 单克隆抗体 MDX1201 连接荧光染料 A488 引导下，用于腹腔镜 Ⅱ B/ Ⅲ / Ⅳ 期前列腺癌根治术的。尽管诊断放射性性药物对肿瘤病变进行了精准的术前定位，但肿瘤组织的完全手术切除仍然具有挑战性。因此，前列腺癌的手术干预存在肿瘤组织残留的风险，从而增加癌症复发的可能性。

　　如何精准分界恶性组织和健康组织在指导外科医师进行手术期间尤为重要。研究证实，双模态分子成像探针结合放射性核素和 NIRF 成像具有可以融合两种技术的优势。由于非靶向分子成像探针在肿瘤中呈非依赖性富集，不能对肿瘤组织和健康组织进行精确区分，所以非靶向分子成像探针在可视化残留肿瘤病变方面具有局限性。为了克服上述的局限性，靶向 PSMA 的双模式分子成像探针被开发出来。结合术前影像和术中指导的靶向双模态分子成像探针在指导肿瘤切除方面具有重要的临床意义，可在术中准确检测 PSMA 阳性肿瘤。Baranski，A.C. 等构建了 ^{68}Ga-PSMA-11-IRDye800CW 的 PET/NIRF 双模态探针。通过在荷瘤小鼠和健康猪的实验发现，该分子成像探针具有较高的结合亲和力和 PSMA 特异性的

☆☆☆☆

有效内化，在表达 PSMA 的组织中检测到了特定的荧光信号[50]。该研究表明，通过结合术前影像，该探针可用于提供 PSMA 特异性前列腺癌病变的术前、术中和术后检测并且能显著改善前列腺癌的治疗效果，具有很高的临床转化潜力。

(7) 整合素 $\alpha_v\beta_3$ 受体靶向光学分子成像的肿瘤术中导航：整合素（integrin）在多种肿瘤表面和新生血管内皮细胞中呈高表达，对肿瘤血管生成起着重要作用，其中 $\alpha_v\beta_3$ 的作用尤为重要，是一种新型的抗癌治疗靶点。Zeng C 等在介孔二氧化硅纳米粒子（mesoporous silica nanoparticle，MSN）表面修饰 ICG 与 RGD，合成制备了新型靶向型荧光分子成像探针 ICG/MSN-RGD[51]。研究发现，ICG/MSN-RGD 可以准确地描绘肝癌边缘，提供显著的肿瘤与正常组织信号比。肝癌微小病灶清除一直是肝癌手术面临的关键困难，传统术前成像和术中外科医师主观判断，都无法有效检测直径 < 2mm 的微小病灶；然而，术中荧光分子成像可能克服这一局限性，借助靶向荧光分子成像探针 ICG/MSN-RGD，医师能够检出直径为 1 mm 的微小肝癌转移灶，组织病理也验证了该技术的灵敏度和准确性。

(8) 胃泌素释放肽受体（GPRR）靶向光学分子成像的肿瘤术中导航：胃泌素释放肽（gastrin-releasing peptide，GRP）是一种在中枢神经系统（central nervous system，CNS）广泛存在的神经肽，在不同脑区参与不同的功能，它与胃泌素释放肽受体（GRP receptor，GPRP）有高亲和性。GRPR 是 GBM 一个重要的分子靶点，在 GBM 的发生发展中起着关键作用。蛙皮素（bombesin，BBN）是一种由 14 种氨基酸组成的多肽，作为 GRP 阳性肿瘤（乳腺癌、胰腺癌、肺癌和前列腺癌）的靶向配体已被广泛研究。Li D 等在既往 68Ga-BBN 研究的基础上，通过使用 NIRF 荧光团 IRDye800CW 对其进行偶联，构建了一种新型双模态 PET/NIRF 分子成像探针 68Ga-IRDye800CW-BBN 用于 GBM 的术中导航[52]。研究者们首先在小鼠 GBM 原位荷瘤鼠模型上开展了在体肿瘤光学成像和荧光引导下的手术切除，随后开展了临床前瞻性队列研究，对 GBM 患者实施术前 PET 评估和术中荧光分子成像引导下的手术切除。研究结果验证了该新型双模态 PET/NIRF 分子成像技术的可行性，其借助一种分子成像探针实现了术前和术中的靶向分子成像，能够很好对 GBM 进行可视化和最大限度肿瘤安全切除。

(9) 人源生长抑素 II 受体（SSTR2）靶向光学分子成像的肿瘤术中导：生长抑素通过与细胞膜上的生长抑素受体（somatostatin receptor，SSTR）相互作用，参与调节许多负性生理功能，在人体中广泛分布，共包括 5 种亚型。其中，2 型受体（somatostatin receptor 2，SSTR2）被认为与肿瘤密切相关。SSTR2 在体内分布广泛，在多种神经内分泌肿瘤（neuroendocrine tumor，NET）中也具有高表达。在体内，SSTR2 参与多种激素的分泌调节，抑制细胞增殖，促进细胞凋亡，是治疗 NET 的重要靶点。临床上可用于帮助外科医师识别隐匿性病变的术中成像工具是有限的，并且这是 NET 患者疾病复发率高的原因之一。Hernandez Vargas，S 等设计了 SPECT/PET/ 近红外多模态分子成像探针 67Ga/68Ga -MMC (IR800) TOC 作为荧光引导手术（fluorescence-guided surgery，FGS）分子探针[53]。使用放射性标记的生长抑素类似物作为模型，证明了荧光生长抑素类似物选择性靶向过表达 SSTR2 肿瘤的能力，并证明了荧光引导手术（FGS）的实用性。他们通过将分子探针进行体内研究，以确定 SSTR2 表达组织的药代动力学曲线、最佳成像时间点和特异性。结果发现 67Ga/68Ga 直接标记提供了定量的生物分布分析，与 NIRF 分子成像数据一致。来自胰腺神经内分泌肿瘤（pancreatic neuroendocrine tumors，PNET）患者的外科生物标本也显示了受体特异性的药物结合，可以清楚地描绘出与病理结果相匹配的肿瘤边界。他们证明了以

SSTR2 为靶点的 FGS 分子探针可用于高度特异性的肿瘤靶向，^{67}Ga/^{68}Ga-MMC（IR800-TOC 在体内应用的重要前景。他们的方法可以结合 SSTR2 靶向分子探针（^{68}Ga-DOTA-TOC 和 ^{68}Ga-DOTA-TATE）来识别 FGS 候选患者，从而改善 NETs 患者的外科治疗。

（二）前哨淋巴结（SLN）定位

在外科手术当中，除了需要对肿瘤进行定位及边界区分外，对 SLN 的检测也具有重大的临床意义，快速而又精准地检出 SLN 是外科医师共同的目标。

从解剖学角度上进行定义，SLN 是指收集某器官组织淋巴液的第一站淋巴结；从临床角度上进行定义，SLN 是指某器官的某一具体部位的原发肿瘤淋巴引流发生转移所必经的第一站淋巴结。理论上若 SLN 无转移，即可以极大地减少手术所需要的时间，同样的，也降低了并发症所带来的手术风险。目前，临床上常规 SLN 检出方法包括单独或联合应用核素示踪法及 MB 示踪法等。MB 的优点是使用简单方便、安全、便宜，但是这种方法会对手术视野产生干扰，同时检出的阳性率较低，并且在一定程度上会造成组织损坏，影响患者美观。同样的，放射性核素标记方法操作过程复杂，并且由于放射性的缘故，需要核医学科医师进行配合，在大部分医院无法进行开展。相比之下，ICG、5-ALA 及其他荧光染料的使用逐渐受到外科医师的重视。

目前，利用荧光染料引导 SLN 成像已经广泛应用于头颈部肿瘤、乳腺癌、胃癌、直肠癌及前列腺癌当中。充分利用不同荧光染料可提高对 SLN 的检出效能。在乳腺癌患者中，联合应用 ICG 与 MB 的检出率优于单独使用 ICG 或 MB[54]。Samorani 等在 301 例乳腺癌患者分别应用 ICG 与放射性核素锝 -99m（^{99m}Tc）检测 SLN，在总检出的 589 枚淋巴结中，使用 ICG 进行 NIRF 成像的检出率高达 99%，而核素显像的检出率仅为 77%；进行组织病理学诊断的 70 余枚转移淋巴结都未能被放射性核素显像所识别，而 NIRF 检出率为 21%，认为 NIRF 分子成像有望成为 ^{99m}Tc 核素显像的替代方法[55]。Chi C 等研发了一种通过 ICG 检测 SLN 的新型手术导航系统。该系统包括两个 CCD 相机，通过两个不同的波段同步实时捕获彩色和荧光视频图像。在手术过程中，外科医师只需跟随荧光的位置实施手术[26]。此外，该系统在手术过程中能自动保存数据，使得外科医师能够根据图像识别算法轻松地找到配准点。在临床前研究的基础上，招募了 22 名乳腺癌患者进行临床评估，SLN 检出率为 100%。以上结果表明，该手术导航系统在技术上是可行的（图 5-5）。Emile SH 等通过回顾性分析 248 例大肠癌患者在内的 12 项研究，ICG 检查肿瘤病灶的敏感度和特异度分别为 71% 和 84.6%，具有巨大临床应用价值[56]。Kinami S 等提出在早期胃癌患者手术中应用 ICG 进行 NIRF 成像识别 SLN，发现其灵敏度、特异度及准确性分别高达 90.1%、100% 和 98.6%。另外，也有研究表明，可以利用荧光染料对头颈部或者妇科肿瘤的 SLN 进行检出[57]。同时有研究表明，构建的巨噬细胞特异性靶向荧光分子成像探针可实现转移淋巴结的术中实时评估。上述研究表明，在光学分子影像技术术中导航的辅助下，术者可实现有效的 SLN 检出，具有重大的临床意义。

多模态融合成像（integration of multi-mode imaging）更有利于 SLN 的精准识别。van der Vorst 等指出，利用 ICG-^{99m}Tc 双模态分子成像探针不仅可以使用 PET 在术前对 SLN 进行定位，同时，手术过程中可以随时观察 SLN 的变化情况。另外，通过使用荧光素钠，可以实现术中对淋巴管更加清晰的实时成像。ICG-^{99m}Tc 双模态分子成像探针提高了对 SLN 检出的准确性，表明了新兴发展的多模态分子成像探针在术中导航中具有较好的发展空间[58]。鉴于上述情况，一些成像方式本身具有辐射问题，所以多模态分子成像探针的研发

☆☆☆☆

应以无辐射的成像方式为主。例如，术前使用 MRI 对肿瘤整体评估、术中使用荧光分子成像的导航系统的多模态分子成像探针，二者的结合使用可以指导手术更加顺利、安全地进行。

（三）正常组织的保护

在常规手术当中，保护正常的组织器官免收医源性损伤极为重要。虽然在手术当中，胆道和输尿管的损伤并不常见，但一旦出现这种情况，就会造成严重的手术并发症。利用 ICG 进行术中光学分子成像，能实时显示重要的重要解剖结构，如胆道系统和输尿管等。与术中经胆囊管胆道造影（intraoperative cholangiography，IOC）相比，使用 ICG 进行近红外荧光胆道造影（fluorescence cholangiography，FC）不仅能准确识别重要的组织结构，重要的是，还可以更加安全的并且实时的，对胆道系统进行系统性的成像，极大地避免了重要组织结构的损伤。研究指出，在 FC 的辅助下进行胆囊腺癌根治术，所有患者的肿瘤切缘均达到了最大程度的切除，并且无并发症的发生，FC 表现出巨大的临床转化潜力[59]。

神经外科手术当中，保护正常的神经组织免受损伤具有重大的临床意义，因为一旦患者出现一定程度的神经损伤，便会导致患者出现相应的支配功能的丧失，例如：肢体麻木、声音嘶哑、小便失禁、呼吸困难等一系列并发症。术中未充盈的血管和结缔组织颜色与神经组织相近，容易造成术者判断失误，使识别细小神经组织的难度加大。目前，神经组织可以通过神经监测仪在临床上进行区分，但存在着设备昂贵、流程复杂以及需要多个团队密切协作等问题，使其临床应用受到很大限制。并且由于光学分子影像技术的独特优势，也起到了神经成像的作用。目前我国相关研究临床进行报道仅限于 ICG 这一种荧光染料。例如，在乳突切除当中，外科医师向患者面神经注射 ICG 1 min 后即可显影，可借助荧光成像精准地寻找到神经的位置所在，避免了医师主观的判断，从而降低神经损伤所带来的并发症[60]。在对胸腔交感神经保护的探究中，临床上也有类似的研究。在术前 24h 对患者静脉注射 ICG 后，胸腔镜手术中可观察到胸腔交感神经的显影，该技术可以清晰、方便、直观地对神经组织进行显像，而不是像以往一样，利用肋骨等解剖标志来判断胸腔神经节的位置所在。神经束膜中的血流量可能会影响 ICG 的成像效果，如何严格控制 ICG 的给药剂量和荧光成像时间等可控因素对手术效果至关重要，因为束膜的血流量是不可控的。

（四）临床应用的局限性

在具体的临床应用过程中，由于 ICG 属非靶向分子成像探针，EPR 效应的初期阶段特异性较低，其累积不局限于肿瘤组织，还可积聚在炎症组织及创伤区域，因而会导致一些假阳性结果的发生。而目前临床批准的靶向分子成像探针仍然缺乏，从而导致在术中导航、实时引导肿瘤光学成像的精确性方面尚有待提高。除此之外，NIRF 在活体组织中会因为吸收和散射而减弱。因此探测深度有限，对于位置较深的肿瘤，难以对其进行成像。另外，术中导航仅能获得定性信息，具有较大的主观性，荧光信号的可靠定量还需相应设备进一步校正后获得，且荧光信号实时定量等相关技术的研究目前也仍处于初级阶段。目前大多数光学分子成像术中导航的应用都是小样本、单中心的临床试验，应进一步展开一系列双盲、随机、多中心的临床试验，以期更准确地评估和验证其临床转化潜力。

综上，光学分子影像手术导航技术作为一种新兴的技术方法，为精准手术的实施提供了强大的支持。其已在临床上展开一系列的尝试性研究，并取得了一些突破性成果，虽然仍有很多问题亟待解决：例如，研发新型荧光成像设备及对现有的成像系统进行改良；提高光学分子成像探针的肿瘤靶向性、成像敏感性及生物安全性；加速基础研究向临床应用的转化，让更多的患者受益等等。但相信随着分子影像学及多学科交叉领域的发展，研究的不断深入和完善，光学分子影像术中导航技术将会被广泛应用于临床医学之中，以期解决临床中所面临的诸多问题。

第二节　MR 成像术中导航技术

一、MR 成像术中导航概述

近年来，随着 MRI 技术的迅猛发展，梯度系统性能和磁场均匀性均得到大幅度提升。此外，MR 还具有可多参数成像、无电离辐射及软组织分辨率高等优势，可以实现高分辨率解剖图像的采集，已成为多种疾病术前诊断、术中定位、术后评估的重要影像学检查手段。外科手术的快速发展越来越依赖于术中导航指导手术精确、安全的进行。尽管可以在手术当天进行 MRI 扫描，但是上述图像信息仍不能为术者提供实时的图像，鉴于一些手术对术中实时图像信息的迫切需求，术中磁共振（intraoperative MRI，iMRI）的理念于 20 世纪 90 年代被提出[61]，并逐渐发展起来。目前 iMRI 成像系统的磁场强度为 0.12 ~ 3.0 T，并且能在 3D 视图下引导手术的顺利进行。iMRI 成像可以允许患者以多种姿势（横向、仰卧等）进行检查，尽管患者在术中可能会出现异动，iMRI 仍能够精确定位并指导手术正常进行。为了能够在手术过程中使用 MRI 进行定位导航，既需要保证手术室设备的 MRI 兼容性，又需要对人员进行相关安全培训。高场系统（> 1.0 T）需要相对更高的投入（如手术室的屏蔽等），低场系统（< 0.3 T）相对投入较少，不需要对手术室进行格外改造，可集成到现有的手术室中，与已有的手术室设备和手术器械结合，适合于安装在各种类型的手术床上。然而，低场系统虽然对应用环境要求不高，但其也有局限性，即磁场强度越低，图像质量越低，图像获取时间越长。尽管存在一些应用的限制，iMRI 在神经外科领域仍不可或缺，其可以辅助临床医师尽可能安全和精准的最大程度切除肿瘤[62]。

二、MR 成像术中导航的临床应用

目前 iMRI 主要应用于神经外科领域。iMRI 在手术期间可以提供实时图像并对导航系统上的信息进行更新，以纠正由于脑移位而导致的解剖位置变化[63]。Senft 等对使用 iMRI 导航的胶质瘤手术患者的疗效进行随机对照研究，与常规显微镜下手术作为对照，结果表明使用 iMRI 组总切除率为 96%，对照组为 68%[64]。另外一些研究也证明了 iMRI 的应用潜力，切除肿瘤 30% ~ 60% 后再应用 iMRI 术中导航，可以减少肿瘤病灶的残留[65]。iMRI 可以在术中实时提供病灶的矢状位、冠状位及轴位的影像学信息，一旦当出现病变范围小、位置深或者病变位于颅底且边界难以确定等问题时，上述影像学信息可以辅助术者及时更改手术计划，指导手术安全顺利地进行。通过影像融合和重建，提供更加全面丰富的解剖信息，帮助制订并优化手术方案，避免损伤正常功能区域。

神经导航（neuronavigation，NN）系统是微创神经外科的重要组成部分，将导航的概念和原理应用于神经外科手术中，凭借电脑图像处理和手术器械追踪定位技术辅助外科医师优化手术入路、精确操作范围。NN 系统定位和实时引导为微创神经外科手术提供了可靠的技术支持，使外科手术定位准确并最大限度切除病变的同时避免了脑组织的损伤，目前已广泛应用于脑血管病、脑肿瘤、脑组织活检、脑内异物取出、脊髓或脊柱病变等手术。

☆☆☆☆

NN 系统具体使用方法是：术前一天，将 6～9 枚定位标记分散贴放在脑部不宜移动的部位，将医学图像资料倒入导航工作站对头皮、病变、血管及脑室等结构进行 3D 建模。开颅前，患者全麻后使头部与参考环位置相对固定，连接探针并在参考环注册点按标记顺序逐一注册定位标记。随后工作站自动计算定位误差。实时导航下用探针在患者头部描出病灶投影，提供关于肿瘤范围及其与邻近结构关系的解剖学信息和数据[66]，从而达到辅助外科医师准确制定手术计划、设计最加手术入路方式的目的，极大提高了手术的准确性和安全性[67]。研究表明颅内病变的切除程度与患者的预后密切相关，最大程度切除肿瘤病灶的前提是，尽可能的保护患者的神经功能。当肿瘤病灶位于颅脑的重要功能区位置时，过度切除肿瘤病灶会引起患者的神经功能障碍，严重影响其的生存质量[68]。

NN 系统还具备解剖影像和功能影像的影像学信息进行融合的能力。具体是指，通过将肿瘤病灶的信息以及与颅脑功能区重要的影像学信息提供给术者，使得肿瘤病灶与周围的组织结构"可视化"，辅助术者指定最适合的手术方案，评估手术风险。例如，皮质下结构在大脑功能中起着关键作用，感觉知觉、记忆、情绪和意识等大脑活动都与皮质下结构有关。其中，皮质脊髓束是人类脊髓中最大的下行神经纤维束，可以支配骨骼肌的随意运动，它与前角神经元一起组成随意运动的传导通路，在肿瘤切除期间导致其意外损伤，患者可能会出现运动障碍、肢体瘫痪等问题[69]。MR 解剖影像、功能影像-血氧水平依赖性脑功能成像（blood oxygen level dependent，BOLD-fMRI）和弥散张量成像（diffusion tensor imaging，DTI）等 MR 脑功能数据在术前被导入 NN 导航工作站，为术者提供了患者重要的皮质和皮质下功能信息的无创性影像，帮助术者对大脑功能区域进行识别和定位，如语言和运动功能等区域[70]。因此，NN 系统与解剖和功能影像的融合，如发现病变处于重要的功能区或者与重要的功能区毗邻时，要严格控制手术的切除范围；当肿瘤病灶与功能区距离较远时，则提示术者可以最大化的切除肿瘤病灶（图 5-6）。但是，术中使用 NN 系统存在一定局限性，当出现：脑脊液丧失、骨瓣的移动、脑组织受到牵拉、术中过度换气及脑组织塌陷等问题时，会导致肿瘤病灶及正常的组织发生移位，一定程度上就会导致误差的发生，使手术的安全性及准确度无法得以保证。利用 iMRI 进行术中导航一方面可以获得整个脑组织的影像学信息，另一方面，通过 DTI 等功能成像，获得了相关功能结构导航影像数据的实时更新[71]，在神经外科领域取得了令人满意的效果。

第三节　超声成像术中导航技术

一、超声成像术中导航概述

US 属于术中导航应用较早且最为广泛的成像技术。术前 US 会受皮肤、皮下组织、肌肉、肋骨及肠道气体的干扰，使声波衰减并发生散射，影响成像质量。而术中超声（intraoperative ultrasound，IOUS）技术，则极大程度地降低了上述的干扰，为术者提供了一种简单、经济、快速的定位肿瘤和残余病灶的方法。IOUS 与其他技术相比有许多突出优势，如成本低、实时成像、成像速度快及便携性好等。IOUS 可以在大多数患者中实现肿瘤的完整切除导航及提高肿瘤切除等级，从而改善预后。更为重要的是，IOUS 可以重复进行，且对人体无辐射危害。下面将详细介绍其应用。

二、超声成像术中导航的临床应用

（一）肝癌

我国是肝癌大国，世界卫生组织（World Health Organization，WHO）统计数据显示世界 55% 的肝癌患者是中国人[73]，故大力发展肝胆外科技术具有划时代的意义。当前，中国肝胆外科领域正在"精准医疗"的指引下逐步，迈入"精准肝切除"的时代，其宗旨在于最大限度地减少组织损伤和出血，彻底切除靶向病灶，并确保剩余的肝脏功能运转正常。现代医学理论和技术中如生理学、解剖学、外科学和数字医学等与肝脏外科系统的结合，便可使"精确肝切除"成为可能。当前迅猛发展的医学影像学技术更可有力推动"精准肝切除"。作为精准肝切除的初步探索，肝脏表面解剖标志联合 IOUS 可用于肝脏肿瘤术中导航。具体是指以肝表面解剖结构为标志，结合 IOUS 追踪到的肝静脉、门静脉分支的情况，找出病灶位置，确定需切除的肝段的范围；用电刀在肝表面划出需切除的肝段界线，用超声吸引刀暂时阻断入肝和出肝血流，切断肝质；结扎肝内显露的相关肝段血管、胆管，并沿界线切除肝段。这符合 Couinaud 8 段分段法，即以胆囊窝、镰状韧带、肝圆韧带、下腔静脉等肝表面解剖标志划分肝段的方法。但肝内管道系统变异较多，仅 42.62% 人符合 8 段型者，因此 Couinaud 8 段分段法并不适用于所有个体。故 IOUS 所获取的信息与表面解剖标志结合的方式不能得到满足术中精确导航的要求，无法提供给外科医师以明确的位置重要指示，仍需要外科医师个人能够根据工作经验数据进行分析处理。于是为充分显示肝血管分支分段，日本学者 Makuuchi 等提出 IOUS 引导下门静脉穿刺注射显色剂，也就是超声造影引导下的门静脉穿刺注射显色技术[74]。此法最接近病人实际肝脏的解剖分段法，因其能反映不同患者自身的特异性，与 IOUS 标志点分段法明显不同。

此外，超声造影引导下的门静脉穿刺注射显色技术能显出整个肝脏断面边界，实现完整切除肝脏断面，传统染色技术只能可视化肝脏表层断面边界、无法确认全肝断面的局限。虽然超声造影引导下的门静脉穿刺注射显色技术降低肝门阻断率和肿瘤的复发率，并可一起切除可能存在的微小病灶，但由于会受到造影剂显影时间的限制，所以节段性染色持续时间很难覆盖整个肝胆外科手术过程[75]。

随着微创手术的不断发展，超过 75% 的肝脏手术的比例为腹腔镜肝切除术，腹腔镜超声（laparoscopic ultrasonography，LUS）在肝脏手术中的应用目前已较为广泛，发挥着越来越重要的作用。LUS 是近年来发展的 US 检查和腹腔镜外科相结合的新技术，属于 IOUS 中的一种。LUS 能够精确定肿瘤位置并实时显示肝实质离断的方向和深度，有效加强了安全性，同时通过查找微小肝脏肿瘤及难以发展的卫星病灶，可进一步明确肝内血管的走行，降低术中血管的发生意外损伤的概率。相对于常规 IOUS，LUS 可通过减少气体和腹壁干扰，直接扫描肝脏表面，可获取更为准确的结果[76]。LUS 可运用患者术前 CT 和 MRI 结果，帮助术者及时调整肝实质切缘，保护重要的管道结构不受损伤，同时保证切缘阴性。特别是在恶性肿瘤根治术中，应始终坚持"No-touch 原则"，即为最大程度避免气腹条件下肿瘤细胞的播散和种植转移，需在术中要及时调整手术切面。LUS 不仅能高效率检出肝脏肿瘤，还可在术前影像学检查中复检遗漏的病灶，为术者准确地提供病灶信息，更加科学合理地指导手术进行。LUS 在与肝硬化荧光导航假阳性率高的问题相比，有效避免了肝硬化结节的干扰，术中可降低肿瘤检查的假阳性率，并可用于指导切除肝脏深处的肿瘤。

☆☆☆☆

（二）颅内动脉瘤

颅内动脉瘤性蛛网膜下腔出血（subarachnoid hemorrhage，SAH）死残率可高达80%，术后的病死率也仍可高达14%。因此，降低此类疾病死亡率和致残率的关键在于手术中及时发现和正确处理突发状况。但大型仪器技术设备管理在围手术期受条件限制，往往发挥不了作用，又仅能一次性提供影像研究方面的资料，无法克服动态的血流动力学所带来的困难，极易增加颅内动脉瘤的手术患者治疗风险。此外，放置动脉瘤夹缝的位置在开颅动脉瘤夹缝手术中十分重要，既要保证动脉瘤颈部的完全夹缝，防止动脉瘤复发或再次出血，又要保证肿瘤内的动脉和邻近的穿支血管的通畅，避免脑梗死在手术后发生。因此，近年来为了手术早期及时发现由于误夹或者夹闭不全造成的并发症，术中微血管多普勒超声（intraoperative microvascular Doppler ultrasonography，IMD）逐渐应用于临床，是一种能够在术中实时监测动脉瘤夹闭后闭塞程度、载瘤动脉及其分支的血流动力学改变的微创性检查方法，一种快速、安全、有效、廉价的术中检查方法。通过IMD技术，动脉瘤夹闭患者的预后可以得到明显改善。Firsching等通过对比研究中发现，相比于未使用IMD，使用IMD后得以优化，患者的预后得到有效改善，故该技术应作为开颅动脉瘤夹闭的常规方法[77]。

大量的临床实践证明，采用IMD监测在颅内动脉瘤夹闭手术前及手术后，具有以下优点：① IMD便于术者对动脉瘤周围显微解剖关系的探查，因其可分别探测动脉瘤包囊、载瘤动脉及穿支血管的血流速度，为夹闭动脉瘤，避免误夹、不充分的夹闭提供了客观依据；② IMD有利于术者及时调整动脉瘤夹紧部位，避免术后并发症的发生，因其可通过血流动力学的改变，检查已闭合的动脉瘤及其周围血管，及时发现误夹、夹闭不够充分等问题；③ IMD可用于较大、较复杂的动脉瘤的反复探检，帮助术者调整夹闭位置，尤其是需要进行血管重建的复杂动脉瘤手术[78]；④ IMD相对于其他术式中的导航手段，节省时间，经济有效，不受麻醉等条件的影响；⑤手术过程中IMD可以帮助术者及时发现并解决问题，降低死亡率和致残率，改善动脉瘤患者预后。

（三）胶质瘤

脑胶质瘤手术的主要目的是在最大程度保护正常脑组织的同时，尽可能地切除肿瘤组织，降低肿瘤的复发率。IOUS具有低成本、操作简便、实时获得术中图像及无电离辐射等优点。目前IOUS在胶质瘤手术中主要应用于：①术中导航定位；②评估肿瘤切除范围；③检测脑组织移位等情况。在脑胶质瘤手术当中，IOUS主要优点如下：①可实时精确显示病灶维度和位置；②可避开皮质系统功能区和深部重要经济结构，选择离大脑皮质最近最佳手术入路，减少脑组织细胞损伤；③具有信息实时定位及引导肿瘤切除的作用，即通过研究确定病灶的维度和位置，可以实现实时数据显示因脑脊液排放、病变切除后脑组织塌陷等引起的脑移位；④通过动态监控肿瘤相关内部及周边血管血流的，可有力保护术中重要影响血管；⑤对术中病灶切除程度实时监测，定位残余胶质瘤，有效提升瘤周水肿与肿瘤组织在显微镜下辨别度。

（四）临床应用的局限性

与iMRI相比，IOUS提供了一种更为通用、经济、高效的术中成像方法，然而IOUS目前仍没有得到广泛的应用，主要问题是传统US成像效果差，缺乏相应的解剖标志而导致的残余肿瘤寻找困难，肿瘤位置较深且较小时难以获得图像，伪影通常与残留肿瘤很难区分，以及缺乏统一的诊断标准等。目前新型小巧US探头可以提高图像的分辨率，同时

☆　☆　☆　☆

将更小的专用术中探头置入瘤腔，还可以近距离观察可疑区域，从而减少伪影的影响。新型 US 耦合剂的研发和应用也在减少手术引起 US 伪影方面做出了重要贡献。相信随着新型科技技术在 IOUS 中的不断发展和应用，上述困难终将被克服。

第四节　多模态分子成像技术

世界上第一个使用多模态图像引导的手术操作，是在波士顿的列根和妇女医院开展的，其为放射科医师、外科医师和肿瘤学家在手术干预之前、期间和之后作为一个团队工作，提供了多学科协作的平台。肿瘤手术的目标是最大程度地切除肿瘤组织，减少术后复发，提高患者生存率。为了定位肿瘤病变、明确肿瘤边缘、可视化手术创口中的残余病变及识别潜在淋巴结转移，多种成像技术被不断发展并进行尝试性应用。靶向型分子成像探针的研发及多种分子成像技术的应用，同时提供了解剖图像及分子信息进行术中导航，是引导手术治疗的新方法，具有极大的临床应用前景。考虑到不同成像技术的固有局限性，多模态分子成像方式联合应用引导手术似乎是最佳选择。

一、MRI 和 NIRF 双模态分子成像

迄今为止，还没有一种单一的成像方式能够同时为临床医师提供治疗过程中所需的全部术前结构信息和术中局部功能信息。NIRF 成像由于其独特的灵敏度和实时性，经常被用于各种肿瘤术中导航。MRI 由于其高空间分辨率、广泛适用性、无辐射和无穿透性限制，可以为 NIRF 成像提供有效的补充。从合成技术角度来看，该双模态分子成像探针的合成是可行的。因此，MRI/NIRF 双模态分子成像探针的研发有望将这两种分子成像技术的优势结合起来。使用高度敏感的 MRI 纳米颗粒对于产生足够的 MRI 信号至关重要，同时用 Cy5 和钆对涂有可激活的细胞穿透肽（activatable cell-penetrating peptides，ACPP）的树枝状纳米颗粒进行标记，PLGLAG 作为连接子暴露于基质金属蛋白酶（matrix metalloproteinase，MMP），MMP-2 和 MMP-9 被切断[79]，导致探针被激活释放到肿瘤中，分别可以通过 MRI 和 NIRF 进行检测。这种智能的双模态分子成像探针显示出低背景噪声和高肿瘤 SBR，使其能够用于 MRI 引导的临床筛查、术前计划、术中荧光引导手术和术后切除完整性评估。另一种 MRI/NIRF 分子成像探针是通过将人类表皮生长因子受体 2（human epidermal growth factor receptor 2，HER2）亲和体与 NIRF-830 和超顺磁性氧化铁纳米颗粒（superparamagnetic iron oxide nanoparticles，SPION）结合来制备的，构成分子成像探针 NIRF-830-$Z_{HER2;342}$-IONP，在小鼠腹膜腔中显示出对原发性和播散性卵巢肿瘤的选择性摄取，表明其在术中成像的能力[80]。

二、PET 和 NIRF 双模态分子成像

放射性核素成像是目前临床分子成像的"金标准"，借助其优势联合 FI 在术中导航中发挥了一定作用。放射性核素具有高灵敏度且无穿透深度的限制，为 NIRF 成像提供了有效的支持和补充。目前大多数混合放射性核素成像和 NIRF 成像都是通过研发双标记的 NIRF/PET 分子成像探针来实现的。例如 ICG-^{99m}Tc- 纳米胶体，使 NIRF/PET 双模态分子成像临床转化成为可能，该分子成像探针于 2009 年首次应用于临床。目前基于 ICG-^{99m}Tc-纳米胶体的 PET 和 FI 双模态成像技术已经广泛应用于欧洲各地及南美，应用于超过 800

☆ ☆ ☆ ☆ ☆

名不同的癌症患者（如黑色素瘤、外阴癌、乳腺癌、前列腺癌和阴茎癌[81]）的手术导航之中（开放性手术或腹腔镜下）。随着技术的不断革新，越来越多的 NIRF/PET 双模态分子成像探针被研发。例如使用放射性核素铜 -64（^{64}Cu）和 NIRF 染料 IRDye 800CW 对曲妥珠单抗（trastuzumab）进行双标记的分子成像探针（^{64}Cu-DOTA）n- 曲妥珠单抗 -（IRDye800）m，实现了 PET 及 OI 同时检测乳腺癌小鼠的转移灶，表明该双标记分子成像探针可在 HER2 阳性乳腺癌的术前分期和术中切除中发挥潜在作用[82]。

综上，放射性核素成像和 FI 的结合综合了二者之间的长处，将术前分子诊断筛查与术中引导形成了统一的整体。放射性核素使成像具有高灵敏度，没有任何深度穿透的限制，这为 FI 成像提供了有效的支持和补充。

三、PAI 和 US 双模态分子成像

OI 技术在肿瘤分子影像领域展现出极为突出的优势，包括 FI、拉曼光谱学（raman spectra）、荧光分子断层成像（fluorescence molecular tomography，FMT）和 PAI 等，已广泛应用于临床肿瘤术中导航之中。当然，这些 OI 技术也具有各自优点和局限，例如，FI 和拉曼光谱的穿透深度有限，而 PAI 的成像视野有限等。然而，PAI 可以与 US 相结合，不需要添加任何额外的仪器，其光声信号的接收器可以作为超声波成像的发射器。该组合的一个具有代表性应用就是指导 SLN 活检。在使用非特异性荧光染料 MB 后，PAI 可对 MB 在 SLN 中的积累进行 3D 可视化，而共配准的 US 图像描绘了 SLN 相对于周围解剖结构的位置。注射 MB 20 min 后，来自 SLN 区域的光声信号比注射前图像中的基线信号增加了近 33 倍，PAI 证实了 SLN 中 MB 的积累。3D PAI 图像显示了 MB 在淋巴管的动态积累的过程。除了检测 SLN 外，其还可用于引导手术室内活检针的使用。这些结果提升了人们对 PAI 和 US 在临床上对肿瘤患者 SLN 进行准确、无创分期的信心。

四、三模态 MRI、PAI 和拉曼成像

能否完整切除脑部肿瘤是影响患者预后的关键，因为胶质瘤的生长具有边界模糊、不规则以及容易侵入到重要神经组织结构等特点，在一定程度上为胶质瘤的完全切除带来了一定的困难。目前已经探索了许多医学影像学方法用于可视化肿瘤的边缘，例如，术前使用 MRI 确定肿瘤的轮廓，但是由于脑移位等原因会导致术前 MRI 所描述的肿瘤边界与手术期间实际的肿瘤边界存在不一致的问题。iMRI 通常需要使用钆对比剂，但由于其血液半衰期短，需要进行高剂量及重复注射，在一定程度上会导致假阳性结果出现。同时术中 OI 由于有限的分辨率和穿透深度也限制了对脑肿瘤边缘的精确定位，而 PAI 在很大程度上克服了 OI 的穿透深度和分辨率限制。另外，拉曼成像是一种有临床应用前景的 OI 技术，其可以通过表面增强拉曼散射效应（surface-enhanced Raman scattering，SERS）提高成像效果。SERS 光谱具有其独特特征，允许对多种 SERS 造影剂进行高度特异性和灵敏检测。MPR 是一种新型的三模态纳米分子成像探针[83]，其内含反式 -1，2- 二（4- 吡啶基）乙烯（BPE），是目前最常见的用于研发制备 SERS 纳米分子成像探针的有机分子，BPE 具有适宜的信号增强和光谱特征。MPR 具体的合成方案是：由 BPE 包裹 60 nm 的金核，并由 30 nm 的二氧化硅涂层 - 巯丙基三甲氧基硅烷（mercaptopropyl trimethoxysilane，MPTMS）对拉曼活性层结构进行进一步保护。使用马来酰亚胺 -DOTA-Gd^{3+} 对二氧化硅涂层表面进一步官能化，通过与其上的硫醇基团（-SH）结合的方式，最终构成 MPR 纳米分子成像探

☆ ☆ ☆ ☆

针。由于 MPR 纳米分子成像探针可以在肿瘤中长期保留，因而单次注射即可完成术前检查及术中指导。术前注射 MPR 纳米分子成像探针进行 MR 成像以便完成手术计划的制订；术中借助 PAI 具有较高分辨率以及较深软组织穿透能力的优势指导肿瘤大部切除；拉曼成像具有较高的灵敏度和空间分辨率可以辅助切除残余的肿瘤病灶。Kircher MF 等将 MPR 纳米分子成像探针在小鼠原位 GBM 模型中进行了验证，分别在注射前和注射后 2 h、3 h 和 4h 对每只鼠进行连续 MR 成像、PAI、拉曼成像。PAI 和拉曼图像与 MR 图像共同配准，显示出三种模式之间可以进行良好的共定位[83]。经鼠尾静脉递送 MPR 后，MRI、PAI 及拉曼信号都显著增加，MRI 的对比噪声比（contrast to noise ratio，CNR）从 2.2 ± 0.3 增加到 14.0 ± 1.9（$P=0.001$），光声信号增加了 75%，从（0.57 ± 0.02）AU 增加到（1.0 ± 0.08）AU（$P=0.001$）。拉曼系统在注射前没有检测到任何信号，注射后检测到（1.0 ± 0.09）AU 强烈信号（$P=0.012$）。为了进一步验证 MPR 精确定位肿瘤所在位置及精准揭示侵袭性肿瘤边缘的能力，该团队使用了 GBM 原位荷瘤鼠模型进行验证，结果发现肿瘤呈指套状蔓延浸润生长到周围正常脑组织中，肉眼无法分辨，而 SERS 成像能够借助 MPR 信号对这些区域进行精准区分，并指导肿瘤手术切除。借助 MPR 纳米分子成像探针在肿瘤内的 EPR 效应，其可以广泛用于多种类型肿瘤，例如肺癌、黑色素瘤、肾癌、肝癌的分子成像及术中导航之中。此外，MPR 还可作为有效的多功能纳米载体用于药物递送或光热治疗。当然，MPR 纳米分子成像探针临床转化的前提是需要配备内镜、PAI 和拉曼成像设备，如果能将上述设备集成到一个手持式探头当中，则将便于术中实时成像。

综上，为了成功地治愈实体肿瘤患者，早期检测肿瘤、准确分期和完全切除肿瘤都是临床至关重要环节。虽然 MRI、CT 和 PET 不受穿透深度的限制可以进行全身成像，但在术中进行实时成像也是具有挑战性的；NIRF 和拉曼光谱能够实现实时成像，但它们的穿透深度有限，不能提供肿瘤体积或深度信息。因此，研发在不同阶段发挥各自特征和优势的多模态术中成像方法，获得肿瘤位置、范围、解剖形态、新陈代谢功能及关键分子靶点等综合信息，可能是一种潜在的解决方案。分子成像技术极有可能在与癌症管理的各个阶段发挥关键作用，特别是在多模态术中导航技术研发及应用当中，并且在该领域中我们已经欣喜地看到已有许多有价值的研究和成果被报道。

第五节　其　　他

一、新兴技术在术中导航中的应用

人工智能（artificial intelligence，AI）是一门集新思想、新观念、新理论、新技术于一体的新兴综合性交叉学科，主要在神经心理学、哲学、语言学、计算机科学、控制论、信息论等学科基础上进行发展。在医疗方面，AI 在医疗细分领域获得越来越多的关注并应用到实践中，如医疗影像、智能设备、基因组学、疾病诊断与预测、新药研发、病例或文献分析、健康管理、医院管理、虚拟助手等。

辅助手术的导航系统，在计算机技术和现代医学的快速发展的基础上，在肿瘤手术治疗过程中发挥着越来越重要的作用，在一定程度上减少了手术风险的发生，优化了手术方式方法，有效减轻了患者痛苦。手术导航系统相比于传统外科手术，可以通过其高性能计算的优势，关联术前的整体影像资料与术中病灶的具体部位，从而对病灶的空间位置、立体形态以及与病灶相邻的重要组织器官进行精确显示。医师可在术前结合计算结果优化手术计划，采取最佳的手术方式。手术导航信息系统还可以在术中显示手术器械位置，在手术过程中医师可根据实时器械跟踪情况准确定位，防止损伤病灶周围正常的组织器官。

此外，在外科手术中，AI 联合手术导航的技术应用已不再局限于单纯的实时显像，还能提供更精确的 3D 定量评估，以准确区分正常组织和肿瘤病灶，使手术更精准、安全、高效，将术者的视野延展至术区内部，避免了因经验不足而导致的失误。AI 的不断改进和完善，可以更好地供医师进行临床决策参考，虽不能起到完全替代的作用，但随着科技进步，AI 与手术导航技术的联合应用一定会更加成熟，并逐步推广开来，基层医院也可以进行比较简单的肿瘤手术，从而使医疗质量得到全面的提高。

二、导航信息的配准和融合

为准确的使导航系统在手术过程中发挥作用，需将术前成像、术中成像、手术器械、病人所处的物理空间统一到定位系统的坐标上，即一要使这些影像及信息的坐标系达成目标一致的空间位置，系配准过程；二要对已配准图像及位置以及信息的进行综合分析显示，系融合过程。

配准过程：图像配准的实现是通过寻找一种（或一系列）空间变换规律，使两个图像的指定点位在空间位置上达到完全一致，同时在解剖结构上也达到完全一致。在软组织导航手术中，在使用单一导航方式和单一术中成像方式的情况下，需要进行以下三个配准过程：①依据术中患者空间，配准术前图像坐标；②依据术前图像，配准术中图像坐标；③依据术前图像配准手术器械位置及坐标。在术前完成上述的标定过程，然后再进行进一步的操作可更有效地提高导航的精确度，所以叫术前配准。手术时，由于间隔一段时间后软组织变形会造成定位错误，为及时反映软组织器官的变化，术中需多次将实时图像与术前图像进行配准，即在术中配准；因此，术中配准的时间越短越好，一般以 1min 内为宜。当患者发生位移或医师认为又校正图像的必要时，需重复使用以上操作，可再次校正后进行手术。如有需要，也可通过患者身上的标示物，在术中将定位系统与术前图像或方案重新匹配。

融合过程：软组织导航需要采用高速运算来实现融合效果和可视化算法，方可在术中融合和综合显示包括术前图像、感兴趣区域的 3D 模型、手术器械在内的相关信息。

三、共聚焦显微内镜检查

胶质瘤术前影像检查预测肿瘤分级往往不准确，所以经常需行术中冰冻病理检测。然而，冷冻切片病理固有的一些缺陷可能会导致误差产生。为了克服这些局限性，共聚焦显微内镜（confocal laser endomicroscopy，CLE）最近被引入神经外科领域，使标准的神经病理诊断成为一种术中实时的检测技术[84]。该系统由一个手持式探头组成，该探头使用一根光纤进行照明和检测，并在可移动的液晶显示器（liquid crystal display，LCD）上显示放大率高达 1000 倍的高分辨率图像，组织间对比度是通过使用荧光染料来实现的。这种"光学活检"有助于外科医师更准确地判断切除肿瘤的性质。共聚焦显微内镜检查可对多种脑肿瘤的肿瘤细胞进行可视化，包括脑膜瘤、血管母细胞瘤、神经胶质瘤和神经细胞瘤等。但共聚焦显微内镜检查严格意义上不能定义为在体的分子成像技术，其只能实现直径约 0.5mm 的小视野观测，不能用于扫描整个肿瘤区域，仅限于在手术结束时检测恶性组织残留。然而，该技术需要组织病理学或神经病理学的专家来对图像进行解读。

本章小结

　　基于各种影像技术的术中导航现已被越来越多的外科医师所重视，它改变了传统凭经验手术的理念，拓宽了医师可视化的术野，尤其是随着多类型设备的融合和新设备的不断涌现，多种分子成像技术及靶向分子成像探针的引入，计算机科学及人工智能在医学中的应用，使影像术中导航研究的范畴和应用范畴不断拓展，为人类疾病诊断和治疗提供了一种全新的策略。目前，分子影像技术尤其是靶向光学分子成像术中导航在领域内取得了突破性的进展，使外科医师能够深入细胞及分子水平上对肿瘤进行判断、识别及精准清除，成果十分喜人。另外，各种磁敏感类及放射性核素类分子成像探针的研发和应用也使得MR 和 PET 分子成像技术等加入了术中导航系统阵营，虽然目前相关研究尚少，但已崭露头角。当然，这一过程中也仍有很多问题需要深入探索和解决，如进一步提高靶向性分子成像探针的特异度、敏感度、安全性，分子成像设备的改进，以及如何加速基础研究向临床转化应用，让更多的患者受益等。虽然目前将新型分子成像探针和分子成像技术转化为临床应用的速度比最初预期的要慢得多，但分子影像术中导航技术必将是未来导航系统发展的目标，而基于分子影像导航的外科手术也必将是未来肿瘤外科发展的方向。

　　随着人类对肿瘤发生发展的分子机制的理解不断深入，其他交叉学科在检测技术、成像系统、重建算法和可视化工具方面的共同推动，分子成像导引下的肿瘤精准手术治疗技术发展前景定会令人期待。

参 考 文 献

[1] Sudhakar A. History of Cancer, Ancient and Modern Treatment Methods. J Cancer Sci Ther, 2009, 1(2):1.

[2] Hillman B J, Goldsmith J C. The uncritical use of high-tech medical imaging. N Engl J Med, 2010, 363(1):4.

[3] Chi, C., et al. Intraoperative imaging-guided cancer surgery:from current fluorescence molecular imaging methods to future multi-modality imaging technology. Theranostics, 2014, 4(11):1072.

[4] Mohebali, J., L. J. Gottlieb, and J. P. Agarwal. Further validation for use of the retrograde limb of the internal mammary vein in deep inferior epigastric perforator flap breast reconstruction using laser-assisted indocyanine green angiography. J Reconstr Microsurg, 2010, 26(2):131.

[5] Peloso, A., et al. Combined use of intraoperative ultrasound and indocyanine green fluorescence imaging to detect liver metastases from colorectal cancer. HPB(Oxford), 2013, 15(12):928.

[6] Munabi, N. C., et al. The ability of intra-operative perfusion mapping with laser-assisted indocyanine green angiography to predict mastectomy flap necrosis in breast reconstruction:a prospective trial. J Plast Reconstr Aesthet Surg, 2014, 67(4):449.

[7] Gray, D., et al. Compact Fluorescence and White Light Imaging System for Intraoperative Visualization of Nerves. Proc SPIE Int Soc Opt Eng, 2012, 8207.

[8] Hutteman, M., et al. Clinical translation of ex vivo sentinel lymph node mapping for colorectal cancer using invisible near-infrared fluorescence light. Ann Surg Oncol, 2011, 18(4):1006.

[9] Crane, L. M., et al. Intraoperative multispectral fluorescence imaging for the detection of the sentinel lymph node in cervical cancer:a novel concept. Mol Imaging Biol, 2011, 13(5):1043.

[10] Kijanka, M., et al. Rapid optical imaging of human breast tumour xenografts using anti-HER2 VHHs site-directly conjugated to IRDye 800CW for image-guided surgery. Eur J Nucl Med Mol Imaging, 2013,

40(11):1718.

[11] Yokoyama, J., et al. A feasibility study of NIR fluorescent image-guided surgery in head and neck cancer based on the assessment of optimum surgical time as revealed through dynamic imaging. Onco Targets Ther, 2013, 6:325.

[12] Oh, G., et al. Intravital imaging of mouse colonic adenoma using MMP-based molecular probes with multi-channel fluorescence endoscopy. Biomed Opt Express, 2014, 5(5):1677.

[13] Matsui, A., et al. Real-time intra-operative near-infrared fluorescence identification of the extrahepatic bile ducts using clinically available contrast agents. Surgery, 2010, 148(1):87.

[14] Venugopal, V., et al. Design and characterization of an optimized simultaneous color and near-infrared fluorescence rigid endoscopic imaging system. J Biomed Opt, 2013, 18(12):126018.

[15] Pan, Y., et al. Endoscopic molecular imaging of human bladder cancer using a CD47 antibody. Sci Transl Med, 2014, 6(260):260ra148.

[16] Hide, T., S. Yano, and J. Kuratsu. Indocyanine green fluorescence endoscopy at endonasal transsphenoidal surgery for an intracavernous sinus dermoid cyst:case report. Neurol Med Chir(Tokyo), 2014, 54(12):999.

[17] Glatz, J., et al. Concurrent video-rate color and near-infrared fluorescence laparoscopy. J Biomed Opt, 2013, 18(10):101302.

[18] Plante, M., et al. Sentinel node mapping with indocyanine green and endoscopic near-infrared fluorescence imaging in endometrial cancer. A pilot study and review of the literature. Gynecol Oncol, 2015, 137(3):443.

[19] Favril, S., et al. Clinical use of organic near-infrared fluorescent contrast agents in image-guided oncologic procedures and its potential in veterinary oncology. Vet Rec, 2018, 183(11):354.

[20] Lwin, T. M., et al. Tumor-Specific Labeling of Pancreatic Cancer Using a Humanized Anti-CEA Antibody Conjugated to a Near-Infrared Fluorophore. Ann Surg Oncol, 2018, 25(4):1079.

[21] Colditz, M. J., K. Leyen, and R. L. Jeffree. Aminolevulinic acid(ALA)-protoporphyrin IX fluorescence guided tumour resection. Part 2:theoretical, biochemical and practical aspects. J Clin Neurosci, 2012, 19(12):1611.

[22] Stummer, W., et al. Technical principles for protoporphyrin-IX-fluorescence guided microsurgical resection of malignant glioma tissue. Acta Neurochir(Wien), 1998, 140(10):995.

[23] Reinhart, M. B., et al. Indocyanine Green:Historical Context, Current Applications, and Future Considerations. Surg Innov, 2016, 23(2):166.

[24] Raabe, A., et al. Prospective evaluation of surgical microscope-integrated intraoperative near-infrared indocyanine green videoangiography during aneurysm surgery. J Neurosurg, 2005, 103(6):982.

[25] Polom, W., et al. Usage of invisible near infrared light(NIR)fluorescence with indocyanine green(ICG)and methylene blue(MB)in urological oncology. Part 1. Cent European J Urol, 2014, 67(2):142.

[26] Chi, C., et al. Use of indocyanine green for detecting the sentinel lymph node in breast cancer patients:from preclinical evaluation to clinical validation. PLoS One, 2013, 8(12):e83927.

[27] Schebesch, K. M., et al. Fluorescein Sodium-Guided Surgery of Malignant Brain Tumors:History, Current Concepts, and Future Project. Turk Neurosurg, 2016, 26(2):185.

[28] Rabb, M. F., et al. Fluorescein angiography of the fundus:a schematic approach to interpretation. Surv Ophthalmol, 1978, 22(6):387.

[29] Voskuil, F. J., et al. Exploiting metabolic acidosis in solid cancers using a tumor-agnostic pH-activatable nanoprobe for fluorescence-guided surgery. Nat Commun, 2020, 11(1):3257.

[30] Ishizawa, T., et al. Real-time identification of liver cancers by using indocyanine green fluorescent imaging. Cancer, 2009, 115(11):2491.

[31] Uchiyama, K., et al. Combined use of contrast-enhanced intraoperative ultrasonography and a fluorescence

navigation system for identifying hepatic metastases. World J Surg, 2010, 34(12):2953.

[32] Handgraaf, H. J. M., et al. Long-term follow-up after near-infrared fluorescence-guided resection of colorectal liver metastases:A retrospective multicenter analysis. Eur J Surg Oncol, 2017, 43(8):1463.

[33] Terasawa, M., et al. Applications of fusion-fluorescence imaging using indocyanine green in laparoscopic hepatectomy. Surg Endosc, 2017, 31(12):5111.

[34] Liu, B., et al. Improving the Surgical Effect for Primary Liver Cancer with Intraoperative Fluorescence Navigation Compared with Intraoperative Ultrasound. Med Sci Monit, 2019, 25:3406.

[35] Ostrom, Q. T., et al. CBTRUS Statistical Report:Primary Brain and Other Central Nervous System Tumors Diagnosed in the United States in 2011-2015. Neuro Oncol, 2018, 20(suppl_4):iv1.

[36] Ng, W. P., et al. Fluorescence-Guided versus Conventional Surgical Resection of High Grade Glioma:A Single-Centre, 7-Year, Comparative Effectiveness Study. Malays J Med Sci, 2017, 24(2):78.

[37] Suero Molina, E., et al. Dual-labeling with 5-aminolevulinic acid and fluorescein for fluorescence-guided resection of high-grade gliomas:technical note. J Neurosurg, 2018, 128(2):399.

[38] Witjes, J. A. and J. Douglass. The role of hexaminolevulinate fluorescence cystoscopy in bladder cancer. Nat Clin Pract Urol, 2007, 4(10):542.

[39] Marti, A., et al. Optimisation of the formation and distribution of protoporphyrin IX in the urothelium:an in vitro approach. J Urol, 1999, 162(2):546.

[40] Samaratunga, H., et al. Premalignant lesions of the urinary bladder. Pathology, 2013, 45(3):243.

[41] Jaber, M., et al. The Value of 5-Aminolevulinic Acid in Low-grade Gliomas and High-grade Gliomas Lacking Glioblastoma Imaging Features:An Analysis Based on Fluorescence, Magnetic Resonance Imaging, 18F-Fluoroethyl Tyrosine Positron Emission Tomography, and Tumor Molecular Factors. Neurosurgery, 2016, 78(3):401.

[42] Liu, J., et al. In vivo molecular imaging of epidermal growth factor receptor in patients with colorectal neoplasia using confocal laser endomicroscopy. Cancer Lett, 2013, 330(2):200.

[43] Harlaar, N. J., et al. Molecular fluorescence-guided surgery of peritoneal carcinomatosis of colorectal origin:a single-centre feasibility study. Lancet Gastroenterol Hepatol, 2016, 1(4):283.

[44] Esfahani, S. A., et al. Optical Imaging of Mesenchymal Epithelial Transition Factor(MET)for Enhanced Detection and Characterization of Primary and Metastatic Hepatic Tumors. Theranostics, 2016, 6(12):2028.

[45] Liu, S., et al. Toward operative in vivo fluorescence imaging of the c-Met proto-oncogene for personalization of therapy in ovarian cancer. Cancer, 2015, 121(2):202.

[46] Burggraaf, J., et al. Detection of colorectal polyps in humans using an intravenously administered fluorescent peptide targeted against c-Met. Nat Med, 2015, 21(8):955.

[47] Keating, J. J., et al. Intraoperative Molecular Imaging of Lung Adenocarcinoma Can Identify Residual Tumor Cells at the Surgical Margins. Mol Imaging Biol, 2016, 18(2):209.

[48] van Dam, G. M., et al. Intraoperative tumor-specific fluorescence imaging in ovarian cancer by folate receptor-α targeting:first in-human results. Nat Med, 2011, 17(10):1315.

[49] Ueo, H., et al. Rapid intraoperative visualization of breast lesions with γ-glutamyl hydroxymethyl rhodamine green. Sci Rep, 2015, 5:12080.

[50] Baranski, A. C., et al. PSMA-11-Derived Dual-Labeled PSMA Inhibitors for Preoperative PET Imaging and Precise Fluorescence-Guided Surgery of Prostate Cancer. J Nucl Med, 2018, 59(4):639.

[51] Zeng, C., et al. Intraoperative Identification of Liver Cancer Microfoci Using a Targeted Near-Infrared Fluorescent Probe for Imaging-Guided Surgery. Sci Rep, 2016, 6:21959.

[52] Li, D., et al. First-in-human study of PET and optical dual-modality image-guided surgery in glioblastoma using(68)Ga-IRDye800CW-BBN. Theranostics, 2018, 8(9):2508.

[53] Hernandez Vargas, S., et al. Specific Targeting of Somatostatin Receptor Subtype-2 for Fluorescence-Guided Surgery. Clin Cancer Res, 2019, 25(14):4332.

[54] Guo, J., et al. Comparison of sentinel lymph node biopsy guided by indocyanine green, blue dye, and their combination in breast cancer patients:a prospective cohort study. World J Surg Oncol, 2017, 15(1):196.

[55] Samorani, D., et al. The use of indocyanine green to detect sentinel nodes in breast cancer:a prospective study. Eur J Surg Oncol, 2015, 41(1):64.

[56] Emile, S. H., et al. Sensitivity and specificity of indocyanine green near-infrared fluorescence imaging in detection of metastatic lymph nodes in colorectal cancer:Systematic review and meta-analysis. J Surg Oncol, 2017, 116(6):730.

[57] Kinami, S., et al. Optimal settings and accuracy of indocyanine green fluorescence imaging for sentinel node biopsy in early gastric cancer. Oncol Lett, 2016, 11(6):4055.

[58] van der Vorst, J. R., et al. Dose optimization for near-infrared fluorescence sentinel lymph node mapping in patients with melanoma. Br J Dermatol, 2013, 168(1):93.

[59] Ahmad, A. Use of indocyanine green(ICG)augmented near-infrared fluorescence imaging in robotic radical resection of gallbladder adenocarcinomas. Surg Endosc, 2020, 34(6):2490.

[60] He, K., et al. Near-infrared Intraoperative Imaging of Thoracic Sympathetic Nerves:From Preclinical Study to Clinical Trial. Theranostics, 2018, 8(2):304.

[61] Sutherland, G. R., et al. A mobile high-field magnetic resonance system for neurosurgery. J Neurosurg, 1999, 91(5):804.

[62] Ginat, D. T., et al. 3 Tesla intraoperative MRI for brain tumor surgery. J Magn Reson Imaging, 2014, 39(6):1357.

[63] Jolesz, F. A. Intraoperative imaging in neurosurgery:where will the future take us? Acta Neurochir Suppl, 2011, 109:21.

[64] Senft, C., et al. Intraoperative MRI guidance and extent of resection in glioma surgery:a randomised, controlled trial. Lancet Oncol, 2011, 12(11):997.

[65] Senft, C., et al. Low field intraoperative MRI-guided surgery of gliomas:a single center experience. Clin Neurol Neurosurg, 2010, 112(3):237.

[66] Orringer, D. A., A. Golby, and F. Jolesz. Neuronavigation in the surgical management of brain tumors:current and future trends. Expert Rev Med Devices, 2012, 9(5):491.

[67] Schulz, C., S. Waldeck, and U. M. Mauer. Intraoperative image guidance in neurosurgery:development, current indications, and future trends. Radiol Res Pract, 2012, 2012:197364.

[68] Basser, P. J., J. Mattiello, and D. LeBihan. Estimation of the effective self-diffusion tensor from the NMR spin echo. J Magn Reson B, 1994, 103(3):247.

[69] Elhawary, H., et al. Intraoperative real-time querying of white matter tracts during frameless stereotactic neuronavigation. Neurosurgery, 2011, 68(2):506.

[70] Villanueva-Meyer, J. E., M. C. Mabray, and S. Cha. Current Clinical Brain Tumor Imaging. Neurosurgery, 2017, 81(3):397.

[71] West, J. B., et al. Fiducial point placement and the accuracy of point-based, rigid body registration. Neurosurgery, 2001, 48(4):810.

[72] Foster, M. T., L. S. Harishchandra, and C. Mallucci. Pediatric Central Nervous System Tumors:State-of-the-Art and Debated Aspects. Front Pediatr, 2018, 6:309.

[73] Shariff, M. I., et al. Hepatocellular carcinoma:current trends in worldwide epidemiology, risk factors, diagnosis and therapeutics. Expert Rev Gastroenterol Hepatol, 2009, 3(4):353.

[74] Makuuchi, M., H. Hasegawa, and S. Yamazaki. Ultrasonically guided subsegmentectomy. Surg Gynecol Obstet, 1985, 161(4):346.

[75] Ochiai, T., et al. Anatomic wide hepatectomy for treatment of hepatocellular carcinoma. J Cancer Res Clin Oncol, 2007, 133(8):563.

[76] Araki, K., et al. Intraoperative ultrasonography of laparoscopic hepatectomy:key technique for safe liver transection. J Am Coll Surg, 2014, 218(2):e37.

[77] Firsching, R., H. J. Synowitz, and J. Hanebeck. Practicability of intraoperative microvascular Doppler sonography in aneurysm surgery. Minim Invasive Neurosurg, 2000, 43(3):144.

[78] Marchese, E., et al. Intraoperative microvascular Doppler in intracranial aneurysm surgery. Surg Neurol, 2005, 63(4):336.

[79] Olson, E. S., et al. In vivo characterization of activatable cell penetrating peptides for targeting protease activity in cancer. Integr Biol(Camb), 2009, 1(5-6):382.

[80] Satpathy, M., et al. Active targeting using HER-2-affibody-conjugated nanoparticles enabled sensitive and specific imaging of orthotopic HER-2 positive ovarian tumors. Small, 2014, 10(3):544.

[81] Brouwer, O. R., et al. A hybrid radioactive and fluorescent tracer for sentinel node biopsy in penile carcinoma as a potential replacement for blue dye. Eur Urol, 2014, 65(3):600.

[82] Bu, L., B. Shen, and Z. Cheng. Fluorescent imaging of cancerous tissues for targeted surgery. Adv Drug Deliv Rev, 2014, 76:21.

[83] Kircher, M. F., et al. A brain tumor molecular imaging strategy using a new triple-modality MRI-photoacoustic-Raman nanoparticle. Nat Med, 2012, 18(5):829.

[84] Foersch, S., et al. Confocal laser endomicroscopy for diagnosis and histomorphologic imaging of brain tumors in vivo. PLoS One, 2012, 7(7):e41760.

第 6 章
分子影像在肿瘤精准放射治疗中的应用

放射治疗（radiotherapy，RT）是肿瘤传统的三大治疗方法之一，在肿瘤放射治疗过程中，对肿瘤状态的精准把握，包括肿瘤的边界、肿瘤异质性、肿瘤乏氧微环境的情况等，决定了放射治疗方案的制订、实施、治疗效果和患者预后，而影像技术在放射治疗计划制订中起着至关重要的作用。同时，影像技术的发展也推动了先进的放射治疗技术及设备发展，包括图像引导放射治疗（image-guided radiotherapy，IGRT）、调强适形放射治疗（intensity modulated radiation therapy，IMRT）、立体定向体放射治疗（stereotactic body radiation therapy，SBRT）及托姆刀放疗（tomotherapy，TOMO 刀）等。借助影像图像的导引，放射治疗能够最大程度的提高肿瘤区域（靶区）辐照剂量，而降低周围正常的组织，尤其是危及器官（organ at risk，OAR）的副损伤。分子影像在引导肿瘤放疗施行过程中具有独特优势，其不仅能够提供精细的解剖结构信息，同时还能够提供放射肿瘤学感兴趣的，如乏氧、增殖、干细胞密度及关键分子靶点等这些与肿瘤放射敏感性密切相关的分子信息[1,2]。因而，将分子影像学与放射肿瘤学相结合，有利于更深入地了解和掌握肿瘤生物学异质性动态变化，协助放射肿瘤医师将这些放射敏感性分子信息整合到放疗计划中，进而精准勾勒放疗靶区、精确实施放疗计划、早期评估肿瘤放疗反应、监测治疗后肿瘤复发和及时评价疗效等[3]（图 6-1）。本章主要聚焦分子影像在肿瘤放射治疗中的应用，包括对目前肿瘤放射治疗的概念、发展历程、治疗内容的简述，肿瘤放射生物学相关的放射敏感性因素及关键分子靶点分类，重点介绍不同分子影像技术在肿瘤放疗领域中的应用，以及新型纳米分子成像探针在辅助放疗及治疗增敏中的新进展等。

第一节　分子影像与肿瘤放射治疗

一、肿瘤放射治疗概述

放射治疗简称放疗，是利用放射线如 α、β、γ 射线，和各类 X 射线治疗机或加速器产生的 X 射线、电子、质子束及其他粒子束的电离辐射作用，破坏肿瘤细胞核内的脱氧核糖核酸（deoxyribonucleic acid，DNA），使肿瘤细胞失去增殖能力，从而杀死肿瘤细胞、控制肿瘤细胞生长和增殖的一种治疗方法。广义的放射治疗，既包括放射治疗科的肿瘤放射治疗，也包括核医学科的放射性核素治疗如基于放射性核素的放射性药物治疗（radiopharmaceutical therapy，RPT）[如碘 -131（^{131}I）、镥 -177（^{177}Lu）、钇 -90（Y^{90}）等放射性核素] 等。狭义的放射治疗，即一般所称的肿瘤放射线治疗。一个多世纪以来，放射肿瘤学已经成为癌症治疗的重要支柱。随着全球癌症发病率的持续增长，癌症仍是构成人类健康的重大风险，放射治疗在临床癌症治疗中的重要性也将继续增加。

肿瘤放射治疗的关键目标和主要挑战是实现消除肿瘤的同时，尽可能降低或不损害周围的正常组织和器官[4]。但在大多数临床情况下，特别是当受累器官大面积受到辐射，虽然达到了足够杀死癌细胞所需的辐射剂量，但也超过了正常组织所能耐受的剂量，对患者造成不必要的损害。近年来，在多学科综合治疗和个体化治疗策略下，放疗结合外科手术、分子靶向治疗和免疫治疗等，尤其是分子影像技术，进一步显著提升了肿瘤治疗的精准性和疗效性，也成为目前放疗的前沿领域。

目前许多已知的因素：包括放疗总剂量、剂量分割、肿瘤倍增时间、肿瘤乏氧和固有辐射敏感性等均会影响肿瘤对辐射的反应。同时，放射治疗如要成为精准医疗计划的一部分，还需要确定一些临床验证的生物标志物（肿瘤关键分子靶点），以帮助医师在治疗前深入认识肿瘤恶性生物特性，筛选放射治疗获益人群；预测肿瘤治疗反应、肿瘤生物学或局部组织毒性风险，规避放射诱导的毒性和相关副反应；合理联合多种方法优化和制订患者治疗方案，并在治疗过程中精准评估疗效等[5]（图 6-2），最终目标是实现肿瘤的成功精准放射治疗。

（一）肿瘤放射治疗发展历程

1895 年，德国物理学家伦琴发现 X 射线，开创了放射线在医学领域中应用的新篇章[6]。1896 年，法国物理学家贝克勒尔发现了天然放射性现象（指放射性元素自发地放出射线的现象）[7]。同年，美国人 Grubbe 等首次将 X 射线用于皮肤癌的治疗。1898 年 12 月，法国科学家居里夫人发现了放射性物质镭[8]，随即在 1899 年，镭被应用于医学领域治愈了第一例皮肤癌患者。1906 年，Bergonié 和 Tribondeau 证明了细胞和组织之间固有辐射敏感性的不同[9]。1910 年，美国物理学家 Coolidge 成功制造出钨灯丝 X 射线管，又称柯立芝管[10]。1913 年，镭管或镭针及柯立芝管被设计制造用于癌症的常规放射治疗，标志着人类首次可控质和量地制造射线[11]。

1922 年，Coolidge 又成功研制出第一台深部 X 射线治疗机。1923 年，等剂量线分布图首次在放射治疗计划中得以应用。1928 年，国际辐射防护委员会（International Commission on Radiological Protection，ICRP）成立，以解决辐射防护相关问题[12]；同年，盖革米勒管被发明用以检测放射活性。1932 年，辐射剂量能被具有第一个精确剂量单位——伦琴单位的电离室测量[13]。1933 年，Crabtree 等首次观察到癌细胞中的 O_2 是癌细胞的放疗敏感因素之一，开启了 O_2 作为放疗增敏剂在放射增敏中研究及应用的历史[14]。1934 年，Coutard 发现分割放疗（fractionated radiotherapy）即分次小剂量放疗，在癌细胞和正常组织之间产生的有益的差异化效应优于单次大剂量，这一发现成为今天放射治疗临床实践的重要基础[15]。

从 20 世纪 60 年代开始，放射治疗快速发展，逐渐形成了一门独立的医学学科[16]。1948 年，第一台钴-60（^{60}Co）治疗机在加拿大问世，医师使用 ^{60}Co 治疗机大面积治疗霍奇金淋巴瘤，使其成为首个放疗可治愈的血液系统肿瘤，由此开启了现代外照射治疗。同时，雷达的研究推动了微波能量管技术的研发，促成了 1948 年第一台兆伏级直线加速器的建造[17]。1952 年，第一台行波电子直线加速器问世，并于 1953 年在英国 Hammersmith 医院首次安装[18]。在此基础上，又研发了功能更加强大的现代医用电子直线加速器、回旋加速器、重粒子加速器等放射治疗设备并应用于临床治疗[19]。1959 年，日本的 Takahashi 教授提出了适形放射治疗的概念，并在 1965 年提出了用多叶准直器的方法实现适形放射治疗。

☆☆☆☆

20 世纪 70 年代至 80 年代，随着计算机技术和医学影像技术的发展，CT、MRI 的相继出现 [20]，三维治疗计划系统和多叶光栅应运而生，三维适形放疗从概念成为现实，放射治疗逐渐从二维计划进入三维计划时代。

此后，20 世纪 70 年代又建立了镭疗的巴黎系统 [21]，20 世纪 80 年代发展了现代近距离放射治疗，21 世纪又出现了 SBRT、IMRT、IGRT、成像治疗一体机 TOMO 刀以及质子重离子治疗等放射治疗新技术与新设备。至此，放射治疗已成为一种标准的治疗方法，可极大地改善局部肿瘤控制、允许患者非手术治疗，甚至可提高患者生存率。近年来，在精准医学的发展下，结合分子影像等技术以及其他治疗方式如分子靶向治疗和免疫治疗等，放射治疗也逐渐迈入了精准治疗新时代。

（二）肿瘤放射治疗主要内容

1. 放射治疗的分类　依据放射治疗的方式，放疗可分为远距离放射治疗和近距离放射治疗。远距离放射治疗，也称体外放射治疗 (external beam radiotherapy, EBRT)、外照射，即将放射源与患者身体保持一定距离进行照射，射线从患者体表穿透进入人体内一定深度，达到治疗肿瘤的目的，这是最广泛也是最主要的放射治疗方式。常见的远距离放射治疗技术主要包括常规放射治疗、SBRT 和 IGRT 等，其放疗设备有深部 X 射线机、^{60}Co 治疗机及医用加速器（如 X 射线、电子线、质子、中子及重粒子加速器等）。近距离放射治疗，也称内部放射治疗、内照射，是使用密封放射源进行放射治疗。其可作为单一治疗，也可以与外部放射治疗、手术及化疗等联合应用。随着影像技术的发展和应用，3D 图像引导也使近距离放射治疗在控制剂量和实现良好临床治疗效果方面达到了一个新水平。同时，随着人们对局灶性、低分级和适应性治疗认识的加深，使得近距离放射治疗在这些方向上有很大的发展潜力，并拓展了许多新的治疗适应证 [22]。

按照放射治疗的目的，可分为根治性放射治疗、辅助性放射治疗和姑息性放射治疗。根治性放射治疗中肿瘤照射剂量较大，照射较彻底，一般适用于早期及部分晚期肿瘤患者，以消灭肿瘤原发灶、手术后可能的残余灶以及某些转移灶，常用于宫颈癌、前列腺癌及鼻咽癌等肿瘤的治疗。随着多学科联合治疗的发展，根治性放射治疗常同其他治疗联合使用，如化疗、分子靶向治疗及免疫治疗等。辅助性放射治疗又可分为：术前、术中及术后放射治疗，其中术前放射治疗又称为新辅助放射治疗。①术前放射治疗：主要用于局部肿瘤较大或与周围脏器粘连无法手术的患者，可先对肿瘤进行术前放射治疗，缩小肿瘤以利于手术切除。结合分子影像特征，可准确的定位肿瘤部位及更好的靶体积勾画，并预测肿瘤的病理反应表达，降低肿瘤分期和改善手术效果等；②术中放射治疗 (intra-operative radiotherapy, IORT)：在患者麻醉状态下在肿瘤（原发或复发）手术切除后对瘤床开始照射。IORT 的优势是通过最大限度地保护/屏蔽正常组织并向有微观疾病风险的区域或瘤床，实施大剂量单次照射，挽救重要器官，并减少诱发放射毒性的可能性。与邻近 OAR 相比，该技术理论上还可改善肿瘤局部控制，增加肿瘤的放射治疗指数 [23]。此外，IORT 还可提高不可切除、非转移性疾病患者的生存率，如胰腺癌 [24] 等。目前，主要有电子、低 KV级光子和铱 [192]（^{192}Ir）高剂量率等的术中放射治疗机。③术后放射治疗 (postoperative radiotherapy, PORT)：因肿瘤生长在特殊部位，或与周围脏器粘连无法完全切除，这些残留肿瘤可于术后复发或转移，PORT 可有助于消灭残存肿瘤细胞。然而，最近在柳叶刀上发表的一项开放标签、随机、Ⅲ 期临床试验发现，与无 PORT 相比，PORT 与增加无病生存率无关，提示适形 PORT 仍不能被推荐为 Ⅲ AN2 期非小细胞肺癌 (non-small cell lung cancer，NSCLC）患者的标准护理[25]。姑息性放射治疗是指以改善症状、减轻患者痛苦、提高患者生存质量及延长患者生存期为目的的放射治疗。为晚期不可治愈癌症患者提供了一种快速、廉价且有效的方法，并起到姑息减症的效果，如常见的骨转移、脑转移及脊髓转移等。

2. 肿瘤放射治疗主要过程　肿瘤放射治疗的全过程主要包括：临床检查及诊断、制订放疗方案、靶区和重要器官的空间定位、计划设计、计划验证、计划实施及放疗后的康复和随访七个阶段。肿瘤放射治疗是一门综合专业，涉及多学科，如临床肿瘤学、分子生物学、放射物理学、放射生物学及医学影像学等，以及多专业，如放射肿瘤学医师、放疗物理师、放疗技师及设备工程师等。在放射治疗过程中，还涉及不同的软硬件设备，如不同的医用加速器、后装治疗机以及放疗计划软件系统（treatment planning system，TPS）等。此外，还有一些支持设备及各种辅助设施，如影像引导设备、运动呼吸控制、患者固定装置等，最终使得放射治疗能够精准实施。

3. 常见放射治疗技术及设备　常见的放射治疗技术包括三维适形放射治疗（three dimension conformal radiotherapy，3DCRT）、IMRT、SBRT、图像引导放射治疗（image-guided radiotherapy，IGRT）以及质子、中子及重离子放射治疗等。在这些放疗技术中，影像医学与核医学发挥着重要作用，它们使最早的盲目凭经验放疗逐渐发展到二维计划，进而转向三维计划放疗；如基于 CT 的放疗模拟和计划，实现了靶区 3D 剂量雕刻，使肿瘤获得更好的辐射剂量分布；CT 和 MRI 等容积成像技术满足了临床需要的三维 IMRT；三维影像又是实现 SBRT 的前提和基础；另外，随着高度适形 EBRT 在临床中越来越多的使用，通过减少放疗过程中的几何不确定性来降低计划靶区（Planning target volume，PTV）的策略已成为可能[26]。呼吸和一些器官蠕动导致的靶区空间位置移动，放疗疗程间隙肿瘤大小和位置的变化等问题，都可以通过图像引导实现自动检测、验证和调整，即为 IGRT。因而 IGRT 在三维放疗基础上引入了时间概念，又称为四维放疗。自适应放射治疗可以与功能分子成像相结合，例如 ^{18}F-FDG PET，以区别提高残存肿瘤或具有放射抵抗性肿瘤的区域照射剂量。后一种技术被称为剂量绘画放疗或剂量修饰性放疗、剂量雕刻放疗等（drawing painting，DP）。另外，质子治疗提供的实质性临床优势可能超过传统的光子治疗，近年来也被推荐用于多种类型的儿童肿瘤，以及眼部黑色素瘤、脊索瘤和软骨肉瘤等[27]。与此同时，中子具有更大的放射生物学效应，并且在治疗放射抵抗性肿瘤时是有利的。然而由于难以向肿瘤提供足够的剂量、缺乏空间优势，导致其临床治疗潜力有限。解决这一问题的方法之一是使用硼中子俘获治疗（boron neutron capture therapy，BNCT）[28]。此外，重离子如碳离子〔碳 [12]（12C）〕，因具有优异的物理和生物学特性，也被选择用于癌症治疗。对碳离子反应良好的肿瘤包括局部晚期肿瘤，以及组织学上的非鳞状细胞肿瘤类型，如腺癌、腺样囊性癌、恶性黑色素瘤及肝癌等。同时，许多癌症患者受益于离子治疗，相比手术和化疗，显示出的独特优势[29]。

常用的放射治疗包括 ^{60}Co 治疗机、医用直线加速器、TOMO 刀以及粒子加速器等，其中医用直线加速器是国内目前实现放射治疗的最主要的设备。^{60}Co 治疗机又称伽马（γ）刀，是由放射性元素 ^{60}Co 作为放射源的立体定向放疗，其 γ 射线是由 ^{60}Co（或其他放射性元素）自发衰变中产生。γ 刀一般限于颅内放疗，对于颅底及颅脑深部肿瘤的治疗有局限性。医用直线加速器又包括 X 光刀、射波刀（Cyber-Knife）或赛博刀、TOMO 刀或"托姆刀"。其中，TOMO 刀是当今最先进的肿瘤放射治疗技术之一。多项研究显示，TOMO 刀能够

☆☆☆☆

应用于治疗身体任何部位肿瘤甚至是最复杂的病例，例如多发转移的脑部肿瘤、头颈、肺及肝腹部等多部位肿瘤，其相比现有常规放射治疗技术，可集成像和治疗为一体，操作和实施也较为简单[30]。粒子加速器是制备质子束和重离子（主要使用碳离子）的重要设备，根据粒子治疗合作集团（Particle Therapy Co-Operative Group，PTCOG）发布的数据，到2020年底，全球已有 29 万多名患者接受了粒子治疗，其中近 25 万名患者接受了质子治疗，4 万名患者接受了碳离子治疗。特别是对胸部恶性肿瘤和前列腺癌的强度调节铅笔束扫描质子束治疗，标志着质子治疗作为这些肿瘤的标准治疗的接受度越来越高[31]。近年来，我国的质子治疗技术也逐渐发展起来，大量质子治疗中心正在建设中，目前我国内地运营的3 个粒子放射治疗机构，主要包括山东万杰质子治疗中心、上海质子重离子中心、甘肃（武威）重离子医院。许多癌症患者受益于离子治疗，显示出比手术和化疗独特的优势。截至 2020年底，近 8000 例患者接受了质子、碳离子或碳离子联合质子治疗[29]。

（三）肿瘤放射生物学相关敏感因素与分子影像

放射治疗的基本原理是利用电离辐射（ionizing radiation，IR），通过直接或间接与肿瘤细胞内物质的相互作用造成细胞损伤进而起到治疗作用[32]。在直接作用的情况下，IR会破坏生物大分子如 DNA、蛋白质及类脂等，尤其是 DNA，进而导致细胞增殖及分裂终止，出现细胞凋亡和坏死。而间接效应通过自由基破坏生物分子，主要是通过水的辐射裂解产物——活性氧（reactive oxygen，ROS）（包括 $\cdot OH$、$H\cdot$、e^-、H_2 和 H_2O_2 等）破坏[33]，如图 6-3。

ROS 具有未配对的电子，可通过化学反应损伤生物分子，如氢提取、加成、歧化、电子俘获等反应。这些反应可导致生物分子的结构损伤，如 DNA 单链断裂（single-strand breaks，SSB）或双链断裂（double-strand breaks，DSB），以及 DNA-DNA 或 DNA-蛋白质的交联，进而导致细胞死亡[34]。ROS 中的氧自由基还可攻击生物膜磷脂中的多不饱和脂肪酸，引起脂质过氧化作用，并形成脂质过氧化物，可导致肿瘤细胞发生新的凋亡如铁死亡或分解成一系列复杂产物，包括新的氧自由基等[35]。此外，ROS 也可通过破坏生物分子并激活相关信号通路来促进肿瘤细胞凋亡，从而在放疗中发挥关键作用[36]。

一般高速带电粒子，如 α 粒子、β 粒子、^{12}C、电子及质子等，可直接引起被穿透的物质产生电离，属于直接电离粒子；而不带电粒子，如光子（X 和 γ 射线）及中子等，与物质相互作用时通过产生带电的次级粒子进而引起物质电离，属于间接电离粒子。在肿瘤放射治疗中影响放射治疗效果的敏感因素主要有：肿瘤细胞增殖活性、氧合状态、细胞周期及 DNA 损伤修复等，且这些敏感因素都可以作为分子成像可视化的重要分子靶点或对象，用于指导放射治疗。

1. 细胞增殖活性　体内细胞群体依据其更新速度不同，可分为三类：①增殖分裂旺盛的细胞群，这类细胞对电离辐射敏感性较高，如胃肠黏膜、口腔黏膜、皮肤及生殖上皮等，因而这些部位容易发生放射性损伤。②不分裂或高度分化的细胞群，从形态损伤角度分析，这类细胞对电离辐射有相对的抵抗性，如神经细胞、红细胞及成熟粒细胞等。③在一般状态下不分裂或分裂速率较低的细胞群，这类细胞对辐射相对不敏感，但在受刺激后可迅速分裂，其放射敏感性也随之升高，如再生肝脏等。此外，肿瘤细胞因具有增长迅速、分裂速度快的特点，导致其 DNA 是疏松的状态，也相对容易被射线破坏。虽然在放疗过程中，一些正常细胞也会受到损伤，但由于癌细胞的生长和分裂比正常细胞快，高能量射线对癌细胞的剂量足以将其彻底杀灭，而正常组织则相对不敏感，并能及时修复得以"幸免"。此外，通过选择先进的放疗技术，使放射线集中照射肿瘤组织，而降低邻近正常组织及 OAR 照射剂量，形成差异性杀伤效果，以及利用肿瘤组织与正常组织两者恢复能力的不同，使肿瘤死亡、正常器官功能得到恢复。分子影像中的增殖显像，如利用 ^{18}F-FLT PET 等 PET 成像即可实现细胞增殖这一放疗敏感因素的定性定量可视化。

2. 肿瘤氧含量　由于肿瘤内新生血管异常、血流不良以及氧供应和癌细胞氧消耗不平衡等，使得乏氧成为大多数实体瘤常见的病理生理学特征[37]。同时，肿瘤乏氧也是肿瘤对不同类型癌症治疗产生抵抗性的一个重要原因，尤其是在放射治疗中。多项研究表明，肿瘤氧张力及其他肿瘤微环境（tumor microenvironment，TME）因素可影响肿瘤放射治疗的疗效。如放疗中氧气可与 DNA 的断裂端发生反应，生成稳定的、不易修复的有机过氧化物，进而极大地增强放疗诱导的细胞损伤程度[38]。随着对乏氧影响肿瘤的多种方式的深入研究，乏氧与放射敏感性之间的联系机制也变得越来越广泛和复杂，如乏氧诱导因子 -1 （hypoxia-inducible factor 1，HIF-1），是一种在乏氧条件下上调其靶基因的转录因子，在确定肿瘤放射敏感性方面起着重要作用[39]。因而，改善肿瘤氧合、靶向乏氧肿瘤细胞以及以其他方式调节乏氧肿瘤对辐射反应影响的方法一直是长期积极研究的对象。

近年来，包括化疗药物、纳米药物等在内的多种策略被探索用以促进肿瘤内的氧合状态，如改善肿瘤内的血流、在肿瘤内原位产生氧气以及用氧气载体将氧气输送到肿瘤中等，使癌症放疗的疗效得以显著提高[40]。此外，根据 5Rs 原则（reoxygenation，repair，redistribution，repopulation and intrinsic radiosensitivity，5Rs）（复氧、修复、再分布、再重建和固有放射敏感性）临床常通过建立分割放疗方案，以增强肿瘤治疗效果[41]。而在肿瘤分子成像中，利用 [18F]- 氟硝基咪唑（^{18}F-fluoromisonidazole，^{18}F-FMISO）以及第二代硝基咪唑衍生物如 [18F]- 氟氮扎霉素阿拉伯糖苷（^{18}F-fluoroazomycin arabinoside，^{18}F-FAZA）的 PET 成像，血氧水平依赖 MR 成像（blood oxygenation level-dependent，BOLD-MRI）以及借助含氟类纳米分子成像探针的 ^{19}F-MR 等分子成像技术可实现肿瘤组织乏氧程度以及氧含量这一放疗敏感因素的定性定量可视化。如 Shozo 等利用 ^{18}F-FMISO 和 ^{18}F-FDG PET 影像技术对行 IMRT 分割放疗前后的头颈部肿瘤患者肿瘤早期阶段再氧化和肿瘤杀伤作用等相关系列改变进行了评估，可监测放疗早期肿瘤乏氧的再氧化以及放疗过程中肿瘤的持续性杀伤作用[42]。

3. 细胞周期及 DNA 损伤修复　细胞的相对辐射敏感性在整个细胞周期（即 G1、S、G2 和 M 期）中具有一定的差异。通常，G2 后期和 M 期细胞对辐射相对敏感，而 S 期及 G1 期细胞则更耐辐射[43]。因而，DNA 修复途径也可在特定的细胞周期阶段占主导地位，并对不同的 DNA 损伤有不同的保真度[44]。肿瘤细胞通常在其中一个细胞周期检查点（如 G1 期和 S 期检查点）存在缺陷，因而抑制其余检查点可缩短肿瘤细胞修复时间，导致辐射对其更大的杀伤力。由于放射治疗的生物学基础是导致 DNA 断裂，与 DNA 修复相关的基因也被报道可在体外和体内模型中增强辐射敏感性[45]。此外，随着基因检测工具的推广，临床及临床前研究已经提出了几种预测放射治疗反应的基因检测模型。标准的方法是通过识别来自细胞系、动物模型或患者的放射敏感性和放射抵抗性样本之间的不同遗传特征进而预测。在反应细胞周期及 DNA 损伤修复情况方面，^{18}F-FLT 及 ^{18}F-FCH 等反应细胞增殖的 PET 成像放射性探针能够间接发挥作用。

（四）肿瘤放射治疗关键分子靶点

在控制细胞对各种刺激反应的许多级联信号中，目前有四种信号通路，在电离辐射反应和辐射敏感性中所起的作用已被充分研究和验证。其中 PI3K/AKT、核转录因子 - κ B（nuclear factor κ B，NF- κ B）和丝裂原激活蛋白激酶（mitogen-activated protein kinase，MAPK）三种信号通路，被视为细胞生存通路；而转化生长因子 -β（transforming growth factorβ，TGF-β）分子信号通路，通过调节毛细血管共济失调突变（ataxia telangiectasia mutated，ATM）的激活来影响肿瘤细胞放射抵抗性[46]。

通过生长因子受体途径发生的磷酸化激活 AKT，可激活一系列下游蛋白，这些蛋白参与细胞周期进展、凋亡抑制、葡萄糖摄取和代谢等过程[47]。该通路可通过多种机制，如受体过度表达（如 EGFR）、PTEN 抑癌基因缺失（gene of phosphate and tension homology deleted on chromosome ten, PTEN）、NRAS 和 KRAS 中的致癌突变等在肿瘤中被异常激活，所有这些机制都已被证明与人类肿瘤细胞系的放射抵抗性增加有关。已有大量阻断抗体和小分子抑制剂被开发用于 PI3K/AKT 信号通路，并可联合放疗用于肿瘤治疗，如 EGFR 特异性抗体西妥昔单抗（cetuximab），可结合放射治疗用于头颈部癌，可显著提高局部区域控制和总体生存率[48]。研究显示受体酪氨酸激酶抑制剂（tyrosine kinase inhibitors，TKI）也可消除 EGFR 级联信号，使肿瘤放射敏感性增加[49]。另外在一些临床前模型中，抗体似乎比 TKI 能更有效地改变电离辐射反应，可能原因包括嵌合抗体的免疫原性成分、获得性耐药性、不同的药动学和分布、对 TME 的不同影响以及对癌症干细胞的不同影响等[50]。

此外，电离辐射还通过激活 I κ B kinaseα（IKKα，又称为 CHUK）激活 NF- κ B 通路，作为对损伤的保护性反应，因而抑制该激酶也可导致放射增敏。针对该通路开发的小分子抑制剂也已被证明对培养的人癌细胞具有放射增敏作用[51]。研究表明通过同源和非同源途径减少 DSB 修复、调节 ATM，可实现 MAPK 途径的抑制进而也可导致放射敏感性增加。TGF-β 信号传导抑制上皮细胞，无论是通过化学手段还是通过遗传手段，均会导致 ATM 激活减少和肿瘤细胞放射敏感性增加[52]。

目前，这些信号转导通路中许多影响辐射敏感性的分子机制尚不完全清楚。AKT、MAPK 和 NF- κ B 信号都能抑制 DNA 损伤后的凋亡反应，但在动物模型中，凋亡诱导和克隆形成存活率之间的相关性，或凋亡诱导和再生延迟之间的相关性差异并不显著[53]。已发现 AKT、MAPK 和 TGF-β 途径与 DNA 修复之间的联系是解释干预他们调控辐射敏感性的最合理机制，然而它们作为分子靶点的适用性还要取决于其是否能有效提高肿瘤放射敏感性；是否能以较小的剂量达到同样效果；以及肿瘤对去调控途径（癌基因成瘾）的依赖程度。如前面章节所述，分子影像目前已经能够针对 EGFR 及 KRAS 等分子靶点实现在体、定性定量的可视化，因而有望为肿瘤放射治疗敏感关键因素的评估发挥重要作用。

二、分子影像在肿瘤精准放射治疗中的应用价值

当前在临床肿瘤放射治疗中，PET/CT 代谢分子成像和 MR 功能分子成像仍然是主要的影像手段。借助 ^{18}F-FDG、^{18}F-FLT、^{18}F-FMISO 及 ^{68}Ga-PSMA 等代谢类或靶向类分子成像探针，通过 PET/CT 检查可以给放疗医师提供肿瘤及重要器官更精细的解剖信息、肿瘤细胞增殖乏氧及关键分子靶点表达分子水平信息；利用扩散加权成像 -MR（diffusion weight imaging-MR，DWI-MR）、BOLD-MR、动态对比增强 -MRI（dynamic contrast-enhanced，DCE-MRI）及磁共振波谱成像（magnetic resonance spectroscopy，MRS）等也能揭示肿瘤的异质性及乏氧代谢等。这些功能及分子影像检查方法均有助于放射治疗中肿瘤

☆ ☆ ☆ ☆

的早期诊断、分期，制订精确放疗计划、指导肿瘤精准放疗等。同时，相关临床前研究也正在积极研发一些改善或增强肿瘤放射治疗效果、降低放疗毒副作用，并同时可进行 CT、MRI、PET、光学或多模态成像的多功能纳米分子影像探针[54]，以及研制增强图像引导放疗靶向性的多模态分子成像设备[55] 等，这些都为肿瘤精准放射治疗基础研究及临床应用提供了全新的方法策略和前沿的方向思路。

第二节　基于 PET/CT 分子成像的肿瘤放射治疗

以 ^{18}F-FDG 为代表的 PET/CT 成像在临床肿瘤放射治疗靶区设定应用中已有十余年的历史，^{18}F-FDG PET/CT 可通过如肿瘤最大标准化摄取值（maximum standardized uptake values，SUV$_{max}$）、代谢肿瘤体积（metabolic tumor volume，MTV）和总病变糖酵解（total lesion glycolysis，TLG）等多参数指标在功能上显示和量化肿瘤糖代谢特征，并提出了以糖代谢肿瘤区而非总肿瘤区为放疗靶区的策略。近年来，随着 PET 分子成像技术的发展，各类放射性核素分子成像探针也逐步应用于临床肿瘤放疗之中，肿瘤放疗敏感性相关的分子水平信息得以特异性和深入的揭示，作为可视化肿瘤范围、评估放疗期间和放疗后的反应、预测失败模式和定义需要剂量增加区域的有效指标。因而，PET/CT 分子成像与放疗计划的整合，极大地改善了肿瘤靶区的定义和肿瘤的表征，使肿瘤获得了最佳剂量分布，进一步提高了肿瘤放疗的精准度，进而增强了肿瘤放疗效果。

一、PET/CT 糖代谢显像

葡萄糖类似物 ^{18}F-FDG 能反映器官和组织的葡萄糖代谢水平，被称为"世纪分子"，是目前最常用的 PET 成像放射性药物。^{18}F-FDG PET/CT 除在识别肿瘤中具有较高的敏感性和特异性外，其摄取还与肿瘤分级、分期、细胞增殖、治疗反应和预后相关，并用于临床多种肿瘤的诊断治疗中，如 NSCLC、鼻咽癌、结直肠癌及淋巴瘤等。在放疗计划期间整合 ^{18}F-FDG PET/CT 成像结果是许多癌症放射治疗的常规做法。有研究表明预处理扫描中 ^{18}F-FDG 高摄取区域是不同肿瘤类型患者肿瘤治疗后复发的常见部位[56]，这为 ^{18}F-FDG PET 识别肿瘤内部可能具有抗辐射性区域提供了理论基础，并指导临床对这些区域实施更高剂量放疗以实现精准持久地控制肿瘤的目的。

（一）确定靶区引导肿瘤精准放射治疗

靶区轮廓（即定义肿瘤的范围）勾画是制订放射治疗计划的关键一步（放射肿瘤学中肿瘤靶区勾画原则见图 6-4）。精确的定位和轮廓勾勒可增强肿瘤靶区放射剂量、减少总放射剂量，并最大限度地避免正常组织接受辐照。放疗靶区勾画中的不确定性是肿瘤放疗中面临的最大挑战，任何误差都可能导致疾病治疗不佳或正常组织放疗毒性增加。PET 成像在靶区勾画中具有一定的优势，其主要限制是 PET 成像中的 5 ～ 7mm 的空间分辨率，可能导致部分容积效应产生[57]。受此影响，当肿瘤病灶小于 PET 分辨率时病灶的摄取值将受到明显影响，导致显示的病灶靶区可能比实际肿瘤略大。尽管存在这一局限，PET 仍是目前基于分子影像的肿瘤靶区绘制中最有效的方法，可显著提高肿瘤靶区勾画准确性，提高肿瘤放疗医师工作效率，进而增强肿瘤的精准放射治疗疗效[3]。

肺癌常会导致气道阻塞和远端肺不张，这使肿瘤放疗医师在 CT 图像上很难区分肿瘤和塌陷的肺组织。而使用 PET/CT 成像，根据肿瘤 ^{18}F-FDG 代谢活性，则可对它们进行有效区分以确定靶区[59]。另外，PET/CT 成像也可根据原发肿瘤和受累区域淋巴结 ^{18}F-FDG 摄取情况，来确定肿瘤区（gross tumor volume，GTV）[60]，如图 6-5。早在 2014 年，国际原子能机构（international atomic energy agency，IAEA）专家小组就曾建议，时间上合适、技术上完善的 ^{18}F-FDG PET/CT 成像是肺癌放疗或放化疗治疗计划过程中的一个重要组成部分[61]。Angelina 等研究中发现，通常 ^{18}F-FDG PET/CT 成像识别的原发肿瘤靶区比单纯 CT 勾画的范围小，可减少病变周围正常结构的照射剂量，同时其识别淋巴结的能力也大于 CT，从而进一步影响肿瘤原始靶区勾画范围[58]。Dirk 等在研究 PET 在肺癌放疗计划制订中的作用时也发现，与 CT 成像相比，将 ^{18}F-FDG PET/CT 成像信息纳入到 NSCLC 患者选择和放疗计划中，可以更好地确定靶区、描绘 GTV，减少观察者内部和观察者之间的差异，增加对受累淋巴结的选择性照射，从而显著改善患者的预后[62]。此外，多项临床分期研究也证明了 ^{18}F-FDG PET/CT 成像在 NSCLC 患者放射治疗中，识别受累纵隔淋巴结方面的优越性[63, 64]。

同样，^{18}F-FDG PET/CT 成像也有助于描绘一系列其他肿瘤类型的放疗靶区，如淋巴瘤、宫颈癌和头颈部肿瘤等。2019 年国际淋巴瘤放射肿瘤学组（International Lymphoma Radiation Oncology Group，ILROG）指南将 ^{18}F-FDG PET/CT 成像推荐为 ^{18}F-FDG 高亲和性淋巴瘤分期和反应评估的标准模式，并与国际卢加诺指南（international Lugano guidelines）标准进行了统一。根据受累结节或受累部位的放射治疗理念，PET/CT 成像也被指南高度推荐作为计划放疗靶区的最佳方式。François 等回顾性分析了 21 例局部晚期宫颈癌患者接受放化疗（chemo-radiotherapy，CRT）治疗前及复发时的 ^{18}F-FDG PET/CT 表现，结果发现初始高摄取亚靶区与 CRT 治疗后代谢复发部位之间呈现中等至良好的一致性，表明可利用治疗前肿瘤 ^{18}F-FDG 高摄取亚靶区进行 RT 剂量递增，当然这些结果还需要使用一个更标准化的患者定位程序进行顺序 PET/CT 成像，并在更大的队列中得到进一步证实[66]。

功能及分子成像技术与放射治疗计划制订的整合为放疗带来了 DP 的理念。在剂量绘画中肿瘤放射医师可对计划靶区域进行分区，如为功能及分子成像所定义的局部放射抵抗性区域，提供更高的辐射剂量。这些亚区域可以是被 ^{18}F-FDG PET/CT 识别为 GTV 中高度代谢活跃的亚区[60]，或是 ^{18}F-FMISO PET/CT 所定义的肿瘤内乏氧区域[67]，或者是 ^{18}F-FLT PET/CT 所检测到的肿瘤高增殖性区域[68] 等。这一理念的原理在于：肿瘤存在一定的生物异质性，导致肿瘤内的辐射敏感性不均匀，并影响局部肿瘤对辐射剂量的反应。但在传统的放射治疗中，整个肿瘤的辐射剂量是均匀的，并未考虑肿瘤生物异质性因素，这对肿瘤患者的放射治疗疗效具有极大的影响。而 ^{18}F-FDG、^{18}F-FMISO、^{18}F-FLT 等 PET/CT 成像极大地改善了这一放疗现状，可直观地提供肿瘤内高辐射剂量区域图像，并指导放疗医师实施肿瘤精准放疗，如使用 IMRT 在功能靶亚区的增量，以改善局部肿瘤控制。Yan 等基于 ^{18}F-FDG PET 成像的治疗反馈，构建了肿瘤体素剂量反应矩阵（dose response matrix，DRM）和剂量处方函数（dose prescription function，DPF）并用最大概率评估所有肿瘤的肿瘤体素（SUV$_0$，DRM）域，建立肿瘤体素控制概率（tumor voxel control probability，TVCP）查找表。研究发现肿瘤体素（SUV$_0$，DRM）可提供肿瘤内靶向肿瘤局部耐药区域的预后图，相应的 TVCP 或 DPF 为优化个体瘤内剂量分布提供了定量目标。因而该研究证明，基于 ^{18}F-FDG PET/CT 成像反馈的自适应数字剂量绘画在临床上是可行的[69]。

（二）肿瘤放射治疗早期响应评估

肿瘤放射治疗过程中的早期响应评估是在治疗早期预测放疗预后、监测治疗响应，并根据临床疗效最大化原则对患者治疗方案进行适时评估甚至及时调整。放射治疗结束后的疗效评价则是对治疗结果的一种监测，用于指导患者放疗后的治疗方式选择。基于 CT 或 MRI 的解剖学改变是临床上传统的疗效评估方式，但典型的解剖学改变一般发生在治疗后几周或几个月甚至更长时间之后，而基于分子影像的疗效评价则可更早地从代谢、功能及分子水平等多方位对治疗效果进行全面评估。

临床研究表明，在患者放疗过程中行 ^{18}F-FDG PET/CT 成像，可对肿瘤的糖代谢反应进行有效评估，并进一步对患者的潜在临床治疗预后进行预测。但在使用 ^{18}F-FDG PET/CT 成像进行早期疗效评估时，还需要考虑疗效评估过程中相关的重要因素或干扰因素，例如处于不断动态变化中的炎性反应及肿瘤治疗反应的差异等，这对科学合理安排 ^{18}F-FDG PET 连续成像时间点提出了挑战，同时又决定了放射治疗疗效评估的准确性。Angela 等研究证明，在 NSCLC 早期放射治疗疗效评估中连续的 ^{18}F-FDG PET/CT 成像时间点非常重要：放疗有响应的 NSCLC 患者放疗过程中的 ^{18}F-FDG PET SUV$_{max}$ 值改变不大，但在放疗结束后其出现明显减低；而对放疗无响应患者的 SUV$_{max}$ 在放疗开始后的第 1 周增加，但在开始后第 2 周及放疗结束后均降低。另外，随着放疗的进一步实施，^{18}F-FDG 的摄取值及摄取靶区不论是在肿瘤原发灶还是转移淋巴结中均会逐渐降低，并与时间和放疗剂量具有一定的线性相关性。这表明在放疗过程中可进行 ^{18}F-FDG PET/CT 成像，且图像的解读和相关定量有利于后续放疗计划的制订[70]。

CRT 是非转移性鼻咽癌治疗的首选方法，而 ^{18}F-FDG PET/CT 成像在鼻咽癌患者的放射治疗中也发挥着重要作用。Peter 等通过对 30 例行根治性放射治疗的局部晚期鼻咽癌患者进行了研究，这些患者分别在放射治疗前（prior to，prePET）和治疗第 3 周（during the third week，iPET）进行了 ^{18}F-FDG PET/CT 成像，其中位随访时间为 26 个月（8 ～ 66.9 个月）。通过多参数分析，包括原发肿瘤的 SUV$_{max}$、MTV、TLG 以及引流淋巴结（index-node，IN）（TLG 最高的淋巴结）、总淋巴结（total-lymph-nodes，TN）、原发肿瘤合并淋巴结（primary-tumour and nodal，PTN）及这些参数在 iPET 中的下降率。证实了 prePET 和 iPET 是一种可行且潜在有用的影像技术方法，可用于预测鼻咽癌患者是否存在较高区域或远处转移而导致疗效失败的风险[71]。Li 等研究了 ^{18}F-FDG PET/CT 成像中解剖和功能参数的放射组学特征无监督机器学习，显示无监督机器学习可在早期 NSCLC 患者接受 SBRT 术后的治疗反应及总生存率中具有一定的预测价值[72]。

Nalee 团队研究了 ^{18}F-FDG PET/CT 成像在宫颈癌放疗期间评估早期代谢反应及预后的价值。研究入组了 116 名明确接受放疗的患者，对其分别实施了 ^{18}F-FDG PET/CT 成像引导的腔内近距离放疗，并计算了基线 ^{18}F-FDG PET/CT（baseline ^{18}F-FDG PET/CT，PETbase）和图像引导近距离治疗计划 ^{18}F-FDG PET/CT（image-guided brachytherapy planning FDG PET/CT，PETIGBT）中的多个参数，包括 SUV$_{max}$、平均标准化摄取值（mean standardized uptake values，SUV$_{mean}$）、MTV 和 TLG，并对患者的无病生存期（disease-free survival，DFS）和总生存期（overall survival，OS）进行了多变量分析。研究发现代谢参数的变化，特别是当接受放射治疗的宫颈癌患者，治疗前后 ^{18}F-FDG PET/CT 图像中的 SUV$_{max}$ 变化幅度超过 50% 时，患者预后越好，说明 SUV$_{max}$ > 50% 这一参数有助于提高对患者预后生存评估的准确性[73]。Vittoria 等评估了 ^{18}F-FDG PET/CT 成像在新辅助 CRT

的前、中、后阶段，预测局部晚期宫颈癌（locally advanced cervical cancer，LACC）患者接受 CRT 治疗后组织反应能力，并与患者 CRT 治疗后行手术根治取材的病理学结果进行了验证。结果表明，^{18}F-FDG PET/CT 代谢参数可以在早期就有效区分原发肿瘤的组织病理学响应，进一步明确了 ^{18}F-FDG PET/CT 成像在宫颈癌早期个体化放射治疗中的潜在作用[74]。

（三）肿瘤放射治疗疗效评价

基于 ^{18}F-FDG PET/CT 成像的放化疗后期疗效评价研究远多于放疗早期反应的评价研究。目前，欧洲癌症研究及治疗组织（European Organization for Research and Treatment of Cancer，EORTC）、美国国家癌症研究所（National Cancer Institute，NCI）及实体瘤 PET 反应标准（Response Criteria in Solid Tumors，PERCIST）等这些指南都已将 ^{18}F-FDG PET/CT 成像结果（疗效反应）对患者的分类（完全反应、部分反应、疾病稳定、疾病进展）纳入其中，虽然只是作为出具标准化报告时的推荐指南技术，也足见 ^{18}F-FDG PET/CT 正在发挥及未来将要发挥的重要作用。

Angela 等研究了 102 例不同阶段的 NSCLC 患者，发现患者总体生存率（9 个月）与放疗后 70 天的 ^{18}F-FDG PET/CT 成像肿瘤代谢变化率存在较大相关性[75]。在头颈部肿瘤治疗中，在化疗或者放疗后利用 ^{18}F-FDG PET/CT 成像进行治疗反应评估也已被广泛认可，成像时间一般是在放疗后 3～6 个月[76]。研究表明，^{18}F-FDG PET/CT 成像还可以有效地在术前放化疗进行过程中评价治疗的肿瘤病理学反应[77]。另外，对局部进展期直肠癌患者，在术前放化疗开始后 1～2 周即行早期 ^{18}F-FDG PET/CT 成像，可高度精确地预测患者的治疗反应[78]；放射治疗后的 ^{18}F-FDG PET/CT 成像方法在评价结直肠癌患者治疗疗效中也得到了充分的验证[79]。尽管 ^{18}F-FDG PET/CT 成像在食管癌患者新辅助治疗过程中，早期评估治疗预后方面表现不太理想，但仍可利用其在后期疗效评价方面的价值去预测局部进展期食管癌和胃食管交界癌的无病生存期（disease-free survival，DFS）和 OS[80]。对于 LACC，如在同步放化疗结束后 3 个月行 ^{18}F-FDG PET/CT 成像，可从中获得可靠的远期预后信息[81]。

综上，尽管在临床肿瘤疗效评价中 ^{18}F-FDG PET/CT 成像具有很高的预测价值，但仍存在着肿瘤复发等问题。因而，肿瘤的其他特征及分期因素，如高分期、大肿瘤以及腹主动脉或骨盆淋巴结转移等都应纳入治疗方案制订的整体考量中，且仍需开展更多的临床试验来加以验证[82]。

（四）监测肿瘤放射治疗后复发及随访

临床多项研究表明，预处理中如果肿瘤表现为较高水平的 ^{18}F-FDG PET/CT SUV$_{max}$ 值，通常预示着较低的肿瘤局部控制率[83]。放射治疗前和放射治疗中的 ^{18}F-FDG PET/CT 成像参数已被提出作为Ⅲ期 NSCLC 患者复发和生存的有效评估指标。Michael 等对 77 例接受放疗伴化疗或不伴化疗的 NSCLC 患者放疗过程中的 ^{18}F-FDG PET/CT 指标，包括检测原发肿瘤和受累淋巴结，以及 MTV、TLG 和 SUV$_{max}$ 参数进行了回顾性分析，并对这些指标的绝对值和下降百分比进行统计，使用 Cox 回归模型对 PET 指标与死亡时间、局部复发和区域／远处复发事件的关联性进行了评估。结果显示，PET 指标与总体存活率无关，但放疗前 MTV、放疗中 MTV 及 TLG 与局部复发呈正相关（$P=0.03～0.05$），治疗中期与治疗前的 SUV$_{max}$ 比值也与局部／远处复发相关（$P=0.02$）。这些结果均表明 PET 的多项指标与肿瘤复发风险相关，并且放射治疗中期的 ^{18}F-FDG PET/CT 指标进展可作为肿瘤的一个不

☆ ☆ ☆ ☆

良预后因素 [84]。

　　SBRT 即使用立体定向放射治疗，以使短期、高剂量的辐射准确传送到靶区。同时，SBRT 也被美国放射肿瘤学会（American Society for Radiation Oncology，ASTRO）和欧洲放射肿瘤学会（European Society Therapeutic Radiation Oncology，ESTRO）推荐用于：经多学科小组会议讨论不能手术且肿瘤直径小于 5 cm 的 $T_{1 \sim 2a}$ N0 期 NSCLC 患者治疗，且该治疗可被认为是治愈符合标准肿瘤的有效方式 [85, 86]。尽管如此，仍需要及时预测 SBRT 治疗响应的技术以更好地实现患者个体化治疗。Gurvan 等对多中心接受 SBRT 的早期 NSCLC 患者进行了回顾性分析，提取 ^{18}F-FDG PET/CT 成像特征及患者预后信息，建立了一个在接受 SBRT 的 NSCLC 患者放射组学基础上的精准预测模型，该模型能够为 NSCLC 患者局部复发提供相关预测信息，为放射肿瘤医师临床决策提供重要依据 [56]。

　　除此之外，^{18}F-FDG PET/CT 成像在鼻咽癌放疗后肿瘤残留和复发诊断中也具有一定价值。Zhou 等荟萃 23 篇研究结果，共 1253 名患者，分析评估了 ^{18}F-FDG PET/CT 成像在残留或复发鼻咽癌诊断中的整体价值，分析证实了 ^{18}F-FDG PET/CT 成像在鼻咽癌残留或复发的诊断中具有较高的敏感性和特异性 [87]。

　　综上，^{18}F-FDG PET/CT 糖代谢成像在肿瘤放射治疗中发挥着越来越大的作用，尽管在肿瘤疗效评价方面仍存在一些局限性，但可通过细致的计划方案及规范的操作加以克服。此外，放疗引起的肿瘤周围局部炎症以及棕色脂肪组织等对 ^{18}F-FDG 的非恶性组织摄取，也会增加临床分析的难度。因此，为克服这些局限性，PET 分子成像将研究重点聚焦在肿瘤更特异的一些征象上，如细胞增殖、乏氧、新生血管、细胞凋亡以及关键分子靶点等方面。

二、PET/CT 增殖显像

　　胸苷激酶 1 是 DNA 合成补救途径中的一种关键酶，在细胞周期的 S 期中表现出较高的活性。^{18}F-FLT 是一种嘧啶类似物，进入细胞后会被胸苷激酶 1 磷酸化为 ^{18}F-FLT 单磷酸而无法再从细胞内代谢出去，从而导致细胞内放射性活度浓聚。大量研究也证实 ^{18}F-FLT 摄取与病理上 Ki-67 指数测量的增殖率之间有很强的相关性，因此，^{18}F-FLT PET 成像可作为细胞增殖能力检测的技术手段，用于评估肿瘤放射治疗过程中细胞的代谢能力。

　　Sarahe 等研究证实，在 NSCLC 根治性 CRT 中，^{18}F-FLT PET/CT 成像能够监测上皮肿瘤独特的生物学反应和具有高放射敏感性的正常组织变化（图 6-6）。具体通过比较 ^{18}F-FDG 及 ^{18}F-FLT PET/CT 成像在 NSCLC 患者早期放射治疗响应中的检测敏感性，结果发现 ^{18}F-FLT PET/CT 成像对 NSCLC 早期放射治疗响应的检测更为敏感 [88]。在食管癌的早期放射治疗响应中，^{18}F-FLT PET/CT 成像也具有一定优势 [89]。Yue 等对 21 例不能手术的局部晚期食管鳞状细胞癌患者在放疗期进行 ^{18}F-FLT PET/CT 成像，监测食管鳞状细胞癌放疗期间的肿瘤细胞增殖特点。所有患者都接受了预处理扫描，并向肿瘤分别给予 2、6、10、20、30、40、50 或 60 Gy 的放疗剂量后再次进行 PET 扫描。结果显示，在 19 例不间断完成放射治疗的患者中，肿瘤 ^{18}F-FLT 摄取参数值（SUV$_{max}$ 和增殖靶区）呈现稳步下降。同时，所有患者在接受 40 Gy 剂量治疗后，^{18}F-FLT PET/CT 成像上增殖性肿瘤完全不可见。在 2 例中断放疗的患者中，中断放疗后肿瘤中 ^{18}F-FLT 的摄取高于中断放疗前。在所有患者中，即使在仅接受 2 Gy 剂量照射后，^{18}F-FLT PET/CT 也能在早期观察到肿瘤探针摄取的显著降低。同时，对在完成整个放疗疗程后的两名患者进行了 ^{18}F-FLT 和 ^{18}F-FDG PET/CT 成像对比扫描，结果显示在 ^{18}F-FLT PET/CT 成像上无摄取，但 ^{18}F-FDG PET/CT 成像

☆☆☆☆

高摄取的肿瘤，通过病理活检显示为炎性浸润，而非肿瘤残留。因而，^{18}F-FLT PET/CT 成像在监测食管鳞状细胞癌早期放射治疗响应、后期疗效评价及鉴别炎症方面具有独特的优势。此外，放射治疗中断后的肿瘤 ^{18}F-FLT 高摄取还可预测肿瘤的再复发[90]。

在肺肿瘤立体定向消融放疗（stereotactic ablative radiotherapy，SABR）或超分割放射治疗后，在 PET 成像上区分肿瘤的局部复发和治疗后的变化仍存在一定挑战。Susan 等通过胸部肿瘤放射治疗的 ^{18}F-FDG 及 ^{18}F-FLT PET/CT 成像对比研究发现，^{18}F-FLT 有助于发现 ^{18}F-FDG PET 无法检测到的肿瘤局部复发，其可作为 ^{18}F-FDG PET/CT 成像的重要补充，用于区分胸部恶性肿瘤治疗后的放射改变与疾病复发。此外，该研究还发现放射治疗中肿瘤 ^{18}F-FLT PET/CT 成像的摄取变化还与 OS 和 PFS 相关[91]。Sarah 等研究了 NSCLC 患者 CRT 过程中 ^{18}F-FDG 和 ^{18}F-FLT PET 对中期肿瘤响应与患者预后的预判价值，尤其是与 PFS 和 OS 之间的关系。结果表明，在 CRT 第 2 周，NSCLC 摄取 ^{18}F-FLT 的量与患者 OS 和 PFS 呈负相关，有利于优化患者治疗方案。Tine 等对 63 例行常规分割放疗（conventional fractionated radiotherapy，cRT）或 SBRT 后疑似肺癌复发的患者，进行了 ^{18}F-FLT PET/CT 分子成像，获得基于靶区高摄取剂量和扫描基线等参数。结果发现，相较于 ^{18}F-FDG PET/CT 成像，^{18}F-FLT 显著增加了对疑似复发患者的诊断准确率，且对行 cRT 后的患者诊断准确率最高。因此，研究者建议当 ^{18}F-FDG PET/CT 成像对病灶诊断存在不确定或呈阳性时，应增加 ^{18}F-FLT PET/CT 成像，以获得恶性肿瘤复发方面更特异性的检测结果[92]。

在放射治疗中，正常增殖的骨髓对电离辐射非常敏感，因此了解其分布可有助于优化患者放射治疗计划，以减少不必要的骨髓暴露和避免相应的长期骨髓抑制。^{18}F-FLT PET/CT 可提供包括骨髓在内的组织增殖方面直观图像及定量信息。Belinda 等用 ^{18}F-FLT PET/CT 成像成功获得了 NSCLC 患者骨髓分布图谱。他们对符合条件的 NSCLC 患者（无远处转移、既往无细胞毒性暴露及无血液病）的 ^{18}F-FLT PET/CT 成像进行回顾分析，结合年龄、性别和吸烟状况等因素，测定并比较了 10 个预先定义的骨骼区域 ^{18}F-FLT 活动比例。研究结果显示，在 51 例患者，67% 为男性，中位年龄 68 岁（31～87 岁），8% 从未吸烟，70% 在过去 3 个月内不吸烟中，^{18}F-FLT PET/CT 成像发现骨髓分布在性别和年龄组之间存在显著差异，并利用每个身体区域 ^{18}F-FLT 摄取平均百分比，创建了一个按性别和年龄定义的包含 4 个亚组的功能性骨髓分布图谱。该图谱对估计成年癌症患者活性骨髓分布有潜在的实用价值，并可用于指导放射治疗计划。然而，由于个体间的差异，当放射治疗存在大量活性骨髓损伤风险时，应谨慎使用，并可能需要单独的 ^{18}F-FLT PET/CT 成像。该团队研究还证实了 ^{18}F-FLT PET/CT 成像在检测增殖性造血细胞分布上的价值作用，可用于红细胞增多症患者放射治疗后的治疗响应评估[68]。

三、PET/CT 乏氧显像

肿瘤乏氧被认为是导致肿瘤放疗抵抗的重要因素，并与放射治疗失败相关，潜在机制即乏氧细胞中的低氧张力可保护肿瘤细胞免受电离辐射影响，同时允许肿瘤细胞克隆性生长，进而导致随后的肿瘤复发和转移[93]。许多肿瘤组织中存在着大量的乏氧区，尤其是在头颈部和肺部肿瘤中，这一现象非常常见[94]。而肿瘤乏氧 PET 显像则可以在体、无创地揭示肿瘤乏氧区域的三维分布，为放疗计划的精准实施提供了可行的策略。

^{18}F-FMISO 是第一种，也是目前研究最广泛的肿瘤乏氧 PET 分子成像探针。在乏氧条件下，^{18}F- 硝基咪唑衍生物会被细胞内的硝基还原酶还原为氧自由基，并与细胞大分子结合，

☆ ☆ ☆ ☆

因此滞留在乏氧的肿瘤细胞中进而实现肿瘤乏氧分子成像。然而，[18]F-FMISO 分子成像探针的高亲脂性和缓慢的血浆清除率，使其必须在使用后 2 ～ 4h 内进行成像，且肿瘤本底比相对较低[94]。[18]F-FAZA 的 PET 成像性能更优于 ^{18}F-FMISO，其具有较高的亲水性和肿瘤本底比，更好的比活度、特异性和化学稳定性等[95]。其他氟化硝基咪唑衍生品，由于具有较高的亲水性也已经实现了临床应用，如 [18F]- 氟赤式硝基咪唑（[18]F-fluoroerythronitroimidazole，[18]F-FETNIM）[96]、[18]F-HX4（[18]F-flortanidazole）[97] 和 [18F]2- 硝基咪唑五氟丙基乙酰胺（[18]F-pentafluorinated etanidazole，[18]F-EF5）[98] 等，均类似于 ^{18}F-FAZA。此外，[18]F-EF5 乏氧分子成像探针还可用于预测接受高度适形放疗肺肿瘤的局部复发[99]，但在评估卵巢癌术前乏氧病变时，其存在生理性的腹腔内积聚，因而在临床腹部肿瘤应用上具有一定局限性，仍需要与 ^{18}F-FDG PET/CT 成像互补使用[100]。

　　放射性核素标记的硝基咪唑类化合物（如 ^{18}F-FMISO、[18]F-FAZA 或 ^{18}F-HX4 等）可在放射治疗中，用于精准确定肿瘤内辐射抵抗、乏氧体素的空间位置[100-102]，从而指导放疗在这些体素上选择性地增加剂量（即剂量绘制）[103]。[18]F-FDG 和 ^{18}F-FMISO PET 引导还可实现肺癌的 IMRT。Pierre 等评估了在 NSCLC 根治性（化疗）放疗中，肿瘤增殖（[18]F-FLT）、代谢（[18]F-FDG）和乏氧（[18]F-FMISO）显像的变化。NSCLC 患者在放疗前和放疗期间分别（4 ～ 7d）进行三种不同的 PET 成像采集，随后评估在 46Gy 剂量放射治疗中的成像效果。结果表明，放疗期间肿瘤和淋巴结的 PET 增殖显像分子探针摄取均出现快速下降，且在代谢（边缘显著下降）和乏氧（稳定）方面存在一定差异。进一步说明肿瘤 ^{18}F-FMISO 分子成像探针摄取反映的是肿瘤内乏氧和潜在的抗辐射区域，而非治疗期间的肿瘤反应，并以此为依据可提出对乏氧区逐步增加剂量的自适应 IMRT[104]。

　　Stefan 等前瞻性地评估了动态 ^{18}F-FMISO PET/CT（dynamic ^{18}F-FMISO，dynFMISO）成像测定局部晚期头颈部鳞状细胞癌（locally advanced squamous cell carcinomas of the head and neck，LASCCHN）组织乏氧的价值，并评估使用 dynFMISO 图像绘制剂量轮廓，引导剂量递增（dose escalation，DE）开展放疗的可行性和毒性评估。结果显示，[18]F-FMISO 引导的乏氧肿瘤 DE 改善了 LASCCHN 的局部肿瘤区域控制，同时无过量毒性[105]。另一项在局部晚期 NSCLC 患者中的多中心 Ⅱ 期研究结果显示，NSCLC 患者的 ^{18}F-FMISO 摄取与不良预后密切相关，且这些不良预后不能通过高达 86Gy 的放疗剂量实现逆转[106]。需要指出的是，放射治疗过程中肿瘤乏氧区域存在时空变换的不稳定性，这是放疗需要克服的主要障碍之一。目前正在开展更大规模的临床试验，以进一步明确 PET 乏氧显像在乏氧区域剂量绘制和增加剂量方面的价值，明确其是否能改善局部肿瘤控制而不引起严重的副作用，从而推动乏氧 PET 成像在临床放疗指导中的广泛应用[107]。

四、PET/CT 胆碱代谢显像

　　PET 成像可通过检测另一种代谢模式，即脂类的合成和摄取，实现对肿瘤生物功能的判断和诊断，如恶性肿瘤如前列腺癌等。胆碱转运蛋白和胆碱激酶的表达和活性增加，用 [18]F 或 [11]C 等放射性核素标记胆碱（[18]F/^{11}C-choline），即可实现肿瘤代谢功能成像[108]。挽救性放射治疗（salvage radiotherapy，SRT）通常被认为是前列腺癌根治手术后生化复发的标准治疗方法。复发时 PSA 值 < 0.5ng/ml，以 60 ～ 66Gy 为标准总剂量，效果最佳。利用如动态 ^{18}F-Choline PET/CT 可有效识别复发部位，从而允许剂量增加到生物靶体积。Rolando 等分析了 150 例 ^{18}F-Choline PET/CT 指导下的前列腺癌患者挽救性放疗病例，在

☆ ☆ ☆ ☆ ☆

患者 ^{18}F-Choline PET/CT 阳性摄取区域，给予总剂量为 80 Gy 的高剂量挽救性放疗，同时记录毒性和无复发生存率（recurrence-free survival，RFS）。结果表明，挽救性放疗开始时 PSA 值中位数为 0.47 ng/ml（范围 0.2 ～ 17.5 ng/ml）；139 例患者（93%）在没有中断的情况下完成了补救性放疗，13 例（9%）患者出现急性胃肠道 2 级毒性，2 例（1.4%）患者出现急性泌尿生殖系统 2 级毒性，1 例患者（0.7%）出现晚期胃肠道 4 级毒性，2 例患者（1.4%）出现晚期急性泌尿生殖系统 3 级毒性。中位随访 63.5 个月，5 年和 7 年的 RFS 分别为 70% 和 60.7%。即说明使用 ^{18}F-Choline PET/CT 指导生物靶体积进行高剂量抢救性放疗是可行的，具有较低的晚期毒性风险且预后良好[109]。

此外，[11]C-choline PET/CT 代谢显像在鉴别脑肿瘤放疗后复发和坏死方面具有一定的优势。Tan 等对 55 例脑肿瘤放疗后怀疑复发或坏死的患者的 MRI、[18]F-FDG 及 ^{11}C-choline PET/CT 检查进行了比较。并根据影像学病灶诊断与病理或随访结果进行比较。结果显示，MRI、[18]F-FDG PET/CT、[11]C-Choline PET/CT 对病变诊断的敏感性分别为 87.2%、76.9%、92.3%，特异性分别为 81.3%、62.5%、87.5%，进而说明与 ^{18}F-FDG PET/CT 和 MRI 相比，[11]C-Choline PET/CT 在鉴别脑肿瘤复发和放射性坏死方面具有更高的敏感性和特异性[110]。

五、[68]Ga-PSMAPET/CT 分子成像

传统的成像方式，如 CT、MRI 或骨显像，对治疗前的前列腺癌精准分期存在一定局限，特别是对于 PSA 水平较低的患者[111]。[18]F-FDG PET 糖代谢显像对前列腺癌诊断的敏感性也较低，主要是由于前列腺癌特殊的解剖学位置，靠近膀胱和尿道，而 ^{18}F-FDG 主要也是由泌尿系统排泄会导致背景放射性过高[112, 113]。目前，临床上也常用 ^{18}F/^{11}C-choline PET 等胆碱代谢显像来诊断前列腺癌患者，并用于前列腺癌患者的放射治疗计划和基于 PET/CT 成像的剂量绘制等。在前列腺癌的再复发中，特别是对当根治性前列腺切除术后，由于 PSA 水平升高而怀疑肿瘤复发患者诊断时，[11]C-choline PET/CT 成像被证明是有效的[114]。在这种情况下如仅有局部复发，患者仍然可在 ^{18}F/^{11}C-choline PET 引导下通过补救性放射治疗治愈。但 ^{18}F/^{11}C-choline PET 成像也存在一定局限，如过度依赖于 PSA 水平，当 PSA 水平低于 2ng/ml 时，其成像检出率则较低。

而分子影像技术可通过在体、无创对分子靶点实时、定性及定量检测，进一步提升了肿瘤分期精准性，同时也更有助于提高癌症患者精准放射治疗计划的制订。近年来，新型靶向的 PET 分子成像探针已被陆续开发用于前列腺癌的检测，其中最有前景的是 [68]Ga 标记的前列腺特异性膜抗原（prostate-specific membrane antigen，PSMA）特异性结合配体类分子成像探针。[68]Ga-PSMA 可与前列腺癌细胞过表达的跨膜糖蛋白结合，相比于其他类功能代谢类 PET 成像，[68]Ga-PSMA 对前列腺内病变、热敏感淋巴结和远处转移病灶的识别和检测具有更高的敏感性和特异性，目前也被用于原发性前列腺癌放疗计划的 GTV 制订以及协助医师对患者实施精准放疗等[115]。Stefan 等依据前列腺癌转移类型和位置先对患者进行了分类，后对选定的转移灶进行了 ^{68}Ga-PSMA PET/CT 分子成像引导的放射治疗，并对治疗临床结果进行了分类评估。结果显示，[68]Ga-PSMA PET/CT 分子成像引导放射治疗是一种很有前景的治疗方法，能够提高对照射野病变的控制程度[116]。Wee 等回顾性研究了基于 ^{68}Ga-PSMA PET/CT 分子成像诊断寡转移性前列腺癌的 SABR 效果。结果显示，[68]Ga-PSMA PET/CT 分子成像在鉴别阳性寡转移性前列腺癌患者中具有重要作用，并有助于患者从 SABR 转移导向治疗中获益[117]。同样，可基于 ^{68}Ga-PSMA PET/CT 分子成像结

果对既往手术后复发的前列腺癌寡转移患者实施 SBRT 和 IGRT，治疗敏感性和特异性均较高[118]。

前列腺癌根治性前列腺切除术后的挽救性放疗靶区勾画，通常是在没有明显复发病灶情况下绘制的，但血清 PSA 值过低会影响常规挽救性放疗靶区轮廓的勾画，而 ^{68}Ga-PSMA PET/CT 分子成像则在检测复发性前列腺癌上具有较高的灵敏度。此外，放射治疗肿瘤组指南也对涵盖 ^{68}Ga-PSMA-11 PET/CT 分子成像定义的临床靶区（clinical target volume，CTV）形成了临床共识，肯定了 ^{68}Ga-PSMA-11 PET/CT 分子成像对挽救性放疗的潜在影响价值。Jeremie 等评估了对血清 PSA 水平低于 1 ng/ml 的患者，使用 ^{68}Ga-PSMA-11 PET/CT 分子成像检测根治性前列腺切除术后前列腺早期生化复发（biochemical recurrence，BCR）的价值。研究结果表明，270 例前列腺癌患者中，^{68}Ga-PSMA-11 PET/CT 检测出 52 例（19%）早期 BCR 患者，进而指导患者实施了挽救性放疗，这一研究证实了 ^{68}Ga-PSMA-11 PET/CT 对临床治疗的潜在价值[119]。

六、其他 PET/CT 分子成像

除上述 ^{18}F-FDG、^{18}F-FLT、^{18}F-FMISO、^{18}F/^{11}C-choline 及 ^{68}Ga-PSMA 等分子成像探针外，基于恶性肿瘤细胞和正常细胞对循环氨基酸摄取差异而设计的放射性核素标记的氨基酸类似物 PET 分子成像探针，如 ^{11}C-MET、^{18}F 标记的非自然氨基酸如 [18F]- 酪氨酸（^{18}F-fluoroethyltyrosine，^{18}F-FET）和 [18F]-L-6- 氟 -3，4- 二羟基苯丙氨酸（^{18}F-fluorodihydroxyphenylalanine，^{18}F-FDOPA）也被用于特定肿瘤解剖区域的 IGRT。这些非自然氨基酸类分子成像探针具有较高的代谢稳定性，避免其他代谢产物形成，从而增加了肿瘤的特异性摄取。

^{18}F-FDG PET/CT 成像在脑部肿瘤诊断中的主要缺点是存在因正常脑组织糖代谢活跃高而导致的高摄取背景干扰[60]。复发性肿瘤、胶质瘤或恶性脑膜瘤等肿瘤细胞会高表达氨基酸转运蛋白，而正常神经细胞表达量则相对较低。因此，放射性核素标记氨基酸 PET/CT 成像不存在本底高摄取的影响，对肿瘤及肿瘤复发病灶的识别是特异和敏感的，可对复发风险较高的区域进行准确可视化；与标准化 MRI 图像的整合，还可进一步提高患者精准放疗方案的制订与实施。另外，常规剂量增加策略在放疗抵抗性肿瘤如脑胶质瘤，放疗疗效上收效甚微，而氨基酸代谢 PET 成像可通过脑部肿瘤靶区敏感识别和精确勾画，提升这类肿瘤的放疗疗效[60]。^{11}C-MET 也可用于前列腺癌放化疗后的生化复发检测和咽鳞癌放疗计划的制订。Maximilian 等对恶性胶质瘤放射治疗计划制订研究发现，^{18}F-FET PET/CT 成像可显著改变肿瘤的 GTV 的轮廓和范围确定结果[120]。但肿瘤周围正常咽黏膜和唾液腺对 ^{18}F-FET 的高摄取限制了其 PET 成像在头颈部肿瘤放疗中的广泛应用[121]。

^{18}F-FDOPA PET 被广泛用于多巴胺能神经系统相关疾病的评估之中[93]。但该分子成像探针除在黑质和纹状体中有生理积累外，在原发性脑肿瘤中还可通过 L- 氨基酸转运系统高摄取。^{18}F-FDOPA PET 现已被用于术后放射治疗计划制订之中，包括基于 ^{18}F-FDOPA 分子成像检测的肿瘤靶区，以及肿瘤放疗剂量逐步增加制订。除了脑肿瘤，^{18}F-FDOPA 也可被用于颅外肿瘤疾病的成像，这是由于许多神经内分泌来源的肿瘤中芳香氨基酸脱羧酶高表达，^{18}F-FDOPA 是芳香氨基酸脱羧酶的底物，可被肿瘤高摄取[122]。Mehdi 等评估了颅底副神经节瘤（skull base paragangliomas，SBPGL）在 MRI、^{18}F-FDOPA PET/CT 和 ^{18}F-FDOPA PET/MR 图像中 GTV 的差异，结果提示将 ^{18}F-FDOPA PET/CT 纳入临床实践是

☆☆☆☆

必要的，^{18}F-FDOPA GTV$_{PET/MRI}$ 可考虑用于 SBPGL 患者的放疗计划制订（图 6-7）[123]。

第三节 基于 MR 功能及分子成像的肿瘤放射治疗

除了 PET 分子成像技术，MR 的功能和分子成像也被广泛用于肿瘤放射治疗之中，进行肿瘤定位、诊断、靶区勾画、早期放疗效果评估及后期疗效监测等。MR 功能和分子成像在放疗治疗方面具有其独特的优势：①增加的组织对比信息，可改善感兴趣区域的放疗分割；②提供的实时动态信息，有利于更好地靶向肿瘤和实施治疗方案；③功能及分子水平成像，可更准确地揭示辐射的生物学效应等。这些都为实现精准放疗提供了更多的手段方法和技术支持。尤其是在如中枢神经系统肿瘤、头颈部肿瘤、肉瘤和宫颈癌等的放射治疗领域，与 CT 相比，MR 功能及分子成像可提高这些肿瘤与 OAR 损伤风险的可视化程度，提供临床相关肿瘤标志物及正常组织生理特性的空间图像，并可将肿瘤异质性的分子生物信息整合到放疗计划中，以实现和完善基于肿瘤异质性的放疗剂量绘制，进一步改善放射治疗过程中肿瘤靶区描绘的准确性和提高靶区放疗的精准性；在治疗前或早期阶段识别肿瘤放疗抵抗性区域，在局部或整体增加放疗剂量或指导开展伴随其他治疗手段如化疗、免疫治疗等方案的制订；还可对放射治疗后的放射性坏死及残留病灶等进行有效的诊断和鉴别诊断。

当然，MRI 在放疗领域的应用也存在一定局限性，如图像易受到几何畸变和伪影的影响等，因而充分考虑这些因素以及严格的质控等是有效使用 MR 功能及分子成像开展放射治疗的关键[124, 125]。此外，在治疗反应中，分子水平变化早于解剖变化（提前几周甚至长达数月），或者即使肿瘤对放射治疗已有积极的响应，但解剖形态学也可能根本不会发生变化。因此，对肿瘤分子及化学等细胞生物学变化的监测比单纯测量肿瘤大小，能更早地揭示肿瘤的早期放射治疗反应从而在疾病恶化之前及时调整治疗方案，并减少无效或不必要治疗的身体、心理和经济等成本。

一、肿瘤放射治疗引导

SBRT 被广泛应用于原发性和继发性肝肿瘤的放射治疗，但健康肝组织、肝胆结构及邻近胃肠器官的耐受性限制了其的适用剂量。此外，SBRT 还受限于上腹部 OAR 器官内部及器官之间的牵动性。MRI 引导放射治疗系统的引入，则有望解决这一难题，在改善软组织可视化、适应性治疗计划制订和实时运动管理基础上，实现 OAR 照射减少的同时增加靶区放疗剂量。

Paul 等回顾性分析了原发性和继发性肝肿瘤在线自适应 MR 引导放射治疗（online adaptive MR-guided radiotherapy，oMRgRT）的可行性和早期结果。研究评估了 11 例患者的 15 个病灶，组织病理学分类包括胆管癌、神经内分泌肿瘤转移灶、结直肠癌、肉瘤和胃肠道间质瘤，随访期间评估放射治疗反应和毒性。PTV 处方剂量的中位生物有效剂量（biological effective dose，BED$_{10}$）为 84.4Gy（范围 59.5～112.5Gy），平均 GTV 中位 BED$_{10}$ 为 147.9Gy（范围 71.7～200.5Gy），中位总治疗时间为 53min。研究结果显示 oMRgRT 在所有患者中都成功完成。中位随访 5 个月后，无局部失效，无 2 级毒性。该研究证明基于 MRI 引导的放射治疗系统的 oMRgRT 对原发性和继发性肝脏肿瘤的早期治疗是可行的，同时在所有病例中都有较好的耐受性和较小的毒副作用[126]。

在脑胶质瘤放射治疗计划中，靶点描绘的准确性对实现高效的肿瘤控制并同时降低治疗相关毒性至关重要。常规 MRI，包括对比增强 T_1 加权液体衰减反转恢复（fluid-attenuated inversion recovery，FLAIR）序列是胶质瘤靶体积描绘的标准成像序列。然而，由于血脑屏障通透性增加和瘤周水肿的低特异性，传统序列在区分治疗相关改变与存活肿瘤方面的能力有限。基于功能磁共振成像技术，如 DWI-MR、DCE-MRI 及 BOLD-MRI 等，被用于脑胶质瘤的分子生物学水平表征，并可能克服这些限制，为放射治疗计划的制订和疗效监测提供额外的代谢、乏氧和血流动力学等信息[127]。

二、肿瘤放射治疗疗效评估

（一）DWI-MR 评估肿瘤放疗疗效

DWI-MR 是临床最常用的 MR 功能成像技术，其最常用的可量化指标是表观扩散系数（apparent diffusion coefficient，ADC）。此外，临床多种 MR 功能成像技术也是基于 DWI-MR 发展而来的，如扩散张量成像（diffusion tensor imaging，DTI）和扩散峰度成像（diffusion kurtosis imaging，DKI）等，可以分别提供有关扩散方向性和更敏感的水分子扩散信息。

放疗后，肿瘤 ADC 值可因细胞肿胀而短暂降低，随后因细胞死亡而升高。在放疗后期，炎症和纤维化又可导致 ADC 值显著降低。但这些过程是可同时发生的，从而会导致 DWI-MR 定量结果的不一致性，限制了该技术在早期预测放疗疗效方面的价值[128]。Faisal 等对接受全脑外放射分割放疗的脑转移瘤患者纵向评估发现：在治疗无反应的转移瘤中，平均 ADC 下降；而在有反应的转移瘤中，ADC 增高；预测疗效的最佳时间点是在第 7 天至第 9 天的第七个分割治疗后[129]。在头颈鳞状细胞癌患者中，放射治疗后 1 周 ADC 明显升高，预测治疗响应敏感性为 86%，特异性为 83%[130]。然而对于宫颈癌和直肠癌，多项研究表明 DWI-MR 不足以准确预测放化疗后的早期响应，不能用于这些肿瘤的放化疗的疗效监测，但如果联合使用 ^{18}F-FDG PET/CT 和 MR 的 T_2 加权容积法则有望提高预测的敏感性（敏感性和特异性分别为 75% 和 94%）[131]。

CT 是 NSCLC 放化疗后随访的标准检查手段，但其在鉴别肿瘤、肺不张和辐射诱导肺毒性（radiation induced lung toxicity，RILT）方面具有一定局限性，而 DWI-MR 有望弥补这些不足。Jagoda 等为确定 MRI 与 CT 在 NSCLC 随访中的诊断价值，对 12 例 Ⅰ～Ⅲ期 NSCLC 放化疗患者进行了前瞻性研究。这些患者于治疗前及治疗后 3 个月、6 个月、12 个月分别行增强 CT 及常规 MRI，并采用标准化感兴趣区测定肿瘤内 ADC 值，在 DWI-MR 和 CT 上通过肿瘤的前后径（longitudinal diameter，LD）以及肿瘤体积来评估肿瘤大小。研究结果显示，MRI 与 CT 在评估 LD 和肿瘤体积上并无差异（$P \geqslant 0.6221$，$P \geqslant 0.25$）。而在 RILT 的评估方面，MRI 和 CT 评估结果在 3 个月（$r = 0.8750$）和 12 个月（$r = 0.903$）这两个时间点上有较高的相关性，肿瘤应答良好患者的 DWI-MR ADC 值高于无应答患者。因此，在 NSCLC 患者放化疗后的随访中，DWI-MR 可更准确地评估肿瘤反应，ADC 值也是一种有用的预后评价指标[132]。

（二）DCE-MR 评估肿瘤放疗疗效

放射治疗可导致急性内皮细胞功能障碍、凋亡和血管破裂，且大多数在 8～10 Gy 以上剂量导致的内皮细胞凋亡，是通过激活酸性鞘磷脂酶/神经酰胺信号通路诱导的[133, 134]。这些现象多发生在 SBRT 等治疗剂量较高的情况下，病理生理学过程首先是毛细血管通透性增加，血小板聚集和微血栓形成，低灌注又导致肿瘤进一步坏死。因而，灌注成像有可

☆☆☆☆

能检测上述病理学改变并用于对肿瘤早期放射治疗响应性的评估[128]。临床最常用的灌注成像技术是 DCE-MRI 和动态敏感性对比 MRI（dynamic susceptibility contrast MRI，DSC-MRI），这些技术需引入外源性的顺磁性造影剂。顺磁性造影剂通过血液全身分布，并自由扩散到组织间隙，但不穿过细胞膜。它们可引起磁场的不均匀性，导致周围质子的 T_1、T_2 和 T_2^* 弛豫时间降低，MR 信号强度发生暂时性变化，通过影像定量手段可提供如微脉管密度、灌注及血管渗透性等信息[135, 136]。另一种灌注成像方式是通过使血液中的水质子被磁化，进行动脉自旋标记（arterial spin labelling，ASL）MR 灌注成像，避免了外源性造影剂的引入。尽管这种方法的时间分辨率、空间分辨率及信噪比都较低，但与外源性造影剂引入成像方法相比，ASL 后处理过程的复杂程度较低[137]。

DCE-MRI 中的半定量和定量参数，特别是血浆和血管外细胞间隙之间的容量转移常数（volume transfer constant，K^{trans}）和速率转移常数（reflux constant，Kep），已被证明可用于预测多种肿瘤的放疗反应。Huang 等一项纳入了 17 例以接受 SBRT 为主要治疗方法的非转移性 NSCLC 患者研究中，患者在 SBRT 前和治疗 6 周后分别行整合的 3.0 T DCE-MR-PET 检查，并对图像参数：肿瘤大小、SUV、ADC、K^{trans}、K_{ep}、V_e、V_p 及 iAUC60 等进行定量分析，并于 SBRT 后 3 个月行胸部 CT 扫描。研究结果显示，SBRT 治疗导致定量值降低的测量参数包括：SUV_{max}、K^{trans} 均值、K^{trans} 标准差、K_{ep} 均值、K_{ep} SD 和 V_p 标准差；其中 PET SUV_{max} 与 MR 的 k_{ep} 均值（$P=0.002$）以及 K_{ep} 标准差具有相关性。与 SBRT 后 3 个月相比，K^{trans} 均值（$P < 0.001$）和 K_{ep} 均值（$P=0.034$）下降的百分比与 SBRT 后 6 周 CT 测量的肿瘤大小缩小百分比显著相关。初始 $SUV_{max} > 10$（$P=0.083$）与 SBRT 术后 3 个月 CT 测量的肿瘤大小缩小百分比显著相关，且当初始 $SUV_{max} > 10$（$P=0.083$）时，疾病显示有恶化的趋势。因而在 NSCLC 患者行 SBRT 治疗的人群中，DCE 整合 MR-PET 可用于评估 SBRT 的疗效和预测局部治疗结果[138]。

良好的血流灌注应会使肿瘤的乏氧状态得到缓解，这一理论常被用于解释 DCE-MRI 高灌注参数可有效检测放射敏感性的原因。有研究表明，DCE-MRI 的定量参数 K^{trans} 值降低和肿瘤血容量（DSC-MRI）以及血流量（ASL）指标，在中枢神经系统肿瘤及转移瘤放疗治疗 1 周后的变化，就能够有效用于评估立体定向放射手术或全脑放射治疗的疗效反应[139, 140]。也有研究表明，更高的微血管密度和活跃的血管生成与更大的转移潜能和较差的预后相关[141]。除了预测预后外，灌注 MRI 的另一个潜在应用是区分高级别胶质瘤的放射性坏死和复发，而常规增强 MRI 通常不易鉴别诊断。有研究统计，DSC-MRI 对肿瘤复发鉴别的敏感性和特异性分别为 90% 和 88%，DCE-MRI 的敏感性和特异性分别为 89% 和 85%。ASL 的初步研究也证明了其具有较强的区分疾病复发和放射性坏死能力[135]。

（三）其他 MR 功能及分子成像评估肿瘤放疗疗效

1. BOLD-MR 氧是放射敏感性的一个重要生物学决定因素，其在 20 世纪初首次被认识。肿瘤细胞的旺盛增殖、肿瘤内血管生成失调导致的新生血管结构和功能异常，以及细胞之间的距离增加和缺乏充足的血液供应，都会导致慢性缺氧和营养物质消耗。异常的血管系统也容易短暂闭塞和低效率灌注，导致急性波动性缺氧。这两种低氧源都会导致放射抵抗和许多与肿瘤生长和存活相关基因的转录调节激活，尤其是低氧诱导因子 1（hypoxia inducible factor 1，HIF-1）[37]。因而有很多研究认为，应尽量减少和改善肿瘤缺氧，尤其是在放疗之前，将有利于提高临床放射治疗的成功率[79]。与此同时，对乏氧敏感的成像方式也可以及时预测放疗预后，并可能协助和优化治疗方式及剂量的制订来改善预后。

☆ ☆ ☆ ☆

溶解氧和脱氧血红蛋白都是顺磁性的，可降低 T_1 和 T_2^* 弛豫，利用这些分子对 T_1 弛豫影响的 MR 成像方法被称为氧增强 MR 成像（oxygen-enhanced-MRI，OE-MRI）或肿瘤氧合水平依赖 MR 成像（tumour oxygenation level-dependent-MRI，TOLD-MRI）；而 T_2^* 效应的成像被称为 BOLD-MRI。在一项经典的研究中，基线磁共振氧成像是在患者呼吸室内空气的情况下进行的，然后在患者吸入氧气造成动脉高氧后再次行磁共振氧成像，比较两次成像信号差异以评估 MR 对氧含量检测的有效性，结果已被证明磁共振氧成像信号变化与肿瘤内的 pO_2 密切相关 [142, 143]。在动物泌乳素瘤和纤维肉瘤模型 BOLD-MR 成像研究中发现，其能够预测单次辐射剂量后的肿瘤的生长反应 [144, 145]，该技术现在已进入头颈部肿瘤患者的早期临床试验之中 [146]。OE-MRI 目前仍处于临床前研发阶段，在皮下荷前列腺肿瘤的大鼠中放疗研究中发现，放疗反应与肿瘤的氧合改善相关，且 OE-MRI 比 BOLD-MRI 能提供更好的肿瘤内氧含量预测指标。此外，OE-MRI 在临床前小鼠模型研究中发现其还可被用以区分放射性坏死和胶质瘤的复发 [147]。

2. MRS　可以从不同类型肿瘤组织中在体获取生化数据，在肿瘤分级和治疗策略（如手术、放疗、化疗、血管生成抑制剂等）、放射治疗计划的划定、治疗反应的评估和鉴别方面都发挥着重要作用。Maria 等研究了 MRS 在高级别胶质瘤手术中的预后意义。研究纳入 12 例采用替莫唑胺（temozolomide）联合放疗的患者，MRS 数据采集在术后 4 周（放疗前）和放疗完成后每 6 个月进行 1 次，定量分析 N- 乙酰天冬氨酸、胆碱、肌酸和肌醇等参数，及与 RFS 的相关性。结果显示，项目受试患者全体中位 RFS 为 26.06 个月；在基线（$P=0.003$）或放疗后 6 个月（$P=0.042$），老年患者的 RFS 显著较低（$P=0.001$），胆碱 / 肌酸比值更高（$P=0.042$）；而对于放射治疗后 6 个月，胆碱 / 肌酸比值≥ 2 及胆碱 / 肌酸比值＜ 2 的患者，中位 RFS 分别为 23 个月和 11 个月。该项研究证明，胆碱 / 肌酸比值的差异与 RFS 有显著相关性（rho=0.64，$P=0.045$），因而胆碱 / 肌酸比值可能是高级别脑胶质瘤的潜在独立预后因素 [148]。

3.CEST-MR　目前所讨论的磁共振成像技术都是通过对水分子的质子（^1H）进行成像，生物组织中水分子的丰度（60 ～ 80 M）较高，有利于在高时间分辨率和空间分辨率下成像。在磁场存在的情况下，自旋原子核〔如氢 [1]（1H）和碳 [13]（13C）〕的共振频率部分取决于它们所属分子的电子环境，例如，酰胺质子共振的频率与水质子不同。这种现象被称为化学转移，这意味着 MRS 可以非侵入性地监测体内多种代谢物的存在和相对浓度 [149, 150]。然而这些代谢物的浓度较低，使得 MRS 技术具有低的时间和空间分辨率。

化学交换饱和转移（chemical exchange saturation transfer，CEST）MRI [151]，是一种通过水信号衰减来间接检测含有可交换质子的分子成像技术。这种间接检测极大地提高了成像的灵敏度，促进了高分辨率成像。酰胺质子转移（amide proton transfer，APT）是一种 CEST 技术，可检测存在于移动肽和蛋白质中的可交换酰胺质子，已被用于检测肿瘤中存在的更高浓度的蛋白，即肿瘤中的 APT 信号高于周围正常组织 [152]，如图 6-8。在神经肿瘤学方面，该技术有希望鉴别病情进展和放射性坏死，并且已经在一项脑转移患者的研究中得到证实 [153]。

第四节　基于纳米分子成像技术的肿瘤放射治疗

如前所述，放射治疗是多种类型肿瘤的主要治疗手段之一，在肿瘤根治、局部治疗、

☆☆☆☆

姑息治疗及辅助治疗等各个方面都广泛应用。然而，如何提高肿瘤组织的辐射损伤和减少周边 OAR 和正常组织的副作用仍是放疗领域的挑战性问题。尽管已经有多种精准放射治疗方式，如 IGRT、IMRT、SBRT、TOMO 刀及质子重离子束治疗等，且上述技术及其组合极大地推动了放疗技术的发展，但这一问题仍然存在。同时，肿瘤组织的乏氧、异质性、血管生成和血管再生等这些复杂的恶性生物学行为又给单纯放射治疗提升了难度，并使肿瘤组织对放射治疗具有一定的抵抗性。肿瘤放疗抵抗可使肿瘤治疗有效性降低，导致不良预后、肿瘤复发以及增加患者治疗负担等。此外，辐射还可诱发癌旁正常组织的损伤，破坏正常组织的生理和生化功能，导致与辐射有关的腹泻、放射性皮炎和直肠出血等症状，以及增加随后继发性癌症或慢性非传染性疾病，包括 2 型糖尿病或心血管疾病等的风险[154]。为了克服肿瘤放疗抵抗这一障碍，人们已开展了许多研究，如研究与放疗抵抗相关的调控基因、分子和信号通路等，以揭示放疗抵抗的潜在机制，并克服肿瘤乏氧、使用放射增敏剂等用于提高肿瘤放疗疗效[155]。

引入放射增敏剂来提高放射治疗疗效是目前克服这些障碍的主流方法。放射增敏剂是一种能够增强肿瘤细胞放射敏感性的化合物，临床及临床前已研发了多种放射增敏剂，如小分子类药物、大分子类药物及多功能的纳米材料等。尤其是随着纳米技术的进步与医学学科的交叉融合，多功能金纳米颗粒、超顺磁性氧化铁纳米粒子（ultra-small superparamagnetic iron oxide，USPIO）及量子点（quantum dots，QD）等纳米材料不仅可实现分子成像进行放疗疗效监测及预后评估的同时，还在协同增强放射治疗效果方面发挥了重要作用，进一步推动了放射治疗向靶向性和精准性方面的发展。

一、肿瘤放射治疗相关多功能纳米分子成像探针

随着纳米技术的发展，具有良好放射增敏效应和代谢特性的纳米材料也相继被制备合成，主要包括贵金属及重金属纳米材料、铁氧体纳米材料、半导体纳米材料、非金属纳米材料及基于纳米结构的化合物和药物递送系统等。

（一）贵金属纳米材料

X 射线吸收系数（μ）表示 X 射线吸收现象（E）与原子序数（Z）之间的关系，$\mu = \rho z^4 / (AE^3)$，ρ 是密度，A 是元素的原子质量[156]。因此，原子序数 Z 的变化可引起 X 射线吸收系数（μ）的显著变化。贵金属纳米材料如金（Au，Z=79）、银（Ag，Z=47）和铂（Pt，Z=78）等具有两种放疗增敏机制：①物理增敏机制：功能化的贵金属纳米材料在放疗时有效地吸收 X 射线能量并与辐射相互作用，进而发射出光电子、俄歇电子及康顿电子等二次电子，不仅可与 DNA 直接作用，还通过间接与水反应，增加 ROS 的产生，从而进一步增加肿瘤细胞对辐射的敏感性；②生化增敏机制：促进 ROS 生成的同时，可将细胞周期抑制在辐射敏感状态中、抑制 p53 等信号通路，诱导细胞自噬和溶菌酶机体功能紊乱，从而增加放疗敏感性[157]，如图 6-9。

Au 纳米颗粒（Au nanoparticles，AuNP）具有化学稳定性好、制备简单、尺寸和形状可控、易于表面功能化、生物相容性高及毒性低等特点，已被证明对各种肿瘤具有良好的放射增敏效果。此外，AgNP 和 PtNP 等也常被用于生物医学研究。Liu 等研究发现，AgNP 可通过辐射后 G2/M 期阻滞诱导癌细胞凋亡，可作为缺氧性胶质瘤放射治疗的纳米放射增敏剂[158]。最近，Fathy 等也报道了一种百里喹酮覆盖的 AgNP，证明其在增强癌症放射敏感性的工程纳米制剂领域具有代表性[159]。

（二）重金属纳米材料

与贵金属纳米材料类似，钆（Gd，Z=64）、铪（Hf，Z=72）、钽（Ta，Z=73）、钨（W，Z=74）和铋（Bi，Z=83）等也是原子系数大的金属元素，具有很强的 X 射线衰减能力，因此许多放射增敏作用研究都集中在这些重金属纳米材料上。由于它们本身具有一定毒性，直接接触通常会对健康组织造成损害，因此需要进一步修饰形成具有生物相容性的稳定化合物，如氧化物、硫化物及硒化物等，才能应用于临床。钆基纳米颗粒通常被作为MRI 的顺磁性造影剂。Le 等研发了一类 Gd 基纳米颗粒家族材料 AGuIX，用于 MRI 和放射增敏的联合治疗。在一定浓度下，AGuIX 能与 X 射线和 γ 射线相互作用。通过 EPR 效应内化后，AGuIX 可以在肿瘤中停留很长时间，最后通过肾脏清除。临床前动物实验证明，AGuIX 对几种肿瘤模型都具有明显的放射增敏作用，且无明显毒性[160]。目前 AGuIX 已被用于多项临床试验的评估之中，Ⅰ 期临床试验（NCT03308604）评估了局部晚期宫颈癌患者 AGuIX 联合化疗的最佳剂量；Ⅱ 期临床试验（NCT03818386）使用 AGuIX 螯合聚硅氧烷纳米颗粒和全脑放疗治疗多发性脑转移瘤患者；另一项单臂Ⅱ 期试验（NCT04094077）也评估了 AGuIX 在脑转移瘤立体定向放射治疗中的疗效。

Hf 与钛（Ti）和锆（Zr）属于同一家族，具有化学惰性。Hf 的氧化态二氧化铪（HfO_2）通常用于放射性防护涂层、生物传感器和 X 射线造影剂等。Bonvalot 等发现，HfO_2 可以用作低细胞毒性的放射增敏剂[161]。氧化铪纳米颗粒（NBTXR3）联合抗程序性细胞死亡蛋白 1（programmed cell death protein 1，PD-1）治疗微卫星不稳定性高固体恶性肿瘤的 Ⅰ 期临床试验（NCT03589339）和 NBTXR3 治疗前列腺癌的 Ⅰ～Ⅱ 期临床试验（NCT02805894）目前正在评估中。Ta 是一种无毒、生物惰性元素，具有良好的生物相容性，TaO_x 和 Ta_2O_5 可以用作 CT 成像对比剂[162]。Song 等发现，空心壳氧化钽（$HTaO_x$）具有很大的 X 射线衰减能力，可以通过康普顿散射和俄歇效应增强放射治疗效果。此外，TaO_x 还可以作为功能基团载体来装载药物，从而改善肿瘤缺氧环境。例如，负载过氧化氢酶的 $HTaO_x$ 在 TME 中与 H_2O_2 发生反应，从而提高肿瘤氧含量，克服乏氧肿瘤细胞的放疗耐受性，提高放疗效果。W 和 Bi 在医学上也有重要的应用。Hossain 等研究发现，在相同的物理和化学条件下，Bi 纳米颗粒比金和铂纳米颗粒具有更强的放射增敏效应[163]。近年来的大量研究也证实，一些 W 和 Bi 纳米材料具有优异的光热吸收转换性能和较强的 X 射线吸收能力，可用于肿瘤放射增敏以及光热疗和放疗的协同治疗[164]。此外，Detappe 等还探索了几种高 Z 金属元素结合在一起以进一步提高放射增敏效果，例如，SiBiGdNP，在有机硅烷中螯合 Bi 和 Gd，以提高放射治疗的敏感性等[165]。

（三）铁氧体纳米材料

铁氧体纳米材料可以通过芬顿（Fenton）反应和 Haber–Weiss 反应，催化自由基的产生，从而增强放射治疗效果。研究证明 Fe_3O_4 对放疗具有剂量增强效应，尤其是具有 MRI 成像特性的 SPIONS，在 IGRT 中具有良好的应用前景。尖晶石结构铁氧体的成分通常表示为 MFe_2O_4，M 可代表锌（Zn）、钴（Co）、锰（Mn）及镍（Ni）等。其中，$ZnFe_2O_4$、$MnFe_2O_4$、$CoFe_2O_4$ 纳米颗粒已得到了广泛的研究。例如，Meidanchi 等证实，$ZnFe_2O_4$ 纳米颗粒与 γ 射线相互作用，产生光电效应，从而在抗辐射肿瘤细胞中产生更高的电子释放水平，因而其可以用作放射增敏剂[166]。Salunkhe 等研究证明，$MnFe_2O_4$ 和 $CoFe_2O_4$ 纳米颗粒可通过多模式图像引导联合治疗提高癌症的治疗效果[167]。

（四）半导体纳米材料

半导体 QD 具有独特的性质，如量子尺寸效应、表面效应和量子限制效应，使其成为生物医学应用的理想选择。到目前为止，已经有许多研究集中在使用半导体 QD 作为光敏剂和放射增敏剂治疗肿瘤[168, 169]。当电子能级在 1 ～ 5eV 时，半导体纳米材料可吸收光子能量并作为光敏剂，表现出光催化性能。当电子能级为 KeV 和 MeV（X 射线和 γ 射线）时，半导体纳米材料可以增强高能光子的吸收，作为放射增敏剂，提高放疗对癌细胞的损伤[169]。Nakayama 等合成了一种半导体纳米材料 $PAA-TiO_x$，可在 X 射线照射下，生成羟基自由基增加 DNA 损伤，并显著抑制肿瘤生长[170]。Liu 报道了一种 TiO_2 纳米管，通过调节 G2/M 周期阻滞和减少肿瘤细胞的 DNA 修复来增强放射增敏效应等[171]。

（五）非金属纳米材料

许多非金属纳米材料也具有放射增敏功能。例如，C_{60} 富勒烯具有强大的抗癌活性，但对正常组织的潜在毒性限制了它的进一步使用。而 C_{60} 纳米晶体（$Nano-C_{60}$）对正常细胞的毒性可以忽略不计，已被研发为放射增敏剂[172]。此外，纳米金刚石和碳纳米管可以通过促进活性氧生成、破坏 DNA 双链和调节细胞周期来降低肿瘤细胞的抗辐射性。Chan 等研究发现硒（Se）纳米颗粒不仅可以作为化疗药物，还可以通过激活 ROS 诱导肿瘤细胞 DNA 损伤来提高 X 射线的抗肿瘤效果[173]。

（六）基于纳米结构的化合物和药物递送系统

纳米递送系统是药物靶向转运的有效途径，可以将化学物质、氧载体、siRNA 和过氧化氢酶等放射增敏剂递送到肿瘤部位，近年来引起了研究者的广泛兴趣[174]。此外，基于纳米材料的递送载体还可以将 ^{131}I、^{125}I 及 ^{177}Lu 等放射性核素精确地输送到肿瘤部位，并可同时作为 IGRT 和治疗的纳米探针[175]。随着纳米技术的发展，纳米给药系统在递送放射增敏剂方面也发挥着巨大价值。然而，实现纳米给药系统的临床转化目前仍存在一定挑战，纳米制剂的物理化学性质、辐射源和适应证等因素阻碍了其临床转化[176]。此外，纳米给药系统的长循环半衰期可能会增加长期毒性的风险。还有一个关键因素是纳米给药系统体液的稳定性，纳米颗粒在体液中的聚集会影响药动学和细胞反应，并产生严重的副作用，如阻塞血管[174]等。因此，在设计纳米给药系统时，应注意这些因素。尺寸也是一个重要因素，小尺寸和高 Z 值的纳米颗粒通常比大尺寸的纳米颗粒具有更好的辐射增敏效果。特别是，带正电荷的小尺寸纳米颗粒可以与带负电荷的 DNA 结合，并且可以通过肾清除方便地消除。此外，使用生物相容性材料对纳米结构进行功能性修饰可提高其稳定性和靶向性。

二、纳米分子成像技术在肿瘤放射治疗中的应用

（一）CT 分子成像

1980 年，Matsudaira 等首次证明碘造影剂可以增加体外培养细胞对 X 射线的敏感性[177]。此后，高原子序数元素（高 Z）纳米材料不断发展，并被广泛用于放射增敏研究。高 Z 纳米材料可通过在低剂量辐射下向肿瘤中沉积更多辐射剂量，以达到协同提高放射治疗效果。这类纳米材料大多数为贵金属或重金属纳米材料，表现出强烈的 X 射线衰减能力因而大部分可用于 CT 分子成像，如金、银、铋等[178, 179]。

AuNP 已被文献大量报道，可用于肿瘤的诊断和治疗，尤其是在放射治疗之中[180]。由于 Au 具有较高的原子序数、良好的生物相容性和相对较强的光电吸收系数，因而具有良

好化学稳定性、高生物相容性和低毒性的 AuNP 已应用于大多数肿瘤的放射增敏之中。将 AuNP 递送到肿瘤后，可通过 X 射线或 CT 分子成像观察荷瘤小鼠体内 AuNP 的位置、分布及代谢，并同时在体内外协同改善放射治疗效果[181-183]。Wang 等研发了一种具有高效肾清除特性和实体瘤内强通透性的超小型 BiOI QD，可通过 CT 分子成像监测荷瘤鼠经 BiOI QD 协同放射治疗的疗效。由于注射方法或给药方式对放射增敏剂的生物分布和放射治疗效果有很大影响，该团队还评估了瘤内注射和静脉注射的协同治疗效果差异。结果表明，与静脉注射相比，瘤内注射可以最大限度地增加肿瘤内放射增敏剂的积累，并进一步提高荷瘤鼠的治疗效果。此外该研究还证实，BiOI QD 的放疗增敏效应不仅归因于高 Z 元素的辐射增强，还由于 BiOI QD 在 X 射线照射下可通过催化肿瘤内过表达的 H_2O_2 产生 •OH，进而增强肿瘤细胞内 ROS 的生成，而同时起到协同放射治疗效果。因而该研究提出了一种治疗策略，即使用超小型放射增敏剂与局部瘤内注射相结合，以实现肿瘤治疗的高效放射增敏[184]。

Pan 等研发的肿瘤靶向工程菌（bacteria，Bac）标记的集成纳米系统（Bac@BNP），由 Bac 和 Bi_2S_3 纳米颗粒（Bi_2S_3 nanoparticles，BNP）组成，可靶向肿瘤细胞中细胞溶血素 A（cytolysin A，ClyA）蛋白，用于 4T1（BALB/c 鼠乳腺癌细胞）皮下荷瘤鼠模型的放射增敏和 CT 分子成像。肿瘤细胞过度表达 ClyA 蛋白，Bac 可选择性地靶向并定位于肿瘤部位，以调节肿瘤细胞周期从辐射耐受期到辐射敏感期。同时，由于 Bac@BNP 能与 TME 中的基质金属蛋白酶 -2（matrix metalloproteinase-2，MMP-2）反应，肽修饰的 BNP 作为一种具有高 Z 元素的放射增敏剂可从 Bac 表面释放。在 X 射线照射下，BNP 通过触发细胞内 ROS 的产生，并伴随 DNA 损伤，提高放射治疗的敏感性。Bac@BNP 已在小鼠模型中验证了其通过 X 射线照射，显著抑制乳腺癌的进展并能够减少副作用的协同放疗增敏作用[185]。

（二）MR 分子成像

Li 等报道了一种自组装 pH 敏感超顺磁氧化铁纳米团簇（uperparamagnetic iron oxide nanoclusters，SPIONC），可通过放射和化学动力治疗增强原位肺肿瘤的铁死亡和凋亡，同时，该 SPIONC 还可进行 MR 分子成像，进而实现治疗疗效的在体检测，并为肺癌的无创成像和协同治疗提供了一种有前景的策略。他们通过建立原位肺癌移植瘤动物模型，并经呼吸道递送给予 SPIONC。SPIONC 经呼吸道递送后，在肺内分布，并随着酸性微环境变化被分解成更小尺寸的纳米粒子。该方式增加了肿瘤内 SPIONC 的渗透和分布，并在肿瘤微环境内释放出更多的铁离子。MR 分子成像显示与静脉注射（200μl，1mg Fe/ml）相比，呼吸道递送（50μl，1mg Fe/ml）中肿瘤的 MRI 信号约高 2.5 倍。肺肿瘤在呼吸道给药后平均信号增强可至 49.54%，而静脉给药后平均信号增强仅至 19.11%。同时，内源性超氧化物歧化酶在单剂量 X 射线照射下，可将线粒体产生的超氧化物自由基转化为过氧化氢，与肿瘤内积累的铁离子通过 Fenton 反应生成羟基自由基。此外，辐射和铁离子还增强了肿瘤脂质过氧化，进而诱导肿瘤细胞凋亡和铁死亡。该研究为合理设计经呼吸道递送纳米分子成像探针，实现肺癌的在体、无创分子成像和协同放射治疗，提升治疗疗效提供了一种全新的且具有转化前景的策略和方式[186]。

（三）光学分子成像

多功能纳米放射增敏剂在放射治疗中的使用，进一步推动了光学分子成像在放射治疗中的应用，尤其是放疗与新型疗法相的结合，如光热治疗（photothermal therapy，PTT）、

☆☆☆☆

光动力治疗（photodynamics Therapy，PDT）、化学动力治疗（chemodynamic therapy，CDT）等。Du 等报道了一种基于聚乙烯基软烷酮和硒半胱氨酸修饰的 Bi_2Se_3 纳米粒子（PVP-Bi_2Se_3@Sec NP），是一种新型多功能诊疗一体化纳米分子成像探针，可同时增强放疗效果和减少放疗的副作用。PVP-Bi_2Se_3@Sec NP 具有较强的 X 射线衰减能力和较高的近红外吸收能力，不仅能在 X 射线照射下生成大量自由基，而且在 808 nm 近红外激光（near infrared，NIR）照射下还具有显著的光热效应并进行光热成像。此外，PVP-Bi_2Se_3@Sec NP 还具备可生物降解特性。在体内部分硒可从 NP 中释放出来，进入血液循环系统并增强免疫功能，减少辐射对全身的副作用。放射治疗后，体内超氧化物歧化酶和谷胱甘肽过氧化物酶活性被提高，细胞因子分泌增加，白细胞数量增加，骨髓 DNA 抑制减少。PVP-Bi_2Se_3@Sec NP 在体内外均未发现明显毒副作用，具有良好的生物相容性[178]。Song 等制备了一种既能吸收 NIR 又能吸收 X 射线，还能储氧的多功能 PEG-Bi_2Se_3@PFC@O_2 纳米分子成像探针，其经氧饱和后可在 NIR 照射下进行近红外分子成像；氧气的控释性可瞬间增加肿瘤氧化，用于克服肿瘤乏氧相关的逆转录酶抵抗，并在放疗过程中显著增加辐射诱导的肿瘤细胞 DNA 损伤。另外，由于 Bi_2Se_3 本身也可以将照射能量集中在肿瘤上用于放疗增敏，因而在近红外光增强下 Bi_2Se_3 治疗肿瘤的效果更加显著[187]。

（四）多模态分子成像

Cheng 等制备了一种新型核壳 TaO_x@MnO_2 纳米分子成像探针，TaO_x 核心作为放疗增敏剂，可有效地将 X 射线辐射能集中在肿瘤内部，MnO_2 外壳可触发 TME 中内源性的 H_2O_2，使其分解产生氧气，克服乏氧相关的辐射抵抗。体外和体内试验结果均表明，TaO_x@MnO_2-PEG 具有良好的协同放疗增敏效果。另外，TaO_x@MnO_2-PEG 也可以作为一种很有前途的 MR/CT 双模态分子成像探针，实现在体模型的多模态分子成像[188]。Song 等利用直径为 30nm、厚度为 2nm 的二维超薄 Bi_2Se_3 纳米片（nanosheets，NS）作为放射增敏剂合成了一种高效的放射用纳米材料。其应用壳聚糖（Chitosa，CS）和 RGD 肽来提高纳米分子成像探针的生物相容性、靶向性以及放射治疗效率，研究结果表明，Bi_2Se_3-CS-RGD 对过表达整合素 $\alpha_v\beta_3$ 的癌细胞具有良好的靶向能力，并具有良好的放射增敏效率和稳定性；Bi_2Se_3-CS-RGDNS 比裸的 Bi_2Se_3 NS 能更有效地抑制肿瘤生长；而且 NS 的多功能性，使得光声成像和 MR 分子成像能够用于监测它们的靶向能力和治疗效果[189]。

光疗诱导的放射增敏最近在癌症研究也中引起了关注。Hu 等合成了一种表面包覆有铜锑硫纳米颗粒的超小金纳米晶体（Au@Cu-Sb-S），具备良好的生物安全特性、NIR 激光吸收特性和辐射增强效应。体外和体内光谱 CT 成像显示，在 X 射线衰减能力方面，Au@CuSb-S NP 优于临床使用的碘（I，Z=53），尤其是在较低 KeV 水平下，并具有浓度依赖性和显著的 PA 信号增强效应。体内肿瘤抑制研究表明，Au@Cu-Sb-S NP 在接受 NIR 激光照射和中等剂量 X 射线（4 Gy）治疗的 4T1 乳腺癌荷瘤小鼠中，显著抑制肿瘤生长。因此，Au@Cu-Sb-S 与光谱 CT、PA 成像和光疗增强放射增敏相结合，可能是一个很有潜力的多功能治疗纳米平台，有望进行临床转化[190]。Yu 等设计了一种肿瘤靶向肽标记的 Bi 半金属纳米颗粒（Bi-LyP-1 NP），能同时吸收 X 射线和 NIR 激光辐射，进行双模态 CT/光声成像（photoacoustic imaging，PAI）与高效协同 PTT/RT[191]。

本章小结

放射治疗发展历程与影像技术发展密切相关，医学影像学在放射治疗过程中的患者选

☆ ☆ ☆ ☆

择、评估、放疗计划、治疗实施等方面都发挥着巨大的作用。尤其是近年来，分子成像技术对肿瘤放疗相关敏感因素的分子水平定性定量揭示，极大地改善了放疗计划的设计和实施，提高了临床放疗医师为肿瘤患者提供精准放疗的能力，进一步增强了肿瘤放射治疗的准确性和高效性。此外，多功能纳米分子成像探针也为研发理想的放射增敏剂以及实现放疗疗效的实时精准监测提供了全新的机遇。一方面，它们可作为放疗增敏剂，通过增加肿瘤部位氧含量、辐射剂量沉积等，提高肿瘤细胞 ROS 生成、细胞凋亡及自噬，抑制肿瘤细胞增殖以及促进 TME 中免疫细胞浸润等，提高肿瘤细胞的辐射敏感性起到协同放疗作用；另一方面，利用纳米分子成像探针的易于合成、易修饰、低毒性、良好的生物相容性以及易于功能化等优势，多模态分子成像平台下的放射治疗疗效监测也得以实现。未来，随着分子影像与放射治疗的进一步技术融合、人工智能轮廓勾画和自动计划设计、诊疗性多功能纳米分子成像探针放射增敏剂的研发及应用，精准医学下的放射治疗领域将实现更大的突破。

参 考 文 献

[1] Rowe, S. P. and M. G. Pomper. Molecular imaging in oncology:Current impact and future directions. CA Cancer J Clin, 2021.

[2] Gregoire, V., D. Thorwarth, and J. A. Lee. Molecular Imaging-Guided Radiotherapy for the Treatment of Head-and-Neck Squamous Cell Carcinoma:Does it Fulfill the Promises? Semin Radiat Oncol, 2018, 28(1):35-45.

[3] Jeraj, R., T. Bradshaw, and U. Simoncic. Molecular Imaging to Plan Radiotherapy and Evaluate Its Efficacy. J Nucl Med, 2015, 56(11):1752-1765.

[4] Grégoire, V., et al. Image guidance in radiation therapy for better cure of cancer. Mol Oncol, 2020, 14(7):1470-1491.

[5] Meehan, J., et al. Precision Medicine and the Role of Biomarkers of Radiotherapy Response in Breast Cancer. Front Oncol, 2020, 10:628.

[6] Roentgen, W. C. [On a new kind of ray(first report)]. Munch Med Wochenschr, 1959, 101:1237-1239.

[7] Becquerel, J. and J. A. Crowther. Discovery of radioactivity. Nature, 1948, 161(4094):609.

[8] Curie, E. Marie and Pierre Curie and the discovery of radium. Br J Radiol, 1950, 23(271):409-412.

[9] Haber, A. H. and B. E. Rothstein. Radiosensitivity and rate of cell division: "law of Bergonié and Tribondeau". Science, 1969, 163(3873):1338-1339.

[10] Lawrence, E. O. and M. S. Livingston. The Production of High Speed Light Ions Without the Use of High Voltages. Physical Review, 1932, 40(1):19-35.

[11] Journal, N. J. S. M. The Treatment of Malignant Disease by Radium and X-Rays, Being a Practice of Radiotherapy. Southern Medical Journal, 1949, 42(2):149.

[12] Taylor, L. S. History of the International Commission on Radiological Protection(ICRP). Health Phys, 1958, 1(2):97-104.

[13] Leddy, E. T. J. j. o. t. a. m. a. A Study of the Ionization Method for Measuring the Intensity and Absorption of Roentgen Rays and of the Efficiency of Different Filters Used in Therapy:By Robert Thoraeus, from the Physical Laboratory of the Radiumhemmet, Stockholm. Supplement 15 to Act. 1932, 103(4):284.

[14] Crabtree, H. G. and W. J. Cramer. The Action of Radium on Cancer Cells. Ⅱ. Some Factors Determining the Susceptibility of Cancer Cells to Radium. The Royal Society, 1933, 113(782):238-250.

[15] Coutard, H. Principles of X Ray Therapy of Malignant Diseases. The Lancet, 1934, 224(5784):5-8.

[16] Gianfaldoni, S., et al. An Overview on Radiotherapy:From Its History to Its Current Applications in

Dermatology. Open Access Maced J Med Sci, 2017, 5(4):521-525.

[17] Fry, D. W., et al. A Travelling-Wave Linear Accelerator for 4-MeV. Electrons. Nature, 1948, 162(4126):859-861.

[18] Bewley, D. K. The 8 MeV linear accelerator at the MRC Cyclotron Unit, Hammersmith Hospital, London. Br J Radiol, 1985, 58(687):213-217.

[19] Courant, E. D. Early Milestones in the Evolution of Accelerators Reviews of Accelerator. Science and Technelogy, 2008, 01(01):1-5.

[20] Hounsfield, G. N. Nobel Award address. Computed medical imaging. Med Phys, 1980, 7(4):283-290.

[21] Pierquin, B., et al. [Dosimetry in curietherapy(Paris system):studies on 2 parallel radioactive lines]. Minerva Med, 1967, 58(99):4523-4525.

[22] Tanderup, K., et al. Advancements in brachytherapy. Adv Drug Deliv Rev, 2017, 109:15-25.

[23] Krempien, R. and F. Roeder. Intraoperative radiation therapy(IORT)in pancreatic cancer. Radiat Oncol, 2017, 12(1):8.

[24] Harrison, J. M., et al. Intraoperative Radiation Therapy(IORT)for Borderline Resectable and Locally Advanced Pancreatic Ductal Adenocarcinoma(BR/LA PDAC)in the Era of Modern Neoadjuvant Treatment:Short-Term and Long-Term Outcomes. Ann Surg Oncol, 2020, 27(5):1400-1406.

[25] Le Pechoux, C., et al. Postoperative radiotherapy versus no postoperative radiotherapy in patients with completely resected non-small-cell lung cancer and proven mediastinal N2 involvement(Lung ART):an open-label, randomised, phase 3 trial. Lancet Oncol, 2022, 23(1):104-114.

[26] Thariat, J., et al. Past, present, and future of radiotherapy for the benefit of patients. Nat Rev Clin Oncol, 2013, 10(1):52-60.

[27] Mohan, R. and D. Grosshans, Proton therapy - Present and future. Adv Drug Deliv Rev, 2017, 109:26-44.

[28] Monti Hughes, A. Importance of radiobiological studies for the advancement of boron neutron capture therapy(BNCT). Expert Rev Mol Med, 2022, 24:e14.

[29] Li, Y., et al. Flourish of Proton and Carbon Ion Radiotherapy in China. Front Oncol, 2022, 12:819905.

[30] Xiong, Y., et al. Chemotherapy combined with radiotherapy for successful treatment of angioimmunoblastic T-cell lymphoma:a case report. J Med Case Rep, 2020, 14(1):185.

[31] Bryant, C. M., et al. Consensus Statement on Proton Therapy for Prostate Cancer. Int J Part Ther, 2021, 8(2):1-16.

[32] Spiotto, M. T., et al. Differences in Survival With Surgery and Postoperative Radiotherapy Compared With Definitive Chemoradiotherapy for Oral Cavity Cancer:A National Cancer Database Analysis. JAMA Otolaryngology–Head & Neck Surgery, 2017, 143(7):691-699.

[33] Wang, H., et al. Cancer Radiosensitizers. Trends Pharmacol Sci, 2018, 39(1):24-48.

[34] Hatzi, V. I., et al. Non-targeted radiation effects in vivo:a critical glance of the future in radiobiology. Cancer Lett, 2015, 356(1):34-42.

[35] Lei, G., et al. The role of ferroptosis in ionizing radiation-induced cell death and tumor suppression. Cell Res, 2020, 30(2):146-162.

[36] He, L., H. Lai, and T. Chen. Dual-function nanosystem for synergetic cancer chemo-/radiotherapy through ROS-mediated signaling pathways. Biomaterials, 2015, 51:30-42.

[37] Harris, A. L. Hypoxia--a key regulatory factor in tumour growth. Nat Rev Cancer, 2002, 2(1):38-47.

[38] Fan, W., et al. Rattle-structured multifunctional nanotheranostics for synergetic chemo-/radiotherapy and simultaneous magnetic/luminescent dual-mode imaging. J Am Chem Soc, 2013, 135(17):6494-6503.

[39] Dewhirst, M. W., Y. Cao, and B. Moeller. Cycling hypoxia and free radicals regulate angiogenesis and radiotherapy response. Nat Rev Cancer, 2008, 8(6):425-437.

[40] Gao, M., et al. Erythrocyte-Membrane-Enveloped Perfluorocarbon as Nanoscale Artificial Red Blood Cells

to Relieve Tumor Hypoxia and Enhance Cancer Radiotherapy. Adv Mater, 2017, 29(35):1701429.

[41] Foster, B., et al. A review on segmentation of positron emission tomography images. Comput Biol Med, 2014, 50:76-96.

[42] Okamoto, S., et al. The reoxygenation of hypoxia and the reduction of glucose metabolism in head and neck cancer by fractionated radiotherapy with intensity-modulated radiation therapy. Eur J Nucl Med Mol Imaging, 2016, 43(12):2147-2154.

[43] Pawlik, T. M. and K. Keyomarsi. Role of cell cycle in mediating sensitivity to radiotherapy. Int J Radiat Oncol Biol Phys, 2004, 59(4):928-942.

[44] Bristow, R. G., et al. Homologous recombination and prostate cancer:a model for novel DNA repair targets and therapies. Radiother Oncol, 2007, 83(3):220-230.

[45] Thoms, J. and R. G. Bristow. DNA repair targeting and radiotherapy:a focus on the therapeutic ratio. Semin Radiat Oncol, 2010, 20(4):217-222.

[46] Kirshner, J., et al. Inhibition of transforming growth factor-beta1 signaling attenuates ataxia telangiectasia mutated activity in response to genotoxic stress. Cancer Res, 2006, 66(22):10861-10869.

[47] LoPiccolo, J., et al. Targeting the PI3K/Akt/mTOR pathway:effective combinations and clinical considerations. Drug Resist Updat, 2008, 11(1-2):32-50.

[48] Bonner, J. A., et al. Radiotherapy plus cetuximab for locoregionally advanced head and neck cancer:5-year survival data from a phase 3 randomised trial, and relation between cetuximab-induced rash and survival. Lancet Oncol, 2010, 11(1):21-28.

[49] Feng, F. Y., et al. Effect of epidermal growth factor receptor inhibitor class in the treatment of head and neck cancer with concurrent radiochemotherapy in vivo. Clin Cancer Res, 2007, 13(8):2512-2518.

[50] Krause, M., et al. Heterogeneity of tumour response to combined radiotherapy and EGFR inhibitors:differences between antibodies and TK inhibitors. Int J Radiat Biol, 2009, 85(11):943-954.

[51] Li, F. and G. Sethi. Targeting transcription factor NF-kappaB to overcome chemoresistance and radioresistance in cancer therapy. Biochim Biophys Acta, 2010, 1805(2):167-180.

[52] Andarawewa, K. L., et al. New rationales for using TGFbeta inhibitors in radiotherapy. Int J Radiat Biol, 2007, 83(11-12):803-811.

[53] Brown, J. M. and L. D. Attardi. The role of apoptosis in cancer development and treatment response. Nat Rev Cancer, 2005, 5(3):231-237.

[54] Gomes, E. R. and M. S. Franco. Combining Nanocarrier-Assisted Delivery of Molecules and Radiotherapy. Pharmaceutics, 2022, 14(1).

[55] Shi, J., et al. A Multimodality Image Guided Precision Radiation Research Platform:Integrating X-ray, Bioluminescence and Fluorescence Tomography With Radiation Therapy. Int J Radiat Oncol Biol Phys, 2020, 108(4):1063-1072.

[56] Dissaux, G., et al. Pretreatment(18)F-FDG PET/CT Radiomics Predict Local Recurrence in Patients Treated with Stereotactic Body Radiotherapy for Early-Stage Non-Small Cell Lung Cancer:A Multicentric Study. J Nucl Med, 2020, 61(6):814-820.

[57] Cysouw, M. C. F., et al. Impact of partial-volume correction in oncological PET studies:a systematic review and meta-analysis. Eur J Nucl Med Mol Imaging, 2017, 44(12):2105-2116.

[58] Filice, A., et al. Radiotherapy Planning and Molecular Imaging in Lung Cancer. Curr Radiopharm, 2020, 13(3):204-217.

[59] Spratt, D. E., et al. Impact of FDG PET/CT on delineation of the gross tumor volume for radiation planning in non-small-cell lung cancer. Clin Nucl Med, 2010, 35(4):237-243.

[60] Verma, V., et al. Use of PET and Other Functional Imaging to Guide Target Delineation in Radiation Oncology. Semin Radiat Oncol, 2018, 28(3):171-177.

[61] Konert, T., et al. PET/CT imaging for target volume delineation in curative intent radiotherapy of non-small cell lung cancer:IAEA consensus report 2014. Radiother Oncol, 2015, 116(1):27-34.

[62] De Ruysscher, D., et al. PET scans in radiotherapy planning of lung cancer. Lung Cancer, 2012, 75(2):141-145.

[63] De Ruysscher, D., et al. Selective mediastinal node irradiation based on FDG-PET scan data in patients with non-small-cell lung cancer:a prospective clinical study. Int J Radiat Oncol Biol Phys, 2005, 62(4):988-994.

[64] Belderbos, J. S., et al. Final results of a Phase I/II dose escalation trial in non-small-cell lung cancer using three-dimensional conformal radiotherapy. Int J Radiat Oncol Biol Phys, 2006, 66(1):126-134.

[65] Specht, L. and A. K. Berthelsen. PET/CT in Radiation Therapy Planning. Semin Nucl Med, 2018, 48(1):67-75.

[66] Lucia, F., et al. Use of Baseline(18)F-FDG PET/CT to Identify Initial Sub-Volumes Associated With Local Failure After Concomitant Chemoradiotherapy in Locally Advanced Cervical Cancer. Front Oncol, 2020, 10:678.

[67] Salem, A., et al. Targeting Hypoxia to Improve Non-Small Cell Lung Cancer Outcome. J Natl Cancer Inst, 2018, 110(1).

[68] Campbell, B. A., et al. 18F-Fluorothymidine PET for Functional Response Assessment Following Radiation Therapy for Extramedullary Hematopoiesis. Clin Nucl Med, 2021, 46(9):e454-e457.

[69] Yan, D., et al. Tumor Voxel Dose-Response Matrix and Dose Prescription Function Derived Using(18)F-FDG PET/CT Images for Adaptive Dose Painting by Number. Int J Radiat Oncol Biol Phys, 2019, 104(1):207-218.

[70] van Baardwijk, A., et al. Time trends in the maximal uptake of FDG on PET scan during thoracic radiotherapy. A prospective study in locally advanced non-small cell lung cancer(NSCLC)patients. Radiother Oncol, 2007, 82(2):145-152.

[71] Lin, P., et al. Prognostic utility of(18)F-FDG PET-CT performed prior to and during primary radiotherapy for nasopharyngeal carcinoma:Index node is a useful prognostic imaging biomarker site. Radiother Oncol, 2016, 120(1):87-91.

[72] Li, H., et al. Unsupervised machine learning of radiomic features for predicting treatment response and overall survival of early stage non-small cell lung cancer patients treated with stereotactic body radiation therapy. Radiother Oncol, 2018, 129(2):218-226.

[73] Kim, N., et al. Early Metabolic Response Assessed Using 18F-FDG-PET/CT for Image-Guided Intracavitary Brachytherapy Can Better Predict Treatment Outcomes in Patients with Cervical Cancer. Cancer Res Treat, 2021, 53(3):803-812.

[74] Rufini, V., et al. The role of(18)F-FDG-PET/CT in predicting the histopathological response in locally advanced cervical carcinoma treated by chemo-radiotherapy followed by radical surgery:a prospective study. Eur J Nucl Med Mol Imaging, 2020, 47(5):1228-1238.

[75] van Baardwijk, A., et al. The maximum uptake of(18)F-deoxyglucose on positron emission tomography scan correlates with survival, hypoxia inducible factor-1alpha and GLUT-1 in non-small cell lung cancer. Eur J Cancer, 2007, 43(9):1392-1398.

[76] Helsen, N., et al. FDG-PET/CT for treatment response assessment in head and neck squamous cell carcinoma:a systematic review and meta-analysis of diagnostic performance. Eur J Nucl Med Mol Imaging, 2018, 45(6):1063-1071.

[77] Schurink, N. W., et al. Studying local tumour heterogeneity on MRI and FDG-PET/CT to predict response to neoadjuvant chemoradiotherapy in rectal cancer. Eur Radiol, 2021, 31(9):7031-7038.

[78] Maffione, A. M., et al. Early prediction of response by(1)(8)F-FDG PET/CT during preoperative therapy

in locally advanced rectal cancer:a systematic review. Eur J Surg Oncol, 2014, 40(10):1186-1194.

[79]　de Geus-Oei, L. F., et al. Monitoring and predicting response to therapy with 18F-FDG PET in colorectal cancer:a systematic review. J Nucl Med, 2009, 50 Suppl 1:43S-54S.

[80]　Palie, O., et al. The predictive value of treatment response using FDG PET performed on day 21 of chemoradiotherapy in patients with oesophageal squamous cell carcinoma. A prospective, multicentre study(RTEP3). Eur J Nucl Med Mol Imaging, 2013, 40(9):1345-1355.

[81]　Perrone, A. M., et al. Predictive Role of MRI and(18)F FDG PET Response to Concurrent Chemoradiation in T2b Cervical Cancer on Clinical Outcome:A Retrospective Single Center Study. Cancers(Basel), 2020, 12(3).

[82]　Arshad, M. A., et al. Optimal method for metabolic tumour volume assessment of cervical cancers with inter-observer agreement on [18F]-fluoro-deoxy-glucose positron emission tomography with computed tomography. Eur J Nucl Med Mol Imaging, 2021, 48(6):2009-2023.

[83]　Tan, D., S. Gill, and N. Loh. Timing of fluorodeoxyglucose positron emission tomography maximum standardized uptake value for diagnosis of local recurrence of non-small cell lung cancer after stereotactic body radiation therapy. Cancer Med, 2020, 9(20):7469-7476.

[84]　Gensheimer, M. F., et al. Mid-radiotherapy PET/CT for prognostication and detection of early progression in patients with stage III non-small cell lung cancer. Radiother Oncol, 2017, 125(2):338-343.

[85]　Guckenberger, M., et al. ESTRO ACROP consensus guideline on implementation and practice of stereotactic body radiotherapy for peripherally located early stage non-small cell lung cancer. Radiother Oncol, 2017, 124(1):11-17.

[86]　Schneider, B. J., et al. Stereotactic Body Radiotherapy for Early-Stage Non-Small-Cell Lung Cancer:American Society of Clinical Oncology Endorsement of the American Society for Radiation Oncology Evidence-Based Guideline. J Clin Oncol, 2018, 36(7):710-719.

[87]　Zhou, H., et al. 18F-FDG PET/CT for the Diagnosis of Residual or Recurrent Nasopharyngeal Carcinoma After Radiotherapy:A Metaanalysis. J Nucl Med, 2016, 57(3):342-347.

[88]　Everitt, S. J., et al. Differential(18)F-FDG and(18)F-FLT Uptake on Serial PET/CT Imaging Before and During Definitive Chemoradiation for Non-Small Cell Lung Cancer. J Nucl Med, 2014, 55(7):1069-1074.

[89]　Everitt, S., et al. Imaging cellular proliferation during chemo-radiotherapy:a pilot study of serial 18F-FLT positron emission tomography/computed tomography imaging for non-small-cell lung cancer. Int J Radiat Oncol Biol Phys, 2009, 75(4):1098-1104.

[90]　Yue, J., et al. Measuring tumor cell proliferation with 18F-FLT PET during radiotherapy of esophageal squamous cell carcinoma:a pilot clinical study. J Nucl Med, 2010, 51(4):528-534.

[91]　Hiniker, S. M., et al. FLT-PET-CT for the Detection of Disease Recurrence After Stereotactic Ablative Radiotherapy or Hyperfractionation for Thoracic Malignancy:A Prospective Pilot Study. Front Oncol, 2019, 9:467.

[92]　Christensen, T. N., et al. (18)F-FLT PET/CT Adds Value to(18)F-FDG PET/CT for Diagnosing Relapse After Definitive Radiotherapy in Patients with Lung Cancer:Results of a Prospective Clinical Trial. J Nucl Med, 2021, 62(5):628-635.

[93]　Sharma, P. and A. Mukherjee. Newer positron emission tomography radiopharmaceuticals for radiotherapy planning:an overview. Ann Transl Med, 2016, 4(3):53.

[94]　Stieb, S., et al. Longitudinal PET imaging of tumor hypoxia during the course of radiotherapy. Eur J Nucl Med Mol Imaging, 2018, 45(12):2201-2217.

[95]　Bollineni, V. R., et al. PET imaging of tumor hypoxia using 18F-fluoroazomycin arabinoside in stage III -IV non-small cell lung cancer patients. J Nucl Med, 2013, 54(8):1175-1180.

[96]　Hu, M., et al. Hypoxia imaging with 18F-fluoroerythronitroimidazole integrated PET/CT and

immunohistochemical studies in non-small cell lung cancer. Clin Nucl Med, 2013, 38(8):591-596.

[97] Sanduleanu, S., et al. Hypoxia PET Imaging with [18F]-HX4-A Promising Next-Generation Tracer. Cancers(Basel), 2020, 12(5).

[98] Qian, Y., et al. (18)F-EF5 PET-based Imageable Hypoxia Predicts Local Recurrence in Tumors Treated With Highly Conformal Radiation Therapy. Int J Radiat Oncol Biol Phys, 2018, 102(4):1183-1192.

[99] Silvoniemi, A., et al. Repeatability of tumour hypoxia imaging using [(18)F]EF5 PET/CT in head and neck cancer. Eur J Nucl Med Mol Imaging, 2018, 45(2):161-169.

[100] Yu, W., et al. (18)F-HX4/(18)F-FMISO-based micro PET for imaging of tumor hypoxia and radiotherapy-associated changes in mice. Biomed Pharmacother, 2019, 119:109454.

[101] Lu, J., et al. Synthesis and Preliminary Evaluation of a Novel(18)F-Labeled 2-Nitroimidazole Derivative for Hypoxia Imaging. Front Oncol, 2020, 10:572097.

[102] Yang, X., et al. Synthesis and Bioevaluation of Novel [(18)F]FDG-Conjugated 2-Nitroimidazole Derivatives for Tumor Hypoxia Imaging. Mol Pharm, 2019, 16(5):2118-2128.

[103] Horsman, M. R., et al. Imaging hypoxia to improve radiotherapy outcome. Nat Rev Clin Oncol, 2012, 9(12):674-687.

[104] Thureau, S., et al. FDG and FMISO PET-guided dose escalation with intensity-modulated radiotherapy in lung cancer. Radiat Oncol, 2018, 13(1):208.

[105] Welz, S., et al., Prognostic value of dynamic hypoxia PET in head and neck cancer:Results from a planned interim analysis of a randomized phase II hypoxia-image guided dose escalation trial. Radiother Oncol, 2017, 124(3):526-532.

[106] Vera, P., et al. Phase II Study of a Radiotherapy Total Dose Increase in Hypoxic Lesions Identified by(18)F-Misonidazole PET/CT in Patients with Non-Small Cell Lung Carcinoma(RTEP5 Study). J Nucl Med, 2017, 58(7):1045-1053.

[107] Leimgruber, A., et al. Spatial and quantitative mapping of glycolysis and hypoxia in glioblastoma as a predictor of radiotherapy response and sites of relapse. Eur J Nucl Med Mol Imaging, 2020, 47(6):1476-1485.

[108] Pomykala, K. L., et al. Molecular Imaging for Primary Staging of Prostate Cancer. Semin Nucl Med, 2019, 49(4):271-279.

[109] D'Angelillo, R. M., et al. 18F-choline PET/CT driven salvage radiotherapy in prostate cancer patients:up-date analysis with 5-year median follow-up. Radiol Med, 2020, 125(7):668-673.

[110] Tan, H., et al. Comparison of MRI, F-18 FDG, and 11C-choline PET/CT for their potentials in differentiating brain tumor recurrence from brain tumor necrosis following radiotherapy. Clin Nucl Med, 2011, 36(11):978-981.

[111] Mena, E., L. M. Lindenberg, and P. L. Choyke. New Targets for PET Molecular Imaging of Prostate Cancer. Semin Nucl Med, 2019, 49(4):326-336.

[112] Schuster, D. M., C. Nanni, and S. Fanti. PET Tracers Beyond FDG in Prostate Cancer. Semin Nucl Med, 2016, 46(6):507-521.

[113] Jadvar, H., Is There Use for FDG-PET in Prostate Cancer? Semin Nucl Med, 2016, 46(6):502-506.

[114] Castellucci, P., et al. Is there a role for 11C-choline PET/CT in the early detection of metastatic disease in surgically treated prostate cancer patients with a mild PSA increase < 1. 5 ng/ml? Eur J Nucl Med Mol Imaging, 2011, 38(1):55-63.

[115] Onal, C., et al. Integration of 68Ga-PSMA-PET/CT in Radiotherapy Planning for Prostate Cancer Patients. Clin Nucl Med, 2019, 44(9):e510-e516.

[116] Stefan, A. K., et al. Clinical outcome of PSMA-guided radiotherapy for patients with oligorecurrent prostate cancer. Eur J Nucl Med Mol Imaging, 2021, 48(1):143-151.

[117] Ong, W. L., et al. Prostate-specific membrane antigen-positron emission tomography/computed tomography(PSMA-PET/CT)-guided stereotactic ablative body radiotherapy for oligometastatic prostate cancer:a single-institution experience and review of the published literature. BJU Int, 2019, 124 Suppl 1:19-30.

[118] Marzec, J., et al. (68)Ga-PSMA-PET/CT-directed IGRT/SBRT for oligometastases of recurrent prostate cancer after initial surgery. Acta Oncol, 2020, 59(2):149-156.

[119] Calais, J., et al. (68)Ga-PSMA-11 PET/CT Mapping of Prostate Cancer Biochemical Recurrence After Radical Prostatectomy in 270 Patients with a PSA Level of Less Than 1. 0 ng/ml:Impact on Salvage Radiotherapy Planning. J Nucl Med, 2018, 59(2):230-237.

[120] Niyazi, M., et al. FET-PET for malignant glioma treatment planning. Radiother Oncol, 2011, 99(1):44-48.

[121] Geets, X., et al. Role of 11-C-methionine positron emission tomography for the delineation of the tumor volume in pharyngo-laryngeal squamous cell carcinoma:comparison with FDG-PET and CT. Radiother Oncol, 2004, 71(3):267-273.

[122] Minn, H., et al. 18F-FDOPA:a multiple-target molecule. J Nucl Med, 2009, 50(12):1915-1918.

[123] Helali, M., et al. (18)F-FDOPA PET/CT Combined with MRI for Gross Tumor Volume Delineation in Patients with Skull Base Paraganglioma. Cancers(Basel), 2019, 11(1).

[124] Citrin, D. E. Recent Developments in Radiotherapy. N Engl J Med, 2017, 377(11):1065-1075.

[125] Mikhaeel, N. G., et al. The Optimal Use of Imaging in Radiation Therapy for Lymphoma:Guidelines from the International Lymphoma Radiation Oncology Group(ILROG). Int J Radiat Oncol Biol Phys, 2019, 104(3):501-512.

[126] Rogowski, P., et al. Feasibility and Early Clinical Experience of Online Adaptive MR-Guided Radiotherapy of Liver Tumors. Cancers(Basel), 2021, 13(7).

[127] Castellano, A., et al. Advanced Imaging Techniques for Radiotherapy Planning of Gliomas. Cancers(Basel), 2021, 13(5).

[128] Campbell, A., et al. Emerging Functional Imaging Biomarkers of Tumour Responses to Radiotherapy. Cancers(Basel), 2019, 11(2).

[129] Mahmood, F., et al. Repeated diffusion MRI reveals earliest time point for stratification of radiotherapy response in brain metastases. Phys Med Biol, 2017, 62(8):2990-3002.

[130] Kim, S., et al. Diffusion-weighted magnetic resonance imaging for predicting and detecting early response to chemoradiation therapy of squamous cell carcinomas of the head and neck. Clin Cancer Res, 2009, 15(3):986-994.

[131] Joye, I., et al. Quantitative imaging outperforms molecular markers when predicting response to chemoradiotherapy for rectal cancer. Radiother Oncol, 2017, 124(1):104-109.

[132] Jagoda, P., et al. Diffusion-weighted MRI improves response assessment after definitive radiotherapy in patients with NSCLC. Cancer Imaging, 2021, 21(1):15.

[133] García-Barros, M., et al. Impact of stromal sensitivity on radiation response of tumors implanted in SCID hosts revisited. Cancer Res, 2010, 70(20):8179-8186.

[134] Garcia-Barros, M., et al. Tumor response to radiotherapy regulated by endothelial cell apoptosis. Science, 2003, 300(5622):1155-1159.

[135] Shen, N., et al. Intravoxel incoherent motion diffusion-weighted imaging analysis of diffusion and microperfusion in grading gliomas and comparison with arterial spin labeling for evaluation of tumor perfusion. J Magn Reson Imaging, 2016, 44(3):620-632.

[136] Khalifa, F., et al. Models and methods for analyzing DCE-MRI:a review. Med Phys, 2014, 41(12):124301.

☆ ☆ ☆ ☆

[137] Petcharunpaisan, S., J. Ramalho, and M. Castillo. Arterial spin labeling in neuroimaging. World J Radiol, 2010, 2(10):384-398.

[138] Huang, Y. S., et al. Response assessment of stereotactic body radiation therapy using dynamic contrast-enhanced integrated MR-PET in non-small cell lung cancer patients. J Magn Reson Imaging, 2018, 47(1):191-199.

[139] Wang, P., et al. Assessment of glioma response to radiotherapy using 3D pulsed-continuous arterial spin labeling and 3D segmented volume. Eur J Radiol, 2016, 85(11):1987-1992.

[140] Maziero, D., et al. MR-Guided Radiotherapy for Brain and Spine Tumors. Front Oncol, 2021, 11:626100.

[141] Hawighorst, H., et al. Angiogenic activity of cervical carcinoma:assessment by functional magnetic resonance imaging-based parameters and a histomorphological approach in correlation with disease outcome. Clin Cancer Res, 1998, 4(10):2305-2312.

[142] Hompland, T., C. S. Fjeldbo, and H. Lyng. Tumor Hypoxia as a Barrier in Cancer Therapy:Why Levels Matter. Cancers(Basel), 2021, 13(3).

[143] O' Connor, J. P. B., S. P. Robinson, and J. C. Waterton. Imaging tumour hypoxia with oxygen-enhanced MRI and BOLD MRI. Br J Radiol, 2019, 92(1095):20180642.

[144] Winfield, J. M., et al. Utility of Multi-Parametric Quantitative Magnetic Resonance Imaging for Characterization and Radiotherapy Response Assessment in Soft-Tissue Sarcomas and Correlation With Histopathology. Front Oncol, 2019, 9:280.

[145] Rodrigues, L. M., et al. Tumor R2* is a prognostic indicator of acute radiotherapeutic response in rodent tumors. J Magn Reson Imaging, 2004, 19(4):482-488.

[146] Martens, R. M., et al. Multiparametric functional MRI and(18)F-FDG-PET for survival prediction in patients with head and neck squamous cell carcinoma treated with(chemo)radiation. Eur Radiol, 2021, 31(2):616-628.

[147] White, D. A., et al. Developing oxygen-enhanced magnetic resonance imaging as a prognostic biomarker of radiation response. Cancer Lett, 2016, 380(1):69-77.

[148] Tolia, M., et al. Prognostic Value of MRS Metabolites in Postoperative Irradiated High Grade Gliomas. Biomed Res Int, 2015, 2015:341042.

[149] Karami, E., et al. Quantitative MRI Biomarkers of Stereotactic Radiotherapy Outcome in Brain Metastasis. Sci Rep, 2019, 9(1):19830.

[150] Brindle, K. New approaches for imaging tumour responses to treatment. Nat Rev Cancer, 2008, 8(2):94-107.

[151] van Zijl, P. C. and N. N. Yadav. Chemical exchange saturation transfer(CEST):what is in a name and what isn' t? Magn Reson Med, 2011, 65(4):927-948.

[152] Zhou, J., et al. APT-weighted MRI:Techniques, current neuro applications, and challenging issues. J Magn Reson Imaging, 2019, 50(2):347-364.

[153] Mehrabian, H., et al. Differentiation between Radiation Necrosis and Tumor Progression Using Chemical Exchange Saturation Transfer. Clin Cancer Res, 2017, 23(14):3667-3675.

[154] Friedman, D. N., et al. Radiation Dose and Volume to the Pancreas and Subsequent Risk of Diabetes Mellitus:A Report from the Childhood Cancer Survivor Study. J Natl Cancer Inst, 2020, 112(5):525-532.

[155] Huang, R. X. and P. K. Zhou. DNA damage response signaling pathways and targets for radiotherapy sensitization in cancer. Signal Transduct Target Ther, 2020, 5(1):60.

[156] Haume, K., et al. Gold nanoparticles for cancer radiotherapy:a review. Cancer Nanotechnol, 2016, 7(1):8.

[157] Gong, L., et al. Application of Radiosensitizers in Cancer Radiotherapy. Int J Nanomedicine, 2021, 16:1083-1102.

[158] Liu, Z., et al. Enhancement of radiotherapy efficacy by silver nanoparticles in hypoxic glioma cells. Artif

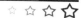

Cells Nanomed Biotechnol, 2018, 46(sup3):S922-s930.

[159] Algahtani, M. S., et al. Thymoquinone Loaded Topical Nanoemulgel for Wound Healing:Formulation Design and In-Vivo Evaluation. Molecules, 2021, 26(13).

[160] Detappe, A., F. Lux, and O. Tillement. Pushing radiation therapy limitations with theranostic nanoparticles. Nanomedicine(Lond), 2016, 11(9):997-999.

[161] Bonvalot, S., et al. First-in-Human Study Testing a New Radioenhancer Using Nanoparticles(NBTXR3) Activated by Radiation Therapy in Patients with Locally Advanced Soft Tissue Sarcomas. Clin Cancer Res, 2017, 23(4):908-917.

[162] Lu, Y. C., C. X. Yang, and X. P. Yan. Radiopaque tantalum oxide coated persistent luminescent nanoparticles as multimodal probes for in vivo near-infrared luminescence and computed tomography bioimaging. Nanoscale, 2015, 7(42):17929-17937.

[163] Hossain, M. and M. Su. Nanoparticle location and material dependent dose enhancement in X-ray radiation therapy. J Phys Chem C Nanomater Interfaces, 2012, 116(43):23047-23052.

[164] Cheng, X., et al. Enhanced Radiotherapy using Bismuth Sulfide Nanoagents Combined with Photo-thermal Treatment. Theranostics, 2017, 7(17):4087-4098.

[165] Detappe, A., et al. Ultrasmall Silica-Based Bismuth Gadolinium Nanoparticles for Dual Magnetic Resonance-Computed Tomography Image Guided Radiation Therapy. Nano Lett, 2017, 17(3):1733-1740.

[166] Meidanchi, A., et al. ZnFe2O4 nanoparticles as radiosensitizers in radiotherapy of human prostate cancer cells. Mater Sci Eng C Mater Biol Appl, 2015, 46:394-399.

[167] Salunkhe, A., et al. MRI Guided Magneto-chemotherapy with High-Magnetic-Moment Iron Oxide Nanoparticles for Cancer Theranostics. ACS Appl Bio Mater, 2020, 3(4):2305-2313.

[168] Cline, B., I. Delahunty, and J. Xie. Nanoparticles to mediate X-ray-induced photodynamic therapy and Cherenkov radiation photodynamic therapy. Wiley Interdiscip Rev Nanomed Nanobiotechnol, 2019, 11(2):e1541.

[169] Juzenas, P., et al. Quantum dots and nanoparticles for photodynamic and radiation therapies of cancer. Adv Drug Deliv Rev, 2008, 60(15):1600-1614.

[170] Nakayama, M., et al. Titanium peroxide nanoparticles enhanced cytotoxic effects of X-ray irradiation against pancreatic cancer model through reactive oxygen species generation in vitro and in vivo. Radiat Oncol, 2016, 11(1):91.

[171] Liu, Y., et al. Metal-based NanoEnhancers for Future Radiotherapy:Radiosensitizing and Synergistic Effects on Tumor Cells. Theranostics, 2018, 8(7):1824-1849.

[172] Sun, H., X. Wang, and S. Zhai. The Rational Design and Biological Mechanisms of Nanoradiosensitizers. Nanomaterials(Basel), 2020, 10(3).

[173] Chan, L., et al. Cancer-Targeted Selenium Nanoparticles Sensitize Cancer Cells to Continuous γ Radiation to Achieve Synergetic Chemo-Radiotherapy. Chem Asian J, 2017, 12(23):3053-3060.

[174] Bromma, K., et al. Gold nanoparticle mediated radiation response among key cell components of the tumour microenvironment for the advancement of cancer nanotechnology. Sci Rep, 2020, 10(1):12096.

[175] Su, N., et al. Iodine-125-labeled cRGD-gold nanoparticles as tumor-targeted radiosensitizer and imaging agent. Nanoscale Res Lett, 2015, 10:160.

[176] Patra, J. K., et al. Nano based drug delivery systems:recent developments and future prospects. J Nanobiotechnology, 2018, 16(1):71.

[177] Matsudaira, H., A. M. Ueno, and I. Furuno. Iodine contrast medium sensitizes cultured mammalian cells to X rays but not to gamma rays. Radiat Res, 1980, 84(1):144-148.

[178] Du, J., et al. Poly(Vinylpyrrolidone)- and Selenocysteine-Modified Bi(2)Se(3)Nanoparticles Enhance Radiotherapy Efficacy in Tumors and Promote Radioprotection in Normal Tissues. Adv Mater, 2017,

29(34).

[179] Wei, L., et al. Silver nanoparticles:synthesis, properties, and therapeutic applications. Drug Discov Today, 2015, 20(5):595-601.

[180] Her, S., D. A. Jaffray, and C. Allen, Gold nanoparticles for applications in cancer radiotherapy:Mechanisms and recent advancements. Adv Drug Deliv Rev, 2017, 109:84-101.

[181] Hainfeld, J. F., D. N. Slatkin, and H. M. Smilowitz. The use of gold nanoparticles to enhance radiotherapy in mice. Phys Med Biol, 2004, 49(18):N309-315.

[182] Huang, P., et al. Folic acid-conjugated silica-modified gold nanorods for X-ray/CT imaging-guided dual-mode radiation and photo-thermal therapy. Biomaterials, 2011, 32(36):796-809.

[183] Al Zaki, A., et al. Gold-loaded polymeric micelles for computed tomography-guided radiation therapy treatment and radiosensitization. ACS Nano, 2014, 8(1):104-112.

[184] Wang, X., et al. Ultrasmall BiOI Quantum Dots with Efficient Renal Clearance for Enhanced Radiotherapy of Cancer. Adv Sci(Weinh), 2020, 7(6):1902561.

[185] Pan, P., et al. Engineered Bacteria for Enhanced Radiotherapy against Breast Carcinoma. ACS Nano, 2022.

[186] Li, Y., et al. Pulmonary Delivery of Theranostic Nanoclusters for Lung Cancer Ferroptosis with Enhanced Chemodynamic/Radiation Synergistic Therapy. Nano Lett, 2022, 22(3):963-972.

[187] Song, G., et al. Perfluorocarbon-Loaded Hollow Bi2Se3 Nanoparticles for Timely Supply of Oxygen under Near-Infrared Light to Enhance the Radiotherapy of Cancer. Adv Mater, 2016, 28(14):2716-2723.

[188] Gong, F., et al. Core-shell TaOx@MnO(2)nanoparticles as a nano-radiosensitizer for effective cancer radiotherapy. J Mater Chem B, 2018, 6(15):2250-2257.

[189] Song, Z., et al. Decorated ultrathin bismuth selenide nanosheets as targeted theranostic agents for in vivo imaging guided cancer radiation therapy. NPG Asia Materials, 2017, 9(10):e439.

[190] Hu, H., et al. Functionalized Au@Cu-Sb-S Nanoparticles for Spectral CT/Photoacoustic Imaging-Guided Synergetic Photo-Radiotherapy in Breast Cancer. Int J Nanomedicine, 2022, 17:395-407.

[191] Yu, X., et al. Ultrasmall Semimetal Nanoparticles of Bismuth for Dual-Modal Computed Tomography/ Photoacoustic Imaging and Synergistic Thermoradiotherapy. ACS Nano, 2017, 11(4):3990-4001.

第 7 章

分子影像在肿瘤精准靶向治疗中的应用

　　恶性肿瘤的治疗一直是世界性难题,分子靶向药物的临床应用堪称肿瘤治疗的里程碑,在多种类型的肿瘤治疗中获得了令人振奋的效果。然而,精准评估肿瘤靶向治疗涉及的关键分子靶点在治疗开展前、过程中以及治疗后的表达水平和表达状态,才是实现分子靶向药物成功治疗肿瘤的关键。分子影像能够在体实现对肿瘤关键分子靶点的非侵入性可视化、表征和量化,其整合了分子病理和分子检验能够实现肿瘤关键靶点分子水平检测的优势,同时又兼具现代影像技术可全面提供解剖形态学信息的特点,因而为肿瘤精准诊疗、分子靶向治疗优势人群筛选、指导肿瘤靶向治疗、实现分子水平精准疗效监测及精准预后判断提供前沿技术和重要保障。尤其是以表皮生长因子受体(epidermal growth factor receptor,EGFR)为关键靶点的前沿分子影像技术在指导非小细胞肺癌(non-small cell lung cancer,NSCLC)精准靶向治疗取得了突破性进展。本章主要内容聚焦分子影像在肿瘤精准靶向治疗中的应用,其中包括:对目前肿瘤分子靶向治疗的概念、分类及发展历程的简述;肿瘤靶向治疗涉及的关键分子靶点的分类;重点介绍分子影像在该领域中的应用,包括肿瘤靶向治疗前分子靶点的选择、优势人群的筛选、在治疗中早期监测疗效以及肿瘤治疗预后评估等方面内容。

第一节　分子影像与肿瘤靶向治疗

一、肿瘤分子靶向治疗概述

　　恶性肿瘤是影响全人类公共健康的主要难题,科学家们一直致力于研发各种攻克肿瘤的方法,控制肿瘤进展,提高患者生存质量,适当延长生存期。对于早、中期恶性肿瘤,没有发生局部和远处转移、瘤体较小、较为局限者首选手术切除,能够有效解除症状,改善患者生存率。肿瘤放射治疗也是抗肿瘤治疗的重要方法之一,其借助放疗设备产生的高剂量射线照射肿瘤,杀死或破坏癌细胞,抑制癌细胞生长、增殖和扩散,在头颈部肿瘤、乳腺癌及骨肿瘤治疗中取得了很好的效果。肿瘤的全身治疗方法,如化疗,常用静脉注射、口服等方式将化疗药物引入体内血液循环,杀灭癌细胞。然而,肿瘤细胞的发生和发展有着复杂的分子作用机制和繁杂的信号激活通路,涉及致癌基因的活化、抑癌基因的失活、蛋白质和受体突变等一系列复杂的多分子事件,这些分子事件共同促进了肿瘤的代谢、增殖、血管生成、侵袭和转移等,导致手术、放疗等常规治疗方案效果欠佳。随着精准医学研究的不断深入和发展,肿瘤治疗进入了分子靶向治疗时代。基因组及蛋白组研究发现肿

☆☆☆☆

瘤细胞与正常细胞存在变化和差异，包括基因、蛋白等，这些差异在肿瘤细胞迅速生长、分裂、侵袭和扩散中发挥关键的作用。肿瘤分子靶向治疗就是针对这些参与肿瘤发生发展过程中的细胞信号转导和其他生物学途径的治疗手段，通过发现、设计及使用合适的抗癌药物瞄准肿瘤细胞的关键分子靶点，在体内特异地与致癌位点相结合进而发挥抗肿瘤作用，是在分子水平对肿瘤细胞的"精准打击"，而正常组织和细胞不会受累或损伤较小。肿瘤分子靶向治疗可以通过抑制肿瘤增殖、诱导肿瘤细胞凋亡、抑制肿瘤细胞转移、干扰细胞周期、调节免疫功能、抑制肿瘤血管生成及逆转多药耐药等多种机制发挥抗肿瘤作用。其优势是治疗药物具有高度的选择性、高效的递送特异性和高靶向性，其不良反应的严重程度和发生率远远低于常规化学治疗和放射治疗。

（一）肿瘤靶向治疗分子靶点分类

1. 肿瘤调控/形成机制相关分子靶点

（1）细胞信号转导分子：细胞内、细胞间存在复杂的相互作用和调控机制，胞膜或胞内受体识别周围环境中的各种刺激分子和信号，细胞在分子水平上发生一系列变化，进而影响细胞的生长、增殖和分裂等生物学行为。在肿瘤细胞中，异常的信号转导分子，如发生基因突变或过表达的生长因子或受体，会使细胞受体异常激活，导致细胞内激酶的活化以及下游信号通路的激活，导致肿瘤细胞发生分裂、生长和代谢，肿瘤微环境改变以及肿瘤血管新生等众多异常生物学行为。比如，酪氨酸激酶是人体中的一大类激酶，其在细胞中能够催化磷酸基团从三磷酸腺苷（adenosine triphosphate，ATP）转移到蛋白质的酪氨酸残基上，起到调控细胞中信号通路的"开"与"关"的作用。常见的 EGFR 及间变性淋巴瘤激酶（anaplastic lymphoma kinase，ALK）等就属于酪氨酸激酶类分子靶点。表皮生长因子（epidermal growth factor，EGF）可与 EGFR 结合，导致 EGFR 分子二聚化或与其他紧密受体异源二聚化，通过酪氨酸激酶结构域的自磷酸化，导致下游效应因子的招募以及多个信号通路的激活[1, 2]，在调节细胞增殖、分化过程中发挥重要作用。

（2）细胞凋亡调节因子：细胞凋亡即程序性细胞死亡，是指在基因水平的精细调控下，受损细胞（如 DNA 损伤后的细胞）有序、高效清除的过程[3]。细胞凋亡机制复杂，涉及多种调控基因和信号通路。凋亡促进基因包括：p53 基因、TRAIL 基因〔肿瘤坏死因子相关凋亡诱导配体（Tumor necrosis factor TNF-related apoptosis-inducing ligand，TRAIL）〕等。其中 p53 基因是人体一个重要的抑癌基因，该基因编码的蛋白 p53 是一种转录因子，调控细胞周期的启动。这种调节是双向作用的，DNA 无损伤时启动细胞分裂周期，DNA 出现损伤时启动修复过程，修复失败后终止细胞分裂周期，进入凋亡过程[4]。然而，当 p53 基因发生突变，改变了其自身的空间构象，无法调控细胞损伤 DNA 修复、细胞凋亡等过程，p53 基因由抑癌基因转变为癌基因，最终导致突变细胞不断积累变成癌细胞[5]。凋亡抑制基因包括：Bcl-2（B-cell lymphoma-2）基因、IAP（inhibitor of apoptosis family of proteins）家族等。其中 Bcl-2 基因是一种原癌基因，编码 Bcl-2 蛋白，该蛋白有阻止线粒体释放细胞色素 C 到细胞质的作用，而细胞色素 C 具有抑制细胞分裂的作用，Bcl-2 基因的过度表达将抑制肿瘤细胞凋亡[6, 7]。如维奈托克（venetoclax）是一种小分子的高选择性 Bcl-2 抑制剂，能使 Bcl-2 蛋白失去活性，可阻断由于 Bcl-2 过表达导致肿瘤细胞存活的重要通路，快速诱导肿瘤细胞启动凋亡程序，从而治疗慢性淋巴细胞白血病（chronic lymphocytic leukemia，CLL）[8]。

（3）细胞膜分化抗原：细胞膜分化抗原即分化抗原簇（cluster of differentiation，CD），是指在细胞分化、成熟、活化过程中出现或者消失的细胞表面标志。CD 是细胞膜上的一类蛋白质或糖蛋白，可作为细胞表面标志物来鉴定和分离处于不同分化阶段的细胞，另外CD 参与细胞的生长、成熟、分化、迁移等生物学过程。单克隆抗体与白细胞分化抗原结合后，通过阻断细胞信号通路，诱导和启动肿瘤免疫应答，通过抗体依赖性细胞介导的细胞毒作用（antibody dependent cell-mediated cytotoxicity，ADCC）和补体介导的细胞毒作用（complement dependent cytotoxicity，CDC），进而直接杀伤肿瘤细胞，或激活补体系统发挥抗肿瘤作用。细胞毒性药物或放射性核素与一些分化抗原的单克隆抗体偶联后，共同构成抗体 - 药物偶联物，其具备更强的靶向性，抗体能够高浓度的药物携带至肿瘤靶区，且特异性地作用于肿瘤细胞[9]，达到精准靶向治疗的效果。如利妥昔单抗（rituximab）在临床上主要用于非霍奇金淋巴瘤和慢性淋巴细胞白血病的治疗，其一端可以和肿瘤细胞表面的 CD20 分子特异性结合，另一端可以结合吞噬细胞或者杀伤细胞，直接吞噬或杀死肿瘤细胞。

2. 肿瘤微环境相关分子靶点　肿瘤微环境（tumor microenvironment，TME）是由肿瘤细胞、免疫细胞、炎性细胞、肿瘤相关成纤维细胞和细胞间质、微血管、相应细胞的分泌产物（如细胞因子和趋化因子）等成分组成。TME 与肿瘤的发生、生长及转移有着密切关系。

（1）肿瘤血管：20 世纪 70 年代初，Judah Folkman 教授在 *New England Journal of Medicine* 杂志上发表的文章首先提出："肿瘤的生长和转移都依赖于新生血管的形成"，后续大量的实验结果证实了这一观点[10, 11]。血管生成是肿瘤生长和进展的基础，肿瘤血管为肿瘤生长提供必需的氧气和营养物质，使肿瘤迅速生长并为血行转移提供通道。肿瘤血管生成因子和血管生成抑制因子在肿瘤血管生成的调控过程中发挥关键的作用，肿瘤细胞分泌大量的血管内皮生长因子（vascular endothelial growth factor，VEGF）、转化生长因子（transforming growth factor，TGF）及血小板衍生生长因子（platelet derived growth factor，PDGF）等多种调节因子，作用于肿瘤血管内皮细胞，促进内皮细胞生长、肿瘤血管生成，为肿瘤的迅速生长、侵袭和转移提供丰富的血液、氧气和营养物质。另外，整合素（integrins）细胞表面受体家族是细胞黏附分子家族的重要成员，其中，整合素 $\alpha_v\beta_3$ 是被广泛研究的肿瘤新生血管靶点，在 VEGF、碱性成纤维细胞生长因子（basic fibroblast growth factor，bFGF）等多种刺激因子的作用下，血管内皮细胞的 $\alpha_v\beta_3$ 表达上调，能够参与血管内皮细胞激活、迁移，促进内皮细胞增殖，在诱导肿瘤血管生成中发挥重要作用[12]。因此抑制肿瘤血管生成、切断肿瘤的营养供应是分子靶向治疗中的一个重要设计策略[13]。

（2）非肿瘤细胞：肿瘤的发生发展是肿瘤细胞与其生存的微环境相互促进和共同演化的动态过程。肿瘤相关成纤维细胞（cancer-associated fibroblasts，CAF）、肿瘤干细胞（cancer stem cells，CSC）、免疫细胞等是肿瘤微环境的重要组成部分。在肿瘤微环境中 CAF 约占肿瘤组织细胞总数的 50%，是最主要的基质细胞[14]。CAF 较普通的成纤维细胞更活跃、增殖速度更快。肿瘤细胞分泌的生长因子能够调控 CAF 的活性；CAFs 自身可以分泌成纤维细胞生长因子（fibroblast growth factor，FGF）、基质金属蛋白酶（matrix metalloproteinases，MMP）、胰岛素样生长因子 -1（insulin-like growth factor-1，IGF-1）及基质细胞衍生因子 -1（stromal cell derived factor-1，SDF-1）等，参与肿瘤细胞增殖和转移等相关信号通路；另外，激活的 CAFs 可以分泌趋化因子，募集细胞外基质（extracellular matrix，ECM）中的多种细胞，形成有利于肿瘤血管生成的 ECM[15]。

免疫细胞包括肿瘤相关巨噬细胞（tumor-associated macrophages，TAM）、T 淋巴细胞、

☆☆☆☆

B 淋巴细胞、自然杀伤细胞（natural killer cells，NK）和肿瘤相关中性粒细胞（tumor-associated neutrophils，TAN）等一系列细胞，构成了复杂的肿瘤免疫微环境。免疫细胞和炎症细胞释放 EGF、血管内皮生长因子 -A/C（vascular endothelial growth factor-A/C，VEGF-A/C）、FGF2、单核细胞趋化蛋白 -1（monocyte chemotactic protein-1，MCP-1）等多种细胞因子以及降解 ECM 的酶，如 MMP、组织蛋白酶、肝素酶。这些因子和酶能够促进肿瘤血管生成、肿瘤细胞增殖和肿瘤转移[16]，而抑制这些酶和因子的作用即可有效地控制肿瘤的生长。例如宾达利（bindarit）是一种 MCP-1 的小分子抑制剂，它可以减少 TAMs 和骨髓源性抑制细胞的浸润，从而抑制前列腺癌和乳腺癌中的细胞迁移、细胞增殖和肿瘤生长[17]。

（3）肿瘤细胞外基质：在肿瘤微环境中，ECM 是由胶原蛋白、蛋白多糖、层粘连蛋白和网络连接蛋白等分子组成的复合物，为细胞发育、迁移、黏附、增殖、代谢等生物学行为提供必要条件和环境[18]。肿瘤细胞表面的受体与 ECM 中的各种蛋白成分黏附或结合后，激活、分泌多种蛋白酶、降解酶使得 ECM 局部溶解，肿瘤细胞可以通过此溶解区域形成的通道进行转移。成纤维细胞激活蛋白（fibroblast activation protein，FAP）是一种跨膜丝氨酸蛋白酶，是 CAF 表面的重要分子标志物，在肿瘤细胞增殖、肿瘤 ECM 重塑方面发挥重要作用，因此 FAP 可被用于特异性地识别 CAF，同时也是肿瘤治疗的潜在分子靶点。MMP 能降解肿瘤 ECM 成分，使血管内皮细胞能够通过 ECM 顺利进入肿瘤间质，为肿瘤细胞的迁徙及肿瘤血管的形成提供有利条件。因此阻断 MMP 降解 ECM 成分，就能够抑制肿瘤的转移和新生血管生成。例如巴马司他（batimastat）是一种广谱的基质金属蛋白酶抑制剂（matrix metaloproteinase inhibitor，MMPI），batimastat 处理后的乳腺癌细胞胶原酶的活性降低，并且能够抑制人乳腺癌在裸鼠异种移植模型的再生，降低肺转移的发生率[19]。

（二）肿瘤分子靶向药物分类

根据药物相对分子质量的大小，分子靶向药物可以分为大分子单克隆抗体和小分子酪氨酸激酶抑制剂（tyrosine kinase inhibitors，TKI）两大类，其主要的抗肿瘤作用机制分别为阻止信号分子和受体的结合、抑制激酶的催化过程两方面。单克隆抗体是基于人体免疫系统原理研发的一类药物，是通过免疫筛选方法获得蛋白质。单克隆抗体能够特异性地结合肿瘤的生长因子受体或抗原，介导 ADCC 和 CDC 达到清除肿瘤的目的。小分子酪氨酸激酶抑制剂是人工合成的有机小分子，可以利用计算机通过分子三维结构进行设计筛选而获得。小分子酪氨酸激酶抑制剂具有高度选择性和细胞渗透性，主要针对细胞内的分子靶点，能够直接与靶蛋白结合，通过和底物竞争、改变蛋白结构，或者阻碍蛋白构型构象转变，从而降低关键酶的活性、抑制磷酸化反应，抑制相应的肿瘤细胞生长代谢等信号转导过程。

（三）FDA 已批准的肿瘤分子靶向药物

1. 大分子单克隆抗体 20 世纪 70 年代，科学家们开始研究能否利用自身抗体消灭肿瘤。1975 年，英国医学研究理事会（Medical Research Council，MRC）剑桥大学分子生物学实验室的乔治·科勒（George Köhler）和塞萨尔·米尔斯坦（César Milstein）发现了一种可以按指令生产单克隆抗体的方法：融合 B 细胞和骨髓瘤细胞后可得到一种杂交细胞，该细胞具有快速分裂的能力，用于大量生产高度特异性的单克隆抗体，称为"杂交瘤技术"[20]。科勒和米尔斯坦因他们的突破性研究成果获得了 1984 年诺贝尔生理学或医学奖[21]。

1997 年，利妥昔单抗（rituximab，商品名美罗华）成为第一个美国食品药品监督管理局（Food and Drug Administration，*FDA*）批准上市的单克隆抗体药物，用于治疗非霍奇金淋巴瘤。rituximab 是一种靶向 CD20 的单克隆抗体，其与表达在 B 淋巴细胞表面的 CD20 分子靶点结合，该结合能够直接抑制肿瘤细胞生长，改变细胞周期，促进肿瘤细胞凋亡，并通过 ADCC 和 CDC 效应杀伤肿瘤细胞，开创了抗肿瘤大分子靶向药物在血液肿瘤中广泛应用的时代[22]。

1998 年，曲妥珠单抗（trastuzumab，商品名赫赛汀）获得美国 FDA 批准用于人表皮生长因子受体 2（human epidermal growth factor receptor 2，HER2）阳性转移性乳腺癌，并且于 2002 年获批在中国上市，成为第一个进入中国的抗肿瘤靶向药物。trastuzumab 是一种作用于 HER2 受体胞外区的重组 DNA 衍生的人源化 IgG 单克隆抗体，能够阻止细胞内酪氨酸激酶的活化，从而阻断肿瘤细胞的增殖和存活。trastuzumab 已成为 HER2 阳性乳腺癌患者全程规范化治疗公认的"金标准用药"[23]。

2004 年，美国 FDA 首次批准西妥昔单抗（cetuximab，商品名爱必妥）用于治疗其他治疗方案失败的表达 EGFR 的晚期结直肠癌患者。cetuximab 是重组人鼠嵌合型 IgG1 单克隆抗体，能特异性结合肿瘤表面的 EGFR 胞外区，竞争性阻断 EGFR 与其他配体的结合，抑制下游相关激酶的磷酸化，阻断下游信号通路，减少 MMP 和 VEGF 的产生，进而抑制细胞周期、诱导肿瘤细胞凋亡，抑制肿瘤侵袭和转移，发挥抗肿瘤作用[24]。

2004 年，美国 FDA 批准抗血管生成药物贝伐珠单抗（bevacizumab，商品名安维汀）用于 NSCLC、结直肠癌的靶向治疗。bevacizumab 是首个获批用于抗肿瘤血管生成治疗的重组人源化单克隆抗体，是目前被研究最多的抗血管生成药物。bevacizumab 可以选择性地与 VEGF 结合，抑制 VEGF 的生物学作用，影响血管的渗透性、内皮细胞迁移与存活，从而抑制肿瘤血管生长、发挥抗肿瘤作用[25]。

2006 年，帕尼单抗（panitumumab，商品名维克替比）是第一个完全人源化单克隆抗体，被美国 FDA 批准用于表达 EGFR 的结直肠癌患者的靶向治疗药。panitumumab 可以与 EGFR 结合，可阻止 EGFR 与 EGF 或转化生长因子 -α（transforming growth factor alpha，TGF-α）结合，终止其相关的下游信号通路，抑制细胞内酪氨酸激酶的磷酸化和活化，进一步降低促炎症细胞因子和 VEGF 的产生，从而抑制肿瘤细胞生长[26]。

2012 年，帕妥珠单抗（pertuzumab，商品名帕捷特）通过了美国 FDA 的认证，用于治疗 HER2 阳性的转移性乳腺癌。Pertuzumab 能特异性结合细胞 HER2，阻止 HER2 与 EGF、HER3、HER4 的二聚化，阻断与肿瘤细胞生长相关的丝裂原激活蛋白（mitogen-activating protein，MAP）激酶通路和磷脂酰肌醇 3- 激酶（phosphatidylinositide 3-kinases，PI3K）信号通路，控制肿瘤细胞生长继而诱导细胞凋亡[27]。一般与 trastuzumab、多西他赛联用增强抗肿瘤能力，提高乳腺癌靶向治疗疗效[28]。

2014 年获美国 FDA 批准上市的雷莫芦单抗（ramucirumab，商品名新锐泽）是一种血管内皮细胞生长因子受体 2（vascular endothelial growth factor receptor-2，VEGFR-2）拮抗剂，以高亲和力结合到 VEGFR 细胞外结构域的末端，诱导空间重叠和受体构象的改变，阻止 VEGFR 的配体 VEGF-A、VEGF-C 和 VEGF-D 与之结合，从而阻止 VEGFR-2 的激活，最终通过减少肿瘤血管的生成来减缓或阻止肿瘤的生长和扩散。ramucirumab 可用于晚期 NSCLC、进展期胃癌或胃食管交界癌、晚期结直肠癌患者的靶向治疗[29]。2019 年美国 FDA 批准 ramucirumab 用于已接受索拉非尼治疗、甲胎蛋白（alpha-fetoprotein，AFP）≥ 400ng/ml 的肝细胞癌患者[30]。

2. 小分子酪氨酸激酶抑制剂　2001 年美国 FDA 批准了甲磺酸伊马替尼（imatinib

☆☆☆☆

mesylate，商品名格列卫）用于治疗晚期费城染色体阳性的慢性粒细胞性白血病（chronic myelogenous leukemia，CML），是第一个治疗血液肿瘤的小分子靶向治疗药物。甲磺酸伊马替尼作为腺苷三磷酸激酶竞争性抑制剂，可与 ATP 或底物竞争结合位点，抑制 BCR-ABL（breakpoint cluster region-Abelson）酪氨酸激酶的活性，从而特异性地抑制 BCR-ABL 酪氨酸激酶磷酸化，抑制 CML 的细胞增殖并加速其凋亡[31]。另外，研究表明在胃肠道间质细胞瘤（gastrointestinal stromal tumors, GIST）中发现 PDGF 和干细胞生长因子（stem cell growth factor，SCF）高表达，前列腺、结直肠、神经、肺和乳腺等恶性肿瘤细胞中也观察到 PDGF 或 SCF 异常表达。甲磺酸伊马替尼能够抑制干细胞因子受体（stem cell growth factor receptor，SCFR）和血小板衍生生长因子受体（platelet derived growth factor receptor，PDGFR）途径激活的酪氨酸激酶，抑制细胞内信号的转换从而达到抗肿瘤的目的。2002 年美国 FDA 通过批准甲磺酸伊马替尼用于治疗晚期或转移性 GIST[32]，2006 年美国 FDA 批准甲磺酸伊马替尼用于治疗费城染色体（Ph）染色体阳性的急性淋巴细胞白血病（acute lymphoblastic leukemia，ALL）患者，甲磺酸伊马替尼联合化疗已成为 Ph 染色体阳性 ALL 患者的一线治疗方案[33]。

2003 年，吉非替尼（gefitinib，商品名易瑞沙）获得美国 FDA 批准上市，它是一种小分子苯胺喹唑啉类化合物（anilinoquinazoline），是第一个被美国 FDA 批准的 EGFR-TKI。gefitinib 作用机制包括：①通过与 ATP 竞争受体细胞内酪氨酸激酶结构域上的结合位点来抑制 EGFR 的自磷酸化，并阻断下游信号转导[34]；②抑制 EGFR 过表达的肿瘤细胞的丝裂原活化蛋白激酶（mitogen activated protein kinase，MAPK）活性[35]；③通过破坏细胞周期蛋白依赖性激酶 2（cyclin-dependent kinase 2，CDK2）的调节来延缓细胞周期进展[36]；④抑制肿瘤细胞中 TGF-α、bFGF 和 VEGF 的表达，抑制肿瘤新血管生成[37]。gefitinib 适用于既往接受过铂剂和多西紫杉醇治疗的局部晚期或转移性 NSCLC 患者。2004 年，美国 FDA 又批准了厄洛替尼（erlotinib，商品名特罗凯）用于局部晚期或转移性 NSCLC 的治疗。

2013 年，阿法替尼（afatinib，商品名吉泰瑞）在美国获批上市，afatinib 是 NSCLC 靶向治疗的第二代 EGFR-TKI，是 EGFR 和 HER2 酪氨酸激酶的强效、不可逆的双重抑制剂，主要用于 EGFR 基因敏感突变的局部晚期或转移性 NSCLC，以及化疗失败的转移性肺鳞癌的治疗，可显著改善临床症状，提高患者生活质量[38]。

2015 年，第三代 EGFR-TKI 奥希替尼（osimertinib，商品名泰瑞沙）获美国 FDA 批准在美国上市。osimertinib 是一种单-苯胺基-嘧啶小分子，不可逆的与特定的 EGFR 突变结合，包括 T790M、L858R、19 外显子缺失等，通过抑制肿瘤 EGFR 信号通路，进而抑制肺癌细胞生长和增殖。osimertinib 解决了第一代 EGFR TKI 靶向药最常见的 T790M 二次突变导致的耐药问题，已被批准用于携带 EGFR T790M 突变的晚期 NSCLC 患者[39]。目前，以 gefitinib、afatinib、osimertinib 等为主的 EGFR-TKI 已经成为 EGFR 突变 NSCLC 患者分子靶向治疗的一线用药。

Kirsten 大鼠肉瘤病毒癌基因同源物（kirsten rat sarcoma viral oncogene homolog，KRAS）基因位于 12 号染色体，是大鼠肉瘤（rat sarcoma，RAS）家族的一个原癌基因，其编码的 KRAS 蛋白属于丝裂原活化蛋白激酶/细胞外调节激酶（mitogen activated protein kinase/extracellular regulated protein kinases，MAPK/ERK）信号通路的一部分，在肿瘤细胞增殖以及血管生成等过程中发挥重要的调节作用。正常的 KRAS 基因可以抑制肿瘤细胞的生长，当 KRAS 基因发生突变时，KRAS 蛋白构象改变并且一直处于激活状态，持续刺

☆ ☆ ☆ ☆

激肿瘤细胞的生长[40]。另外，*KRAS* 基因是 EGFR 信号通路下游重要的结点，KRAS 蛋白的持续活化会影响 EGFR-TKI 的治疗疗效[41]。研究表明，约 90% 的胰腺癌、30% ～ 40% 的结直肠癌、15% ～ 20% 的肺癌（NSCLC 为主）都存在 *KRAS* 基因突变[42, 43]。在 NSCLC 中 *KRAS* 基因最常见的突变（占 41%）是第 12 密码子的甘氨酸（glycine）变成半胱氨酸（cysteine），即 G12C[44]。鉴于 KRAS 在肿瘤中的重要作用，研究者们投入了大量的精力研发抑制 *KRAS* 的靶向治疗药物。2021 年，索托拉西布（sotorasib，AMG 510）作为世界上首款 *KRAS* 基因突变的靶向治疗药物被美国 FDA 批准上市，用于治疗携带 *KRAS G12C* 突变，且接受过至少一次其他治疗（如化疗、免疫治疗）的晚期 NSCLC 患者[45]。自 20 世纪 80 年代首次发现 KRAS 突变以来，一直没有任何一款直接靶向 *KRAS G12C* 的药物获批，AMG 510 的上市具有里程碑式的意义。随后，第二款 *KRAS G12C* 抑制剂阿达格拉西布（adagrasib，MRTX849）被美国 FDA 授予突破性疗法认定，用于治疗先前接受过全身治疗并携带 *KRAS G12C* 突变的 NSCLC 患者，有望批准上市。MRTX849 在半胱氨酸 12 残基处与 *KRAS G12C* 不可逆地选择性结合，抑制 KRAS 依赖性信号转导，抑制癌细胞生长[46]。

已获得美国 FDA 批准的肿瘤分子靶向药物分类整理至表 7-1，还有大量肿瘤分子靶向药物正处于研究阶段或者进入临床试验阶段。肿瘤的基因突变类型很多，其造成的氨基酸组成和排列的变化多样，蛋白质的结构也会不同。因此，只有明确了肿瘤基因突变类型，针对关键分子靶点选择合适的分子靶向药物，才能避免分子靶向药物的盲目使用，使肿瘤患者获益。另外，肿瘤的发生发展过程中涉及多个基因突变和多种蛋白的异常表达，常会导致单一分子靶向药物治疗效果不佳，客观缓解率较低，因此目前多分子靶向药物的联合应用已经成为抗肿瘤靶向治疗的主流。许多研究表明，不同靶向药物以及不同治疗方式的联合应用，比单一的治疗方式更能够发挥高效、协同抗肿瘤作用。针对肿瘤不同的分子分型，联合使用多分子靶向药物，或者分子靶向药物与化疗药物、免疫检查点抑制剂联合应用，在单一或互补途径上发挥协同作用，同时抑制两个或两个以上的肿瘤关键分子靶点，亦可实现不同治疗方式的优势互补，从而提高肿瘤患者靶向治疗的有效率，延长中位生存期和无进展生存期（progress free survival，PFS）。

表 7-1　美国 FDA 批准的肿瘤分子靶向治疗药物

靶向药名称	商品名	作用靶点	适应证	上市时间
小分子激酶抑制剂				
吉非替尼 Gefitinib	易瑞沙 Iressa	EGFR	NSCLC	2003 年
厄洛替尼 Erlotinib	特罗凯 Tarceva	EGFR	NSCLC	2004 年
阿法替尼 Afatinib	吉泰瑞 Gilotrif	EGFR、HER2	NSCLC	2013 年
奥希替尼 Osimertinib	泰瑞沙 Tagrisso	EGFR	NSCLC	2015 年
达可替尼 Dacomitinib	多泽润 Vizimpro	EGFR	NSCLC	2018 年

☆ ☆ ☆ ☆

续表

靶向药名称	商品名	作用靶点	适应证	上市时间
莫博替尼 Mobocertinib	Exkivity	EGFR	NSCLC	2021 年
索托拉西布 Sotorasib	Lumakras	KRAS- G12C	NSCLC	2021 年
拉帕替尼 lapatinib	泰立沙 Tykerb	HER2、EGFR	乳腺癌	2007 年
来那替尼 Neratinib	贺俪安 Nerlynx	HER2、EGFR	乳腺癌 结直肠癌	2017 年
吡咯替尼 Pyrotinib	艾瑞妮	HER2、EGFR	乳腺癌	2018 年
索拉非尼 Sorafenib	多吉美 Nexavar	VEGFR、PDGFR、c-KIT	肾癌 肝细胞癌、甲状腺癌	2005 年
舒尼替尼 Sunitinib	索坦 Sutent	VEGFR、PDGFR、c-KIT	胃肠道间质瘤 胰腺神经内分泌肿瘤、肾癌	2006 年
培唑替尼 Pazopanib	维全特 Votrient	VEGFR、PDGFR	肾癌	2009 年
凡德他尼 Vandetanib	Capreisa	VEGFR、RET	甲状腺癌	2011 年
卡博替尼 Cabozantinib	Cabonmetyx	VEGFR、RET、c-Met	肝细胞癌 肾癌	2012 年
瑞戈非尼 Regorafenib	拜万戈 Stivarga	VEGFR、RET、c-KIT	肝细胞癌	2012 年
阿昔替尼 Axitinib	Inlyta	VEGFR	甲状腺癌 肾癌	2012 年
尼达尼布 Nintedanib	Ofev	VEGFR、PDGFR	肺癌	2014 年
仑伐替尼 Lenvatinib	乐卫玛 Lenvima	VEGFR、KIT、RET	肝细胞癌 甲状腺癌	2015 年
阿昔替尼 Axitinib	英立达 Inlyta	VEGFR、KIT、PDGFR、 RET	肾癌	2015 年
乐伐替尼 Lenvatinib	乐卫玛 Lenvima	VEGFR、PDGFR、RET、 KIT	甲状腺癌、肝癌	2015 年
阿柏西普 Ziv-aflibercept	Zaltrap	VEGFR、PDGFR、KIT	结直肠癌	2018 年
阿伐普利尼 Avapritinib	Ayvakit	PDGFR	胃肠道间质瘤	2020 年
瑞普替尼 Ripretinib	Qinlock	KIT、PDGFR	胃肠道间质瘤	2020 年

续表

靶向药名称	商品名	作用靶点	适应证	上市时间
替沃扎尼 Tivozanib	Fotivda	VEGF	肾细胞癌	2021 年
克唑替尼 Crizotinib	赛可瑞 Xalkori	ALK、ROS1、c-Met	NSCLC	2011 年
塞瑞替尼 Ceritinib	赞可达 Zykadia	ALK	NSCLC	2014 年
阿来替尼 Alectinib	安圣沙 Alecensa	ALK	NSCLC	2015 年
布吉替尼 Brigatinib	Alunbrig	ALK	NSCLC	2017 年
艾乐替尼 Alectinib	Alecensa	ALK	NSCLC	2017 年
劳拉替尼 Lorlatinib	Lorbrena	ALK、ROS1	NSCLC	2018 年
特泊替尼 Tepotinib	TepMetko	c-Met	NSCLC	2021 年
卡马替尼 Capmatinib	Tabrecta	c-Met	NSCLC	2020 年
厄达替尼 Erdafitinib	Balversa	FGER	膀胱癌	2019 年
英菲格拉替尼 Infigratinib	Truseltiq	FGER2	胆管癌	2021 年
奥拉帕尼 Olaparib	利普卓 Lynparza	PARP	乳腺癌、卵巢癌、前列腺癌	2014 年
卢卡帕尼 Rucaparib	Rubraca	PARP	卵巢癌	2016 年
尼拉帕尼 Niraparib	Zejula	PARP	卵巢癌、输卵管癌	2017 年
他拉唑帕尼 Talazoparib	Talzenna	PARP	乳腺癌	2018 年
帕博西尼 Palbociclib	Ibrance	CDK4/6	乳腺癌	2015 年
瑞博西尼 Ribociclib	Kisqali	CDK4/6	乳腺癌	2017 年
玻玛西尼 Abemaciclib	Verzeni	CDK4/6	乳腺癌	2017 年
西罗莫司 Sirolimus	雷帕鸣 Rapamune	mTOR	淋巴管平滑肌瘤、脂肪瘤	1999 年

续表

靶向药名称	商品名	作用靶点	适应证	上市时间
坦西莫司 Temsirolimus	Torisel	mTOR	肾癌	2007 年
依维莫司 Everolimus	飞尼妥 Afinitor	mTOR	乳腺癌、胸腺瘤、肾癌、中枢神经系统肿瘤	2009 年
伊马替尼 Imatinib	格列卫 Gleevec	BAC-ABL、PDGFR、	慢性髓性白血病	2001 年
达沙替尼 Dasatinib	施达赛 Sprycel	BAC-ABL、c-KIT	慢性髓性白血病	2006 年
尼洛替尼 Nilotinib	达希纳 Tasigna	BAC-ABL、c-KIT	慢性粒细胞性白血病	2007 年
博舒替尼 Bosutinib	Bosulif	BAC-ABL	慢性髓性白血病	2012 年
维奈妥拉 Venetoclax	Venclexta	BCL-2	慢性淋巴细胞白血病	2016 年
Asciminib	Scemblix	BAC-ABL	慢性髓性白血病	2021 年
艾代拉里斯 Idelalisib	Zydelig	PI3K	淋巴瘤	2014 年
Copanlisb	Aliqopa	PI3K	滤泡性淋巴瘤	2017 年
杜韦利西布 Duvelisib	Copiktra	PI3K	慢性淋巴细胞白血病、小淋巴细胞淋巴瘤	2018 年
阿博利布 alpelisib	Piqray	PI3K	乳腺癌	2019 年
厄布利塞 Umbralisib	Ukoniq	PI3K δ、CK1 ε	淋巴瘤	2021 年
大分子单克隆抗体				
西妥昔单抗 Cetuximab	爱必妥 Erbitux	EGFR	结直肠癌、头颈部癌	2004 年
Necitumumab 耐昔妥珠单抗	Portrazza	EGFR	NSCLC	2015 年
帕尼单抗 Panitumumab	Vectibix	EGFR	结直肠癌	2006 年
埃万妥单抗 Amivantamab	Rybrevant	EGFR、c-Met	NSCLC	2021 年
贝伐珠单抗 Bevacizumab	阿瓦斯汀 Avastin	VEGF	NSCLC 结直肠癌、卵巢癌、宫颈癌、中枢神经系统肿瘤	2004 年

靶向药名称	商品名	作用靶点	适应证	上市时间
雷莫芦单抗 Ramucirumab	Cyramza	VEGFR-2	NSCLC 胃癌	2014 年
曲妥珠单抗 Trastuzumab	赫赛汀 Herceptin	HER2	乳腺癌	2002 年
帕妥珠单抗 Pertuzumab	帕捷特 Perjeta	HER2	乳腺癌	2012 年
利妥昔单抗 Rituximab	美罗华 Rituxan	CD20	B 细胞非霍奇金淋巴瘤	1997 年
替伊莫单抗 Ibritumomab	Zevalin	CD20	B 细胞非霍奇金淋巴瘤	2002 年
托西莫单抗 Tositumomab	Bexxar	CD20	非霍奇金淋巴瘤	2003 年
奥法木单抗 Ofatumumab	Arzerra	CD20	慢性淋巴细胞白血病	2009 年
阿仑单抗 Alentuzumab	坎帕斯 Campath	CD52	慢性 B 淋巴细胞白血病	2001 年
本妥昔单抗 Brentuximab	Adcetris	CD30	霍奇金淋巴瘤	2011 年
博纳吐单抗 Blinatumomab	Blincyto	CD19、CD3	急性淋巴细胞白血病	2014 年
奥滨尤妥珠单抗 Obinutuzumab	Gazyva	CD20	慢性淋巴细胞白血病	2015 年
达雷木单抗 Daratumumab	Darzalex	CD38	多发性骨髓瘤	2015 年
奥英妥珠单抗 Inotuzumab	Besponsa	CD22	复发或难治性前 B 细胞急性淋 巴细胞性白血病	2017 年
吉妥单抗 Gemtuzumab	麦罗塔 Mylotarg	CD33	急性髓性白血病	2017 年
泊洛妥珠单抗 Polatuzumab	Polivy	CD79b	弥漫性大 B 细胞淋巴瘤	2019 年

二、分子影像在肿瘤精准靶向治疗中的应用价值

　　分子影像是融合医学影像学技术和生物医学、生物工程、化学、材料学等多领域学科共同发展而来的前沿领域。其借助影像学成像设备及技术手段探索肿瘤发生发展过程中的重要分子事件，可将活体组织、细胞在分子层面发生的、复杂的、微观的改变，通过高灵敏度的、高特异性的分子成像探针进行信号的逐级放大，最终实现肿瘤基因突变、蛋白异

☆☆☆☆

常表达等分子事件的可视化，揭示肿瘤分子靶向治疗过程中细胞周期、增殖、凋亡、转移等多个复杂的恶性生物学过程。在肿瘤分子靶向治疗过程中，由于肿瘤的时间、空间、个体异质性及肿瘤微环境的动态变化，肿瘤相关分子事件从 DNA 片段、到氨基酸序列、再到蛋白酶水平，以及肿瘤微环境内的肿瘤细胞、非肿瘤细胞、细胞间质、微血管等，均受到多种分子作用机制调节，是实时、动态变化的过程。分子影像能为这些关键分子靶点的动态变化提供无创、直观、可定性和定量可视化的技术手段，及时判断分子靶向药物与分子靶点结合效率、早期识别肿瘤治疗反应、及时优化和调整治疗方案，最终目标是使患者获益。

（一）常规肿瘤分子靶向治疗疗效评价标准

不同的分子靶向药物作用于不同肿瘤基因活蛋白突变的关键位点，因而其发挥的作用机制不同，肿瘤退缩模式亦不同。选择适当标准对其疗效进行客观、有效而精准的评价，对正确选择药物、及时更换治疗方案、避免过度治疗具有重要的指导意义，并且实时动态地反映肿瘤分子靶向治疗效果和分子靶点表达水平及功能变化更有利于指导和实施肿瘤患者个体化、精准治疗，让患者获益最大化。目前评价肿瘤分子靶向治疗疗效的方法有很多，但都存在一定的局限性。

1. 肿瘤体积改变评价治疗疗效　肿瘤病灶大小的监测是肿瘤缓解最为直观的评价指标，X 线、计算机断层扫描（computed tomography，CT）、磁共振成像（magnetic resonance imaging，MRI）等可以对肿瘤病灶体积进行有效测量并用于疗效评估，且操作简单可重复。1981 年 *Cancer* 杂志上报道了世界卫生组织（World Health Organization，WHO）制定的实体瘤疗效评价标准，即 WHO 标准[47]。WHO 标准采用二维测量法（双径测量法），以肿瘤大小的变化来评判患者对治疗的反应，包括：完全缓解（complete response，CR）、部分缓解（partial response，PR）、稳定（stable disease，SD）和进展（progressive disease，PD）。随后在 2000 年，提出了实体瘤治疗疗效评价标准（response evaluation criteria in solid tumors，RECIST）[48]。WHO 标准和 RECIST 的设计主要是为了评价细胞毒性药物，肿瘤解剖大小仍是主要疗效评价指标。然而，分子靶向治疗或其他治疗干预时，仅仅依赖肿瘤大小变化的评估可能会产生误导。例如，有研究显示索拉非尼等药物或局部介入治疗肝细胞癌（hepatocellular carcinoma，HCC）的临床效益与传统的反应评估方法之间相关性较差[49]。2000 年，由欧洲肝脏研究协会（European Association for the Study of the Liver，EASL）召集的 HCC 专家小组修订了反应标准，将治疗导致的肿瘤坏死考虑在内，该小组认为使用对比增强放射成像来估计存活肿瘤区域的缩小是评估治疗反应的最佳方法。2010 年，mRECIST（modified RECIST，mRECIST）使用了动态增强的影像学方法来评估肿瘤血供（主要用于肝癌）[50]。治疗前后肿瘤大小变化结合肿瘤内部坏死密度、血管生成等改变进行疗效评估更能准确反映患者肿瘤治疗的生存获益。

在肿瘤分子靶向治疗过程中，分子靶向药物作用于特定基因位点或蛋白上，从分子水平阻断肿瘤细胞增殖、侵袭和转移相关的重要信号传导通路，最早期的表现为相关分子靶点的变化，而非之后的肿瘤解剖形态学变化。例如，在使用免疫检查点抑制剂治疗期间，肿瘤体积的增加并不总是等同于疾病恶化，由于 T 淋巴细胞的浸润，一些患者最初的病灶体积是增大的，随着抗癌免疫反应消退后，肿瘤体积才减小，这种现象称为假性进展[51]。另外一些肿瘤不适合应用基于体积、直径进行尺寸评价指标，如间皮瘤、淋巴瘤和胃肠道间质瘤等。因此，仅靠监测肿瘤大小的变化而反映分子靶向治疗疗效存在严重的局限性，肿瘤 CT 成像所反映的肿瘤密度、强化程度和血液灌注特点，MR 成像肿瘤信号改变提示肿瘤液化坏死等成分变化，比肿瘤大小能提供更多的肿瘤治疗响应信息。正电子发射计算体层摄影（position emission tomography，PET）显示肿瘤治疗前的糖代谢活跃高摄取 ^{18}F-脱氧葡萄糖（^{18}F-fluorodeoxyglucose，^{18}F-FDG），在治疗后代谢活性降低，提示治疗抑制了肿瘤对葡萄糖的摄取和代谢能力。因此，肿瘤靶向治疗在细胞和分子水平的分子生物学变化远远早于肿瘤体积的改变，精准的疗效判断还有赖于对特定分子表达和其内在的生物学过程的深入探索。

2. 分子检验学技术监测肿瘤治疗疗效　肿瘤标志物是在恶性肿瘤细胞的发生和发展过程中，由肿瘤细胞产生的，或是由机体对肿瘤细胞反应而异常产生和（或）升高、并且可被肿瘤状态改变的一类物质，包括酶、癌胚抗原（carcinoembryonic antigen，CEA）、激素、糖类抗原（carbohydrate antigen，CA）、癌基因和细胞表面肿瘤抗原等[52, 53]。这些物质存在于癌症患者的组织或者体液中，可以通过生物化学、免疫化学或者分子生物学手段对其进行定量或定性地测量，对肿瘤患者的早期诊断、疗效观察、复发监测以及预后评估都具有重要价值[54]。临床常用的血清学肿瘤标志物主要包括 AFP、CEA、神经元特异性烯醇化酶（neuron-specific enolase，NSE）、细胞角蛋白 19 片段（cytokeratin-19-fragment，CYFRA21-1）、鳞状细胞癌抗原（squamous cell carcinoma antigen，SCC）、CA19-9 及 CA-125 等。随着肿瘤分子靶向药物被广泛应用到临床实践中，极大程度地推动了使用血清学检测技术来筛选优势人群和预测分子靶向治疗效果。如 HER2 的血清学检测已成为乳腺癌患者 trastuzumab 靶向治疗前的常规检测，*EGFR* 突变的血清学检测也作为 gefitinib 肺癌治疗前以及评判治疗响应的常规检测技术。多种血清学标志物的检测有利于动态监测肿瘤的治疗反应和治疗效果，并且在因无法取得肿瘤样本而无法获得分子病理诊断时能够为明确肿瘤治疗响应提供参考依据。尤其是近年发展起来的高通量基因测序技术（二代测序技术、三代单分子测序技术）、单细胞测序技术、多种分子标志物一体化检测平台等，已经成为当下肿瘤精准检测的主流。

在理想情况下，肿瘤标志物检测癌症应该是高度敏感和特异性的，但在临床实践中，肿瘤标志物在一些良性病变情况下也可能会升高[55]，出现假阳性结果。血清肿瘤标志物的质控、参考区间等受到仪器设备检测灵敏度、检测方法等多种因素影响。二代、三代测序技术、单细胞测序技术在检测准确性和准确度上显著提高，但是不同测序检测平台间结果不一致，并且操作过程复杂、价格昂贵。另外，血清学检测结果可能与组织学检测结果不一致，该情况除了分析灵敏度的影响，还要考虑其他可能的生物学因素，如肿瘤类别、分期，肿瘤空间、时间异质性，组织血浆取样时间差等[56]。再次，并非所有分子靶向药物的作用靶点都能够通过血液分析检测到，如免疫检查点细胞程序性死亡受体 1（programmed cell death protein-1，PD-1）及其配体（programmed cell death ligand-1，PD-L1）等。另外，血清学检测技术无法提供精确的肿瘤大小、形状和位置的解剖形态学信息，无法克服肿瘤空间异质性，即同一患者肿瘤原发灶及转移灶分子靶点表达不同，同一肿瘤的不同位置分子靶点的表达也存在相当大的异质性。

3. 分子病理学技术评价治疗疗效　根据不同肿瘤的分子分型特征制订相应的个体化治疗方案，是实现肿瘤精准诊断、靶向治疗疗效评价的重要前提。以肿瘤分子检测为主要目的的分子病理学技术越来越多地应用于临床肿瘤患者的靶向治疗。分子病理学技术在蛋白质和核酸水平检测肿瘤的分子特征，包括遗传学特征、基因及蛋白表达、表型特征等，提

☆☆☆☆

供肿瘤分子分型以辅助诊断，并且提供肿瘤靶向治疗的预后和疗效预测信息，以改善肿瘤患者的靶向治疗效果[57]。例如分子分型为 HER2 阳性的早期乳腺癌患者化疗后 1 年辅佐 trastuzumab 治疗，可显著延长无病生存期（disease-free survival，DFS）[58]。

肿瘤组织是分子病理学检测技术的主要样本，肿瘤组织包括手术切除、穿刺活检的新鲜组织或者石蜡切片等。针对肿瘤组织的分子病理学检测也存在一定局限：肿瘤组织活检只从肿瘤取出少量的组织进行分析，不能代表整个肿瘤的突变特点和状态；部分肿瘤病灶位置深在，无法接近或者无法实现取材；活检取材时容易引起出血、癌细胞脱落，导致肿瘤种植转移等。更为重要的是，每个肿瘤、同一患者的不同肿瘤部位以及不同患者的肿瘤之间存在相当大的分子和细胞异质性，这就需要增加重复性取材的次数、改变取材的位置，而临床实践证明重复性取材患者依从性极低。因此，肿瘤内和肿瘤间在空间和时间上的异质性都给肿瘤分子特征的检测和评估带来巨大挑战[59]。综上，离体标本检测结果难以准确反映活体状态下原位肿瘤病变的分子靶点信息，迫切需要开展在体检测技术研究。

（二）分子影像在肿瘤精准靶向治疗中应用的优势

分子影像学与分子靶向治疗具有共同的特点，即都是针对某一特定分子靶点，只是前者以成像识别为目的，后者以干预治疗为目的。这一共同特点使分子影像在肿瘤靶向治疗中发挥不可替代的重要作用。分子影像学直接借助特异性的分子成像探针和高灵敏度的影像学设备，实现对肿瘤关键分子靶点的动态可视化监测，包括基因和蛋白等表达水平的上调或下调、细胞凋亡或增殖、血管生成、肿瘤乏氧等，进一步对这些动态变化的分子事件进行定量分析，从而提供整个肿瘤的分子水平信息。分子影像以一种无创的方式对体内特定的关键分子靶点进行成像，重复性好，可在活体上连续可视化靶向药物治疗机制和监测分子靶向治疗效果，提供预后信息，有利于肿瘤患者的长期随访。

1. 分子靶向治疗前的优势人群筛选 肿瘤精准医学是基于肿瘤及其微环境分子水平的生物学特征，使适合的患者在正确的时间，选择正确的分子靶向治疗药物，实施精准的治疗策略，实现患者的最大受益，包括症状缓解、响应率升高、生存率增加等[60]。肿瘤分子靶向治疗药物往往只对具有特定基因突变、蛋白表达的特定亚型的肿瘤有效，因此选择优势人群是开展分子靶向治疗的前提[61]。某种关键分子靶点高表达的肿瘤患者可能受益于该分子靶点特异性的靶向药物；而关键分子靶点低表达者可选用多靶点联合治疗或者手术联合放疗、免疫治疗等方案；不表达者可进一步检测其他分子靶点的表达情况，进而选择最佳的治疗方案。分子成像技术可早期定性定量识别肿瘤关键分子靶点，从而实现优势人群的筛选。尤其是全身 PET 分子成像技术，具有优越的敏感性和特异性，更适合于肿瘤关键分子靶点的敏感检测和精准量化。利用分子影像技术在靶向治疗前对肿瘤患者进行筛选，选择真正合适的靶向治疗人群，有利于提高肿瘤靶向治疗响应率，缩短治疗周期，同时合理的使用靶向治疗药物，避免盲目用药和过度治疗造成医疗资源浪费及增加患者经济负担[62, 63]。例如，雌激素受体（estrogen receptor，ER）表达在乳腺癌的靶向治疗有重要的作用，结合 ER 或 HER2-PET 与 ^{18}F-FDG PET/CT 对 ER 阳性的乳腺癌患者进行分子成像[64]，通过肿瘤摄取情况分析最大标准摄取值（maximum standardized uptake value，SUV_{max}）[65]、代谢肿瘤体积（metabolic tumor volume，MTV）[66]和总病灶糖酵解（total lesions glycolysis，TLG）[67]等定量评估不同患者、不同肿瘤 ER 分子靶点的表达，以此来筛选乳腺癌 ER 分子靶向治疗的优势人群。

2. 分子靶向治疗疗效早期监测 肿瘤分子靶向治疗成本高，治疗反应的早期识别和监测对优化患者治疗方案、减低治疗成本、评估患者预后及提高患者受益至关重要。临床常规评估肿瘤患者治疗效果的标准方法是每 2 个月进行 1 次 CT 或 MRI 检查，根据解剖学、组织形态学变化评估原发肿瘤和转移性肿瘤的体积和淋巴结受累情况 [68]。一项评估 erlotinib 对 NSCLC 患者治疗疗效的 Ⅲ 期临床研究显示，尽管肿瘤患者解剖应答率低于10%，但患者总中位生存期增加了 43%，说明了肿瘤解剖形态变化的相对延迟 [69]。在这种情况下，PET 分子成像就能够发挥其重要作用，早期监测到肿瘤对靶向治疗药物的响应，如在 NSCLC 患者应用 erlotinib 进行分子靶向治疗过程中，EGFR 靶向 PET 分子成像能直观揭示 erlotinib 与突变 EGFR 位点结合情况、抑制其胞内磷酸化程度，实现 erlotinib 治疗早期响应分子水平的精准监测。

3. 分子靶向治疗预后评估　肿瘤发生发展过程中分子靶点的异常表达、突变状态常常与肿瘤预后不良相关。因此，肿瘤关键分子靶点可以被用来客观地衡量和评估疾病预后。^{18}F-FDG PET/CT 作为预后评估指标已被广泛应用于临床实践中，研究者通过 ^{18}F-FDG PET/CT 分子成像，观察治疗前后肿瘤摄取 ^{18}F-FDG 程度的差异，对包括淋巴瘤、乳腺癌、肺癌和食管癌等患者分子靶向治疗反应进行系统分析，对肿瘤患者的 PFS、总生存期（overall survival，OS）、DFS 等预后指标进行预测评估 [70, 71]。利用 PET/CT 分子成像技术、再结合肿瘤靶向分子成像探针，对靶向治疗的关键分子靶点进行可视化、定量评估，将使肿瘤患者的预后判断和评估更为精准。

第二节　基于分子影像的肿瘤精准分子靶向治疗

一、EGFR 靶向分子成像的肿瘤 EGFR 分子靶向治疗

（一）非小细胞肺癌

EGFR-TKI 目前已成为 NSCLC 患者的一线治疗药物。当 EGFR 存在药物敏感型突变时，EGFR-TKI 治疗与细胞毒性化疗相比具有更好的 PFS、更高的总体缓解率以及显著的生活质量改善 [72]。然而，对 EGFR 野生型 NSCLC 患者使用 EGFR-TKI 进行一线治疗不仅无治疗效果，反而会恶化 PFS，极大地增加了患者经济负担。另外，接受 EGFR-TKI 分子靶向治疗的 NSCLC 患者会出现原发或继发耐药，导致治疗失败，及时发现 TKI 过程中 EGFR 突变类型，还能及时更换敏感的靶向治疗方案。分子影像技术在 EGFR-TKI 分子靶向治疗全过程中都发挥了重要作用：在治疗前筛选药物敏感者再进行个体化分子靶向治疗；在治疗中及时监测治疗响应、EGFR 表达和突变状态，及时调整优化靶向治疗方案，提高靶向治疗的整体效率，将使患者获得最大的收益；在治疗后分子成像的定量数据可预测和评估患者的 PFS 等，并可以提供肿瘤复发及其分子分型等重要信息 [73]。

1. ^{11}C 标记的小分子酪氨酸激酶抑制剂　在 NSCLC 患者 ^{11}C-PD153035 PET/CT 分子成像 SUV$_{max}$ 与 erlotinib 治疗预后相关性的研究中发现，在基线、治疗后 1 ~ 2 周和治疗后 6 周的成像时间点，OS 和 PFS 与 ^{11}C-PD153035 SUV$_{max}$ 相关，高 ^{11}C-PD153035 摄取 SUV$_{max}$ 值者的生存时间是低 SUV$_{max}$ 值者的 2 倍之多。尽管 ^{11}C-PD153035 PET/CT 分子成像在治疗后 6 周的患者随访中的摄取值与存活率的相关性较差，但该项研究最早验证了 ^{11}C-PD153035 PET/CT 是一种非侵入性的 EGFR 检测方法，用于筛选可能对 EGFR-TKI 有治疗反应的 NSCLC 患者 [74]。类似的研究还有 ^{11}C-erlotinib PET/CT 分子成像，其能够

☆☆☆☆

在实验动物和临床 NSCLC 患者上实现 *EGFR* 阳性突变的特异性靶向分子成像[75, 76]。因此，[11]C-erlotinib PET/CT 分子成像有望筛选识别出最有可能从 EGFR-TKI 治疗中获益的 NSCLC 患者[77]。但是由于 [11]C 的半衰期较短（20.38min）限制了其在临床中的广泛应用。

2. [18]F 标记的小分子酪氨酸激酶抑制剂　由于 [18]F 具有半衰期适中（109.8min）及标记方法简便等优点，所以研究者们致力于研发 [18]F 标记的 4-（苯胺）喹唑啉衍生物来拓展在突变 EGFR 靶向 PET 分子成像领域中的应用。IPQA 也是小分子 EGFR-TKI 的衍生物之一，2011 年有研究团队报道了 ^{18}F-PEG6-IPQA PET/CT 分子成像同样可以将不同 *EGFR* 突变型的 NSCLC 异种移植瘤区分出来，将有望指导临床使用具有类似结构的 EGFR-TKI 进行 NSCLC 精准治疗[78]，只是该项研究仅限于临床前研究，并未进行临床转化。2018 年，Sun 等研发了 [18]F 标记的喹唑啉衍生物 ^{18}F-MPG，该分子成像探针制备方法简单、产率高，且放化纯度和比活度高。在人 NSCLC 异种移植瘤模型以及临床受试中，[18]F-MPG 显示了对 EGFR 药物敏感型突变的高度靶向性和特异性，表明 ^{18}F-MPG 能够有效区分 EGFR-TKI 敏感或耐药的肿瘤。随后，[18]F-MPG 被应用于临床肺癌患者的分子靶向治疗优势人群筛选及治疗疗效监测评估之中[79]。研究发现 ^{18}F-MPG SUV_{max} 与患者 PFS 显著相关：[18]F-MPG $SUV_{max} \geqslant 2.23$ 的患者中位 PFS 为 348 d；而 ^{18}F-MPG $SUV_{max} < 2.23$ 的患者的中位 PFS 为 183 d。因此，[18]F-MPG SUV_{max} 可以判断 NSCLC 患者是否能从 EGFR-TKI 治疗中获益。[18]F-MPG PET/CT 分子成像实现 NSCLC 患者 *EGFR* 突变的在体分子分型，筛选出可能受益于 EGFR-TKI 治疗的 NSCLC 患者；可以高效、无创、实时的检测 EGFR-TKI 分子靶向治疗过程中 *EGFR* 突变状态变化，从而指导后续的 EGFR-TKI 治疗（图 7-1）。而在同样入组患者的 ^{18}F-FDG PET/CT 成像评估中却无法实现这一目标。

（二）乳腺癌

15%～20% 的乳腺癌存在 EGFR 过表达，尤其是具有雌激素/孕激素/HER2 受体表达阴性和 EGFR 表达阳性分子特征的基底样乳腺癌，恶性程度更高、侵袭性更强、预后通常较差[80, 81]。由于缺乏其他受体靶向药物，因而这种类型的乳腺癌患者可能从 EGFR 分子靶向治疗中获益[82]。为了定量乳腺癌中 EGFR 表达水平，研究者们研发了 ^{99m}Tc-EGF-PEG-Qdots 分子成像探针，在细胞水平实现了基底样乳腺癌表型的 MDA-MB-468 细胞和 EGFR 阴性 MDA-MB-435 细胞中 EGFR 定量检测。活体的光学和 SPECT 分子成像结果也显示 ^{99m}Tc-EGF-PEG-Qdots 对 MDA-MB-468 荷瘤小鼠肿瘤具有更高的靶向性，能在体鉴别 EGFR 表达水平的高低。离体组织学也证实 ^{99m}Tc-EGF-PEG-Qdots 在乳腺肿瘤中的分布与 EGFR 表达情况密切相关。在基于 ^{99m}Tc-EGF-PEG-Qdots 的 cetuximab 治疗疗效监测中，cetuximab 治疗后的 MDA-MB-468 肿瘤 EGFR 表达明显下调，相对应的肿瘤内 ^{99m}Tc-EGF-PEG-Qdots 摄取也显著降低。而 cetuximab 靶向治疗前，肿瘤对 ^{99m}Tc-EGF-PEG-Qdots 的高摄取预示了 cetuximab 治疗的良好反应。该研究证实了基于 ^{99m}Tc-EGF-PEG-Qdots 的分子成像探针不仅可以实现乳腺癌的 EGFR 靶向分子成像，并可以在乳腺癌分子靶向治疗前后对 cetuximab 药物疗效进行预判，在 cetuximab 治疗中对 EGFR 表达状态进行无创、在体实时监测，从而精准指导分子靶向治疗[83]。

（三）头颈部鳞状细胞癌

在头颈部鳞状细胞癌（head and neck squamous cell cancer，NSCC）中，EGFR 是发挥重要作用的驱动信号通路，cetuximab 也是唯一被批准用于 NSCC 治疗的抗 EGFR 单克隆抗体，因此通过分子影像预测 cetuximab 治疗疗效及对 NSCC 患者进行分层管理具有重要意义。$Z_{EGFR:03115}$ 是 EGFR 特异性亲和体，具有分子量小、快速渗透肿瘤、快速血液清除的特点。放射性核素 ^{89}Zr 和 ^{18}F 标记的 $Z_{EGFR:03115}$ 已成功被研发和制备成 ^{89}Zr-DFO-$Z_{EGFR:03115}$ 和 ^{18}F-AlF-NOTA-$Z_{EGFR:03115}$ 分子成像探针，应用于 NSCC 诊疗之中。其中 ^{89}Zr-DFO-$Z_{EGFR:03115}$ 具有良好的靶向性，肿瘤的摄取与 EGFR 表达水平密切相关。^{18}F-AlF-NOTA-$Z_{EGFR:03115}$ PET 分子成像定量和生物分布数据也显示，在 EGFR 高表达的人头颈鳞癌 HN5 荷瘤鼠模型中，cetuximab 治疗组肿瘤 ^{18}F-AlF-NOTA-$Z_{EGFR:03115}$ 摄取明显低于对照组肿瘤的摄取，说明 ^{18}F-AlF-NOTA-$Z_{EGFR:03115}$ 能够敏感地监测到 cetuximab 治疗后导致的肿瘤内 EGFR 表达水平下调（图 7-2）。基于 $Z_{EGFR:03115}$ 的 PET 分子成像探针可以无创检测、评估 NSCC 的 EGFR 表达水平，能够实时动态监测 cetuximab 干预后介导的 EGFR 表达变化并能够量化，是指导 NSCC EGFR 分子靶向治疗的强有力工具[84]。

二、HER2 靶向分子成像的肿瘤 HER2 分子靶向治疗

（一）乳腺癌

在乳腺癌的靶向治疗过程中，只有 HER2 过表达和（或）扩增的患者使用抗 HER2 分子靶向药物才能从中获益。由于肿瘤 HER2 表达的异质性，免疫组化和荧光原位杂交来检测和监测 HER2 状态有一定局限性，并不能准确地反映肿瘤整体 HER2 突变负荷和受体状态。HER2 靶向分子成像可以在体实时监测同一个体肿瘤原发灶及转移灶，以及不同个体间的肿瘤异质性，筛选出可能或者不太可能从抗 HER2 治疗中获益的患者，实现对乳腺癌患者的分群、分类、分层管理和治疗指导。^{89}Zr-trastuzumab PET 分子成像已经显示 HER2 阳性乳腺癌患者肿瘤病灶间存在极大异质性。在一项临床 II 期前瞻性多中心研究中，Gebhart 等对 HER2 阳性转移性乳腺癌患者在使用 HER2 靶向抗体 - 药物偶联物（trastuzumab emtansine，T-DM1）治疗前进行了全身 ^{89}Zr-trastuzumab PET/CT 分子成像，同时用 ^{18}F-FDG PET/CT 成像在基线时间和 T-DM1 第 2 周期之前进行对比成像[85]。结果显示，在接受 ^{89}Zr-trastuzumab PET/CT 分子成像的 56 例患者中，29% 的患者未摄取 ^{89}Zr-trastuzumab，46% 的患者之间存在异质性，结合 ^{89}Zr-trastuzumab 和 ^{18}F-FDG PET/CT 分子成像可以准确预测抗肿瘤治疗反应，并能够将治疗失败患者（中位生存期仅为 2.8 个月）与治疗有效患者（中位生存期达 15 个月）区分开来。另外一项研究中，乳腺癌受试者在接受 HER2 分子靶向治疗前后依次进行了 ^{89}Zr-trastuzumab 和 ^{18}F-FDG PET/CT 分子成像，以评估肿瘤 HER2 表达水平和实现早期疗效监测，17 例（32%）患者 ^{89}Zr-trastuzumab 摄取较低，判定为 HER2 表达阴性患者，且 HER2 阳性患者之间 ^{89}Zr-trastuzumab 摄取也存在显著的异质性。^{89}Zr-trastuzumab 低摄取或者不摄取的患者极少对 T-DM1 分子靶向治疗有反应，而 T-DM1 分子靶向治疗有效的患者在治疗早期肿瘤的 ^{18}F-FDG 摄取就明显下降。因此，HER2 靶向 PET/CT 分子成像，能够实现乳腺癌 HER2 表达水平和肿瘤异质性的准确判定，结合 ^{18}F-FDG PET/CT 对肿瘤代谢的评估，还能将受益于 T-DM1 分子靶向治疗的患者有效筛选出来并进行实时的疗效监测[86]，有助于实现乳腺癌患者精准靶向诊疗。

NVP-AUY922 是一种强效热休克蛋白（heat shock proteins，HSP）90 的小分子抑制剂，可下调许多致癌蛋白的表达，包括 HER2。鉴于 HER2 下调是 HSP90 分子靶向治疗早期反应的潜在生物标志物，利用 ^{89}Zr-trastuzumab PET/CT 分子成像，量化 NVP-AUY922 治疗后 HER2 表达的改变，就可以实现治疗反应的早期精准监测。Gaykema 等采用 ^{89}Zr-trastuzumab PET 分子成像评估 HER2 阳性晚期乳腺癌患者接受 NVP-AUY922 治疗前和

☆☆☆☆

治疗后的病灶摄取变化，通过对 SUV_{max} 的直观定量监测和评估治疗响应情况[87]。在接受 NVP-AUY922 治疗 3 周后，肿瘤 ^{89}Zr-trastuzumab 摄取的 SUV_{max} 变化具有异质性，但与 CT 评估的肿瘤体积变化呈正相关，^{89}Zr-trastuzumab PET 分子成像在指导 NVP-AUY922 分子靶向治疗以及监测早期疗效方面有极大的临床应用价值。

（二）卵巢癌

25%～30% 的卵巢癌存在 HER2 基因扩增和（或）HER2 高表达，并且 HER2 表达与卵巢癌不良预后以及分子靶向治疗敏感性密切相关[88]。HSP90 小分子抑制剂 NVP-AUY922 在 HER2 阳性卵巢癌中也有较好的抗肿瘤作用。人卵巢癌 SKOV-3 细胞异种移植瘤模型接受 NVP-AUY922 治疗前后，开展 ^{89}Zr-trastuzumab PET/CT 分子成像评估治疗疗效，研究发现 AUY922 治疗后肿瘤对 ^{89}Zr-trastuzumab 的摄取平均减少了 41%，分子成像结果与 NVP-AUY922 有效下调 HER2 表达水平直接相关。因而，^{89}Zr-trastuzumab PET/CT 分子成像也可用于卵巢癌 NVP-AUY922 分子靶向治疗疗效的在体、非侵入性的定量监测[89]。

17-DMAG 也是一种 HSP90 抑制剂，已被广泛用于肿瘤治疗研究，Niu 等使用 ^{64}Cu-DOTA-trastuzumab 和 ^{18}F-FDG 对 17-DMAG 治疗组和对照组 SKOV-3 异种移植瘤模型小鼠进行 microPET 分子成像，无创监测 17-DMAG 治疗异种移植小鼠的治疗反应。^{64}Cu-DOTA-trastuzumab 成像结果显示 ^{64}Cu-DOTA-trastuzumab 在对照组未治疗的肿瘤中有明显聚集，17-DMAG 治疗后肿瘤摄取明显减少，免疫荧光染色证实 17-DMAG 治疗后肿瘤 HER-2 表达水平显著降低。因此，使用 ^{64}Cu-DOTA-trastuzumab PET 分子成像能够监测卵巢癌抗 HSP90 治疗的早期反应，在监测 17-DMAG 治疗 HER-2 阳性肿瘤患者的治疗反应评估方面有潜在应用价值[90]。

（三）消化系统恶性肿瘤

在消化系统的恶性肿瘤中，约 20% 的食管胃腺癌（esophagogastric adenocarcinoma, EGA）、7%～34% 的进展期胃癌（advanced gastric cancer, AGC）存在 HER2 过表达，1.3%～6.3% 的结直肠癌存在 HER2 过表达或基因扩增[91～93]。目前临床上胃、肠镜组织活检是评估消化系统恶性肿瘤患者 HER2 表达状态的主要方法，由于肿瘤 HER2 表达高度异质性，以及侵入性组织活检的局限性，常导致 HER2 表达呈现假阴性的结果而使患者错过了分子靶向治疗最佳时机[94]。另外大多数的消化系统肿瘤患者会出现获得性耐药现象，HER2 表达状态会有明显变化，因此分子影像技术很好地解决了上述问题，在指导消化系统恶性肿瘤的抗 HER2 靶向治疗中发挥不可替代的作用。

1. 胃癌 抗 HER2 治疗联合化疗是 HER2 阳性胃癌的一线治疗方案，trastuzumab 治疗能显著提高 HER2 阳性肿瘤患者的生存期，同样只有 HER2 阳性的患者接受 trastuzumab 分子靶向治疗才能获得更好的疗效，延长生存期[95, 96]。Joseph 等首次报道了 ^{89}Zr-trastuzumab PET 分子成像无创监测 EGA 患者原发肿瘤和转移灶的 HER2 状态，^{89}Zr-trastuzumab 注射后 5～8d 肿瘤 PET 分子成像效果最佳，肿瘤中位 SUV_{max} 为 6.8，证实了 ^{89}Zr-trastuzumab PET 分子成像筛选 HER2 阳性胃癌患者的可行性，提示这些患者可能对 HER2 靶向的 trastuzumab 治疗有响应[97]。^{89}Zr-trastuzumab PET 和 ^{18}F-FDG PET 分子成像的联合也已经作为抗 HER2 分子靶向治疗的有效评估技术，能够早期预测 trastuzumab 的治疗响应[85]。

Zhou 等合成了 ^{68}Ga-HER2 affibody 分子成像探针，对 34 例 AGC 患者（23 例患者原发病灶 HER2 阳性，11 例患者原发病灶 HER2 阴性）进行 PET/CT 分子成像，并且结合 ^{18}F-FDG PET/CT 分子成像，评估患者的 HER2 表达情况[98]。HER2 阳性组对 ^{68}Ga-HER2

☆ ☆ ☆ ☆

affibody 的摄取显著高于 HER2 阴性组（$SUV_{max}10.7 \pm 12.5$ vs. 3.8 ± 1.7，$P < 0.005$），当 SUV_{max} 临界值为 6.6 时，^{68}Ga-HER2 affibody 特异性和敏感性分别为 100% 和 55.4%。肿瘤病灶 SUV_{max} 为 $1.6 \sim 73.0$，提示 HER2 表达存在显著异质性（图 7-3）。HER2 阳性患者中，^{68}Ga-HER2 affibody 的摄取具有器官依赖性差异：骨转移灶摄取最高，其次是肝转移灶和淋巴结转移灶，而其他病灶包括原发病灶的摄取相对较低。10 例患者进行基线 ^{68}Ga-HER2 affibody PET/CT 分子成像，然后接受抗 HER2 的分子靶向治疗，对 ^{68}Ga-HER2 affibody 高摄取的患者相比低摄取患者有更长的 PFS（$4 \sim 9$ 个月 vs. $2 \sim 3$ 个月）。^{68}Ga-HER2 affibody PET/CT 分子成像可用于监测抗 HER2 治疗初期的反应（图 7-4），当患者对抗 HER2 治疗表现出良好的反应，且肿瘤病灶持续呈 ^{68}Ga-HER2 affibody 阳性摄取时，提示可以继续应用抗 HER2 治疗。因此，^{68}Ga-HER2 affibody PET/CT 分子成像能实时、无创、可重复的监测和评估抗 HER2 治疗前后以及治疗过程中的 HER2 表达状态，对筛选适合抗 HER2 分子靶向治疗的患者、监测治疗效果、制订 AGC 患者精准治疗方案有重要的应用价值。

2. 结直肠癌　准确评估 HER2 在结直肠癌患者中的表达状态同样非常重要，Pan 等研究了 ^{125}I-herceptin 在 SPECT/CT 分子成像中检测结肠癌 HER2 表达的可行性[99]。在 HER2 阳性的 MC38 结肠腺癌裸鼠模型中，静脉注射 ^{125}I-herceptin 分子成像探针后 12h 可见肿瘤显像，在注射后 24h 肿瘤摄取 ^{125}I-herceptin 达到峰值，并且能被过量的 herceptin 阻断。^{125}I-herceptin 具有较高的 HER2 靶向性，能够无创监测结肠癌肿瘤的 HER2 表达状态。另外人表皮生长因子受体 3（human epidermal growth factor receptor 3，HER3）可通过配体依赖和非依赖的二聚化激活，进而激活下游 PI3K/Akt 通路以及 MAPK 通路，在多种癌症类型中过表达，且与肿瘤不良预后有关。鲁妥珠单抗（lumretuzumab，RG7116）是抗 HER3 单克隆抗体，作用于 HER3 的胞外结构域，抑制异源二聚化和下游信号转导而发挥抗肿瘤作用[100]。因此与 HER2 相似，HER3 也是肿瘤靶向治疗的关键分子靶点，针对 HER3 的在体分子成像对指导 HER3 阳性肿瘤的靶向治疗有重要的应用价值。如，Bensch 等构建了 ^{89}Zr-lumretuzumab PET 分子成像探针，揭示了结直肠癌患者之间和患者内部 HER3 表达的异质性，同时证实了 ^{89}Zr-lumretuzumab 在监测 lumretuzumab 早期治疗效果、HER3 表达下调方面的可行性[101]。此外，^{89}Zr-lumretuzumab PET 分子成像还可用于 HER3 阳性结直肠癌患者的 lumretuzumab 靶向治疗剂量和方案的优化。

三、ER 靶向分子成像的肿瘤 ER 分子靶向治疗

（一）乳腺癌

雌激素的产生和 ER 信号转导是乳腺癌肿瘤发生、生长和转移的驱动因素，ER 在大多数乳腺癌中过表达，又与乳腺癌患者预后密切相关。ER 是乳腺癌患者诊疗的重要分子靶点，ER 阳性表达患者分子靶向治疗有效率高达 75%，而 ER 阴性表达的患者中有效率低于 5%[102]。因此，在乳腺癌患者的分子靶向治疗前，通过分子影像技术对体内 ER 表达水平进行定量检测，对制订 ER 阳性乳腺癌患者的治疗方案有重要意义。

^{18}F-FES PET/CT 分子成像对于乳腺癌患者 ER 分子靶向治疗前筛选优势治疗人群具有重要的指导意义，许多研究已表明，乳腺癌患者 ^{18}F-FES 摄取水平与 ER 分子靶向治疗反应显著相关，^{18}F-FES PET 分子成像 SUV > 1.5 与 ER 靶向的激素治疗完全或部分应答有关，SUV ≤ 1.5 则提示患者对 ER 靶向治疗缺乏应答。因而，SUV 为 1.5 是预测 ER

☆☆☆☆

靶向的内分泌治疗反应的有效阈值[103]，可以筛选出潜在受益人群，对不同的乳腺癌患者制订个体化的精准治疗方案。另外，他莫昔芬（tamoxifen）是一种选择性 ER 调节剂，[18]F-tamoxifen 在预测治疗复发或转移性 ER 阳性乳腺癌患者的效果方面同样提供了重要信息，[18]F-tamoxifen 摄取良好的乳腺肿瘤对 tamoxifen 分子靶向治疗有积极的治疗响应，而 ^{18}F-tamoxifen 摄取较低的肿瘤则对 tamoxifen 缺乏应答[104]。

^{18}F-FES PET 分子成像可用于监测乳腺癌 ER 调节剂的治疗效果，并对肿瘤患者的 PFS、OS、DFS 等预后指标进行准确预测和评估[105, 106]。Kruchten 等利用 ^{18}F-FES PET 分子成像评估转移性乳腺癌患者的 ER 分子靶向治疗疗效以及肿瘤进展情况，转移性乳腺癌患者在接受 ER 调节剂氟维司群（fulvestrant）治疗前和治疗期间分别进行 ^{18}F-FES PET 分子成像[107]。结果显示所有入组患者治疗前的基线 ^{18}F-FES PET 扫描共检出 131 个肿瘤病灶，中位 SUV_{max}=2.9，而 fulvestrant 治疗开始后病灶对 ^{18}F-FES 摄取的差异变化范围较大（– 99% ～ +60%），但 ^{18}F-FES 摄取中位 SUV_{max} 下降 < 75% 以及残留摄取 SUV_{max} ≥ 1.5 的患者证实存在肿瘤进展，而 ^{18}F-FES 摄取下降 > 75% 的患者则表现出显著的临床获益和更长的 PFS。此外，在两次 fulvestrant 分子靶向治疗后 ^{18}F-FES PET 可检测到早期的治疗响应，进一步证实分子成像用于 ER 靶向治疗早期疗效评估的巨大潜力。总之，[18]F-FES PET/CT 分子成像为 ER 阳性乳腺癌患者 ER 分子靶向治疗提供了早期、精确监测治疗疗效和预后评估的技术和方法。

（二）卵巢癌

约 70% 上皮性卵巢癌表达 ERα，其已成为卵巢癌分子靶向治疗的重要靶点。在一项 Ⅱ 期临床研究中，在卵巢癌患者 ERα 表达分型未知的情况下，应用 tamoxifen 及内分泌治疗，仅有 19% 的客观应答和 51% 的患者获益[108]。因此，实现筛选出 ERα 表达分型的 tamoxifen 可能受益患者，预测分子靶向治疗反应，进而指导 tamoxifen 给药才能有效提高患者的临床获益。

Yeh 等用 [99m]Tc 标记了 tamoxifen 类似物，其放射化学纯度大于 99%。在细胞水平验证了 ^{99m}Tc-tamoxifen 类似物的靶向性，ER 阳性细胞卵巢癌细胞（TOV-112D 和 OVCAR3）特异性摄取 ^{99m}Tc-tamoxifen 类似物，且能被雌激素阻断细胞摄取，表明 ^{99m}Tc-tamoxifen 类似物参与了 ER 介导的生物学过程。在卵巢癌移植瘤模型的 SPECT/CT 和 ^{18}F-FDG PET 分子成像中，相比 ^{18}F-FDG，[99m]Tc-tamoxifen 类似物具有更高的肿瘤摄取和肿瘤 / 肌肉比值。因此 ^{99m}Tc-tamoxifen 类似物对卵巢肿瘤的鉴别诊断优于 ^{18}F-FDG，并且能够对 ER 通路激活、ER 表达进行定量分析，有助于选择对 ER 分子靶向治疗及内分泌治疗有最佳响应的患者，并在出现耐药性时及时停止治疗[109]。

（三）子宫恶性肿瘤

大多数子宫肿瘤都是激素依赖性的，其中子宫平滑肌瘤是女性生殖道最常见的肿瘤之一，而子宫肉瘤占子宫恶性肿瘤的 3% ～ 7%，预后较差，晚期患者的 5 年总体生存率为 8% ～ 12%[110]，且子宫肉瘤患者的 ER 和 PR 表达与其预后和激素治疗的响应相关，因此子宫肉瘤与平滑肌瘤的早期鉴别诊断对于制订有效的、个体化的治疗方案非常重要。

^{18}F-FES 联合 ^{18}F-FDG PET 分子成像能够无创评估子宫内膜癌 ERα 分布、表达水平，反映子宫内膜癌的分化程度，进一步指导不同分化程度的肿瘤患者进行个体化的治疗，最大化患者临床获益[111]。为了评估 ^{18}F-FES PET 分子成像预测子宫内膜癌患者预后的潜力，Yamada 等进行了一项前瞻性研究，纳入 67 例 Ⅰ ～ Ⅳ 期子宫内膜癌患者，在治疗前均

行 ^{18}F-FES 和 ^{18}F-FDG PET/CT 分子成像[112]。研究结果表明，[18]F-FES SUV 与分期、组织学、淋巴血管间隙累及、淋巴结转移显著相关。受试者工作特征曲线（receiver operating characteristic，ROC）分析显示，[18]F-FES SUV 与肿瘤进展和生存密切相关，曲线下面积分别为 0.813 和 0.790，而 ^{18}F-FDG SUV 的曲线下面积分别为 0.557 和 0.635。Kaplan-Meier 生存曲线显示，与高 ^{18}F-FES SUV 相比，低 ^{18}F-FES SUV 的患者 PFS 和 OS 明显较差，[18]F-FES SUV < 2.63 与 PFS 显著相关，而 ^{18}F-FDG SUV 结果提示的 PFS 或 OS 无显著性差异。因此原发肿瘤的 ^{18}F-FES SUV 是子宫内膜癌患者 PFS 的独立预后因素（图 7-5），[18]F-FES SUV 与复发预测因素（如淋巴结转移）显著相关，对子宫内膜癌患者治疗前进行 ^{18}F-FES PET 分子成像可能有助于对确定个体化的治疗策略和用药方案，从而能改善子宫内膜癌患者的预后。

四、c-Met 靶向分子成像的肿瘤 c-Met 分子靶向治疗

（一）胰岛管腺癌

正常的胰腺导管细胞很少表达细胞间质上皮转换因子（cellular-mesenchymal epithelial transition factor，c-Met），但在侵袭性胰导管腺癌（pancreatic ductal adenocarcinoma，PDAC）中，c-Met 过表达率高达 80%，并且 c-Met 过表达与患者 OS 差和术后复发率增加直接相关[113]。因此 c-Met 是 PDAC 靶向治疗的关键分子靶点之一。PDAC 患者对小分子 TKI 分子靶向治疗反应参差不齐，部分原因是没有预先对该种分子靶向治疗药物进行受益人群筛选，就进行无差别的广泛用药[114]。Escorcia 等用 [89]Zr 和 [177]Lu 分别标记 c-Met 特异性奥纳珠单抗（onartuzumab）合成 [89]Zr-DFO-onartuzumab PET 分子成像探针和诊疗一体化放药 ^{177}Lu-DTPA-onartuzumab，并在皮下和原位 PDAC 异种移植瘤模型中评估 [89]Zr-DFO-onartuzumab PET 在体 c-Met 靶向分子成像的可行性[115]。胰腺腺癌细胞 BxPC3（c-Met 高表达）皮下移植瘤模型在静脉注射 [89]Zr-DFO-onartuzumab 分子成像探针后 24 h 就获得了高对比度 PET 图像，并且肿瘤对 [89]Zr-DFO-onartuzumab 分子成像探针的摄取能够被过量的冷 c-Met 抗体特异性阻断；而在胰腺癌细胞 MIA PaCa-2（c-Met 低表达）皮下移植瘤模型中，则观察到肿瘤低摄取 [89]Zr-DFO-onartuzumab 分子成像探针。PET 分子成像 SUV_{max} 定量结果均与 BxPC3 和 MIA PaCa-2 肿瘤组织离体检测的 c-Met 表达情况一致。经 ^{177}Lu-DTPA-onartuzumab 治疗的 BxPC3 和 MIA PaCa-2 皮下移植瘤模型均观察到肿瘤生长延迟和 OS 延长，且 ^{177}Lu-DTPA-onartuzumab 在 BxPC3 皮下移植瘤模型中的治疗效果更为显著和持久。因而，基于 [89]Zr-DFO-onartuzumab 的 PET 分子成像可以在体准确监测和评估肿瘤内的 c-Met 表达，并进一步预测 c-Met 靶向治疗疗效。

（二）肾细胞癌

Macher-Goeppinger 等检测了 572 例肾细胞癌（renal cell carcinoma，RCC）中 c-Met 的表达，其中只有 17% 的 c-Met 表达为阴性[116]。c-Met 参与肿瘤发展、肿瘤血管生成和肿瘤扩散，磷酸化 c-Met 的上调与 RCC、转移性肾细胞癌（metastatic RCC，mRCC）的总生存率相关[117]。因此，在 TKI 治疗前评估 c-Met 表达水平，对患者进行分类管理，制订精准的治疗方案，有利于改善患者预后。Mittlmeier 等合成了一种基于 [68]Ga 标记多肽的 PET 分子成像探针 ^{68}Ga-EMP-100，其以肿瘤 c-Met 为分子靶点，可在体直观揭示个体内和个体间的 c-Met 表达异质性，并成功实现了在 mRCC 患者中的转化应用[118]。12 例 mRCC 患者在接受卡博替尼（cabozantinib）治疗前行 ^{68}Ga-EMP-100 PET/CT 分子成像，共评估 87 个

☆★☆☆

肿瘤病灶，其中 68/87（79.3%）个肿瘤病灶呈 ^{68}Ga-EMP-100 阳性摄取，中位 SUV_{max} 为 4.35，SUV_{mean} 为 2.52。不同部位的肿瘤病灶对 ^{68}Ga-EMP-100 摄取不同，原发部位的肿瘤摄取强度最高，SUV_{max} 为 9.05（4.86～29.16）；其次为骨转移，SUV_{max} 为 5.56（0.97～15.85）；淋巴结转移，SUV_{max} 为 3.90（2.13～6.28）；脏器转移 SUV_{max} 为 3.82（0.11～16.18）。PET/CT 分子成像观察 ^{68}Ga-EMP-100 摄取阴性病灶占 20.7%，多为肺和肝转移灶，且在个体内部和个体之间存在异质性（图 7-6 和图 7-7）。因此，基于 ^{68}Ga-EMP-100 的 PET 分子成像可实现肿瘤 c-Met 表达的在体、无创的定性定量评估，包括 RCC 原发灶和转移灶，也包括其他已知 c-Met 表达的肿瘤，如 NSCLC 或分化型甲状腺癌[119]，一定程度上能够克服肿瘤异质性问题，并有助于识别 TKI 治疗优势人群，精准监测 TKI 治疗疗效。

五、VEGF/VEGFR 靶向分子成像的肿瘤 VEGF/VEGFR 分子靶向治疗

（一）卵巢癌

VEGF 是肿瘤细胞释放的一种生长因子，在肿瘤血管生成过程中起重要作用。bevacizumab 通过结合阻断 VEGF 诱导的肿瘤血管生成，发挥肿瘤靶向治疗作用。Nagengast 等用放射性核素 ^{89}Zr 标记 bevacizumab 对人卵巢癌 SKOV-3 异种移植瘤模型进行 PET/CT 分子成像，根据肿瘤对 ^{89}Zr-bevacizumab 特异性摄取在体可视化和量化 VEGF 表达[120]。^{89}Zr-bevacizumab 分子成像探针注射后 24h，组织器官灌注良好，随着时间的推移，注射后 72h 开始，肿瘤的 ^{89}Zr-bevacizumab 相对摄取增加、肿瘤定位清晰，证实了 ^{89}Zr-bevacizumab 是一种高效的 VEGF 靶向分子成像探针。另外，^{89}Zr-bevacizumab PET 分子成像还可以监测抗血管生成治疗疗效评估生物标志物 VEGF-A 的水平。依维莫司（everolimus，商品名飞尼妥）是一种哺乳动物雷帕霉素靶蛋白（mammalian target of rapamycin，mTOR）通路抑制剂，是 PI3K/Akt 通路下游的一种丝氨酸苏氨酸激酶。everolimus 可以通过减少癌细胞产生 VEGF-A，抑制肿瘤血管生成而达到治疗卵巢癌的目的。在一项应用 ^{89}Zr-bevacizumab PET 分子成像监测 everolimus 连续治疗 14d 对 A2780 卵巢癌细胞皮下移植瘤 VEGF-A 分泌影响的研究中，与未治疗组相比，everolimus 治疗后肿瘤对 ^{89}Zr-bevacizumab 的摄取明显降低，证明 ^{89}Zr-bevacizumab PET 分子成像可有效用于肿瘤 VEGF-A 表达水平的在体监测，评估 mTOR 抑制剂抗血管生成治疗的早期反应[121]。在另一项研究中，研究者们将 bevacizumab 与 CHX-A"-DTPA 偶联，再用放射性核素 ^{86}Y 进行标记，并对 VEGF-A 表达阳性的人结直肠癌细胞（LS-174T）、SKOV-3 细胞和 VEGF-A 表达阴性的人间皮瘤（MSTO-211H）细胞异种移植瘤模型开展了 PET 分子成像研究（图 7-8）[122]。结果表明，LS-174T 和 SKOV3 肿瘤对 ^{86}Y-CHX-A"-DTPA-bevacizumab 的摄取具有高特异性，并能够被 bevacizumab 阻断。^{86}Y-CHX-A"-DTPA-bevacizumab 在无创评估不同肿瘤的 VEGF-A 表达水平和血管生成状态方面具有潜在应用价值，其临床转化有助于筛选 bevacizumab 分子靶向治疗的优势患者。

（二）肾细胞癌

bevacizumab 和索拉非尼（sorafenib）同为 VEGF/VEGFR 信号通路上的分子靶向药物，前者为单克隆抗体并作用于 VEGF-A 上，后者为小分子 TKI 作用于 VEGFR 胞内酪氨酸激酶结构域上，从而阻断 VEGF/VEGFR 信号转导，发挥抗肿瘤作用。除此之外，2009 年 3 月美国 FDA 还批准 everolimus 用于 sunitinib、sorafenib 治疗失败的晚期 RCC，everolimus 为 mTOR 的选择性抑制剂，也能减少肿瘤细胞分泌 VEGF-A，从而抑制肿瘤血管生成。这

些分子靶向药物在一定程度上能够延长 mRCC 患者的 PFS，然而并不是所有的患者都会对这些抗血管治疗有响应，VEGF-A 及 VEGFR 的表达水平可反映肿瘤血管生成能力并可能预测抗血管生成治疗的敏感性，因此在分子靶向治疗前准确的选择受益患者是至关重要的。

在一项 22 例 mRCC 患者抗肿瘤血管生成治疗的研究中，患者给予 bevacizumab/interferon-α 或 sunitinib 治疗前（基线）、治疗 2 周和 6 周后，施行 [89]Zr-bevacizumab PET/CT 分子成像，通过肿瘤的摄取情况来评估 VEGF 靶向治疗疗效[123]。治疗前，125 个肿瘤病灶的中位 SUV_{max} 为 6.9（2.3 ～ 46.9），bevacizumab/interferon-α 治疗 2 周后肿瘤 SUV_{max} 的平均变化为 –47.0%（–84.7% ～ +20.0%）和 6 周后为 –9.7%（–44.8% ～ +38.9%）。由于治疗性的 bevacizumab 会与 [89]Zr-bevacizumab 竞争单克隆抗体的结合位点，因此，[89]Zr-bevacizumab 在肿瘤内的摄取降低意味着 bevacizumab 单克隆药物已准确作用于 VEGF-A 上，并发挥阻断作用。有临床前研究显示，短疗程的 sunitinib 治疗会增加肿瘤的侵袭性和转移概率，表现为原发 RCC 的内皮细胞显著增殖。[89]Zr-bevacizumab PET/CT 的这项临床受试研究也发现，在 sunitinib 治疗组中，与基线相比肿瘤 SUV_{max} 在 2 周时的平均变化为 –14.3%（–80.4% ～ +269.9%），在治疗 6 周后为 +72.6%（–46.4 ～ +236%），与其他研究结果一致，表明 [89]Zr-bevacizumab PET 分子成像可以在体、无创地精准检测和监测 VEGF-A，进而评估抗新生血管治疗疗效（图 7-9）。尽管 [89]Zr-bevacizumab 在 mRCC 肿瘤的摄取较高，但分子成像也发现 VEGF-A 表达存在显著的个体间和个体内肿瘤异质性，因而需要在更大的患者队列中进行研究，以确定抗血管生成疗法和潜在的其他抗体疗法的有效性，从而有利于精准指导肿瘤抗血管生成分子靶向治疗。

Desar 等应用 ^{111}In-bevacizumab 评估了透明细胞 RCC 对 sorafenib 治疗的反应，9 例透明细胞 RCC 患者接受 sorafenib 治疗后，对 ^{111}In-bevacizumab 摄取显著下降，5 例未接受 sorafenib 治疗的患者均观察到 ^{111}In-bevacizumab 在肿瘤中显著积累，并且肿瘤 VEGF-A 表达水平较高。因此，[111]In-bevacizumab 能够准确评估 sorafenib 治疗前、后肿瘤内 VEGF-A 表达的变化，用于 sorafenib 的治疗疗效监测[124]。

在 everolimus 治疗 mRCC 患者的研究中，应用 everolimus 治疗前、治疗 2 周、治疗 6 周后分别实施 [89]Zr-bevacizumab PET 分子成像。治疗前 13 例患者共发现 94 个肿瘤病灶，中位 SUV_{max} 为 7.3（1.6 ～ 59.5）；everolimus 治疗 2 周后中位 SUV_{max} 为 6.3（1.7 ～ 62.3），比基线下降 9.1%；everolimus 治疗 6 周后，10 例患者的 70 个可评估病变中位 SUV_{max} 为 5.4（1.1 ～ 49.4），比基线下降 23.4%。研究结果表明，everolimus 可降低肿瘤对 [89]Zr-bevacizumab 的摄取，且基于 [89]Zr-bevacizumab 的 PET 分子成像技术可用于监测 everolimus 抗肿瘤治疗疗效[125]。

（三）神经内分泌肿瘤

神经内分泌肿瘤是起源于神经内分泌细胞的肿瘤，最常见于胃、肠、胰腺等消化系统。Ⅲ期临床试验证明使用 VEGF 受体酪氨酸激酶抑制剂 sunitinib 或 mTOR 抑制剂 everolimus 治疗，可在晚期高分化神经内分泌肿瘤患者中获得较好的 PFS。与上述在卵巢癌和肾细胞癌中的研究类似，Van 等对 10 例神经内分泌肿瘤患者在 everolimus 前、治疗后 2 周、治疗后 12 周进行 [89]Zr-bevacizumab PET 分子成像，用 SUV_{max} 量化肿瘤对 [89]Zr-bevacizumab 的摄取，进而对 VEGF-A 进行定性和定量评估。研究结果表明，everolimus 治疗期间肿瘤对 [89]Zr-bevacizumab 的摄取降低。[89]Zr-bevacizumab PET 分子成像可作为一种前沿有效的技术应用于抗血管生成治疗神经内分泌肿瘤患者的早期预测标志物检测之中[126]。

（四）神经胶质瘤

神经胶质瘤是常见的原发于颅内的占位性病变，主要是指来源于神经组织中的胶质细胞的肿瘤。bevacizumab 是治疗神经胶质瘤的常用靶向药物，由于主要作用于血管内皮细胞，有助于减轻胶质瘤相关性的水肿，明显改善患者的临床症状。因此在神经胶质瘤的靶向治疗前及治疗过程中，^{89}Zr-bevacizumab PET 分子成像有助于确定哪些患者将受益于 bevacizumab 治疗，能够动态监测其靶向治疗效果以及 VEGF 表达水平，预测接受 bevacizumab 治疗的患者是否存在应答。Jansen 等通过 ^{89}Zr-bevacizumab PET 分子成像验证了靶向治疗药物 bevacizumab 可以穿过血脑屏障到达弥漫性脑桥胶质瘤的肿瘤中，同时可视化 bevacizumab 的传递过程和异质性分布特点，表明 ^{89}Zr-bevacizumab PET 分子成像在筛选 bevacizumab 靶向治疗优势患者、监测药物疗效及代谢分布方面有巨大的应用价值和潜力[127]。

六、整合素 $\alpha_v\beta_3$ 靶向分子成像的肿瘤整合素 $\alpha_v\beta_3$ 分子靶向治疗

针对整合素 $\alpha_v\beta_3$ 的分子靶向治疗也为抗肿瘤血管生成提供了治疗思路。研究最为广泛的针对整合素 $\alpha_v\beta_3$ 的抗肿瘤靶向药物是西仑吉肽（cilengitide），是一种环形精氨酸 - 甘氨酸 - 天冬氨酸（Arg-Gly-Asp，RGD）序列的多肽，能有效地选择性抑制整合素 $\alpha_v\beta_3$ 和 $\alpha_v\beta_5$。cilengitide 的 Ⅱ 期临床研究显示其能充分地与复发胶质瘤的肿瘤细胞结合，具有一定的抗肿瘤活性，联合标准放化疗能延长患者 PFS[128]。埃达组单抗（etaracizumab，商品名伊瑞西珠）是一种 IgG1 人源化单克隆抗体，能够特异性识别多种肿瘤高表达的整合素 $\alpha_v\beta_3$，发挥抗血管生成作用。另外，GLPG0187 是广谱的整合素受体抑制剂，具有一定的抗肿瘤活性，还有多种整合素抑制剂正在进行临床前研究。

（一）神经胶质瘤

在一项针对多形性胶质母细胞瘤患者（$n=17$）的临床试验中，^{18}F 标记的聚乙二醇化 RGD 二聚体（^{18}F-FPPRGD$_2$）被用于监测抗肿瘤血管靶向药物 bevacizumab 的治疗疗效[129]。患者在 bevacizumab 治疗前及治疗后第 1 周、第 6 周分别接受 ^{18}F-FPPRGD$_2$ PET 分子成像，结果显示治疗后第 1 周肿瘤对 ^{18}F-FPPRGD$_2$ 的摄取与治疗前基线相比明显下降（2.1 ± 0.8 vs.1.3 ± 0.8，$P=0.025$），但靶向治疗后第 1 周和第 6 周的肿瘤对 ^{18}F-FPPRGD$_2$ 的摄取无差异（$P=0.673$），提示 ^{18}F-FPPRGD$_2$ PET 分子成像早在应用 bevacizumab 第 1 周时就能及时监测到治疗反应，这有助于医师及时评估患者是否需要继续或停止抗肿瘤新生血管治疗，同时能够早期监测胶质母细胞瘤的复发。此外，经 bevacizumab 治疗后，肿瘤对 ^{18}F-FPPRGD$_2$ 摄取比基线减少 59.8% 的患者的生存期明显高于肿瘤摄取仅减少 4.8% 的患者（34 个月 vs. 2 个月），显示出 ^{18}F-FPPRGD$_2$ PET 分子成像在评估抗肿瘤新生血管治疗的患者预后的潜在应用价值。

（二）非小细胞肺癌

SPECT 分子成像探针 ^{99m}Tc-3P-RGD2 被用于 23 例晚期 NSCLC 患者的整合素 $\alpha_v\beta_3$ 靶向分子成像，以预测抗血管生成药物 bevacizumab 的靶向治疗效果[130]。结果显示，肿瘤 ^{99m}Tc-3P-RGD2 的摄取与其整合素 $\alpha_v\beta_3$ 表达水平呈正相关，bevacizumab 治疗两周后，^{99m}Tc-3P-RGD2 SPECT 分子成像探针的敏感性为 81.8%、特异性为 91.7%，阴性预测值为 84.6%，截断值为 24.4%。基于 ^{99m}Tc-3P-RGD2 SPECT 分子成像定义的无进展组患者相较

于治疗无效组患者获得明显延长的 PFS（5.6 个月 vs.3.4 个月，$P < 0.001$）和 OS（17.1 个月 vs.8.6 个月，$P < 0.001$）。因此，^{99m}Tc-3P-RGD2 SPECT 分子成像可用于抗肿瘤血管靶向治疗早期耐药患者的识别和预测晚期 NSCLC 患者的临床结局。

鉴于 EGFR-TKI 可以阻断酪氨酸激酶结构域、抑制参与血管生成、细胞增殖、转移和侵袭的下游信号通路，因此 ^{99m}Tc-3P-RGD2 SPECT 分子成像同样能够通过肿瘤整合素 $\alpha_v\beta_3$ 表达来预测 EGFR-TKI 治疗响应和预后评估。在 Zhang 等的临床研究中，纳入了 18 例晚期肺腺癌患者，探讨了 ^{99m}Tc-3P-RGD2 SPECT 在评估 EGFR-TKI 靶向治疗的早期应答和预后方面的潜在价值 [131]。^{99m}Tc-3P-RGD2 SPECT 分子成像显示，无进展组患者的肿瘤 / 非肿瘤（tumor to nontumor，T/NT）比值变化较小（8.9%），即 EGFR-TKI 靶向治疗有应答，其 PFS 为 18 个月；而肿瘤进展组患者 T/NT 比值变化较大（76.1%），这也意味着 EGFR-TKI 靶向治疗无应答且患者 PFS 更短（7 个月）。以 T/NT 比值下降 23.8% 为截断值，识别应答者的敏感性和特异性分别为 80.0% 和 87.5%。因此 ^{99m}Tc-3P-RGD2 SPECT 分子成像也可用于评价 EGFR-TKI 靶向治疗的早期疗效，预测肺腺癌患者的 PFS。

（三）乳腺癌

Ambros 等构建了 ^{18}F-galacto-RGD PET 分子成像探针，分析了其在正常乳腺组织、原发性和转移性肿瘤病变中的摄取模式，首次应用于原发性和转移性乳腺癌患者整合素 $\alpha_v\beta_3$ 靶向的分子成像，并展示出良好的在体分子成像性能，无创、准确地识别出高表达整合素 $\alpha_v\beta_3$ 的肿瘤病灶 [132]，对于筛选抗血管靶向治疗的优势人群有应用价值。基于 RGD 二聚体的 PET 分子成像探针 ^{18}F-Alfatide Ⅱ 在鉴别乳腺良恶性病变中提供了重要的诊断信息，其敏感性为 88.1%，且与 ^{18}F-FDG PET 分子成像联合应用后，敏感性提高至 97.6% [133]。^{18}F-Alfatide Ⅱ 与 ^{18}F-FDG PET 分子成像的联合应用在乳腺癌良恶性鉴别、分子分型，进而制定个体化的抗新生血管治疗方案等方面具有指导意义。

人乳腺癌肿瘤细胞中胃泌素释放肽受体（gastrin-releasing peptide receptor，GRPR）和整合素 $\alpha_v\beta_3$ 均过表达 [134]。Zhang 等合成了整合素 $\alpha_v\beta_3$ 和 GRPR 双靶向的 ^{68}Ga-BBN-RGD PET/CT 分子成像探针，在 T47D 和 MDA-MB-435 乳腺癌模型中，所有成像时间点的肿瘤均显著摄取 ^{68}Ga-BBN-RGD，具有良好的靶向性和分子成像性能 [135]，进一步评估了 ^{68}Ga-BBN-RGD PET/CT 分子成像探针检测乳腺癌患者 GRPR 及整合素 $\alpha_v\beta_3$ 表达水平的可行性和临床诊断价值。^{68}Ga-BBN-RGD PET 定量分析显示在肿瘤原发灶和骨转移灶中均有较高的摄取（SUV_{max} = 3.84±2.18，5.50 ±2.43），SUV_{mean} 与 GRPR 表达和整合素 $\alpha_v\beta_3$ 表达均呈正相关。同时，^{68}Ga-BBN-RGD PET/CT 分子成像在识别乳腺癌原发病灶及远处转移灶中亦具有重要临床诊断价值。

另外，Li 等合成了 ^{18}F-RGD PET/CT 分子成像探针，探讨 ^{18}F-RGD代谢摄取与阿帕替尼（apatinib，商品名艾坦）抗血管生成作用的关系，并验证了其在预测肺癌、乳腺癌、食管癌、子宫颈癌等实体恶性肿瘤患者抗血管生成治疗反应方面的可行性 [136]。对 25 例患者的 42 个可测量的肿瘤病灶进行分析显示，apatinib 治疗第一个周期后，直径减小超过 30% 的 14 个肿瘤病灶是有应答肿瘤，其余 28 个肿瘤病灶是无应答肿瘤，有应答肿瘤的 SUV_{peak} 和 SUV_{mean} 显著高于无应答肿瘤。其中 SUV_{mean} 更能预测抗血管生成治疗疗效，其阈值为 3.82 时，有应答肿瘤和无应答肿瘤的中位 PFS 分别为 5.0 个月和 3.4 个月（$P=0.036$）。因此恶性实体肿瘤对 ^{18}F-RGD PET/CT 分子成像探针的摄取可早期预测抗血管生成治疗的反应，肿瘤高摄取 ^{18}F-RGD，预示对 apatinib 治疗的响应较好，可延长肿瘤患者

PFS。

（四）女性生殖系统恶性肿瘤

在一项针对子宫颈癌和卵巢癌患者的临床研究中，Minamimoto 等对患者接受 bevacizumab 治疗前和治疗后 1 周分别进行 ^{18}F-FPPRGD$_2$ PET/CT 分子成像，验证 ^{18}F-FPPRGD$_2$ PET 监测 $\alpha_v\beta_3$ 靶向治疗疗效以及评估预后的可行性[137]。在治疗 1 周后，4 例患者的 ^8F-FPPRGD$_2$ PET/CT 分子成像结果显示，1 例临床疾病进展患者肿瘤病灶的 ^{18}F-FPPRGD$_2$ SUV$_{mean}$ 下降 1.6%，2 例对 bevacizumab 治疗完全临床应答的患者肿瘤病灶的 ^{18}F-FPPRGD$_2$ SUV$_{mean}$ 分别降低 25.2% 和 25%，另外一例部分治疗应答的患者，肿瘤病灶内 ^{18}F-FPPRGD$_2$ SUV$_{mean}$ 下降 7.9%。肿瘤 ^{18}F-FPPRGD$_2$ 摄取的变化与子宫颈癌和卵巢癌患者 bevacizumab 治疗有效的早期应答相关，提示 ^{18}F-FPPRGD$_2$ PET/CT 分子成像在抗肿瘤血管生成治疗受益患者筛选和早期治疗反应监测方面的潜力，有待在更大规模的、多中心的临床试验中进一步验证、评价其初步研究成果，以加速其临床转化。

综上，分子成像技术可贯穿肿瘤分子靶向治疗的全过程，并发挥重要作用。具体来说，在分子靶向治疗前进行分子成像，既能提供肿瘤大小、位置、形态、转移等生理解剖学信息，同时提供了分子靶点突变状态的在体分子分型信息，指导医师合理的筛选分子靶向治疗优势人群，选择合适的分子靶向治疗药物；在治疗过程中，肿瘤分子水平的改变远远早于解剖学大小的变化，定期的靶向分子成像能够早期检测分子靶点突变功能及表达水平变化，评估患者对分子靶向治疗的响应情况，并且根据靶向分子成像的一些定量值（如 PET 成像的 SUV 或 SUV$_{max}$ 等）预测分子靶向药物敏感性 / 耐药性和患者 PFS 等，指导后续的精准分子靶向治疗。尤其是 PET 分子成像，借助高灵敏度和高靶向性的放射性核素分子成像探针，在指导肿瘤患者分子靶向治疗方面已经获得了一系列突破性的临床转化成果，越来越多的不同类型 PET 分子成像的临床受试研究在单中心及多中心开展，参与到各种肿瘤精准治疗项目之中，其未来必将成为临床应用的前沿技术，从而推动肿瘤精准诊疗飞速发展。

第三节 肿瘤分子成像与分子靶向药物研发

新药研发一直是医学领域一个严肃且紧迫的任务，每年只有 2 ～ 3 个新药获得批准，最终进入市场。新药研发过程复杂，涉及多个环节，包括分子靶点确认、先导化合物筛选、临床前试验、临床试验以及部门批准等等，因而具有周期长、风险大、成本投入高等特点。值得强调的是，新药只有在动物模型上完成科学、有效、完整的药理学、药动学以及毒理学等研究之后，才有可能进入临床研究。因此，迫切需要一种方法能在体监测和评估药物作用分子靶点和感兴趣药物在体内转运情况及其亲和力、药物毒副作用、给药途径、药物剂量学和药物疗效等，从而实现对有希望的候选药物的早期识别，及时终止不太可能成功的候选药物实验，尽快推动临床转化。分子成像能够在动物及人体上无创、实时、动态提供基因和蛋白等分子水平可定量信息，其技术的有效性已被现代医学研究所肯定。其同样可应用于药物开发的不同阶段，为新药临床前动物水平研究以及临床阶段受试研究提供可定量的在体药动学、药效学数据，监测药物治疗效果，加速药物的开发和研究进程[138, 139]。本节将对分子成像在分子靶向药物研发过程中发挥的作用及应用进行简要介绍。

一、寻找及验证肿瘤分子靶点和分子靶向药物

恶性肿瘤如肺癌、乳腺癌、食管癌、胃癌、结直肠癌等严重威胁人类健康，并且普遍存在早期临床症状不明显、诊断难、诊断效率低的特点。近年来，肿瘤分子靶向治疗克服了传统的手术、化疗与放疗等治疗手段所存在的局限，取得了较好的诊疗效果。然而，肿瘤关键分子靶点的动态变化、基因位点的突变往往不可预料，目前可选择的肿瘤分子靶点和药物仍非常有限，无法满足患者的精准治疗需求。随着基因组学和蛋白组学研究飞速发展，单细胞测序数据平台及分子靶点筛选平台的建立，借助高通量测序技术、反义核苷酸技术、基因芯片等技术以及肿瘤组织样本数据库，对癌细胞的精准检测、注释、表征和深度数据挖掘，越来越多的肿瘤潜在分子靶点被确认，适合的候选分子靶向化合物也进一步被筛选和设计出来。新型分子靶向药物开发的效率瓶颈在于活体状态下候选化合物对潜在分子靶点靶向性的评估和验证。这一过程需要从多个研究途径出发，进行候选化合物活性、有效性判定以及与潜在分子靶点靶向性、特异性以及结合效率的验证与优化。

分子成像借助分子成像探针可以对药物作用的分子靶点进行定位和定量，能对分子靶点的在体生物功能及状态进行有效评价。因而，它是药物作用分子靶点确认和筛选的理想技术。例如，利用分子影像的凋亡成像技术，能够在分子水平动态、可视化肿瘤细胞凋亡相关的病理生理学过程，并在此基础上开发促进或抑制凋亡的药物等；分子影像学中的受体成像技术可以预先对药物作用的分子靶点的受体进行定量示踪，判断分子靶点在生物组织中是否存在、评估其表达水平及功能状态，实现对该受体的大量先导化合物进行快速筛选；分子影像学中的基因成像技术可以评价肿瘤相关的基因表达，评估候选化合物对该基因表达的调控作用，进而筛选出最佳的先导化合物；再如，报告基因分子成像技术通过把转录控制元件剪接到报告基因中，可以直观地"报道"细胞内与基因表达有关的信号级联，并将信号放大，具有敏感性高、背景活性低、方便可靠且适用于大规模检测等优点，也是无创监测细胞基因表达和调控的有力工具，在 PET、磁共振和光学成像中都有广泛应用。此外，还可以通过同一报告基因与不同目标基因的结合，同时观测多种药物成分，大大地提高了监测效率[140]。由于报告基因的活性可以在培养的活细胞中保持数周甚至更长的时间，有利于长期、在体、无创地观察和监测药物的副作用及耐药性。

二、评估分子靶向药物的药效学和药动学

抗肿瘤分子靶向药物合成后，首先需要进行临床前试验，进行药动学和药效学的评估，包括研究分子靶向药物在体内的生物分布及药效学，观察药物能否发挥特定的生物学效用，明确药物在体内的药动学及速率等。传统的药物研究很难在活体水平明确：①分子靶向药物是否达到靶器官；②靶器官是否达到了产生预期药理作用的剂量水平；③分子靶向药物在体、实时的动态代谢、分布和清除全过程等。而分子成像技术很好地解决了这些问题，并加快了新型分子靶向药物开发的这一进程。

尤其是 PET 分子成像在分子靶向药物的药效学研究中发挥独特的作用，研究者们利用有不同半衰期特性的放射性核素标记分子靶向药物，实现分子靶向药物在体内的药动学、药物分布、清除规律的定性、定量及精准示踪。如新型治疗痴呆药物 FK960 用放射性核

☆☆☆☆

素 ^{18}F 标记后，通过 PET 分子成像研究 ^{18}F-FK960 在猴体内的药动学，观测到 ^{18}F-FK960 可以穿透血 - 脑屏障分布于全脑，为评估候选药物分布以及确定合适的临床剂量提供了有力的临床前数据，PET 分子成像是新药研发的有力工具 [141]。又如，^{18}F 放射性核素标记的 gefitinib 类似物与 gefitinib 化学结构相似，可以反映 gefitinib 在体内生物分布、代谢和清除特点 [142, 143]。Helen 等最先研究了 gefitinib 在小鼠和长尾黑颚猴体内的生物分布和代谢稳定性，分子成像结果显示 ^{18}F-gefitinib 在体内主要从肝胆途径快速清除 [144]。

三、加速临床前实验研究及指导临床受试开展

临床前试验通过观察药物在动物体内的药理、药效、药代以及毒理作用等方面的特性，进而检验药物成分的安全性。因其意义重大，需要通过严格完善的实验设计及大量的在体实验，并经过长时间观测获得数据来验证。分子成像技术在新药临床前实验阶段应用的优势无可替代，并能够加速这一阶段研究。另外，由于存在种属差异性，一些动物实验中安全有效的药物，在人体中可能药效不好或者不能耐受，因而新药的临床试验阶段尤为重要。随着 PET（或 PET/CT）分子成像、磁共振功能成像及超声分子成像等技术已经成功地进行临床转化，使得分子成像指导新药临床受试研究成为可能。

例如，在 ER 靶向药物研发领域，^{18}F-FES PET 分子成像已被证明是一种非常有效的分子成像技术手段，为研究者提供新型 ER 分子靶向药物在体内的一系列有效评估数据。^{18}F-FES PET 分子成像能够测量药物如 tamoxifen 和 fulvestrant 阻断 ER 的能力，在使用 tamoxifen 后，肿瘤对 ^{18}F-FES 的摄取显著减少，表明 tamoxifen 或其代谢物能与功能性肿瘤 ER 有效结合 [145, 146]。再如，^{18}F-FES PET 分子成像成功地指导了 ARN-810 的 I 期临床试验。ARN-810 是一种新型的、高效的 ER 拮抗剂和降解剂，用于治疗绝经后 ER 阳性的晚期乳腺癌。30 例 ER 阳性进展期或转移性乳腺癌患者在接受 ARN-810 治疗前基线和治疗期间进行了 ^{18}F-FES PET 分子影像学检查，其中，24 例患者（80%）对 ^{18}F-FES 的摄取与基线相比下降超过 90%，证实 ARN-810 有效地降低了 ER 表达水平，而 ^{18}F-FES PET 分子成像能对这一变化进行精准监测，有助于优化新型 ER 拮抗剂 ARN-810 的剂量、指导其 II 期临床试验 [147]。在 Lin 等的 ^{18}F-FES PET 分子成像研究中，入组了 15 例服用 tamoxifen 治疗难治性 ER 阳性转移性乳腺癌患者，评估 ^{18}F-FES PET 分子成像的基线扫描和随访扫描之间的 SUV_{max} 变化的差异性 [148]。研究结果表明，^{18}F-FES PET 分子成像能够定量和定性地评估 tamoxifen 的活性，在评估 ER 拮抗剂治疗疗效方面具有独特的优势，通过精准监测体内 ER 表达水平可以反映 tamoxifen 治疗效果，确定抑制 ER 所需的最佳剂量，同时降低剂量相关药物毒性，有利于优化药物使用剂量和治疗时间。另外，PET 分子成像评估药物与分子靶点结合能力还有利于研究和分析分子靶向药物治疗失败的原因，如果肿瘤中分子靶向药物浓度低，应增加剂量；如果药物在显著增加剂量后仍然缺乏预期疗效，应考虑药物的靶向性选择替代药物或联合治疗。

本章小结

综上所述，我们不难发现分子影像技术贯穿于肿瘤精准诊疗的全过程。尤其在肿瘤分子靶向治疗领域，我们很欣慰地看到许多分子影像的基础研究成果被迅速应用于临床实践，提高临床精准诊疗水平，并使患者获益。另外，我国的药物研发正处在由仿制向创新战略转移的重要历史时期，开发和研制新型分子靶向药物也是一项重要而艰巨的任

务。PET、光学、磁共振等分子成像技术正朝着更便捷、更高效、更普及的方向发展，将助力新型分子靶向药物的研发和应用。当然，分子影像在肿瘤精准分子靶向治疗领域中的临床应用依然面临着诸多挑战，如高靶向、高效、安全的分子成像探针的制备和质控，分子成像设备的研发，分子影像中心的建设及运营维护等等，需要涵盖多学科、多领域、跨专业的交叉合作。单中心及小规模临床试验仍需扩大及推广至多中心、大规模的临床受试评估，以获得更坚实的数据支撑转化应用。但我们仍然可以预见，分子影像必将在肿瘤精准分子靶向治疗及新药研发领域发挥越来越重要的作用，为肿瘤精准诊疗模式带来突破性变革。

参 考 文 献

[1] DeBerardinis, R. J., et al., Fundamentals of cancer metabolism. Sci Adv, 2016. 2(5):p. e1600200.

[2] Puri, T. Targeted therapy in nonsmall cell lung cancer. Indian J Cancer, 2017, 54(1):83.

[3] Pistritto, G., et al. Apoptosis as anticancer mechanism:function and dysfunction of its modulators and targeted therapeutic strategies. Aging(Albany NY), 2016, 8(4):603.

[4] Bykov, V. J. N., et al. Targeting mutant p53 for efficient cancer therapy. Nat Rev Cancer, 2018, 18(2):89.

[5] Boettcher, S., et al. A dominant-negative effect drives selection of TP53 missense mutations in myeloid malignancies. Science, 2019, 365(6453):599.

[6] Piro, L. D., Apoptosis. Bcl-2 antisense, and cancer therapy. Oncology(Williston Park), 2004, 18(13 Suppl 10):5.

[7] Singh, R., et al. Regulation of apoptosis in health and disease:the balancing act of BCL-2 family proteins. Nat Rev Mol Cell Biol, 2019, 20(3):175.

[8] Guerra, V. A., et al. Venetoclax-based therapies for acute myeloid leukemia. Best Pract Res Clin Haematol, 2019, 32(2):145.

[9] Scott, A. M., et al. Antibody therapy of cancer. Nat Rev Cancer, 2012, 12(4):278.

[10] Folkman, J. Tumor angiogenesis:therapeutic implications. New England Journal of Medicine, 1971, 285(21):1182.

[11] Carmeliet, P., et al. Molecular mechanisms and clinical applications of angiogenesis. Nature, 2011, 473(7347):298.

[12] Desgrosellier, J. S., et al. Integrins in cancer:biological implications and therapeutic opportunities. Nat Rev Cancer, 2010, 10(1):9.

[13] Senger, D. R., et al. Tumor cells secrete a vascular permeability factor that promotes accumulation of ascites fluid. Science, 1983, 219(4587):983.

[14] Shiga, K., et al. Cancer-Associated Fibroblasts:Their Characteristics and Their Roles in Tumor Growth. Cancers, 2015, 7(4).

[15] Hugo, H. J., et al. Contribution of Fibroblast and Mast Cell(Afferent)and Tumor(Efferent)IL-6 Effects within the Tumor Microenvironment. Cancer Microenvironment, 2012, 5(1):83.

[16] Mantovani, A., et al. Cancer-related inflammation. Nature, 2008, 454(7203):436.

[17] Zollo, M., et al. Targeting monocyte chemotactic protein-1 synthesis with bindarit induces tumor regression in prostate and breast cancer animal models. Clinical & Experimental Metastasis, 2012, 29(6):585.

[18] Hynes, R. O. The Extracellular Matrix:Not Just Pretty Fibrils. Science, 2009, 326(5957):1216.

[19] Sledge, G. W., Jr., et al. Effect of matrix metalloproteinase inhibitor batimastat on breast cancer regrowth and metastasis in athymic mice. J Natl Cancer Inst, 1995, 87(20):1546.

☆ ☆ ☆ ☆

[20] Köhler, G., et al. Continuous cultures of fused cells secreting antibody of predefined specificity. Nature, 1975, 256(5517):495.

[21] Cole, S., et al. Human monoclonal antibodies. Molecular&Cellular Biochemistry, 1984.

[22] Hennessy, B. T., et al. Non-Hodgkin lymphoma:an update. Lancet Oncology, 2004, 5(6):341.

[23] Oh, D. Y., et al. HER2-targeted therapies - a role beyond breast cancer. Nat Rev Clin Oncol, 2020, 17(1):33.

[24] Goldberg, et al. Cetuximab. Nature Reviews Drug Discovery, 2005.

[25] Gregory, et al. Monoclonal antibody therapy of cancer. Nature biotechnology, 2005.

[26] Chua, Y. J., et al. Panitumumab. Drugs Today(Barc), 2006, 42(11):711.

[27] Robert, M., et al. Pertuzumab for the treatment of breast cancer. Expert Rev Anticancer Ther, 2020, 20(2):85.

[28] Swain, S. M., et al. Pertuzumab, trastuzumab, and docetaxel in HER2-positive metastatic breast cancer. N Engl J Med, 2015, 372(8):724.

[29] Jain, R. K. Normalization of tumor vasculature:an emerging concept in antiangiogenic therapy. Science, 2005, 307(5706):58.

[30] Zhu, A. X., et al. Ramucirumab after sorafenib in patients with advanced hepatocellular carcinoma and increased α-fetoprotein concentrations(REACH-2):a randomised, double-blind, placebo-controlled, phase 3 trial. Lancet Oncol, 2019, 20(2):282.

[31] Savage, D. G., et al. Imatinib mesylate--a new oral targeted therapy. New England Journal of Medicine, 2002, 346(9):683.

[32] Joensuu, H., et al. Management of malignant gastrointestinal stromal tumours. Lancet Oncology, 2002, 3(11):655.

[33] Ba Ccarani, M., et al. European LeukemiaNet recommendations for the management of chronic myeloid leukemia:2013. Blood, 2013, 122(6):872.

[34] Wakeling, A. E., et al. Specific inhibition of epidermal growth factor receptor tyrosine kinase by 4-anilinoquinazolines. Breast Cancer Res Treat, 1996, 38(1):67.

[35] Albanell, J., et al. Activated extracellular signal-regulated kinases:association with epidermal growth factor receptor/transforming growth factor alpha expression in head and neck squamous carcinoma and inhibition by anti-epidermal growth factor receptor treatments. Cancer Res, 2001, 61(17):6500.

[36] Culy, C. R., et al. Gefitinib. Drugs, 2002, 62(15):2237.

[37] Ciardiello, F., et al. Inhibition of growth factor production and angiogenesis in human cancer cells by ZD1839(Iressa), a selective epidermal growth factor receptor tyrosine kinase inhibitor. Clin Cancer Res, 2001, 7(5):1459.

[38] Harvey, R. D., et al. Afatinib for the treatment of EGFR mutation-positive NSCLC:A review of clinical findings. J Oncol Pharm Pract, 2020, 26(6):1461.

[39] Remon, J., et al. Osimertinib and other third-generation EGFR TKI in EGFR-mutant NSCLC patients. Ann Oncol, 2018, 29(suppl_1):i20.

[40] Krishnan, T., et al. Targeting Mutated KRAS Genes to Treat Solid Tumours. Mol Diagn Ther, 2022, 26(1):39.

[41] Aran, V., et al. Current Approaches in NSCLC Targeting K-RAS and EGFR. Int J Mol Sci, 2019, 20(22).

[42] Pylayeva-Gupta, Y., et al. RAS oncogenes:weaving a tumorigenic web. Nat Rev Cancer, 2011, 11(11):761.

[43] Singh, H., et al. Improving Prospects for Targeting RAS. J Clin Oncol, 2015, 33(31):3650.

[44] Friedlaender, A., et al. KRAS as a druggable target in NSCLC:Rising like a phoenix after decades of development failures. Cancer Treat Rev, 2020, 85:101978.

[45] Zhang, S. S., et al. Spotlight on Sotorasib(AMG 510)for KRAS(G12C)Positive Non-Small Cell Lung

Cancer. Lung Cancer(Auckl), 2021, 12:115.

[46] Hallin, J., et al. The KRAS(G12C)Inhibitor MRTX849 Provides Insight toward Therapeutic Susceptibility of KRAS-Mutant Cancers in Mouse Models and Patients. Cancer Discov, 2020, 10(1):54.

[47] Miller, A. B., et al. Reporting results of cancer treatment. Cancer, 1981, 47(1):207.

[48] Therasse, P., et al. New guidelines to evaluate the response to treatment in solid tumors. European Organization for Research and Treatment of Cancer, National Cancer Institute of the United States, National Cancer Institute of Canada. J Natl Cancer Inst, 2000, 92(3):205.

[49] Hindson, J. Combined TACE and sorafenib for HCC treatment. Nat Rev Gastroenterol Hepatol, 2020, 17(2):66.

[50] Lencioni, R., et al. Modified RECIST(mRECIST)assessment for hepatocellular carcinoma. Semin Liver Dis, 2010, 30(1):52.

[51] Guidelines for the Evaluation of Immune Therapy Activity in Solid Tumors:Immune-Related Response Criteria. Clinical Cancer Research, 2009, 15(23):7412.

[52] Schrohl, A. S., et al. Tumor markers:from laboratory to clinical utility. Mol Cell Proteomics, 2003, 2(6):378.

[53] Vaidyanathan, R., et al. Cancer diagnosis:from tumor to liquid biopsy and beyond. Lab Chip, 2018, 19(1):11.

[54] Sanchez Yamamoto, D., et al. The clinical use of tumor makers in select cancers:are you confident enough to discuss them with your patients? Oncol Nurs Forum, 2005, 32(5):1013.

[55] Perkins, G. L., et al. Serum tumor markers. Am Fam Physician, 2003, 68(6):1075.

[56] Merker, J. D., et al. Circulating Tumor DNA Analysis in Patients With Cancer:American Society of Clinical Oncology and College of American Pathologists Joint Review. J Clin Oncol, 2018, 36(16):1631.

[57] Hench, J., et al. [Current methods in molecular pathology]. Ther Umsch, 2019, 76(4):173.

[58] Cameron, D., et al. 11 years' follow-up of trastuzumab after adjuvant chemotherapy in HER2-positive early breast cancer:final analysis of the HERceptin Adjuvant(HERA)trial. Lancet, 2017, 389(10075):1195.

[59] Shibata, D. Heterogeneity and Tumor History. Science, 2012, 336(6079):304.

[60] Meric-Bernstam, F., et al. Overcoming implementation challenges of personalized cancer therapy. Nature Reviews Clinical Oncology, 2012, 9(9):542.

[61] Doot, R. K., et al. Role of PET quantitation in the monitoring of cancer response to treatment:review of approaches and human clinical trials. Clin Transl Imaging, 2014, 2(4):295.

[62] Hoffman, J. M., et al. Molecular Imaging:The Vision and Opportunity for Radiology in the Future1. Radiology, 2015, 244(1):39.

[63] Gambhir, S. S. Molecular imaging of cancer with positron emission tomography. Nature Reviews Cancer, 2002, 2(9):683.

[64] Kurland, B. F., et al. Estrogen receptor binding(FES PET)and glycolytic activity(FDG PET)predict progression-free survival on endocrine therapy in patients with ER+ breast cancer. Clinical Cancer Research, 2016, 23(2).

[65] Suzuki, H., et al. Prognostic value of(18)F-fluorodeoxyglucose uptake before treatment for pharyngeal cancer. Ann Nucl Med, 2014, 28(4):356.

[66] Sager, S., et al. Prognostic significance and predictive performance of volume-based parameters of F-18 FDG PET/CT in squamous cell head and neck cancers. J Cancer Res Ther, 2014, 10(4):922.

[67] Sho, K., et al. Prognostic value of pretreatment 18F-FDG PET/CT parameters including visual evaluation in patients with head and neck squamous cell carcinoma. Ajr American Journal of Roentgenology, 2014, 202(4):851.

[68] Husband, J. E., et al. Evaluation of the response to treatment of solid tumours - A consensus statement of

the International Cancer Imaging Society. British Journal of Cancer, 2004, 90(12):2256.

[69] Shepherd, F. A., et al. Erlotinib in previously treated non-small-cell lung cancer. N Engl J Med, 2005, 353(2):123.

[70] Fox, T., et al. Assessing tumor response to therapy, 2015, CA.

[71] Moghbel, M. C., et al. Response Assessment Criteria and Their Applications in Lymphoma:Part 1. J Nucl Med, 2016, 57(6):928.

[72] Dillon, B., et al. NICE guidance on erlotinib for first-line treatment of EGFR-TK mutation-positive advanced or metastatic non-small-cell lung cancer. The Lancet Oncology, 2012, 13(8):764.

[73] Carnio, S., et al. Extending Survival of Stage IV Non-Small Cell Lung Cancer - ScienceDirect. Seminars in Oncology, 2014, 41(1):69.

[74] Meng, X., et al. Molecular imaging with 11C-PD153035 PET/CT predicts survival in non-small cell lung cancer treated with EGFR-TKI:a pilot study. J Nucl Med, 2011, 52(10):1573.

[75] Memon, A. A., et al. Positron Emission Tomography(PET)Imaging with [11C]-Labeled Erlotinib:A Micro-PET Study on Mice with Lung Tumor Xenografts. Cancer Research, 2009, 69(3):873.

[76] David, et al. Erlotinib Accumulation in Brain Metastases from Non-small Cell Lung Cancer:Visualization by Positron Emission Tomography in a Patient Harboring a Mutation in the Epidermal Growth Factor Receptor. Journal of Thoracic Oncology, 2011.

[77] Abourbeh, G., et al. Identifying erlotinib-sensitive non-small cell lung carcinoma tumors in mice using [11C]erlotinib PET. EJNMMI Research, 2015, 5(1):4.

[78] Molecular imaging of active mutant L858R EGF receptor(EGFR)kinase-expressing nonsmall cell lung carcinomas using PET/CT. Proceedings of the National Academy of Sciences of the United States of America, 2011, 108(4).

[79] Sun, X., et al. A PET imaging approach for determining EGFR mutation status for improved lung cancer patient management. ence translational medicine, 2018, 10(431):e8840.

[80] Bossuyt, et al. Remarkably high frequency of EGFR expression in breast carcinomas with squamous differentiation. International Journal of Surgical Pathology, 2005, 13(4):319.

[81] Gao, X. P., et al. New agents in development for breast cancer. Current Opinion in Obstetrics and Gynecology, 2007, 19(1):68.

[82] Flynn, J. F., et al. Anti-EGFR Therapy:Mechanism and Advances in Clinical Efficacy in Breast Cancer. J Oncol, 2009, 2009:526963.

[83] Jung, K. H., et al. 99mTc-Hydrazinonicotinamide epidermal growth factor-polyethylene glycol-quantum dot imaging allows quantification of breast cancer epidermal growth factor receptor expression and monitors receptor downregulation in response to cetuximab therapy. Journal of Nuclear Medicine Official Publication Society of Nuclear Medicine, 2011, 52(9):1457.

[84] Burley, T. A., et al. Affibody-Based PET Imaging to Guide EGFR-Targeted Cancer Therapy in Head and Neck Squamous Cell Cancer Models. J Nucl Med, 2019, 60(3):353.

[85] Gebhart, G., et al. Molecular imaging as a tool to investigate heterogeneity of advanced HER2-positive breast cancer and to predict patient outcome under trastuzumab emtansine(T-DM1):the ZEPHIR trial. Ann Oncol, 2016, 27(4):619.

[86] Gebhart, G., et al. PET/CT with 89Zr-trastuzumab and 18F-FDG to individualize treatment with trastuzumab emtansine(T-DM1)in metastatic HER2-positive breast cancer(mBC). Journal of Clinical Oncology, 2014.

[87] Gaykema, S. B., et al. 89Zr-trastuzumab and 89Zr-bevacizumab PET to evaluate the effect of the HSP90 inhibitor NVP-AUY922 in metastatic breast cancer patients. Clin Cancer Res, 2014, 20(15):3945.

[88] Lin, C. K., et al. Assessing the impact of polysomy-17 on HER2 status and the correlations of HER2

status with prognostic variables(ER, PR, p53, Ki-67)in epithelial ovarian cancer:a tissue microarray study using immunohistochemistry and fluorescent in situ hybridization. International Journal of Gynecological Pathology, 2011, 30(4):372.

[89] Oude Munnink, T. H., et al. (89)Zr-trastuzumab PET visualises HER2 downregulation by the HSP90 inhibitor NVP-AUY922 in a human tumour xenograft. Eur J Cancer, 2010, 46(3):678.

[90] Niu, G., et al. Monitoring therapeutic response of human ovarian cancer to 17-DMAG by noninvasive PET imaging with(64)Cu-DOTA-trastuzumab. Eur J Nucl Med Mol Imaging, 2009, 36(9):1510.

[91] Janjigian, Y. Y., et al. Prognosis of metastatic gastric and gastroesophageal junction cancer by HER2 status:a European and USA International collaborative analysis. Ann Oncol, 2012, 23(10):2656.

[92] Hofmann, M. Assessment of a HER2 scoring system for gastric cancer:results from a validation study. Histopathology, 2010, 52.

[93] De Cuyper, A., et al. HER2 as a Predictive Biomarker and Treatment Target in Colorectal Cancer. Clin Colorectal Cancer, 2020, 19(2):65.

[94] Kanayama, K., et al. Significant intratumoral heterogeneity of human epidermal growth factor receptor 2 status in gastric cancer:A comparative study of immunohistochemistry, FISH, and dual-color in situ hybridization. Cancer Science, 2016, 107(4).

[95] Bang, Y. J., et al. Trastuzumab in combination with chemotherapy versus chemotherapy alone for treatment of HER2-positive advanced gastric or gastro-oesophageal junction cancer(ToGA):a phase 3, open-label, randomised controlled trial. Lancet, 2010, 376(9742):687.

[96] Ajani, J. A., et al. Gastric Cancer, Version 3. 2016, NCCN Clinical Practice Guidelines in Oncology. Journal of the National Comprehensive Cancer Network Jnccn, 2016, 14(10):1286.

[97] Joseph, et al. Pharmacokinetics, Biodistribution, and Radiation Dosimetry for89Zr-Trastuzumab in Patients with Esophagogastric Cancer. Journal of Nuclear Medicine, 2017.

[98] Zhou, N., et al. Impact of(68)Ga-NOTA-MAL-MZHER2 PET imaging in advanced gastric cancer patients and therapeutic response monitoring. Eur J Nucl Med Mol Imaging, 2021, 48(1):161.

[99] Pan, G., et al. SPECT/CT imaging of HER2 expression in colon cancer-bearing nude mice using(125) I-Herceptin. Biochem Biophys Res Commun, 2018, 504(4):765.

[100] Meulendijks, D., et al. First-in-Human Phase I Study of Lumretuzumab, a Glycoengineered Humanized Anti-HER3 Monoclonal Antibody, in Patients with Metastatic or Advanced HER3-Positive Solid Tumors. Clin Cancer Res, 2016, 22(4):877.

[101] Bensch, F., et al. (89)Zr-Lumretuzumab PET Imaging before and during HER3 Antibody Lumretuzumab Treatment in Patients with Solid Tumors. Clin Cancer Res, 2017, 23(20):6128.

[102] Hammond, M. E., et al. American Society of Clinical Oncology/College Of American Pathologists guideline recommendations for immunohistochemical testing of estrogen and progesterone receptors in breast cancer. J Clin Oncol, 2010, 28(16):2784.

[103] Linden, H. M., et al. Fluoroestradiol positron emission tomography reveals differences in pharmacodynamics of aromatase inhibitors, tamoxifen, and fulvestrant in patients with metastatic breast cancer. Clin Cancer Res, 2011, 17(14):4799.

[104] Inoue, T., et al. Positron Emission Tomography using [18 F]fluorotamoxifen to Evaluate Therapeutic Responses in Patients with Breast Cancer:Preliminary Study. Cancer Biotherapy and Radiopharmaceuticals, 1996, 11(4):235.

[105] Nishino, M. Tumor Response Assessment for Precision Cancer Therapy:Response Evaluation Criteria in Solid Tumors and Beyond. Am Soc Clin Oncol Educ Book, 2018, 38:1019.

[106] Paidpally, V., et al. FDG-PET/CT imaging biomarkers in head and neck squamous cell carcinoma. Imaging Med, 2012, 4(6):633.

☆ ☆ ☆ ☆

[107] Kruchten, M. V., et al. Measuring Residual Estrogen Receptor Availability during Fulvestrant Therapy in Patients with Metastatic Breast Cancer. Cancer Discovery, 2015, 5(1):72.

[108] Hasan, J., et al. Phase Ⅱ trial of tamoxifen and goserelin in recurrent epithelial ovarian cancer. Br J Cancer, 2005, 93(6):647.

[109] Yeh, S. H., et al. Chelation-Tamoxifen Conjugates for Imaging of Estrogen Receptors. Cancer Biother Radiopharm, 2022, 37(1):30.

[110] Gadducci, A. Prognostic factors in uterine sarcoma. Best Pract Res Clin Obstet Gynaecol, 2011, 25(6):783.

[111] Tsujikawa, T., et al. Functional oestrogen receptor α imaging in endometrial carcinoma using 16α-[^{18}F] fluoro-17β-oestradiol PET. Eur J Nucl Med Mol Imaging, 2011, 38(1):37.

[112] Yamada, S., et al. Prognostic Value of 16α- 18 F-Fluoro-17β-Estradiol PET as a Predictor of Disease Outcome in Endometrial Cancer:A Prospective Study. Journal of nuclear medicine:official publication, Society of Nuclear Medicine, 2019, 62(5):636.

[113] Di Renzo, M. F., et al. Expression of the Met/hepatocyte growth factor receptor in human pancreatic cancer. Cancer Res, 1995, 55(5):1129.

[114] Muzumdar, M. D., et al. Survival of pancreatic cancer cells lacking KRAS function. Nat Commun, 2017, 8(1):1090.

[115] Escorcia, F. E., et al. ImmunoPET Predicts Response to Met-targeted Radioligand Therapy in Models of Pancreatic Cancer Resistant to Met Kinase Inhibitors. Theranostics, 2020, 10(1):151.

[116] Macher-Goeppinger, S., et al. MET expression and copy number status in clear-cell renal cell carcinoma:prognostic value and potential predictive marker. Oncotarget, 2017, 8(1).

[117] Miyata, Y., et al. Presence of phosphorylated hepatocyte growth factor receptor/c-Met is associated with tumor progression and survival in patients with conventional renal cell carcinoma. Clin Cancer Res, 2006, 12(16):4876.

[118] Mittlmeier, L. M., et al. (68)Ga-EMP-100 PET/CT-a novel ligand for visualizing c-MET expression in metastatic renal cell carcinoma-first in-human biodistribution and imaging results. Eur J Nucl Med Mol Imaging, 2022, 49(5):1711.

[119] Sierra, J. R., et al. c-MET as a potential therapeutic target and biomarker in cancer. Ther Adv Med Oncol, 2011, 3(1 Suppl):S21.

[120] Nagengast, W. B., et al. In vivo VEGF imaging with radiolabeled bevacizumab in a human ovarian tumor xenograft. J Nucl Med, 2007, 48(8):1313.

[121] van der Bilt, A. R., et al. Measurement of tumor VEGF-A levels with 89Zr-bevacizumab PET as an early biomarker for the antiangiogenic effect of everolimus treatment in an ovarian cancer xenograft model. Clin Cancer Res, 2012, 18(22):6306.

[122] Nayak, T. K., et al. PET imaging of tumor angiogenesis in mice with VEGF-A-targeted(86)Y-CHX-A″ - DTPA-bevacizumab. Int J Cancer, 2011, 128(4):920.

[123] Oosting, S. F., et al. 89Zr-bevacizumab PET visualizes heterogeneous tracer accumulation in tumor lesions of renal cell carcinoma patients and differential effects of antiangiogenic treatment. J Nucl Med, 2015, 56(1):63.

[124] Desar, I. M., et al. 111In-bevacizumab imaging of renal cell cancer and evaluation of neoadjuvant treatment with the vascular endothelial growth factor receptor inhibitor sorafenib. J Nucl Med, 2010, 51(11):1707.

[125] Es, S., et al. 89Zr-bevacizumab PET:Potential Early Read Out for Efficacy of Everolimus in Metastatic Renal Cell Carcinoma Patients. Journal of Nuclear Medicine Official Publication Society of Nuclear Medicine, 2017, 58(6):jnumed, 116. 183475.

[126] van Asselt, S. J., et al. Everolimus Reduces(89)Zr-Bevacizumab Tumor Uptake in Patients with Neuroendocrine Tumors. J Nucl Med, 2014, 55(7):1087.

[127] Jansen, M. H., et al. Molecular Drug Imaging:(89)Zr-Bevacizumab PET in Children with Diffuse Intrinsic Pontine Glioma. J Nucl Med, 2017, 58(5):711.

[128] Stupp, R., et al. Phase I/ II a study of cilengitide and temozolomide with concomitant radiotherapy followed by cilengitide and temozolomide maintenance therapy in patients with newly diagnosed glioblastoma. J Clin Oncol, 2010, 28(16):2712.

[129] Andrei, et al. Glioblastoma Multiforme Recurrence:An Exploratory Study of(18)F FPPRGD2 PET/CT. Radiology, 2016.

[130] Chen, B., et al. (99m)Tc-3P-RGD2 SPECT to monitor early response to bevacizumab therapy in patients with advanced non-small cell lung cancer. Int J Clin Exp Pathol, 2015, 8(12):16064.

[131] Zhang, Z., et al. (99m)Tc-3PRGD2 SPECT/CT Imaging for Monitoring Early Response of EGFR-TKIs Therapy in Patients with Advanced-Stage Lung Adenocarcinoma. Cancer Biother Radiopharm, 2016, 31(7):238.

[132] Beer, A. J., et al. Patterns of alphavbeta3 expression in primary and metastatic human breast cancer as shown by 18F-Galacto-RGD PET. J Nucl Med, 2008, 49(2):255.

[133] Wu, J., et al. (18)F-Alfatide II PET/CT for Identification of Breast Cancer:A Preliminary Clinical Study. J Nucl Med, 2018, 59(12):1809.

[134] Beer, M., et al. Profiling gastrin-releasing peptide receptor in prostate tissues:clinical implications and molecular correlates. Prostate, 2012, 72(3):318.

[135] Zhang, J., et al. (68)Ga-BBN-RGD PET/CT for GRPR and Integrin α(v)β(3)Imaging in Patients with Breast Cancer. Theranostics, 2018, 8(4):1121.

[136] Li, L., et al. Pretreatment PET/CT imaging of angiogenesis based on(18)F-RGD tracer uptake may predict antiangiogenic response. Eur J Nucl Med Mol Imaging, 2019, 46(4):940.

[137] Minamimoto, R., et al. Pilot prospective evaluation of(18)F-FPPRGD2 PET/CT in patients with cervical and ovarian cancer. Eur J Nucl Med Mol Imaging, 2016, 43(6):1047.

[138] Willmann, J. K., et al. Molecular imaging in drug development. Nature Reviews Drug Discovery, 2008, 7(7):591.

[139] Weissleder, R., et al. Imaging approaches to optimize molecular therapies. Sci Transl Med, 2016, 8(355):355ps16.

[140] Lang, P., et al. Cellular imaging in drug discovery. Nature Reviews Drug Discovery, 2006, 5(4):343.

[141] Nishimura, S., et al. PET as an advanced tool for new drug research and development:pharmacokinetics study of FK960. International Congress, 2004, 1264(none):40.

[142] Swaisland, M., et al. Single-dose clinical pharmacokinetic studies of gefitinib. Clinical Pharmacokinetics, 2005, 44(11):1165.

[143] Blackhall, F., et al. Where next for gefitinib in patients with lung cancer? Lancet Oncology, 2006, 7(6):499.

[144] Su, H., et al. Evaluation of [(18)F]gefitinib as a molecular imaging probe for the assessment of the epidermal growth factor receptor status in malignant tumors. Eur J Nucl Med Mol Imaging, 2008, 35(6):1089.

[145] Mortimer, J. E., et al. Metabolic Flare:Indicator of Hormone Responsiveness in Advanced Breast Cancer. Journal of Clinical Oncology Official Journal of the American Society of Clinical Oncology, 2001, 19(11):2797.

[146] Harris, L. N., et al. Use of Biomarkers to Guide Decisions on Systemic Therapy for Women With Metastatic Breast Cancer:American Society of Clinical Oncology Clinical Practice Guideline. Journal of

☆ ☆ ☆ ☆

Clinical Oncology, 2016:1134.

[147] Wang, Y., et al. Validation of target engagement using 18F-fluoroestradiol PET in patients undergoing therapy with selective estrogen receptor degrader, ARN-810(GDC-0810).

[148] Lin, F. I., et al. Utility of(18)F-fluoroestradiol((18)F-FES)PET/CT imaging as a pharmacodynamic marker in patients with refractory estrogen receptor-positive solid tumors receiving Z-endoxifen therapy. Eur J Nucl Med Mol Imaging, 2017, 44(3):500.

第8章
分子影像在肿瘤免疫治疗中的应用

医学的进步使抗肿瘤治疗技术在近 20 年迅速崛起，已从"放化时代"进阶到"靶向时代"直至今日的"免疫时代"。肿瘤免疫疗法被学术界认为是癌症治疗史上的第三次革命，为人类攻克肿瘤带来了希望。不同于分子靶向治疗匹配突变基因种类少、有针对性的靶点癌症局限以及难以避免的耐药性等制约因素，肿瘤免疫治疗具有如下优势：①广谱性，同一免疫疗法可以应用于多种癌症，使异病同治成为现实；②预后好，"生存拖尾效应"显著。通常响应免疫治疗的患者有很大机会能够高质量长期存活，这是与化疗、靶向药物治疗最大的区别；③治疗适用期更广，免疫疗法可用于已广泛转移的晚期癌症患者，特别是对于一些常规疗法全部失败的晚期癌症患者使用免疫治疗后，依然取得了很好的效果。当然，尽管肿瘤免疫疗法优势甚多，但人体免疫系统极为复杂且个体差异大，在免疫治疗前及治疗过程中精准评估肿瘤免疫应答和发现免疫相关不良事件才是肿瘤成功免疫治疗的关键，而分子影像将在该领域发挥巨大的作用。本章对肿瘤免疫治疗的概念、发展历程、目前较成熟的免疫治疗类型及其涉及的关键分子靶点分类进行简述，重点内容聚焦于分子影像在肿瘤免疫治疗中的前沿应用，包括免疫检查点靶向分子成像、免疫细胞和免疫微环境靶向分子成像、肿瘤疫苗分子成像和嵌合抗原受体 T 细胞（chimeric antigen receptors T cell, CAR-T）分子成像等方面内容，特别加入了分子影像在监测免疫不良事件方面的应用，以期为肿瘤的精准免疫治疗提供前沿技术信息、研究方向思路和最新数据支撑。

第一节　分子影像与肿瘤免疫治疗

一、肿瘤免疫治疗概述

免疫系统是维持生命体在细胞层面和分子层面稳定性的一套特化系统，具有免疫监视、防御、调控等作用。正常情况下，免疫系统对于肿瘤的监控是非常有效的，当机体正常细胞发生癌变时，免疫系统能够通过免疫机制特异地识别并清除这些癌变细胞，避免肿瘤发生发展。然而，在某些特殊情况下癌变细胞可以通过多种机制逃避机体免疫监视、识别和攻击，在体内迅速增殖，最终形成肿瘤，这一现象被称之为免疫逃逸[1]。随着对免疫逃逸机制研究的逐渐深入，人们提出了肿瘤免疫治疗这一理念，为实现肿瘤精准治疗提供了全新的思路。

（一）肿瘤免疫治疗发展历程

免疫治疗是通过调节机体低下或者亢进的免疫系统状态，人为地增强或抑制机体的免疫功能以达到治疗疾病目的的治疗方法。肿瘤免疫治疗最早可以追溯到 1891 年，William. Coley 创立"科利毒素"疗法，即将链球菌注射到患有骨肉瘤的患者体内，不少患者在无药可医的情况下得到了缓解 [2]。20 世纪 80 年代，高剂量白介素 -2 (interleukin, IL-2) 被成功用于治疗肾细胞癌，在一小部分患者中产生了长期持久的免疫反应，并延长了总生存期 [3, 4]。1991 年，美国斯坦福大学医学院首次报道了细胞因子激活免疫杀伤细胞用于抗肿瘤治疗研究，才真正使人们目光聚焦到肿瘤免疫疗法领域。但由于这一研究处于肿瘤微环境 (tumor micro-environment, TME) 免疫机制的探索阶段，因而早期肿瘤免疫治疗疗效欠佳 [5]。2002 年，Robert D Schreibert 等首次提出了"肿瘤免疫编辑"学说，系统阐述了肿瘤和免疫系统之间的三阶段 (免疫清除、免疫平衡、免疫逃逸) 的关系，使人们对于肿瘤免疫微环境才有了更系统和更科学的认识，从而为免疫治疗奠定了坚实的理论基础 [1]。近 10 年来，是免疫治疗突飞猛进的阶段，随着各种新型免疫治疗药物的临床应用，肿瘤免疫治疗已正式迈入精准医学的时代，被称为最有希望攻克人类癌症的治疗手段。

（二）肿瘤免疫治疗分类

目前免疫治疗主要分为免疫检查点抑制剂 (immune checkpoint inhibitors, ICI)、肿瘤疫苗、过继性细胞免疫治疗和非特异性免疫调节剂四种类型，尤以免疫检查点抑制剂治疗发展最为迅速，应用最为广泛。自 2011 年美国食品药品监督管理局 (Food and Drug Administration, FDA) 批准抗 CTLA-4 (cytotoxic T lymphocyte-associated antigen-4) 人单克隆抗体伊匹木单抗〔ipilimumab (IgG1 k)〕以来，相继又有 6 种免疫检查点抑制剂被美国 FDA 批准用于肿瘤治疗，包括程序性死亡受体 -1 (programmed death 1, PD-1) 抑制剂纳武单抗 (nivolumab)、派姆单抗 (pembrolizumab)、西米普利单抗 (cemiplimab) 和程序性死亡配体 -1 (programmed death-ligand 1, PD-L1) 抑制剂阿替利珠单抗 (atezolizumab)、阿维单抗 (avelumab) 和度伐利尤单抗 (durvalumab) 等。多种免疫治疗药物单独或与其他药物联合应用已在各种恶性肿瘤中得到成功测试 [6]。随着更多免疫新靶标 (检查点如 BTLA、VISTA、TIM-3、LAG-3 和 CD47 等；共刺激分子如 4-1BB、OX40 和 GITR 等) 的发现、确认和相关靶向性免疫治疗药物的研发，极大地拓展了免疫疗法在肿瘤治疗中的应用。目前肿瘤免疫治疗正朝着系统、全面、精准和更加成熟的方向不断迈进。

（三）肿瘤免疫治疗内容

免疫治疗的原则包括：①加强免疫治疗以增加免疫反应，即增强策略；②使免疫治疗正常化以恢复丧失的免疫反应，即正常化策略。其中增强策略一般分为两种：一种是输注免疫系统的效应细胞和（或）分子直接攻击肿瘤细胞，称为"被动"免疫治疗；另一种是通过内源性调节和（或）激活免疫应答来增强免疫系统激活，称为"主动"免疫治疗。正常化策略旨在打破免疫反应的阻滞或缺陷，重置自然抗肿瘤免疫能力。不同于传统分子靶向治疗机制，免疫治疗不是直接杀伤癌细胞，而是直接或间接作用于免疫细胞，通过激活免疫系统来对抗癌细胞，大量免疫细胞活跃起来，成为真正抑制、杀伤肿瘤细胞的武器。

肿瘤免疫治疗作用机制：①通过免疫检查点封锁抑制肿瘤免疫逃逸，使肿瘤暴露在免疫系统的监视下，进而被识别、精准杀伤；②通过设计用于增强抗原呈递能力、激活抗原特异性效应和记忆 T 细胞 (memory T cell, TM) 的肿瘤疫苗，增强免疫细胞肿瘤杀伤效应；③通过嵌合抗原受体修饰的个体自身免疫细胞来对抗恶性肿瘤，实现过继性免疫治疗，将肿瘤自身的防御机制转化为肿瘤细胞的攻击武器；④通过一类能增强、促进和调节免疫功能的非特异性生物化合物，治疗某些恶性肿瘤，虽然免疫调节效果没有前几种显著，但这种方法免疫副作用小，性价比高，也被广泛应用于辅助治疗。

在经历了 130 余年的漫长研究验证后的今天，我们才初步找到了肿瘤免疫治疗的有效途径。近 10 年来，免疫治疗已经成为肿瘤诊疗领域的利器，在临床前研究及临床应用中都取得了惊人的成果，为肿瘤患者带来希望。从 PD-1 抑制剂到 CAR-T 疗法，肿瘤免疫治疗逐渐走向成熟和繁荣，这是无数各个领域科学家和医务工作者的共同不懈努力，成就了今日的精准肿瘤免疫治疗新时代。

二、分子影像在肿瘤精准免疫治疗中的应用价值

在免疫治疗前及治疗中精准评估肿瘤免疫反应和免疫相关不良事件尤为重要。目前，肿瘤免疫治疗的评估多采用基于肿瘤组织活检的分子病理检测方法。这种技术的局限性是有创、局部取材、重复性差，难以克服肿瘤的空间及时间异质性等问题。分子检验目前还难以实现从血液样本中获得免疫治疗相关分子靶点的精准有效信息。而传统影像学检查仅能提供解剖结构信息，无法从分子水平揭示免疫治疗相关的分子靶点、免疫细胞以及因子等的变化，尤其是免疫治疗会因淋巴细胞在肿瘤内的浸润导致伪进展，传统影像学技术无法精准分辨是免疫治疗有效的伪进展还是无效的真进展。分子影像克服了上述方法的局限性，借助特异性的靶向分子成像探针，能够在体、实时、精准定量及直观可视化肿瘤细胞、免疫细胞、肿瘤免疫微环境及相关分子靶点的表达水平、功能状态，示踪免疫调节药物的生物分布、作用靶点、代谢及清除等，从而指导临床医师筛选免疫治疗优势人群，制订、优化和开展精准免疫治疗方案，并对接受免疫治疗中的肿瘤患者实施动态精准监测以及预后判断等。

基于前文提到的免疫治疗四种主要类型，分子影像在免疫治疗领域的相关研究也可以分为：免疫细胞和 TME 的分子成像、免疫检查点靶向分子成像以及肿瘤疫苗分子成像等几个方向。其中，以免疫检查点靶向分子成像研究的最为广泛和成熟。以 PD-1/PD-L1 信号通路为例，该通路的激活是肿瘤细胞逃逸抗原特异性 T 细胞攻击的主要机制（图 8-1）[7]，该通路上的分子靶点是免疫检查点抑制剂的靶向目标，目前在临床应用中已经取得了巨大成功。然而，基于免疫检查点抑制剂的肿瘤免疫治疗仍然存在响应率低等问题，肿瘤患者治疗有效率往往只有 20% ~ 30%。如何提高免疫检查点阻断疗法的响应率是目前临床上十分关注的问题，也是迫切需要解决的问题。PD-L1 的高表达被认为是预测 PD-1/PD-L1 阻断治疗有效的生物标志物之一。但肿瘤 PD-L1 表达呈动态变化和空间异质的特点，通过组织活检进行免疫组化的传统检测方式难以及时对 PD-L1 表达进行准确检测。分子影像借助 PD-L1 靶向分子探针，一方面能够无创、实时、精准地对肿瘤部位的 PD-L1 表达水平进行定性定量可视化，另一方面又能提供机体精细的解剖结构信息，从而为指导免疫检查点抑制剂治疗带来重大机遇。

此外，近年来通过提取患者自身 T 细胞进行基因改造，而后回输至患者体内来发现并杀死肿瘤细胞的 CAR-T 疗法也是肿瘤免疫治疗中的变革性技术。但 CAR-T 细胞回输入患者体内后，它们是如何进行体内迁移、分布和转归的，其在数周、数月甚至数年后是否存活并仍能发挥抗肿瘤作用等问题，都是阻碍 CAR-T 疗法广泛和深入临床应用的难题。基于报告基因的分子影像 T 细胞示踪技术就能够很好地解决上述问题，有其独到的应用之处。报告基因分子成像技术将报告基因与报告分子成像探针相结合，通过分子成像探针的摄取反映报告基因产物的功能活性、表达水平，反映出驱动报告基因表达的内源性信号及转录

☆ ☆ ☆ ☆

因子，以及实现对表达该报告基因细胞的示踪。报告基因的分子影像是一种经典的分子成像策略，其在 CAR-T 免疫治疗中具有特有优势，通过对 CAR-T 细胞进行基因改造，使它们携带"分子标签"（报告基因），这样研究者们就能够在活体利用 PET 或者 MR 分子成像监测它们，进而实现 CAR-T 免疫治疗的直观可视化。

综上，医学研究已经进入精准时代，免疫治疗是目前最有前景的抗肿瘤治疗方式。随着多种类型的分子成像探针被研发并应用，借助核医学、MR 和光学分子成像等技术手段，我们得以对肿瘤和（或）肿瘤免疫微环境实现在体可视化研究，助力推动免疫治疗新靶点的确认以及新型免疫治疗药物的研发；得以在临床肿瘤患者实施基于分子影像免疫治疗，对各种肿瘤进行精准诊断、在体分子分型、分子水平的免疫治疗疗效监测及预后判断，为筛选免疫治疗优势人群、优化免疫治疗方案等提供全新的技术手段和策略。

第二节　肿瘤免疫治疗的类型

无论是临床前还是临床阶段，通过免疫分子成像技术及时评估肿瘤免疫治疗响应，对成功研发治疗药物和实施免疫疗法都至关重要。然而免疫治疗的原理和机制多样，不同免疫治疗方法涉及的免疫相关分子靶点、途径及内容也有所不同，而这些因素又决定着分子成像靶点的选择、免疫分子成像探针的设计和构建以及基于分子影像免疫治疗研究的具体实施等。因此，在具体介绍免疫分子成像之前我们首先介绍一下几种常见的免疫治疗类型和免疫治疗药物。

一、免疫检查点及其抑制剂

肿瘤免疫治疗领域以 ICI 研究最为成熟和充分，应用最为广泛。免疫检查点是一类与免疫抑制相关的蛋白，它们可以调节免疫反应的强度和广度，从而避免正常组织的损伤和破坏。在肿瘤的发生发展过程中，免疫检查点的过表达协助肿瘤实现免疫耐受、免疫逃逸，间接促进恶性进展。免疫检查点疗法就是通过共抑制或共刺激信号等一系列途径以阻止肿瘤细胞免疫逃逸，逆转肿瘤免疫微环境，并调节免疫细胞活性来杀伤肿瘤细胞的治疗方法。自 2011 年 CTLA-4 抑制剂 ipilimumab 被美国 FDA 批准用于晚期黑色素瘤的二线治疗，标志着肿瘤免疫治疗时代到来，至今免疫治疗已被美国 FDA 批准用于 17 种实体肿瘤的 57 个适应证，包括黑色素瘤、肾细胞癌、非小细胞肺癌（non-small cell lung cancer, NSCLC）、移行细胞癌、经典霍奇金淋巴瘤、肝细胞癌、胃 / 胃食管交界处腺癌、梅克尔细胞癌、头颈部鳞状细胞癌等，其中 82% 是 PD-1/PD-L1 免疫抑制剂治疗。临床研究中，正在开发的免疫治疗药物数量已从 2030 种增至 3876 种，在过去两年中增长了 91%，而同期引入的免疫治疗靶点也增加了 77%[8]。在这里我们介绍如下几种目前已经获得临床认可的免疫检查点及其抑制剂。

（一）CTLA-4 免疫检查点

CTLA-4 信号通路是最早被美国 FDA 批准用于临床抗肿瘤治疗的免疫抑制信号通路。CTLA-4 是免疫球蛋白超家族成员中经典的抑制性分子靶点，是 T 细胞表达的免疫检查点受体。它在结构和生化上与 T 细胞共刺激受体 CD28 相似。CTLA-4 在初始 T 细胞低水平表达，并在抗原刺激后被诱导和激活，48 ～ 72 h 达到峰值，其中 $CD4^+$、$CD25^+$ 调节性 T 细胞组成性表达 CTLA-4。CTLA-4 和共刺激因子 CD28 的细胞外结构域存在相似性，但相比 CD28，CTLA-4 与抗原递呈细胞（antigen-presenting cell，APC）上的 B7-1（CD80）和 B7-2（CD86）拥有更高的亲和力，导致 CD28 共刺激信号的竞争性抑制，进而抑制了 T 细胞的激活和增殖[9]。

利用药物阻断 CTLA-4 是一种增强 T 细胞反应的免疫治疗方法。通过移除 T 细胞的这个"刹车"，T 细胞可更长时间地发挥免疫作用，导致机体对肿瘤产生持久的排斥反应。并且 CTLA-4 抑制剂可以激活已被认为是耗竭的肿瘤浸润免疫调节细胞，从而改变 TME 的免疫调节平衡，摆脱免疫抑制状态[9]。在早期的研究中，研究者采用 11D4（抗 CTLA-4 单克隆抗体抑制剂）阻断 CTLA-4 与 B7 的结合，发现该方法能够有效延长 T 细胞免疫反应时间并持续杀伤癌细胞[10, 11]。另外，Mescher 等进行的一项研究结果显示，CTLA-4 抑制剂 ID-CTLA-4 可在体增强肿瘤浸润 T 细胞的抗肿瘤作用，持续减小肿瘤体积，并且保持长期的免疫效应。最早被美国 FDA 批准的 CTLA-4 免疫检查点抑制剂[12]ipilimumab 就是一种 CTLA-4 靶向单克隆抗体，在治疗不可切除的Ⅲ / Ⅳ期黑色素瘤临床试验中，ipilimumab 可以诱导有效的肿瘤坏死，并达到了中位数为 10.1 个月的短期生存获益[13]。多个临床试验的长期生存数据统计表明，与对照组标准治疗患者相比，22% 接受 ipilimumab 治疗的晚期黑色素瘤患者获得了 3 年以上的生存期[14]。

（二）PD-1/PD-L1 免疫检查点

上文提到的 PD-1/PD-L1 信号通路，可分别从 PD-1 和 PD-L1 端阻断该信号通路的激活。PD-1（CD279）是一种抑制性免疫检查点受体，在活化的 T 细胞、B 细胞、自然杀伤（natural killer，NK）细胞和 APCs 上均有表达。其配体 PD-L1 是一种主要在多种肿瘤细胞上表达的膜结合蛋白，除此之外在肿瘤浸润的淋巴细胞〔T 细胞、B 细胞、树突状细胞（dendritic cells，DC）和巨噬细胞（macrophages，mø）〕中也存在少量表达。PD-1 的主要作用是平衡 T 细胞激活，以诱导耐受性 T 细胞并将 T 细胞反应限制在一定范围内。PD-1 在 T 细胞激活后期被诱导，并通过与 PD-L1 连接招募蛋白酪氨酸磷酸酶 SHP2 来减弱 T 细胞受体信号，从而实现免疫逃逸。2014 年人源化和全人源抗 PD-1 单克隆抗体 pembrolizumab 和 nivolumab（均为 IgG4）作为首批美国 FDA 批准的 PD-1/PD-L1 通路上的 PD-1 免疫检查点抑制剂用于治疗不可切除或转移性黑色素瘤。目前，PD-1 免疫检查点抑制剂包括 nivolumab、pembrolizumab 和 cemiplimab，PD-L1 免疫检查点抑制剂包括 durvalumab、atezolizumab 和 avelumab，均已被美国 FDA 获批用于多种类型肿瘤的治疗，如皮肤、泌尿生殖系统、肺、头颈部、乳腺、淋巴瘤、妇科和胃肠道肿瘤等（表 8-1）[15]。

1. 抗 PD-1 免疫治疗　2015 年《新英格兰医学杂志》上一项Ⅲ期临床研究显示，pembrolizumab 可延长晚期黑色素瘤患者无进展生存期达 6 个月，并显示总体生存期也被有效提高[16]。nivolumab 的黑色素瘤临床试验结果显示，免疫治疗组患者第一年总生存率为 72.9%，而化疗（达卡巴嗪）对照组患者总生存率仅为 42.1%。另一项进展期胃癌和胃食管交界癌的 pembrolizumab 治疗研究结果显示，不仅在 PD-l 阳性肿瘤患者中，PD-L1 阴性肿瘤患者也观察到了持久的免疫治疗反应，患者总体治疗效果好，且安全性高[17]。pembrolizumab 在复发或转移性头颈部鳞状细胞癌患者治疗中也展现了极佳的疗效，总生存期延长且安全性良好，同时支持进一步单药治疗或早期联合治疗用药[18]。另外，抗 PD-1 疗法还获得批准用于治疗患有微卫星高度不稳定 / 错配修复缺陷（microsatellite instability-high/deficient mismatch repair，MSI-H/dMMR）或高肿瘤突变负荷的几乎任何肿瘤类型患者。

☆☆☆☆

表 8-1　FDA 批准的免疫检查点抑制剂

试剂 / 靶点	说明	批准年份
1. ipilimumab/anti-CTLA4	1. 未切除或转移性黑色素瘤	2011
	2. 完全切除后的高风险Ⅲ期黑色素瘤	2015
	3. 12 岁及以上未切除或转移性黑色素瘤	2017
2. nivolumab/anti–PD-1	1. 不可切除的或转移性的黑色素瘤	2014
	2. 基于铂的化疗后或化疗后进展的转移性鳞状非小细胞肺癌	2015
	3. 基于铂的化疗后或化疗后进展的转移性非鳞状非小细胞肺癌	2015
	4. 已接受过治疗的转移性肾细胞癌患者	2015
	5. 在自体造血干细胞移植和移植后贝伦妥昔单抗维多汀治疗或 3 线以上治疗方案治疗后复发或进展的典型霍奇金淋巴瘤患者	2016
	6. 铂治疗后或进展的复发及转移性头颈部鳞癌	2016
	7. 基于铂的化疗期间或治疗后局部进展或转移性尿路上皮癌	2017
	8. 化疗后发生不稳定微卫星灶的转移性结直肠癌患者	2017
	9. 用索拉非尼治疗过的头颈癌患者	2017
	10. 淋巴结受累的黑色素瘤或肿瘤完全切除后的转移性疾病	2017
	11. 既往氟嘧啶和铂化疗后不可切除的晚期、复发或转移性食管鳞状细胞癌	2020
	12. 进展期肾细胞癌，与卡博替尼联合治疗	2021
3. pembrolizumab/anti–PD-1	1. 其他药物治疗无效的进展期或无法切除的黑色素瘤	2014
	2. PD-L1 阳性肿瘤和其他治疗后疾病进展的转移性非小细胞肺癌	2015
	3. 不可切除性或转移性黑色素瘤的一线治疗	2015
	4. 铂化疗疾病进展的复发或转移性头颈部鳞癌	2016
	5. PD-L1 高表达且无 *EGFR* 或 *ALK* 基因突变的转移性非小细胞肺癌的一线治疗	2016
	6. 成人或儿童难治性典型霍奇金淋巴瘤治疗后的复发（2020 年扩展到复发或难治性的典型霍奇金淋巴瘤成人患者和耐治性典型霍奇金淋巴瘤及在二线或二线以上治疗方案治疗后复发的儿科患者）	2017
	7. 转移性非鳞非小细胞肺癌的一线治疗（与卡铂 / 培美曲塞联合使用）	2017
	8. 局部进展或转移性尿路上皮癌，用于铂化疗期间或在新辅助化疗或辅助铂化疗后 12 个月内疾病进展或不能接受含顺铂化疗及表达 PD-L1（CPS ≥ 10）的患者，或无论 PD-L1 表达与否，不能接受含铂化疗的患者	2017
	9. 成人和儿童不可切除或转移性的含不稳定微卫星灶的实体瘤	2017
	10. 局部复发性晚期或转移性胃及胃食管腺癌，肿瘤 PD-L1 阳性，一二线方案治疗后疾病进展	2017
	11. 复发或转移性宫颈癌，化疗及化疗后肿瘤 PD-L1 CPS ≥ 1 且疾病进展	2018
	12. 原发性纵隔 B 细胞淋巴瘤、难治性疾病及二线或二线以上治疗方案治疗后复发的疾病	2018

☆ ☆ ☆ ☆

续表

试剂 / 靶点	说明	批准年份
	13. 转移性、非鳞状非小细胞肺癌（与培美曲塞和顺铂 / 卡铂联合使用）	2018
	14. 转移性、鳞状非小细胞肺癌（与卡铂、紫杉醇或萘 - 紫杉醇联合使用）	2018
	15. 索拉非尼治疗后的头颈鳞癌	2018
	16. 局部复发的晚期或转移性默克尔细胞癌	2018
	17. 完全切除后累及淋巴结的黑色素瘤	2019
	18. 局部进展或转移性非小细胞肺癌且 PD-L1 TPS ≥ 1%	2019
	19. 进展期肾癌，一线（与阿西替尼联合使用）	2019
	20. 头颈部鳞癌，一线治疗转移或不可切除的复发性 PD-L1 CPS ≥ 1 的肿瘤	2019
	21. 头颈部鳞癌，一线治疗转移性或不可切除的复发性疾病（与顺铂和氟尿嘧啶联合使用）	2019
	22. 转移性小细胞肺癌或在顺铂治疗或治疗后及至少 1 种其他前线方案治疗后疾病进展	2019
	23. 食管癌，局部复发或转移性鳞状细胞癌，PD-L1 CPS ≥ 10，一个或多个前线方案系统治疗后疾病进展	2019
	24. 进展期子宫内膜癌，既往系统治疗后疾病进展，非 MSI-H/dMMR，手术或放疗无法治愈（与伦伐替尼联合使用）	2019
	25. 无肌肉侵袭性的原位癌，有或无乳头状肿瘤，不能进行膀胱切除术且卡介苗治疗无效的高风险尿路上皮癌	2020
	26. 复发性或转移性皮肤鳞状细胞癌，不能通过手术或放疗治愈	2020
	27. 不可切除或转移性高肿瘤突变负荷（≥ 10 mut/Mb）的实体瘤，前期治疗后进展且没有令人满意的替代治疗方案	2020
	28. 一线治疗不可切除或转移性含不稳定微卫星灶的结肠直肠癌	2020
	29. 局部复发性不可切除或转移性三阴性乳腺癌且 PD-L1 CPS ≥ 10（与化疗联合治疗）	2020
4. ipilimumab+nivolumab/anti-CTLA4+anti–PD-1	1. BRAF^{V600} 野生型不可切除或转移性黑色素瘤	2015
	2. BRAF^{V600} 野生型和 BRAF^{V600} 突变阳性，不可切除或转移性黑色素瘤	2016
	3. 未经治疗的进展期低 / 中风险肾细胞癌	2018
	4. 先前治疗的 MSI-H/dMMR 结肠直肠癌	2018
	5. 索拉非尼治疗后的肾癌	2020
	6. PD-L1 ≥ 1% 的转移性非小细胞肺癌或不管 PD-L1 表达与否，与两个周期双铂化疗联合使用	2020
	7. 无法切除的恶性胸膜间皮瘤	2020
5. durvalumab/anti–PD-L1	1. 在铂化疗和放疗后的非进展性、不可切除的 Ⅲ 期非小细胞肺癌	2018
	2. 小细胞肺癌，一线（与依托泊苷及卡铂 / 顺铂联合使用）	2020

☆☆☆☆

续表

试剂 / 靶点	说明	批准年份
6. atezolizumab/anti–PD-L1	1. 局部进展或转移性尿路上皮癌，在铂化疗及治疗后或手术前后疾病进展	2016
	2. 转移性非小细胞肺癌，在铂类化疗期间或之后疾病进展，或者出现 *EGFR* 或 *ALK* 基因异常时采用 FDA 批准的靶向药治疗后进展	2016
	3. 表达 PD-L1 且不能接受顺铂化疗的局部进展性或转移性尿路上皮癌	2017
	4. 一线治疗转移性、非鳞且无 *EGFR* 或 *ALK* 基因突变的小细胞肺癌（与贝伐单抗、紫杉醇和卡铂联合使用）	2018
	5. 小细胞肺癌的广泛阶段，一线（与依托泊苷和卡铂联合使用）	2019
	6. 不可切除的局部进展或转移性三阴性乳腺癌且 PD-L1 ≥ 1%（与萘 - 紫杉醇联合使用）	2019
	7. 无 *EGFR* 或 *ALK* 基因突变的转移性非小细胞肺癌（与卡铂 / 萘 - 紫杉醇联合使用）	2019
	8. 一线治疗无 *EGFR* 或 *ALK* 基因突变且 PD-L1 高表达（肿瘤细胞 ≥ 50% 或免疫细胞 ≥ 10%）的转移性非小细胞肺癌	2019 2020
	9. 一线治疗转移或不可切除的肝细胞癌（与贝伐单抗联合使用）	2020
	10. BRAF^{V600} 突变阳性的不可切除的或转移性黑色素瘤，与科比米替尼和维美拉非尼联合使用	2020 2020
7. avelumab/anti–PD-L1	1. 转移性默克尔细胞癌的成人和儿童患者，包括那些先前未接受过化疗的患者	2017
	2. 化疗期间或治疗后出现疾病进展的局部晚期或转移性尿路上皮癌	2017
	3. 一线治疗进展期肾癌（与阿西替尼联合使用）	2019
	4. 对一线含铂的化疗没有进展的转移性尿路上皮癌的维持治疗	2020
8. cemiplimab/anti–PD-1	转移性或局部进展的皮肤鳞状细胞癌	2018

2. 抗 PD-L1 免疫治疗　与 PD-1 靶向的免疫治疗类似，PD-L1 免疫检查点抑制剂也已经被证实对多种肿瘤有效。例如，atezolizumab 在铂基化疗后进展的局部晚期和转移性尿路上皮癌患者中，展示出持久的治疗效果和良好的耐受性。并且该研究还结合肿瘤基因组计划共享数据库 TCGA（The Cancer Genome Atlas，癌症基因组图谱）中的一些分子亚型、突变负荷、肿瘤浸润 CD8$^+$ T 细胞和临床结局等因素进行综合分析。这是首次报道的 TCGA 中亚型与 PD-L1 免疫检查点抑制治疗反应的相关性研究，揭示了突变负荷作为晚期尿路上皮癌对 PD-L1 免疫检查点抑制剂类药物反应生物标志物的重要性[19]。在 2018 年，Horn 等在《新英格兰医学杂志》发表一线药物 atezolizumab 联合化疗治疗广泛期小细胞肺癌研究成果。这项双盲、安慰剂对照、Ⅲ期试验评估了 atezolizumab 联合卡铂（carboplatin）和依托泊苷（etoposide）在未经治疗的广泛期小细胞肺癌患者中的疗效，结果显示，在化疗中加入 atezolizumab 可显著延长无进展生存期（progress free survival，PFS）和总生存期（overall survival，OS）[20]。目前，多种类型的 PD-1/PD-L1 免疫检查点抑制剂被美国

FDA 批准，用于局部晚期或转移性肿瘤初始治疗后的维持治疗。

　　早期 PD-L1 免疫检查点抑制剂的作用机制被认为在一定程度上模仿 PD-1 的阻断效果。然而，新的证据表明抗 PD-1 和抗 PD-L1 疗法在作用机制上可能并不等同。例如，已经证实 PD-L1 与 CD80/CD86 相互作用，导致 T 细胞活性受到抑制，这表明 PD-L1 可独立于 PD-1 来控制 T 细胞[21]。一篇关于 nivolumab 的 I 期临床试验报告称，通过免疫组织化学的染色检测治疗前肿瘤细胞上 PD-L1 表达可以筛选 PD-L1 抑制剂治疗优势人群。PD-L1阳性（肿瘤细胞上 PD-L1 染色 ≥ 5%）的肿瘤患者经抗 PD-1/PD-L1 治疗后的客观缓解率可以达到 36%，而 PD-L1 阴性肿瘤患者未显示任何客观临床缓解[22]。然而，在随后的试验中，一些 PD-L1 阴性肿瘤患者对抗 PD-1 和抗 PD-L1 治疗也表现出了临床治疗反应，即肿瘤消退或病情稳定[23]。这说明只是肿瘤组织中 PD-L1 高表达不能作为 PD-1/PD-L1 免疫治疗受益者筛选的标准，而肿瘤浸润 T 细胞和肿瘤组织 PD-L1 皆为高水平表达，更有利于免疫治疗获得积极的治疗效果[24]。此外，其他检查点受体及其配体如 LAG-3 或 Tim-3 等的表达水平也会影响 PD-1/PD-L1 免疫治疗。

　　由于 PD-1/PD-L1 阻断和 CTLA-4 阻断的作用机制不同，因此可以联合用药。一项 ipilimumab 联合应用 nivolumab 的临床试验显示出更高的治疗疗效，约有 50% 的晚期黑色素瘤患者表现出肿瘤消退，且大多数肿瘤消退率可达 80% 或更高[25]。有学者提出，疗效提高是由于 CTLA-4 免疫检查点抑制剂驱动 T 细胞进入肿瘤，导致 T 细胞浸润增加并同时激活 γ 干扰素（interferon γ，IFN-γ）发挥治疗效应。然而，此前有报道称 CTLA-4 免疫检查点抑制剂会上调肿瘤 PD-L1 的表达，导致 PD-1/PD-L1 通路激活，虽然促进了肿瘤免疫逃逸，但 CTLA-4 抑制剂的这一调节过程也同时增加了患者受益于抗 PD-1/PD-L1 治疗的机会。因此，抗 CTLA-4 联合抗 PD-1/PD-L1 治疗，无论肿瘤组织在患者治疗前是否存在浸润性 T 细胞或是否高表达 PD-L1，都能重塑免疫原性 TME，从而获得临床受益[26, 27]。

（三）其他免疫检查点

1. 淋巴细胞活化基因 -3（lymphocyte activation gene-3，LAG-3）　是在活化 T 细胞和 NK 细胞上表达的免疫球蛋白超家族成员，通过抑制 T 细胞受体（T cell receptors，TCR）诱导的钙通量，传递 T 细胞抑制信号，导致 TM 池收缩。与 CD4 一样，LAG-3 可以与主要组织相容性复合体 II 类分子（major histocompatibility complex II，MHC II）结合，但相较 CD4，LAG-3 与 MHC II 的亲和力更高（约 100 倍）[28, 29]。最近，纤维蛋白原样蛋白 1（fiberprotein-like protein 1，FGL-1）被确认为一种主要的 LAG-3 抑制配体，并且高表达 FGL-1 与抗 PD-1 治疗耐药性和肿瘤患者的不良预后有关。

　　最早在一项卵巢癌研究中发现，LAG-3 在人肿瘤特异性 CD8+ T 细胞上过表达，并且 LAG-3 和 PD-1 的共表达与更严重的 T 细胞功能障碍有关。联合阻断 LAG-3 和 PD-1 可恢复特异性 CD8+ T 细胞的增殖，产生细胞因子和脱颗粒的能力。在肝细胞癌和错配修复结直肠癌肝转移中也有相关报道指出，阻断 LAG-3 能够使肿瘤浸润性 T 细胞恢复功能[30, 31]。在一项对肝细胞癌患者的研究中发现，有一部分患者的 TME 内有 PD-1 高表达，同时 CD8+ 肿瘤浸润淋巴细胞亚群上也存在 LAG-3 表达，在这些患者中联合应用抗 LAG-3 和抗 PD-1 治疗进一步恢复了 CD8+ 肿瘤浸润淋巴细胞的功能[32]。LAG-3 在调节性 T 细胞上也有高水平表达，而 LAG-3+ 调节性 T 细胞具有更活跃的表型和更高的抑制作用。从黑色素瘤患者外周血和肿瘤浸润淋巴细胞中分离的 LAG-3+ 调节性 T 细胞，经抗 CD3 和抗 CD28 刺激后会产生白细胞介素 -10（interleukin 10，IL-10）和转化生长因子 -β1（transforming growth factor-β1，TGF-β1）[33]，而这两种细胞因子在天然调节性 T 细胞和 Tr1 细胞（一种 CD4+ T 细胞）的产生和功能中发挥关键作用。LAG-3 免疫检查点是目前的免疫治疗研究的热点，研究方向多聚焦于检测 LAG-3 在肿瘤浸润性调节性 T 细胞上的表达模式，研究 LAG-3 阻断是否能消除调节性 T 细胞的抑制作用。

2. T 细胞免疫球蛋白和 ITIM 域（T cell immunoglobulin and ITIM domain，TIGIT） 是一种在 T 细胞和 NK 细胞上表达的抑制性检查点受体。TIGIT 可以与配体 CD155（PVR）和 CD112（PVRL2）结合，其中与 CD155 具有更高的亲和力，二者结合会阻碍 T 细胞的功能，抑制 NK 细胞脱颗粒、细胞因子生成和 NK 细胞介导的 CD155+ 肿瘤细胞毒性，导致免疫耐受形成。TIGIT 有一个共刺激配对物 CD226（DNAM-1），它与 TIGIT 竞争结合相同的配体，TIGIT 与 CD226 之间的关系类似于 CTLA-4 与 CD28 之间的关系。TIGIT 被认为是一种早期 T 细胞激活的生物标志物，在 T 细胞受体刺激后 1d 内即上调，并且它也是一种 T 细胞严重衰竭的生物标志物，与严重功能失调的特征生物标志物 PD-1 和 TIM-3 共同表达。已有研究表明，与其他免疫检查点受体相比，TIGIT 在 CD8+ 肿瘤浸润淋巴细胞上的表达更高，与 TIM-3 和 LAG-3 不同，TIGIT 既可在 PD-1 高表达的 CD8+ T 细胞中高表达，也可在中、低 PD-1 水平的 CD8+ 肿瘤浸润淋巴细胞中表达，这一现象在乳腺癌、黑色素瘤、多发性骨髓瘤和胶质母细胞瘤患者中均得到证实[34-36]。此外，TIGIT 的表达还与多发性骨髓瘤、胃癌和急性髓细胞白血病中 CD8+ T 细胞浸润性淋巴细胞的效应功能受损有关[35, 37, 38]。

阻断 TIGIT 可恢复黑色素瘤患者的 NY-ESO-1（一种肿瘤共享抗原）特异性 CD8+ 肿瘤浸润性淋巴细胞功能以及多发性骨髓瘤患者的骨髓浸润性 CD8+ T 细胞的功能[35, 39]。另外，联合阻断 TIGIT 和 PD-1 免疫检查点可以进一步刺激黑色素瘤患者中 CD8+ 肿瘤浸润性淋巴细胞的功能[39]。不仅如此，最近研究显示，TIGIT 在抑制肿瘤浸润调节性 T 细胞活性方面也发挥着重要作用。黑色素瘤患者的 TIGIT 调节性 T 细胞被证明是高度抑制的，而 CD226 信号通路的激活和 TIGIT 信号通路的阻断则会打破肿瘤浸润调节性 T 细胞受抑制的状态[40]。另一方面，TIGIT 在衰竭的肿瘤浸润 NK 细胞上高表达，阻断 TIGIT 可逆转 NK 细胞衰竭[41]。

3. T 细胞免疫球蛋白和黏蛋白结构域 -3 T 细胞免疫球蛋白和粘蛋白结构域 -3（T cell immunoglobulin and mucin domain 3，TIM-3）是 TIM 基因家族的一员，在 T 细胞上选择性表达并产生 IFN -γ 的表面分子。除 C 型凝集素半乳糖凝集素 -9 被认为是 TIM-3 的经典配体外，磷脂酰丝氨酸（phosphatidylsenrine，PS）、高迁移率组蛋白 B1（high mobility group box 1，HMGB1）和癌胚抗原细胞黏附分子 1（carcino-embryonic antigen related cellular adhesion molecule 1，CEACAM-1）最近也被鉴定为 TIM-3 配体。2010 年，TIM-3 对肿瘤浸润 T 细胞的抑制作用首次在小鼠肿瘤模型和黑色素瘤患者治疗中得到证实。TIM-3+、CD8+ 肿瘤中的 T 细胞会出现严重的功能障碍，表现为增殖和产生细胞因子的能力明显降低[42]。随后的研究也证实 TIM-3 表达与包括肾细胞癌、胃癌和 NSCLC 在内的几种类型肿瘤中严重 T 细胞功能障碍相关[43]。并且，TME 中 CD4+ T 细胞上 TIM-3 的特异性表达与 NSCLC 患者的肿瘤进展亦成正相关[44]。因此，阻断 TIM-3 在 TME 中的抑制功能对于恢复 T 细胞靶向杀伤肿瘤细胞至关重要。更重要的是，肿瘤浸润 T 细胞上的 TIM-3 表达被认为是抗 PD-1/PD-L1 治疗耐药的机制之一[45]。已有研究证实，抗 PD-1 治疗耐药的 NSCLC 和头颈部恶性肿瘤患者，在 PD-1 治疗基础上施加 TIM-3 阻断可使患者生存受益[46,47]。另外，TIM-3 和 PD-1 双重阻断可以协同恢复肝癌患者的肿瘤浸润性 T 细胞以及黑色素瘤患者和胃癌患者的 NY-ESO-1 特异性 CD8$^+$ T 细胞功能 [43]。研究还表明，NK 细胞上的 TIM-3 表达会损伤 NK 细胞对黑色素瘤、结肠癌和膀胱癌的功能，并且 TIM-3 阻断可以逆转 TIM-3$^+$ 的 NK 细胞衰竭，实现 NK 细胞对肿瘤的靶向杀伤 [43, 48]。

除上述的几种临床常见的免疫检查点外，还有 VISTA（v-domain immunoglobulin-containing suppressor of T cell activation）及 NKG2A 等众多新兴免疫治疗相关分子靶点，但针对这些分子靶点的治疗策略、药物研发目前还处于探索阶段，在此不多作介绍。

二、肿瘤疫苗

提升免疫作用，通过免疫系统消灭肿瘤，一直是众多肿瘤研究者努力的方向。但是现阶段，免疫检查点抑制剂药物的临床应答率仍然有限，免疫副作用也较强，成为肿瘤免疫治疗领域亟需解决的关键问题 [49]。肿瘤疫苗的出现，一定程度弥补了免疫检查点治疗的不足。肿瘤疫苗通过引入肿瘤相关抗原物质诱导机体产生针对该肿瘤的特异性免疫应答，同时兼具较低的免疫毒副作用，是一种高效且精准的抗肿瘤免疫治疗方法。

肿瘤疫苗是一种通过主动免疫来增强肿瘤特异性 T 细胞反应的特殊治疗方法，被认为是一种能成功实现肿瘤免疫治疗的关键途径。20 世纪初人们就开始利用免疫系统的特异性来消除肿瘤，在过去的几十年中一些有效的治疗策略也相继出现。尽管这些肿瘤疫苗有明确的理论基础，但在介导临床相关的抗肿瘤活性方面仍尚未达到预期。最近，下一代测序和新的生物信息学工具使肿瘤新抗原系统的发现成为可能，这些来自肿瘤的体细胞突变新抗原是非常理想的免疫原，能够将免疫系统中肿瘤的特异性凸显出来。由于个体间肿瘤新表位的多样性，开发个性化的肿瘤疫苗也是免疫治疗近期和未来发展的主要方向。

肿瘤疫苗的活性成分包括以下描述的四种关键成分：肿瘤抗原、制剂、递送载体和免疫佐剂，其中前三者是肿瘤疫苗的核心，下面我们将逐一简要介绍。

（一）肿瘤抗原

肿瘤抗原分为肿瘤相关抗原（tumour-associated antigen，TAA）和肿瘤特异性抗原（tumour-specific antigen，TSA），其中后者可以诱发机体产生针对肿瘤的特异性免疫应答，是更为理想的肿瘤疫苗抗原来源。数十年中，科学家们经过不懈努力发现了大量的 TAA，包括在肿瘤组织高表达，而在正常组织不表达的特异性抗原，如人类表皮生长因子受体 2（human epidermal growth factor receptor-2，HER2）、人端粒酶逆转录酶（telomerase reverse transcriptase，TERT）和抗凋亡蛋白等。当基因诱导的这些组织分化抗原表达达到 T 细胞识别的阈值时，就可以引起抗肿瘤免疫应答，从而破坏免疫耐受。值得注意的是，所有上述 TAA 都有一定程度的中央耐受性，即对肿瘤缺乏完全的特异性，在健康组织中也会表达，这有可能是方便机体对相应的正常组织发挥自身免疫作用。在 TSA 方面，人乳头瘤病毒（human papillomavirus，HPV）相关宫颈癌、乙型肝炎病毒（hepatitis B，HBV）相关肝细胞癌和人疱疹病毒 8 型（human herpes virus 8，HHV-8）相关卡波西肉瘤等肿瘤中，已经发现了致癌病毒抗原。鉴于这些抗原为体外来源（不受中央耐受性限制），并且只有癌细胞表达（具有肿瘤特异性），因此它们非常适用于研发肿瘤疫苗。事实上，使用这些抗原的疫苗已经在预防和治疗 HPV 相关肿瘤方面显示出了有效性，并成为目前最成熟、临床应用最广、认可度最高的肿瘤疫苗。

（二）疫苗制剂

一般来说，疫苗制剂分两大类：全肿瘤抗原疫苗和肿瘤特异性抗原疫苗。目前研发的

☆★☆☆

主要是后者，其与前者不同之处在于后者只包含肿瘤细胞中引起免疫应答所必需的抗原部分。目前，肿瘤特异性抗原疫苗主要分为两大类——蛋白质疫苗和核酸疫苗。

蛋白质疫苗由重组蛋白或纯化蛋白组成，多肽是最常用的疫苗抗原形式。与单肽制剂相比，它们极少引发免疫逃避，因而疗效有所提升。抗独特型抗体疫苗和热休克蛋白-肽复合物疫苗是蛋白质疫苗的特殊变体。抗独特型疫苗是含有针对另一种独特类型抗体（抗体可变区域特异结合抗原决定簇）的抗体，可以识别特定的肿瘤抗原。这一方法已在多种肿瘤的多项临床试验中得到验证[50]。雷妥莫单抗（racotumomab）是一种抗独特型单克隆抗体疫苗，它模仿 Neu-glycolyl-GM3 ganglioside（NeuGcGM3），并在几种实体肿瘤中过表达[51]。已有文献报道，racotumomab 在晚期 NSCLC 患者中表现出中度的临床抗肿瘤活性[52]。热休克蛋白作为细胞内伴侣，可以通过 MHC-Ⅰ类和Ⅱ类分子结合，直接将抗原递送至 APC，从而激活抗肿瘤 T 细胞，最大限度地降低肿瘤免疫逃逸风险。多项临床研究对自体肿瘤来源的热休克蛋白进行了评估，并显示其可以产生肿瘤特异性免疫，但是临床疗效一直较差。

核酸疫苗，即基于 DNA 和 mRNA 的疫苗，其中 DNA 疫苗虽然已用于多种肿瘤，包括乳腺癌、宫颈癌、前列腺癌、结直肠癌和黑色素瘤等。然而，到目前为止，DNA 肿瘤疫苗的免疫原性和临床活性并不高，很少有 DNA 疫苗在第一阶段临床试验中取得较好的效果。基于 mRNA 的疫苗是另一种接种平台，它具有结合 mRNA 的潜力，而后者可以编码几乎所有蛋白质，并具有极佳的安全性和灵活性。在一项Ⅰ/Ⅱ期试验中，可以编码多种 TAA 的 mRNA 肾细胞癌疫苗在接种后诱发了 T 细胞的免疫应答和适度的抗肿瘤活性[53]。最近，一种个性化的 mRNA 突变体疫苗体内接种研究结果表明，基于 mRNA 的多肿瘤表位方法能够激发黑色素瘤患者对肿瘤抗原的有效抗肿瘤免疫[54]。

近年来，为了有效地将肿瘤抗原负载到树突状细胞上，人们已经开发出了多种有效的方法，包括引入抗原蛋白或多肽、全肿瘤细胞、编码肿瘤抗原的 DNA/mRNA 或表达肿瘤抗原的重组病毒等[55]。对于体外构建的 DC 疫苗，DC 细胞首先被细胞因子分化和激活，然后被抗原负载后引入体内。该疫苗接种的临床试验已在多种恶性肿瘤（包括肾细胞癌、前列腺癌、恶性胶质瘤、结肠癌和黑色素瘤）中进行[56]。

（三）递送载体

体内传递抗原比较成熟的策略是使用病毒载体。例如，已经被美国 FDA 批准用于治疗晚期黑色素瘤的溶瘤病毒（talimogene laherparepvec，T-VEC）是一种由编码 GM-CSF83 的基因工程减毒单纯疱疹病毒 1 型（herpes simplex virus 1，HSV-1）病毒。同样，前列腺癌疫苗 PROSTVAC（ProstV ac-VF）是由一个重组痘苗病毒载体作为启动疫苗，然后再包含一系列重组鸡痘病毒载体的加强疫苗，这两种病毒载体均含有编码前列腺癌膜抗原（prostate specific antigen，PSA）的转基因和三种免疫共刺激分子基因〔CD80、细胞间黏附分子 1（cell adhesion molecule 1，CAM-1）和淋巴细胞功能相关抗原 3（lymphocyte function associated antigen-3，LFA-3）〕。在一项随机Ⅱ期临床研究中，PROSTVAC 在转移性前列腺癌患者中诱导中度细胞免疫反应，并显示出总体生存期受益，目前该研究正在进行Ⅲ期临床试验[57]。

虽然已经测试的抗原、制剂、佐剂和递送策略数量众多，但是在人体应用的数据还是相对较少。最有效的佐剂类型（包括不同类型抗原的不同佐剂）、递送方法、剂量、给药途径和时间表等问题都是限制上述免疫治疗方法的瓶颈问题，制约着肿瘤疫苗的发展。

三、过继性细胞免疫治疗

在过去的几十年中，免疫系统在肿瘤发生发展和治疗中的作用一直是研究的重点。除了经典的免疫检查点抑制剂疗法和肿瘤疫苗，过继细胞疗法（adoptive cell therapy，ACT）为肿瘤患者提供了另一种免疫治疗策略。例如将浸润肿瘤或外周血的免疫细胞修饰后回输到肿瘤患者体内，以介导抗肿瘤功能等。目前，ACT 主要分为三种类型：肿瘤浸润淋巴细胞（tumor-infiltrating lymphocytes，TIL）的 ACT、使用 *TCR* 基因疗法的 ACT 和带有 CAR 修饰的 T 细胞 ACT（图 8-2）[58]。此外，以其他免疫细胞类型（如 NK 细胞）为基础的细胞疗法也属于该研究领域。

Rosenberg 等首次开展了 TIL 研究，他们从不同的小鼠肿瘤中提取了 TIL，离体培养回输后，在活体观察到了抗肿瘤活性[59]。目前，TIL 治疗大致包括如下几步：从切除的肿瘤材料中获取淋巴细胞并进行体外扩增，通过淋巴方案清除外周血淋巴细胞（peripheral blood lymphocyte，PBL），随后将 IL-2 活化后的 TIL 过继转移至患者体内。在几项 I / II 期临床试验中，该方法在转移性黑色素瘤患者中获得了约 50% 的客观肿瘤应答[60,61]。随后，人们针对其他实体瘤类型产生的 TIL 开展了广泛研究，截止至今，已经可以从宫颈癌、肾细胞癌、乳腺癌和 NSCLC 等非黑色素瘤肿瘤中提取并扩增 TIL[58]。除了肿瘤中自然产生的 TIL 可以用于 ACT 外，外周血 T 细胞也可以被分离出来，并在体外进行基因修饰，以表达靶向特定肿瘤抗原的 TCR，用于 ACT。这种方法可以产生大量具有强大抗肿瘤活性的肿瘤特异性 T 细胞，并且在多达 30% 的患者中观察到客观的临床治疗反应[62]。为了使修饰过的 TCR 能被识别，抗原呈递需要 MHC。然而，众所周知，许多恶性肿瘤可以通过下调或丢失 MHC 表达来逃避 T 细胞介导的免疫应答，因此避开经典的 TCR- 抗原 -MHC 分子结合模式，人们开发了诸如 CAR 分子的人工受体。

CAR 修饰的 T 细胞具有与 TCR 修饰的 T 细胞相同效应功能，但独立于 MHC 表达。除了使用蛋白质抗原外，其他抗原如碳水化合物或脂类抗原等也正在研究中。在恶性血液病中，CD19 特异性 CAR-T 细胞的临床反应令人印象深刻[63]，这一喜人成果推进了其在多种实体肿瘤中的应用和探索。在一项临床研究中，28 例难治性弥漫大 B 细胞淋巴瘤（diffuse large B cell lymphoma，DLBCL）患者接受中位数剂量为 5.79×10^6 个 /kg 的 CD19 CAR-T 细胞治疗，完全缓解率可以达到 57%[64]。鉴于 CAR-T 细胞疗法的临床成功应用，美国 FDA 于 2017 年批准了两种针对非霍奇金淋巴瘤（non-Hodgkin's lymphoma，NHL）和急性淋巴细胞白血病（acute lymphocytic leukemia，ALL）的 CD19 CAR-T 疗法，即具有共刺激分子 CD28 的 axicabtagene ciloleucel（Yescarta）和具有共刺激分子 4-1BB 的 tisagenlecleucel（Kymriah）[65]。2020 年美国 FDA 又批准了靶向 CD19 的 brexucabtagene autoleucel（Tecartus）用于复发 / 难治性套细胞淋巴瘤（recurrent/refractory mantle cell lymphoma，R/R MCL）的治疗。但 CAR-T 治疗中会出现诸多副作用，最主要的就是细胞因子风暴（cytokine release syndrome，CRS），也是 CAR-T 技术在临床应用中最主要的不良反应之一。因此，消除 CAR-T 疗法严重副作用这一研究方向成为目前的研究热点和难点[66]。除此之外，CAR-T 细胞治疗还有许多困难需要被克服，包括 T 细胞胞吞作用及治疗后相关脑病等，仍需科研和临床工作者不断探索、优化及升级 CAR 以实现临床肿瘤的精准免疫治疗。

☆☆☆☆

四、非特异性免疫调节剂

免疫调节剂是一类能增强、促进和调节免疫功能的非特异性生物化合物，它们对治疗免疫功能低下、某些继发性免疫缺陷症和某些恶性肿瘤等疾病均具有一定的作用。免疫调节剂（immunomodulator）主要分为两类：免疫抑制剂（immunosuppressant）和免疫激活剂（immunostimulant）。免疫抑制剂抑制人体的自然免疫反应，免疫激活剂通常会调节或重新编程以针对特定的致病因子。下面我们简单介绍几种免疫激活剂。

（一）佐剂

佐剂是一种非特异性免疫增强剂，当其同抗原一起注射到机体，能够增强机体对该抗原的免疫应答或改变免疫应答类型。佐剂极大地影响了免疫信号通路的激活方向以及机体对感染保护性的反应。因此，选择合适的佐剂对疫苗发挥效力至关重要。明矾用于临床疫苗佐剂已有近一个世纪，其次是弗式佐剂及含有明矾和 Toll 样受体（Toll-like receptor, TLR）激动剂的混合佐剂。明矾和弗氏佐剂已经被证明能够有效增强免疫反应，但这些佐剂也会导致不必要的全身或局部副作用。当下仅有少数佐剂经美国 FDA 批准，因此研究者们对研发新型、更加安全以及能够引发特异性免疫反应的佐剂具有极大的兴趣。

（二）非特异性免疫刺激剂

非特异性免疫刺激剂是一类能够调节免疫系统并激活免疫机能的非特异性生物化合物，是增强机体对细菌和病毒等传染性病原体抵抗力的一类物质。它对治疗继发性免疫缺陷症和恶性肿瘤等疾病具有一定的作用，其能够非特异性地激活多数或全部 T 或 B 淋巴细胞克隆，从而达到增强免疫的效果。

目前非特异性免疫刺激剂可以人为地分为五大类：①生物性非特异性免疫刺激剂，如转移因子、胸腺素等；②天然非特异性免疫刺激剂，如人参、枸杞、蜂胶等；③细胞因子非特异性免疫刺激剂，如 IL-2 和 INF 等；④细菌性非特异性免疫刺激剂，如卡介苗、小棒杆菌等；⑤营养性非特异性免疫刺激剂，如硒、维生素 A、锌等。

第三节　基于分子影像的肿瘤精准免疫治疗

虽然肿瘤的传统治疗，包括手术、放疗、化疗，随着时代发展正在变得更加精细化和系统化，但人们凭借对肿瘤基因、蛋白、分子事件相互作用机制、信号通路和亚细胞结构等的深入了解和探究，一些革命性的肿瘤全新治疗方式得以研发并实现了临床转化，取得突破性的成果。其中，免疫疗法是利用人体自身的免疫系统来对抗肿瘤，被认为是一种相对于其他系统治疗策略的颠覆性疗法。ICI 和 CAR-T 细胞治疗的成功就是改变肿瘤临床管理治疗的两个经典案例。然而，在临床实践中，我们也发现 50% ～ 80% 的肿瘤患者不能从免疫治疗中获益[67-69]，其中两个主要限制免疫治疗广泛应用的原因包括：①免疫治疗相关关键生物标志物的检测评估技术，分子病理检查作为主要的生物标志物评估方法的固有缺陷，如重复采集样本困难、阳性标准不一致等；又如不能克服时间及空间肿瘤异质性问题，无法实时、全面、精准地反映肿瘤免疫治疗相关分子靶点的表达量和 TIL 情况；血清学检验技术目前仍无法通过血液有效检测到肿瘤细胞或肿瘤浸润淋巴细胞的免疫检查点，如 PD-1 或 PD-L1 等；②免疫治疗毒性问题，它与皮肤和脾脏与免疫细胞、抗体或细胞因子相互作用的不良事件有关，是限制免疫治疗广泛应用的难点问题。因此，迫切需要一种技术方法来全面和精准对免疫治疗相关关键生物标志物进行检测评估，以及及时发现会导致免疫治疗毒性相关的分子标志物来规避严重的临床副反应。

分子成像通过特异性分子成像探针可以在活体状态、非侵入性、实时、全面、定性定量地提供肿瘤细胞、TME 以及机体免疫器官 / 细胞相关的分子水平信息，可视化免疫治疗药物的药效、药代等，从而为免疫学家和临床医师提供前沿的技术手段来深入开展肿瘤免疫治疗相关研究，精准识别免疫治疗获益人群，实时精准监测疗效和预后判断，为免疫治疗保驾护航。下面我们会从免疫细胞和免疫检查点靶向分子成像、肿瘤疫苗分子成像以及 CAR-T 细胞分子成像等几个方面来介绍分子成像在免疫治疗中的应用。

一、免疫检查点靶向分子成像

免疫检查点抑制剂药物在临床的成功应用改变了肿瘤的治疗模式。正常机体系统中，免疫检查点信号通路可保护自身组织在免疫反应过程中免于受到伤害。但是，肿瘤细胞亦可以利用这一机制来逃避免疫系统的攻击。诸如 CTLA-4、PD-1 和 PD-L1 免疫检查点抑制剂等可解除肿瘤免疫逃逸，诱发免疫性肿瘤杀伤作用。免疫检查点抑制剂治疗现已被美国 FDA 批准用于治疗黑色素瘤、肾细胞癌、NSCLC、尿路上皮癌和其他 MSI-H 或 dMMR 实体瘤之中。然而，整体临床应用中响应率一直处于较低水平。究其原因，免疫检查点的表达具有高度的动态性和分布异质性，常规的检查手段无法实时、精准、全面地评估、监测肿瘤及 TME 免疫检查点的表达水平及功能状态，导致一些阳性表达的患者不能从免疫治疗中获益，而一些阴性表达的患者可能因盲目进行免疫治疗而发生严重毒副作用。近年来，许多临床前和临床研究表明，基于核医学分子成像（包括 PET 和 SPECT）、MR 和光学分子成像等可以精准、动态、定量地对免疫检查点表达水平及状态进行检测及监测，尤其在无创性、可重复性及克服肿瘤异质性等方面比其他技术方法更具有优势。

（一）CTLA-4 及其配体 CD80/CD86 靶向分子成像

CTLA-4 作为一种跨膜受体蛋白，在活化的 T 淋巴细胞上表达，包括活化的 T 细胞、TM 和调节性细胞（regulatory cells，Treg）。CTLA-4 与 CD28 和竞争性结合 APC 上的 CD80/CD86，通过下调 CD28 介导的共刺激信号从而抑制 T 细胞介导的免疫反应，导致肿瘤发展。CTLA-4 阻断可以有效影响这种相互作用，从而刺激主动效应 T 细胞（Effector T cells，Te）的产生。目前这一策略已经用于多种肿瘤的治疗，如 ipilimumab 作为美国 FDA 首批的免疫检查点抑制剂用于治疗黑色素瘤。

1. CTLA-4 靶向分子成像　Higashikawa 等最先研发了一种新型分子成像探针 ^{64}Cu-DOTA-anti-CTLA-4 mAb，用于鼠结直肠癌 CT26 肿瘤中表达 CTLA-4 浸润淋巴细胞的靶向分子成像，初步验证了 CTLA-4 靶向分子成像的可行性。研究发现 ^{64}Cu-DOTA-anti-CTLA-4 mAb 在肿瘤中的蓄积高于对照组（SUV_{max}：2.65 ± 0.01 vs. 2.06 ± 0.32）[70]。随后，在 2017 年 Ehlerding 等利用 PET 分子成像技术评估了 ^{64}Cu-DOTA-ipilimumab 在 CTLA-4 表达的 NSCLC 异种移植瘤小鼠模型中的生物分布。在表达 CTLA-4 的肿瘤 [48h：A549 细胞，(9.5 ± 2.4) %ID/g；H460 细胞，(7.6 ± 1.2) %ID/g；H358 细胞，(4.6 ± 1.3) %ID/g] 中发现 ^{64}Cu-DOTA-ipilimumab 呈不同程度高摄取[71]。随后，在 2019 年该团队又研发了两种 PET 分子成像探针 ^{64}Cu-NOTA-ipilimumab 和 ^{64}Cu-NOTA-ipilimumab-F（ab′）2（ipilimumab 单克隆抗体片段），用于人源化小鼠模型中定位 CTLA-4$^+$ 表达 T 细胞的分子成像。在小鼠的唾液腺中观察到 ^{64}Cu-NOTA-ipilimumab 的摄取最高，可以达到 7.00 ± 2.19%ID/g。而在

☆☆☆☆

同一时间点，^{64}Cu-NOTA-ipilimumab-F（ab′）2 的摄取仅为（2.40±0.86）%ID/g。但是，^{64}Cu-NOTA-ipilimumab-F（ab′）2 比 ^{64}Cu-NOTA-ipilimumab 循环清除的速度更快，能提供更高的唾液腺与血液比率（48 h：1.78±0.72 vs.1.19±0.49）[72]。上述研究表明，基于 ^{64}Cu-NOTA-ipilimumab 和 ^{64}Cu-NOTA-ipilimumab-F（ab′）2 的 PET 分子成像能够无创、精准地可视化 TME 中的 CTLA-4 的表达，实时、全面揭示 CTLA-4 免疫检查点在免疫治疗中的动态变化及分布。目前，CTLA-4 靶向分子成像研究已经进入临床试验阶段，研究 ^{89}Zr 标记的 ipilimumab 在人体内的生物分布以及肿瘤摄取，用于 ipilimumab 治疗开始时和治疗后 3 周的治疗疗效动态评估，旨在明确肿瘤摄取与治疗反应、正常组织摄取之间的相关性，评价 ipilimumab 治疗疗效及毒性，以求更加精准指导临床免疫治疗[6]。

2. CD80/CD86 靶向分子成像　CD80 和 CD86 主要通过 APC 表达，它们与 CD28 和 CTLA-4 的结合分别刺激和抑制免疫反应。这些分子靶点也在某些类型的骨髓瘤和淋巴瘤中表达。在免疫刺激或抑制条件下，肿瘤中 CD80 或 CD86 的表达可能用于预测对 CTLA-4 免疫检查点抑制剂治疗的反应。另外，即使肿瘤细胞为 CD80/CD86 阴性表达，CD80/CD86 靶向分子成像也可以用于精准反映 APC 的肿瘤浸润。Meletta 等开展了 ^{111}In-DOTA-belatacept 对体内肿瘤靶向分子成像研究。belatacept 是一种融合蛋白，由能与 CTLA-4 细胞外结构域靶向结合的人 IgG1 Fc 片段组成。研究结果显示双阳性 CD80$^+$/CD86$^+$ Raji 肿瘤（Burkitt 淋巴瘤）对 ^{111}In-DOTA-belatacept 的摄取高于双阴性 CD80$^-$/CD86$^-$ NCI-H69 肿瘤，并且在阻断试验中 Raji 肿瘤对分子成像探针摄取显著降低，表明 ^{111}In-DOTA-belatacept 对 CD80$^+$/CD86$^+$ 受体具有高特异性和靶向性，可以精准反映 TME 中 CD80$^+$/CD86$^+$ 的表达[73]。

（二）PD-1/PD-L1 靶向分子成像

抗 PD-1/PD-L1 药物在临床中应用的较早且最为广泛，相应地，目前在分子影像研究领域，靶向 PD-1/PD-L1 成像也是开展得最多和最为深入的，多种类型的分子成像探针纷纷被研发，在基础研究及临床 PD-1/PD-L1 在体检测及监测中取得了许多突破性的研究成果。

1. SPECT 分子成像　2015 年 Heskamp 等观察了 ^{111}In-PD-L1.3.1 在 5 种不同 PD-L1 表达水平的人乳腺癌异种移植瘤动物模型中的摄取情况。研究表明，高表达 PD-L1 的肿瘤在第 3 天这一成像时间点对 ^{111}In-PD-L1.3.1 呈现高摄取 [MDA-MB-231：（25.2±2.9）%ID/g；SK-BR-3：（22.0±5.1）%ID/g]，而无 PD-L1 表达的肿瘤中并没有观察到肿瘤内放射性积累 [SUM149：（8.4±0.2）%ID/g；BT474：（10.0±0.7）%ID/g；McF-7：（8.1±1.4）%ID/g][74]。2016 年 Josefsson 等开发了一种新的分子成像探针 ^{111}In-DTPA-anti-PD-L1，用于乳腺癌免疫小鼠模型的分子成像和生物分布研究。^{111}In-DTPA-anti-PD-L1 在肿瘤、脾脏和胸腺内均呈高信号 [（29.5±7.4）%ID/g、（63.9±12.2）%ID/g 和（11.8±2.0）%ID/g][75]。2017 年新一代 SPECT 分子成像探针 ^{111}In-DTPA-anti-PD-L1-BC 的出现，不仅进一步证实了 Josefsson 等的结论，即分子成像探针在肿瘤和脾脏中大量富集 [在分子成像探针注射 24h 后分别为（12±3.0）%ID/g 和（17±1.8）%ID/g]，还在小鼠黑素瘤模型中明确了最佳成像剂量（3mg/kg）[76]。并且继 Heskamp 等在 2015 年成功对 5 种不同 PD-L1 表达乳腺癌异种移植物进行分子成像后，2019 年 Heskamp 等又对多种肿瘤模型进行 SPECT 分子成像，证明了 SPECT 分子成像在评估肿瘤放疗过程中 PD-L1 表达变化的可行性。更重要的是，他们观察到 CT26 肿瘤放疗后与未放疗肿瘤相比，^{111}In-anti-mPD-L1 的摄取显著增加 [（26.3±2.0）%ID/g vs.（17.1±3.1）%ID/g，P=0.003]。在鼠非小细胞肺癌 LLC1 细胞中也观察到类似的结果，尽管差异不那么显著 [（15.7±1.8）%ID/g vs.（12.3±1.7）%ID/g，$P=0.033$][77]。这些研究结果表明，SPECT 分子成像在识别对免疫治疗潜在有效群体方面具有强大的潜力，并且通过精准监测肿瘤放疗过程中 PD-L1 表达的变化来选择合适的时间进行免疫治疗。

Qiu 等利用分子成像探针 ^{99m}Tc-HYNIC-peg11-tz 在 NSCLC 细胞 H1975 和 A549 荷瘤小鼠上进行了 SPECT 分子成像实验，研究发现该分子成像探针拥有更好的药动学，可以获得高对比度图像，使研究者们能在低正常组织背景下更好地观察肿瘤病变[78]。鉴于锝 [99m]（^{99m}Tc）的 SPECT 分子成像在临床前研究中的良好表现，^{99m}Tc 标记抗 PD-L1 单结构域抗体（NM-01）被用于临床对 NSCLC 患者的 SPECT 分子成像转化研究。^{99m}Tc-NM-01 在 NSCLC 患者中观察到了良好的生物学分布和成像特性。2h 时首次监测肿瘤 / 血池比值与 PD-L1 免疫组织化学结果呈正相关（$r=0.68$，$P=0.014$）。PD-L1 表达 ≤ 1% 的肿瘤的 2h 肿瘤 / 血池比低于 PD-L1 表达高的肿瘤（1.89 vs.2.49，$P=0.048$）[79]。这些结果表明 SPECT 分子成像具有选择免疫疗法优势人群的重要潜力。

2. PET 分子成像

（1）PD-1 靶向分子成像：2015 年，Natarajan 等基于单克隆抗体研发了一种分子成像探针 ^{64}Cu-DOTA-PD-1，用于检测 PD-1 在黑色素瘤转基因小鼠模型中的表达。这是第一个通过 PET 分子成像在体内检测 PD-1 的报道。^{64}Cu-DOTA-PD-1 在肿瘤及相关淋巴器官内具有明显的特异性分布：未阻断和阻断小鼠肿瘤浸润淋巴细胞对分子成像探针的摄取分别为（7.4±0.71）%ID/g 和（4.51±0.26）%ID/g。48 h 后肝、肾等清除器官对分子成像探针的摄取分别为（16.09±3.72）%ID/g、（5.61±3.37）%ID/g[80]。随后，England 等将靶向 PD-1 的分子成像探针 ^{89}Zr-Df-pembrolizumab 用于人源化小鼠模型 PET 分子成像，结果显示该分子成像探针在肝脏和脾脏中明显摄取 [分别为（8.48±0.79）%ID/g 和（6.20±0.31）%ID/g]。这也是第一个用放射性标记分子成像方法可视化派姆单抗（pembrolizumab）的在体药动学，生物分布和剂量的研究。研究表明 ^{89}Zr-Df-pembrolizumab 适用于评估 PD-1 免疫检查点抑制剂 pembrolizumab 在体内的代谢分布[81]。此外，Natarajan 等尝试用 ^{64}Cu 对 pembrolizumab 进行标记，研发了 ^{64}Cu-pembrolizumab 分子成像探针用于两种不同小鼠模型的 PET 分子成像。一种小鼠模型为肿瘤细胞表达 hPD-1（NSG 小鼠 /293T/hPD-1），另一种小鼠模型为肿瘤细胞不表达 hPD-1，但含有表达 hPD-1 的 TIL 人源化 NSG 小鼠 /A375）。研究发现，在 PD-1 高表达的肿瘤中，^{64}Cu-pembrolizumab 的摄取显著增加。在存在表达 hPD-1 浸润淋巴细胞的肿瘤组织中，^{64}Cu-pembrolizumab 的摄取与器官和背景组织中的摄取差异亦非常显著[82]。该研究充分体现了基于 pembrolizumab 的 PET 分子成像在精准识别 PD-1 阳性肿瘤中的价值。

2017 年，Cole 等首次将 ^{89}Zr-nivolumab 用于非人类灵长类动物的 PET 分子成像。结果显示脾脏存在一定的生物分布，这一研究增加了人们对免疫治疗药物在体内的生物学分布相关知识体系的深入了解[83]。随后，Niemeijer 等使用 ^{89}Zr-nivolumab 对 NSCLC 患者进行 PET 分子成像。结果表明，该分子成像探针可在体精准检测 PD-1 的表达：肿瘤活检显示 PD-1 阳性 TIL 聚集的患者摄取 ^{89}Zr-nivolumab 高于活检显示缺乏聚集的患者（中位 SUV_{peak} 7.0 vs 2.7，$P=0.03$）。这是 PD-1 靶向 PET 分子成像首次临床试验，充分证明 ^{89}Zr-nivolumab PET 分子成像在 PD-1 治疗领域的指导价值，可以为临床患者 PD-1 免疫治疗提供更加精准的诊断依据。

☆☆☆☆

（2）PD-L1 靶向分子成像：2016 年 Lesniak 等使用分子成像探针 ^{64}Cu-Atezolizumab 对人乳腺癌 SUM149、MDA-MB-231 和人 PD-L1 转染细胞系 CHO-hPD-L1 肿瘤进行 PET 分子成像。结果显示，48h SUM149 肿瘤、MDA-MB-231 肿瘤和 CHO-hPD-L1 肿瘤中分子成像探针的摄取值分别为（9.4±2.3）%ID/g vs. (17.2±2.1) %ID/g vs. (40.6±6.9) %ID/g，这三种肿瘤的摄取程度与相应免疫组化 PD-L1 表达结果一致，说明 ^{64}Cu-atezolizumab 可用于在体检测不同肿瘤类型中 PD-L1 的表达水平[84]。2016 年，Hettich 等首次尝试使用两种分子成像探针 ^{64}Cu-NOTA-PD-1 和 ^{64}Cu-NOTA-PD-L1，对免疫治疗联合放疗（radiation therapy，RT）后的黑色素瘤 B16F10 荷瘤鼠进行 PD-1 和 PD-L1 靶向分子成像。该研究结果与 Natarajan 等的研究结果一致，除肿瘤组织外，PD-1 和 PD-L1 的表达主要局限于次级淋巴器官〔脾脏和淋巴结（lymph node，LN）〕[85]。随后，Charles 等研发了一种基于标记单克隆抗体的新型 PD-L1 靶向分子探针 [89]Zr-C4，用于荷 H1975（人非小细胞肺癌 PD-L1 阳性模型 EGFR L858R/T790M）异种移植瘤小鼠的在体 PD-L1 表达分子成像检测。肿瘤组织对 [89]Zr-C4 的摄取为 5%ID/g，比在血液，肌肉和骨骼中观察到的摄取高 10 倍，说明该分子成像探针 [89]Zr-C4 可以通过 PET 分子成像精准定量 PD-L1 的表达[86]。Moroz 等对比使用了 [89]Zr-atezolizumab 和 [89]Zr-C4 在 TME 中精确检测 PD-L1 表达水平的可行性，结果发现高比活度的 [89]Zr-atezolizumab 和 [89]Zr-C4 在 B16 F10 肿瘤中的摄取是相似的 [（13.92±1.0）%ID/g vs. (13.83±0.5) %ID/g]，但是在正常组织中前者的摄取明显高于后者。并且在另一肿瘤模型中，与 [89]Zr-C4 相比，[89]Zr-atezolizumab 在正常小鼠组织中的摄取普遍较高，而在 H1975 肿瘤中摄取较低。说明，[89]Zr-C4 PET 分子成像更适合临床转化，以在体、无创、精准及定量检测肿瘤患者的 PD-L1 表达[87]。2019 年，Li 等使用分子成像探针 [89]Zr-Df-KN035 进行 PET 分子成像。他们观察到经吉非替尼（gefitinib）治疗后，NSCLC 小鼠模型中的 PD-L1 表达下调 [治疗前和治疗后分别为(4.73±1.58)%ID/g 和(0.73±0.71)%ID/g，$P < 0.05$][88]。亦体现了分子成像探针在动态、精准检测 PD-L1 表达方面的价值。

尽管基于单克隆抗体的 PD-L1 靶向分子成像探针的研发已取得一定成绩，但是在研发过程中我们发现分子成像探针低分子量化一直是研究者们追求的目标。2015 年，Maute 等利用 HAC（基于 PD-1 胞外域构建的工程蛋白）研发了一种新型分子成像探针 ^{64}Cu-DOTA-HAC，该分子成像探针可快速、特异性地被 hPD-L1 表达肿瘤所摄取。研究发现 hPD-L1 阳性肿瘤 [（80.5±1.9）%ID/g] 比 hPD-L1 阴性肿瘤 [（8.3±0.1）%ID/g] 的分子成像探针摄取率更高[89]。随后，Donnelly 等研发了基于 [18]F 标记 12kDa 蛋白结构的 PD-L1 靶向分子成像探针 ^{18}F-BMS-986192，用于 PD-L1 阴性和 PD-L1 阳性双侧皮下肿瘤小鼠的 PET 分子成像，结果显示 PD-L1 阳性肿瘤比 PD-L1 阴性肿瘤的摄取高 3.5 倍 [（2.41±0.29）%ID/g vs. (0.82±0.11) %ID/g，$P < 0.000 1$)][90]。Trotter 等用 [18]F 标记了能与 PD-L1 靶向结合的 affibody 分子 NOTA-Z_{PD-L1_1}，并分别在 PD-L1 阳性和 PD-L1 阴性的荷瘤小鼠中进行 PET 分子成像。结果显示，该分子成像探针在 PD-L1 阳性肿瘤中的摄取显著高于 PD-L1 阴性肿瘤 [（2.56±0.33）%ID/g vs. (0.32±0.05) %ID/g，$P=0.000 6$][91]。2017 年，Chatterjee 等研发了一种 [64]Cu 标记的 PD-L1 高特异性结合肽分子成像探针 ^{64}Cu-WL12，发现它可以快速，特异性地检测 PD-L1 在肿瘤中的表达[92]。随后，De Silva 等使用 [68]Ga 标记了 PD-L1 靶向多肽 WL12，并应用 PET 分子成像无创检测肿瘤中 PD-L1 的表达。研究表明，在所有成像时间点，hPD-L1 肿瘤中 ^{68}Ga-WL12 摄取比对照 CHO 肿瘤增加了 9 倍以上。hPD-L1 肿瘤在成像时间点 15、60 和 120 min 的摄取值分别为 （19.4±3.3）%ID/g、（11.56±3.18）%ID/g

☆ ☆ ☆ ☆

和 (9.89±1.72) %ID/g。相比之下，对照组 CHO 肿瘤在相同时间点显示 ^{68}Ga-WL12 的 %ID/g 摄取值均小于 (1.33±0.21) %ID/g[93]。并且在之后的一项多种异种移植模型中的 PET 分子成像研究中还发现，^{64}Cu-WL12 较其他如 atezolizumab、avelumab、durvalumab 等单克隆抗体标记分子成像探针具有更优的生物物理特性和药动学特点，更适合在体对 PD-L1 进行精准定量检测和监测（图 8-3）[94]。

2018 年，Niemeijer 等利用分子成像探针 ^{18}F-BMS-986192 对 NSCLC 患者进行了 PET 分子成像。与活检诊断无应答患者相比，在应答患者的肿瘤病变中观察到 ^{18}F-BMS-986192 摄取增加（SUV 中位峰值：4.3 vs. 2.2），并且研究者们观察到患者之间以及患者体内不同肿瘤病灶对分子成像探针摄取存在显著性差异。这些结果说明 ^{18}F-BMS-986192 定量 PD-L1 表达水平的准确性，提示其在可视化 PD-L1 表达异质性方面的潜在价值[95]。同年，Bensch 等应用 ^{89}Zr-Atezolizumab 在 25 例患有局部晚期或转移性膀胱癌、NSCLC 或三阴性乳腺癌（triple-negative breast cancer，TNBC）的患者中进行了 PET 分子成像。这是首次在人体水平中评估 ^{89}Zr-Atezolizumab 的临床应用价值。结果显示，包括肿瘤、炎症部位和各种正常淋巴组织等影像学信号强度与免疫组化或 RNA 测序检测的 PD-L1 表达水平均有高度相关性，并且在病灶之间、肿瘤类型之间和患者之间均观察到 PD-L1 表达的异质性，提示 PET 分子成像在临床精准评估 PD-L1 状态和预测免疫治疗反应的可行性（图 8-4）[96]。

有研究表明外部照射（RT）会诱导肿瘤细胞 PD-L1 表达上调并影响抗 PD-L1 免疫治疗效果，然而 RT 期间 PD-L1 的上调是一个动态过程，在治疗过程中实时监测难度较大[97]。Kikuchi 等在 B16 F10 荷瘤小鼠中使用了 ^{89}Zr 标记的抗 PD-L1 单克隆抗体来监测 RT 引起的 PD-L1 上调。PET 分子成像显示，该分子成像探针在颈部肿瘤（放疗后）的摄取显著高于侧腹肿瘤（未放疗）（SUV$_{mean}$：1.5±0.18 vs. 1.0±0.12，$P<0.05$）[98]。同样，Ehlerding 等利用 PET 成像观察到 H460 肿瘤在体多次放疗后 PD-L1 表达升高：静脉注射 ^{89}Zr-Df-atezolizumab 24h 后，未辐照小鼠肿瘤摄取为 (2.10±0.52) %ID/g，2Gy×5 照射组小鼠为 (4.44±1.52) %ID/g（$P<0.05$）。Camilla Christensen 等研发了新型分子成像探针 ^{89}Zr-DFO-6E11 对 CT26 荷瘤小鼠进行了 PET 分子成像，这些小鼠接受了 RT 和 PD-L1 阻断治疗。结果表明，^{89}Zr-DFO-6E11 在未接受 6E11 阻断治疗小鼠肿瘤摄取远低于接受 500μg 6E11 阻断治疗的小鼠 [(0.35±0.04) %ID/g vs. (3.07±0.15) %ID/g]，并且经过放疗照射后小鼠肿瘤和脾脏中 ^{89}Zr-DFO-6E11 的摄取也显著增加[99]。这些研究成果表明，RT 或 PD-L1 阻断治疗会影响肿瘤内 PD-L1 的表达，而 ^{89}Zr-Df-atezolizumab PET 分子成像能够无创、精准监测不同治疗方式导致的 PD-L1 动态变化[100]，有助于深入了解其他治疗方式影响机体免疫系统机制以及优化治疗策略等。

上述大量研究成果均表明，PET 分子成像技术可以精准、动态检测和监测 PD1/PD-L1 在体表达情况，凭借其非侵入性、高敏感性、高特异性以及可精准定量等优势，分子成像技术在帮助临床确定免疫治疗决策和优化及调整治疗方案方面具有重要价值。相较于成本低且临床应用广泛的 SPECT，PET 在分辨率，灵敏度和定量分析等方面皆均优于前者，因而更具临床前研究、临床试验和转化应用价值。另外，我们也看到短半衰期放射性核素标记的抗体片段、多肽或小分子等分子成像探针，具有清除率快、特异性强、稳定性高、肿瘤吸收快、背景噪声低以及制备便利和成本相对较低等特点，更有利于临床精准诊疗。以 HAC-PD1 为例，尽管在几乎相同的 hPD-L1 肿瘤中摄取 ^{64}Cu-NOTA-HAC-PD1 和 ^{68}Ga-NOTA-HAC-PD1 显示相似的亲和力 [ROI：(3.3±0.85) %ID/g vs. (3.8±1.6) %ID/g]。但是，

☆☆☆☆

与铜 [64]（^{64}Cu）相比，镓 [68]（^{68}Ga）的肝脏信号显著降低 [（17.0 ± 5.9）%ID/g vs.（8.1 ± 0.2）%ID/g]，并且 ^{68}Ga 易于生产、成本低。同样，^{64}Cu 和 ^{68}Ga 标记的 WL12 与 HAC-PD1 类似，在 hPD-L1 肿瘤模型中显示出相似的生物吸收特点[101]。2020 年 9 月，^{68}Ga-WL12 PET 分子成像探针已经开展临床预试验（ChiCTR2000038336）。近日，我国自主研发的 PD-L1 靶向 PET 分子成像探针——^{68}Ga 标记 PD-L1 靶向单域抗体 SNA002 已获得美国 FDA 的新药试验批准，进入了临床试验阶段。这是近 10 年来中国创新药企在美国开展注册临床研究的首个放射性诊断药物，此外，该研发公司也已与苏州大学附属第一医院开启合作，围绕 CD8 靶向 ^{68}Ga 标记的 SNA006 开展研究者发起的临床试验。这些都标志着基于低分子量分子成像探针的精准免疫诊疗临床转化的开始。随着小分子量免疫检查点抑制剂的研发逐渐成熟，氟 [18]（^{18}F）、^{68}Ga 标记的多肽、小分子药物也不断涌现，未来会有更多小分子量分子成像探针应用于免疫检查点的检测，为临床提供精准、高效的检测手段。

3. 光学分子成像　是利用光学分子成像探针在分子、细胞和组织水平上研究生理 / 病理变化的一种成像方式，荧光成像（fluorescence line imager, FLI）和光声成像（photoacoustic imaging, PAI）在免疫分子成像领域已有多项研究报道。2016 年，Chatterjee 等研发了一种近红外（near infrared, NIR）荧光分子成像探针 NIR-PD-L1-mAb 来检测 PD-L1 的表达。他们发现与 SUM149 肿瘤（PD-L1 阴性）相比，NIR-PD-L1-mAb 在 MDA-MB-231 肿瘤（PD-L1 阳性）中具有更高的荧光信号强度（27% vs. 0.1%）。同时，在肝脏和肺部观察也观察到荧光信号[102]。2017 年，Du 等研发分子成像探针 PD-1-IRDye800CW，其可在肿瘤区域特异性积累，比 IgG 对照组高 1.7 倍。并将其用在光学分子成像术中导航之中，引导 4T1 乳腺肿瘤手术切除，在减少肿瘤复发和转移方面有潜在应用价值[103]。虽然光学分子成像比核素分子成像应用相对安全和便捷，但光学分子成像检测 PD1/PD-L1 表达的方法仍需要进一步地深入研究和探索。

4. 双模态分子成像　每种分子成像方式都有其特定的优点和局限性，如能进行有效结合则能扬长避短，从而更加精准地指导临床诊疗决策。2018 年，Du 等研发了 MRI 和光学双模态脂质体纳米分子成像探针 PD-L1-PCI-Gd，以检测 4T1 和 CT26 肿瘤中 PD-L1 的表达水平。在 4T1 肿瘤中，PD-L1 靶向纳米分子成像探针在 4 ～ 48 h 被肿瘤明显摄取，其内荧光信号持续高于非靶向对照组 2.16 倍。在 CT26 肿瘤中观察到了类似的趋势，即从 6 ～ 48 h，该靶 / 非靶比率约为 1.98 倍。MRI 分子成像可见 PD-L1-PCI-Gd 在 4T1 和 CT26 肿瘤中与非靶向对照组相比皆显著增加，分别约为 1.5 倍和 1.61 倍（图 8-5）[104]。该研究充分证明 PD-L1-PCI-Gd MRI/NIRF 双模态分子成像精准检测 PD-L1 的表达的可行性。基于光学和磁共振的双模态分子成像不仅克服了传统单一分子影像技术在灵敏度、特异度、分辨率等方面的固有缺陷，也拓宽了分子影像技术在诊断及治疗监测等领域的研究范围及应用前景，特别是在免疫治疗领域中的潜在价值有待研究者们进一步挖掘。

（三）其他免疫检查点靶向分子成像

LAG-3 在活化的 T 细胞、Treg 细胞、B 细胞、NK 细胞和浆细胞样树突状细胞（plasmacytoid dendritic cells, PDC）表面表达，并通过与主要组织相容性复合体 II（MHC-II）相互作用下调 T 细胞的免疫反应，后者存在于肿瘤细胞或抗原呈递细胞如树突状细胞上。在 TIL 上经常观察到 LAG-3 的表达，并且在接受抗 PD-1 治疗的患者中，LAG-3 的表达与较短的无进展生存期呈正相关[28, 29]。2019 年，Lecocq 等研发了一种基于纳米抗体〔nanobodies, Nbs 或称单结构域抗体（single-domain antibody）〕的 LAG-3 靶向分子成像探针，

☆ ☆ ☆ ☆

用于 SPECT 分子成像。结果显示在健康小鼠体内注射 ^{99m}Tc-moLAG-3 Nbs 后，脾脏和 LN 等外周免疫器官出现了特异性摄取，而在 LAG-3 基因敲除小鼠中未见此现象。流式细胞术和免疫组化检测也证实 SPECT 分子成像中 ^{99m}Tc-moLAG-3 Nbs 的摄取与 LAG-3 表达相关。荷瘤小鼠的 SPECT/CT 分子成像也发现 ^{99m}Tc-moLAG-3 Nbs 能够对转染 moLAG-3 的 TC-1-LAG-3 肿瘤进行靶向识别[105]。随后，Lecocq 等又在 MC38、MO4（黑色素瘤）和 TC-1（肺癌）肿瘤模型中开展了该分子成像探针的 SPECT 成像研究，研究结果显示，在注射 ^{99m}Tc-LAG-3 single-domain antibody 1 h 后 SPECT 分子成像就可以可视化 TIL 上的 LAG-3 表达。经抗 PD-1 治疗后的 MC38 肿瘤中，SPECT 分子成像也观察到了 TIL 上的 LAG-3 代偿性上调。因而，分子成像技术为抗 LAG-3 及抗 PD-1 与抗 LAG-3 联合免疫治疗提供了一种全新的精准监测肿瘤浸润淋巴细胞及 LAG-3 表达的有效工具[106]。

　　TIGIT 是一种在 CD8$^+$ 细胞毒性 T 细胞（cytotoxiic T lymphocyte，CTL）、CD4 辅助 T 细胞（helper T cell，Th）、FOXP3 调节性 T 细胞和 NK 细胞上表达的抑制性受体，TIGIT 和 PD-1 在大于 70% 的人类黑色素瘤 TME 中均有表达，其中 PD-1 主要表达于 CD8$^+$ T 细胞，TIGIT 表达于 CD8$^+$ T 细胞、Treg 细胞和 NK 细胞。TIGIT 可通过抑制信号作用抑制效应 T 细胞和 NK 细胞的免疫应答，并影响 T 细胞和 APCs 的效应功能。TIGIT 和 PD-1 阻断可增加肿瘤浸润淋巴细胞的增殖、细胞因子的产生和脱颗粒[39]，使 TIGIT 成为当前免疫疗法的一个潜在的关键分子靶点。2021 年 1 月，Travis Shaffer 等首次报道了 TIGIT 靶向分子成像的研究，他们研发了两种 TIGIT 靶向分子成像探针 ^{64}Cu-TIGITmAb 和 ^{89}Zr-TIGITmAb，其免疫靶向性＞ 72%，血清稳定性＞ 95%，对表达 TIGIT 的小鼠体内 HeLa 细胞和体外激活的原代脾细胞均具有较高的特异性。并且基于 ^{89}Zr-TIGITmAb 分子成像探针的 PET 分子成像在定量免疫小鼠 B16 黑色素瘤中 TIGIT 在肿瘤浸润淋巴细胞上的表达结果与流式细胞术验证结果一致[107]。这说明该 TIGIT 特异性的 PET 分子成像探针能够用于可视化 TIL 上 TIGIT 的表达，展示出巨大的临床应用潜力。

　　分子影像在可视化其他免疫检查点方面研究尚少，主要原因可能是可用于分子成像的免疫相关分子靶点种类及数量都仍相对有限，仅有一小部分抑制免疫应答的受体和配体被确认并用于分子成像探针的合成制备。目前发展比较成熟的靶向免疫检查点分子成像依然是基于 PD-1/PD-L1 靶向的，这与抗 PD1/PD-L1 免疫治疗的药物研发、疗法创新以及临床大规模应用密不可分。相信随着免疫学家和分子生物学家等科研人员们进一步深入探索免疫治疗相关机制和寻找更多可分子成像的有效分子靶点，以及越来越多的免疫检查点抑制剂被发现并投入到临床，将为免疫治疗分子影像提供更大的"舞台"，以完善现有免疫治疗疗法，实现更加精准的病人分层、疗效检测和预后评估。

二、免疫细胞和肿瘤微环境靶向分子成像

　　近年来，随着人们对免疫细胞和肿瘤细胞在 TME 中复杂相互作用机制的深入理解，以免疫细胞为基础的治疗越来越受到关注。肿瘤组织会招募如 T 细胞、B 细胞、NK 以及 mø 细胞和 DC 细胞浸润到 TME 中，它们共同调节着肿瘤生长和影响着抗肿瘤治疗等[108]。因此，非侵入性可视化这些免疫细胞及免疫相关细胞在免疫治疗过程中的激活、增殖、动态分布、迁移、招募及转归等等对于肿瘤免疫研究意义重大[109]。

（一）T 细胞靶向分子成像

　　细胞毒性 T 细胞在抗肿瘤免疫治疗中发挥着关键作用。肿瘤免疫治疗应答主要是通过

☆★☆☆

T 细胞免疫通路实现的，其机制如下，CTL 通过 TCR 识别目标细胞上的 MHC。CTL 释放 FAS 配体，与靶细胞膜上的 FAS 结合，通过 FAS 相关死亡结构域蛋白导致细胞凋亡；接下来，CTL 在识别癌细胞后释放穿孔素（PFP）和颗粒酶。PFP 在癌细胞细胞膜上打开一个通道，使颗粒酶进入肿瘤细胞的细胞质，诱导肿瘤细胞凋亡[110]。

示踪 T 细胞的分子成像主要包括以下两种方法：借助靶向分子成像探针在体内与 T 细胞分子靶点特异性结合进而实现 T 细胞间接分子成像和分子成像探针标记 T 细胞进而实现的 T 细胞直接分子成像。例如，Lehmann 等通过将肿瘤细胞上的 CD3 与癌胚抗原（carcinoembryonic antigen，CEA）结合，研制出 T 细胞双特异性抗体 CEA-TCB（T-cell bispecific antibodies）。他们通过荧光（Alexa 647）标记 CEA-TCB 进行荧光分子成像探究 CEA-TCB 在小鼠肿瘤模型中的药动学特点[111]，结果显示，CEA-TCB 可以精准识别肿瘤，并具有治疗实体瘤的潜力。与间接标记方法不同，直接细胞标记是将免疫细胞从宿主体内分离出来，与特异性分子成像探针孵育，然后将其回输至宿主体内再实施分子成像。Stanton 等利用 SPECT/CT 分子成像示踪了标记有铟 [111]（^{111}In）的 T 细胞，发现 ^{111}In 标记的 T 细胞可在 48 h 内靶向乳腺癌组织和骨转移灶[112]。这些研究成果都充分体现了 T 细胞靶向分子成像可以实时、动态反映 TME 免疫应答状态的优势，为肿瘤免疫治疗保驾护航。

1. CD4$^+$ 和 CD8$^+$ T 细胞分子成像 TME 中的 CD4$^+$ 和 CD8$^+$ 淋巴细胞在启动和介导免疫治疗应答方面扮演重要角色。2014 年 Tavaré 等研发的 ^{64}Cu 标记靶向 CD8 抗体片段作为分子成像探针首次对 CD8$^+$ T 细胞进行 PET 分子成像。他们发现，抗原阳性的 Lyt2.2 B/6 小鼠的脾脏和 LN 摄取 ^{64}Cu-NOTA-2.43 Mb 比抗原阴性的 Lyt2.1 C3H 小鼠高 5 ～ 9 倍 [（75±8.5）%ID/g vs（15±2.3）%ID/g，$P < 0.01$；（0.033 27±7.9）%ID/g vs.（2.7±0.71）%ID/g，$P < 0.05$][113]。该研究初步证实了 PET 分子成像示踪及监测 CD8$^+$ T 细胞的可行性。2015 年，该团队进一步发现，利用放射性核素锆 -89（^{89}Zr）分别标记的抗 CD4 和 CD8 双特异性抗体（Cys-Diabody，cDb）分子成像探针 ^{89}Zr-alDFO-GK1.5 cDb 和 ^{89}Zr-malDFO-2.43 cDb，通过野生型、免疫靶点阻断和免疫缺陷三种小鼠模型 PET 分子成像可以发现 CD4$^+$ 和 CD8$^+$ T 细胞群在野生型小鼠的脾脏和 LN 中靶向性聚集，进一步显示了分子成像技术在免疫治疗中监测免疫细胞亚群的潜在应用价值[114]。

2016 年 Tavaré 等又在临床前肿瘤免疫治疗动物模型中验证了分子成像探针 ^{89}Zr-malDFO-169 cDb（抗 CD8 双特异性抗体）在监测全身系统和肿瘤微环境中 CD8 表达变化的可行性[115]。Kristensen 等研发了 ^{89}Zr-DFO-CD4/^{89}Zr-DFO-CD8a 分子成像探针，通过 PET 分子成像检测和评估 CT26 荷瘤小鼠的 CD4 和 CD8a T 细胞状态[116]。

2020 年 Taskar 等又基于一种与人 CD8 高亲和力的 minibody 研发了分子成像探针 ^{89}Zr-IAB22M2C，利用其对接受免疫治疗的恶性肿瘤患者进行前瞻性 I 期、开放标签、非随机、剂量递增开展了 PET 分子成像研究。研究结果表明，^{89}Zr-IAB22M2C 能够有效地靶向 CD8$^+$ T 细胞并可通过 PET 分子成像进行可视化，脾脏、骨髓、LN、肿瘤等富含 CD8$^+$ T 细胞的组织中均有明显的 ^{89}Zr-IAB22M2C 高摄取。这也开创了临床 CD8$^+$ T 靶向分子成像研究的先河（图 8-6）[117]，证实了 ^{89}Zr-IAB22M2C PET 分子成像在精准、定量可视化和评估 CD8$^+$ T 细胞在肿瘤内浸润中的潜在价值，有望为临床提供一种全新的实时、动态的疗效监测手段。

此外，Namavari 等基于鸟嘌呤类似物〔9-（β-D-Arabinofuranosyl）guanine，AraG〕研发了一种可被激活 T 细胞靶向摄取的小分子成像探针 ^{18}F-AraG。在一项针对同种异体造血细胞引起的急性移植物抗宿主病研究中，该分子成像探针可以实现活化 T 细胞的可视化，为临床早期发现排斥反应提供新策略。2019 年，Levi 等在一项 PD-1 免疫检查点治疗中利用 ^{18}F-AraG 评估了免疫治疗反应。结果显示，无论体内还是体外活化的 CD8$^+$Te 中均显示较高的 ^{18}F-AraG 摄取。对接受抗 PD-1 治疗的 MC38 荷瘤小鼠进行的纵向监测显示，PD-1 和同型对照抗体治疗的小鼠在治疗早期就存在 ^{18}F-AraG 摄取差异，且抗 PD-1 治疗的应答和无应答对 ^{18}F-AraG 的摄取差异也很明显。重要的是，肿瘤引流淋巴结（tumor-draining lymphnode，TDLN）亦可见 ^{18}F-AraG 的摄取，这为评估抗 PD-1 治疗免疫反应提供了重要信息。Levi 等为了评估 ^{18}F-AraG 示踪 TME 中 CD8$^+$ 细胞的能力，对一组鼠源肿瘤模型（结肠癌 MC38 和 CT26、非小细胞肺癌 LLC 及其亚克隆类型 A9F1、乳腺癌 4T1 和黑色素瘤 B16F10）进行 PET 分子成像，研究发现 ^{18}F-AraG 的摄取与肿瘤分离的 PD-1 阳性 CD8$^+$ 浸润淋巴细胞数量之间存在显著的统计学相关性（r^2=0.528，$P < 0.000\ 1$），其中在 MC38 模型中，经奥沙利铂（oxaliplatin）/ 环磷酰胺（cyclophosphamide，CTX）治疗后肿瘤对 ^{18}F-AraG 摄取值升高接近 2.4 倍 [（1.20 ± 0.31）%ID/g vs.（2.84 ± 0.93）%ID/g]。在 A9F1 模型中也观察到 oxaliplatin/CTX 治疗后 ^{18}F-AraG 的摄取显著增加 [（0.95 ± 0.36）%ID/g vs.（1.99 ± 0.54）%ID/g]。这些研究表明 ^{18}F-AraG PET 分子成像能够精准定位 CD8$^+$ 细胞的位置并评估其功能，实时、动态反映免疫治疗启动后肿瘤内的免疫活性，^{18}F-AraG 分子成像可以揭示免疫治疗应答者和无应答者之间 T 细胞活化的差异，有潜力成为免疫治疗过程中重要技术手段，为临床免疫治疗优势人群筛选、最佳免疫治疗时间窗选择以及联合治疗疗效评估等方面提供重要的理论依据和数据支持。

上述这些研究成果充分证实，^{18}F-AraG 分子成像为临床优势人群筛选、患者管理和新型联合疗法的开发提供新思路。目前，^{18}F-AraG 分子成像已经投入到两项临床 I 期试验（NCT04052412、NCT03071757）之中，用于评估免疫治疗中 T 细胞活化状态，这标志着基于小分子的分子成像探针在精准免疫诊疗中正在开启全新的一页。

2. OX40 靶向分子成像 OX40（CD134，TNFRSF4）作为肿瘤坏死因子（tumor necrosis factor，TNF）受体超家族成员，与配体 OX40L（CD252，TNFSF4）结合在活化的抗原提呈细胞上，导致 TNF- 受体相关因子（TRAF）的招募，TCR 独立信号复合物的形成和 NF- kappaB 的下游激活。通过这一机制产生 IL-2、IFN-γ 等细胞因子促进 T 细胞的存活、增殖和激活[118]。因此，OX40 是肿瘤浸润活化 T 细胞的重要生物标志物，可直接反映免疫治疗药物引发的抗肿瘤免疫应答程度。2018 年 Alam 等利用 ^{64}Cu-DOTA-AbOX40 分子成像探针实现了对 OX40 的无创、连续 PET 靶向分子成像。研究者们建立双侧 A20 淋巴瘤的荷瘤小鼠模型，在其一侧瘤给予免疫刺激剂（胞嘧啶磷酸二酯鸟嘌呤寡聚脱氧核苷酸 CpG-ODN，微生物标记的 DNA 片段），另一侧瘤无处理。治疗后第 9 天发现治疗侧肿瘤和引流淋巴结中 ^{64}Cu-DOTA-AbOX40 的摄取较未治疗侧肿瘤显著增强（56%，$P < 0.01$），并且治疗后脾脏对分子成像探针的摄取较治疗前明显增强（247.9%，$P < 0.000\ 1$）[119]。因此这一结果表明，基于 OX40 PET 分子成像可以准确地预测原位肿瘤免疫治疗的早期应答时间。

（二）B 细胞靶向分子成像

B 细胞的靶向分子影像学相关研究鲜有报道。Gonzalez 等通过荧光分子成像发现来自荧光素酶或 GFP 转基因小鼠的 CD40 阳性 B 细胞归巢于次级淋巴器官，通过活化 C57BL/6 小鼠 APCs，能够激活细胞毒性 T 细胞反应[120]。这一发现完善了基于 B 细胞的肿瘤免疫治

☆ ☆ ☆ ☆

疗方法的潜在价值。B 细胞靶向分子成像研究较少，潜在原因可能包括两个方面：一方面 B 细胞主要参与体液免疫，在肿瘤发生发展过程中 B 细胞主要负责识别肿瘤细胞并呈递给 T 细胞，而非直接作用于肿瘤细胞造成免疫杀伤，因此围绕 B 细胞免疫治疗作用效果差；另一方面 B 细胞特异性分子靶点缺乏，且成熟的 B 细胞在接受抗原后会增殖分化为浆细胞，后者寿命较短。因此，抗 B 细胞相关分子靶向药物研发也较少，这些都导致 B 细胞的靶向分子成像研究及实施难度较高。

（三）NK 细胞靶向分子成像

NK 细胞是一种先天性淋巴细胞，在早期免疫防御中发挥关键作用，特别是在控制肿瘤转移和血液系统肿瘤中扮演着重要角色。NK 细胞可以直接对肿瘤细胞进行杀伤，亦可以通过分泌各种细胞因子如 IFN-γ、TNF-α，招募其他免疫细胞，启动抗肿瘤反应。并且细胞毒性 T 淋巴细胞中的一些检查点分子在 NK 细胞上也有不同程度地表达，如 PD-1、LAG-3、TIGIT 和 TIM-3 等，通过检查点抑制剂阻断上述免疫检查点，可以逆转 NK 细胞的功能衰竭，弥补 T 细胞免疫治疗的局限性，为肿瘤免疫治疗开辟了一种新的策略。对于 NK 细胞的靶向分子成像，早在 1993 年就有文献报道，目前 NK 细胞靶向分子成像技术包括 MR、荧光和生物发光成像（bioluminescence imaging，BLI）、SPECT 和 PET 分子成像等 [121, 122]。

2017 年 Byeong-Cheol Ahn 等利用荧光素酶基因转染 NK-92mi 细胞，通过 BLI 动态跟踪 NK 细胞在体内的生物分布。结果显示，NK 细胞在注射后 1h 主要聚集在肺、脾，24h 后逐渐向肿瘤区域迁移 [123]。2018 年 Mee 等用 ESNF13（一种近红外荧光团）标记了 NK 细胞，在非荷瘤小鼠中观察到 NK 细胞在注射后立即集中于肺部，4h 后在肾脏中聚集。而在 MDA-MB-231 荷瘤 NSG 小鼠中，NK 细胞在注射后 4h 向肿瘤和转移区迁移 [124]。在另一项研究中，研究人员将载有基质细胞衍生因子 1α（SDF-1α）和化疗药物多柔比星（doxorubicin，DOX）的量子点 Ag_2Se（最大发射波长 λ Em=1350 nm）进行肿瘤局部注射，将 SDF-1α 和 DOX 送至肿瘤部位。然后静脉注射另一种量子点 Ag_2S（λ Em=1050 nm）标记的 NK-92 细胞，通过 Ag_2S 荧光观察 SDF-1α 在招募 NK 细胞到肿瘤中所发挥的趋化作用。研究结果发现近红外二区（NIR-II）荧光分子成像，能够可视化两个装载化疗及标记 NK 细胞的量子点的在体分布，并实现动态观察 NK 细胞的免疫活性。化疗和免疫治疗对人乳腺癌小鼠模型均有抑制作用，并可通过 NIR-II 分子成像进行评价 [125]。这一研究为细胞示踪及新型肿瘤免疫治疗药物的研发提供了全新的方向。

在 2015 年的一项研究中，^{99m}Tc 标记的抗 CD56 单克隆抗体被用来实现 NK 细胞靶向分子成像，进而实现 NK 细胞的可视化。研究发现 ^{99m}Tc-anti-CD56 mAb 可用于 CD1 裸鼠间变性甲状腺癌 NK 细胞的靶向分子成像，且其在肝脏和肾脏中有一定生理性积累 [126]。临床应用肝素 - 鱼精蛋白 - 纳米氧化铁标记了 NK 细胞进行，并用 MR 对其进行了示踪，研究结果显示，经门静脉或静脉注射递送的肝素 - 鱼精蛋白 - 纳米氧化铁标记 NK 细胞，可在 0.5 h 后聚集在肝组织中，12h 后迁移至肝肿瘤 [127]。2016 年，Malviya 等用 ^{111}In-oxine 标记了 NK 细胞，回输后 24h 发现 NK 细胞主要聚集在 SCID 小鼠的脾脏和肝脏。另外，人肺癌 A549 原位移植瘤鼠与无肿瘤模型鼠相比，肺组织在回输 ^{111}In-oxine 标记的 NK 细胞 24h 后出现显著高摄取 [128]，这说明 NK 细胞有向肿瘤所在组织驱化浸润的特性，同时可证明了分子成像在 NK 细胞可视化方面的重要价值。

2019 年 Park 等设计制备了具有核壳结构并且可用于 NK 细胞基因转染的多功能纳米

粒子（MF-NP），该纳米分子成像探针不仅能够有效靶向基因工程 NK 细胞，同时还能够实现 NK 细胞在体迁徙的 MR 和荧光光学分子成像监测[129]。

2020 年 Shaffer 等研发了 ^{64}Cu 或 ^{89}Zr 标记的 NKp30（NK 细胞表面表达的活化天然细胞毒性受体）靶向单克隆抗体分子成像探针 ^{64}Cu/^{89}Zr-NKp30Ab，并完成了临床前在体成像研究。^{64}Cu/^{89}Zr-NKp30Ab PET 分子成像探针在体内和体外均表现出较高的稳定性和 NKp30 特异性，能够有效靶向 NK 细胞，并精准监测 NKp30 表达和示踪肿瘤和免疫器官中 NK 细胞（图 8-7）[130]。

上述研究成果说明多模态分子成像有利于示踪标记的 NK 细胞或 NK 细胞靶向分子成像，有望为临床提供更加精准、系统的 NK 细胞定位、定量分析工具。

（四）巨噬细胞靶向分子成像

肿瘤相关巨噬细胞（tumor-associated macrophage，TAM）是指浸润在肿瘤组织中的 mø 细胞，是 TME 中最多的一类免疫细胞。TAM 存在两种表型激活状态，杀伤肿瘤的 M1 型和促进肿瘤生长的 M2 型。TAM 分化成哪一种表型激活状态主要取决于 TAM 与肿瘤细胞之间的相互作用。当肿瘤进展时，TAM 通过获得免疫抑制表型而分化为 M2 表型，促进肿瘤生长和侵袭。

近年来，许多研究者对 TME 中 TAM 的作用进行了研究，并利用分子成像技术对其活动进行了示踪。2017 年 Arlauckas 等利用在体分子成像研究抗 PD-1 治疗中 TAM 介导的耐药性通路，发现荧光标记的抗 PD-1 单克隆抗体（PE-aPD-1）在早期可有效地与 CD8$^+$ T 细胞结合，然后在几分钟内被 PD-1 阴性表达的巨噬细胞捕获。而在抗 PD-1 单抗使用前，先行阻断免疫细胞 FcγR 结构域，则会延长荧光标记的抗 PD-1 单克隆抗体与 CD8$^+$ T 细胞结合时间，并避免 CD8$^+$ T 细胞被巨噬细胞捕获，最终延长免疫抑制剂治疗效果[131]。Shin 等利用全氟化碳纳米分子成像探针的 ^{19}F-MR 分子成像对小鼠乳腺癌肿瘤内 TAM 进行示踪和量化，发现 TAM 能够浸润至肿瘤内使肿瘤 ^{19}F-MR 信号强度增强，且这一信号强度与肿瘤生长呈显著正相关[132]。随后，Aghighi 等尝试探究纳米氧化铁增强 MRI 分子成像在检测儿童和青年淋巴瘤和骨肉瘤中 TAM 的应用价值，结果显示，与增强前扫描相比，纳米氧化铁增强扫描后发现肿瘤 T_2^* 信号明显增高（$P=0.036$），且肿瘤 MR 图像上 T_2^* 信号增强与 CD68$^+$、CD163$^+$ TAM 密度显著相关（$P < 0.05$）[133]。这些直接或间接靶向 TAM 的分子成像技术加深了我们对 TAM 和肿瘤微环境的认识，为临床基于分子影像示踪 TAM 进而对患者进行免疫靶向治疗分层，并精准监测免疫反应提供理论基础和前沿技术。

（五）骨髓源性抑制细胞靶向分子成像

骨髓源性抑制细胞（myeloid-derived suppressor cells，MDSC）是 TME 中另一类免疫抑制细胞。MDSC 通常表达 CD11b 和 Gr-1 两种分子靶点，并可分为多形核 MDSC 和单核细胞 MDSC。MDSC 在免疫应答中有特异的负调控功能：①通过抑制 T 细胞和 NK 细胞的功能以及诱导调节性 T 细胞的扩增来抑制免疫；②介导患者对免疫检查点抑制的耐药性；③促进肿瘤侵袭／转移和肿瘤血管生成[120]。因此精准监测肿瘤微环境 MDSC 对免疫治疗意义重大。

已知的 MDSC 特征允许使用分子成像来示踪 MDSC。已有研究显示，光学分子成像技术可以在体水平对荷瘤小鼠体内的荧光标记 MDSC 进行定位，观察其迁移、招募和分布等等，揭示特定器官和肿瘤微环境对 MDSC 代谢和功能的影响[134]。MRI 亦可用于示踪 MDSC 并监测免疫治疗反应。例如：Tremblay 等利用 SPION 标记 MDSC，并将其回

☆☆☆☆

输至动物模型体内示踪，初步验证了其在免疫治疗中监测疗效的可行性[135]；Yu 等研发了 MDSC 膜包覆的 SPION 分子成像探针，其借助 MDSC 膜上的特异性标志物，回输至体内能有效实现免疫逃逸，实现肿瘤主动靶向，并可在 MRI 和光热治疗诱导下发挥肿瘤杀伤功能[136]。此外，Cheng 等利用 ^{99m}Tc 标记的抗 CD11b 抗体（^{99m}Tc-MAG3-anti-CD11b）靶向 MDSC，并在结肠癌模型中开展了 SPECT 分子成像，研究发现该方法可以初步实现结肠肿瘤炎性微环境中的早期精准检测[137]。

（六）免疫反应生物标志物靶向分子成像

免疫反应相关生物标志物也在一定程度上可以反映免疫系统的状态，通过无创的分子成像，实时监测免疫反应标志物对于免疫治疗也有其重要意义。

细胞因子 IFN-γ 主要由活化的 CD4$^+$ T 细胞和细胞毒性 CD8$^+$ T 细胞产生[138]，IFN-γ 信号通路可通过上调 Fas/FasL 和 MHC 分子杀死肿瘤细胞，并调节肿瘤 PD-L1 表达以平息免疫激活[139]。2018 年，Gibson 等研发了 IFN-γ 靶向分子成像探针 ^{89}Zr-anti-IFN-γ，用于 BALB/c 小鼠的 PET 分子成像研究。他们在 72 h 的 PET 分子成像中发现肿瘤 ^{89}Zr-anti-IFN-γ 摄取均高于肝脏和血液。与对照组相比，阳性肿瘤组摄取增加了近 2 倍 [（10.07±1.50）%ID/g vs.（5.97±0.61）%ID/g，P=0.000 1][140]。研究结果表明 ^{89}Zr-anti-IFN-γPET 分子成像可以作为一种非侵入性的检测方法来精准识别和检测免疫治疗中 IFN-γ 的产生和代谢，从而为深入了解免疫治疗过程中的分子事件动态变化，免疫治疗方案的优化和调整提供重要依据。

颗粒酶 B 是一种由 CD8$^+$ CTL 细胞分泌的丝氨酸蛋白酶，在免疫诱导的凋亡中起关键作用[141]。颗粒酶 B 是一个可靠的免疫反应生物标志物，在免疫治疗早期表达量就会发生明显增高。Larimer 等基于颗粒酶 B 序列设计研发了一种分子成像探针 ^{68}Ga-NOTA-GZP（granzyme B targeted PET imaging agent），通过 PET 分子成像监测颗粒酶 B 在 CT26 肿瘤中的动态表达。结果显示，联合使用抗 CTLA-4 和抗 PD-1 治疗时肿瘤对 ^{68}Ga-NOTA-GZP 摄取明显升高，与单免疫检查点治疗和未治疗小鼠相比，^{68}Ga-NOTA-GZP 的肿瘤/血池比分别为（1.83±0.18）vs.（1.29±0.12）vs.（0.96±0.11）[142]。随后，该团队进一步将该分子成像探针用于免疫检查点抑制剂联合治疗的疗效评价，结果显示高摄取的肿瘤对治疗有反应，可以达到 93% 的敏感性和 94% 的阴性预测值，并且肿瘤对分子成像探针的平均摄取值与治疗的响应百分比呈线性相关[143]。因此，^{68}Ga-NOTA-GZP PET 分子成像有潜力作为一种无创的成像手段早期识别免疫治疗应答人群，精准评估免疫治疗疗效。

三、肿瘤疫苗分子成像

肿瘤细胞与免疫系统之间存在动态平衡的作用机制，在该机制作用下，两者呈现出高度特异性，表现为肿瘤免疫较少的脱靶效应和可调控的免疫记忆，这些特性是肿瘤疫苗的理论基础[144]。肿瘤疫苗主要包括长肽疫苗、病毒载体疫苗以及 RNA、DNA、工程细菌和抗原负载的树突状细胞疫苗，这些疫苗已被用于临床前和临床肿瘤研究[145]。然而，肿瘤疫苗的临床表现差异很大，需要及时评估机体免疫应答状态，以明确疫苗的疗效。而分子成像技术则可在无创前提下对肿瘤治疗性疫苗免疫动态进行实时监测，精准评估其临床应用价值（表 8-2）。

（一）树突状细胞疫苗靶向分子成像

DCs 的出现和成熟是 T 细胞激活的必需条件。在肿瘤免疫治疗中，树突状细胞通过

MHC- Ⅰ向 CD8[+] T 细胞提供肿瘤抗原，成熟的 DC 还可以向 CD8[+] T 细胞提供共刺激信号，从而导致细胞毒性 T 细胞的抗肿瘤效应。因此，DC 疫苗可以同时整合多个信号来激活 T 细胞，相比其他抗癌疫苗更为有效。DC 的靶向分子成像可评估 DC 的生物分布、可视化其活化、确定 DC 与其他免疫细胞之间的相互作用，从而精确地指导肿瘤免疫治疗。DC 的示踪方法可分为直接示踪和间接示踪。Crisci 等利用超磁性氧化铁（superparamagnetic iron oxide，SPIO）直接标记单核细胞来源的 DC，并利用 MR 分子成像监测 DC 在家猪中的迁移和生物分布（图 8-8）[146]。2017 年，Lee 等研发一种基于人钠 / 碘转运体（human sodium/iodide symporter，hNIS）报告基因的 PET 分子成像探针 ^{18}F-tetrafluoroborate（TFB），通过 PET 和荧光分子成像均可见间接标记的 DC 细胞迁移至腘窝淋巴结[147]。无论直接或间接标记 DC，分子影像均可以精准示踪 DC，为临床提供精准的肿瘤疫苗疗效评估，重要的是间接标记法通常会选择兼有 DC 活化增殖的分子成像探针，这也为肿瘤免疫疫苗的研发提供了新思路。例如，Liang 等将佐剂 MPLA 和特异性抗 CD11c 抗体的脂质体包覆金纳米笼，在体内利用 CD11c 间接靶向 DC 以刺激其活化和成熟，并通过光学分子成像实现动态监测[148]。Xiang 等研发了一种纳米粒子 - 抗原复合物（UCNPS），可被 DC 有效吞噬，并诱导 DC 成熟和细胞因子释放。利用该复合物作为分子成像探针标记 DC 并进行高灵敏度的体内上转换光学分子成像，可以观察到 DC 在注射后向引流淋巴结归巢[149]。随后 Lee 等又研发一种高灵敏度和稳定的放射性核素碘 [124]（[124]I）嵌入金纳米粒子（Poly-Y-RIe-AuNP）作为分子成像探针用于示踪淋巴系统中的 DC，该金纳米粒子具有较强的吞噬活性，因此无须转染试剂即可易被 DC 内化。结果显示，PET 分子成像可以精准显示 Poly-Y-RIe-AuNP（[124]I）标记的 DC 在引流腘窝淋巴结和腹股沟淋巴结中的迁移，并通过荧光分子成像发现 Poly-Y-RIe-AuNP 能够刺激成熟的 DC 对宫颈癌的抗肿瘤免疫作用，这与肿瘤裂解物脉冲产生的 DC 作用相当[150]。这些研究成果体现了分子成像在肿瘤疫苗研发和疗效监测方面的巨大潜力，分子成像可对几乎所有治疗性疫苗的代谢或转归进行可视化，这将有助于研究人员了解疫苗的活性和机制，用于肿瘤疫苗研发策略的制订及优化。

（二）其他肿瘤疫苗靶向分子成像

MRI 已被用于评估几种不同肽基肿瘤疫苗递送系统之间的清除效果差异。Chen 等在 MRI 分子成像指导下通过光热治疗（photothermal tumor therapy，PTT）设计了减毒的细菌载体疫苗，并利用磁纳米颗粒（bacterial magnetic nanoparticles，BMP）对肿瘤进行消融。治疗后 MR 分子成像显示肿瘤部位 T_2 信号强度降低 25%，且肿瘤边界较前清晰[151]。Verbeke 等利用亲脂 DiR 荧光染料的荧光分子成像探针来可视化核苷修饰的 mRNA 疫苗的生物分布[152]。随后，Zhu 等利用 [64]Cu 标记 DNA/RNA/ 肽共递送纳米疫苗，并使用 PET 分子成像，以评估 iDR-NC 靶向 LN 中 APC 的能力以及发挥的免疫刺激[153]。[124]I-PET 分子成像已成功用于监测病毒疫苗（GLV-1h153）对异种胰腺癌的治疗反应[154]。

表 8-2　肿瘤疫苗的分子成像

疫苗剂	类型	设备	对象	分期
SPIO-DepoVax-R9F 抗原	多肽	MRI	小鼠	临床前
RNA-lipoplexes 编码 gp70	RNA	PET	小鼠	临床前
DiR 荧光染料 - mRNA 疫苗	RNA	FI	小鼠	临床前

☆☆☆☆

续表

疫苗剂	类型	设备	对象	分期
编码 tdTomato 或荧光素酶的 DNA	DNA	FI	小鼠	临床前
^{124}I-GLV-1h153	病毒	PET	小鼠	临床前
细菌磁纳米颗粒	减毒细菌载体	MRI	小鼠	临床前
载抗原的铁标记树突状细胞疫苗	树突状细胞	MRI	小鼠	临床前
SPIO / 荧光团 EverGreen-GVAX	肿瘤细胞	MRI/BLI	小鼠	临床前
NIR-QD-DC 与肿瘤细胞融合疫苗	融合细胞	NIRF	小鼠	临床前
DiR 荧光染料 - 卵清蛋白载 pH/ 氧化还原双敏感胶束疫苗	纳米疫苗	FI	小鼠	临床前
Ova- 锌掺杂氧化铁磁性纳米粒子	纳米疫苗	MRI	小鼠	临床前
^{64}Cu-labeled NMEB-Adpgk	纳米疫苗	PET	小鼠	临床前
^{64}Cu 标记的 DNA/RNA/ 肽共载纳米载体	纳米疫苗	PET	小鼠	临床前
GAA 衍生的 HLA-A*0201 限制性肽 - TetA830 peptide-Seppic	多肽	MRI	人	临床
Tumor lysate/keyhole limpet hemocyanin-pulsed 树突状细胞疫苗	树突状细胞	PET	人	临床

注：MRI. 磁共振成像；PET. 正电子发射断层扫描；FI. 荧光成像技术；BLI. 生物荧光成像；NIRF. 近红外荧光成像；RNA. 核糖核酸；DNA. 脱氧核糖核酸；DC. 树突状细胞

四、CAR-T 细胞靶向分子成像

CAR-T 细胞治疗是目前过继性免疫治疗中最成功、也是最成熟的治疗方式。CARs 包括细胞外抗原识别域和细胞内信号传导域，它们通过逆转录病毒或慢病毒载体转导到 T 细胞中。CAR-T 细胞的胞外结构域可以识别特定的抗原，特异性结合肿瘤细胞，然后胞内结构域刺激 T 细胞增殖和细胞因子分泌，从而发挥对肿瘤细胞的攻击作用[155]。已有研究显示 CAR-T 细胞治疗在 CD19 高表达恶性血液病治疗上取得了突破性进展，但在实体恶性血液病治疗上效果并不显著[66]。其原因是缺乏在体、无创及实时监测 CAR-T 细胞过继转移后的归巢、分布和增殖等功能的有效手段。分子成像实现 CAR-T 细胞示踪主要包括被动标记和报告基因两种。^{89}Zr-Oxine、^{111}Indium 以及 ^{99m}TcO$_4$ 等可直接用于标记 CAR-T 细胞，并可利用 PET 或 SPECT 进行精准定量体内示踪。Bajgain 等使用肿瘤相关抗原修饰的 CAR-T 细胞靶向转移性乳腺癌，并使用光学分子成像来示踪 eGFP-Luc-CAR-T 细胞（GFP 和 Luc 双转 CAR-T 细胞）[156]。

2017 年 Keu 等在临床开展了 9 例复发性胶质瘤患者的 I 型单纯疱疹病毒胸苷激酶 (HSV1-tk) 报告基因 PET 分子成像研究。巨细胞病毒嵌合 I 型单纯疱疹病毒胸苷激酶基因的腺病毒载体（Ad-CMV-HSV-1-tk）能对 T 淋巴细胞进行有效转染，使 CTL 表达 HSV1-tk。而 9-[4-[^{18}F] 氟 -3-（羟甲基）丁基] 鸟嘌呤（^{18}F-FHBG）这种 ^{18}F 标记的无环鸟苷衍生物，可在 HSV1-tk 作用下磷酸化而滞留在 CTL 细胞内，因此凭借着这一基因显像的原理就可以对利用 ^{18}F-FHBG PET 分子成像对患者体内 CAR-T 细胞进行实时和精准的示踪（图

8-9）[157]。Farwell 等设计研发了分子成像探针 ^{18}F-TMP，用于对表达大肠埃希菌二氢叶酸还原酶（escherichia coli dihydrofolate reductase enzyme，eDHFR）、黄色荧光蛋白（yellow fluorescent protein，YFP）和海肾荧光素酶（renilla luciferase，rLuc）报告基因的 CAR-T 细胞进行 PET 分子成像示踪，结果显示，^{18}F-TMP/eDHFR PET 分子成像的灵敏度很高，可以实现单位立方毫米肿瘤组织中 11000 个 CD8$^+$ DYR（DHFR-YFP-Renilla）-CAR T 细胞的检测数量级[158]。这些数据表明，CAR-T 细胞治疗作为一种高度个体化的免疫治疗方法，分子成像将有助于 CAR-T 在患者中的更精准应用。

五、分子影像精准评估免疫相关不良事件

免疫相关不良事件（immune-related adverse events，irAE）是由免疫治疗引起的，针对健康组织的免疫反应激活而引发的独特不良事件。约有 2/3 的肿瘤免疫治疗患者会发生 irAE，其中 14% 为 3 级或以上，irAE 不仅会干扰正常免疫治疗，严重时还会危及生命[159]。精准地明确 irAE 分级并及时发现和正确处理，对于成功的肿瘤免疫治疗以及及时挽救患者生命都至关重要。irAE 发病时间存在异质性、病情呈现动态迅速变化性、受累器官呈多样性，这些都给无创监测 irAE，准确诊断并分级以及病人管理提出极大的挑战。影像学检查在 irAE 的诊断和分类中具有独有优势，其凭借无创、实时、便捷、可重复性强的优点，可以在一定程度上揭示 irAE 的特有征象，为临床发现 irAE 以及针对 irAE 适时调整治疗方案提供诊断依据。

（一）常规影像学检查

最近一项研究显示，在接受 PD-1 抑制剂治疗的患者中，传统影像学检查能够检测 74% 的 irAE 发生。CT、MRI、超声等检查方式在 irAE 中不同损害器官的检测中表现其各自优势，其中典型的肺间质病变以 CT 诊断为主，垂体炎以磁共振诊断为主，甲状腺炎以超声诊断为主等。

1. CT 诊断 irAE　结肠炎是除皮炎外最常见的 irAE，在使用抗 CTLA-4 抗体治疗期间更为常见。常见的症状包括腹泻、腹痛、呕吐、发热，偶尔伴有便血等[160]。目前的文献报道两种主要的 CT 类型：弥漫性结肠炎和节段性结肠炎。前者主要表现为肠壁弥漫性增厚、黏膜进行性强化、肠系膜充血，以及伴有或不伴有结肠包裹性积液等；后者主要表现为肠壁阶段性增厚、肠周脂肪间隙浑浊、黏膜进行性强化、肠系膜充血，并且常合并憩室炎等[161]。irAE 中肺毒性引起的炎症反应虽然起病程度高低不同，但进展迅速，常会危及生命。Nishino 等在 PD-1 抑制剂治疗的患者中明确了四种免疫性肺炎的 CT 表现：隐源性组织性肺炎（cryptogenic organizing pneumonia，COP）、非特异性间质性肺炎（non-specific interstitial pneumonia，NSIP）、过敏性肺炎（hypersensitivity pneumonitis，HP）和急性间质性肺炎 / 急性呼吸窘迫综合征（acute interstitial pneumonia/acute respiratory distress syndrome，AIP/ARDS）[162]。其中 COP 最常见，CT 表现为片状磨玻璃影及胸膜下或支气管周围实变。它偶尔会伴随着相反的"光环标志"；其次是 NSIP，CT 表现为双肺基底部或胸膜下多发磨玻璃影、网状影以及牵引性支气管扩张 / 囊状或非囊状支气管扩张；CT 上 HP 的典型征象为小叶中心结节和由于空气滞留引起的马赛克灌注，多分布在双肺上叶。AIP 的典型 CT 表现为双侧磨玻璃样斑片状阴影伴依赖性肺实变，叠加网状高密度影，伴有以支气管扩张为主要特征的纤维化终末期肺部表现[163]。

2. MRI 和超声诊断 irAE　除免疫性肺炎，垂体炎也是 irAE 的一个重要表现，2% ～ 4%

★★☆☆

接受 ICI 治疗的患者会并发不同程度的头痛、疲劳、甲状腺功能减退、性腺功能减退和皮质醇减退等症状，中位发病时间为 9 周[164]。MRI 的典型表现为垂体中度增大，呈凸形，柄或漏斗增大，增强扫描呈均匀强化。此外，ICI 相关的甲状腺炎也是常见的并发症，超声表现类似于桥本甲状腺炎（弥漫性肿大，小结节型，超声多普勒评估血流信号显示正常）[165]。

3. PET 诊断 irAE 由于 irAE 引起的相关炎症可诱导 ^{18}F-FDG 的摄取，因而，^{18}F-FDG PET/CT 在识别 irAE 相关的炎症反应方面亦展现出独特优势。通过 ^{18}F-FDG PET/CT 扫描很容易发现 irAE 多器官结节样反应以及诸如小肠结肠炎、胰腺炎、胃十二指肠炎、胆管炎、甲状腺炎等免疫相关炎症[166, 167]。在一项对 35 名接受 nivolumab 和 ipilimumab 联合治疗的恶性黑色素瘤患者的研究中，39% 的 irAE 在 FDG-PET/TC 检查后被诊断，11% 的 irAE 仍处于临床隐匿状态[168]。传统影像学在诊断 irAE 方面已经比较成熟，通过传统影像学检查，临床医师可以精准发现、定位 irAE，保障免疫治疗安全顺利。

（二）分子影像学检查

虽然传统影像学检查在明确 irAE 领域已经在临床广泛应用，然而相对于免疫应答反应的迅速多样，这种检查方式仍存在特异性差和诊断滞后性的缺点。早期 irAE 的影像学征象通常不具备典型征象，如诊断医师不了解患者免疫治疗进程，则很难给出明确的临床诊断及重要提示，最终导致错误的治疗。而分子影像能够在体针对 irAE 发生进程中特异性的对分子靶点或免疫细胞进行非侵入性可视化、表征、量化，从而有潜力为 irAE 早期精准预判和评估提供全新的策略和技术方法。

2021 年 Ferreira 等首次利用颗粒酶 B 靶向 PET 分子成像探针 ^{68}Ga-NOTA-GZP 在小鼠模型中开展 irAE 的分子成像评估。结果显示，在 MC38 荷瘤鼠免疫治疗诱导的不良事件模型中，^{68}Ga-NOTA-GZP PET 分子成像能够敏感地发现 irAE 的建立与组织中免疫浸润和颗粒酶 B 上调相关联；且发现受 irAE 影响的器官（如结肠、脾脏和肾脏），在给予地塞米松治疗缓解后，对 ^{68}Ga-NOTA-GZP 的摄取也会显著降低[169]，这证明了 irAE 的建立和恢复都与颗粒酶 B 表达密不可分，而通过靶向颗粒酶 B 的 PET 分子成像则可以实现早期、实时、精准的 irAE 评估和监测。

因此，对于 irAE 的分子水平精准诊断和评估是肿瘤进入免疫治疗时代最迫切的需求，亟待我们积极研发更多、更敏感、更广谱的与免疫炎症反应相关的靶向分子成像探针，研发更特异性的分子成像策略，从而为临床提供更加早期、精准、动态的 irAE 信息，及时指导免疫治疗方案调整，为患者实施更加安全和可靠的免疫治疗来保驾护航。

本章小结

我们欣喜地看到，分子成像技术在肿瘤免疫相关基础研究领域，以及临床筛选免疫治疗优势人群、评估免疫治疗的疗效、预后评估和后续免疫疗法制订等方面展现了巨大的潜在应用价值。分子影像作为临床医师的"慧眼"，可以实时、全面、精准地捕捉肿瘤免疫相关分子靶点或免疫细胞的信息。当然，尽管肿瘤免疫分子影像取得了一些突破性的进展成果，且有部分研究已经进入临床，但依然面临着诸多挑战。例如，可用于分子成像的免疫靶点仍相对有限，仅有一小部分抑制免疫应答的受体和配体被确认并用于指导分子成像探针的合成制备。因而，需要免疫学家等科研人员们进一步深入探索免疫治疗相关机制和寻找更多可分子成像有效靶点；另外，现有实验数据已在小样本量肿瘤患者免疫疗法中证明了分子影像的可行性及有效性，而分子成像探针的安全性、评估及验证涉及多方检测资质机构提供多方数据，临床转化应用授权也需要得到层层审批才能大规模开展受试研究，这些都限制着免疫分子成像技术临床转化速率。与此同时，现有的分子影像检查手段虽然种类众多，然而无论是核素分子成像、磁共振分子成像还是光学分子成像在实际应用中均存在固有的缺陷，或是辐射损伤，或是分辨率不足，或是灵敏度欠佳等，如何依据肿瘤免疫研究的不同目的，有效地选择和结合多模态分子成像技术，以期更有利于为肿瘤免疫研究提供更全面的分子水平有效信息，也仍是分子影像科研人员们探究的方向。

随着多类型有机纳米材料被不断研发并应用于肿瘤免疫分子成像，可视化不同免疫细胞及 TME 中活动，不断拓宽了肿瘤免疫分子成像探针的种类、应用范畴和潜在价值；随着人工智能和大数据分析的进步，影像组学也正在从临床 CT、PET 或 MRI 提取定量成像特征，并通过整合基因组学，分子病理学和临床数据来为肿瘤免疫提供更全面的诊疗方法；相信在多学科科研人员的团结协作和共同努力下，分子影像定能克服上述诸多挑战，极大程度地推动了肿瘤免疫治疗的发展，成为临床肿瘤免疫治疗的常规技术手段。

参 考 文 献

[1] Dunn, G. P., et al. Cancer immunoediting:from immunosurveillance to tumor escape. Nat Immunol, 2002, 3(11):991.

[2] McCarthy, E. F. The toxins of William B. Coley and the treatment of bone and soft-tissue sarcomas. Iowa Orthop J, 2006, 26:154.

[3] Fyfe, G., et al. Results of treatment of 255 patients with metastatic renal cell carcinoma who received high-dose recombinant interleukin-2 therapy. J Clin Oncol, 1995, 13(3):688.

[4] Klapper, J. A., et al. High-dose interleukin-2 for the treatment of metastatic renal cell carcinoma:a retrospective analysis of response and survival in patients treated in the surgery branch at the National Cancer Institute between 1986 and 2006. Cancer, 2008, 113(2):293.

[5] Tan, S. Y. and N. Ponstein. Frank Macfarlane Burnet(1899-1984):Australia's gift to immunology. Singapore Med J, 2017, 58(8):508.

[6] Philips, G. K. and M. Atkins. Therapeutic uses of anti-PD-1 and anti-PD-L1 antibodies. Int Immunol, 2015, 27(1):39.

[7] Chen, L. and X. Han. Anti-PD-1/PD-L1 therapy of human cancer:past, present, and future. J Clin Invest, 2015, 125(9):3384.

[8] de Miguel, M. and E. Calvo. Clinical Challenges of Immune Checkpoint Inhibitors. Cancer Cell, 2020, 38(3):326.

[9] Goleva, E., et al. Our Current Understanding of Checkpoint Inhibitor Therapy in Cancer Immunotherapy. Ann Allergy Asthma Immunol, 2021.

[10] Linsley, P. S., et al. Coexpression and functional cooperation of CTLA-4 and CD28 on activated T lymphocytes. J Exp Med, 1992, 176(6):1595.

[11] Leach, D. R., M. F. Krummel, and J. P. Allison. Enhancement of antitumor immunity by CTLA-4 blockade. Science, 1996, 271(5256):1734.

[12] Huang, T. H., et al. Enhanced antitumor immunity by fusion of CTLA-4 to a self tumor antigen. Blood, 2000, 96(12):3663.

[13] Hodi, F. S., et al. Improved survival with ipilimumab in patients with metastatic melanoma. N Engl J Med, 2010, 363(8):711.

☆ ☆ ☆ ☆

[14] Schadendorf, D., et al. Pooled Analysis of Long-Term Survival Data From Phase II and Phase III Trials of Ipilimumab in Unresectable or Metastatic Melanoma. J Clin Oncol, 2015, 33(17):1889.

[15] Sharma, P., et al. The Next Decade of Immune Checkpoint Therapy. Cancer Discov, 2021, 11(4):838.

[16] Robert, C., et al. Pembrolizumab versus Ipilimumab in Advanced Melanoma. N Engl J Med, 2015, 372(26):2521.

[17] Fuchs, C. S., et al. Safety and Efficacy of Pembrolizumab Monotherapy in Patients With Previously Treated Advanced Gastric and Gastroesophageal Junction Cancer:Phase 2 Clinical KEYNOTE-059 Trial. JAMA Oncol, 2018, 4(5):e180013.

[18] Cohen, E. E. W., et al. Pembrolizumab versus methotrexate, docetaxel, or cetuximab for recurrent or metastatic head-and-neck squamous cell carcinoma(KEYNOTE-040):a randomised, open-label, phase 3 study. Lancet, 2019, 393(10167):156.

[19] Rosenberg, J. E., et al. Atezolizumab in patients with locally advanced and metastatic urothelial carcinoma who have progressed following treatment with platinum-based chemotherapy:a single-arm, multicentre, phase 2 trial. Lancet, 2016, 387(10031):1909.

[20] Horn, L., et al. First-Line Atezolizumab plus Chemotherapy in Extensive-Stage Small-Cell Lung Cancer. N Engl J Med, 2018, 379(23):2220.

[21] Butte, M. J., et al. Programmed death-1 ligand 1 interacts specifically with the B7-1 costimulatory molecule to inhibit T cell responses. Immunity, 2007, 27(1):111.

[22] Topalian, S. L., et al. Safety, activity, and immune correlates of anti-PD-1 antibody in cancer. N Engl J Med, 2012, 366(26):2443.

[23] Robert, C., et al. Nivolumab in previously untreated melanoma without BRAF mutation. N Engl J Med, 2015, 372(4):320.

[24] Madore, J., et al. PD-L1 expression in melanoma shows marked heterogeneity within and between patients:implications for anti-PD-1/PD-L1 clinical trials. Pigment Cell Melanoma Res, 2015, 28(3):245.

[25] Rozeman, E. A., et al. Identification of the optimal combination dosing schedule of neoadjuvant ipilimumab plus nivolumab in macroscopic stage III melanoma(OpACIN-neo):a multicentre, phase 2, randomised, controlled trial. Lancet Oncol, 2019, 20(7):948.

[26] Larkin, J., et al. Five-Year Survival with Combined Nivolumab and Ipilimumab in Advanced Melanoma. N Engl J Med, 2019, 381(16):1535.

[27] Bewersdorf, J. P., R. M. Shallis, and A. M. Zeidan. Immune checkpoint inhibition in myeloid malignancies:Moving beyond the PD-1/PD-L1 and CTLA-4 pathways. Blood Rev, 2021, 45:100709.

[28] Andrews, L. P., et al. LAG3(CD223)as a cancer immunotherapy target. Immunol Rev, 2017, 276(1):80.

[29] Huard, B., et al. Characterization of the major histocompatibility complex class II binding site on LAG-3 protein. Proc Natl Acad Sci U S A, 1997, 94(11):5744.

[30] Zhou, G., et al. Antibodies Against Immune Checkpoint Molecules Restore Functions of Tumor-Infiltrating T Cells in Hepatocellular Carcinomas. Gastroenterology, 2017, 153(4):1107.

[31] Zhou, G., et al. Blockade of LAG3 enhances responses of tumor-infiltrating T cells in mismatch repair-proficient liver metastases of colorectal cancer. Oncoimmunology, 2018, 7(7):e1448332.

[32] Kim, H. D., et al. Association Between Expression Level of PD1 by Tumor-Infiltrating CD8(+)T Cells and Features of Hepatocellular Carcinoma. Gastroenterology, 2018, 155(6):1936.

[33] Camisaschi, C., et al. LAG-3 expression defines a subset of CD4(+)CD25(high)Foxp3(+)regulatory T cells that are expanded at tumor sites. J Immunol, 2010, 184(11):6545.

[34] Egelston, C. A., et al. Human breast tumor-infiltrating CD8(+)T cells retain polyfunctionality despite PD-1 expression. Nat Commun, 2018, 9(1):4297.

[35] Guillerey, C., et al. TIGIT immune checkpoint blockade restores CD8(+)T-cell immunity against multiple

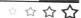

myeloma. Blood, 2018, 132(16):1689.

[36] Woroniecka, K., et al. T-Cell Exhaustion Signatures Vary with Tumor Type and Are Severe in Glioblastoma. Clin Cancer Res, 2018, 24(17):4175.

[37] Kong, Y., et al. T-Cell Immunoglobulin and ITIM Domain(TIGIT)Associates with CD8+ T-Cell Exhaustion and Poor Clinical Outcome in AML Patients. Clin Cancer Res, 2016, 22(12):3057.

[38] He, W., et al. CD155T/TIGIT Signaling Regulates CD8(+)T-cell Metabolism and Promotes Tumor Progression in Human Gastric Cancer. Cancer Res, 2017, 77(22):6375.

[39] Chauvin, J. M., et al. TIGIT and PD-1 impair tumor antigen-specific CD8(+)T cells in melanoma patients. J Clin Invest, 2015, 125(5):2046.

[40] Kurtulus, S., et al. TIGIT predominantly regulates the immune response via regulatory T cells. J Clin Invest, 2015, 125(11):4053.

[41] Rotte, A., J. Y. Jin, and V. Lemaire. Mechanistic overview of immune checkpoints to support the rational design of their combinations in cancer immunotherapy. Ann Oncol, 2018, 29(1):71.

[42] Sakuishi, K., et al. Targeting Tim-3 and PD-1 pathways to reverse T cell exhaustion and restore anti-tumor immunity. J Exp Med, 2010, 207(10):2187.

[43] Kim, H. D. and S. H. Park. Immunological and clinical implications of immune checkpoint blockade in human cancer. Arch Pharm Res, 2019, 42(7):567.

[44] Gao, X., et al. TIM-3 expression characterizes regulatory T cells in tumor tissues and is associated with lung cancer progression. PLoS One, 2012, 7(2):e30676.

[45] Tian, T. and Z. Li. Targeting Tim-3 in Cancer With Resistance to PD-1/PD-L1 Blockade. Front Oncol, 2021, 11:731175.

[46] Shayan, G., et al. Adaptive resistance to anti-PD1 therapy by Tim-3 upregulation is mediated by the PI3K-Akt pathway in head and neck cancer. Oncoimmunology, 2017, 6(1):e1261779.

[47] Koyama, S., et al. Adaptive resistance to therapeutic PD-1 blockade is associated with upregulation of alternative immune checkpoints. Nat Commun, 2016, 7:10501.

[48] da Silva, I. P., et al. Reversal of NK-cell exhaustion in advanced melanoma by Tim-3 blockade. Cancer Immunol Res, 2014, 2(5):410.

[49] Herbst, R. S., et al. Predictive correlates of response to the anti-PD-L1 antibody MPDL3280A in cancer patients. Nature, 2014, 515(7528):563.

[50] Ladjemi, M. Z. Anti-idiotypic antibodies as cancer vaccines:achievements and future improvements. Front Oncol, 2012, 2:158.

[51] Gajdosik, Z. Racotumomab - a novel anti-idiotype monoclonal antibody vaccine for the treatment of cancer. Drugs Today(Barc), 2014, 50(4):301.

[52] Alfonso, S., et al. A randomized, multicenter, placebo-controlled clinical trial of racotumomab-alum vaccine as switch maintenance therapy in advanced non-small cell lung cancer patients. Clin Cancer Res, 2014, 20(14):3660.

[53] Rittig, S. M., et al. Intradermal vaccinations with RNA coding for TAA generate CD8+ and CD4+ immune responses and induce clinical benefit in vaccinated patients. Mol Ther, 2011, 19(5):990.

[54] Sahin, U., et al. Personalized RNA mutanome vaccines mobilize poly-specific therapeutic immunity against cancer. Nature, 2017, 547(7662):222.

[55] Pyzer, A. R., D. E. Avigan, and J. Rosenblatt. Clinical trials of dendritic cell-based cancer vaccines in hematologic malignancies. Hum Vaccin Immunother, 2014, 10(11):3125.

[56] Palucka, K. and J. Banchereau. Cancer immunotherapy via dendritic cells. Nat Rev Cancer, 2012, 12(4):265.

[57] Kantoff, P. W., et al. Overall survival analysis of a phase Ⅱ randomized controlled trial of a Poxviral-

☆ ☆ ☆ ☆

based PSA-targeted immunotherapy in metastatic castration-resistant prostate cancer. J Clin Oncol, 2010, 28(7):1099.

[58] Rohaan, M. W., S. Wilgenhof, and J. Haanen. Adoptive cellular therapies:the current landscape. Virchows Arch, 2019, 474(4):449.

[59] Spiess, P. J., J. C. Yang, and S. A. Rosenberg. In vivo antitumor activity of tumor-infiltrating lymphocytes expanded in recombinant interleukin-2. J Natl Cancer Inst, 1987, 79(5):1067.

[60] Rosenberg, S. A., et al. Durable complete responses in heavily pretreated patients with metastatic melanoma using T-cell transfer immunotherapy. Clin Cancer Res, 2011, 17(13):4550.

[61] Andersen, R., et al. Long-Lasting Complete Responses in Patients with Metastatic Melanoma after Adoptive Cell Therapy with Tumor-Infiltrating Lymphocytes and an Attenuated IL2 Regimen. Clin Cancer Res, 2016, 22(15):3734.

[62] Johnson, L. A., et al. Gene therapy with human and mouse T-cell receptors mediates cancer regression and targets normal tissues expressing cognate antigen. Blood, 2009, 114(3):535.

[63] Maude, S. L., E. J. Shpall, and S. A. Grupp. Chimeric antigen receptor T-cell therapy for ALL. Hematology Am Soc Hematol Educ Program, 2014, 2014(1):559.

[64] Schuster, S. J., et al. Chimeric Antigen Receptor T Cells in Refractory B-Cell Lymphomas. N Engl J Med, 2017, 377(26):2545.

[65] By the Numbers:Novel Drugs Approved by the FDA, 2011-2017. Cancer Discov, 2018, 8(4):380.

[66] Ying, Z., et al. A safe and potent anti-CD19 CAR T cell therapy. Nat Med, 2019, 25(6):947.

[67] Garon, E. B., et al. Five-Year Overall Survival for Patients With Advanced NonSmall-Cell Lung Cancer Treated With Pembrolizumab:Results From the Phase I KEYNOTE-001 Study. J Clin Oncol, 2019, 37(28):2518.

[68] Brahmer, J. R., et al. The Society for Immunotherapy of Cancer consensus statement on immunotherapy for the treatment of non-small cell lung cancer(NSCLC). J Immunother Cancer, 2018, 6(1):75.

[69] Hamid, O., et al. Five-year survival outcomes for patients with advanced melanoma treated with pembrolizumab in KEYNOTE-001. Ann Oncol, 2019, 30(4):582.

[70] Higashikawa, K., et al. 64Cu-DOTA-anti-CTLA-4 mAb enabled PET visualization of CTLA-4 on the T-cell infiltrating tumor tissues. PLoS One, 2014, 9(11):e109866.

[71] Ehlerding, E. B., et al. ImmunoPET Imaging of CTLA-4 Expression in Mouse Models of Non-small Cell Lung Cancer. Mol Pharm, 2017, 14(5):1782.

[72] Ehlerding, E. B., et al. Antibody and fragment-based PET imaging of CTLA-4+ T-cells in humanized mouse models. Am J Cancer Res, 2019, 9(1):53.

[73] Meletta, R., et al. Preclinical imaging of the co-stimulatory molecules CD80 and CD86 with indium-111-labeled belatacept in atherosclerosis. EJNMMI research, 2016, 6(1):1.

[74] Heskamp, S., et al. Noninvasive Imaging of Tumor PD-L1 Expression Using Radiolabeled Anti-PD-L1 Antibodies. Cancer Res, 2015, 75(14):2928.

[75] Josefsson, A., et al. Imaging, Biodistribution, and Dosimetry of Radionuclide-Labeled PD-L1 Antibody in an Immunocompetent Mouse Model of Breast Cancer. Cancer Res, 2016, 76(2):472.

[76] Nedrow, J. R., et al. Imaging of Programmed Cell Death Ligand 1:Impact of Protein Concentration on Distribution of Anti-PD-L1 SPECT Agents in an Immunocompetent Murine Model of Melanoma. J Nucl Med, 2017, 58(10):1560.

[77] Heskamp, S., et al. PD-L1 microSPECT/CT Imaging for Longitudinal Monitoring of PD-L1 Expression in Syngeneic and Humanized Mouse Models for Cancer. Cancer Immunol Res, 2019, 7(1):150.

[78] Qiu, L., et al. A Pretargeted Imaging Strategy for Immune Checkpoint Ligand PD-L1 Expression in Tumor Based on Bioorthogonal Diels-Alder Click Chemistry. Mol Imaging Biol, 2020, 22(4):842.

[79] Xing, Y., et al. Early Phase I Study of a(99m)Tc-Labeled Anti-Programmed Death Ligand-1(PD-L1) Single-Domain Antibody in SPECT/CT Assessment of PD-L1 Expression in Non-Small Cell Lung Cancer. J Nucl Med, 2019, 60(9):1213.

[80] Natarajan, A., et al. Novel Radiotracer for ImmunoPET Imaging of PD-1 Checkpoint Expression on Tumor Infiltrating Lymphocytes. Bioconjug Chem, 2015, 26(10):2062.

[81] England, C. G., et al. Preclinical Pharmacokinetics and Biodistribution Studies of 89Zr-Labeled Pembrolizumab. J Nucl Med, 2017, 58(1):162.

[82] Natarajan, A., et al. Dosimetry Prediction for Clinical Translation of(64)Cu-Pembrolizumab ImmunoPET Targeting Human PD-1 Expression. Sci Rep, 2018, 8(1):633.

[83] Cole, E. L., et al. Radiosynthesis and preclinical PET evaluation of(89)Zr-nivolumab(BMS-936558)in healthy non-human primates. Bioorg Med Chem, 2017, 25(20):5407.

[84] Lesniak, W. G., et al. PD-L1 Detection in Tumors Using [(64)Cu]Atezolizumab with PET. Bioconjug Chem, 2016, 27(9):2103.

[85] Hettich, M., et al. High-Resolution PET Imaging with Therapeutic Antibody-based PD-1/PD-L1 Checkpoint Tracers. Theranostics, 2016, 6(10):1629.

[86] Truillet, C., et al. Imaging PD-L1 Expression with ImmunoPET. Bioconjug Chem, 2018, 29(1):96.

[87] Moroz, A., et al. A Preclinical Assessment of(89)Zr-atezolizumab Identifies a Requirement for Carrier Added Formulations Not Observed with(89)Zr-C4. Bioconjug Chem, 2018, 29(10):3476.

[88] Li, D., et al. Monitoring the Response of PD-L1 Expression to Epidermal Growth Factor Receptor Tyrosine Kinase Inhibitors in Nonsmall-Cell Lung Cancer Xenografts by Immuno-PET Imaging. Mol Pharm, 2019, 16(8):3469.

[89] Maute, R. L., et al. Engineering high-affinity PD-1 variants for optimized immunotherapy and immuno-PET imaging. Proc Natl Acad Sci U S A, 2015, 112(47):E6506.

[90] Donnelly, D. J., et al. Synthesis and Biologic Evaluation of a Novel(18)F-Labeled Adnectin as a PET Radioligand for Imaging PD-L1 Expression. J Nucl Med, 2018, 59(3):529.

[91] Gonzalez Trotter, D. E., et al. In Vivo Imaging of the Programmed Death Ligand 1 by(18)F PET. J Nucl Med, 2017, 58(11):1852.

[92] Chatterjee, S., et al. Rapid PD-L1 detection in tumors with PET using a highly specific peptide. Biochem Biophys Res Commun, 2017, 483(1):258.

[93] De Silva, R. A., et al. Peptide-Based(68)Ga-PET Radiotracer for Imaging PD-L1 Expression in Cancer. Mol Pharm, 2018, 15(9):3946.

[94] Kumar, D., et al. Peptide-based PET quantifies target engagement of PD-L1 therapeutics. J Clin Invest, 2019, 129(2):616.

[95] Niemeijer, A. N., et al. Whole body PD-1 and PD-L1 positron emission tomography in patients with non-small-cell lung cancer. Nat Commun, 2018, 9(1):4664.

[96] Bensch, F., et al. (89)Zr-atezolizumab imaging as a non-invasive approach to assess clinical response to PD-L1 blockade in cancer. Nat Med, 2018, 24(12):1852.

[97] Deng, L., et al. Irradiation and anti-PD-L1 treatment synergistically promote antitumor immunity in mice. J Clin Invest, 2014, 124(2):687.

[98] Kikuchi, M., et al. Preclinical immunoPET/CT imaging using Zr-89-labeled anti-PD-L1 monoclonal antibody for assessing radiation-induced PD-L1 upregulation in head and neck cancer and melanoma. Oncoimmunology, 2017, 6(7):e1329071.

[99] Christensen, C., et al. Quantitative PET imaging of PD-L1 expression in xenograft and syngeneic tumour models using a site-specifically labelled PD-L1 antibody. Eur J Nucl Med Mol Imaging, 2020, 47(5):1302.

[100] Ehlerding, E. B., et al. Noninvasive Imaging and Quantification of Radiotherapy-Induced PD-L1

Upregulation with(89)Zr-Df-Atezolizumab. Bioconjug Chem, 2019, 30(5):1434.

[101] Wang, W., et al. Application and Prospects of Molecular Imaging in Immunotherapy. Cancer Manag Res, 2020, 12:9389.

[102] Chatterjee, S., et al. A humanized antibody for imaging immune checkpoint ligand PD-L1 expression in tumors. Oncotarget, 2016, 7(9):10215.

[103] Du, Y., et al. Improved resection and prolonged overall survival with PD-1-IRDye800CW fluorescence probe-guided surgery and PD-1 adjuvant immunotherapy in 4T1 mouse model. Int J Nanomedicine, 2017, 12:8337.

[104] Du, Y., et al. Liposomal nanohybrid cerasomes targeted to PD-L1 enable dual-modality imaging and improve antitumor treatments. Cancer Lett, 2018, 414:230.

[105] Lecocq, Q., et al. Noninvasive Imaging of the Immune Checkpoint LAG-3 Using Nanobodies, from Development to Pre-Clinical Use. Biomolecules, 2019, 9(10).

[106] Lecocq, Q., et al. Nanobody nuclear imaging allows noninvasive quantification of LAG-3 expression by tumor-infiltrating leukocytes and predicts response of immune checkpoint blockade. J Nucl Med, 2021.

[107] Shaffer, T., A. Natarajan, and S. S. Gambhir. PET Imaging of TIGIT Expression on Tumor-Infiltrating Lymphocytes. Clin Cancer Res, 2021, 27(7):1932.

[108] Wang, H. and D. J. Mooney. Biomaterial-assisted targeted modulation of immune cells in cancer treatment. Nat Mater, 2018, 17(9):761.

[109] Gentles, A. J., et al. The prognostic landscape of genes and infiltrating immune cells across human cancers. Nat Med, 2015, 21(8):938.

[110] Golstein, P. and G. M. Griffiths. An early history of T cell-mediated cytotoxicity. Nat Rev Immunol, 2018, 18(8):527.

[111] Lehmann, S., et al. In Vivo Fluorescence Imaging of the Activity of CEA TCB, a Novel T-Cell Bispecific Antibody, Reveals Highly Specific Tumor Targeting and Fast Induction of T-Cell-Mediated Tumor Killing. Clin Cancer Res, 2016, 22(17):4417.

[112] Stanton, S. E., et al. Concurrent SPECT/PET-CT imaging as a method for tracking adoptively transferred T-cells in vivo. J Immunother Cancer, 2016, 4:27.

[113] Tavare, R., et al. Engineered antibody fragments for immuno-PET imaging of endogenous CD8+ T cells in vivo. Proc Natl Acad Sci U S A, 2014, 111(3):1108.

[114] Tavare, R., et al. Immuno-PET of Murine T Cell Reconstitution Postadoptive Stem Cell Transplantation Using Anti-CD4 and Anti-CD8 Cys-Diabodies. J Nucl Med, 2015, 56(8):1258.

[115] Tavare, R., et al. An Effective Immuno-PET Imaging Method to Monitor CD8-Dependent Responses to Immunotherapy. Cancer Res, 2016, 76(1):73.

[116] Kristensen, L. K., et al. CD4(+)and CD8a(+)PET imaging predicts response to novel PD-1 checkpoint inhibitor:studies of Sym021 in syngeneic mouse cancer models. Theranostics, 2019, 9(26):8221.

[117] Pandit-Taskar, N., et al. First-in-Humans Imaging with(89)Zr-Df-IAB22M2C Anti-CD8 Minibody in Patients with Solid Malignancies:Preliminary Pharmacokinetics, Biodistribution, and Lesion Targeting. J Nucl Med, 2020, 61(4):512.

[118] Willoughby, J., et al. OX40:Structure and function - What questions remain? Mol Immunol, 2017, 83:13.

[119] Alam, I. S., et al. Imaging activated T cells predicts response to cancer vaccines. J Clin Invest, 2018, 128(6):2569.

[120] Du, Y., et al. Noninvasive imaging in cancer immunotherapy:The way to precision medicine. Cancer Lett, 2019, 466:13.

[121] Melder, R. J., et al. Imaging of activated natural killer cells in mice by positron emission tomography:preferential uptake in tumors. Cancer Res, 1993, 53(24):5867.

[122] Cheng, M., et al. NK cell-based immunotherapy for malignant diseases. Cell Mol Immunol, 2013, 10(3):230.

[123] Zhu, L., et al. Natural Killer Cell(NK-92MI)-Based Therapy for Pulmonary Metastasis of Anaplastic Thyroid Cancer in a Nude Mouse Model. Front Immunol, 2017, 8:816.

[124] Uong, T. N. T., et al. Real-Time Tracking of Ex Vivo-Expanded Natural Killer Cells Toward Human Triple-Negative Breast Cancers. Front Immunol, 2018, 9:825.

[125] Hao, X., et al. Programmable Chemotherapy and Immunotherapy against Breast Cancer Guided by Multiplexed Fluorescence Imaging in the Second Near-Infrared Window. Adv Mater, 2018, 30(51):e1804437.

[126] Galli, F., et al. In Vivo Imaging of Natural Killer Cell Trafficking in Tumors. J Nucl Med, 2015, 56(10):1575.

[127] Li, K., et al. Clinically applicable magnetic-labeling of natural killer cells for MRI of transcatheter delivery to liver tumors:preclinical validation for clinical translation. Nanomedicine(Lond), 2015, 10(11):1761.

[128] Malviya, G., et al. Isolation and(111)In-Oxine Labeling of Murine NK Cells for Assessment of Cell Trafficking in Orthotopic Lung Tumor Model. Mol Pharm, 2016, 13(4):1329.

[129] Kim, K. S., et al. Multifunctional nanoparticles for genetic engineering and bioimaging of natural killer(NK)cell therapeutics. Biomaterials, 2019, 221:119418.

[130] Shaffer, T. M., et al. PET Imaging of the Natural Killer Cell Activation Receptor NKp30. J Nucl Med, 2020, 61(9):1348.

[131] Arlauckas, S. P., et al. In vivo imaging reveals a tumor-associated macrophage-mediated resistance pathway in anti-PD-1 therapy. Sci Transl Med, 2017, 9(389).

[132] Shin, S. H., et al. Fluorine-19 Magnetic Resonance Imaging and Positron Emission Tomography of Tumor-Associated Macrophages and Tumor Metabolism. Contrast Media Mol Imaging, 2017, 2017:4896310.

[133] Aghighi, M., et al. Magnetic Resonance Imaging of Tumor-Associated Macrophages:Clinical Translation. Clin Cancer Res, 2018, 24(17):4110.

[134] Sceneay, J., et al. Tracking the fate of adoptively transferred myeloid-derived suppressor cells in the primary breast tumor microenvironment. PLoS One, 2018, 13(4):e0196040.

[135] Tremblay, M. L., et al. Using MRI Cell Tracking to Monitor Immune Cell Recruitment in Response to a Peptide-Based Cancer Vaccine. Magn Resow Med, 2017, 80(1):304-316.

[136] Yu, G. T., et al. Myeloid-Derived Suppressor Cell Membrane-Coated Magnetic Nanoparticles for Cancer Theranostics by Inducing Macrophage Polarization and Synergizing Immunogenic Cell Death. Adv Funct Mater, 2018, 28(37):1801389. 1.

[137] Cheng, D., et al. Preparation and Evaluation of 99mTc-labeled anti-CD11b Antibody Targeting Inflammatory Microenvironment for Colon Cancer Imaging. Chem Biol Drug Des, 2015, 85(6):696.

[138] Knutson, K. L. and M. L. Disis. Tumor antigen-specific T helper cells in cancer immunity and immunotherapy. Cancer Immunol Immunother, 2005, 54(8):721.

[139] Zaidi, M. R. and G. Merlino. The two faces of interferon-gamma in cancer. Clin Cancer Res, 2011, 17(19):6118.

[140] Gibson, H. M., et al. IFNgamma PET Imaging as a Predictive Tool for Monitoring Response to Tumor Immunotherapy. Cancer Res, 2018, 78(19):5706.

[141] Costantini, A., et al. Plasma Biomarkers and Immune Checkpoint Inhibitors in Non-Small Cell Lung Cancer:New Tools for Better Patient Selection? Cancers(Basel), 2019, 11(9).

[142] Larimer, B. M., et al. Granzyme B PET Imaging as a Predictive Biomarker of Immunotherapy Response.

Cancer Res, 2017, 77(9):2318.

[143] Larimer, B. M., et al. The Effectiveness of Checkpoint Inhibitor Combinations and Administration Timing Can Be Measured by Granzyme B PET Imaging. Clin Cancer Res, 2019, 25(4):1196.

[144] Wong, K. K., et al. Advances in Therapeutic Cancer Vaccines. Adv Immunol, 2016, 130:191.

[145] Sahin, U. and O. Tureci. Personalized vaccines for cancer immunotherapy. Science, 2018, 359(6382):1355.

[146] Crisci, E., et al. In vivo tracking and immunological properties of pulsed porcine monocyte-derived dendritic cells. Mol Immunol, 2015, 63(2):343-354.

[147] Lee, S. B., et al. Tracking dendritic cell migration into lymph nodes by using a novel PET probe(18) F-tetrafluoroborate for sodium/iodide symporter. EJNMMI Res, 2017, 7(1):32.

[148] Liang, R., et al. Liposomes-coated gold nanocages with antigens and adjuvants targeted delivery to dendritic cells for enhancing antitumor immune response. Biomaterials, 2017, 149:41.

[149] Xiang, J., et al. Antigen-Loaded Upconversion Nanoparticles for Dendritic Cell Stimulation, Tracking, and Vaccination in Dendritic Cell-Based Immunotherapy. ACS Nano, 2015, 9(6):6401.

[150] Lee, S. B., et al. Antigen-Free Radionuclide-Embedded Gold Nanoparticles for Dendritic Cell Maturation, Tracking, and Strong Antitumor Immunity. Adv Healthc Mater, 2018, 2018:1701369.

[151] Chen, C., et al. Bacterial magnetic nanoparticles for photothermal therapy of cancer under the guidance of MRI. Biomaterials, 2016, 104:352.

[152] Verbeke, R., et al. Co-delivery of nucleoside-modified mRNA and TLR agonists for cancer immunotherapy:Restoring the immunogenicity of immunosilent mRNA. J Control Release, 2017, 266:287.

[153] Zhu, G., et al. Intertwining DNA-RNA nanocapsules loaded with tumor neoantigens as synergistic nanovaccines for cancer immunotherapy. Nat Commun, 2017, 8(1):1482.

[154] Haddad, D., et al. A vaccinia virus encoding the human sodium iodide symporter facilitates long-term image monitoring of virotherapy and targeted radiotherapy of pancreatic cancer. J Nucl Med, 2012, 53(12):1933.

[155] Jackson, H. J., S. Rafiq, and R. J. Brentjens. Driving CAR T-cells forward. Nat Rev Clin Oncol, 2016, 13(6):370.

[156] Bajgain, P., et al. CAR T cell therapy for breast cancer:harnessing the tumor milieu to drive T cell activation. J Immunother Cancer, 2018, 6(1):34.

[157] Keu, K. V., et al. Reporter gene imaging of targeted T cell immunotherapy in recurrent glioma. Sci Transl Med, 2017, 9(373).

[158] Sellmyer, M. A., et al. Imaging CAR T Cell Trafficking with eDHFR as a PET Reporter Gene. Mol Ther, 2020, 28(1):42.

[159] Brahmer, J. R., et al. Management of Immune-Related Adverse Events in Patients Treated With Immune Checkpoint Inhibitor Therapy:American Society of Clinical Oncology Clinical Practice Guideline. J Clin Oncol, 2018, 36(17):1714.

[160] Demlova, R., et al. The safety of therapeutic monoclonal antibodies:implications for cancer therapy including immuno-checkpoint inhibitors. Physiol Res, 2016, 65(Suppl 4):S455.

[161] Vani, V., et al. Imaging of Adverse Events Related to Checkpoint Inhibitor Therapy. Diagnostics(Basel), 2020, 10(4).

[162] Nishino, M., et al. PD-1 Inhibitor-Related Pneumonitis in Advanced Cancer Patients:Radiographic Patterns and Clinical Course. Clin Cancer Res, 2016, 22(24):6051.

[163] Travis, W. D., et al. An official American Thoracic Society/European Respiratory Society statement:Update of the international multidisciplinary classification of the idiopathic interstitial

pneumonias. Am J Respir Crit Care Med, 2013, 188(6):733.

[164] Widmann, G., et al. Imaging Features of Toxicities by Immune Checkpoint Inhibitors in Cancer Therapy. Curr Radiol Rep, 2016, 5(11):59.

[165] Alessandrino, F., H. J. Shah, and N. H. Ramaiya. Multimodality imaging of endocrine immune related adverse events:a primer for radiologists. Clin Imaging, 2018, 50:96.

[166] van Willigen, W. W., W. R. Gerritsen, and E. Aarntzen. 18F-FDG PET/CT of Multiorgan Sarcoid-Like Reaction During Anti-PD-1 Treatment for Melanoma. Clin Nucl Med, 2019, 44(11):905.

[167] Frega, S., et al. Novel Nuclear Medicine Imaging Applications in Immuno-Oncology. Cancers(Basel), 2020, 12(5).

[168] Iravani, A., et al. Response assessment and immune-related adverse events as detected by FDG PET/CT in patients treated with combined CTLA-4 and PD-1 checkpoint inhibitors as first-line therapy in advanced melanoma. Journal of Nuclear Medicine, 2019, 60:647.

[169] Ferreira, C. A., et al. Non-invasive Detection of Immunotherapy-Induced Adverse Events. Clin Cancer Res, 2021, 27(19):5353.

第 9 章
基于放射性核素的分子影像诊疗一体化

放射性核素治疗是影像医学与核医学学科领域的重要组成部分，其在肿瘤的治疗领域也扮演着重要角色，甲状腺疾病的碘 -131（^{131}I）治疗、转移性骨肿瘤的放射性核素治疗等均已成为目前临床常规治疗方法。近年来，核医学、生物物理、放射化学、基因蛋白质工程及影像工程等学科的发展，共同推动着核医学技术上的新突破，尤其是基于单光子发射计算机断层成像术（single-photon emission computed tomography，SPECT）和正电子发射型计算机断层显像（positron emission computed tomography，PET）分子影像，无论在理论理念上还是在技术方法上都极大地丰富了放射性核素精准治疗，特别是诊疗一体化这一全新领域，基于分子影像的放射性核素靶向诊疗已展现出独特的优势和广阔的临床应用前景，例如，以生物抑素受体（somatostatin receptor，SSTR）及前列腺特异性膜抗原（prostate-specific membrane antigen，PSMA）为关键分子靶点的肿瘤放射性核素诊疗一体化已经取得临床广泛认可。本章针对常用诊断及治疗性放射性核素进行概述，包括目前核素治疗在分化型甲状腺癌中的应用，重点聚焦极具临床应用前景及市场活力的诊疗一体化放射性核素，包括镥 -177（^{177}Lu）及镭 -223（^{223}Ra）等，尤其是对基于放射性核素的分子影像诊疗一体化在神经内分泌肿瘤及前列腺癌中的前沿临床应用进行了详细的梳理和阐述。

第一节　放射性核素概述

放射性核素是指能够自发发生放射性衰变,并发射出放射线（α 粒子、β 粒子和 γ/X 射线）的核素，统称为放射性核素。放射性核衰变释放的 α 粒子、β 粒子和 γ/X 射线均具有固定的物理特性，这些射线与物质的相互作用是核医学影像设备成像及核素治疗的基本原理。放射核素治疗是指利用放射性核素在衰变过程中发出核射线（主要是 β^- 粒子和 / 或 α 粒子）的电离辐射生物效应来抑制或破坏病变组织的一种治疗方法。其可以分为外照射治疗和内照射治疗：前者是将非封闭性放射源紧贴病变的表面，利用射线直接照射病变组织，产生辐射生物学效应而破坏病变组织，主要应用于体表或黏膜等表面病变的治疗；后者是将开放性放射性核素或其标记的化合物引入病变所在的器官或组织内，通过放射性核素的辐射生物学效应破坏病变组织，达到治疗疾病的目的。目前放射性核素治疗以后者为主，主要是因为内照射治疗的应用更为广泛，病变组织接受辐射剂量大，并且病变周围正常组织器官辐射剂量较小，能够在保证病变精准辐射治疗的同时，减少机体正常组织器官的损伤。

原则上，放射性核素内照射治疗可适用于任何满足放射性核素递送所需的靶向标准的肿瘤。而且，根据所选择的放射性核素以及标记的化合物特性，放射性药物会特异性地浓聚于不同肿瘤、器官或组织。有些放射性核素还可以利用核医学分子成像技术可视化，从而评估放射性药物的靶向性并同时进行治疗监测，最终使放射性核素的肿瘤精准诊疗一体化成为可能 [1, 2]。例如，甲状腺恶性肿瘤的放射性核素治疗研究得最早，至今应用也最为广泛。随后，血液系统恶性疾病于 20 世纪 90 年代早期开始进行研究，并成为研究热点。而肝癌和前列腺癌的放射性核素治疗自 20 世纪 80 年代以来发展最快。

放射性核素治疗在肿瘤精准诊疗领域的发展关键是靶向放射性药物。随着目前对肿瘤了解的不断深入，关键分子靶点不断被发现及确认，各种新的化疗药物、靶向小分子抑制剂、生物制剂、免疫检查点抑制剂等药物推陈出新，都为新型、高效的靶向放射性药物研发带来了重大的机遇。目前，基于发射 β 射线和（或）α 射线核素标记的小分子 PSMA 靶向化合物，如 ^{68}Ga-PSMA-11、^{177}Lu-PSMA-617 等研发的放射性药物已经成功地应用于前列腺癌的诊疗之中 [3, 4]。随后美国食品药品监督管理局（Food and Drug Administration，FDA）批准了发射 α 射线核素镭 -223 （^{223}Ra）在临床的应用，也推动了 $^{233}RaCl_2$ 在前列腺癌研究中的热潮 [5]。靶向 SSTR 的神经内分泌肿瘤的放射性核素治疗也一直是核医学领域研究的热点，2018 年初美国 FDA 批准了 ^{177}Lu-DOTA-TATE 放射性药物用于治疗胃肠胰腺神经内分泌肿瘤。与临床广泛应用的化疗、放疗相比，放射性核素治疗具有选择性高、治疗周期短（通常在单次或最多 5 次治疗就可以观察到疗效）、疗效好、全身毒副作用小（如脱发或周围神经炎等副作用）等优势 [6, 7]，具有相当高的临床应用价值 [2]。

第二节　常用放射性核素

放射性核素是指能够自发发生放射性衰变，并发射出放射线（α 粒子、β 粒子和 γ/X 射线等）的核素。人类在发现放射性物质和辐射现象不久，便开始利用放射性核素辐射开展相应的成像以及诱导细胞损伤的肿瘤治疗，并很快得到了临床的认可。根据放射性核素的用途不同，我们逐一进行介绍。

一、成像用放射性核素

放射性核素通过同质异能跃迁、电子俘获以及湮灭辐射等衰变辐射效应后会发射出 γ 射线或 X 射线，即光子射线，它们均属于低能量射线。这类核射线虽然达不到治疗所需的细胞毒性辐射强度，但是可以用于成像，光子射线是核医学设备（γ 相机、SPECT 及 PET 等）实现成像的原理基础。

例如：常用的放射性核素锝 -99m （^{99m}Tc）经历同质异能衰变，衰变过程中会单纯发射出 γ 射线；而铟 -111 （^{111}In）、镓 -67 （^{67}Ga）、碘 -123 （^{123}I）等则是通过电子俘获效应，发射出 X 射线和 γ 射线，其中 γ 射线可由 SPECT 检测到并用于分子成像。在所有单光子分子成像核素中 ^{99m}Tc 的应用最为广泛，这得益于锝具有从 -1 价到 +7 价多种化学价态，其丰富的配位化学性质为设计合成具有不同生物特性的锝放射性分子成像探针提供了广阔的应用前景。目前，已有近 20 种美国 FDA 批准的基于 ^{99m}Tc 的放射性诊断药物应用于人体炎症、肿瘤等多个领域分子成像。除单光子放射性核素外，还有一些发射正电子的放射性核素，如碳 -11 （^{11}C）、氟 -18 （^{18}F）、镓 -68 （^{68}Ga）、铜 -64 （^{64}Cu）、溴 -76 （^{76}Br）、锆 -89 （^{89}Zr）及碘 -124 （^{124}I）等，他们通过 β$^+$ 衰变发射出正电子，后者在组织中湮灭时可释放出两个能量相同（511 keV）、方向相反的 γ 光子，而这种光子可以由 PET 检测到并用于成像。其中，^{18}F 凭借其适中的半衰期（$T_{1/2}$=109.8min）、低正电子能量（平均为 0.25 MeV）及湮灭距离短（2.4mm）等优秀的理化性质，可以获得高分辨率图像，被认为是最理想的 PET 分子成像核素。另外，氟原子具有很强的电负性，C-F 键的键能较高，这使其化合物在生物体代谢过程中能保持高度稳定，既能参与代谢过程又有明显的抗代谢性。因而，^{18}F 被以各种反应形式与多种小分子、多肽、单抗等化合物进行偶联，制备出 ^{18}F 标记的多类分子成像探针实现 PET 成像。此外，长半衰期的放射性核素如 ^{64}Cu 及 ^{89}Zr 等，可以通过简单成熟的金属螯合反应，来标记单克隆抗体、affibody 等大分子化合物，也成为现阶段发展分子成像领域应用的理想放射性核素。几乎所有常用的放射性核素都可以通过核医学成像技术进行可视化，凭借这一优势，核医学分子成像在肿瘤的早期精准诊断、监测抗肿瘤治疗疗效及新药研发等领域发挥了重要作用。

二、治疗用放射性核素

放射性核素治疗利用了放疗理论基础，但又不同于放疗，它可以将高能的辐射核素以更加精准、直接的方式传送到肿瘤细胞。已有部分研究显示，若放射性核素标记的药物进入细胞核内，则这些药物会表现出更强的细胞毒性[8, 9]。常见的治疗用放射性核素通过 α 衰变、β 衰变和电子俘获衰变分别产生具有电离辐射生物效应的射线：α 粒子、β^- 粒子和俄歇电子等，下面我们进行逐一介绍。

α 粒子是指放射性核素 α 衰变过程中释放出 α 射线，即是氦核（包含两个质子和两个中子）。α 粒子带正电荷，比电子大数个数量级，在组织中射程为 $50 \sim 100\mu m$。α 粒子每走一段路程所积累的能量（称为"直线能量转移"）约是电子的 400 倍，因而比电子造成的损伤要大得多。α 粒子轨迹会导致复杂且大量的 DNA 双链不可修复性断裂，穿过细胞核的 α 粒子的数量与达到细胞毒性所需的吸收剂量呈正相关[10]。基于此种测量方法，$1 \sim 20$ 个 α 粒子穿过细胞核就能够达到有效的细胞毒性[9]。鉴于 α 粒子组织杀伤效率高，辐射范围小（减少正常器官毒性），α 粒子的放射性核素治疗也取得了巨大的成功[11]。近 40 年来，用于放射性核素治疗的 α 粒子核素包括砹-211（^{211}At）、铅-212（^{212}Pb）、铋-212（^{212}Bi）、^{223}Ra、锕-225（^{225}Ac）、钍-227（^{227}Th）等。尤其是 ^{223}Ra，当人们对骨转移性去势抵抗性前列腺癌（metastatic castration-resistant prostate cancer，mCRPC）束手无策的时候，^{223}Ra 标记的二氯化合物（Xofigo）在 mCRPC 患者中获得了突破性的临床试验效果。美国 FDA 于 2013 年 5 月批准 Xofigo 药物的临床应用，极大程度地推动了放射性核素精准治疗的发展[5]。

β^- 粒子是放射性核素经历 β 衰变时射出来的负电子，其组织辐射范围（$1 \sim 5mm$）。β^- 粒子在肿瘤组织的电离密度大，产生的局部电离辐射生物效应强，因而它是治疗放射性核素最常用的辐射类型。随着人们对放射性核素理化性质认知的不断深入，治疗用发射 β^- 粒子的放射性核素种类也呈现多样化。以钐-153（^{153}Sm）、钇-90（^{90}Y）和 ^{131}I 为代表的放射性核素在过去的 40 年里已经被广泛研究并投入到临床应用（表 9-1）。早期一项肿瘤与非肿瘤放射性药物吸收剂量比率、肿瘤靶向性及器官清除率的研究认为，具有 2.7d 半衰期的 ^{90}Y 在肿瘤靶向摄取积累能力极强，其发射的高能 β^- 粒子可以均匀照射肿瘤[12]。因此，与 ^{131}I 一样，^{90}Y 被应用到临床放射性核素治疗中，早在 20 世纪 70 年代，它便以胶体形式用于治疗类风湿病[13, 14]。随后研究者尝试将放射性核素 ^{90}Y 与生物分子进行偶联，但没有成功。直到 20 世纪 90 年代左右，一种在体内可以保持高度稳定的放射性金属偶联化学技术——金属螯合反应被开发出来，通过该技术制备合成的螯合物比单基配位体形成的络合物要更加稳定。自此，^{90}Y 在临床得以更加广泛的应用[15]。^{90}Y 标记的抗体作为放射性核素治疗药物在临床先后被应用于卵巢癌[16] 及血液系统等恶性肿瘤的治疗之中[17]。现在 ^{90}Y 标记的多肽 octreotide（^{90}Y -DOTA-TOC）也已经成功用于神经内分泌肿瘤的精准治疗[18]。此外，^{90}Y 偶联的微球在肝转移治疗方面也获得良好治疗效果[19, 20]。尽管电子能够通过韧致辐射进行核医学显像，但 ^{90}Y 衰变发射的 β^- 电子流效能较低，不适用于临床成像[21]。

俄歇电子产生于电子俘获衰变后的亚轨道跃迁，它们的组织射程非常短，数量级为 1 ～ 1000nm。如碘 -125（^{125}I）等放射性核素，尽管临床前研究已显示出显著的治疗效果，但少量的人体试验并未产生临床疗效[22]。

三、诊疗一体化放射性核素

诊疗一体化放射性核素是指一类具有非常理想的衰变物理特性的放射性核素，它们衰变时既能够产生高效的成像用光子射线，又能够产生足够效能的电离辐射生物效应射线。如一些放射性治疗核素发射 β^- 射线同时伴有一定效能的 γ 射线产生，因而这类放射性核素就兼顾了成像和治疗的特性。常见的诊疗一体化放射性核素包括 ^{153}Sm、铼 -188（^{188}Re）及 ^{177}Lu 等。其中，^{177}Lu 是近年来最具临床应用前景和市场活力的诊疗一体化放射性核素。^{177}Lu 半衰期为 6.7d，其衰变可产生三种能量的 β^- 粒子〔Eβ（max）=497keV（78.6%），384keV（9.1%），176keV（12.2%）〕，能量介于 ^{131}I 和 ^{90}Y 之间，在组织中的平均射程为 670μm，因而对病灶产生辐射作用时对骨髓抑制较轻，特别适合用于小体积肿瘤及转移灶（< 3 mm）的治疗且不会对周围正常组织造成较大损伤；另外，^{177}Lu 还发射 γ 射线〔113 keV（6.4%），208 keV（11%）〕，处于最佳成像能量范围内（100 ～ 250keV），因而 ^{177}Lu 可实现 SPECT 的在体、无创、实时的定量示踪。更重要的是，^{177}Lu 的化合物标记可以在反应器中通过简单的共轭化学反应实现，更易于放射性药物的生产制备以及临床推广应用。^{177}Lu 已成为目前核医学诊疗一体化放射性核素的代表，也是临床转化应用最成功的诊疗一体化放射性核素[23]。2018 年美国 FDA 在国际上首次批准了 ^{177}Lu-DOTA-TATA 在神经内分泌肿瘤诊疗中的临床应用，目前 ^{177}Lu 诊疗一体化放药已经针对前列腺癌、神经内分泌肿瘤（支气管类癌）、乳腺癌及非霍奇金淋巴瘤开展诊疗一体化的基础实验及临床试验研究。

综上，目前已发现有 300 多种放射性核素可能与医学和生物学有关。表 9-1[9] 详细介绍了当前用于放射性核素诊疗中比较成熟的几种核素，以及与它们在核素治疗中的相关应用属性。

表 9-1　常见医用诊疗放射性核素

放射性核素	主要射线种类	放射性核素半衰期	是否用于成像	是否用于治疗	组织内大致辐射范围（mm）
碳 -11（^{11}C）	β^+	20.4min	是	否	—
氟 -18（^{18}F）	β^+	109.8h	是	否	—
铜 -64（^{64}Cu）	β^+	12.7h	是	否	—
镓 -67（^{67}Ga）	γ	3.26d	是	否	—
镓 -68（^{68}Ga）	β^+	67.6min	是	否	—

☆☆☆☆

放射性核素	主要射线种类	放射性核素半衰期	是否用于成像	是否用于治疗	组织内大致辐射范围（mm）
溴 -76 （^{76}Br）	β⁺	16.2h	是	否	—
锆 -89 （^{89}Zr）	β⁺	78.4h	是	否	—
钇 -90 （^{90}Y）	β⁻	64.1h	否	是	5.30
锝 -99m （^{99m}Tc）	γ	6.0h	是	否	—
铟 -111 （^{111}In）	γ	2.8d	是	否	—
碘 -124 （^{124}I）	β⁺	4.18d	是	否	—
碘 -131 （^{131}I）	β⁻/γ	8.02d	是	是	0.8
钐 -153 （^{153}Sm）	β⁻	46.5h	否	是	0.4
镥 -177 （^{177}Lu）	β⁻/γ	6.7d	是	是	0.62
砹 -211 （^{211}At）	α	7.2h	否	是	0.05
铅 -212 （^{212}Pb） 铋 -212 （^{212}Bi）	β⁻/α	10.6h/1h	否	是	< 0.1/0.05
镭 -223 （^{223}Ra）	α	11.4d	否	是	0.05 ～ 0.08
锕 -225 （^{225}Ac）	α	10.0d	否	是	0.05 ～ 0.08
钍 -227 （^{227}Th）	α	8.7d	否	是	0.05 ～ 0.08

第三节 肿瘤分子成像诊疗一体化

20 世纪 80 年代有学者提出"诊断治疗学"（theronostics）的概念，其目标是研发新的诊断检查方法来筛选应用特定疗法的疾病，以达到提高治疗疗效，降低治疗成本等治疗目的 [6]。分子影像借助靶向分子成像探针，这类能够与某一特定生物分子（如蛋白质、DNA、RNA 等）或者细胞结构特异性结合，并可供体内和（或）体外分子影像技术示踪的化合物，某种程度上满足了 theronostics 理念中实现肿瘤早期精准定位和分期、监测治疗反应、筛选优势人群，提高治疗效率等目的。而更重要的是，随着多种诊断、治疗及两种特性兼顾的放射性核素及药物被发现、生产、应用及人类对他们的了解和认识不断深入，"基于放射性核素的分子影像肿瘤诊疗一体化"对 theronostics 理念进行了升华，并在临床应用中精准实践了这一理论。

放射性核素类靶向分子成像探针，低剂量下即可实现高灵敏度及高特异性的成像，能够有效评估标记化合物的生物靶向性，定量其所靶向的分子靶点生物分布及丰度，为药物的剂量学、剂量限制器官或组织最大耐受剂量以及药物清除率等提供多种可视化定量评估参数。将成像用放射性核素替换为治疗用或诊疗一体化放射性核素，该类靶向放射性药物又可以在相同的吸收模式下进行放射性核素治疗，治疗同时进行同步疗效监测，指导最高效的治疗和最优的疗效方案制订。如数十年来，已经成熟应用的 ^{131}I 治疗甲状腺良、恶性疾病 [24, 25]，^{131}I 诊疗严格意义上讲是基于甲状腺摄碘的生理特性，还仍属于器官被动靶向。

☆ ☆ ☆ ☆

而近年来,这种核医学分子影像诊疗一体化模式进一步聚焦分子成像探针的"主动靶向性",且这类放射性药物已经成功地应用于一系列恶性肿瘤,以神经内分泌肿瘤为代表,前列腺癌、肝癌等实体恶性肿瘤的精准诊疗之中。本节会重点介绍具有诊断及治疗功能的放射性核素在恶性肿瘤分子成像精准诊疗中的应用。

一、分化型甲状腺癌

分化型甲状腺癌的发病率在世界范围内呈上升趋势,甲状腺疾病的诊断准确率愈来愈高[26]。与大多数成人癌症相比,分化型甲状腺癌通常会在年纪较轻时就被诊断出来。约 2.3% 的分化型甲状腺癌发生在 55 岁以下的人群中,2% 发生在儿童和青少年中[7]。甲状腺癌和其他甲状腺疾病在女性患者中的发病率比男性患者高 3 ～ 5 倍[2]。另外,累积辐射暴露在年轻人群中一直是一个严峻问题,特别是在年轻女性患者中更令人担忧。

Ladenson[27] 等就提出了精准医学概念在甲状腺疾病中具有诸多应用,包括良性和恶性疾病,其中甲状腺癌患者的个体化放射性碘疗法最具有代表性。核医学和分子影像协会(Society of Nuclear Medicine and Molecular Imaging,SNMMI)指南目前推荐使用 30 ～ 100 mCi(1.11 ～ 3.7 GBq)放射性活度碘剂来治疗甲状腺切除术后的残余组织。如果患者同时存在颈部或纵隔淋巴结转移,推荐剂量为 150 ～ 200 mCi(5.55 ～ 7.4 GBq),如果存在远处转移,推荐剂量为 200 mCi(7.4 GBq)或以上。当治疗前扫描识别出的残余组织大于 10% 时,采用两步治疗法:首先给予约 30mCi 的低剂量,然后在 3 ～ 6 个月后给予全剂量[28]。2015 年末,美国甲状腺协会(American Thyroid Association,ATA)发布了新的指南,建议根据风险分层降低放射性碘的使用剂量,即在制定患者放射性碘使用剂量时,需要考虑几种因素,包括基于患者年龄、性别、肿瘤微观和宏观特征、淋巴结状态和转移性疾病的风险分层。其他高危特征包括病理标本中的 BRAF、RAS 和 PAX8 突变等也是影响放射性碘治疗的重要因素。对于低风险患者,不建议甲状腺切除术后消融,ATA 指南推荐使用低剂量的放射性碘治疗,中等风险患者的可使用约 30mCi 碘剂实施残余消融,辅助治疗使用的剂量达 150 mCi。如果已知结构性病变,则建议使用经验剂量为 100 ～ 200 mCi[29]。然而,对于基因突变患者,目前仍需要更多研究来评估放射性碘剂量的增加是否会比传统剂量更有治疗优势[29]。

甲状腺癌的放射性碘治疗中通常会用到剂量测定法,即在当有证据表明疾病已进展,且患者曾接受过放射性碘治疗的情况下,SNMMI 指南和 ATA 指南建议对老年患者和(或)肾功能受损患者进行剂量测定,其目的是保护骨髓,控制接受的辐射剂量保持在安全范围内[28]。在剂量测定中,给予低剂量的 ^{131}I-NaI(通常为 4 mCi)后,在 0h、24h 和 48h 三个时间点内进行连续成像。基于连续的图像数据,计算出代表生物和物理衰变总和的甲状腺有效清除率。甲状腺的总吸收剂量是给药活性、甲状腺时间整合活性和特定吸收系数的乘积,外周来源浓聚到甲状腺的剂量可以忽略不计。吸收剂量简单方法计算为使用以人群为基础的有效清除率和单一图像时间点来确定甲状腺中给药活度的比例[30]。然而,[131]I-NaI 的 SPECT 成像如果能借助 CT 或 MR 图像准确勾画出甲状腺肿块,则更有利于精确计算吸收剂量,以根据患者特异性甲状腺肿块进行剂量调整。剂量测定法除了通过 ^{131}I-NaI 的二维成像进行测量,还可以选择基于 [124]I 的 PET 分子成像,采用动态 PET 成像进行三维剂量测量[31]。这项技术也用于 ^{131}I-MIBG 的剂量测定[32],放射性碘治疗中为了保护骨髓,通常情况下血液中的辐射剂量不允许超过 2 Gy(200 rad)[7]。

☆☆☆☆

分子成像不仅可以为碘剂治疗提供精准的指导数据，指导临床个体化治疗方案的制订，还可以用于碘异常摄取组织器官的特异性识别。如甲状腺切除术后用 ^{123}I 或 ^{131}I 进行的治疗前 SPECT 扫描可以显示术后残留组织，如果残余组织较多，则优先选择使用较小剂量的放射性碘进行初次消融，而不是实施第二次手术。此外，如先前淋巴结阴性的患者再次成像显示颈部对应区域淋巴结存在摄取，则提示患者需要更大剂量的治疗药物。治疗后 SPECT 或 SPECT/CT 分子成像可以观察放射性碘分布，通常用于探查转移灶，偶尔也会发现治疗前扫描未发现的新发病变，当然也应该注意由于钠碘同向转运体介导的活性相关假阳性摄取。

^{18}F-FDG PET/CT 对无碘摄取的去分化甲状腺癌诊疗意义较大，特别是对于甲状腺球蛋白（thyroglobulin，Tg）升高的高危患者（> 10 ng/ml），包括有 Tg 抗体、病理证实病变具有侵袭性（如低分化、高细胞和 Hurthle 细胞甲状腺癌）的患者。^{18}F-FDG PET/CT 成像可用于探查复发性和（或）转移性病灶，特别是在检测无碘摄取的转移性病灶，是 ^{131}I 全身 SPECT 成像的重要补充。放射性碘高摄取的转移性甲状腺癌患者 10 年生存率约为 60%，而放射性碘无摄取的转移癌患者 10 年生存率仅约 10%，因此 ^{18}F-FDG PET/CT 成像有助于"再分化"甲状腺诊疗策略的精准制订。

二、神经内分泌肿瘤

神经内分泌肿瘤，即具有神经内分泌功能的上皮性肿瘤，年发病率约为 3.65/10 万，并且呈逐年上升的趋势[33]。功能性神经内分泌肿瘤患者可能表现出与各种肽或胺分泌有关的症状，而非功能性的神经内分泌肿瘤通常无明显症状。对于无法进行外科手术切除的神经内分泌肿瘤治疗宗旨是控制症状和抑制肿瘤生长。系统性治疗包括生长抑素（somatostatin，SST）及其类似物（somatostatinanalogues，SSA）治疗、分子靶向治疗、细胞毒性化疗、手术和区域治疗（肝动脉栓塞、射频消融）等。SST 通过与 5 个高亲和 G 蛋白偶联受体（SSTR1 ~ 5）结合发挥抑制作用，具有增殖抑制功能。神经内分泌肿瘤中，小肠和胰腺常高表达 SSTR，主要是 SSTR2。由于 SST 存活时间短，人工合成的长效和短效类似物（SSA）自 20 世纪 80 年代初就开始进入临床，SSA 治疗的常规随访通常每 3 个月进行一次。对治疗反应评估方法通常为 CT、MRI 或超声检查。但是传统的影像学检查仅能从形态学上评价疗效，无法精准、定量反映治疗靶点动态表达情况。近年来，随着分子影像技术的不断发展，多种放射性核素标记的 SSTR 靶向激动剂或抑制剂，诸如喷曲肽（pentetreotide）、奥曲肽（octreotide）、OPS202 等多肽类化合物，作为神经内分泌肿瘤靶向分子成像探针或核素治疗性放射性药物已被研发并广泛应用于神经内分泌肿瘤精准诊疗领域。

（一）神经内分泌肿瘤靶向分子成像

SSTR 闪烁成像或 ^{111}In-pentetreotide SPECT 分子成像最初用于定位原发性和转移性 SST 阳性肿瘤，但闪烁扫描通常不适用于随访[7]。钇 -86（^{86}Y）和 ^{90}Y 的成像或轫致辐射成像亦可以用于影像剂量学分析，然而这种成像需要复杂的校正和图像量化过程，推广应用非常困难。近年来，新研发的基于 ^{68}Ga 标记的 SSTR 激动剂多肽包括 DOTA-TATE、DOTA-TOC 和 DOTA-NOC（octreotide 衍生物）等新型靶向放射性药物的 PET 分子成像优于 ^{111}In-pentetreotide SPECT 局部和全身扫描，逐渐取代了 ^{111}In-pentetreotide 在定位 SSTR 阳性肿瘤中的应用[33]。

神经内分泌肿瘤靶向分子成像还有另一个重要应用就是指导放射性核素治疗，因只有肿瘤表达足够多的 SSTR 蛋白，才会获得较高的放射核素治疗应答率。基于 SSTR 的靶向分子成像（^{111}In-octreotide SPECT 分子成像或 ^{68}Ga PET 分子成像）可以精准识别 SSTR 分子靶点，整体、全面评估肿瘤 SSTR 的表达水平，同时可以监测非肿瘤器官对放射性药物的摄取和代谢等情况，在优势治疗人群的筛选、疗效监测和预后评估等方面具有重要的指导意义[34]。2016 年，Hardiansyah 等借助 ^{68}Ga-DOTA-TATE PET 分子成像的 3D 数据来指导神经内分泌肿瘤 ^{90}Y-DOTA-TATE 精准、个体化治疗并取得了良好的效果。因此，他们强烈建议将分子影像 3D 数据纳入到临床个体化治疗计划中，以精准制订放射性核素使用剂量，尽量减少其毒副作用[35]。另一项首次针对拮抗剂进行神经内分泌肿瘤的诊断和治疗研究显示，与 ^{68}Ga-DOTA-TOC 分子成像探针相比，神经内分泌性肿瘤的 ^{68}Ga-NODAGA-JR11（OPS202）的 PET 分子成像具有更高的图像对比度及灵敏度[36,37]。但 ^{68}Ga（$T_{1/2}$=67.71 min）半衰期短的缺点也在一定程度上限制了其应用价值，已有研究报道 ^{18}F、钪 -44（^{44}Sc）或 ^{64}Cu 等相对较长或长半衰期核素的 PET 分子成像更适用于治疗前器官和肿瘤剂量的测定[38]。^{177}Lu 可以发射 γ 射线，这使得它适合于 SPECT 成像并进行剂量学分析，但 ^{177}Lu 核素成本过高，由于其又能发射 β$^-$ 射线用于治疗，因而其在核素治疗方面具有更高的性价比[39]。另外，^{18}F-FDG PET/CT 可用于 SSTR 靶向分子成像阴性病例的诊断，作为重要补充，评估肿瘤的侵袭性等[40]。

（二）神经内分泌肿瘤分子成像诊疗一体化

神经内分泌肿瘤的放射性核素治疗，特别是基于多肽的受体放射性核素治疗（peptide-receptor radionuclide therapy，PRRT），是一种相对前沿且有重要应用价值的治疗方式。历经了 10 多年的临床应用，总体肿瘤应答率可以达到 20%，肿瘤稳定性约为 60%[40]。并且经 PRRT 治疗后，患者的总生存期（overall survival，OS）和无进展生存期（progress free survival，PFS）等指标均优于其他治疗方法[41]。第一个利用放射性核素标记的 SSA 靶向神经内分泌肿瘤细胞表面 SSTR 的放射性药物是基于俄歇电子辐射治疗的 ^{111}In-DTPA-octreotide[35]。尽管这种疗法在缓解症状方面是有效的，但尚未达到预期治疗效果[40, 41]。最近有研究显示，发射 β$^-$ 射线的 ^{90}Y（^{90}Y-DOTA-TOC）或兼有 β$^-$ 和 γ 射线的 ^{177}Lu（^{177}Lu-DOTA-TATE）治疗神经内分泌肿瘤的客观应答率达到 15% 到 35% 之间，获得更好的治疗效果[41]。^{90}Y 的最大组织穿透量为 12 mm，半衰期为 2.7d；^{177}Lu 的最大组织穿透量为 2 mm，半衰期为 6.7 d。由于 ^{90}Y 的穿透更深，它更适合大的肿瘤，而 ^{177}Lu 被认为更适合小的肿瘤。另外，如果多灶性转移的程度不同，^{90}Y 和 ^{177}Lu 可联合治疗，即双重或"鸡尾酒疗法"，可能比单独使用 ^{90}Y 或 ^{177}Lu 更有效。其他提高 PRRT 抗肿瘤疗效的尝试包括将 PRRT 与放射增敏化疗药物联合使用或者肝转移患者动脉内注射 PRRT[42, 43]。

镥氧奥曲肽（lutathera®）将放射性核素 ^{177}Lu 与生长抑素类似物 DOTA-TATE 结合，从而将电离辐射靶向传递给表达 SSTR 的肿瘤细胞，引起 SSTR 阳性肿瘤组织 DNA 单链和双链断裂，最终导致肿瘤细胞死亡。作为首款获得临床认可的多肽受体放射性核素治疗药物 lutathera®，分别在 2017 年和 2018 年获得欧盟药品管理局（European Medicines Agency，EMA）和美国 FDA 的批准，用于 SSTR 阳性的胃肠胰神经内分泌肿瘤诊疗[34]。^{177}Lu-DOTA-TATE 也是目前放射性核素诊疗领域应用最广泛的药物之一[44]。一项纳入 310 例神经内分泌肿瘤患者的临床研究显示，4 个周期的 7.4 GBq ^{177}Lu-DOTA-TATE 治疗后，患者总体应答率为 30%，中位总生存期（median survival time，MST）为 46 个月[44]。最

☆☆☆☆

近，在一项针对 473 例接受 ^{177}Lu-DOTA-TATE 治疗的神经内分泌肿瘤患者的 Meta 分析中，根据实体瘤的疗效评价标准（response evaluation criteriain solid tumors，RECIST），客观缓解率介于 18% 至 44% 之间，平均疾病控制率为 81%[45]。有证据表明，^{177}Lu-DOTA-TATE 治疗后患者生活质量显著提高[46]。前述提及的用于神经内分泌肿瘤 PET 分子成像的 ^{68}Ga-NODAGA-JR11，被研究者们替换上 ^{177}Lu，制备出了新型诊疗一体化放射性药物。^{177}Lu-DOTA-JR11 的临床 I 期研究中发现肿瘤应答率可达到 37%，仅在一个治疗周期后就会发现肿瘤体积显著减小（图 9-1），取得了喜人的治疗效果。然而，该研究也观察到了相比 SSTR 药物治疗，^{177}Lu-DOTA-JR11 存在更高的血液毒性[37]，这也是目前 PRRT 临床推广应用亟需解决的挑战问题。

PRRT 常伴有较重的毒副作用，因此临床对患者实施治疗前有严格要求，如 SSTR 分子成像中肿瘤和转移灶的放药摄取需高于肝脏，患者需肾功能正常、骨髓功能正常、伴有限的骨转移以及机体高代谢状态等[41, 43]。与 ^{177}Lu 相比，^{90}Y 治疗更容易产生肾毒性，这可能与 ^{90}Y 更深的组织穿透有关[38]。^{90}Y 通常需要在 6 ～ 8 周内进行 2 ～ 3 个周期的治疗，^{177}Lu 为每 8 周内进行 4 个周期的治疗。更多的治疗周期多被认为是"挽救性"治疗，而这同时也增加了肾脏和骨髓的负担。另外，由于大多数治疗中心都采用标准化 PRRT 剂量治疗，而不是个体化 PRRT 剂量。为了提高患者的疗效和降低毒性，应考虑先开展神经内分泌肿瘤的靶向分子成像，依据影像数据制定个体化放射性核素治疗计划，避免严重的血液和（或）肾脏毒性，提高生活质量[38, 41, 43]。

此外，许多常见的化疗药物也可以调节 SSTR 的表达，有利于神经内分泌肿瘤的 PRRT。吉西他滨（gemcitabine），一种抑制核糖核苷酸还原酶并诱导细胞死亡的核苷类似物，可以促进肿瘤内 SSTR 表达，可引起 ^{177}Lu-octreotate（靶向 SSTR）在体外 Capan-2（人腺癌）细胞的特异性摄取增高，增加了 ^{177}Lu-octreotate 对 Capan-2 细胞的毒性[47]。一名接受卡培他滨（capecitabine，5-FU 前体）和长周期替莫唑胺（temozolomide）治疗的转移性直肠神经内分泌肿瘤患者应用 ^{68}Ga-octreotate PET 分子成像可以观察到肿瘤 SSTR2 表达增加，为后续放射性核素治疗提供了理论依据和数据支持。因此，通过靶向分子成像校准不同化疗药物在神经内分泌肿瘤中 SSTR 上调的动力学，在推动放射性核素治疗应用和化疗药物研发等领域具有重要意义[48]。

三、前列腺癌

前列腺癌是男性最常见的癌症之一，通常情况下患者预后都比较好，但 mCRPC 是个特殊类型，长期以来一直是临床治疗一大难题[49]。PSMA 是一种在前列腺癌细胞中高表达的跨膜蛋白[50]，近 10 年来已经有多种 PSMA 配体化合物被发现和合成，因而基于此，越来越多的 PSMA 靶向放射性药物被研发和制备出来，这为 PSMA 靶向分子成像诊断及治疗奠定了重要的前提和基础，也在基础研究及临床应用中展现了极大的价值及潜力[51]。

目前，靶向 PSMA 受体的小分子类放射性药物是本领域研究的热点。这些小分子放射性药物或是基于标记脲酶抑制剂（如 ^{177}Lu-PSMA-R2 和 ^{177}Lu-PSMA-617）[3, 52, 53]，或是基于标记氨基磷酸酯抑制剂（如 ^{177}Lu-CTT-1403）的，均可精准靶向前列腺癌进而实现诊疗一体化[54, 55]。脲酶和氨基磷酸酯官能团能与位于 PSMA 蛋白活性位点的锌（Ⅱ）、S1 谷氨酸结合袋以及入口漏斗相互作用。尤其是 PSMA 蛋白的入口漏斗结构，可以与经过广泛修饰改造的分子结构进行结合，这保障了小分子配体即使在连接上某种侧链基团

或螯合结构 [治疗和（或）成像用放射性核素标记所必需] 后，也仍然能保持高度的靶向结合能力[9]。上述 3 种药物目前均处于临床试验阶段（NCT03490838、NCT03511664 和 NCT03822871）。

^{177}Lu 标记的 PSMA-617 正在进行一个多中心（84 家单位）、Ⅲ 期随机临床试验（VISION）。在之前的一项前瞻性的单中心 Ⅱ 期试验中，对于标准治疗失败的 mCRPC 患者，研究者们先通过 ^{68}Ga-PSMA-11 PET 分子成像筛选出高表达 PSMA 分子靶点的患者群，之后再进行 ^{177}Lu-PSMA-617 治疗，取得了良好的疗效。在入选的 43 例患者中，其中 30 例符合分子成像入组标准，并在 ^{177}Lu-PSMA-617 治疗后 3 个月，约 40% 的患者观察到肿瘤尺寸减小，且靶向 PSMA 的 ^{68}Ga-PSMA-11 PET 分子成像也呈现摄取和代谢活性减低。这项研究使用基于分子影像的筛查标准指导放射性核素治疗，彰显了分子影像在精准指导肿瘤靶向治疗方面的实力，为放射性核素的成功治疗提供了必要保障。尽管在该项试验中，有学者认为研究者们是以选择了一个非常有利的患者群体（基于分子成像的患者筛选）为前提而开展的治疗，存在排除可能从该治疗中获益患者的潜在风险[56]。但该研究也对入组患者率进行了分析，结果表明经过分子成像筛选接受核素治疗患者的百分比仍高于基于基因组学筛选（是常用于分子靶向药物试验的优势人群筛选方法）的结果[57]。

在另一项正在进行的 ^{177}Lu-PSMA-R2 Ⅰ / Ⅱ 期多中心剂量递增研究中，前列腺癌患者纳入标准之一就是 ^{68}Ga-PSMA-R2 PET 分子成像阳性，而 ^{18}F-FDG PET 成像并未纳入该研究的筛查标准。^{177}Lu 标记的 CTT-1403 抗 PSMA 配体是一种不可逆的基于磷酸腺苷的 PSMA 抑制剂，包含一个白蛋白结合基序[55, 58]。与前面描述的两种脲酶基药物一样，基于 CTT1403 的靶向放射性核素治疗也选择了分子成像指导下的诊疗模式，不同的是这里选择的是 ^{18}F 标记的 CTT-1403 作为分子成像探针。

虽然 ^{177}Lu-PSMA 治疗尚未被美国 FDA 批准，但已经被诸多欧洲国家在临床诊疗中广泛接受。许多研究结果表明，该治疗方法能成功降低 PSA 水平，提高生活质量，减少疼痛和镇痛药的摄入等[51]。即使在疾病晚期患者中，^{177}Lu-PSMA 放射性核素治疗也近乎是安全的[59]。一项 Ⅱ 期试验显示 57% 的患者在治疗 12 周后 PSA 降低 ≥ 50%[60]。亦有文献证实，治疗后总生存期可以达到 7.5 ～ 15 个月，无进展生存期为 4.5 ～ 13.7 个月[61]。在疗效评价和随访中，监测每个治疗周期后的 PSA 水平非常重要，而影像学检查，如靶向 PSMA 的 PET 分子成像，应在每 2 个 ^{177}Lu-PSMA 治疗周期后进行（图 9-2）[62]。虽然 ^{177}Lu-PSMA 核素治疗的应答标准目前尚未建立，但是重复周期性的放射性核素治疗需要分子影像监测治疗应答，以实时、精准地调整治疗方案。

四、肝脏恶性肿瘤

使用 ^{90}Y 标记的微球进行选择性内部放射治疗是肿瘤精准诊疗的另一个实践。考虑到放射性核素整体治疗的复杂性，需要多学科协作和协调，以及潜在的相关风险，那些已经失去外科手术治疗机会的肝癌患者仍需进行严格筛选才能纳入该种方案的治疗群体。已有文献报道，^{90}Y 标记玻璃或树脂微球经动脉内沉积递送，可用于治疗原发性肝细胞癌和结肠直肠癌的肝转移病灶[39]。放射性核素治疗剂量的计算也是需要基于患者特定参数进行的，既往影像学、患者特定的解剖变异、肝功能检查以及既往化疗或放射治疗等，都应考虑到治疗计划中[39, 63]，并与介入放射学医师协调，以实现更加精准的个性化核素治疗。

对于肝细胞癌，需先计算待治疗的肝实质体积（通常为大叶或节段）和肺分流分数后，

☆☆☆☆

再递送 ^{90}Y 标记的玻璃微球。理想情况下，针对肿瘤治疗计算一个节段递送 120 Gy 剂量。而用 ^{90}Y 标记的树脂微球治疗来自结直肠癌的肝转移病变则需根据体表面积、相对肝叶体积、每个肝叶上的特定肿瘤负荷百分比和前面描述的因素结合，综合计算给药剂量后进行治疗。目前已经形成一种标准化的计算方法并得到广泛的推广和应用。

术前 ^{99m}Tc- 微聚集白蛋白（microaggregated albumin，MAA）分子成像和术后 ^{90}Y-SPECT/CT 扫描可分别用于评估潜在和实际放射性微球分布情况，并识别肿瘤覆盖区域外的放射性分布 [39]。需强调的是，在手术的每个关键步骤进行分子成像意义非常重大，它能确保足够的核素治疗剂量已递送到肿瘤，为患者及时调整治疗方案，制订更精准个体化方案提供依据。

五、其他肿瘤

趋化因子受体（CXCR4）可被基质细胞衍生因子 1（stromal cell-derived factor1，SDF-1）结合而激活，是肿瘤生长、进展、侵袭和转移的关键 [64]，其在许多恶性肿瘤中都过表达。多发性骨髓瘤是一种由浆细胞无性增生引起的恶性肿瘤，目前一线的治疗方法包括化学药物治疗、单独或联合干细胞移植等，虽然许多患者在治疗后疾病完全缓解，但是复发率依然居高不下 [65]。多发性骨髓瘤细胞会高度表达 CXCR4 [66]，同时恶性浆细胞兼具有放射敏感性 [67]，这为放射性核素精准诊疗的应用提供了独具的有利条件。另外，CXCR4 在胶质瘤中亦有较高的表达水平，是调节胶质瘤的存活、迁移、侵袭、增殖、血管生成和免疫调节的重要受体。因此，以 CXCR4 为分子靶点的分子成像诊断与治疗有望改善肿瘤的初始预后分层、精准检测治疗后微小残留病变以及实现对肿瘤的高效杀伤。

Pentixafor 是一种基于 SDF-1 合成的环五肽类似物，可以与 CXCR4 靶向性结合，也可通过连接大环螯合剂（DOTA）实现放射性核素的标记。2011 年，Gourni 等研发了 PET 分子成像探针——^{68}Ga-pentixafor，明确了其在离体和在体水平 CXCR4 的良好靶向性，有潜力实现 CXCR4 表达阳性肿瘤的精准及可视化诊断 [68]。随后，Herrmann 等将这一靶向载体用于核素治疗方案中，其用 ^{177}Lu 或 ^{90}Y 标记了 pentixather（pentixafor 的衍生物），设计研发了诊疗一体化的新型放药 ^{177}Lu/^{90}Y-pentixather，并对 3 名复发性多发性骨髓瘤患者进行治疗。在治疗前，所有患者先行 ^{68}Ga-pentixafor PET 分子成像，发现髓内和髓外骨髓瘤病变均有高摄取，随后进行 ^{177}Lu/^{90}Y-pentixather 治疗，14 ~ 21 d 后，其中 2 名患者疗效显著，并且 ^{18}F-FDG PET/CT 成像见肿瘤病变摄取显著降低 [69]。这是放射性核素诊疗一体化在多发性骨髓瘤治疗的首次临床试验，充分体现了放射性核素在多发性骨髓瘤诊疗方面的独有优势，也为临床常规细胞毒性化疗和自体干细胞移植相关联合疗法的开发提供了新的思路。另外，该分子影像诊疗一体化模式还被应用于胶质瘤的诊断和治疗之中。Jacobs 等报道的一项纳入 7 例复发性胶质瘤患者的临床研究结果显示，相较于 CXCR4 体外组织学检查，^{68}Ga-pentixafor PET 分子成像能够有效克服 CXCR4 肿瘤间 / 肿瘤内表达异质性和时间 / 空间检测的局限性，可以准确定位、定性和定量 CXCR4 表达阳性的胶质瘤，并为后续 ^{177}Lu-pentixather 放射性核素治疗提供可靠的治疗依据，有助于实现基于 CXCR4 的分子成像精准、高效诊疗一体化 [70]。

本章小结

核素治疗在医学中的应用已经将近 100 年的历史了，而凭经验给予患者某一放射性核素治疗剂量的方法不够科学和精确，肿瘤的吸收和辐射吸收剂量在不同患者之间也差异巨大。分子影像为放射性核素治疗赋予了一双"慧眼"，通过治疗前的预分子成像，能将分子靶点、放射性核素治疗药物在体药动学及其被肿瘤和正常组织摄取等诸多细节可视化，精确管理放射剂量，预算肿瘤辐射吸收剂量，以此针对不同患者制订个体化治疗方案，提高肿瘤剂量和避免正常组织毒性，使放射性核素治疗更加精准、高效及安全。另外，基于诊疗一体化放射性核素标记化合物而研发的放射性药物已成为肿瘤分子影像精准诊疗领域的又一主力军，从被动靶向的 ^{131}I 到主动靶向的 ^{177}Lu 放射性药物，从高分化性甲状腺肿瘤到神经内分泌肿瘤及前列腺癌，经过数十年的努力，我们已经欣喜地看到核医学已从单一的经验性治疗迈向了更加精准的诊疗一体化，进而发展成了一种全新的肿瘤诊疗模式，其正推动着精准医学向更高层次迈进，并为肿瘤精准医学的成功实施保驾护航。

参 考 文 献

[1] Mikolajczak, R., N. P. van der Meulen, and S. E. Lapi. Radiometals for imaging and theranostics, current production, and future perspectives. J Labelled Comp Radiopharm, 2019, 62(10):615.

[2] Moncayo, V. M., J. N. Aarsvold, and N. P. Alazraki. Nuclear medicine imaging and therapy:gender biases in disease. Semin Nucl Med, 2014, 44(6):413.

[3] Tateishi, U. Prostate-specific membrane antigen(PSMA)-ligand positron emission tomography and radioligand therapy(RLT)of prostate cancer. Jpn J Clin Oncol, 2020, 50(4):349.

[4] Lau, W. Y., et al. Selective internal radiation therapy for nonresectable hepatocellular carcinoma with intraarterial infusion of 90yttrium microspheres. Int J Radiat Oncol Biol Phys, 1998, 40(3):583.

[5] Parker, C., et al. Alpha emitter radium-223 and survival in metastatic prostate cancer. N Engl J Med, 2013, 369(3):213.

[6] Kelkar, S. S. and T. M. Reineke. Theranostics:combining imaging and therapy. Bioconjug Chem, 2011, 22(10):1879.

[7] Kendi, A. T., et al. Radionuclide Therapies in Molecular Imaging and Precision Medicine. PET Clin, 2017, 12(1):93.

[8] Bloomer, W. D., et al. Therapeutic applications of Auger and alpha emitting radionuclides. Strahlentherapie, 1984, 160(12):755.

[9] Sgouros, G., et al. Radiopharmaceutical therapy in cancer:clinical advances and challenges. Nat Rev Drug Discov, 2020, 19(9):589.

[10] Sgouros, G., et al. MIRD Pamphlet No. 22(abridged):radiobiology and dosimetry of alpha-particle emitters for targeted radionuclide therapy. J Nucl Med, 2010, 51(2):311.

[11] Parker, C., et al. Targeted Alpha Therapy, an Emerging Class of Cancer Agents:A Review. JAMA Oncol, 2018, 4(12):1765.

[12] Wessels, B. W. and R. D. Rogus. Radionuclide selection and model absorbed dose calculations for radiolabeled tumor associated antibodies. Med Phys, 1984, 11(5):638.

[13] Mikheev, N. B. Radioactive colloidal solutions and suspensions for medical use. At Energy Rev, 1976, 14(1):3.

[14] Bayly, R. J., J. A. Peacegood, and S. C. Peake. 90Y ferric hydroxide colloid. Ann Rheum Dis, 1973, 32 Suppl 6:Suppl.10.

[15] Brechbiel, M. W. and O. A. Gansow. Backbone-substituted DTPA ligands for 90Y radioimmunotherapy. Bioconjug Chem, 1991, 2(3):187.

[16] Oei, A. L., et al. Decreased intraperitoneal disease recurrence in epithelial ovarian cancer patients

receiving intraperitoneal consolidation treatment with yttrium-90-labeled murine HMFG1 without improvement in overall survival. Int J Cancer, 2007, 120(12):2710.

[17] Waldmann, T. A., et al. Radioimmunotherapy of interleukin-2R alpha-expressing adult T-cell leukemia with Yttrium-90-labeled anti-Tac. Blood, 1995, 86(11):4063.

[18] Nisa, L., G. Savelli, and R. Giubbini. Yttrium-90 DOTATOC therapy in GEP-NET and other SST2 expressing tumors:a selected review. Ann Nucl Med, 2011, 25(2):75.

[19] Salem, R. and K. G. Thurston. Radioembolization with 90Yttrium microspheres:a state-of-the-art brachytherapy treatment for primary and secondary liver malignancies. Part 1:Technical and methodologic considerations. J Vasc Interv Radiol, 2006, 17(8):1251.

[20] Maleux, G., et al. Yttrium-90 radioembolization for the treatment of chemorefractory colorectal liver metastases:Technical results, clinical outcome and factors potentially influencing survival. Acta Oncol, 2016, 55(4):486.

[21] Yue, J., et al. Comparison of quantitative Y-90 SPECT and non-time-of-flight PET imaging in post-therapy radioembolization of liver cancer. Med Phys, 2016, 43(10):5779.

[22] Sgouros, G., et al. Mathematical model of 5-[125I]iodo-2'-deoxyuridine treatment:continuous infusion regimens for hepatic metastases. Int J Radiat Oncol Biol Phys, 1998, 41(5):1177.

[23] Das, T. and S. Banerjee. Theranostic Applications of Lutetium-177 in Radionuclide Therapy. Curr Radiopharm, 2016, 9(1):94.

[24] Hertz, S. and A. Roberts. Radioactive iodine in the study of thyroid physiology; the use of radioactive iodine therapy in hyperthyroidism. J Am Med Assoc, 1946, 131:81.

[25] Seidlin, S. M., L. D. Marinelli, and E. Oshry. Radioactive iodine therapy; effect on functioning metastases of adenocarcinoma of the thyroid. J Am Med Assoc, 1946, 132(14):838.

[26] Pellegriti, G., et al. Worldwide increasing incidence of thyroid cancer:update on epidemiology and risk factors. J Cancer Epidemiol, 2013, 2013:965212.

[27] Ladenson, P. W. Precision Medicine Comes to Thyroidology. J Clin Endocrinol Metab, 2016, 101(3):799.

[28] Silberstein, E. B., et al. The SNMMI practice guideline for therapy of thyroid disease with 131I 3. 0. J Nucl Med, 2012, 53(10):1633.

[29] Haugen, B. R., et al. 2015 American Thyroid Association Management Guidelines for Adult Patients with Thyroid Nodules and Differentiated Thyroid Cancer:The American Thyroid Association Guidelines Task Force on Thyroid Nodules and Differentiated Thyroid Cancer. Thyroid, 2016, 26(1):1.

[30] Sgouros, G., et al. Lung toxicity in radioiodine therapy of thyroid carcinoma:development of a dose-rate method and dosimetric implications of the 80-mCi rule. J Nucl Med, 2006, 47(12):1977.

[31] Sgouros, G., et al. Patient-specific dosimetry for 131I thyroid cancer therapy using 124I PET and 3-dimensional-internal dosimetry(3D-ID)software. J Nucl Med, 2004, 45(8):1366.

[32] Huang, S. Y., et al. Patient-specific dosimetry using pretherapy [(1)(2)(4)I]m-iodobenzylguanidine([(1)(2)(4)I]mIBG)dynamic PET/CT imaging before [(1)(3)(1)I]mIBG targeted radionuclide therapy for neuroblastoma. Mol Imaging Biol, 2015, 17(2):284.

[33] Narayanan, S. and P. L. Kunz. Role of Somatostatin Analogues in the Treatment of Neuroendocrine Tumors. Hematol Oncol Clin North Am, 2016, 30(1):163.

[34] Hennrich, U. and K. Kopka. Lutathera((R)):The First FDA- and EMA-Approved Radiopharmaceutical for Peptide Receptor Radionuclide Therapy. Pharmaceuticals(Basel), 2019, 12(3).

[35] Hardiansyah, D., et al. The role of patient-based treatment planning in peptide receptor radionuclide therapy. Eur J Nucl Med Mol Imaging, 2016, 43(5):871.

[36] Nicolas, G. P., et al. Sensitivity Comparison of(68)Ga-OPS202 and(68)Ga-DOTATOC PET/CT in Patients with Gastroenteropancreatic Neuroendocrine Tumors:A Prospective Phase II Imaging Study. J Nucl Med,

2018, 59(6):915.

[37] Langbein, T., W. A. Weber, and M. Eiber. Future of Theranostics:An Outlook on Precision Oncology in Nuclear Medicine. J Nucl Med, 2019, 60(Suppl 2):13S.

[38] Baum, R. P. and H. R. J. S. B. H. Kulkarni. Peptide Receptor Radionuclide Therapy of Neuroendocrine Tumors Expressing Somatostatin Receptors, 2014.

[39] Camacho, J. C., et al. (90)Y Radioembolization:Multimodality Imaging Pattern Approach with Angiographic Correlation for Optimized Target Therapy Delivery. Radiographics, 2015, 35(5):1602.

[40] Kjaer, A. and U. Knigge. Use of radioactive substances in diagnosis and treatment of neuroendocrine tumors. Scand J Gastroenterol, 2015, 50(6):740.

[41] Kwekkeboom, D. J. and E. P. Krenning. Peptide Receptor Radionuclide Therapy in the Treatment of Neuroendocrine Tumors. Hematol Oncol Clin North Am, 2016, 30(1):179.

[42] Peer-Firozjaei, M., et al. Optimized cocktail of 90Y/177Lu for radionuclide therapy of neuroendocrine tumors of various sizes:a simulation study. Nucl Med Commun, 2022.

[43] Sabet, A., H. J. Biersack, and S. Ezziddin. Advances in Peptide Receptor Radionuclide Therapy. Semin Nucl Med, 2016, 46(1):40.

[44] Cives, M. and J. Strosberg. Radionuclide Therapy for Neuroendocrine Tumors. Curr Oncol Rep, 2017, 19(2):9.

[45] Kim, S. J., et al. The efficacy of(177)Lu-labelled peptide receptor radionuclide therapy in patients with neuroendocrine tumours:a meta-analysis. Eur J Nucl Med Mol Imaging, 2015, 42(13):1964.

[46] Khan, S., et al. Quality of life in 265 patients with gastroenteropancreatic or bronchial neuroendocrine tumors treated with [177Lu-DOTA0, Tyr3]octreotate. J Nucl Med, 2011, 52(9):1361.

[47] Nayak, T. K., et al. Enhancement of somatostatin-receptor-targeted(177)Lu-[DOTA(0)-Tyr(3)]-octreotide therapy by gemcitabine pretreatment-mediated receptor uptake, up-regulation and cell cycle modulation. Nucl Med Biol, 2008, 35(6):673.

[48] Basu, S. and V. Ostwal. Observation on enhanced avidity on somatostatin receptor targeted 68Ga-DOTATATE PET-CT following therapy with everolimus and capecitabine-temozolamide:is redifferentiation akin phenomenon a reality in neuroendocrine tumors? Nucl Med Commun, 2016, 37(6):669.

[49] Silberstein, J. L., et al. Current clinical challenges in prostate cancer. Transl Androl Urol, 2013, 2(3):122.

[50] Ahmadzadehfar, H., et al. Prior therapies as prognostic factors of overall survival in metastatic castration-resistant prostate cancer patients treated with [(177)Lu]Lu-PSMA-617. A WARMTH multicenter study(the 617 trial). Eur J Nucl Med Mol Imaging, 2021, 48(1):113.

[51] Manafi-Farid, R., et al. Factors predicting biochemical response and survival benefits following radioligand therapy with [(177)Lu]Lu-PSMA in metastatic castrate-resistant prostate cancer:a review. Eur J Nucl Med Mol Imaging, 2021.

[52] Murphy, D. G., et al. Where to Next for Theranostics in Prostate Cancer? Eur Urol Oncol, 2019, 2(2):163.

[53] Zhou, J., et al. NAAG peptidase inhibitors and their potential for diagnosis and therapy. Nat Rev Drug Discov, 2005, 4(12):1015.

[54] Liu, T., et al. Pseudoirreversible inhibition of prostate-specific membrane antigen by phosphoramidate peptidomimetics. Biochemistry, 2008, 47(48):12658.

[55] Choy, C. J., et al. (177)Lu-Labeled Phosphoramidate-Based PSMA Inhibitors:The Effect of an Albumin Binder on Biodistribution and Therapeutic Efficacy in Prostate Tumor-Bearing Mice. Theranostics, 2017, 7(7):1928.

[56] Derlin, T. and S. Schmuck. [(177)Lu]-PSMA-617 radionuclide therapy in patients with metastatic castration-resistant prostate cancer. Lancet Oncol, 2018, 19(8):e372.

[57] Hofman, M. S., et al. [(177)Lu]-PSMA-617 radionuclide therapy in patients with metastatic castration-resistant prostate cancer - Author's reply. Lancet Oncol, 2018, 19(8):e373.

[58] Nedrow-Byers, J. R., et al. A phosphoramidate-based prostate-specific membrane antigen-targeted SPECT agent. Prostate, 2012, 72(8):904.

[59] Rahbar, K., et al. German Multicenter Study Investigating 177Lu-PSMA-617 Radioligand Therapy in Advanced Prostate Cancer Patients. J Nucl Med, 2017, 58(1):85.

[60] Hofman, M. S., et al. [(177)Lu]-PSMA-617 radionuclide treatment in patients with metastatic castration-resistant prostate cancer(LuPSMA trial):a single-centre, single-arm, phase 2 study. Lancet Oncol, 2018, 19(6):825.

[61] Yordanova, A., et al. Outcome and safety of rechallenge [(177)Lu]Lu-PSMA-617 in patients with metastatic prostate cancer. Eur J Nucl Med Mol Imaging, 2019, 46(5):1073.

[62] Fendler, W. P., et al. (177)Lu-PSMA Radioligand Therapy for Prostate Cancer. J Nucl Med, 2017, 58(8):1196.

[63] Murthy, R., et al. Yttrium-90 microsphere therapy for hepatic malignancy:devices, indications, technical considerations, and potential complications. Radiographics, 2005, 25 Suppl 1:S41.

[64] Domanska, U. M., et al. A review on CXCR4/CXCL12 axis in oncology:no place to hide. Eur J Cancer, 2013, 49(1):219.

[65] Rollig, C., S. Knop, and M. Bornhauser. Multiple myeloma. Lancet, 2015, 385(9983):2197.

[66] Burger, J. A. and A. Peled. CXCR4 antagonists:targeting the microenvironment in leukemia and other cancers. Leukemia, 2009, 23(1):43.

[67] Mesguich, C., P. Zanotti-Fregonara, and E. Hindie. New Perspectives Offered by Nuclear Medicine for the Imaging and Therapy of Multiple Myeloma. Theranostics, 2016, 6(2):287.

[68] Gourni, E., et al. PET of CXCR4 expression by a(68)Ga-labeled highly specific targeted contrast agent. J Nucl Med, 2011, 52(11):1803.

[69] Herrmann, K., et al. First-in-Human Experience of CXCR4-Directed Endoradiotherapy with 177Lu- and 90Y-Labeled Pentixather in Advanced-Stage Multiple Myeloma with Extensive Intra- and Extramedullary Disease. J Nucl Med, 2016, 57(2):248.

[70] Jacobs, S. M., et al. CXCR4 expression in glioblastoma tissue and the potential for PET imaging and treatment with [(68)Ga]Ga-Pentixafor /[(177)Lu]Lu-Pentixather. Eur J Nucl Med Mol Imaging, 2022, 49(2):481.

第四篇

新技术篇

第 10 章
新型肿瘤精准分子成像技术及设备

分子成像新技术的开发和新设备的应用，是提高肿瘤在体检测灵敏度、精准性，提升分子水平信息可视化程度以及增加影像数据挖掘深度的关键，是实现肿瘤精准分子成像突破的重要研究领域和软硬件技术体系。高温超导、相控阵线圈、化学交换饱和转移成像序列（chemical exchange saturation transfer，CEST）、正电子发射型计算机断层显像（positron emission computed tomography，PET）的飞行时间技术（time of flight，TOF）、压缩感知的信号获取与处理以及磁共振多种核素成像等新技术，使各种肿瘤分子成像的空间分辨率、时间分辨率、信噪比（signal-noise ratio，SNR）以及敏感性得到了极大的改善和提升；全身 TOF-PET/MR 的应用，更是达到了 1 mm 的高精度精准空间融合，突破了成像技术极限；另外，近年来在多核素同步成像技术领域的探索和研发，也正在开辟着肿瘤多分子靶点变化及多分子事件作用在体研究的全新领域。这些影像成像新技术和新设备，不仅在结构成像方面为肿瘤基础研究及临床诊疗提供了前所未有精细图像；还在肿瘤恶性生物学行为的分子信息在体可视化获取方面，拓展了肿瘤研究的范畴和维度。本章将对目前前沿性的分子成像新技术和新设备进行重点阐述，探讨他们已在及未来将在肿瘤精准分子影像诊疗中发挥的重要应用及价值。

第一节　新型肿瘤精准分子影像成像技术

一、高温超导技术

磁共振成像（magnetic resonance imaging，MRI）是分子影像技术的重要技术之一，其良好的软组织对比、无创性及多参数成像等优势使其在肿瘤精准分子成像诊疗应用价值凸显[1]。但是，MRI 本身的低 SNR 限制了其进一步获取高空间分辨率图像的能力。通过升高主磁场强度可以直接提高成像 SNR，但是会出现 B_1 发射场不均匀及电磁波比吸收率（specific absorption rate，SAR）值的升高等问题[2]；此外，出于安全方面的考虑，监管部门也严格限制超高场强 MR 设备的临床医学成像应用。面对诸多限制因素，改善 MRI 接收线圈的品质因素（Q 值）成为提升 SNR 的有效途径。常规导体很难改善线圈的 Q 值，高温超导技术的出现使得这一问题迎刃而解。

超导现象是指导体材料在低于某一温度时，电阻变为零的现象，同时具有完全抗磁特性[3]。MR 已经广泛采用低温超导材料 NbTi 合金(超导临界温度为 8K，－265℃)建造磁体，磁体线圈需浸在液氦（4K，－269℃）中。高温超导（high-temperature superconductivity，

HTS）是指一些材料在液氮温度（77K，－196℃）以上表现出超导特性，这类超导材料被称为高温超导体，可以仅采用液氮来维持其超导性，无论是研发成本，还是技术应用门槛都大幅度降低。常见的高温超导材料有 YBCO 超导体（90K）及 Bi-Sr-Ca-Cu-O 超导体（110K）等。

　　高温超导线圈是指采用高温超导材料设计制造的射频接收线圈，其 Q 值相比传统铜线绕制的线圈有很大的提升，从而获得更高的 SNR。Hall 基于 YBCO 材料设计了超导接收线圈，在 0.15 T 磁场下，相比传统的铜线圈，SNR 提升高达 50%。Marie 等在 1.5 T 医用磁共振系统中设计了基于 YBaCuO 材料的超导线圈，并使用小鼠作为动物模型，经多个不同部位扫描评估了超导线圈的性能。在相同测试条件下，相比于铜线圈，超导线圈 SNR 提升 9.8 ～ 11.6 倍。在此条件下，其他研究人员也在 16 min 内获取 $59\mu m \times 9\mu m \times 9\mu m$ 超高分辨率图像（SNR > 20），这在以往是仅能在超高场 Micro MRI 系统中才能达到的指标。另外，Pierre 等应用磁性纳米颗粒（magnetic nanoparticles，MNP）对淋巴细胞进行标记，然后回输至小鼠体内，并在 1.5T 磁共振系统下，采用高温超导线圈，监测标记的淋巴细胞的在体分布及肿瘤内浸润，实现了单细胞的 MR 分子成像（图 10-1）[4]。

　　高温超导材料还可以用于代替铜材料来制作梯度线圈以提高梯度强度和切换率，从而提高分辨率，缩短扫描时间。由于高温超导材料没有或几乎没有电阻，梯度线圈工作中将不再产生电阻热，这在一定程度上降低了冷却设备、冷却水和电力等成本。同时，高温超导线材可以通过更大的电流密度，使用这种线材制造的梯度线圈可以节省磁体腔空间，有利于获得更大的成像空间。

　　总之，高温超导技术的发展，推动了射频接收线圈制作过程中超导材料对铜材料的替代，大幅度降低射频线圈的本底噪声，显著提高图像的 SNR，从而在相同场强条件下，获得高空间分辨率图像。此外，高温超导技术也提升了梯度性能，促进了高时间分辨率 MR 成像的发展。

二、相控阵线圈技术

　　高温超导技术很好地提升了 MR 成像的 SNR，在应用过程能够获得高灵敏度，但这类线圈通常尺寸小，成像范围也比较小。当成像范围需要显著增大的时候，例如全腹部成像；或者需要特殊形态的软体线圈，例如肩部、足部软体线圈时，高温超导线圈的应用就受到限制，这时候就需要既能够实现大范围信号采集，同时又能确保高 SNR 的线圈，相控阵线圈技术（phase array coil）应运而生。

　　相控阵线圈技术是应用小尺寸线圈作为基本信号采集子线圈单元，实行线圈单元阵列化，并采用独立单元独立接收通道，通过阵列采集 - 独立传输 - 高速重建方式，在大范围信号采集的同时，确保获得高 SNR。"相控阵"来源于射频天线理论，如雷达系统中的微型天线集合阵，通过集成控制众多信号采集单元，提升整体信号水平和高速传输特性。相控阵线圈阵列中每个线圈单元可同时采集其对应组织区域的 MR 信号，在采集结束后将所有小线圈的信号有机结合后重建磁共振图像，每个线圈单元也可任意组合或单独使用。相控阵线圈每个线圈单元利用单独通道传递信号，构成了多通道传输，结合并行采集技术，实现高速采集，较传统采集方法速度提升 4 ～ 9 倍。同时，相控阵线圈提供了更大的视野范围（field of view，FOV）、更高的分辨率，而不额外增加成像时间。

　　线圈按照结构上的分类，可以分为正交线圈、线性线圈和相控阵线圈这三种，这三种

☆★☆☆

结构的线圈接收射频脉冲的方式互不相同。其中，为进一步提高磁共振分子成像的信号采集速度，相控阵线圈通常与并行采集技术相结合。从主磁场的 X 轴和 Y 轴两个方向接收探测信号的是正交线圈；只从垂直于主磁场的一个方向接收探测信号的是线性线圈；包含了多个线性线圈或正交线圈，即子线圈单元，能同时从多个方向接收主磁场的射频脉冲，同时有多个数据采集通道与之匹配的是相控阵线圈。多通道相控阵线圈对于任何给定的采集时间和视野，一般能得到良好的信噪比，它包含有多个线性线圈，可与梯度编码序列相结合。当增加相控阵线圈的单元个数时，图像信噪比能极大程度的提高；当图像信噪比相同时，相控阵线圈的扫描时间也会很大程度的减少。例如，当保持采集区域相同时，对于某种特定的相控阵线圈，它采集数据的通道越多，那么这个线圈每个单元分配到的采集区域就越小。当采集时间相同时，扫描物体信号总体强度不变，信号采集区域越小，噪声就越小，则图像噪声降低，图像信噪比提高。相控阵线圈可以应用于所有脉冲序列的分子成像和波谱成像。相邻表面线圈之间相互作用，通过重叠相邻线圈使互感为零，从而使相互作用被抵消为零；以及通过在所有线圈附加低输入阻抗前置放大器，从而消除相邻线圈之间的干扰。

相控阵线圈技术的应用可在大范围信号采集的同时，显著提高 MRI 图像的 SNR，明显改善薄层扫描、高分辨率扫描的图像质量；同时能减少扫描时间，有效提高成像的时间分辨率，为肿瘤精准 MR 分子成像提供有利技术支撑。

三、CEST 技术

化学交换饱和转移（chemical exchange saturation transfer，CEST）是一种新兴的磁共振分子成像技术，它的理论基础是磁化传递及化学交换[5]。在核磁共振化学交换饱和转移技术中，自由水的信号强度因特定的偏共振饱和脉冲导致的外源性或内源性的特定物质的充分的预饱和而变化，从而可以通过检测水的信号，得到该物质的信息及化学交换的组织环境。化学交换饱和转移技术使得信号强度得到明显的放大，该技术通过水信号间接检测代谢物信息，物质检测浓度由毫摩尔级别提升至微摩尔级别，甚至纳摩尔级别，MR 分子成像的敏感性得到显著提升。

CEST-MRI 技术是一种间接的物质检测方式。在微观尺度上，化学交换持续发生，交换过程中伴随着化学键的断裂和重建，其交换速率与质子所处环境的 pH 和温度相关；发生化学交换的质子，其本身的磁化状态伴随着质子的转移而转移。在常规 MRI 序列的激励脉冲之前施加一个磁化饱和脉冲，其频率选择性对准外源性或内源性 CEST 分子成像探针上的可交换质子的共振频率，使其上的氢质子被磁化饱和，由于分子成像探针上的质子可与组织内水分子上的质子发生化学交换，这时磁化饱和作用就会被传递给组织内水分子上的质子，导致部分水分子也被磁化饱和，过程如图 10-2A 所示。随着化学交换持续进行，分子成像探针上的未饱和质子仍可被射频脉冲饱和，这种交换过程可以反复循环，从而使较低浓度的分子成像探针也可以实现足够的组织内水分子磁化饱和。

CEST-MRI 通常使用低功率（强度为 $0.5 \sim 6.0\mu T$）饱和脉冲来选择性饱和抑制药物或生物分子上特定质子的 MR 信号，饱和脉冲的持续时间通常为 $1 \sim 5s$，以使饱和达到稳定状态。在饱和脉冲施加期间，水与药物或生物分子之间可交换的质子以 $30 \sim 1000Hz$ 的化学交换速率发生化学交换，从而使每个药物或生物分子向水转移 $30 \sim 5000$ 个饱和质子（不考虑 T_1 弛豫的影响）。在饱和作用足够且交换速率足够的情况下，浓度约 2mM 的可交换质子可以使水信号下降约 2%，使用常规的 MR 分子成像方法足以观察到这种信号变化。因此，CEST-MRI 技术在毫摩尔浓度量级上可以提供包含更加充足的分子组成信息，更高的对比度的图像。这样，通过监测高浓度水分子信号的损失就可以间接反映低浓度分子成像探针信号，这种间接的检测方式将信号放大，检测灵敏度大大提升。

　　CEST-MRI 通常使用 CEST 谱（也称 Z 谱）来区分不同分子[6]。CEST 谱展示分子特征性表现，根据分子特有的 MR 频率准确地检测外源性或内源性生物分子，如图 10-2B 所示。CEST 谱是 MR 体素水信号强度与饱和脉冲频率的关系图（图 10-2C）。在标准的临床 CEST-MRI 技术图像采集中，为了获取空间中每一个分子准确位置，即每一个体素处的 CEST 谱，需要在一定饱和频率范围内以一定频率间隔，依次以不同频率施加饱和脉冲，进行一系列 CEST 技术图像加权。在 CEST 谱上，一个或多个基团的 CEST 效应以及水分子的直接饱和作用都可以直观地呈现出来。组织中的半固态分子成分会产生磁化转移（magnetization transfer，MT）效应，通过空间作用或类似于化学交换的机制传递饱和作用也会降低水信号强度[7]。MT 效应导致 CEST 谱中产生一个宽基线信号，在 CEST 谱上的负 ppm 范围内呈现不对称特征（图 10-2D）[8]。当定量测量特定药物或生物分子的 CEST 效应时，必须注意估计 MT 效应，以避免影响检测结果[9]。在获得逐体素的 CEST 谱之后，需要计算磁化转移不对称量（MTRasym）来定量 CEST 效应[10]。直接饱和作用在 CEST 谱上是对称的，而不对称的部分则来自于 CEST 效应的作用，因此需要比较 CEST 谱上对称频率位置上的强度大小，即可评价在该频率点上是否存在 CEST 效应及其强弱。磁场 B_0 的不均匀性会导致 CEST 谱的偏移，会影响准确性。因此在实际应用中，需要专门进行 B_0 场校正，以去除 MT 效应，同时利用 T_1 定量图校正 T_1 弛豫对 CEST 谱图强度的影响，以提供检测的准确度[11]。另外，CEST 效应、MT 效应、直接饱和作用都可以用 Bloch-McConnell 方程来进行分析以拟合出各自的成分[12]，CEST 谱还可以通过洛伦兹线型拟合的方法来分析，尤其适用于使用低功率饱和脉冲或者组织 T_2 时间较长的情况[13]。

　　美国国家心肺和血液研究所（National Heart Lung and Blood Institute，NHLBI）Kathleen Ward 教授和美国国立卫生研究院（National Institutes of Health，NIH）Robert S.Balaban 教授首先提出可交换的氢质子本身也可以作为一种 MRI 分子成像探针，并推广应用于肿瘤的 MR 分子成像。CEST 分子成像探针可分为内源性和外源性两种，内源性的分子成像探针往往是体内带有酰胺、胺和羟基的生物分子，最常用的是酰氨质子（amide proton）。其他常用的 CEST 内源性分子成像探针还包括葡萄糖、谷氨酸和肌酸等。酰胺质子交换速率约为 30Hz，化学位移约 3.5 ppm 并且在游离肽和蛋白中广泛存在，浓度约 5 ~ 8 mM。通常把以酰胺质子为内源性分子成像探针的 CEST 分子成像也称为 APT-MRI（amide proton transfer MRI）。APT-MRI 在肿瘤检测等方面已有诸多应用。在肿瘤分子成像方面，已有证据表明在肿瘤组织中，游离肽和蛋白的浓度高于正常组织，使肿瘤在 APT-MRI 上趋向于呈现高信号[14]；但同时，肿瘤在细胞外的微环境中产生过量的乳酸，使得 pH 降低，导致质子交换速率下降，又使肿瘤在 APT-MRI 上趋向于呈现低信号。这两种相反的机制导致低级别的肿瘤 APT-MRI 通常呈等信号，而在高级别肿瘤上则呈高信号。因此，APT-MRI 还需要结合其他 MR 成像方法，来对高级别和低级别肿瘤进行鉴别诊断。因此，CEST-MRI 可以通过高灵敏性检测内源性肿瘤重要的代谢物，如 ATP、葡萄糖和乳酸等，对肿瘤良、恶性进行鉴别，还可以评估肿瘤酸性微环境的变化情况。

　　外源性 CEST 分子成像探针多为具有 CEST 特性的化合物或者药物，例如，碘帕咪多

☆☆☆☆☆

(iopamidol)。在引入外源性的 CEST 分子成像探针前后分别进行 CEST-MR 成像，二者的差值图像则仅包含外源性的 CEST 信号，从而避免其他内源性物质信号的影响。iopamidol 已被用于测量细胞外 pH 和评估肿瘤酸中毒，这种方法还被称为 Acido-CEST MRI[15]，能够灵敏地反映肿瘤生长速率、有氧糖酵解和酸转运相关的生物标志物的上调以及治疗后低代谢情况。最近，在 3.0 T 磁场强度和低 1.5 μT 饱和功率下，Acido-CEST MRI 已应用于临床，并成功测量了肾脏和转移性卵巢肿瘤的细胞外 pH，以及肿瘤微环境的 pH，并以此获得肿瘤微环境方面信息。

CEST-MRI 为肿瘤精准分子成像提供了新的契机和技术手段，通过研发更多种类新型的 CEST 分子成像探针，能够有效拓展其分子成像的研究领域；随着高效信号放大策略、灵敏度提升技术、新的成像序列和重建方法以及新的肿瘤代谢物确认等领域的发展，CEST-MRI 将在肿瘤精准分子成像中发挥越来越重要的作用。

四、压缩感知技术

压缩感知（compressed sensing，CS）技术是利用信号在一定变换域中的稀疏性，在采样的过程中同时完成信号的压缩，直接采集压缩后的信号并应用重构算法快速得到优质信号，进一步重建出高质量图像的一种技术。压缩感知技术不但在提高成像时间分辨率方面显示出巨大的技术优势，而且还在提升空间分辨率发挥了重要作用。压缩感知技术在应用过程中包含压缩采样和图像优化等技术流程，稀疏性是其基本特性。

压缩感知技术是加州理工学院的 David Donoho 和 Emmanuel Candes 在解决数据采集时间冗长问题时首先提出的，后来被应用于 MR 成像，以提高 MR 的成像速度。磁共振信号在某一个正交空间具有稀疏性，即可压缩性，就可以以远低于奈奎斯特采样频率的较低频率采集相关信号，并通过精准的高概率重建该信号。当压缩核磁共振信号时，进行随机测量矩阵在 K 空间稀疏采样，通过稀疏重建算法就可以获得高 SNR 图像。这种方法与传统奈奎斯特采样定理相比，仅需要少量的数据，就能恢复出原来的信号和图像。CS 应用于 MRI 有两个重要条件：MR 图像本身在某个合适的变换域是稀疏的，因而可压缩；MRI 是在频域进行采样，而不是传统的像素域（空域）。在满足上述条件下，通过压缩感知技术，MRI 可以提升数据采集速度，提高 SNR，有效改善图像质量。

在 MRI 过程中，压缩感知技术的应用具有以下三个鲜明的特性：首先是原始数据或信号在变换域中本身具有的稀疏性；其次传感矩阵与变换矩阵之间具有的不相干性；及其受限等距特性（restricted isometric property，RIP）。依据这些特性，研究人员开发出了高效的数据采样协议，捕获嵌入在稀疏信号中的信息内容，并将其压缩为较少量数据。这些协议具有非自适应性，仅要求将信号和少量与稀疏性不相干的固定波形相关联。同时，这些采样协议还支持传感器非常有效地捕获稀疏信号中的信息，而不必解析该信号，这也加速了数据处理进程。CS 通过建立一种简单和高效的信号采集协议，以低速率对信号进行采样，然后利用计算能力从不完整的采集数据中重建完整的信号。在实际应用中，当 K 空间采样不足时，违背奈奎斯特准则，傅里叶重建表现出混叠伪影，而此前关于稀疏数据成像的解决方案，都是通过减少欠采样的相关因素，增加数据量来解决。CS 则依据这些少量的数据，通过全新算法进行图像重建，在数据不足的情况下，保证了图像质量。另外，在快速 MR 成像中，图像中具有隐含的稀疏性，或者 MR 图像在像素上已经是稀疏的，或者图像在某些变换域中具有了稀疏性，只要这些数据符合稀疏特性，采用适当的非线性恢复方案，就可以从随机欠采样的 K 空间数据中恢复高品质的图像。例如，由随机欠采样引起的伪影增加为类噪声干扰，在稀疏变换域中，有效系数在干扰中表现出来，采用非线性阈值法可以恢复稀疏系数，有效地恢复图像。因而在 MR 成像中，压缩感知技术通过减少 K 空间的采集数量，从高度欠采样的测量中实现稀疏或可压缩信号的精确重建，显著降低 MRI 扫描时间，并不丢失解剖细节，提升 MRI 时间分辨率。

除了 MRI，超声成像中的图像也具有实时捕捉的特点，适用于压缩感知技术。超声波信号是通过换能器获取，换能器以高于 20 kHz 的频率发送超声波，在身体内传播，直到与软组织碰撞导致声波反射，数据类型具有稀疏特性。在超声成像中利用 CS 通用重建算法、稀疏化变换的 CS 恢复、压缩比的 CS 恢复、三维超声 CS 重建、基于深度学习的 CS 重建等压缩感知技术，可有效改善图像质量。例如，基于深度学习的 CS 重建的深度神经网络，应用于肝脏肿瘤超声造影、腹部肿瘤造影标准平面定位和乳腺病变分级，能够提升时间分辨率；基于 CS 时域波束形成的平面波超声成像，则具有较好的横向分辨率、图像对比度和噪声抑制能力。

五、TOF 技术

正电子发射型计算机断层显像（positron emission computed tomography，PET）成像技术应用使医学迈入分子成像的新纪元，而 TOF 技术的出现，则推动了 PET 在成像速度、检测灵敏度、图像 SNR 和图像分辨率上的一次革命性飞跃。

TOF 的概念是由美国圣路易斯华盛顿大学 Ter-Pogossian MM 教授和美国国家放射科学研究所 Yamamoto Mikio 教授最先提出的，是指在 β^+ 衰变过程中，一对由湮灭反应产生的方向相反的伽玛光子在到达探测器时产生时间差，根据该时间差，计算可以得知湮灭事件发生的精确范围[16,17]。在 PET 成像过程中应用 TOF 技术，可以快速、精确界定病症的大小、边界，显著提高分子成像的空间分辨率和时间分辨率。正电子在衰变过程中衰变成两个一致的 511keV 光子，通过测量两个光子的到达时间，即重合时间窗口（2τ），就可以确定重合事件。从全身 PET 系统中采集所有湮灭事件，通常将重合时间窗口设置为覆盖整个成像视野，即在 60cm（2.00ns）范围内。PET 扫描仪在检测一对重合光子时往往会提供一个电子准直，即将发射点定位在连接两个 PET 探测器的响应线（line of response，LOR）上，发射点在 LOR 上的位置取决于两个光子到达时间（t2-t1）的差值[18]。在传统的非 TOF 技术 PET 中，由系统定时分辨率（Δt）定义的测量光子到达时间精度并不能提供在 LOR 上发射点的精确定位，因此通常假设在物体边界内 LOR 长度上事件位置的概率一致，以此从方位角范围内的所有 LOR 范围里采集数据，来实现 PET 图像重建。当假设事件位置沿全 LOR 长度的概率一致时，会有来自多个 LOR 重叠图像体素的噪声出现，进而使整个图像的 SNR 下降[19]。而 TOF PET 成像系统中，定时分辨率允许数据采集沿着 LOR 进行更精确的事件定位。如果系统时间分辨率能够提供一个沿着 LOR 的空间不确定性 Δx（$\Delta x = c \cdot \Delta t / 2$，c 是在真空中的光速），优于探测器空间分辨率，此时的图像重建便可以认为是将事件直接置于准确率最高的图像域中，根据平均 4.5mm 的探测器空间分辨率，转化为 30ps 的系统定时分辨率，能够实现比传统 PET 分辨率至少提高一个数量级的目的。同时，系统计时分辨率在 400 ～ 500ps（$\Delta x = 6.0 ～ 7.5$cm）时，图像重建过程中的噪声相关性也能被限制在由时间分辨率所定义的更少的图像体素中，因此，只要位置不确定性 Δx 小于事件发生分布区域的大小，就可以实现 PET 图像 SNR 的提高。

☆ ☆ ☆ ☆

随着 TOF 技术的应用，PET 时间分辨率已经从最初 750ps 提升至 400ps。最新的 TOF 测试数据显示，已经达到时间分辨率 200ps，并用于部分临床及科研机型。TOF 技术不仅能够精准测量光子的距离和衰减，还能将事件发生中所检测到的光子释放实际时间差添加到算法中，以更准确地确定从湮灭事件到探测器的距离。TOF 重建技术还会过滤掉与符合事件时空分布不一致的数据，进一步降低图像噪声，最终提高重建量化精度，提高信噪比。另外，应用 TOF 技术进行图像重建后，由随机重合次数（由于使用窄重合时间窗口）和死区时间（由于使用快速荧光示踪剂）决定的时间分辨率会被明显缩短，而 PET 成像的 SNR 由时间分辨率和空间分辨率共同决定，二者的降低一定程度上使得 PET 图像的信噪比和 PET 成像精准度得到了显著的提高[20]。

TOF PET 技术在临床应用后，使临床医师们获得了具有低噪声比和更好质量特征的图像。例如，在肝癌钇 $^{-90}$（^{90}Y）放射栓塞治疗和成像过程中，TOF 技术可以显著降低图像噪声。^{90}Y 治疗性放射性同位素的微球注射是一种选择性内放射性核素治疗方法（selective internal radionuclide therapy，SIRT），但是注射剂量低，监测周期长，这时的 PET 信号显著降低（每次扫描采集光子计数为 $50 \times 10^3 \sim 500 \times 10^3$，远远低于 ^{18}F-FDG PET 成像光子计数）。TOF 技术可以有效提升灵敏度和 SNR，改善了 PET 图像质量，实现对 ^{90}Y 放射栓塞治疗更低的给药剂量和长时间监测疗效[21]。又如，在对 ^{15}O- 水（^{15}O-water）、^{11}C- 乙酸盐（^{11}C-acetate）和铷 $^{-82}$（^{82}Rb）等短半衰期放射性同位素标记的分子成像探针进行 PET 成像时，为了能够从这些放射性核素的衰变中获取充足的信号，除了适当地提高了患者体内注射剂量外，使用 TOF 技术也是有效提升 PET 成像空间分辨率的方法。尤其是近年来作为前沿的免疫 PET 分子成像技术，常需要使用含长半衰期放射性核素的分子成像探针，并且给药剂量较低，这就会导致低光子计数、高噪声图像的产生，而应用 TOF PET 技术就能极大地减少图像噪声。

TOF 技术的应用，使 PET 分子成像实现了更快的扫描速度，更高的检测灵敏度，更优的图像信噪比，和更高的图像分辨率，助力肿瘤精准分子成像诊疗的临床应用。

六、单核素 MR 成像技术

核素是具有一定数目质子和一定数目中子的原子。原子具有一定质量、带电荷，并且具有核自旋的特性。含有奇数个质子或中子，自旋角动量 I 不为零，在自旋过程中会产生磁矩，称为磁性原子核，可以产生磁共振现象，进行磁共振成像，例如氢（^{1}H）、氟（^{19}F）、钠（^{23}Na）、磷（^{31}P）、氧（^{17}O）及氙（^{129}Xe）等；而氦（^{4}He）、碳（^{12}C）、氧（^{16}O）等具有偶数质子和偶数中子，自旋角动量 I=0，称为非磁性原子核，对外界电磁场没有响应。在磁性原子核中，常规 MRI 利用氢核（质子）进行成像，^{1}H-MR 成像大多提供组织解剖结构信息。

但除 ^{1}H 外，能产生磁共振信号的非质子磁性原子核还有多种（表 10-1），这些原子核与氢核相比虽然信号微弱，但可以获得 MR 图像或特定的波谱特征，更重要的是它们富含更多的生理和或病理分子水平信息，这是 ^{1}H-MR 成像所无法提供的。如，^{23}Na、^{31}P 和 ^{17}O 等元素参与众多肿瘤的恶性生理病理学进程，存在于许多分子事件相互作用之中，外源性引入 ^{19}F 和 ^{129}Xe 等还能够依据分子成像探针的特定设计而实现对体内特定因子、蛋白、细胞及组织功能的可视化。^{19}F、^{23}Na、^{31}P、^{17}O 及 ^{129}Xe 这些核素 MR 成像条件要求相对严格，如，^{23}Na 的 T_2 时间很短，信号可采集窗口狭窄，需要超快切换率的梯度线圈、超快采集序

列和快速的采样 / 重建技术，对 MRI 成像技术要求高，难度系数大。近年来，随着氟、钠、磷、氧等非质子磁性原子核 MR 成像技术的发展以及分子成像探针的研发，非氢核 MRI 在分子成像应用领域迅速崛起，尤其是在肿瘤精准分子成像方面的研究与应用，使包括肿瘤诊断、治疗及疗效监测等众多领域从传统的形态学影像诊断模式转向早期分子影像精准诊治模式。

表 10-1　部分磁性 / 非磁性原子核

核素（同位素）	自旋质子数	γ（MHz/T）	丰度（%）
^1H	1/2	42.58	99
^{12}C	0	—	98
^{13}C	1/2	10.7	1.1
^{16}O	0	—	99
^{17}O	5/2	5.8	0.04
^{19}F	1/2	40.0	100
^{23}Na	3/2	11.3	100
^{25}Mg	5/2	2.6	10
^{31}P	1/2	17.2	100
^{33}S	3/2	3.3	0.7
^{57}Fe	1/2	1.4	2.2
^{129}Xe	1/2	11.77	26.44

（一）^{19}F-MRI 技术

^{19}F 的自然丰度为 100%，旋磁比和灵敏度分别为 ^1H 的 94% 和 83%。^{19}F 以其 100% 的天然丰度、高磁旋比及灵敏度和无放射性的特点成为 ^1H 后最适于 MR 成像的原子核。此外，因氟原子在动物体内分布极少，故在 MR 成像中没有背景信号干扰[22]。外源性引入含氟类分子成像探针是 ^{19}F-MR 分子成像的基础，氟类分子成像探针可针对肿瘤关键分子靶点进行主动 / 被动靶向、智能响应性以及药物荷载等设计，其可通过血管、呼吸道或其他腔道高效递送，进而实现靶向分子成像，关键分子靶点的定性、定量分析检测及监测，乏氧、酸性、血管新生以及免疫微环境的在体可视化以及肿瘤的诊疗一体化，在肿瘤分子水平精准诊断和治疗等方面具有潜在巨大价值。另外，一些含氟类分子成像探针还可借助外界刺激获得特殊的成像特性，如外部条件（声、光、磁、热、酸碱度）、化学物质（H^+、O_2）、生物分子（核酸、抗体、生物酶、谷胱甘肽）等作用。这些如定向携载和释放氧气，改善肿瘤微环境等特殊的成像特性可为肿瘤的诊疗带来全新的途径和策略。

Xie 报道了含氟的 Cu（Ⅱ）ATSM 衍生物，作为 ^{19}F-MR 分子成像探针检测细胞乏氧。Cu^{2+} 能显著缩短 ^{19}F-MRI 的 T_2，因而不会观察到 Cu（Ⅱ）ATSM-F3 的氟信号。单在低氧环境下，Cu^{2+} 会被还原为 Cu^+，配体解离而产生相关的抗磁 [Cu（Ⅰ）ATSM-F3] 复合物和游离配体，这将有效延长 ^{19}F-MRI 的 T_2，从而恢复 ^{19}F 信号，实现特异性的分子成像。研究通过 ^{19}F-MR 分子成像证明这些复合物可在还原环境下对低氧细胞与正常细胞进行有效

☆☆☆☆

区分[23]。铜（Ⅱ）配合物被半胱氨酸还原后，氟化大环铜配合物表现出 ^{19}F-MRI 的启动反应，据此 Rahul 等利用乏氧响应性含氟分子成像探针监测半胱氨酸的活性。科研人员为了调节 ^{19}F MR 信号和荧光信号，开发了一种 ^{19}F-MRI 和荧光成像的多模态分子成像探针 CuATSMF3-Fl，用作 ^{19}F-MRI 和荧光成像的生物传感器。该含 Cu^{2+} 的成像探针在被还原前荧光信号微弱且无 ^{19}F MR 信号；铜离子和配体在乏氧细胞中解离后，^{19}F 和荧光信号增加，该成像现象也在乏氧 HeLa 细胞中被观察到并被验证[24]。

酸性 pH 是肿瘤微环境的重要特征，Guo 等设计了智能响应性分子成像探针 FNP-PEG 以增强肿瘤 ^{19}F-MR 分子成像效果。FNP-PEG 由金属有机框架（metal organic framework，MOF）和 4- 三氟甲基咪唑组成，将氟原子引入纳米颗粒 FNP 内部。该探针表现出明显 pH 依赖的 ^{19}F 信号变化特性，pH > 7.4 时，溶液中的氟原子具有较差的流动性，T_2 较短，无 ^{19}F 信号。随着溶液 pH 降低，氟原子流动性因纳米颗粒的分解而增强，T_2 延长，^{19}F 信号逐渐增强。并可实现活体肿瘤的 ^{19}F-MR 分子成像[25]。除了能够实现肿瘤酸性微环境特异性的 ^{19}F-MR 分子成像之外，Chen 等报道了一种 pH 响应型 ^{19}F 纳米分子成像探针，该探针以循环血液 pH 与肿瘤细胞内 pH 的差异为开关调节 ^{19}F-MR 成像信号。将含氟化合物 C_6F_6 封装到介孔二氧化硅纳米颗粒（mesoporous silica nanoparticles，MSN）中，表面覆盖金形成纳米颗粒（gold nanoparticles，Au NP）。在 pH 为中性的正常细胞下，孔隙被 Au NP 堵塞，以防止 C_6F_6 扩散出孔隙，^{19}F 信号被"关闭"。在细胞酸性 pH（pH < 6.0）下，孔隙被打开释放出 C_6F_6，^{19}F 信号"打开"。结果表明，该纳米分子成像探针可作为肿瘤高灵敏 pH MR 成像和荧光多模态生物传感器发挥潜在肿瘤精准诊断价值[26]。Huang 等设计了一种基于 pH 改变的双（ON/OFF）响应纳米分子成像探针。每个 pH 转换都有特定的 pH 编码，在 pH > pKa 时，疏水段将自组装形成胶束，聚合物链的形成限制了运动，^{19}F 信号被抑制。在 pH < pKa 时，由于氨基的质子化，胶束发生水解，^{19}F 信号恢复。这种 ^{19}F-MR 纳米分子成像探针允许在两个相邻的 pKa 值范围内直接读取 pH，其中一个为开启，另一个为关闭，可用于识别细微的 pH 差异[27]。

天冬酰胺内切酶（legumain，Lgmn）可作为一项肿瘤的诊断及治疗的重要指标。Liang 等合成了一种检测谷胱甘肽（glutathione，GSH）和 Lgmn 活性的分子成像探针半胱氨酸 - 丙氨酸 - 丙氨酸 - 天冬酰胺 - 赖氨酸 -2- 氰苯并噻唑 [Cys-Ala-Ala-Asn-Lys（FMBA）-CBT]，其内的双硫键在细胞内会被 GSH 还原，并发生点击缩合反应得到两亲性的环状低聚物（主要是二聚体），再通过分子间相互作用自组装，导致 ^{19}F 信号降低。在 Lgmn 蛋白酶作用下，FMBA-CBT 解开成游离单体，^{19}F 信号打开，可实现了 14.1 T 高场强下的斑马鱼肿瘤成像。应用这种"on-off-on"手段，基于 FMBA-CBT 的 ^{19}F-MR 分子成像有望成为一种全新的肿瘤精准诊疗技术用于基础及临床研究之中。Fu 等设计一种可对还原环境做出反应，可用于肿瘤靶向的 ^{19}F-MR 分子成像的新型支链氟化糖聚合物 FMBA-CBT，FMBA-CBT 的交联单体中二硫键使聚合物在二硫苏糖醇下发生裂解，从支链向线性结构转变，从而产生更强的 ^{19}F-MR 成像信号。这类含氟共聚物以其对还原性环境的高敏感性和对于肿瘤细胞的高亲和力的特点未来可能会被用作肿瘤靶向分子成像的候选分子成像探针[28]。

Huang 等报道了一种可用于体内无创生物硫醇的分子成像 ^{19}F-MR 纳米分子成像探针，主要机制是细胞内还原微环境诱导的氨基活化。纳米分子成像探针的疏水核心紧密地包裹着氟化片段，以限制流动并关闭 ^{19}F 信号。巯基可使纳米分子成像探针亲水 - 疏水失衡，导致自身拆解、自旋 - 自旋弛豫的恢复，因此遇到巯基时打开 ^{19}F 信号。结果表明，该纳米分子成像探针能实现内源性硫醇的特异性成像，既能提供高信号，又能避免内源性背景信号的干扰[27]。

全氟化碳（perfluorocarbon，PFC）化合物含氟量大，且具有高溶氧释放能力、低表面张力、固有的化学惰性等优异的理化特性，是一类临床用血液替代品。纳米化的全氟化碳（perfluorocarbon nanoparticles，PFC NP）能够作为一种极具研发、应用及转化潜力的新型纳米载体平台，进行多功能修饰、高效药物负载和定量定性的释控。鉴于 PFC NP 多种优异性能，其已成为最有潜力实现临床转化应用的 ^{19}F-MR 分子成像候选纳米分子成像探针，用于多种肿瘤的分子影像诊断及诊疗一体化研究之中。尤其是应用于肺癌的精准诊疗领域时，肺癌独特的生理结构和功能，使经呼吸道途径递送 PFC NP，使 ^{19}F-MR 分子成像和靶向治疗成为可能，为肺癌的精准诊疗提供了一种全新的技术方法和策略，也成为目前肺癌研究的前沿和热点。Xu 等通过尾静脉注射 LLC 细胞的方式在 C57BL/6 小鼠建立了肺转移模型，在经呼吸道递送 PFCE NP 前、递送后的不同时间点进行 ^{1}H/^{19}F-MR 分子成像，递送后 4h 可观察到右肺肿瘤边缘分布的 ^{19}F 信号，且肿瘤内 ^{19}F-MR 的 SNR 随时间延长逐渐增加。同时，非肿瘤区域正常肺组织内 SNR 随时间延长逐渐降低[22]。另外，最近许多研究者还在 PFC NP 表面上修饰了叶酸、表皮生长因子受体（epidermal growth factor receptor，EGFR）靶向配体、细胞间质上皮转换因子（cellular-mesenchymal epithelial transition factor，c-Met）靶向配体以及携载小分子治疗药物等，研发出多功能靶向诊疗一体化的 ^{19}F-MR 分子成像探针用于经静脉及经呼吸道的肺癌精准诊疗，极大地推进了 ^{19}F-MR 的肿瘤分子成像研究。

（二）^{23}Na-MRI 技术

^{23}Na 自然丰度为 100%，自旋量子数为 3/2，旋磁比 11.3 MHz/T，固有检测灵敏度比 ^{1}H 低 1 个数量级。在生物组织里，^{23}Na 的绝对磁共振检测灵敏度平均比 ^{1}H 低 4 个数量级，自旋密度约 60 mmol/L，具有电四极矩等特点。由于 ^{23}Na 核的电四极矩与周围电场梯度和大分子之间的相互作用，这些跃迁迅速衰减，从而产生了短弛豫时间的双指数横向弛豫，使得 ^{23}Na 的 T_1 和 T_2 弛豫时间都明显短于 ^{1}H。

活体条件下，^{23}Na 的 T_1 为 30 ~ 50 ms。这些短的弛豫时间造成的信号损失、低 SNR 和低分辨率，直接影响 ^{23}Na-MRI 对体内钠离子定量的准确性。通过开发新成像序列，例如超短回波时间（ultrashort echo time，UTE）序列，优化成像条件可以克服上述的问题。UTE 序列是非笛卡尔空间（获取和存储 MR 图像数据的空间频域）采样方法，它可通过减少传统笛卡尔空间中需要的相位编码步骤而减少回波时间，允许捕获大部分由于 T_2 短弛豫时间的信号，从而提高 SNR，减少图像伪影。具体的技术原理为 UTE 序列通过特殊的射频激发脉冲和径向采样方式，对 TE 时间进行缩小（TE ≤ 200 μs），在短 T_2 信号衰减为零之前采集信号，而此时的长 T_2 信号还未进行衰减，使得长 T_2 信号仍表现为高信号，导致短 T_2 的组织信号低于长 T_2 组织信号。所以，为了凸显短 T_2 组织的信号，UTE 技术可以使用预饱和技术、反转恢复技术等技术来降低长 T_2 组织的高信号[29]。另外，目前超高磁场（ultra-high field，UHF）强度（≥ 3.0T）的静态磁体也极大地提高了 ^{23}Na-MRI 的灵敏度、特异性和图像分辨率。此外，为了满足超高频 MRI 的需要，梯度线圈的强度和性能的提高也有助于更快的 ^{23}Na 采集。目前，^{23}Na-MR 的发展趋向采用特殊的脉冲序列、后处理技术（自适应融合或敏感性编码）和射频硬件（双调谐或多调谐射频线圈）来获得最短成像时间、最小的体素成像及足够高的 SNR[30]。更快的采集速度、更高的图像分辨率以及更方便地获

☆★☆☆

得细胞内钠离子浓度使得 ^{23}Na-MRI 的应用价值逐渐凸显，它不仅可以用来诊断疾病，也在评估疾病的治疗效果及预后方面发挥了一定的作用。

肿瘤通常是因为机体对细胞失去了正常调控，而导致恶性增殖，这些异常生理病理进程常伴随钠氢交换体活性的改变，不能维持细胞内低钠浓度，使得肿瘤细胞内钠离子浓度剧增。^{23}Na-MRI 可以对组织总钠浓度（total tissue sodium concentration，TSC）、细胞内钠离子浓度（intracellular sodium concentration，ISC）和细胞外钠离子浓度（extracellular sodium concentration，ESC）进行定量检测。测量细胞内钠离子浓度的序列有多量子滤波技术（multifold quantum filter，MQF）和反转恢复脉冲序列（inversion recovery，IR），在MQF 中，结合单量子滤波（simple quantum filter，SQF）和三量子滤波（triple quantum filter，TQF）成像可以估算组织中的细胞内钠浓度，而 IR 可以抑制钠信号特有的 T_1 弛豫时间，进而实现细胞内钠成像。目前，^{23}Na-MRI 已被用于脑肿瘤、肝肿瘤、乳腺肿瘤及前列腺肿瘤等的钠动态检测诊断及疗效监测。

^{23}Na-MR 分子成像能够实现脑胶质异柠檬酸脱氢酶突变型的在体分子分型，从而能准确地对脑胶质瘤患者进行早期分类诊断，无创预测患者病情进展及预后，指导患者获得更优的个体化治疗。Shah 等通过对 10 例未治疗脑胶质瘤患者和 1 例复发型胶质母细胞瘤患者的 ^{23}Na-MR 分子成像发现，异柠檬酸脱氢酶突变型胶质瘤中 NaT（总钠含量）、NaT 的瘤脑比、NaNR（细胞外钠含量）和 NaT/NaR 的比值都显著高于异柠檬酸脱氢酶野生型胶质瘤，而 NaR（细胞内钠含量）显著低于异柠檬酸脱氢酶野生型胶质瘤。通过 ^{23}Na-MR 分子成像还可以区分复发型胶质母细胞瘤患者复发的肿瘤组织与放疗造成的辐射损伤组织。与 ^{18}F-FET PET 成像相比，^{23}Na-MR 分子成像能更准确地预测胶质瘤的异柠檬酸脱氢酶突变状态。而且在将来，随着 PET/MR 以及 7.0 T 更高场强磁共振的应用，^{23}Na-MR 分子成像与 ^{18}F-FET PET 联合，将更有助于脑胶质瘤的早期诊断、精准在体分子分型、分期以及病情评估。

Fink 等对 3 例肺Ⅳ期腺癌患者进行了 ^{23}Na-MR 分子成像检查，并成功将 ^{23}Na-MR 与 ^{1}H-MR、CT 和 ^{18}F-FDG PET/CT 图像进行了融合，发现实体肿瘤和坏死肿瘤 ^{23}Na 信号存在显著强度差异，^{23}Na-MR 分子成像有望为肺癌患者提供关于肿瘤恶性生物学特征和潜在治疗反应方面有价值的分子信息[31]。Wolfgang 等定量评估了 ^{23}Na-MR 分子成像在乳腺肿瘤中的临床应用价值，并与 7.0 T 的磁共振弥散加权成像（diffusion-weighted imaging，DWI）进行比较。在受检的 15 例恶性乳腺肿瘤和 5 例良性乳腺肿瘤患者中，恶性病变组织钠浓度比良性病变平均高 49%，且与表观弥散系数（Apparent Diffusion Coefficient，ADC）呈负相关。该研究证实了 ^{23}Na-MR 分子成像可以定量区分乳腺良、恶性病变。Vered 等评估了 ^{23}Na-MR 分子成像在监测乳腺癌患者治疗反应方面的可行性，研究发现，对治疗有反应的 5 例患者组织钠浓度下降了 21%，1 例无反应者组织钠浓度反而增加了[32]。Ferdia 等采用圆锥三维采集技术对 12 例高级别浆液性卵巢癌患者进行 ^{23}Na-MR 分子成像，首次证明其可以快速评估高级别浆液性卵巢癌患者的癌细胞腹膜沉积，并发现肿瘤细胞密度与肿瘤组织钠浓度呈显著负相关，但与细胞内加权钠浓度无关[33]。Ferdia 等测定了 15 例前列腺癌患者的前列腺肿瘤组织和正常组织钠浓度。发现外周带肿瘤的平均组织钠浓度明显高于正常外周带和移行带组织，表明外周带肿瘤中组织钠浓度显著增加[34]。Armin 等证实了在 7.0 T 磁共振上孤立性内生软骨瘤 ^{23}Na-MR 分子成像的对比噪声比明显高于正常骨髓，这可能有助于难以确诊或微小病变的发现和鉴别[35]。

Navin 等发现在未经治疗的肝内和皮下肝细胞性大鼠肝癌模型中，肿瘤组织结构和细胞代谢改变都会导致组织 Na^+ 和细胞内 Na^+ 浓度的增加，使单量子和三量子滤波 ^{23}Na-MR 分子成像时表现为信号增强。这说明单量子和三量子滤波 ^{23}Na-MR 分子成像可用于肝脏肿瘤的研究及监测和预测治疗反应[36]。Hiremagalur 等对 8 只患有肝癌的 Sprague–Dawley 大鼠进行肝动脉内苯甲酰胺核糖苷治疗，发现治疗前后，肿瘤组 ^{23}Na-MR 分子成像信号强度均高于非肿瘤组。在治疗后的肿瘤组中，单量子和三量子滤波信号强度分别增加了 47% 和 53%。他们还发现在某些大鼠中，^{23}Na-MRI 的变化与细胞凋亡相关[37]。Pan 等对 1 例老年肝细胞癌脑转移患者进行了 7.0 T 的 ^{23}Na-MR 分子成像，他们发现肿瘤组织钠浓度会随时间发生变化，且放疗后 48h 的肿瘤内钠浓度显著增加。该研究说明 ^{23}Na-MR 分子成像可作为前沿技术手段评估早期放疗对肿瘤细胞的影响，从而指导脑肿瘤的治疗。

^{23}Na-MRI 技术已经用于多种肿瘤疾病的基础研究、临床诊断、治疗及疗效评估，而且随着成像技术的进步、超高场 MR 的应用，^{23}Na-MR 分子成像将获得更高的信噪比及分辨率，为肿瘤临床诊疗提供支持，具有广阔的发展前景。

（三）^{31}P-MRS 技术

^{31}P 的自然丰度为 100%，具有 15 个质子和 16 个中子，^{31}P 的自旋量子数为 1/2，有相对较强的磁共振信号。磁共振磷谱（Phosphorus Magnetic Resonance Spectroscopy，^{31}P-MRS）是利用磁共振现象和化学位移作用，将空间内许多信号分别用不同的峰值曲线显示，进行磷原子核及其化合物的结构、成分、定量分析，是最早用于活体分析肿瘤代谢成分的成像技术，也是目前唯一能定量分析人体含磷代谢物、生化环境和含磷物质变化的非侵袭性研究方法。

生物体内 ^{31}P 的化学位移范围宽，^{31}P-MRS 可以检测活体内细胞磷酸盐化合物的相对浓度，在肿瘤代谢研究中扮演重要角色。肿瘤中的大多数代谢产物分子中只含有一个磷原子，所以就只有一个共振信号，这使得磷谱的解谱分析相对来说比较容易。当细胞中含有结构相似的含磷化合物时，例如，6- 磷酸葡萄糖、6- 磷酸果糖和 6- 磷酸己糖这三个化合物的信号就因相互重叠，分析磷谱就会难于辨识。^{31}P-MRS 中反映肿瘤组织能量状态的指标和组织磷脂代谢的指标主要有三磷酸腺苷（adenosine triphosphate，ATP）、无机磷（Pi）和磷酸肌酸（phosphocreatine，PCr），磷酸单酯（ethyl dihydrogen phosphate，PME）和磷酸二酯（phosphodiesterase，PDE）。磷谱中 PME 的峰主要由磷酸胆碱（phosphorylcholine，PC）和磷酸乙醇胺（phosphorylethanolamine，PE）产生，PDE 的峰主要源于甘油磷酸胆碱（glycerophosphocholine，GPC）、甘油磷酸乙醇胺（glycerophosphorylethanolamine，GPE）和细胞膜的磷脂双分子层。细胞的能量代谢状态可以由 ^{31}P-MRS 测定的磷代谢物的相对浓度来确定，含有磷原子核的不同化合物在 ^{31}P-MRS 谱线轴上不同位置形成不同的峰值。^{31}P-MRS 特征参数为 MR 频谱、峰值、半高宽、峰面积等，化学位移的大小以共振频率的百万分之一（ppm，$\times 10^{-6}$）表示。MRS 图像中纵坐标表示代谢产物的信号强度，横坐标表示共振峰位置，每一个共振峰面积大小与相应产物在组织中的浓度成正比，所以可以量化磷代谢产物。

在肿瘤 ^{31}P-MRS 中，可对 PME、Pi、PDE、PCr、α-ATP、β-ATP 和 γ-ATP 等进行定量或定性检测，以反映肿瘤细胞能量代谢及细胞膜磷脂变化的信息。PME 波峰位于 6.75 ppm，其是细胞膜的特征性组成部分，峰面积与细胞膜的合成降解有关，可以反映细胞膜的代谢状况，其浓度的升高代表着细胞膜的增加，细胞增殖和生长加快，提示肿瘤的存在。

☆☆☆☆

肿瘤的 PME/ 其他代谢物的数值较正常组织升高明显，最具特征性的是 PME/β-ATP。PDE 波峰位于 2.85ppm，是细胞膜的特征性组成部分，是磷脂的最终分解产物。由于 PME 和 PDE 涉及生物膜的脂类合成过程，所以 ^{31}P-MRS 在肿瘤的治疗及疗效监测方面有广泛的应用。有研究显示，除脑肿瘤外绝大多数肿瘤的 ^{31}P-MRS 中 PME 峰和 PME/PDE 峰值均出现升高的趋势。也有学者利用 ^{31}P-MRS 对人类胰腺癌灌流细胞、胰腺癌组织提取物、胰腺癌组织块、在体大鼠原位诱导胰腺癌以及在体大鼠异位移植胰腺癌进行分析，得出人类正常胰腺细胞优势峰为磷酸乙醇胺，胰腺癌灌流细胞优势峰为磷脂酰胆碱的结论。Pi 波峰位于 4.80 ppm，是 ATP 降解的产物，谱线较窄，可以根据 Pi 相对于 PCr 化学位移计算 pH 值，公式为 $pH=6.75 + \log[\ (Pi–3.27)\ /\ (5.69–Pi)\ ]$。PCr 波峰位于 0 ppm，是高能磷酸盐的储存形式，是细胞内储存 ATP 的缓冲物，其含量的多少代表了组织的能量状态，是正常组织中，例如骨骼肌肉系统，检测到峰值最高的代谢产物。ATP 与上述其他分子不同，是所有活体系统中最重要的能量载体，ATP 分子中含有 3 个磷原子，α- 磷同时与腺苷基团和一个含磷基团相邻；β- 磷两边都是含磷基团；γ- 磷只与一个含磷基团相邻。因此，3 个磷原子具有不同的化学环境，在磷谱上可以观测到 3 个信号，包括 α-ATP、β-ATP、γ-ATP3 个共振峰。γ-ATP 波峰位于 -2.4pm，α-ATP 波峰位于 -7.5ppm，β-ATP 波峰位于 -16.0ppm。α-ATP、γ-ATP 峰为双峰，α-β-ATP 峰为单峰，β-ATP 峰被认为是代表 ATP 水平的可靠指标。

软组织肿瘤的 ^{31}P-MRS 研究发现，其高能含磷化合物和无机磷的比值，即（ATP 和 PCr）/Pi，随着肿瘤的生长其数值逐渐下降，PCr 的下降通常比 ATP 的下降更早，导致肿瘤生物能态（nucleoside triphosphates，NTP）下降；与肿瘤的恶性程度直接相关的是低能和乏氧状态。在恶性纤维组织细胞瘤及转移瘤的对比研究中发现，PME/NTP、PDE/NTP 与健康对照组相比显著增高，转移瘤组的 PCr/NTP 显著降低。对良、恶性骨肿瘤的 ^{31}P-MRS 研究显示，PCr 降低，PME/β-ATP、pH 均升高；恶性骨肿瘤较良性骨肿瘤高的值有 Pi/PCr、PDE/β-ATP、PDE/ATP、Pi/β-ATP、PCr/PME、pH；恶性骨肿瘤的 PME/β-ATP 明显高于骨炎症。在 ^{31}P-MRS 上可以观察到骨肉瘤患者化疗后第 2 天出现的细微的谱峰改变，因此可将 PME/β-ATP 作为治疗随访的观察指标。脑肿瘤 ^{31}P-MRS 显示，颅内肿瘤 PC 含量增加，且不同类型肿瘤 PC 含量不同。^{31}P-MRS 在乳腺癌研究中，良性肿瘤 PME/PCr 高，恶性肿瘤 PDE/PCr 高，乳腺癌在放射治疗后 PME 减少、PCr 增加，鉴别乳腺的良、恶性病变可以参考 PME 增加，同时恶性病变的 ATP 较良性病变高 3 倍[38]。

综上，^{31}P-MRS 方法不仅能够无创性提供肿瘤磷脂代谢情况及能量状况，还可以测得细胞内 pH 值等方面的生理病理分子水平定量信息，这有助于研究肿瘤发生发展过程中分子作用机制、特异性标志物、精准疗效评价，为临床的早期诊断和治疗方案选择提供理论依据和数据支持。

（四）^{17}O-MRI 技术

^{17}O 是一种稳定的天然氧核素，也是氧核素中唯一对 MR 有响应的磁性原子核，天然丰度为 0.039%，自旋量子数为 5/2。^{17}O 的低自然丰度，可以通过引入外源性的 ^{17}O$_2$ 进行直接 MR 成像，研究组织的氧代谢情况。外源性 ^{17}O$_2$ 气体可通过吸入方式引入体内，^{17}O$_2$ 进入细胞后，^{17}O$_2$ 在线粒体内参与生物代谢，并生成结合水形式，进而通过 ^{17}O-MR 实现成像，定性和定量分析。另外，^{17}O-MR 成像需要使用特定的 ^{17}O 线圈和 ^{1}H 通道来获取动态 ^{17}O 数据和质子图像，以进行之后的定量分析。因此，与磁共振血氧水平依赖性成像技术（blood oxygenation level dependent magnetic resonance，BOLD-MR）等功能成像不同，

^{17}O-MRI 是一种直接的和特异性的氧代谢成像技术。下面我们将以脑胶质瘤为例简要阐述 ^{17}O-MRI 技术在肿瘤精准诊断中的应用。

脑胶质瘤细胞主要通过高速率的有氧糖酵解产生乳酸，来获得能量（即 Warburg 效应），高葡萄糖摄取率和低脑氧代谢率（cerebral metabolic rate of oxygen，CMRO$_2$）的特征使之成为胶质瘤代谢成像的重要靶点。常规 MRI 序列不能直接提供脑组织氧代谢活动的信息，^{17}O-MRI 可以通过监测肿瘤组织的对 ^{17}O$_2$ 的代谢率和消耗情况，精确检测 CMRO$_2$ 的动态变化，从而实现精准诊断及疗效评价等。Daniel 等在临床 7.0 T MRI 系统（Magnetom 7T；Siemens）下，使用自制的 ^{17}O 鸟笼头线圈（获取 ^{17}O 数据）以及 24 通道的 ^{1}H 头线圈（获取高空间分辨率的解剖质子图像），开展 ^{17}O-MRI 的脑胶质瘤研究。^{17}O$_2$ 通过浓度可控的吸入装置给受试者吸入（70% 浓缩 ^{17}O$_2$），研究发现 ^{17}O$_2$ 作为临床前及临床 ^{17}O-MRI 成像外源性对比剂，显示了良好的生物安全性和成像灵敏性。该项研究对胶质瘤患者的肿瘤区域与健康志愿者正常脑灰质、白质，以及不同级别胶质瘤的肿瘤区域与正常脑灰质、白质区域在吸入 ^{17}O$_2$ 后均进行了检测，通过 ^{17}O$_2$ 浓度变化 CMRO$_2$ 进行量化分析。^{17}O-MR 成像结果显示，在脑胶质瘤和健康志愿者中，正常灰质中 CMRO$_2$ 高于白质，在肿瘤区域，CMRO$_2$ 降低。高级别胶质瘤与低级别胶质瘤相比，肿瘤区域的 CMRO$_2$ 降低。在各级别胶质瘤中，脑白质的 CMRO$_2$ 比灰质均有所增加；肿瘤区域，与灰质和白质相比，CMRO$_2$ 减少。在血脑屏障破坏区域以外的区域也观察到有氧代谢的减少，如瘤周水肿。对所有患有高级别胶质瘤亚型分析显示，与对比剂增强和瘤周水肿相比，CMRO$_2$ 在肿瘤坏死中减少。

^{1}H-MRS 可通过检测乳酸间接反映氧代谢过程，但该技术存在操作复杂、低空间分辨率和检查时间过长等问题；CEST-MRI 可通过检测肿瘤内源酰胺质子变化来反映 CMRO$_2$，但是蛋白浓度改变与氧代谢之间分子作用机制仍然存在争议；BOLD-MR 是最常应用的 MR 功能成像技术，也可用于定量测量 CMRO$_2$，是一种间接对 O$_2$ 的测量，且在数据校准以及图像解读过程中依赖复杂的生理假设，这削弱了该成像技术的稳健性和特异性。另外，^{18}F-FMISO PET 或 ^{15}O PET，也可以对 CMRO$_2$ 进行直接评估。然而，由于依赖放射性核素以及受一些核素半衰期时间短（^{15}O 半衰期为 2.05 min）的限制，在某些患者群体中的适用性较差[39]。^{17}O-MR 成像技术能克服上述其他活体 CMRO$_2$ 检测技术的局限，对机体氧代谢状态进行精准可视化，可以用于定量研究 Warburg 效应，监测细胞内线粒体中发生的氧化糖酵解过程，用于肿瘤的基础研究；在临床可用 ^{17}O-MR 技术实现肿瘤的早期诊断、监测治疗疗效（如放疗等），协助制订个性化的治疗方案。

第二节　新型肿瘤精准分子成像设备

一、全身 TOF–PET/MR 成像设备

正电子发射断层扫描及磁共振成像（PET/MR）是将两种临床使用广泛的成像设备正电子发射断层扫描和磁共振成像有机地结合起来，实现一次扫描同时产生 PET 与 MR 图像[40]。PET 分子成像是利用正电子的湮灭效应，产生的相反方向传播 γ 光子的检测，获得正电子放射性核素标记化合物在被测对象体内的空间分布，可能够提供功能代谢及分子水平信息；MR 成像则利用体内自旋质子在外部磁场下的磁共振现象，通过磁共振信号的频率信息来获取被测对象的空间分布，主要提供生理解剖信息。PET 与 MR 图像通过图像

☆ ☆ ☆ ☆

配准和融合相结合，为医师的诊断提供丰富的解剖、生理、功能代谢及分子水平信息。自20世纪90年代起，医学影像领域开始致力于研究一体化的PET/MR分子成像系统。目前国际医疗巨头通用电气和西门子公司都开发了PET/MR分子成像系统并投入市场，对市场形成了垄断的局面。国内PET/MR设备研发起步较晚，联影医疗作为国内高端医疗成像设备研发生产企业，率先完成PET/MR机器的研发创制，替补了国内该技术领域的空白（图10-3）。

（一）PET/MR工作原理

PET设备是可实现分子水平成像的先进分子影像技术，通过探测病人体内微量正电子核素标记化合物发射的γ光子进行分子成像，从分子水平上反映人体组织的生理、病理、生化、代谢、基因及蛋白等变化和分布情况。放射性核素会在体内发生衰变，产生正电子，与组织中的自由电子发生湮灭反应，产生两个能量均为511 KeV且方向相反的光子。PET利用两个光子向相反方向传播这一特征，在被探测对象的周围安放一圈晶体探测器阵列，进行符合检测。两个γ光子打到PET探测器的晶体上产生可见光信号，经过光电器件将光信号转换为电信号，经过放大、模数转换、能量和时间甄别，产生一个符合实例，计算机采集大量符合数据后，通过重建算法进行处理和图像重建，得到核素标记化合物在被测对象体内的空间分布图，并可获得连续的、随时间变化的三维图像，从中提取新陈代谢常数、血流量等有用的功能信息。PET/MR将PET扫描仪和MR扫描仪集成，利用同一检查床实现图像的同机融合。MR既可提供更加精细的解剖图像作为临床诊断依据，也为PET提供衰减校正数据（图10-4）。PET和MR的融合形成了两种先进影像技术的优势互补，能为肿瘤基础研究、临床实践应用和查找肿瘤及其他病灶的精确位置提供定量、定性的诊断依据。

为实现PET/MR的一体化，首要问题是解决PET与MR之间的干扰，其中一个重要的技术瓶颈就是研制一种PET探测器，能够在MR强磁场下探测高能光子。研究发现，使用的闪烁晶体在PET/MR中必须具有与人体接近的磁兼容性，传统的闪烁晶体磁兼容性与人体相差很远，易导致MR磁场的均匀性，从而引发伪影，故不能用于一体化PET/MR设备。随着硅酸镥（lutetium oxyorthosilicate，LSO），硅酸钇镥（lutetium-yttrium oxyorthosilicate，LYSO）晶体的研究与临床应用，解决了磁兼容性问题，新型晶体有更好的光敏感性和能量分辨率，对图像质量进行了优化。另外，探测器中重要的部件——光电倍增管在强磁场的中容易被干扰。这是由于它的运行原理所导致的，光电倍增管的阴极将光信号转换为电子，经过多级电场一系列加速放大后，在阳极转换为电信号，而MR的主磁场由于改变电子运行轨迹导致到达阳极的电子减少，电信号减弱。因此传统的光电倍增管（photomultiplier，PMT）无法应用在MR环境中。雪崩光电二极管（avalanche photodiode，APD）不受磁场影响，西门子第一代PET/MR系统使APD阵列与LSO闪烁晶体耦合，通过放大电路进行APD阵列信号的输出。虽然APD技术应用广泛，但它的信号放大增益低、输出信号慢和时间分辨率差的缺点仍然未被解决。近年来，一些学者开始研究一种以硅光电倍增器（silicon photomultiplier，SiPM）为基础的新型探测器。GE医疗于2014年推出的一体化SIGNA PET/MR是第一台将SiPM投入临床使用的一体化PET/MR设备，相比于APD，SiPM有高于APD的放大增益和时间分辨率的特点，并具有体积小、工作电压低、结构精密等优点。

PET与MR同时成像过程另一个重要的问题是射频干扰的影响。任何在MR成像孔径电子器件都会对磁共振信号有一定的干扰。PET的电子器件对射频非常敏感，高场强的射频不利于 PET 的采集。为了减少这种情况通常使用屏蔽壳。但屏蔽壳虽然降低了射频干扰，却引发了负相互作用。比如，为了与人体相容 MR 射频线圈通常被设计成固定的形式，但环境中存在一个金属屏蔽壳则会改变线圈的相容性。屏蔽壳将会影响并破坏 MR 主磁场的均匀性，进而直接影响 MR 的全局成像性能。另外，梯度磁场会使导电屏蔽壳在表面产生涡流，从而使 PET 探测器温度过热。为最大程度减小涡流并减少射频干扰，很多科研团队研发了不同厚度的铜屏蔽，目前临床一体化 PET/MR 均使用了该技术，其有效减少了涡流造成的伪影。

（二）联影超清 PET/MR

联影"时空一体"超清 TOF PET/MR 搭载了独有的压缩感知和人工智能技术，创新性地以人工智能技术大幅优化临床工作流程，实现快速精准融合成像时间分辨率、空间分辨率，打破固有的 PET/MR 成像的时空极限；采用神经网络和深度学习等多种算法，实现一键智能定位、智能床位规划及智能衰减校正等智能功能，简化工作流程，大幅度降低 PET/MR 使用门槛的同时提高标准化成像质量；集成了多个基于人工智能的图像质控技术，包括自动生理信号判别与捕获，金属伪影识别与校正，以及基于多模态图像交叉信息分析的图像质量评估等，显著提升了系统的自动化程度以及图像质量的可靠性。另外，联影在一体化 PET/MR 集成技术中，独创了磁共振兼容冷却技术及前端电子学涡流抑制技术等，重点突破了 PET 和 MRI 两种模态在同一孔径中同步分子成像的电磁兼容性、图像重建，以及整机一体化实时控制等集成技术难点，彻底解决了 PET 探测器在 MR 分子成像系统中强磁场复杂电磁环境下的兼容性关键技术，能够实现两种模态完全同步进行分子成像。

性能方面，联影 PET/MR 采用了自主研发的硅基光电转换探测技术，具有国际最高的 2.8mm 空间分辨率和飞行时间功能，实现了国际最长的 32cm 成像轴向视野，全身扫描仅需三个床位，与同类设备相比缩短了 50% 的扫描时间；将生理信号同步计入 PET 与 MR 数据，实现实时高精度原始数据级图像融合，使运动器官同步更加精准。联影 PET/MR 性能指标均达到国际领先水平，一次扫描即完整获得早期与晚期等全部期相病灶信息，具有软组织分子成像高分辨率的独特优势，同时突破单一模态局限，实现了跨模态融合极限分子成像，以高精度"时空同步"深度挖掘原始融合数据信息，在实际的临床应用中具有更为广阔的应用空间，可精准检测肿瘤、心血管、神经等疾病的早期微小病变，为治疗计划指导和疗效评估提供诊断依据，或将改变某些疾病的诊疗模式。

目前，联影 PET/MR 与 2017 年在复旦大学附属医院装机，目前已成功在国内外超过 20 家大型三甲医院投入临床使用（图 10-5）。联影的 PET/MR 系统在肝癌领域应用、胰腺癌领域应用、癫痫领域应用、多发性骨髓瘤领域应用等诸多领域有着广泛的应用。例如，肝癌的传统影像检查，MR 扫描虽然能够显示病灶的边界与结构，但对成像时间要求较为严苛，一次屏气扫描仅能获得一期图像，且动脉早期与晚期之间无法兼顾，很难完整获取所有病灶信息。联影的 PET/MR 能够同时实现 16 期成像，精准捕获肝脏动态影像的每一瞬间，同时兼顾动脉及门脉早期与晚期等全部期相的完整病灶信息，实时全方位锁定病灶；在胰腺癌领域，由于胰腺位置隐秘、软组织比例高、早期症状不明显等特点，患者在诊断过程中要辗转于多个科室之间，通过超声、MR、PET/CT 等一系列扫描才能确诊。而联影的 PET/MR，不仅完美融合呈现解剖信息和代谢分子信息，同时精细展示局部病灶与周围组织的复杂关系，并能全盘检测病灶的全身转移。

（三）PET/MR 在肿瘤精准诊断方面的应用

☆ ☆ ☆ ☆

　　PET 成像的早期研究主要集中在脑和心脏两个方面，随着全身扫描仪的成功研发和临床经验积累，肿瘤精准诊断已成为目前 PET 临床应用的主要内容。我国核医学分会调查资料显示 2011 年 PET 在肿瘤学中的应用占 77.38%，神经系统 3.09%，心血管系统 0.62%，健康体检 16.30%，其他 2.61%[41]。PET/CT 设备，由于 CT 较差的软组织对比度以及 PET 生理性摄取对肿瘤显像的干扰，^{18}F-FDG PET 低浓聚的肿瘤不易被发现（如高分化肝细胞癌、低级别淋巴瘤、神经内分泌瘤及黏液腺癌等）；生理性高浓聚组织内的恶性改变也难以被发现；加之 CT 和 PET 非实时同步采集可能引起图像错配，使一些小的 PET 浓聚灶被忽视。PET/MR 更适宜评估这些传统 PET/CT 融合影像难以清晰显示区域的病灶。另外，PET/MR 中 MRI 优异的软组织对比有助于对病变解剖细节的显示，MR 图像显示了肿瘤边界、肿瘤的局部浸润、肿瘤与周围组织的毗邻关系，一些病灶由于其特殊的位置易被 MR 遗漏或 PET 错误解释，通过 PET/MR 融合影像也可以实现对其有效地检出。因而，相比于 PET/CT，PET/MR 具有更强的敏锐性和特异性，在恶性肿瘤、某些良性肿瘤检测方面具有较好的识别能力，并且在精准、灵敏检出局部淋巴结转移和肿瘤分期方面表现出越来越突出的能力[42]。Afaq 等研究表明 PET/MR 在病灶定位与局灶性分期的精准度与可依据性方面相较 PET/CT 分别提高了 5.1% 与 10%[43]。当然，一些大规模的临床研究结果也发现 PET/MR 在大部分肿瘤上的应用价值与 PET/CT 相当，但在前列腺癌和骨转移肿瘤方面优势独特[44]，而在肺结节评估方面不如 PET/CT。再次，MR 提供的 DWI、灌注加权成像（perfusion weighted imaging，PWI）和 MRS 等功能成像对于肿瘤的检出和分析也具有重要意义。PET/MR 尚未表现出明显的优于 PET/CT 联合 MRI 的优势，但相信通过机器学习的方法对图像进行流程化、标准化地自动分析，有效地整合 PET/MR 提供的众多生物标志物（biomarker），PET/MR 有潜力在肿瘤精准诊疗领域发挥更大的价值。

　　目前，PET/MR 在肿瘤方面的应用多集中在淋巴瘤、妇科肿瘤、前列腺癌、儿科肿瘤、肝脏转移瘤、多发性骨髓瘤、乳腺癌、头颈部肿瘤等方面。自 Warburg（1930）发现恶性肿瘤具有细胞糖酵解作用加强的特征，并确认该种糖代谢异常属于癌细胞的特征之一。相较于正常或良性病变，恶性肿瘤细胞的糖酵解速率异常高，因而目前 ^{18}F-FDG 也仍然是广泛用于 PET/MR 恶性肿瘤诊断的放射性药物。肿瘤对 ^{18}F-FDG 的摄取受很多因素影响，从葡萄糖代谢途径而言，^{18}F-FDG 的摄取不仅由葡萄糖转运决定，还与细胞内己糖激酶（Hexokinase，HK）含量和活性剂葡萄糖 -6- 磷酸酶对 FDG-6-P 的去磷酸化等密切相关。^{18}F-FDG 的代谢还与局部血流量、乏氧、坏死和肿瘤周围炎性反应、激素及 EGF 等相关。Kubota 的研究表明，肿瘤部位高达 29% 的 ^{18}F-FDG 浓聚是被肿瘤周围的肉芽肿组织和坏死组织的巨噬细胞摄取导致的。因此我们必须认识到，^{18}F-FDG PET 成像虽然是诊断肿瘤应用最广泛的一种放射性药物，但其缺乏特异性。当然，肿瘤 PET 成像还有除 ^{18}F-FDG 以外的多种放射性药物，如 ^{11}C-acetate 用于检测前列腺癌和局部淋巴结转移，^{11}C-Choline 有利于脑转移灶的诊断，^{18}F-FET 在低级别胶质瘤诊断中具有重要价值，以及 ^{18}F-FLT 在鉴别脑肿瘤复发或坏死较 ^{18}F-FDG 更敏感。近年来，多种类型的新型放射性药物，如 ^{68}Ga-PSMA、^{11}C-Choline、^{68}Ga-DOTATOC 及 ^{18}F-FET 等正逐渐应用于 PET/MR 临床实践。

　　1. PET/MR 胸部肿瘤成像　目前，PET/MR 主要应用于食管癌、肺癌及乳腺癌等肿瘤的诊断、分期及疗效监测。Lee 等对食管癌患者开展应用研究，通过使用 CT、PET/CT、超声内镜及 PET/MR 四种成像方法，进行了比对分析，结果显示，在 T 分期的准确率上，PET/MR 与超声内镜的成像效果相当；在 N 分期上，PET/MR 的准确率（83.3%）显著高于 CT（50%）、PET/CT（66.7%）、超声内镜（75%）三种检查方法。因此该项研究表明在食管癌分期、疗效评估和复发检测方面 PET/MR 准确性具有显著优势[45]。Rauscher 等的研究对 47 个平均直径为 10mm（2 ～ 60 mm）的肺部病灶进行成像，结果表示对肺部病灶成像效果方面，使用 ^{18}F-FDG 的 PET/MR 与 PET/CT 相当，且 PET/MR 与 PET/CT 两项的 PET 图像标准摄取值（standardized uptake value，SUV）显示高线性相关性。鉴于 MRI 对软组织的高分辨率，PET/MR 一体化在乳腺癌早期精准诊断上更具强大的优势[46]。Moy 等的一项创新性研究发现，在乳腺 MR 成像上额外进行 ^{18}F-FDG PET 成像，乳腺癌的检出率会由原先的 53% 显著提升至 97%[47]。

2. PET/MR 腹部与盆腔肿瘤成像　在现阶段，PET/MR 在腹部与盆腔肿瘤成像方面主要应用在肝癌与前列腺癌的早期精准诊断，宫颈癌、卵巢癌、胃癌、胰腺癌、结直肠癌等肿瘤也逐渐加入 PET/MR 早期诊疗项目。MRI 与 PET 的结合，使得原发性肝癌的早期诊断具备更高的特异性与敏感性，并且一体化的 PET/MR 在原发性肝癌的恶性生物学特性的精准检验与患者预后判断方面同样具备显著优势。Arce 等研究发现，在检测前列腺癌复发精准诊断方面，PET/MR 与 PET/CT 相比，敏感性更高，更易检测出使用 PET/CT 未能检验到的前列腺癌复发灶[48]。Lee 等通过对常见的三种妇科肿瘤，宫颈癌、子宫内膜癌及卵巢癌进行 MR 成像、^{18}F-FDG PET/CT 成像及 PET/MR 一体化成像，该项研究的比对分析结果表明，PET/MR 一体化不仅能够实现较好的成像效果和检出率，并且作为一种新型技术，在妇科肿瘤诊断中同样应用前景广阔[49]。Blanchet 等研究结果显示，^{18}F-FDG PET/MR 全身扫描检测出了共检出了 51 处（51/53，96.23%）副神经瘤病灶，仅有位于脊柱旁的 6 mm 与 8 mm 病灶被 PET/MR 漏检[50]。

3. PET/MR 软组织与骨肿瘤成像　由于 MRI 具有良好的软组织对比，因此 PET/MR 在骨与软组织肿瘤的研究中将发挥更大的作用。研究表明全身 PET/MR 提高了原发性骨肿瘤与软组织肿瘤 TNM 分期准确率[51]。另外，PET/MR 在骨与软组织肿瘤的 T 分期与肝和颅内转移的 M 分期中都比 PET/CT 更具优势。横纹肌肉瘤复发的诊断一直比较困难，Sorin 等利用动物模型对弥漫性横纹肌肉瘤进行了研究，发现一体化的 PET/MR 能够准确检测和诊断横纹肌肉瘤，而且选择 ^{18}F-FLT 与 ^{18}F-FDG 分别作为治疗前后成像的放射性药物有利于提高诊断率。

综上，一体化的 PET/MR 已经成为目前肿瘤诊疗领域公认的最前沿影像与核医学技术，其正在为肿瘤的精准诊断、疗效评估及复发监测提供更为敏感、精确的功能和分子信息，更有助于精确地指导个体化肿瘤治疗决策制订，以及在成功治疗肿瘤的同时避免过度治疗相关毒性发生[52]。

（四）PET/MR 的发展趋势

目前主流的一体化 PET/MR 不论从 PET 还是 MRI 性能上，都已经克服了早期 PET/MR 之前两种模态相互影响的难题，其核心性能指标达到或超过同类 PET/CT 和 MRI 水平。在未来 10 年，随着技术更加成熟和市场拓宽发展，PET/MR 在我国大型三甲医院的装机将进一步被普及，设备保有量将以每年 30 台左右的速度快速增长。但是由于 PET/MR 系统复杂，投入临床总时间较短，临床科室和核医学科室对其应用特点和操作方法掌握水平参差不齐，因而 PET/MR 的广泛临床应用也存在一定的发展不均衡性。另外，PET/MR 目前市场价格仍较 PET/CT 价格昂贵 50% 以上，如以其作为核医学科的主力机型，则在临床收益上面临一定的挑战。因而，未来 PET/MR 能否占据市场必须先能突破临床扫描患者容量的瓶颈问题。另外，如何进一步利用好PET/MR时空一体的性能优势，为核医学和临床疾病诊断中的难题提供解决新思路新方法也是PET/MR后续发展的重点，从而为核医学科临床科研建设发挥更大的价值。与此同时，在技术革新上加快扫描速度，缩短准备时间，也会为科室运营提供更加便捷的临床工作流程，有利于PET/MR设备的普及。

1. PET/MR设备的系统构架 PET/MR系统目前主流的架构为一体化设计，其中PET和MRI两种模态同时同步等中心采集。但是目前除衰减矫正和图像融合外，绝大部分MRI信息和PET信息均没有实现有机的整合。PET/MR在系统层面发展趋势是进一步发掘时空一体数据采集的优势，将PET和MRI数据有机结合，获得MRI引导PET高清重建，PET/MR联合多模态影像组学，MRI引导PET运动矫正等一系列具有PET/MR特色的跨模态应用。PET与MRI设备性能更加有机的匹配也将成为一体化PET/MR的发展方向。MRI具有轴向视野大，图像分辨率高等特点，而PET具有单床成像时间短，图像特异性好等特点。进一步对MRI和PET子系统和将其结合控制系统的创新，将推进PET/MR整体性能的提升。

2. PET/MR设备的PET探测器 PET/MR的PET探测器虽然目前已经解决与MRI同时工作时的电磁干扰问题，但是由于空间限制，环境温湿度变化大导致运行环境恶劣，PET/MR设备的探测器发展速度远不及行业前沿PET/CT的探测器。后续随着新型电路基材，专用信号处理（application specific integrated circuits，ASIC）芯片、光电转化器件（silicon photomultiplier，SIPM），新型屏蔽和机械支撑材料以及新型高效冷却等技术的持续发展，PET/MR的探测器将逐步与最新型PET/CT探测器匹敌，实现性能上的统一甚至超越。除此之外，由于PET/MR具有较多的局部扫描临床应用，40～50cm轴向视野的PET探测器也成为临床的迫切需求，以大幅度提高PET成像的单床覆盖，更好匹配MRI轴向视野，为全腹部等PET/MR成像提供重要技术保障。

3. PET/MR设备的扫描技术 PET/MR中的MR目前面临最关键的问题是扫描速度。虽然通过引入压缩感知和并行采集等先进成像方法，但MR部分的成像速度仍然落后于PET，成为统一床位扫描的瓶颈。高密度MR成像线圈是加倍提升MR成像速度的重要技术手段，因此PET/MR系统和线圈通道数量的进一步提高是PET/MR未来10年技术研发方向。除此之外，MR梯度强度是决定成像速度的关键指标之一，提高梯度性能将持续提升图像质量和成像速度。最后，由于受到磁体孔径限制，目前市场PET/MR成像孔径普遍为60cm。未来更大孔径磁体的研发，也将更大程度提升患者就诊舒适度。

4. PET/MR设备的配套软件技术 PET/MR软件技术领域的发展，将为其应用提供更完整的解决方案，例如重要器官的自动分割，重要脑区的自动定义，多参数动态成像的定量分析，非刚体多时间点自动图像配准以及肿瘤病灶自动勾画定义等，都能够推动PET/MR在优势应用领域快速发展。人工智能也将为PET/MR未来发展注入持续动力。人工智能可用于基于MR的PET衰减矫正，大幅度提高PET图像定量准确性，有助于实现PET/CT和PET/MR跨模态多时间点随访，推动PET/MR的临床应用。除此之外，基于人工智能的全自动扫描工作流程，全智能设备质控，以及全智能扫描协议推荐等功能，也将大幅度提高PET/MR操作便捷性，一致性，为提升PET/MR临床患者扫描效率，图像稳定性提供重要支撑。

综上，未来PET/MR的发展离不开核科学技术与医学、核医学与临床科室以及核医学与影像设备企业的深度结合，合作共赢。未来具有市场竞争力的PET/MR设备，将朝着聚焦及突出技术优势、强化和拓展临床应用范畴以及操作检查流程更加便捷的方向发展，并形成一套能够发挥 PET/MR 临床优势的，与 PET/CT 和 MRI 等常规检查技术高度互补的诊疗规范。随着 PET/MR 技术优势的不断宣传普及，不断优化患者就诊体验和感受以及扩大就诊患者扫描量，PET/MR 在核医学科发展中的重要社会效应和经济效益也将持续上升。

二、多核素同步一体化肿瘤分子成像仪

多核素同步一体化肿瘤分子成像设备，是在多频多核多共振原理基础上，通过研发多频多通道电子与时序控制、多核射频同步激发与信号采集、多核素采样序列与信号处理等硬件，在超高磁场强度下，进行 ^{19}F、^{31}P、^{23}Na、^{1}H 四种核素磁共振信号同步采集，四核同步一体化获取，以期实现对肿瘤内微量微信号核素的高灵敏分子成像及解析，在体研究肿瘤多分子事件相互作用机制，为肿瘤精准分子成像提供新兴技术手段及研究平台的成像设备。

（一）多核素同步一体化理论提出基础

肿瘤多分子事件的传统研究手段主要是通过离体的分子病理学、基因组学、蛋白质组学及代谢组学等技术，对肿瘤局部组织样本进行检测，获取肿瘤分子靶点信息，从而推断肿瘤整体的多分子事件。但离体状态下的肿瘤研究存在极大局限性：恶性肿瘤具有空间异质性，局部取材难以反映肿瘤整体信息，导致检测结果相对片面，且离体取材属于有创检查，难以重复；受遗传不稳定性、周围复杂微环境影响，恶性肿瘤会表现出时间异质性，而离体研究无法揭示这一动态变化过程；离体检测结果不能真正反映活体状态下的肿瘤生物学行为和分子机制。

在活体状态下，分子靶点、能量代谢、离子紊乱等多分子事件与生物、化学等复杂多因素共同作用，导致肿瘤增殖、血管新生、抗凋亡以及易侵袭转移等异常恶性生物学行为的产生。

1. 分子靶点的异常表达是肿瘤特征性表现，通过下游通路的激活，能够将异常的调控信号由胞外转至胞内，并对肿瘤细胞的生物学行为进行调控。1986 年诺贝尔生理学奖得主，美国范德堡大学斯坦利·科恩教授首次发现的重要分子靶点 EGFR，广泛分布于哺乳动物上皮、间叶、胶质细胞膜表面，其配体 EGF 通过自分泌、旁分泌等方式调节靶细胞的生长。随着研究的深入，人们发现 EGFR 在非小细胞肺癌（non-small cell lung cancer，NSCLC）等多种肿瘤细胞膜表面高表达，当与配体（表皮生长因子、细胞因子等）结合后，其下游信号通路 RAS-RAF-MEK-ERK、PI3K-AKT-mTOR 激活，配体所携带的生物信号被转导至胞内，从而使得 NSCLC 出现无限增殖和抗凋亡等异常生物学行为；而针对 EGFR 的分子靶向治疗药物吉非替尼（gefitinib）、埃罗替尼（erlotinib）等，通过与 EGFR 胞内段特异性结合，阻断其下游信号通路，从而有效抑制 NSCLC 的生长、侵袭、转移，使 NSCLC 患者的无进展生存期（progression-free survival，PFS）显著延长，生活质量明显改善，目前已被广泛应用到临床一线治疗。除 EGFR 外，肿瘤细胞还表达诸如人表皮生长因子受体 2（human epidermal growth factor receptor-2, HER-2）、血管内皮细胞生长因子受体（vascular endothelial growth factor receptor，VEGFR）、类胰岛素生长因子受体（insulin-like growth factor receptor，IGFR）、血小板源性生长因子受体（platelet-derived growth factor receptor，PDGFR）及胰岛素样生长因子 1 受体（insulin-like growth factor 1 receptor，IGF-1R）等多种分子靶点，在乳腺癌、食管癌、结肠癌、胰腺癌等不同肿瘤中发挥重要作用，驱动肿瘤

☆★☆☆

生物学进程。可见，针对分子靶点的揭示，对明确肿瘤发生发展规律具有重要意义。

2. 能量代谢在肿瘤发生发展过程中发挥重要作用，其可与分子靶点交互作用，使得肿瘤的能量代谢更具特征性。深度挖掘肿瘤能量代谢中的关键分子，对实现多分子事件精准解析至关重要。^{31}P 是生物体的重要元素，在肿瘤代谢中扮演重要角色。虽然 ^{31}P 含量仅占机体组成元素的 1%，但几乎所有的生物学过程都有 ^{31}P 的参与，其主要以 ATP、ADP、AMP、PCr、磷酸一酯、磷酸二酯及无机磷酸盐等物质形式存在。在肿瘤的发生发展过程中，含磷化合物的比例随着各种分子事件的发生发展而动态变化。在肿瘤增殖过程中，细胞膜的骨架结构磷酸一酯和磷酸二酯在增殖位置大量堆积。同时，由于肿瘤细胞的高代谢状态，需要大量的能量，而恶性肿瘤生长迅速，血管生长不够成熟，肿瘤处于缺氧状态，且肿瘤大部分三羧酸循环通路被破坏，使肿瘤无氧酵解比例增加，产生能量不足，ATP 及磷酸肌酸等储能物质比例下降，游离的磷酸增加。相反，在肿瘤细胞凋亡时，主要表现为磷酸一酯和磷酸二酯下降，游离磷酸盐增多，ATP 及磷酸肌酸比例上升。此外，胆碱、乙醇胺、磷脂酰乙醇胺、磷脂酰胆碱的比例变化还能够反映肿瘤细胞增殖的进程。更为重要的是，^{31}P 除了作为能量物质、合成原料参与肿瘤代谢外，还与关键分子靶点——受体蛋白及核酸的功能调节密切相关，通过磷酸化作用，改变氨基酸、核苷酸的空间构象，调节相应蛋白、核素功能，最终影响肿瘤生物学行为的变化。因此，揭示 ^{31}P 在肿瘤能量代谢中的动态变化过程及与分子靶点的交互作用规律，对于多分子事件的全面识别，具有重要作用。

3. 离子紊乱与恶性肿瘤的增殖、侵袭、转移等生物学行为相关。在德国维尔茨堡召开的国际"离子转运与肿瘤"会议（IonTraC）上，来自世界各国的顶尖科学家深入探讨离子紊乱对肿瘤发生发展的重要性，尤其强调了钠（^{23}Na）在肿瘤异常生物学行为中发挥的重要作用。Na$^+$ 广泛参与机体的生理及病理活动，与肿瘤能量代谢、增殖、侵袭、pH 调节等众多分子事件密切相关。诺贝尔生理学奖得主，德国科学家 Otto Warburg 提出著名的"Warburg 假说"：由于肿瘤生长迅速，耗能增加，而氧气供应不足，且细胞线粒体结构破坏，使得肿瘤细胞主要通过糖酵解供能，从而产生大量乳酸和 H$^+$，这一过程被认为是肿瘤发生的主要原因之一。随着研究的不断深入，人们发现肿瘤细胞膜上 Na$^+$/H$^+$ 交换体高表达，肿瘤糖酵解产生的 H$^+$ 主要通过 Na$^+$/H$^+$ 交换体排出细胞，从而使 Na$^+$ 内流增加，同时，Na$^+$-K$^+$-ATP 酶活性抑制，导致细胞内 Na$^+$ 进一步升高，形成肿瘤细胞独特的"外酸内碱"环境，且高浓度 Na$^+$ 是肿瘤细胞增殖、侵袭的必要条件；电压门控 Na$^+$ 通道在多种肿瘤中高表达，且与肿瘤的增殖、黏附、转移、凋亡密切相关；还有研究表明，Na$^+$ 亦通过瞬时受体电位通道、上皮钠通道参与肿瘤的增殖、凋亡、侵袭等活动。由此可见，分子靶点表达异常，内源性 ^{23}Na、^{31}P 元素变化与肿瘤异常生物学行为的产生密切相关，在活体状态下对其在分子、代谢、离子等不同层面的定性、定量系统揭示，是明确肿瘤发生发展规律、实现肿瘤精准分子成像的关键核心问题。

传统影像学设备无论在设计原理、技术核心和成像结果方面，都是基于组织形态学变化，无法实现对肿瘤不同层面多分子事件的在体定性、定量识别。1999 年，美国哈佛大学著名教授 Ralph Weissleder 首次提出的分子影像学概念，颠覆传统影像学基于形态学改变揭示的理念，利用现有影像设备，依靠外源性分子成像探针，对肿瘤分子事件进行在体揭示。现已开发出 PET、单光子发射计算机断层成像仪（single-photon emission computed tomography，SPECT）、光学等多种模态的分子靶向探针，对肿瘤在体分子水平研究起到了巨大的推动作用。然而，随着肿瘤基础研究的不断深入及临床需求的不断提出，单一功能的影像技术局限日益凸显：PET 和 SPECT 分子成像探针的信号组件是放射性核素，存在电离辐射，对机体具有不可逆的损伤；而光学组件的穿透性较差，无法用于深部组织的成像等。近几年，随着纳米医学的进步，可 ^{19}F-MR 成像的靶向分子影像探针成为研究的热点，目前已有叶酸、肿瘤血管及 EGFR 等多种分子靶点靶向的 ^{19}F-MR 分子成像探针被报道。但就分子影像学本质而言，^{19}F-MR 等对单一核素成像的现有影像学设备并未实现分子成像学设备的重大创新。且肿瘤分子靶点众多，而有限的分子成像探针并不能对肿瘤分子、代谢、离子以及周围复杂影响因素等不同层面的多分子事件进行全面系统地阐释。多核素同步分子成像有望突破现有分子影像学的技术瓶颈，在获取分子靶点信息的同时，通过对内源性 ^{31}P、^{23}Na、^{1}H 等关键核素的采集，兼顾代谢、离子、功能和结构的生物信息获取，将为肿瘤多分子事件的在体全面揭示提供有力技术保障。同时，由于肿瘤细胞之间存在着高速的信号转导，同步获取内外源核素的信号显得尤为重要。因此，多核素同步一体化肿瘤分子成像仪利用多核素分子成像，兼顾外源靶向探针和内源关键核素的同步采集，系统和全面解析肿瘤发生发展规律，为肿瘤在体研究开辟全新领域。

（二）多核素同步一体化分子成像设备核心硬件

美国人类基因组组织（Human Genome Organisation，HUGO）主席 Edison T. Liu 在 *Science* 杂志上发表文章指出，肿瘤研究的最大挑战就是由于太多的组织类型、太多的病因、太多的基因错构，使得这种疾病不能被有效地揭示。而多分子事件的同步成像是揭示细胞与细胞之间信号的交互关系，全面认识肿瘤的发生发展过程中分子机制的重要手段，同步获取多分子信息对于肿瘤研究具有重要意义。分子靶点、能量代谢和离子平衡等多分子事件共同驱动肿瘤发生发展，对其在体精确解析，是实现肿瘤精准医疗的重要途径。

多频多通道电子与时序控制技术、多元异质生物信息在体解析技术、多核射频同步激发与信号采集技术以及多核素采样序列与信号处理技术是实现多核素同步一体化肿瘤分子成像仪的核心部件。在多核信息采集过程中，通过三个系统的相互协作完成生物信号的同步一体化采集及肿瘤内多元生物信息同步获取。其中，多频多通道电子与时序控制系统，负责宽频多通道射频脉冲控制、梯度控制与系统控制、梯度与射频功率匹配控制等功能；多核信号激发与采集系统，负责四核信号激发与采集；采样序列与信号处理系统，负责采样序列执行、多核信号后处理融合、主控信号收发等功能。具体通过多频多核多共振耦合、多核素同步采集、多核素采样序列实施、图像重建、图像融合，以及分子成像探针标记、多元信息分析等，解决肿瘤精准分子成像中的宽频多核素发射接收控制、多核素分子成像及信号重建以及图像高精度融合、精准定量分析等技术难题，以及多元异质生物学信息的在体识别、多元信息解析等技术应用问题，实现肿瘤多分子事件的在体可视化和肿瘤精准分子成像（图 10-6）。

1. 多频多通道电子与时序控制系统　多频多通道电子与时序控制系统，是多核素一体化分子成像仪的核心控制单元，包括宽频多核多通道发射机、宽频多核多通道接收机、梯度波形发射器和脉冲序列控制器等。多核素一体化分子成像系统的控制系统负责按照多频多核多共振分子成像脉冲序列的要求，以特定的时序产生宽频多核多通道射频激发脉冲和梯度脉冲，同时将接收到的宽频多核多通道磁共振信号进行处理和存储，完成多核多分子磁共振扫描的过程，这些功能要求控制系统具备较高的处理速度和多通道扩展能力。多核一体化分子成像的控制系统采用宽频多核多通道射频脉冲控制，其性能的优劣将直接影响磁共振分子成像的质量，是多核素同步一体化肿瘤分子成像仪的核心技术之一。宽频

☆☆☆☆

多核多通道射频发射机，采用全数字射频调制技术，包括基带模块和正交上变频模块，采用现场可编程门阵列（field programmable gate array，FPGA）作为系统的控制核心，完成控制参数的存储解析和各个模块电路的控制；采用直接数字频率合成器（direct digital synthesizer，DDS）产生已调制的中频信号，实现频率、相位和幅度灵活、快速的改变；采用正交混频的方式将中频搬移到观察核的共振频率处，使得频率覆盖范围广，并能克服镜像频带的产生。数字中频接收机，使用中频直接采样和数字正交检波技术的接收机，可以将系统接收带宽提高至 2 MHz 以上并有效改善接收机动态范围。接收机按功能划分为中频信号放大模块、中频采样模块、数字正交检波模块三个部分。中频信号放大模块采用可变增益放大器、可变衰减器和固定增益放大器组合的方案实现对中频信号的放大和衰减，满足接收机动态范围的要求，并在采样之前插入一级防混叠低通滤波器抑制带外噪声。中频采样使用高采样率、低量化噪声的 14 位模数转换器（analog to digital converter，ADC）对信号进行数字化。梯度控制及系统主控模块，提供系统所需的脉冲梯度信号以及系统控制的同步信号。梯度控制及系统主控模块按功能划分为梯度数据解析模块、梯度计算模块和数模转换模块三个部分。采用 FPGA 实现梯度波形数据的存储和解析，并在 FPGA 内实现直流漂移校正和梯度坐标变换等梯度计算功能，FPGA 生成的数据通过高速 LVDS 收发器输出到数模转换模块。采用高性能 16 位数模转换器（digital to analog converter，DAC）实现梯度波形的输出，并用运算放大器实现对梯度波形的电压放大，以满足梯度功放的输入要求。

2. 多核射频同步激发与信号采集技术　^{19}F、^{31}P、^{23}Na、^{1}H 四核素在不同磁化环境下的共振频率各不相同。四核素分子成像要求射频系统的所有核心部件都支持这四个频率，同时尽可能降低四核素各自的射频链路之间的相互干扰，这是多核素分子成像仪的一个主要技术瓶颈。一方面，利用已知浓度的体外水模对信号强度进行标定，对分子成像区域进行均匀激发，保证体内和体外水模处的射频激发一致，定量测量四核素信号；另一方面，采用较低噪声系数的前置信号放大器，在合理的时间内采集到满足分子成像需求的四核图像，以解决非氢质子信号强度低需要信号接收系统具有较高信噪比的问题。信号激发与采集系统的核心部件包括高均匀性射频发射器、高信噪比接收器、低噪声前置放大器、射频开关、射频失谐电路等。其中多调谐射频发射器和接收器是多核分子成像仪射频子系统的关键。为了获得均匀的射频发射场，采用基于多调谐鸟笼结构的射频激发线圈组。支持四核分子成像所需的四个激发频率，分子成像区域内均匀度在 50% 以上。关键技术包括多调谐鸟笼线圈技术：为了支持四核分子成像，发射线圈采用双层双调谐鸟笼线圈的结构，每层鸟笼线圈的调谐电容交替分布，从而得到两个谐振频率。两层线圈可同时支持四个频率。发射线圈解耦技术：为了保证发射线圈的性能，需要降低四个线圈通道间的耦合。由于 ^{1}H 和 ^{19}F 的共振频率分别为 128 MHz 和 120 MHz，相对比较接近，其耦合的程度更严重。在本设计中，将这两个核的通道分别置于上下两层鸟笼线圈，对应的端口在空间上旋转 90°，使其产生正交磁场，从而实现 ^{1}H 和 ^{19}F 通道间解耦。^{23}Na 和 ^{31}P 两个通道也采用同样的解耦方式。由于 ^{19}F/^{1}H 和 ^{23}Na/^{31}P 的频率相差较大，其耦合程度相对较低，拟在各自的通道上加入陷波器，降低其耦合。基于场路耦合方法的电磁数值仿真，运用场路耦合的方法进行电磁数值仿真来确定线圈的谐振频率，并评估发射场均匀性及各通道间耦合的程度。既能有效地节省系统开发的成本，又可以缩短技术开发的时间。

3. 多核素采样序列与信号处理系统　多核素同步一体化 MR 分子成像以在体获取的

^{19}F、^{31}P、^{23}Na、^{1}H 信号作为模型的输入端，通过构建全新生物信息解析方法，对多元异质信息数据进行分析，明确肿瘤不同层次生物信号与生物学行为的内部联系；挖掘 ^{19}F、^{31}P、^{23}Na、^{1}H 信号变化所蕴含的生物信息，定性、定量分析肿瘤分子靶点过表达、能量代谢异常、离子紊乱等不同层次的多元异质信号改变，并以分化、增殖、侵袭等肿瘤的生物学行为作为输出端。模型通过对分子靶点信息的采集，结合能量代谢、离子紊乱等影响因素，模拟和预测肿瘤的生物学行为，以不同以往的视角，在体、系统地揭示肿瘤发生发展的分子机制，实现肿瘤精准分子成像。

在多核信号采集过程中，^{19}F 原子在靶区域的浓度在微摩尔量级，远低于生物体内水分子的浓度，而 ^{19}F 在非靶区域（背景，除生理代谢器官）的浓度接近为零。因此，理论上，^{19}F 成像具有极高的对比度，而 ^{19}F 成像的主要瓶颈在信号噪声比。在处理 ^{19}F 信号方面，面临诸多技术挑战：首先，PFC 中通常存在不同化学位移的 ^{19}F 原子核，因此成像的序列和重建算法需要对化学位移进行矫正；其次，由于 ^{19}F 的 T_1、T_2 均大于 ^{1}H，所以可以利用优化的成像序列对其进行加速；最后，^{19}F 成像通常对定量准确性有着较高要求，为了提高 SNR，需要应用表面线圈或者相控阵线圈用于信号采集，而且准确的 B_1- 接收场的校正也至关重要。因此，需要通过序列优化和图像重建技术，实现 10 μmol/L 以下浓度的 ^{19}F 信号有效检测，并且达到在动物成像区域内，定量误差不大于 10%。由于 ^{19}F 浓度较低、信号较弱，提高信号的检测效率是关键，因此，多核素同步一体化肿瘤分子成像 ^{19}F 成像采用针对 ^{19}F 的超短回波时间平衡态进动脉冲序列（balanced steady-state free precession，bSSFP）及 3DbSSFP 以提高图像 SNR，并对化学位移进行校准的重建算法以及对接收场不均性进行快速校准的定量算法的关键技术。

^{23}Na 的三量子态信号比相应的单量子态信号约低 10 倍。由于检测到的信号强度与频率成正比，而 ^{23}Na 的射频信号频率比 ^{1}H 低 3.78 倍（该频率在 3.0T 磁场下是 33.75 MHz），^{23}Na 的信号比 ^{1}H 的信号低 1～2 个数量级。在 Na$^+$ 的分布上，约有 60% 左右的 ^{23}Na 存在于细胞内（束缚态），另有 40% 左右的 ^{23}Na 存在于细胞外（自由态）。由于细胞内的 Na$^+$ 浓度对肿瘤的生成和发展起到重要的作用，定量检测束缚 Na$^+$ 的相对含量比检测 Na$^+$ 的总含量更为重要。束缚态 ^{23}Na 的信号衰减较快，其时间常数为 1～2 ms。相比之下，自由态 ^{23}Na 的信号衰减较慢，其时间常数为 20～30 ms。束缚态与自由态 ^{23}Na 的衰减时间常数上的差异，是区分细胞内和细胞外 Na$^+$ 浓度的基础。^{23}Na 成像的技术目标是：有足够的信噪比；定量成像；能够区别束缚态 ^{23}Na 和自由态 ^{23}Na 的信号。^{23}Na 成像的关键技术为采用基于 3D 径向采样和螺旋采样相结合的混合采样序列，在不同的滞后时间分别成像。用图像减影方法实现对束缚态 ^{23}Na 信号和自由态 ^{23}Na 信号的差异式成像。由于钠成像新技术的特殊性，为减少束缚态 ^{23}Na 信号损失，在每次射频激发后尽快开始采样（< 0.3 ms），通过非笛卡尔图像重建算法，获得图像；在稍后的 5.0 ms 时间内，在束缚态 ^{23}Na 信号基本消失后采样，通过非笛卡尔图像重建算法，获得图像。将两幅图像进行加权相减，即可分别获得束缚态 ^{23}Na 和自由态 ^{23}Na 的定量图像。另外，^{23}Na 的衰减常数很短，在毫秒和亚毫秒级。常用笛卡尔方法不能在 ^{23}Na 信号衰退之前有效检测信号。可通过 3D 超短回波径向成像技术，获得 TE 小于 0.1 ms 的采样，有效避免信号的衰减损失。

^{31}P 成像也面临挑战。^{31}P 在活体组织中的浓度只有 ^{1}H 的 1/285。由于检测到的信号强度与频率成正比，而 ^{31}P 的射频信号频率比 ^{1}H 低 2.47 倍（该频率在 3.0 T 磁场下是 51.71 MHz），^{31}P 的信号比 ^{1}H 的信号低 3 个数量级。^{31}P 成像需要有足够的 SNR。^{31}P 成像的关

键技术是采用快速自旋回波技术实现 ^{31}P 成像。此外，为了获得 ^{31}P 的各个谱峰的定量成像，还可采用基于化学位移的 4D（x，y，z 频率）谱成像技术。另外，^{31}P 成像还需要实现相应的图像重建算法研发。^{31}P 成像具体解决方案是：采用快速化学位移成像序列获得 4D 谱成像；采用体外标准溶液作图像信号强度与浓度的定量标定。

最后在多核成像过程中，^{1}H 成像将获得高分辨率结构成像、扩散生理参数成像和灌注生理参数成像。^{1}H 成像的关键技术是采用快速自旋回波技术获得结构图像，采用扩散加权的平面回波成像技术，通过与零加权的图像比较，获得扩散系数图；采用动态灌注成像技术对静脉注射钆造影剂在毛细血管中的输入和输出动力学测定，获得血流量和血流平均通过时间的定量生理学参数图。

三、小动物多模态融合分子成像设备

针对我国肿瘤精准诊疗和重大新药创制的国家战略需求，中国科学院主持研发了小动物多模态融合分子成像系统。该系统同机融合了 X 射线计算机断层成像、正电子发射断层成像、单光子发射断层成像、荧光层析成像等多种分子成像模态及技术，从细胞分子、功能代谢和解剖结构，全方位、多层面、系统性地获取生物体生理病理信息。多模态分子影像技术可实现不同影像设备的优势互补，使获取的分子水平信息及影像结果更精确、更可靠，在肿瘤等重大疾病的早诊早治、治疗方案的制订、治疗效果的验证与评估中发挥着重要作用。

（一）小动物多模态融合分子成像系统构成

小动物多模态融合分子成像系统由 X-ray CT、PET、SPECT、荧光分子层析成像（flouresence molecular tomography，FMT）以及数据采集系统和计算机等部分构成，各个成像系统紧凑布局在盘状旋转支架中，采样依次进行，数据高速传输至重建计算机，进行信号处理和图像融合。其中 X-ray CT 系统包括 X 射线源、X 射线准直器和 X 射线探测器等主要部件。X 射线源与 X 射线探测器借助旋转机架的转动可围绕被测的小动物在平面内做旋转采集图像。PET 系统包括 γ 射线探测器探测及电子学装置。γ 射线探测器形成探测器阵列，环绕形成探测区。SPECT 系统包括 SPECT 探测器、准直器和探测器平移装置。探测器固定在平移装置上，做平移运动并采集光子；多个探测器之间呈一定夹角，围绕着旋转台平移形成探测区域。荧光成像系统包括激光发生器、光纤、光纤移动和成像装置。激光发生器与成像装置围绕着旋转台，二者之间形成探测区域。激光发生器发射出来的激光通过光纤照射被测的小动物；光纤通过光纤移动台的滑道在一定角度范围内沿滑道对被测的小动物进行扫描照射。各个模态探测到的成像数据按照相应的成像方法进行图像重建，最后进行多模态图像的同机配准图像融合，获得小动物的 X-ray CT、PET、SPECT、FMT 多模态的同机融合分子影像。

（二）小动物多模态融合分子成像系统成像原理

X-ray CT/PET/SPECT/FMT 同机一体的多模态小动物分子影像成像系统借助旋转机架的转动，可围绕被测的小动物在平面内做旋转，X-ray CT 采用平板型探测器或者是线型探测器，成像模式根据实际需求采用三代 CT 扫描模式、螺旋 CT 模式或者锥束 CT 扫描模式。PET 系统 γ 射线探测器阵列环绕形成探测区域，探测电子学装置由高速信号甄别电路构成，每个 γ 射线探测器接收到 γ 光子后产生一个定时脉冲，将这些定时脉冲分别输入高速信号甄别电路进行甄别。探测电子学装置通过一个时钟电路模块设置了一个时间窗，同时落入时间窗的定时脉冲则视为是同一个正电子湮灭事件中产生的 γ 光子,记录这些符号 γ 光子信号的位置信息,并将其计数,从而得到 PET 成像原始数据,通过数据采集系统记录 PET 数据并将其保存至计算机用于图像重建。SPECT 系统通过 SPECT 探测器、准直器和探测器平移结构在旋转台上旋转,围绕着旋转台的通孔搜集 γ 射线,再通过闪烁晶体与后端高灵敏度光电探测器进行信号转换。荧光成像系统是由激光发生器与成像装置相对地围绕着通孔旋转,激光发生器发射出的激光通过光纤照射被测的小动物,光纤通过光纤移动台的滑道可在一定角度范围内沿滑道对被测的小动物进行扫描照射。成像装置通过多模态分子成像探针,分别使用 X-ray CT、PET、SPECT 和 FMT 进行小动物成像。其中各个成像模态的扫描成像顺序根据成像需求来安排扫描顺序;分别将各个模态探测到的成像数据按照相应的成像方法进行图像重建,最后进行多模态图像的同机配准图像融合,得到小动物的 X-ray CT、PET、SPECT、FMT 四个模态的同机融合分子医学影像。基于 PET、SPECT 的核素成像设备和 FMT 的光学成像设备适合研究生物体的分子及功能水平事件;而 X 射线断层成像 CT 设备则适合于解剖学结构成像;融合多模态成像技术(PET/CT、SPECT/CT)则能够结合分子功能成像和结构成像两方面的优点。X-ray CT、PET、SPECT、FMT 四模态的同机融合分子影像可实现不同成像技术之间的优势互补,使获取的影像结果更全面、更精确。

(三)小动物多模态融合分子成像系统技术优势

多模态成像系统和相关成像技术,为肿瘤等重大疾病的早期精准检测和新型药物在体疗效评估的研究提供了新的影像学工具,并引领了多模融合分子影像技术在信息、化学、生物、医学等学科的综合交叉性基础研究和应用研究。在小动物活体成像领域,CT、PET、SPECT 及 FMT 的单模态设备已经有了长足的发展。对于分子医学影像领域而言,多模态分子成像更具有应用价值,但是 PET、荧光成像、SPECT 多模态融合设备鲜有报道,尤其是三种以上、具有真正意义的模态成像系统之间,并没有直接关联性,并不在同一检查轴上,无法实现多模态图像的同机融合。在融合技术领域,Micro-CT 常与 PET、SPECT、FMT 等构成 PET/CT、SPECT/CT、PET/SPECT/CT 等多模态分子成像设备,为功能分子成像技术提供解剖结构信息。在双模态成像设备方面,众多分子成像技术公司分别推出了自己的 Micro PET/CT、Micro SPECT/CT 产品。在三模态成像或者多模态设备方面,Gamma Medica、Kodak 等公司发布了相关的三模态成像产品。但三模态成像设备无论在时间分辨率、空间分辨率等性能方面,还是在操作流程、设备维护、成本运营等应用方面,与单模态设备都有一定的差距。

由中国科学院主持开发的多模态融合成像系统,得益于先进的设计理念、高灵敏探测器技术的应用,以及多模态融合技术及图像算法。与单模态设备相比,对肿瘤的检测灵敏度有明显提升,检测直径最小提高到了 2 mm;定位精确度由 1 mm 误差提高到 300 μm 以内;三维重建时间由常规方法的 1 min 以上缩短到 20 s 以内,三维成像精确度 100 μm,成像灵敏度达到纳摩尔级甚至皮摩尔级水平;还具有操作简便,多模态影像信息获取便捷的优势,从而推进了活体无创的影像设备在细胞和分子水平对于肿瘤等重大疾病的影像学检测能力。

多模态成像系统从生物体的复杂异质性和恶性肿瘤的高度杂合性问题导向出发,创建基于组织特异性的多模融合光学分子成像模型和快速鲁棒全域重建算法,研制有机融合不同模态成像设备于一体的小动物光学多模融合分子影像成像设备,研发统一的多源影像信息处理与分析平台，建立小动物光学多模融合分子影像成像设备的医学生物验证评价体系，推动了恶性肿瘤发生发展机制、早期精确诊断以及药物疗效定量评价的医学生物应用研究，为肿瘤早期精确诊断和药物定量疗效评价提供技术支持和设备保障。

四、多模态声光融合内镜成像系统

传统的超声内镜利用生理管道进入体腔，在光学内镜直视下，对体内的脏器壁或毗邻的器官进行超声断层扫描成像，获得体内脏器壁黏膜及以下的各层结构、周围毗邻脏器的超声图像，如气管、食管、纵隔、胰胆管、淋巴结，以及胃肠道肿瘤的分期、肠壁起源的肿瘤等，在疾病的定性诊断方面发挥了重要作用。近年来超声换能器技术的进步和制作工艺的飞速发展，超声内镜在肿瘤治疗领域快速拓展。胰腺癌等深体部肿瘤病变位置深在，毗邻结构复杂，传统的超声内镜难以通过单一频率的换能器一次成像清晰显示病变位置、大小及边界。因此，在超声成像及治疗过程中，需要频繁地更换不同频率的成像换能器，以获得不同深度、不同范围病变组织的高分辨率图像，给患者带来了极大的痛苦，依从性显著降低；尤其是在聚焦超声治疗过程中，由于反复更换换能器，使得病变的定位精度下降，也严重影响了治疗准确度，疗效大打折扣。因此，超声换能器应向宽频带、高频率、小尺寸、高灵敏度的多频面阵融合超声换能器方向发展。

中国科学院自主开发了一款多模态声光融合内窥成像系统，其集多频面阵超声与光学内镜为一身，具有超声/内镜成像和多频、变频超声治疗的功能，可以同步实现深体部肿瘤高分辨率超声成像及高精度超声治疗，为胰腺癌等恶性肿瘤的精准诊疗提供强有力的工具。多模态声光融合内窥成像系统中，超声换能器是其关键部件之一，该系统的多频面阵超声换能器包括成像的高频/变频超声换能器和治疗的低频超声换能器。在超声成像中，其中心频率决定超声图像的分辨率，频率越高越容易获得高质量的图像；但频率的提高往往导致探测深度的减小，限制了换能器的成像范围，对胰腺癌等深体部肿瘤的诊疗不利。多频面阵超声成像换能器具备不同的中心频率并灵活切换，以适应肿瘤精准诊疗需要。该换能器能够在 12MHz、20MHz 和 30MHz 三个不同的工作频率协同工作（同步或异步，同步指几种频率同时工作，异步指几种频率工作于不同时间），进行不同频率图像的融合和谐波成像等功能。换能器的工作频率还可以根据需要，提升到 50MHz 以上，分辨率较传统超声内镜将提升 5 倍以上。因而，多模态声光融合内窥成像系统的多频面阵超声换能器具有成像分辨高、成像深度大、多频大带宽的特点。

同时，多模态声光融合内窥镜成像系统还需具备低频聚焦超声的治疗功能。其通过一次导入体腔内，在超声扫描过程中与处置器具进行配合，由高频/变频超声换能器部对病变扫描成像，获得预定治疗精确信息后，由低频换能器部对病变进行聚焦超声治疗。也就是说，在胰腺癌的治疗中，多模态声光融合内窥成像系统以一定的频率，首先得到大探测深度，获得病变较大区域的"粗略"信息，发病变现"关键"部位（供血血管、转移病灶、淋巴结等）后，并进一步增加换能器工作频率获得详细信息。利用图像融合技术将不同频率对应的超声图像融合，得到更高质量的图像。这种在此基础上同步进行的低频聚焦超声治疗具有精度高、损伤小的特点，显著提升了胰腺癌等深体部肿瘤的治疗精度。

综上，多模态声光融合内窥成像系统通过开发多频面阵超声换能器新技术，提升设备性能，深入解决胰腺癌等恶性肿瘤精准诊疗中的关键科学问题，为临床早期诊断及微创精准治疗提供了创新实用的诊疗工具。

本章小结

回顾医学领域的每一次跨越式发展，均伴随着新技术和新仪器设备的研发和应用。PET/CT 及功能 MR 等众多影像设备及技术的革新，一方面有力推动了医学图像在空间分辨率和时间分辨率等成像能力的提升，同时更成功使人类对于肿瘤研究从解剖形态学改变的认识向功能分子水平可视化模式的转变。尤其是近年来，随着生物体弱信号检测、多系统信息综合获取、生物信息深度挖掘等新技术的快速发展，多模态融合影像设备开发及人工智能的出现，医学影像学也从单纯地追求"看得清""看得快"及"看得广"等成像理念，逐渐向"看得专""看得精"和"看得准"等技术目标转变。我国在高端医学影像设备研发领域仍然存在着巨大的发展空间。要切实提升全民的健康水平，大力推进健康中国的建设，就必须在医疗器械这一关键驱动领域实现科技发展方面的新跨越。我们也欣喜地看到，近年来我国自主研发的一体化 PET/MR、多模态融合分子成像系统、多模态声光融合内窥成像系统以及多核同步采集等关键技术已实现了"基础研发 - 临床应用 - 产品转化"的全链条自主创新，正推动着我国医学影像设备及关键技术走向国际市场并占有一席之地。诚然，我们此刻也仍然处于这些影像设备技术亟待突破的重要战略机遇期，更多自主研发的影像设备及系统的成功研制，将实现高端影像设备的"中国制造"这一目标，共同助力分子成像实现在肿瘤精准诊疗领域的再次飞跃！

参 考 文 献

[1] Yousaf, T., G. Dervenoulas, and M. Politis. Advances in MRI Methodology. Int Rev Neurobiol, 2018, 141:31.

[2] Chen, H., et al. Metamaterial-Ispired Radiofrequency(RF)Shield With Reduced Specific Absorption Rate(SAR)and Improved Transmit Efficiency for UHF MRI. IEEE Trans Biomed Eng, 2021, 68(4):1178.

[3] Edelman, R. R. The history of MR imaging as seen through the pages of radiology. Radiology, 2014, 273(2 Suppl):S181.

[4] Smirnov, P., et al. In vivo single cell detection of tumor-infiltrating lymphocytes with a clinical 1. 5 Tesla MRI system. Magn Reson Med, 2008, 60(6):1292.

[5] Roemer, P. B., et al. The NMR phased array. Magn Reson Med, 1990, 16(2):192.

[6] Zhou, J., et al. Quantitative description of proton exchange processes between water and endogenous and exogenous agents for WEX, CEST, and APT experiments. Magn Reson Med, 2004, 51(5):945.

[7] Morrison, C., G. Stanisz, and R. M. Henkelman. Modeling magnetization transfer for biological-like systems using a semi-solid pool with a super-Lorentzian lineshape and dipolar reservoir. J Magn Reson B, 1995, 108(2):103.

[8] Zaiss, M., et al. Relaxation-compensated CEST-MRI of the human brain at 7T:Unbiased insight into NOE and amide signal changes in human glioblastoma. Neuroimage, 2015, 112:180.

[9] Jones, K. M., A. C. Pollard, and M. D. Pagel. Clinical applications of chemical exchange saturation transfer(CEST)MRI. J Magn Reson Imaging, 2018, 47(1):11.

[10] van Zijl, P. C. and N. N. Yadav. Chemical exchange saturation transfer(CEST):what is in a name and what isn' t? Magn Reson Med, 2011, 65(4):927.

[11] Zaiss, M., et al. Inverse Z-spectrum analysis for spillover-, MT-, and T1 -corrected steady-state pulsed CEST-MRI--application to pH-weighted MRI of acute stroke. NMR Biomed, 2014, 27(3):240.

☆☆☆☆

[12] Li, A. X., et al. Four-pool modeling of proton exchange processes in biological systems in the presence of MRI-paramagnetic chemical exchange saturation transfer(PARACEST)agents. Magn Reson Med, 2008, 60(5):1197.

[13] Mulkern, R. V. and M. L. Williams. The general solution to the Bloch equation with constant rf and relaxation terms:application to saturation and slice selection. Med Phys, 1993, 20(1):5.

[14] Yan, K., et al. Assessing Amide Proton Transfer(APT)MRI Contrast Origins in 9 L Gliosarcoma in the Rat Brain Using Proteomic Analysis. Mol Imaging Biol, 2015, 17(4):479.

[15] Chen, L. Q., et al. Evaluations of extracellular pH within in vivo tumors using acidoCEST MRI. Magn Reson Med, 2014, 72(5):1408.

[16] Ter-Pogossian, M. M., et al. Super PETT I:A Positron Emission Tomograph Utilizing Photon Time-of-Flight Information. IEEE Trans Med Imaging, 1982, 1(3):179.

[17] Yamamoto, M., D. C. Ficke, and M. M. Ter-Pogossian. Experimental Assessment of the Gain Achieved by the Utilization of Time-of-Flight Information in a Positron Emission Tomograph(Super PETT I). IEEE Trans Med Imaging, 1982, 1(3):187.

[18] Surti, S. and J. S. Karp. Advances in time-of-flight PET. Phys Med, 2016, 32(1):12.

[19] Catana, C. Attenuation correction for human PET/MRI studies. Phys Med Biol, 2020, 65(23):23TR02.

[20] Vandenberghe, S., et al. Recent developments in time-of-flight PET. EJNMMI Phys, 2016, 3(1):3.

[21] Lhommel, R., et al. Yttrium-90 TOF PET scan demonstrates high-resolution biodistribution after liver SIRT. Eur J Nucl Med Mol Imaging, 2009, 36(10):1696.

[22] Xu, X., et al. Folate receptor-targeted 19 F MR molecular imaging and proliferation evaluation of lung cancer. J Magn Reson Imaging, 2018, 48(6):1617-1625.

[23] Xie, D., et al. Exploiting Copper Redox for(19)F Magnetic Resonance-Based Detection of Cellular Hypoxia. J Am Chem Soc, 2016, 138(9):2937.

[24] Kadakia, R. T., et al. A dual-responsive probe for detecting cellular hypoxia using(19)F magnetic resonance and fluorescence. Chem Commun(Camb), 2019, 55(60):8860.

[25] Guo, C., et al. A pH-responsive nanoprobe for turn-on 19F-magnetic resonance imaging. Chemical communications, 2018, 54 70:9853.

[26] Chen, S., et al. pH-Triggered Au-fluorescent mesoporous silica nanoparticles for 19F MR/fluorescent multimodal cancer cellular imaging. Chem Commun(Camb), 2014, 50(3):283.

[27] Huang, X., et al. Multi-chromatic pH-activatable 19F-MRI nanoprobes with binary ON/OFF pH transitions and chemical-shift barcodes. Angew Chem Int Ed Engl, 2013, 52(31):8074.

[28] Yuan, Y., et al. Intracellular Self-Assembly and Disassembly of(19)F Nanoparticles Confer Respective "Off" and "On" (19)F NMR/MRI Signals for Legumain Activity Detection in Zebrafish. ACS Nano, 2015, 9(5):5117.

[29] Gurney, P. T., B. A. Hargreaves, and D. G. Nishimura. Design and analysis of a practical 3D cones trajectory. Magn Reson Med, 2006, 55(3):575.

[30] Ridley, B., et al. Distribution of brain sodium long and short relaxation times and concentrations:a multi-echo ultra-high field(23)Na MRI study. Sci Rep, 2018, 8(1):4357.

[31] Henzler, T., et al. Imaging of tumor viability in lung cancer:initial results using 23Na-MRI. Rofo, 2012, 184(4):340.

[32] Ouwerkerk, R., et al. Elevated tissue sodium concentration in malignant breast lesions detected with non-invasive 23Na MRI. Breast Cancer Res Treat, 2007, 106(2):151.

[33] Deen, S. S., et al. Sodium MRI with 3D-cones as a measure of tumour cellularity in high grade serous ovarian cancer. Eur J Radiol Open, 2019, 6:156.

[34] Barrett, T., et al. Quantification of Total and Intracellular Sodium Concentration in Primary Prostate

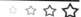

Cancer and Adjacent Normal Prostate Tissue With Magnetic Resonance Imaging. Invest Radiol, 2018, 53(8):450.

[35] Fiege, D. P., et al. Simultaneous single-quantum and triple-quantum-filtered MRI of 23Na(SISTINA). Magn Reson Med, 2013, 69(6):1691.

[36] Babsky, A. M., et al. Effect of implantation site and growth of hepatocellular carcinoma on apparent diffusion coefficient of water and sodium MRI. NMR Biomed, 2012, 25(2):312.

[37] Faramarzalian, A., et al. Variability of apoptosis and response in N1-S1 rodent hepatomas to benzamide riboside and correlation to early changes in water apparent diffusion coefficient and sodium MR imaging. J Vasc Interv Radiol, 2013, 24(6):894.

[38] 朱凯, 由长城. MR 磷谱临床应用进展. 中华放射学杂志, 2013, 47(008):763.

[39] Paech, D., et al. Quantitative Dynamic Oxygen 17 MRI at 7. 0 T for the Cerebral Oxygen Metabolism in Glioma. Radiology, 2020, 295(1):181.

[40] Delso, G., E. Ter Voert, and P. Veit-Haibach。 How does PET/MR work? Basic physics for physicians. Abdom Imaging, 2015, 40(6):1352.

[41] 潘中允. 实用核医学. 北京：人民卫生出版社, 2014.

[42] Lee, S. J., et al. Usefulness of Integrated PET/MRI in Head and Neck Cancer:A Preliminary Study. Nuclear Medicine and Molecular Imaging, 2014, 48(2):98.

[43] Afaq, A., R. Syed, and J. Bomanji. PET/MRI:a new technology in the field of molecular imaging. Br Med Bull, 2013, 108:159.

[44] Hope, T. A., et al. State of the Art PET/MRI:Applications and Limitations - Summary of the First ISMRM/SNMMI Co-Provided Workshop on PET/MRI. Journal of Nuclear Medicine, 2019, 60(10):jnumed. 119. 227231.

[45] Lee, G., et al. Clinical implication of PET/MR imaging in preoperative esophageal cancer staging:comparison with PET/CT, endoscopic ultrasonography, and CT. J Nucl Med, 2014, 55(8):1242.

[46] Rauscher, I., et al. PET/MR imaging in the detection and characterization of pulmonary lesions:technical and diagnostic evaluation in comparison to PET/CT. J Nucl Med, 2014, 55(5):724.

[47] Moy, L., et al. Role of fusion of prone FDG-PET and magnetic resonance imaging of the breasts in the evaluation of breast cancer. Breast J, 2010, 16(4):369.

[48] Buchbender, C., et al. Oncologic PET/MRI, part 1:tumors of the brain, head and neck, chest, abdomen, and pelvis. J Nucl Med, 2012, 53(6):928.

[49] Lee, S. I., O. A. Catalano, and F. Dehdashti. Evaluation of gynecologic cancer with MR imaging, 18F-FDG PET/CT, and PET/MR imaging. J Nucl Med, 2015, 56(3):436.

[50] Blanchet, E. M., et al. Integrated whole-body PET/MRI with 18F-FDG, 18F-FDOPA, and 18F-FDA in paragangliomas in comparison with PET/CT:NIH first clinical experience with a single-injection, dual-modality imaging protocol. Clin Nucl Med, 2014, 39(3):243.

[51] Buchbender, C., et al. Oncologic PET/MRI, part 2:bone tumors, soft-tissue tumors, melanoma, and lymphoma. J Nucl Med, 2012, 53(8):1244.

[52] Catana, C., et al. PET/MRI for neurologic applications. J Nucl Med, 2012, 53(12):1916.

第 11 章

肿瘤精准诊疗其他影像技术前沿

目前，智能化已成为全球各个领域研究的主题。而伴随着计算机科学、新型材料以及生物技术等在医学领域的跨学科交融发展，医学研究方式也正在从"实证"研究向"智能"研究模式变革。人工智能与医学影像的结合，尤其是与分子影像的结合，通过定量分析其中隐含的肿瘤基因和蛋白的变化，为解决肿瘤精准诊疗提供了全新的思路和策略，为精准医学的发展提供了重大契机，具有极大发展前景。在这一章节中，我们将简要介绍影像组学和深度学习的概念和流程，系统阐述影像组学在肿瘤关键分子靶点的揭示、肿瘤精准治疗疗效评价及预后评估中的价值。另外，本章还对目前最前沿和热点的影像组学和深度学习在肿瘤关键分子靶点如 EGFR 和 PD-L1 的揭示，以及在肿瘤分子靶向治疗和免疫治疗的疗效评价及预后评估中的价值进行介绍，其中特别涉及基于分子影像数据的深度学习初步探索，以期为肿瘤精准分子成像与人工智能结合寻找切入点及发展方向，同时也为科研人员与临床医师提供最前沿讯息，为开展人工智能在肿瘤精准医疗领域的科学研究及临床转化提供重要参考。

第一节　影像组学与肿瘤精准诊疗

一、影像组学的基本概念

目前，应用医学影像指导临床诊疗已成为疾病管理的重要模式。病灶解剖或功能水平的异常是基因、蛋白、细胞及生理病理微环境等诸多因素共同作用下的结果，如果能够对常规医学影像学所揭示的解剖或功能水平异常进行深入的挖掘和探索，解析出病变背后的更深层次的隐含特征，并建立起其与基因和蛋白等分子水平变化的联系，将会为精准医学提供重要助益。

将大数据技术与医学影像辅助诊断技术有机融合，影像组学（radiomics）应运而生。影像组学的概念最初由荷兰学者 Philippe Lambin 于 2012 年提出，是指"高通量地从放射影像感兴趣区中提取大量特征，采用自动或半自动分析方法将其转化为具有高分辨率的可挖掘数据信息并进行定量分析"[1]。该理论的提出源于肿瘤异质性问题的广泛存在[2]。由于实体肿瘤在基因、蛋白及微环境等层面上均表现出明显的个体异质性、空间异质性和时间异质性，使得作为"金标准"的分子病理学检测的准确性及代表性受到质疑，因为其难以反映肿瘤整体的基因表达水平和分布。而医学影像学能够对肿瘤的发生发展及其治疗过程进行可重复、无创及实时地直观揭示，通过对医学影像图像的肿瘤区进行海量特征提取和量化，有潜力解决肿瘤异质性评估问题。同时，研究者们还认为医学影像图像中包含了大量肉眼不能观察到的信息，并且影像组学所依赖的基本假设是基于挖掘出的深在图像参数能够反映肿瘤分子表型和（或）基因表型的差异，即假设微观层面的基因、蛋白、分子水平的改变能够在宏观的医学影像中有所表达[3]。这一假设也在研究中被不断证实，从医学影像的肿瘤感兴趣区中提取大量特征，进行深度地探索和分析，进而辅助临床医师做出更加精确的诊断。同年，Kumar 等对影像组学的概念进一步扩展和具体化为"高通量地从CT、MRI 和 PET 中提取并分析大量高级、定量的影像学特征"[4]。2014 年的北美放射学会峰会以"Radiomics：From Clinical Images to Omics"，即"影像组学：从临床影像到组学"为主题，由此可以看出影像组学在医学影像学中的重要价值和意义。Doroshow 等也指出，影像组学是转化医学未来发展的重要方向[5]。2017 年，Lambin 等进一步撰文指出影像组学是医学影像和个体化医疗之间的重要桥梁和纽带[6]。相较于传统的影像医学仅仅从视觉层面解读，影像组学通过对医学影像中肿瘤感兴趣区进行深度的探索和剖析，深入挖掘图像的生物学本质，能够更加精准地揭示肿瘤的遗传异质性，进而在肿瘤的诊断、治疗及预后评估等方面进行探索，为临床决策提供重要支持，并加快肿瘤精准诊疗的临床转化应用。

作为医工交叉的新兴技术方法，影像组学应用先进的计算机方法解决临床中面临的具体问题，具有广阔的应用前景。自概念提出后，影像组学得到了迅猛的发展，多中心入组病例数量已逾千例，对数百个影像组学特征进行分析，包括临床特征、一阶/二阶统计量以及纹理特征等，研究的序列数和理论化方法也在不断增多，在临床诊疗中的指导价值也受到了广泛的认可和肯定。影像组学技术突破了单纯依赖影像医师主观解读图像对疾病进行诊断的局限性，极大地拓展了医学影像在肿瘤分子分型、治疗方案选择及预后分析等方面的指导价值，是医学影像信息学的突破和飞跃，影像组学为实现精准诊疗提供了新机遇。

二、影像组学的基本流程

影像组学的处理流程可总结归纳为以下五个部分[4]。

1. **高质量、标准化影像数据的采集**　影像组学是对医学影像的深入分析，是以医学影像数据的采集为前提。但是不同影像设备生产厂家、不同医院影像中心图像获取和重建参数均存在很大差异，目前尚没有统一的标准和规范化流程。为了最大程度降低影像组学分析结果受到扫描机型、扫描及重建参数等因素影响，入组影像数据需具有相同或相似的采集参数，这就导致了可研究数据量明显减少。因此，影像组学研究需要平衡研究数据量和入组要求，既要保障充足的数据量，同时又要保证研究的准确性和可靠性。

2. **图像分割与重建**　影像组学分析方法的第一步是图像分割，实现肿瘤区域和其他组织的精确分离，是提取肿瘤特征的先决条件。但是由于肿瘤形态的不规则性和与正常组织边界的难以确定性等因素，使得精准分割肿瘤区域面临着极大挑战。目前，影像组学研究者们已可以应用多种分割方法识别肿瘤区域，其中效果比较好的包括滑降区域生长法（region-growing methods）、图割法（graph cut methods）和半自动分割算法（semiautomatic segmentations）等，但每一种分割方法都有其适用的范围和条件，目前尚无一致认可的通用分割算法。因此，高精度、全自动分割算法的研发将是未来的影像组学研究发展的趋势之一。

3. **高通量特征提取、选择和量化**　肿瘤区域分割完成后就可以对其进行特征提取。目前研究中经常应用的影像组学特征包括肿瘤强度直方图（tumor intensity histogram）、肿瘤

☆ ☆ ☆ ☆

形状特征（shape-based features）、纹理特征（texture-based features）及小波特征（wavelet features）等。随后对提取的影像特征进行统计分析,常用方法主要有主成分分析（principal component analysis，PCA）、线性判别式分析（linear discriminant analysis，LDA）和奇异值分解（singular value decomposition，SVD）等。虽然影像组学是一种比较前沿的分析研究方法，能够从常规医学影像中挖掘到更多、更深层次的特征对肿瘤进行解析和描述，但这也只是医学影像隐含信息的一部分。因此，特征提取方法和信息挖掘手段的优化仍然是影像组学研究中有待突破的难点。

4. 构建共享数据库　医学影像不仅是一张张医学图片，其中包含着重要的肉眼观察不到的数据，一个高精度、高效率的影像组学预测模型必须要有庞大的数据库作为支持，标准化、多中心的大型共享数据库的构建是影像组学分析能够进行临床转化的保证，是影像组学方法持续发展的基石。影像设备及采集参数的不同，直接影响影像组学研究入组的患者数量，进一步影响大型数据库的建立，因此，质量和标准化是未来获取医学影像数据的重中之重，是构建共享数据库有效提高影像组学处理效率的前提。

5. 分类和预测　分类和预测是影像组学分析的目的，应用从医学影像肿瘤感兴趣区中提取出的特征对已知数据进行分类，建立起相应的分类模型，进而对未知数据进行预测，解决临床中的实际问题。目前影像组学应用最多的领域包括病变良/恶性鉴别、肿瘤分子表型分析、肿瘤分期及预后评估等。

影像组学是一种大数据人工智能分析方法，研究结果的准确性和可靠性需经多中心验证，对数据的标准化和算法的可重复性提出了极高的要求。因此，流程中的每一步都极具挑战。

三、影像组学在肿瘤精准诊疗中的应用

精准是医学发展的必然需求。肿瘤精准治疗的难点在于它的异质性，既包括肿瘤细胞，也包括基质和免疫细胞群组成的微环境等。肿瘤异质性是肿瘤精准治疗中巨大的障碍和挑战，医学影像能够揭示肿瘤的形态和功能的异常，并能够预测治疗效果及预后，但实现精准医学就必须突破基于形态学及半定量分析的传统影像医学模式，实现肿瘤关键基因表达和（或）突变的在体揭示。分子影像使这一想法成为可能，然而也受限于靶向分子成像探针研发、在体分子成像技术以及临床转化评估周期长等问题，尚无法实现大规模的临床常规应用。影像组学作为人工智能中机器学习的一种方法，能够为实现从"形态"到"分子"影像这一目标建立过渡的桥梁。应用影像基因组学方法，对肿瘤影像信息进行深入地挖掘和探索，将有助于肿瘤精准诊疗的发展。影像组学最吸引人的方面是对整个肿瘤进行采样的能力，且可以无创地提取数据并进行连续分析，既有望解决肿瘤异质性的难题，又可以避免组织活检导致的采样偏差。大多数影像组学特征可以从应用标准图像协议获取的图像中提取到，从而仅需后处理就能获得额外的附加信息，除了 CT 和 MRI 上所表现的肿瘤尺寸大小、形态和密度/信号强度，或者 PET 上的标准化摄取值（standard uptake value，SUV）等临床常规影像参数外，还可以从影像中提取许多其他更深层次的特征。这些特征包括像素强度体积直方图、不同强度的像素之间的空间异质性（纹理特征）、肿瘤形状和表面轮廓等，并可能从单个肿瘤感兴趣区中获取数百个甚至数千个特征用以揭示肿瘤的分子表型。开展肿瘤影像基因组学研究，将影像组学和基因组学的优势结合起来，探索影像特征与关键分子靶点的关联，从而将分子层面的信息（如肿瘤关键分子靶点表达水平、基

因突变分子分型、信号传导通路等）融入影像学中，有潜力发现能够准确预测肿瘤基因分子表型的影像学标记物，在实现肿瘤精准诊断、治疗指导、疗效评价与预后评估方面，均具有积极意义。

（一）影像组学在揭示肿瘤关键分子靶点中的价值

1. EGFR　近年来，肺癌的发病率和死亡率居高不下，其中表皮生长因子受体（epidermal growth factor receptor，EGFR）是肺癌精准诊疗的最关键分子靶点之一。目前已有很多应用影像数据间接评估肿瘤中 EGFR 表达和（或）突变的研究，而影像组学分析能够挖掘更深层次的信息，肺癌的影像组学研究一直处于影像组学研究的最前沿。由于 CT 是肺癌患者诊断、分期和治疗疗效评估最常用的检查方法，因此，基于 CT 的影像组学分析较多。已有研究证实了基于 CT 的影像组学特征与分子病理结果的一致性，能够用于鉴别 EGFR 突变分子分型。在一项影像组学研究中，从 186 例非小细胞肺癌患者薄层 CT 影像中提取影像组学特征，筛选出四个形态学特征（肺气肿、气道异常、磨玻璃成分的百分比和肿瘤边缘的类型）建模用于 EGFR 突变分子分型的预测，证实了其能够用于预测 EGFR 突变分子分型，受试者工作特征曲线（receiver operating characteristic curve，ROC）的曲线下面积（area under curve，AUC）为 0.89，前两个特征之一存在预示着肿瘤表达野生型 EGFR，而任何磨玻璃成分的存在则表明肿瘤表达突变型 EGFR，证实了影像组学方法在肿瘤关键分子靶点揭示中的可行性[7]。

除了形态学特征外，其他特征也用于 EGFR 突变分子分型的评估中。在一项 47 例早期非小细胞肺癌患者的 CT 影像组学分析研究中，筛选出的图像纹理能量特征（Laws Energy 10）能够有效预测 EGFR 突变分子分型（AUC=0.67，P=0.03），而肿瘤体积（AUC=0.59，P=0.27）和最大径（AUC=0.56，P=0.46）并不能预测 EGFR 突变分子分型[8]。但由于入组患者量过少，难以避免患者筛选上的偏差。随后，在一项 763 例肺腺癌患者的 CT 影像组学特征与 EGFR 突变分子分型相关性的研究中，筛选出能够量化肿瘤内同质性和异质性、肿瘤密度和球形不均匀性等表型特征的影像组学特征，包括强度直方图、形状和纹理特征（带有或不带有小波或高斯 Laplacian 滤波器）。进而筛选出 14 个影像组学特征与 EGFR 突变密切相关，建立的影像组学标签能够较准确地鉴别 EGFR 突变分子分型（AUC=0.69，P=5.32×10^{-10}），预测准确性均显著优于肿瘤轴位最大径（$P<0.03$）和肿瘤体积（$P<0.02$），进一步证实了影像组学方法在肿瘤关键分子靶点揭示中的价值，并且优于临床常规的 CT 形态学分析。另外，患者的临床特征包括年龄、性别、吸烟史、种族和临床分期等也显示出对 EGFR 突变分子分型的高度预测能力（AUC=0.70，P=1.71×10^{-9}），且预测能力与影像组学特征相近。联合影像组学特征和临床特征能够明显提高对 EGFR 突变分子分型的预测准确性（AUC=0.75，P=8.93×10^{-18}），并且明显高于单独的影像组学分析和单独的临床特征分析[9]。Tu 等研究得到了相似的结论，从 404 例非小细胞肺癌患者的术前 CT 平扫影像中提取 234 个影像组学特征，进而筛选出 93 个具有高度可重复性和高度预测价值的特征，其中联合一个直方图特征和两个纹理特征的预测模型具有最高的预测 EGFR 突变分子分型的能力（AUC=0.775），并且优于所有的临床特征和 CT 形态学特征（$P<0.05$）。同时，联合最大直径、位置、性别和影像组学特征在预测 EGFR 突变分子分型中具有更高的准确性（AUC=0.818）[10]。

对于联合临床特征能否提高影像组学分析的准确性问题，目前研究者们却有不同的结论。一项 503 例肺腺癌患者 CT 影像组学特征与 EGFR 突变分子分型相关性的研究中，筛

☆☆☆☆

选出 94 个影像组学特征，包括 8 个一阶统计特征、3 个形状和大小特征、5 个纹理特征和 78 个小波特征，分别建立了基于临床特征的预测模型、基于影像组学特征的预测模型和基于联合影像组学和临床特征的预测模型，比较分析其在 EGFR 突变分子分型预测中的价值。其中，最佳预测模型是基于联合影像组学和临床特征的预测模型（AUC=0.828），敏感性和特异性分别为 74.7% 和 79.1%。基于影像组学特征的预测模型明显优于基于临床特征的预测模型，但与基于联合影像组学和临床特征的预测模型预测能力相近（P=0.12），即在影像组学特征基础上，加上临床特征，并未提高其对 EGFR 突变分子分型的预测能力[11]。亚实性肺癌病灶的影像组学分析也得到了相似的结论，从 467 例肺癌 CT 影像感兴趣区(region of interest，ROI) 中提取共计 1063 个影像组学特征，应用随机森林方法筛选出 43 个与 EGFR 突变分子分型密切相关的特征，分别评估基于影像组学特征的预测模型、基于临床特征的预测模型和基于联合影像组学和临床特征的预测模型对肺癌 EGFR 突变分子分型的预测能力。研究证实了影像组学特征能够用于鉴别亚实性肺癌病灶突变型 EGFR 和野生型 EGFR（AUC=0.789），明显优于年龄、性别、吸烟史和病理亚型等临床特征（AUC=0.665）。联合影像组学和临床特征模型的预测能力也优于单独的临床模型，但并未提高基于影像组学特征的预测模型（P=0.829）[12]。

EGFR 具有多种不同突变亚型，其中，19 外显子缺失突变（19Del）和 21 外显子点突变（L858R 突变）占肺腺癌 EGFR 突变的 90% 左右。EGFR 不同突变亚型对治疗的疗效及预后也有明显差异，相较于 EGFR 21 外显子点突变的患者，19 外显子缺失突变的肺癌患者对 EGFR-TKI 的治疗表现出更好的治疗效果[13]和更长的无进展生存期[14]。而且，19 外显子缺失突变的患者手术后的生存期也长于 21 外显子点突变的患者，特别是Ⅲ期的肺癌患者[15]。因此，精准识别 EGFR 不同突变亚型对患者治疗有效率的预测及预后的评估具有重要价值。Ozkan 等对 25 例 EGFR 19 外显子缺失突变、21 例 EGFR 21 外显子点突变（L858R 突变）及 20 例 EGFR 野生型肺腺癌患者的 CT 影像数据进行分析，评估了五个灰度纹理特征（对比度、相关性、反差矩、角秒矩和熵）与 EGFR 突变分子分型的相关性，结果证实对比度、相关性和反差矩特征能够用于预测 EGFR 突变型和野生型，同时，反差矩特征还可用于鉴别 19 外显子缺失突变和 21 外显子点突变（P=0.019）[16]。但由于患者样本量较少，准确性还有待进一步地证实。另有一项研究纳入 296 例肺癌患者，评估其临床特征及 CT 影像组学特征对 EGFR 19 外显子缺失突变和 21 外显子点突变的鉴别能力，影像组学分析如图 11-1 所示。结果显示年龄较低（P=0.005）和灰度非均匀性归一化(grey level nonuniformity normalized) 影像组学特征（P=0.01）能够有效预测 19 外显子缺失突变（AUC=0.609），联合年龄和影像组学特征可提高预测能力（AUC=0.655）。年龄较高（P=0.025）、女性（P=0.005）和最大 2D 直径列（Maximum 2D Diameter Column）影像组学形状特征（P=0.005）能够有效预测 21 外显子点突变（AUC=0.603），联合临床特征可提高预测准确性（AUC=0.675）[17]。Li 等也得出了相似的结论，在 312 例非小细胞肺癌 CT 成像的影像组学分析中，从每个患者的 CT 图像中提取 580 个影像组学特征，包括密度特征、形态特征、纹理特征、小波特征和 Gabor 特征。其中，Gabor 幅度谱的方差特征（gabor magnitude-based texture representation variance，Gabor's MTRVariance）、Gabor 相位谱的熵特征（gabor phase-based texture representation entropy，Gabor's PTREntropy）和球形度特征（sphericity）能够用于预测 19 外显子缺失突变（AUC=0.7925）和 21 外显子点突变（AUC=0.885 0），进一步验证了应用影像组学预测 EGFR 突变亚型的可行性，以及其在高通量揭示肿瘤关键分子靶点中的价值[18]。

PET/CT 成像技术将医学影像对肿瘤的揭示从形态解剖水平上升到功能分子水平，已经广泛地应用于肿瘤临床评估中，在肿瘤的诊断、鉴别诊断、分期、疗效评估及预后中具有重要的价值。^{18}F-FDG 作为临床最常用的放射性药物，其代谢功能成像的 PET 影像组学特征能否用于评估 EGFR 突变分子分型也一直是影像组学深入探讨的方向。在 80 例 Ⅱ～Ⅲ期非小细胞肺癌患者的 PET/CT 影像组学分析研究中，从肿瘤 ROI 中共计提取 512 个 PET/CT 定量特征（包括 256 个 PET 特征和 256 个 CT 特征）和 12 个 CT 定性特征，进而筛选出的 35 个影像组学特征（31 个定量特征和 4 个定性特征）与 EGFR 突变分子分型具有明显的相关性，构建的基于 PET/CT 的预测模型能够有效预测突变型 EGFR（AUC=0.953）[19]。在另一项更大样本量的研究中，248 例未经治疗的非小细胞肺癌患者 PET/CT 影像纳入研究，提取 47 个 PET 特征和 45 个 CT 特征，进而筛选出 10 个特征（包括 5 个 PET 特征和 5 个 CT 特征）建立模型用于评估其对 EGFR 突变分子分型的预测能力，研究证实该模型能够很好地鉴别突变型 EGFR 和野生型 EGFR（AUC=0.85），敏感性、特异性和准确性分别为 86.11%、78.38% 和 82.19%。为了比较基于影像组学特征的预测模型、基于临床特征的预测模型及基于联合影像组学和临床特征的预测模型在 EGFR 突变分子分型评估中的价值，对不同预测模型进行了对比分析，基于临床特征（性别和吸烟史）的预测模型也可用于鉴别 EGFR 突变分子分型（AUC=0.69），但预测能力明显低于基于影像组学特征的预测模型。基于联合影像组学和临床特征的预测模型对突变型 EGFR 具有最高的预测能力（AUC=0.87），明显优于单独的影像组学模型和临床特征模型，但与影像组学模型相较并无统计学差异[20]。

也有研究对 PET、PET/CT 和 CT 影像组学特征参数对 EGFR 突变分子分型的预测能力进行了对比分析。Li 等将 115 例非小细胞肺癌患者纳入研究，从肿瘤感兴趣区中提取 38 个影像组学特征，量化了肿瘤形态、灰度和纹理特征，证实了 PET/CT 影像组学特征对 EGFR 突变分子分型具有最高的预测能力（AUC=0.805），敏感性、特异性分别为 82.6%、79.3%，准确性为 80.798%。而基于单独 PET 和单独 CT 的影像组学特征预测 EGFR 突变的准确性分别为 79.056%（AUC=0.789）和 65.105%（AUC=0.667），证实了融合 PET/CT 的影像组学特征分析优于单独的 PET 和 CT。当添加临床特征后，预测能力将进一步提升，AUC 提高至 0.821，敏感性、特异性分别为 82.1%、82.3%，准确性提高至 82.652%[21]。

综上，基于不同成像模式、不同影像组学特征的分析均证实了影像组学方法在肿瘤关键分子靶点 EGFR 的揭示中具有重要价值，为影像组学分析方法在肿瘤精准分子成像中的价值提供了理论依据。

2. KRAS（kirsten rat sarcoma）　也是目前肿瘤分子成像及分子靶向治疗的关键分子靶点。KRAS 突变分子分型的评估对肿瘤的诊断、KRAS 分子靶向治疗优势人群分层及疗效评估均具有重要作用。在一项关于 MR 影像组学特征是否能够预测直肠癌 KRAS 突变分子分型的研究中，从 127 例直肠癌患者 MR 影像肿瘤 ROI 中提取 104 个影像组学特征，进而筛选出 6 个特征用于建模，分析其预测 KRAS 突变分子分型的能力，结果显示 KRAS 突变组和野生组影像组学参数明显不同，该模型预测 KRAS 突变分子分型的敏感性和特异性分别为 77.3%、50.6%（AUC=0.669），证实了影像组学分析方法揭示肿瘤关键分子靶点 KRAS 突变的可行性[22]。CT 影像组学特征也用于分析是否能够预测结直肠癌 KRAS/NRAS/BRAF 突变分子分型，117 例病理证实的结直肠癌患者纳入研究，从 CT 增强静脉期

☆☆☆☆

影像中提取 346 个影像组学特征，对基因分型与临床特征、肿瘤分期、组织学分化的相关性也进行了探讨。研究证实影像组学特征与 KRAS/NRAS/BRAF 突变分子分型密切相关，预测 KRAS/NRAS/BRAF 突变的敏感性、特异性分别为 68.6%、85.7%，而患者的临床特征、肿瘤分期、组织学分化均不能预测 KRAS/NRAS/BRAF 突变[23]。多中心研究可进一步证实影像组学特征在 KRAS 突变研究中的可重复性和稳定性，在一项多中心研究中，中心 I 的 304 例直肠癌患者 MRI 影像中 213 例作为测试集，91 例作为验证集，中心 II 的 86 例直肠癌患者 MRI 影像作为另一个验证集，从 T_2WI 成像中提取 960 个影像组学特征，进而筛选出 7 个基于肿瘤形状和异质性的影像组学特征用于 KRAS 突变分子分型的预测，中心 I 和中心 II 验证集的最佳预测能力 AUC 分别为 0.682、0.714，而患者的临床和组织病理特征均不能用于评估 KRAS 突变，进一步证实了影像组学分析方法在揭示肿瘤关键分子靶点 KRAS 突变中的价值，且优于临床及组织病理特征[24]。

但也有研究得出了不同的结论，在一项 763 例肺腺癌患者的 CT 影像组学特征与 KRAS 突变分子分型相关性的分析研究中，证实 $KRAS^+$/ $KRAS^-$ 可用影像组学特征分析预测，但特异性较低（AUC = 0.63，$P=5.45×10^{-5}$），反而临床预测指标包括年龄、性别、吸烟史、种族和临床分期显示出很高的预测价值（AUC = 0.75，$P=5.86×10^{-19}$），明显优于基于影像组学特征的预测模型和联合影像组学及临床特征的预测模型，融合模型反而会降低其预测价值[9]。另外，也有研究证实影像组学特征无法预测 KRAS 突变分子分型。Yip 等研究了 348 例非小细胞肺癌患者 ^{18}F-FDG PET/CT 影像组学特征与 EGFR 和 KRAS 突变的相关性，尽管 8 个纹理特征以及 SUV 和代谢肿瘤体积与 EGFR 突变分子分型显著相关，但没有特征与 KRAS 突变分子分型相关[25]。结果的差异可能与肿瘤来源及成像模式不同相关，影像组学特征是否能够预测 KRAS 突变分子分型仍有待进一步研究证实。

3. PD-L1　肿瘤免疫治疗是目前肿瘤医学的前沿和热点，临床上针对细胞程序性死亡受体 1（programmed cell death protein 1，PD-1）和细胞程序性死亡配体 1（programmed cell death ligand 1，PD-L1）的免疫治疗已取得了良好的效果[26]，但治疗前对 PD-L1 表达水平的评估至关重要。研究者们针对是否可以应用影像组学方法评估 PD-L1 表达进行了深入探讨。有研究证实，基于非小细胞肺癌 CT 成像的影像组学特征能够识别 PD-L1。Sun 等评估了 CT 影像组学特征和临床病理特征在预测非小细胞肺癌肿瘤细胞 PD-L1 表达中的价值，从 390 例非小细胞肺癌 CT 影像中提取 200 个影像组学特征，筛选出其中 9 个用于建模，证实了其可用于评估 PD-L1 表达，基于联合影像组学和临床病理特征的预测模型可得到较好的预测效果。但单独的临床病理特征，包括性别、年龄、肿瘤位置、癌胚抗原（carcinoembryonic antigen，CEA）水平、TNM 分期（tumor node metastasis classification）及吸烟史，与 PD-L1 的表达均无相关性[27]。^{18}F-FDG PET/CT 的影像组学特征分析中，从 399 例 I ～ IV 期非小细胞肺癌 ROI 中筛选出 24 个与 PD-L1 的表达密切相关的影像组学特征，分别比较分析基于 CT 影像组学特征的预测模型、基于 PET 影像组学特征的预测模型和基于融合 PET/CT 影像组学特征的预测模型在 PD-L1 表达中的预测价值，证实了影像组学特征，特别是基于 CT 影像组学特征的预测模型，可准确预测非小细胞肺癌 PD-L1 的表达，具有潜在的临床实践价值[28]。

免疫组化生物标记物是肿瘤评估的重要指标，在一项头颈部癌（head and neck cancer，HNC）患者 PD-L1 表达与免疫组化生物标志物(Ki-67、c-Met、p16)、常规 ^{18}F-FDG PET 参数，包括最大标准化摄取值（maximum standard uptake value，SUV_{max}）、肿瘤代谢体积（metabolic

☆ ☆ ✩ ✩

tumor volume，MTV）、病灶糖酵解总量（total lesion glycolysis，TLG）及 41 个纹理特征或直方图的相关性研究中，证实了免疫组化生物标记物和影像组学特征均能够用于预测 PD-L1 的表达。在 HNC 患者中，使用免疫组化 p16 和 Ki-67 染色百分比及 ^{18}F-FDG PET/CT 的影像组学纹理特征可为确定肿瘤 PD-L1 表达提供补充信息，PD-L1 表达与 p16 和 Ki-67 呈正相关，而自相关（correlation）纹理特征是预测 PD-L1 表达 ≥ 5% 的负性指标[29]。

4. Ki-67　是肿瘤细胞增殖和肿瘤异质性的重要的标志物，Ki-67 的表达水平从 G1 期到有丝分裂期增高之后迅速下降，但是在静止期（G0 期）并不存在。因此，Ki-67 被用于区分细胞是否处于生长期，预测 Ki-67 的表达水平是监测肿瘤浸润的重要指标[30]。Gu 等收集了 245 例非小细胞肺癌患者的影像学信息，根据 Ki-67 的表达水平将其分为高表达 Ki-67 组和低表达 Ki-67 组，从患者 CT 成像中提取了 6 种临床主观影像学特征，包括分叶征、毛刺征、空泡征、囊性坏死、胸膜凹陷和胸腔积液，并提取了 103 个影像组学特征，进而应用随机森林特征选择算法筛选出 20 个最佳特征，分别评估其预测 Ki-67 表达水平的能力。结果显示临床主观影像学特征能够用于评估 Ki-67 的表达（AUC：0.51 ～ 0.57），其中效果最佳的特征是液化坏死（AUC=0.57），高表达 Ki-67 组的患者更倾向于表现出液化坏死。20 个纹理特征亦均能够用于评估 Ki-67 的表达水平（AUC：0.52 ～ 0.67），效果最佳的特征是垂直灰度非均匀性纹理特征 Vertl-GLevNonU（AUC=0.67），敏感性和特异性分别为 72.6% 和 66.1%。在探讨基于临床影像学特征的预测模型、基于影像组学特征的预测模型和基于联合影像组学和临床影像特征的预测模型对 Ki-67 表达水平的预测价值中，最高的 AUC 分别是 0.625、0.776 和 0.782，敏感性分别为 78.0%、77.6% 和 75.2%，特异性分别为 41.7%、66.1% 和 63.3%。影像组学特征模型和融合模型相较于临床影像学特征的模型预测效果更佳，然而对于影像组学特征分析而言，即使加入了临床主观影像学特征并未显著提高其预测能力[31]。

为了评估从肝癌 DWI-MR 表观弥散系数（apparent diffusion coefficient，ADC）和对比增强成像中提取的全肿瘤直方图特征在 Ki-67 表达中的价值，57 例肝细胞肝癌患者治疗前的 3.0 T MRI 影像数据纳入研究，直方图参数包括平均值、中位数、标准差、偏度、峰度及百分位数（5th、25th、75th 和 95th）。其中，ADC 图的平均值、中位数、百分位数（5th、25th 和 75th）与 Ki-67 的表达密切相关（P=0.000 2 ～ 0.005）。MR 增强动脉期图像的平均数、中位数、百分位数（25th、75th 和 95th）与 Ki-67 的表达密切相关（P=0.001 ～ 0.007）。相较于高表达 Ki-67 组（> 10%），低表达 Ki-67 组（≤ 10%）具有更高的 ADC 图的均值、中位数、百分位数（5th、25th 和 75th）（P < 0.001 ～ 0.01），同时具有更高的 MR 增强动脉期平均数、中位数、百分位数（25th、75th 和 95th）（P < 0.001 ～ 0.04）。低表达 Ki-67 组虽然具有更高的门脉期平均数、中位数、百分位数（5th、25th、75th 和 95th），但不具有统计学差异（P=0.22 ～ 0.69）。用于预测高表达 Ki67 的 ADC 直方图中平均值、中位数、百分位数（5th、25th 和 75th）的 AUC 分别为 0.78、0.77、0.79、0.82 和 0.76，MR 增强动脉期直方图的平均值、中位数、百分位数（25th、75th 和 95th）的 AUC 分别为 0.74、0.81、0.76、0.82 和 0.69[32]。

甲状腺癌是内分泌系统最常见的恶性肿瘤，近年来发病率呈上升趋势。Meyer 等从 13 例甲状腺癌患者 T$_1$ 增强前和 T$_2$ 加权成像中提取 279 个影像组学特征，T$_1$ 加权成像的纹理特征与 Ki-67 的表达呈正相关。其中，效果最佳的是小波能量参数 WavEnLL_S2，基于 T$_2$ 加权成像的小波变换特征（WavEnHL_s-1）与 Ki-67 指数呈负相关[33]。

☆☆☆☆

乳腺癌是女性最常见的恶性肿瘤，发病率逐年升高，Ki-67 是乳腺癌预后的重要生物标志物[34]，也是化疗分流以及术前内分泌治疗预后复发风险的重要预测指标[35]。318 例乳腺癌患者的 MR 影像组学特征分析中，从 T_2 加权成像和 T_1 增强成像（T_1+C）中提取 10 207 个影像组学特征，随后，通过一致性分析筛选出 4789 个 T_2WI 特征和 2689 个 T_1+C 特征，进而筛选出 16 个 T_2WI 特征和 14 个 T_1+C 特征分别建模分析。Ki-67 阳性和阴性的患者 T_2WI 的 16 个影像组学特征明显不同（$P < 0.000\ 1$），基于 T_2WI 影像组学特征建模可用于区分 Ki-67 的表达，ROC 曲线下面积是 0.740，阳性预测值达 0.857。然而，虽然基于 T_1+C 成像的 14 个影像组学特征在训练组中与 Ki-67 的表达相关，但测试组中并无统计学差异（P=0.083）。基于 T_2WI 影像组学模型可以作为一种无创方法实现术前 Ki-67 表达的预测，为乳腺癌患者临床诊疗提供重要的补充信息[36]。

为了评估影像组学特征与低级别胶质瘤 Ki-67 表达的相关性及其在预后评估中的价值，研究者们从 117 例行 3.0T MR 成像的低级别胶质瘤患者中，对每个患者提取 431 个影像组学特征，包括 14 个描述图像信号强度分布的一阶统计量特征、8 个描述肿瘤形状和大小的量化特征、33 个根据灰度共现矩阵和游程长度矩阵反映肿瘤异质性的纹理特征，以及 376 个小波转换特征。通过分析 Ki-67 高表达和低表达患者影像组学特征的差异，建立了包括 9 个影像组学特征的预测模型，证实其可用于预测 Ki-67 的表达（AUC=0.900），敏感性、特异性、准确性分别为 72.0%、92.9%、88.6%。其中，仅球面歧化（spherical disproportion）特征可作为预后因素。球面歧化高的患者预后较差，总体生存期（$P < 0.000\ 1$）和无进展生存期（$P < 0.000\ 1$）均更短[37]。

5. TMB　肿瘤突变负荷（tumor mutation burden，TMB），被定义为每百万碱基中被检测出的体细胞基因编码错误、碱基替换、基因插入或缺失错误的总数[38]，能够用于预测 PD-1 免疫治疗[39] 和 EGFR 靶向治疗[40] 的治疗效果，已引起广泛的关注。CT 可用于描述早期肺腺癌（lung adenocarcinoma，LUAD）患者肿瘤突变负荷及驱动基因的突变，Wang 等在对 51 例早期肺腺癌患者 61 个病灶进行的分析中，共计提取 718 个定量 3D 影像组学特征和 78 个临床和组织病理学特征，进而建立了一个有效的融合阳性肿瘤预测模型，该模型可预测早期 LUAD 的 TMB 状态和 EGFR/ TP53 突变，平均 AUC 分别为 0.606、0.604 和 0.586，当联合临床特征后，预测能力明显增加，平均 AUC 分别提高至 0.671、0.697 和 0.656[41]。

6. 其他　近年来也有文章报道影像组学特征与其他基因表达的相关性。2019 年，一项 89 例非小细胞肺癌患者的研究中，从 CT 成像肿瘤感兴趣区中提取和筛选影像组学特征用于描述肿瘤表型，共表达基因被定义为基因集合（metagene），以其中第一个主要成分作为基因集合的代表。结果显示非小细胞肺癌基因集合与基于 CT 的影像组学特征具有 187 个显著的成对相关性，其中 18 个基因集合用基因本体（gene ontology，GO）、京都基因和基因组百科全书（Kyoto encyclopedia of genes and genomes，KEGG）术语注释，应用影像组学特征预测基因集合，准确性为 41.89% ～ 89.93%，证实了 CT 影像组学特征能够反映非小细胞肺癌患者重要的生物学信息[42]。Nair 等研究了 ^{18}F-FDG PET/CT 的定量代谢肿瘤体积和直方图特征与非小细胞肺癌基因数据的相关性，证实了影像组学特征与 LY6E、RNF149、MCM6 和 FAP 四个基因的表达相关[43]。异柠檬酸脱氢酶（isocitrate dehydrogenase，IDH）是一类小分子蛋白，IDH 的表达和突变与多种肿瘤如脑胶质瘤、肺癌等发生发展密切相关，IDH 是一种术前通常无法获得的诊断标记，在一项应用基于弥散和灌注 MR 成像的影像组学特征预测低级别胶质瘤 IDH 突变的研究中，结果证实多参数 MR 影像组学特征能够准确预测 IDH 突变（AUC=0.729）[44]。

（二）影像组学在肿瘤精准治疗中的价值

肿瘤的治疗包括手术、放疗、化疗等常规的治疗方法及分子靶向治疗、免疫治疗等新兴的治疗方法，医学影像是肿瘤治疗疗效评价及预后评估的重要技术手段，随着影像组学的飞速发展，从常规医学影像中挖掘更深层次的特征，有望更加准确地评估肿瘤的治疗疗效及预后，及时调整治疗方案，为肿瘤精准诊疗提供重要信息。

1. 肿瘤治疗疗效精准评估　准确的治疗疗效评估是肿瘤精准治疗的重要环节，是治疗方案继续或更改的依据，医学影像以及分子影像能够无创的显示病灶解剖、功能及分子水平的变化，在肿瘤疗效评估中发挥着重要作用。影像组学的发展极大地拓展了从常规医学影像中读取的信息量，有望提高肿瘤治疗疗效评估的准度和精度。在肿瘤常规治疗的疗效评估方面，一项 127 例 Ⅱ～Ⅲ期术前行新辅助放化疗的非小细胞肺癌患者 CT 影像组学研究中，根据手术病理报告将残余肿瘤分为病理完全缓解（pathologic complete response，pCR）、显微镜下残余病灶（microscopic residual disease，MRD）及大体残余病灶（gross residual disease，GRD）。基于稳定性和方差筛选出 15 个影像组学特征，用于评估其预测病理反应的能力，常规影像特征（肿瘤体积和直径）用于比较。研究证实 7 个影像组学特征可预测大体残余病灶（AUC > 0.6，$P < 0.05$），1 个影像组学特征可预测病理完全缓解（AUC=0.63，P=0.01）。而常规影像特征不具有预测性（AUC=0.51～0.59，$P > 0.05$）。证实了影像组学特征可用于肿瘤常规治疗的疗效评估预测，且优于常规的影像特征[45]。

在肿瘤分子靶向治疗的疗效评估方面，影像组学特征也可用于结肠癌（CRC）肝转移患者经伊立替康、氟尿嘧啶和亚叶酸（FOLFIRI）单独（F）或与西妥昔单抗（FC）组合治疗的疗效评估。从治疗前和治疗后 8 周进行的 CT 成像中提取和筛选影像组学特征，通过评估 CT 扫描特征、CT 扫描质量和影像组学特征评分将图像分为高信噪比数据集（HQ）和常规质量数据集（SQ）。根据肿瘤类型 - 治疗 - 图像质量将两个队列（CRC-FC，CRC-F）分为四个数据集 CRC-FC^{HQ}、CRC-FC^{SD}、CRC-F^{HQ} 及 CRC-F^{SD}。选择 4 个影像组学特征（Shape SI4、LoG Z Entropy、LoG X Entropy 和 GTDM Contrast）建立预测模型，在不同组别中均能够准确预测治疗疗效，最佳的 AUC 为 0.80，敏感性和特异性分别为 80.0% 和 78.0%。并且，在 CRC-FC^{HQ} 数据集中，影像组学特征对患者总体生存期具有较好的评估价值（$P < 0.001$）。该研究通过在多中心 CT 扫描，成功识别了 CRC 患者抗 EGFR 治疗敏感性相关的影像组学生物标志物，这四种影像组学生物标志物可开发出具有高灵敏度和特异性的预测模型，以指导 EGFR 分子靶向治疗的临床决策[46]。

肿瘤免疫治疗是肿瘤医学发展的前沿，是近年来新兴的抗肿瘤治疗方法，主要是利用人体免疫机制，通过一些主动或被动方法增强患者免疫系统功能，从而达到杀伤肿瘤细胞的最终目的。由于不同患者对免疫治疗的反应存在明显差异，对免疫治疗疗效的准确评估显得尤为重要。Sun 等使用了 4 个独立的晚期实体肿瘤患者队列，通过结合对比增强 CT 图像和肿瘤活检的 RNA-seq 基因组数据来评估 CD8 细胞肿瘤浸润，开发和验证能够预测免疫治疗反应的影像组学特征，用以评估免疫治疗效果。研究中建立了一种包括 8 个变量的 CD8$^+$ T 细胞的影像组学标签，并通过 The Cancer Genome Atlas（TCGA）数据集中 CD8 细胞的基因表达特征进行验证（AUC=0.67，95% CI：0.57～0.77，P=0.001 9）。在

☆ ☆ ☆ ☆

对应用抗 PD-1 或 PD-L1 治疗的肿瘤患者进行评估中，3 个月时基线影像组学特征评分高的肿瘤患者（相对于中位数）得到客观治疗反应的比例较高（与病情进展或病情稳定的患者相比，$P=0.049$）。6 个月时基线影像组学特征评分高的肿瘤患者得到客观治疗反应的比例较高（与病情进展或病情稳定的患者相比，$P=0.025$）或病情稳定的比例较高（与病情进展的患者相比，$P=0.013$）。该研究表明基于 CD8$^+$T 细胞的影像组学特征能够为预测肿瘤的免疫表型、预测接受抗 PD-1 和 PD-L1 治疗肿瘤患者的临床治疗效果提供有力依据 [47]。

2. 肿瘤预后精准评估　肿瘤的预后评估包括肿瘤的局部控制、远处转移及生存期等，研究者们对影像组学在其中的价值进行了深入的探讨。一项对 101 例接受放疗的非小细胞肺癌患者的回顾性研究显示，^{18}F-FDG PET/CT 的标准化摄取峰值（peak standard uptake value，SUV$_{peak}$）和影像组学特征能够用于预测远处转移，预测能力高于 SUV$_{max}$ 或单独的肿瘤体积，证实了影像组学分析方法在肿瘤患者预后评估中的价值 [48]。多中心研究涵盖面更广，能够避免单中心研究中可能存在的偏颇和局限性，进而得出具有更广泛意义和更大可信度的结论。一项针对 ^{18}F-FDG PET/CT 影像组学特征在早期非小细胞肺癌放射治疗预后价值的多中心研究显示，提取 184 个影像组学特征和 7 个临床和治疗参数，在预测肿瘤局部控制方面，效果最佳的是由 1 个 PET 特征（information correlation 2）和 1 个 CT 特征（flatness）构建的联合模型，其敏感性可达 100%，特异性达 96%。而另一个由 2 个 PET 特征（Information Correlation 2 和 strength）构建的预测模型敏感性是 100%，特异性则为 88%[49]。Oikonomou 等试图应用 PET/CT 影像组学特征和 SUV$_{max}$ 预测肺癌患者行立体定向放疗（stereotactic body radiation therapy，SBRT）的治疗效果，回顾性分析 150 例肺癌患者 172 个肺癌病灶的 CT 和 PET 参数，对 42 个 CT 和 PET 衍生特征进行主成分分析，包括均匀性、大小、最大强度、平均值和中值灰度、标准偏差、熵、峰、偏度、形态学和不对称性等，用于预测患者局部控制（regional control，RC）、远处控制（distant control，DC）、疾病特异性生存率（disease specific survival，DSS）、无复发概率（recurrence free probability，RFP）和总体生存期（overall survival，OS）。研究证实影像组学特征是 OS、DSS 和 RC 的唯一预后指标，而无论是影像组学特征还是 SUV$_{max}$ 均不能用于预测无复发生存率 [50]。

在影像组学特征与患者生存期的预测研究中，更多的研究结果倾向于影像组学特征可用于患者生存期的个体化预测。Song 等从 117 例Ⅳ期突变型 EGFR 非小细胞肺癌患者治疗前 CT 成像中提取 1032 个影像组学特征，包括强度、形状及纹理等，用于 EGFR-TKI 治疗的生存风险分层，使用两个独立队列进行验证（分别为 101 例患者和 96 例患者），将患者进行 EGFR-TKI 治疗效果与另一个仅接受标准化疗的 NSCLC 队列进行比较。研究证实基于 12 个 CT 影像组学特征的预测模型对区分 EGFR-TKI 治疗进展快和慢的患者具有良好的准确性，而接受 EGFR-TKI 治疗的快速进展患者与接受化疗的患者的无进展生存方面没有显著差异，证实基于 CT 的预测策略可以实现 EGFR-TKI 治疗无进展生存期（progression free survival，PFS）的个体化预测 [51]。Huang 等回顾性分析了 282 例早期（ⅠA～ⅡB）非小细胞肺癌患者的无病生存期（disease free survival，DFS）与影像组学特征的相关性，证实了影像组学特征与 DFS 显著相关，且相较于临床病理风险因素，应用影像组学特征预测 DFS 得到了更好的效果（C 指数：0.72，95%CI：0.71～0.73），是独立于临床病理风险因素的重要预测指标 [52]。PYKA 等回顾性分析 45 例早期非小细胞肺癌患者治疗前

^{18}F-FDG PET 影像组学特征与立体定向放疗后肿瘤局部复发及患者生存期的相关性，结果显示熵（entropy）、相关性（correlation）、繁忙度（busyness）及粗糙度（coarseness）纹理特征与肿瘤局部复发密切相关，AUC 分别为 0.872、0.816、0.774 和 0.774。但当将肿瘤分为 T1（肿瘤直径 ≤ 3 cm）和 T2（肿瘤直径 > 3 cm）亚组时，局部复发病例均存在 T2 肿瘤组中，此时仅熵和相关性仍与肿瘤局部复发相关，AUC 分别为 0.801 和 0.776。在单变量生存分析中，异质性和肿瘤大小都可以预测疾病特异性生存率，但在多变量分析中，仅纹理特征（熵值）被认为是疾病特异性生存率的独立预测指标（HR=7.48，P=0.016）[53]。此外，Lynch 等应用不同监督学习技术，包括线性回归、决策树、梯度增强机（gradient boosting machine，GBM）、支持向量机（SVM）和自定义集成对 SEER 数据库（Surveillance, Epidemiology and End Results）进行分析，基于肿瘤分级、大小、分期和数量以及患者性别、年龄等对肺癌患者的生存进行分类。证实了这些监督技术应用于 SEER 数据库中的肺癌数据可以用于估计患者生存时间，其中，最精确的预测模型为 GBM[54]。

四、影像组学的挑战与未来

（一）影像获取及标准化

影像组学是大数据时代的产物，收集大样本量的数据特征、构建可靠的共享数据库是影像组学准确性和可重复性的重要前提。CT、MRI 和 PET 是目前肿瘤诊疗中的最常应用的影像检查方法，加之肿瘤的高发病率，能够在一定程度上保证充足的样本量。但若要建立更具普遍筛选价值的预测模型，单中心研究还是难以避免样本量少的局限，多中心研究是影像组学的发展趋势。然而，不同医学影像中心的影像设备可能来自不同的供应商，不同医学影像设备在图像采集、重建算法及参数设置方面均存在较大差异，目前尚无统一标准。而且，即使是同一型号的影像设备，CT、MR 的扫描层厚和间距、超声的成像深度和增益、造影剂的种类和剂量都会影响医学影像数据。此外，在临床肿瘤患者的诊疗中，同一种疾病可能会采用多种影像方法来评估。因此，建立相同或相似参数的大型数据库仍然困难重重。对此，美国国立卫生研究院（National Institutes of Health，NIH）、国家肿瘤研究院（National Cancer Institute，NCI）及多个国家的医疗机构通力合作，建立了标准化临床影像数据库，如 The Lung Image Database Consortium（LIDC）[55]、The Cancer Genome Atlas（TCGA）[56] 和 The Cancer Imaging Archive（TCIA）[57] 等，包括肺、乳腺、脑、前列腺等多个重要器官，可用于影像组学研究。未来的发展中，影像组学对医学影像数据的质量和标准化提出了更严格的要求。

（二）高通量特征的稳定性

可重复性和稳定性是影像组学能够用于临床肿瘤患者分析的重要前提，大数据分析和多中心验证均需稳定和可重复的特征。目前常用的定量描述肿瘤属性的高通量特征包括肿瘤的大小、形状、边界、灰度等。从常规影像中高通量提取和筛选的定量化特征，可反映肿瘤与正常组织或肿瘤内不同区域的细微差别及更深层次的信息，在肿瘤诊断、鉴别诊断、分期分级、疗效监测和预后评估等方面具有重要价值，并可以避免由于医师主观经验因素所导致的诊断误差。但不同影像设备图像采集和重建算法不同，致使同一个肿瘤病灶在不同设备上采集的图像亦有明显差别，进而严重影响了直方图、纹理分析等基于灰度值特征的准确性。同时，能够提取高度准确性特征的前提是肿瘤区域的准确分割。然而，很多肿瘤病灶在影像上表现为形态不规则、边界不清晰的肿块影，难以准确勾画肿瘤的边界，而

☆☆☆☆

且不同的分割方法，如手动分割、计算机半自动分割和全自动分割得到的结果也明显不同，使得基于大小、径线、边界和形态的影像组学特征的可重复性明显下降。因此，成像流程的标准化、分割方法的最优化等有待进一步探索。

（三）特征选择与建模

由于不同研究的目的和方法不同，影像组学特征的选择和思路也不尽相同。目前，大多影像组学研究都是通过不同的尝试及测量之后找到最合适的特征提取和建模方法，这会导致人为因素影响和随机性干扰较大，而且大多数影像组学研究中提取的特征和预测模型并没有在独立队列研究中得到充分验证，从而导致模型的普适性不高。从医学图像中提取大量特征，通过筛选获得最佳性能的特征集，将其输入至分类或预测模型进行分类和预测，不仅计算时间长，也未必能得到满意的效果。特征提取数量、特征筛选方法和分类预测模型均能影响影像组学预测的准确率。因此，准确度更高、针对性更强、适用性更广的特征选择和模型建立方法是影像组学研究的突破点。

（四）多中心验证

目前的影像组学研究多以单中心研究为主，难以避免样本量少的局限及样本选择上的偏差，得到的结论缺乏广泛验证。多中心研究是影像组学未来发展的必然趋势，只有经过多中心、大样本量、随机对照临床试验反复的检验和验证，才能保障结果的准确性和可靠性，才能更精确、有效地指导临床肿瘤患者个体化诊疗。另外，不同种族、不同地域的多中心研究能够为影像组学提供更加丰富多样的样本资料，更好地诠释肿瘤异质性，符合精准医学的发展需求。特征的提取、筛选、分析和应用是影像组学研究的核心，虽然目前的影像组学研究筛选出了不同的特征，能够用于肿瘤的诊断、分子表型评估、治疗疗效评价及预后评估，但各项研究得到的影像组学标签之间缺乏统一性和标准化，极大限制了研究结论的推广和临床转化，根据循证医学的要求，任何一种技术方法临床转化都必须经过完善的检验，以证实其结果的可重复性和准确性，多中心研究有望很好地解决这一问题，通过这样循证医学检验获得的证据，可有力地支持影像组学服务于临床肿瘤诊疗工作。

综上，影像组学作为一种新兴的医工交叉前沿技术，目前尚处于起步阶段，通过从多参数、多模态医学图像中提取和筛选特征，用于定量分析医学图像中蕴涵的肿瘤基因和分子水平的变化，为解决因肿瘤异质性给诊疗带来的难题提供了全新的思路和策略。目前影像组学方法在肿瘤的早期诊断、分子表型、治疗监测及预后评估中都取得了一些可靠性结果。然而，影像组学领域研究仍有许多关键科学问题和技术亟待进一步突破。例如，关键分割算法的研发仍具有挑战性，人工分割算法耗时、费力，且存在人为因素影响；自动分割方法难以保证分割的精度和准度。随着深度学习浪潮的兴起，基于机器深度学习的人工智能分析预测将是影像组学未来的发展方向，为提高预测准确率提供了全新的方向。相信随着标准化医学影像学数据的大量积累，以及图像分割、特征筛选及模型建立方法的迅猛发展，影像组学将会对肿瘤精准诊疗产生深远的影响。

第二节　深度学习与肿瘤精准诊疗

一、深度学习的概念

深度学习（deep learning，DL）作为最先进的机器学习（machine learning，ML）方

法，是一种试图使用包含复杂结构或多层非线性变换构成的处理层对数据进行高层抽象的算法，具体的说是应用数据驱动的自动学习来解析样本数据的内在规律和隐藏的高层次特征，对具体事件进行决策和预测的方法[58]。深度学习的概念源于人工神经网络的研究，即建立模拟人脑进行分析学习的神经网络，进而模仿人脑的机制来解析数据。通过组合低层特征形成抽象的高层特征，即从低层到高层的特征越来越抽象，越来越能表现出语义或意图。而抽象层级越高，语义或者意图就越明确，需要的可能猜测就越少，越利于分类预测。即基于层级结构建立较为复杂的模型，还可通过增加网络深度提高学习能力，进而解决更为复杂的问题。

影像组学和深度学习都属于机器学习领域，是近年来的医工交叉研究领域的重要研究方向，两种方法本质上都是基于大数据的机器分析，都可以划分为图像预处理、特征筛选和特征建模三个步骤，如图 11-2 所示。但两种方法在形成时间和方法内容上是有差别的。影像组学于 2012 年被提出[1]，其提取图像深层次的特征，包括形状、灰度、纹理等，采用支持向量机、随机森林和 XGBoost 等传统的统计模型来分类和预测，每一步均需人工手动支持和参与。深度学习概念于 2006 年由 Hinton 团队提出[59]，但直到 2012 年，Hinton 团队在 ImageNet 图像识别比赛中构建的 CNN 网络 AlexNet 一举夺得冠军，才开启了深度学习在学术界和工业界的浪潮。常见的深度学习模型包括卷积神经网络（convolution neural network，CNN）、自编码器（autoencoder，AE）和深度信念网络（deep belief network，DBN）等。目前在医学影像学领域，CNN 的应用最为广泛。在深度学习对医学影像的分析中，是由模型根据给定的任务条件自主学习，同时完成模型识别或推理计算，特征提取的过程是自动且任务依赖的，因此，极大地减少了人工参与的步骤，降低了人为因素对结果的影响，提高了分析的效率和客观性。

二、深度学习在肿瘤精准诊疗中的应用

目前，已有研究将深度学习方法用于 PET/CT 和 PET/MR 的衰减校正和配准，生成高精度的衰减图像[61]，并可以用于改善飞行时间（time of flight，TOF）-PET 数据的衰减校正[62]。去噪处理是深度学习技术应用于图像处理中的一个成功例子，深度学习技术能够有效提高图像的质量，为肿瘤成像数据后续分析提供重要的基础和保障。

另外，与影像组学方法在肿瘤精准诊疗中的应用相似，深度学习方法也可用于肿瘤的诊断、分型、分级、分期和预后预测，以及病理特征、生物标志物和遗传变化的识别。深度学习方法对疾病的诊断能力已经近似甚至超过放射科医师[63]。Araújo 等开发了一种基于 CNN 的 AI 算法，能够用于鉴别乳腺病灶的良、恶性，准确性高达 83.3%，对乳腺正常组织、良性病变、原位癌和浸润性癌鉴别的准确率可达 77.8%[64]。另一项研究应用深度学习方法对乳腺良性病变，原位导管癌和浸润性导管癌进行分类的准确度为 81.3%（AUC=0.962）[65]。相似的研究结果在食管癌[66]、胃癌[67]、甲状腺癌[68]、前列腺癌[69]、结肠癌[70]及骨肉瘤[71]等诊断中也得到证实。Li 等不再使用传统的影像组学特征，单纯采用深度学习特征，该方法被命名为 Deep learning-based radiomics（DLR），DLR 不再提取形状、灰度、纹理等特征，而是直接采用 CNN 网络的输出作为特征，进而连接传统的分类器进行分类和预测，验证了基于 MR 多模态影像的 DLR 预测低级别胶质瘤突变分级的准确性。从 DLR 与传统影像组学方法的特异性、敏感性、ROC 对比分析中，DLR 方法在各项指标中几乎全面胜出[72]。另外，由于 DL 具有比传统方法更强的识别对象的能力，因此，已有研究探索了 DL 在放

射治疗靶区勾画[73]和生存期预测中的应用价值[74]。

在判断肿瘤分子靶点的表达和（或）突变方面，深度学习方法也发挥着重要的作用。在对 198 例胶质母细胞瘤患者的 MRI 扫描数据集（包括增强前 T_1、增强后 T_1、T_2 及 FLAIR 序列）深度学习分析中，基于深度神经卷积网络（CNN）可用于评估 EGFR 表达水平，且优于最小绝对收缩算法、线性回归等方法[75]。Wang 等开发了端到端的深度学习模型，用于预测非小细胞肺癌 EGFR 突变分子分型，在对 14926 个 CT 图像分析中，证实深度学习模型可以较好地预测 EGFR 突变分子分型（AUC=0.81），明显优于手工提取 CT 特征和临床特征（$P < 0.001$）[76]。Zhang 等设计了一个压缩 - 激励卷积神经网络（SE-CNN），对 709 例肺腺癌患者（主要队列）和 205 例肺腺癌患者（独立队列）的 CT 影像进行分析，SE-CNN 模型通过对主要队列中的 638 例患者进行训练和验证，对其余 71 例患者（内部测试队列）和独立队列的 205 例患者（外部测试队列）进行测试，证实了 SE-CNN 模型可识别 EGFR 突变分子分型，内部和外部验证队列的 AUC 分别为 0.910 和 0.841[77]。Zhao 等针对 115 例本地数据集和 37 例公共数据集（TCIA）肺腺癌患者的研究中，应用影像组学方法和深度学习方法（3D Dense Nets）预测 EGFR 突变分子分型，在本地数据集和公共数据集的 AUC 分别为 75.8% 和 75.0%。深度学习和影像组学方法结果具有高度的一致性，并且优于影像组学方法，如图 11-3 所示[78]。

Yin 等团队研究证实了 ^{18}F-FDG PET/CT 的深度学习模型能够准确预测肺腺癌患者 EGFR 突变分子分型，分别建立和训练了基于 CT 和 PET 图像的深度学习模型（SE_{CT} 和 SE_{PET}），采用叠加综合法对 SE_{CT} 和 SE_{PET} 结果进行综合分析，测试组中 SE_{CT} 和 SE_{PET} 的 AUC 分别为 0.72（95%CI，0.62 ~ 0.80）和 0.74（95%CI，0.65 ~ 0.82），将 SE_{CT} 和 SE_{PET} 叠加综合后，AUC 进一步提高至 0.84（95%CI，0.75 ~ 0.90），显著高于 SE_{CT}（$P < 0.05$）。证实了 PET/CT 深度学习模型可用于预测 EGFR 突变分子分型，且优于 CT[79]。

然而，将深度学习特征（deeply learned features，DLF）与基因组学信息建立直接联系，跨度非常巨大。即便是 ^{18}F-FDG PET 成像，虽然其比 CT 或 MR 更进一步，其成像原理是示踪葡萄糖代谢，但依然是间接的、非分子靶点特异性定性定量的分子成像。如能够将临床大量的 ^{18}F-FDG PET/CT 影像数据利用起来，通过深度学习方法对 EGFR 靶向 PET 分子影像数据进行学习，学习其成像特点及特征，建立 EGFR 靶向 PET 分子影像与 ^{18}F-FDG PET/CT 之间的关联性，这将极大提高 ^{18}F-FDG PET/CT 预测 EGFR 突变分子分型的能力及准确性。^{18}F 标记的聚乙二醇 - 修饰的（聚乙二醇化）苯胺喹唑林衍生物 2-（2-（2-（2-（4-（3- 氯 -4- 氟苯氨基）-6- 甲氧基喹唑啉 -7- 基）氧基）乙氧基）乙氧基）乙氧基）4- 甲苯磺酸乙酯[80]（2-（2-（2-（2-（4-（3-chloro-4-fluorophenylamino）-6-methoxyquinazolin-7-yl）oxy）ethoxy）ethoxy）ethoxy）ethyl 4- methylbenzenesulfonate，^{18}F-MPG），是一种 EGFR 突变靶向的新型分子成像探针，其敏感性和特异性已经在动物和人体水平得到充分验证，是一种具有极大潜力进行临床转化的 EGFR 分子成像探针。Mu 等对其进行深度挖掘和后续研究，将非小细胞肺癌患者 ^{18}F-FDG、^{18}F-MPG PET/CT 分子影像作为人工智能深度学习训练及验证的影像数据，证实了基于 ^{18}F-FDG、^{18}F-MPG 的深度学习特征不仅能够用于准确评估 EGFR 突变分子分型，如图 11-4 所示，还能够筛选出有望得益于 EGFR-TKI 或免疫检查点抑制剂（immune checkpoint inhibitors，ICI）治疗的非小细胞肺癌患者，成功构建了无创的 NSCLC 治疗决策系统，这也是国际上最新应用的利用靶向分子成像进行学习和验证的深度学习研究成果。深度学习的快速发展，一方面有效提高了肿瘤治疗的有效率，另一方面也避免了医疗资源的浪费，向肿瘤个体化诊疗迈出了坚实的一步[81]。

在其他肿瘤关键分子靶点的深度学习研究方面，Zhu 等在对 127 例Ⅲ～Ⅳ期肺腺癌患者增强 CT 深度学习模型（3D Dense Net 模型）分析中，不仅证实了深度学习模型在预测 PD-L1 表达中的价值（AUC=0.750），并证实了其预测能力明显高于形态学特征[82]。Tian 等也得出了相似的结论，在应用基于 CT 影像的深度学习模型预测Ⅲ B ～Ⅳ期非小细胞肺癌 PD-L1 表达的研究中，证实了 PD-L1 ES 能够用于预测高 PD-L1 表达（PD-L1 $\geq$ 50%）（AUC=0.76），并可用于预测 PD-L1 靶向治疗的有效率，当联合临床特征（包括年龄、性别、吸烟史和肿瘤家族史）建立融合预测模型后，预测能力明显提高，优于单独的深度学习模型和临床特征模型[83]。Yang 等也进一步证实了基于 CT 的深度学习模型对 PD-1/PD-L1 靶向治疗疗效预测的价值[84]。另外，深度学习特征模型与影像组学模型的比较分析中，Li 等证实深度学习 CNN 模型优于影像组学模型，而且联合 CNN 和影像组学的预测模型并未明显提高 CNN 预测模型的预测能力[85]。

Song 等验证了基于 CT 图像深度学习模型可预测非小细胞肺癌 ALK 融合状态（AUC=0.7754），而同时通过 CT 图像和临床病理信息训练的深度学习模型在预测 ALK 融合状态方面表现出更好的性能（AUC=0.854 0）。同时，研究数据还表明由深度学习模型预测的 ALK 阳性患者较预测的 ALK 阴性患者对 ALK 靶向治疗能够获得更好的效果和更长的无进展生存期[86]。Liu 等将 T_2WI、DWI 和 T_1+C 三个 MR 序列及联合三个序列应用深度学习方法分析，预测乳腺癌 Ki-67 的表达，AUC 分别为 0.706、0.829、0.643 及 0.875，联合模型对 Ki-67 的预测能力明显高于三个单独序列的预测模型（$P < 0.01$）[87]。

综上，相比于影像组学，深度学习能够在完成模型训练后实现影像特征的全自动分析，极大地减少了人为的因素，这是其最大的优势之一。然而，深度学习是基于巨大的数据和巨大的运算量，而训练出拥有巨大容量的模型，数据量可能是影像组学的十倍甚至百倍以上。因而，对影像数目和质量均有着更高的要求，数据不充足势必会影响预测的准确性和稳定性。为了降低或平衡数据成本，研究者们提出将深度学习与影像组学联合对影像数据进行分析，即将深度学习网络输出的特征与影像组学中的经典分类器结合，将深度学习流程的前半程和影像组学的后半程相衔接，也证实了这种方案确实能够在有限的训练数据集上，进一步提升影像组学分类或预测的准确性和可靠性。

本章小结

影像组学和深度学习都属人工智能领域的新技术，作为新兴的医工交叉的重要研究方法，已成为医学影像领域中的前沿和核心组成部分。以先进的计算机方法，定量解析隐含在医学图像背后的肿瘤基因和分子水平变化信息，为解决肿瘤异质性给临床诊疗带来的挑战提供了全新的思路和技术方法。与此同时，分子影像数据与深度学习和影像组学的结合也是未来该领域重点发展的方向，其可能彻底革新目前放射诊断方式，为精准医学的发展提供了重大契机。

参 考 文 献

[1] Lambin, P., et al. Radiomics:extracting more information from medical images using advanced feature analysis. Eur J Cancer, 2012, 48(4):441.

[2] Marusyk, A. and K. Polyak. Tumor heterogeneity:causes and consequences. Biochim Biophys Acta, 2010,

☆ ☆ ☆ ☆

1805(1):105.

[3] Cook, G. J. R., et al. Challenges and Promises of PET Radiomics. Int J Radiat Oncol Biol Phys, 2018, 102(4):1083.

[4] Kumar, V., et al. Radiomics:the process and the challenges. Magn Reson Imaging, 2012, 30(9):1234.

[5] Doroshow, J. H. and S. Kummar. Translational research in oncology--10 years of progress and future prospects. Nat Rev Clin Oncol, 2014, 11(11):649.

[6] Lambin, P., et al. Radiomics:the bridge between medical imaging and personalized medicine. Nat Rev Clin Oncol, 2017, 14(12):749.

[7] Gevaert, O., et al. Predictive radiogenomics modeling of EGFR mutation status in lung cancer. Sci Rep, 2017, 7:41674.

[8] Aerts, H. J., et al. Defining a Radiomic Response Phenotype:A Pilot Study using targeted therapy in NSCLC. Sci Rep, 2016, 6:33860.

[9] Rios Velazquez, E., et al. Somatic Mutations Drive Distinct Imaging Phenotypes in Lung Cancer. Cancer Res, 2017, 77(14):3922.

[10] Tu, W., et al. Radiomics signature:A potential and incremental predictor for EGFR mutation status in NSCLC patients, comparison with CT morphology. Lung Cancer, 2019, 132:28.

[11] Jia, T. Y., et al. Identifying EGFR mutations in lung adenocarcinoma by noninvasive imaging using radiomics features and random forest modeling. Eur Radiol, 2019, 29(9):4742.

[12] Yang, X., et al. Computed Tomography-Based Radiomics Signature:A Potential Indicator of Epidermal Growth Factor Receptor Mutation in Pulmonary Adenocarcinoma Appearing as a Subsolid Nodule. Oncologist, 2019, 24(11):e1156.

[13] Qu, J., et al. Clinical efficacy of icotinib in lung cancer patients with different EGFR mutation status:a meta-analysis. Oncotarget, 2017, 8(20):33961.

[14] Yu, J. Y., et al. Clinical outcomes of EGFR-TKI treatment and genetic heterogeneity in lung adenocarcinoma patients with EGFR mutations on exons 19 and 21. Chin J Cancer, 2016, 35:30.

[15] Renaud, S., et al. Prognostic Value of Exon 19 Versus 21 EGFR Mutations Varies According to Disease Stage in Surgically Resected Non-small Cell Lung Cancer Adenocarcinoma. Ann Surg Oncol, 2018, 25(4):1069.

[16] Ozkan, E., et al. CT Gray-Level Texture Analysis as a Quantitative Imaging Biomarker of Epidermal Growth Factor Receptor Mutation Status in Adenocarcinoma of the Lung. AJR Am J Roentgenol, 2015, 205(5):1016.

[17] Mei, D., et al. CT texture analysis of lung adenocarcinoma:can Radiomic features be surrogate biomarkers for EGFR mutation statuses. Cancer Imaging, 2018, 18(1):52.

[18] Li, S., et al. Radiomics for the prediction of EGFR mutation subtypes in non-small cell lung cancer. Med Phys, 2019, 46(10):4545.

[19] Jiang, M., et al. Assessing EGFR gene mutation status in non-small cell lung cancer with imaging features from PET/CT. Nucl Med Commun, 2019, 40(8):842.

[20] Zhang, J., et al. Value of pre-therapy(18)F-FDG PET/CT radiomics in predicting EGFR mutation status in patients with non-small cell lung cancer. Eur J Nucl Med Mol Imaging, 2020, 47(5):1137.

[21] Li, X., et al. Predictive Power of a Radiomic Signature Based on(18)F-FDG PET/CT Images for EGFR Mutational Status in NSCLC. Front Oncol, 2019, 9:1062.

[22] Guo, X. F., et al. Feasibility of MRI Radiomics for Predicting KRAS Mutation in Rectal Cancer. Curr Med Sci, 2020, 40(6):1156.

[23] Yang, L., et al. Can CT-based radiomics signature predict KRAS/NRAS/BRAF mutations in colorectal cancer? Eur Radiol, 2018, 28(5):2058.

[24] Cui, Y., et al. Development and validation of a MRI-based radiomics signature for prediction of KRAS mutation in rectal cancer. Eur Radiol, 2020, 30(4):1948.

[25] Yip, S. S., et al. Associations Between Somatic Mutations and Metabolic Imaging Phenotypes in Non-Small Cell Lung Cancer. J Nucl Med, 2017, 58(4):569.

[26] Lim, S. H., et al. Pembrolizumab for the treatment of non-small cell lung cancer. Expert Opin Biol Ther, 2016, 16(3):397.

[27] Sun, Z., et al. Radiomics study for predicting the expression of PD-L1 in non-small cell lung cancer based on CT images and clinicopathologic features. J Xray Sci Technol, 2020, 28(3):449.

[28] Jiang, M., et al. Assessing PD-L1 Expression Level by Radiomic Features From PET/CT in Nonsmall Cell Lung Cancer Patients:An Initial Result. Acad Radiol, 2020, 27(2):171.

[29] Chen, R. Y., et al. Associations of Tumor PD-1 Ligands, Immunohistochemical Studies, and Textural Features in(18)F-FDG PET in Squamous Cell Carcinoma of the Head and Neck. Sci Rep, 2018, 8(1):105.

[30] Gerdes, J., et al. Cell cycle analysis of a cell proliferation-associated human nuclear antigen defined by the monoclonal antibody Ki-67. J Immunol, 1984, 133(4):1710.

[31] Gu, Q., et al. Machine learning-based radiomics strategy for prediction of cell proliferation in non-small cell lung cancer. Eur J Radiol, 2019, 118:32.

[32] Hu, X. X., et al. Whole-tumor MRI histogram analyses of hepatocellular carcinoma:Correlations with Ki-67 labeling index. J Magn Reson Imaging, 2017, 46(2):383.

[33] Meyer, H. J., et al. MRI Texture Analysis Reflects Histopathology Parameters in Thyroid Cancer - A First Preliminary Study. Transl Oncol, 2017, 10(6):911.

[34] Viale, G., et al. Prognostic and predictive value of centrally reviewed Ki-67 labeling index in postmenopausal women with endocrine-responsive breast cancer:results from Breast International Group Trial 1-98 comparing adjuvant tamoxifen with letrozole. J Clin Oncol, 2008, 26(34):5569.

[35] Ellis, M. J., et al. Ki67 Proliferation Index as a Tool for Chemotherapy Decisions During and After Neoadjuvant Aromatase Inhibitor Treatment of Breast Cancer:Results From the American College of Surgeons Oncology Group Z1031 Trial(Alliance). J Clin Oncol, 2017, 35(10):1061.

[36] Liang, C., et al. An MRI-based Radiomics Classifier for Preoperative Prediction of Ki-67 Status in Breast Cancer. Acad Radiol, 2018, 25(9):1111.

[37] Li, Y., et al. Radiomic features predict Ki-67 expression level and survival in lower grade gliomas. J Neurooncol, 2017, 135(2):317.

[38] Yarchoan, M., A. Hopkins, and E. M. Jaffee. Tumor Mutational Burden and Response Rate to PD-1 Inhibition. N Engl J Med, 2017, 377(25):2500.

[39] Goodman, A. M., et al. Prevalence of PDL1 Amplification and Preliminary Response to Immune Checkpoint Blockade in Solid Tumors. JAMA Oncol, 2018, 4(9):1237.

[40] Offin, M., et al. Tumor Mutation Burden and Efficacy of EGFR-Tyrosine Kinase Inhibitors in Patients with EGFR-Mutant Lung Cancers. Clin Cancer Res, 2019, 25(3):1063.

[41] Wang, X., et al. Decoding tumor mutation burden and driver mutations in early stage lung adenocarcinoma using CT-based radiomics signature. Thorac Cancer, 2019, 10(10):1904.

[42] Wang, T., et al. Correlation between CT based radiomics features and gene expression data in non-small cell lung cancer. J Xray Sci Technol, 2019, 27(5):773.

[43] Nair, V. S., et al. Prognostic PET 18F-FDG uptake imaging features are associated with major oncogenomic alterations in patients with resected non-small cell lung cancer. Cancer Res, 2012, 72(15):3725.

[44] Kim, M., et al. Diffusion- and perfusion-weighted MRI radiomics model may predict isocitrate dehydrogenase(IDH)mutation and tumor aggressiveness in diffuse lower grade glioma. Eur Radiol, 2020,

30(4):2142.

[45] Coroller, T. P., et al. Radiomic phenotype features predict pathological response in non-small cell lung cancer. Radiother Oncol, 2016, 119(3):480.

[46] Dercle, L., et al. Radiomics Response Signature for Identification of Metastatic Colorectal Cancer Sensitive to Therapies Targeting EGFR Pathway. J Natl Cancer Inst, 2020, 112(9):902.

[47] Sun, R., et al. A radiomics approach to assess tumour-infiltrating CD8 cells and response to anti-PD-1 or anti-PD-L1 immunotherapy:an imaging biomarker, retrospective multicohort study. Lancet Oncol, 2018, 19(9):1180.

[48] Wu, J., et al. Early-Stage Non-Small Cell Lung Cancer:Quantitative Imaging Characteristics of(18)F Fluorodeoxyglucose PET/CT Allow Prediction of Distant Metastasis. Radiology, 2016, 281(1):270.

[49] Dissaux, G., et al. Pretreatment(18)F-FDG PET/CT Radiomics Predict Local Recurrence in Patients Treated with Stereotactic Body Radiotherapy for Early-Stage Non-Small Cell Lung Cancer:A Multicentric Study. J Nucl Med, 2020, 61(6):814.

[50] Oikonomou, A., et al. Radiomics analysis at PET/CT contributes to prognosis of recurrence and survival in lung cancer treated with stereotactic body radiotherapy. Sci Rep, 2018, 8(1):4003.

[51] Song, J., et al. A New Approach to Predict Progression-free Survival in Stage IV EGFR-mutant NSCLC Patients with EGFR-TKI Therapy. Clin Cancer Res, 2018, 24(15):3583.

[52] Huang, Y., et al. Radiomics Signature:A Potential Biomarker for the Prediction of Disease-Free Survival in Early-Stage(I or II)Non-Small Cell Lung Cancer. Radiology, 2016, 281(3):947.

[53] Pyka, T., et al. Textural features in pre-treatment [F18]-FDG-PET/CT are correlated with risk of local recurrence and disease-specific survival in early stage NSCLC patients receiving primary stereotactic radiation therapy. Radiat Oncol, 2015, 10:100.

[54] Lynch, C. M., et al. Prediction of lung cancer patient survival via supervised machine learning classification techniques. Int J Med Inform, 2017, 108:1.

[55] Armato, S. G., 3rd, et al. The Lung Image Database Consortium(LIDC)and Image Database Resource Initiative(IDRI):a completed reference database of lung nodules on CT scans. Med Phys, 2011, 38(2):915.

[56] Wang, Z., M. A. Jensen, and J. C. Zenklusen. A Practical Guide to The Cancer Genome Atlas(TCGA). Methods Mol Biol, 2016, 1418:111.

[57] Clark, K., et al. The Cancer Imaging Archive(TCIA):maintaining and operating a public information repository. J Digit Imaging, 2013, 26(6):1045.

[58] LeCun, Y., Y. Bengio, and G. Hinton. Deep learning. Nature, 2015, 521(7553):436.

[59] Hinton, G. E. and R. R. Salakhutdinov. Reducing the dimensionality of data with neural networks. Science, 2006, 313(5786):504.

[60] Mathieu, Hatt, Chintan, et al. Machine(Deep)Learning Methods for Image Processing and Radiomics. IEEE Transactions on Radiation and Plasma Medical Sciences, 2019, 3(2):104-108.

[61] Hwang, D., et al. Generation of PET Attenuation Map for Whole-Body Time-of-Flight(18)F-FDG PET/MRI Using a Deep Neural Network Trained with Simultaneously Reconstructed Activity and Attenuation Maps. J Nucl Med, 2019, 60(8):1183.

[62] Hwang, D., et al. Improving the Accuracy of Simultaneously Reconstructed Activity and Attenuation Maps Using Deep Learning. J Nucl Med, 2018, 59(10):1624.

[63] Esteva, A., et al. Dermatologist-level classification of skin cancer with deep neural networks. Nature, 2017, 542(7639):115.

[64] Araujo, T., et al. Classification of breast cancer histology images using Convolutional Neural Networks. PLoS One, 2017, 12(6):e0177544.

[65] Bejnordi, B. E., et al. Context-aware stacked convolutional neural networks for classification of breast

carcinomas in whole-slide histopathology images. J Med Imaging(Bellingham), 2017, 4(4):044504.

[66] Tomita, N., et al. Attention-Based Deep Neural Networks for Detection of Cancerous and Precancerous Esophagus Tissue on Histopathological Slides. JAMA Netw Open, 2019, 2(11):e1914645.

[67] Wang, S., et al. RMDL:Recalibrated multi-instance deep learning for whole slide gastric image classification. Med Image Anal, 2019, 58:101549.

[68] Guan, Q., et al. Deep convolutional neural network VGG-16 model for differential diagnosing of papillary thyroid carcinomas in cytological images:a pilot study. J Cancer, 2019, 10(20):4876.

[69] Song, Y., et al. Computer-aided diagnosis of prostate cancer using a deep convolutional neural network from multiparametric MRI. J Magn Reson Imaging, 2018, 48(6):1570.

[70] Trebeschi, S., et al. Deep Learning for Fully-Automated Localization and Segmentation of Rectal Cancer on Multiparametric MR. Sci Rep, 2017, 7(1):5301.

[71] Mishra, R., et al. Convolutional Neural Network for Histopathological Analysis of Osteosarcoma. J Comput Biol, 2018, 25(3):313.

[72] Li, Z., et al. Deep Learning based Radiomics(DLR)and its usage in noninvasive IDH1 prediction for low grade glioma. Sci Rep, 2017, 7(1):5467.

[73] Lustberg, T., et al. Clinical evaluation of atlas and deep learning based automatic contouring for lung cancer. Radiother Oncol, 2018, 126(2):312.

[74] Lao, J., et al. A Deep Learning-Based Radiomics Model for Prediction of Survival in Glioblastoma Multiforme. Sci Rep, 2017, 7(1):10353.

[75] Hedyehzadeh, M., et al. A Comparison of the Efficiency of Using a Deep CNN Approach with Other Common Regression Methods for the Prediction of EGFR Expression in Glioblastoma Patients. J Digit Imaging, 2020, 33(2):391.

[76] Wang, S., et al. Predicting EGFR mutation status in lung adenocarcinoma on computed tomography image using deep learning. Eur Respir J, 2019, 53(3).

[77] Zhang, B., et al. Deep CNN Model Using CT Radiomics Feature Mapping Recognizes EGFR Gene Mutation Status of Lung Adenocarcinoma. Front Oncol, 2020, 10:598721.

[78] Zhao, W., et al. Toward automatic prediction of EGFR mutation status in pulmonary adenocarcinoma with 3D deep learning. Cancer Med, 2019, 8(7):3532.

[79] Yin, G., et al. Prediction of EGFR Mutation Status Based on(18)F-FDG PET/CT Imaging Using Deep Learning-Based Model in Lung Adenocarcinoma. Front Oncol, 2021, 11:709137.

[80] Sun, X., et al. A PET imaging approach for determining EGFR mutation status for improved lung cancer patient management. Sci Transl Med, 2018, 10(431).

[81] Mu, W., et al. Non-invasive decision support for NSCLC treatment using PET/CT radiomics. Nat Commun, 2020, 11(1):5228.

[82] Zhu, Y., et al. A CT-derived deep neural network predicts for programmed death ligand-1 expression status in advanced lung adenocarcinomas. Ann Transl Med, 2020, 8(15):930.

[83] Tian, P., et al. Assessing PD-L1 expression in non-small cell lung cancer and predicting responses to immune checkpoint inhibitors using deep learning on computed tomography images. Theranostics, 2021, 11(5):2098.

[84] Yang, Y., et al. A multi-omics-based serial deep learning approach to predict clinical outcomes of single-agent anti-PD-1/PD-L1 immunotherapy in advanced stage non-small-cell lung cancer. Am J Transl Res, 2021, 13(2):743.

[85] Li, X. Y., et al. Detection of epithelial growth factor receptor(EGFR)mutations on CT images of patients with lung adenocarcinoma using radiomics and/or multi-level residual convolutionary neural networks. J Thorac Dis, 2018, 10(12):6624.

[86] Song, Z., et al. The deep learning model combining CT image and clinicopathological information for predicting ALK fusion status and response to ALK-TKI therapy in non-small cell lung cancer patients. Eur J Nucl Med Mol Imaging, 2021, 48(2):361.

[87] Liu, W., et al. Preoperative Prediction of Ki-67 Status in Breast Cancer with Multiparametric MRI Using Transfer Learning. Acad Radiol, 2021, 28(2):e44.